Tratamento de canais radiculares

Nota: A odontologia é uma ciência em constante evolução. À medida que novas pesquisas e a própria experiência clínica ampliam o nosso conhecimento, são necessárias modificações na terapêutica, onde também se insere o uso de medicamentos. Os autores desta obra consultaram as fontes consideradas confiáveis, num esforço para oferecer informações completas e, geralmente, de acordo com os padrões aceitos à época da publicação. Entretanto, tendo em vista a possibilidade de falha humana ou de alterações nas ciências médicas, os leitores devem confirmar estas informações com outras fontes. Por exemplo, e em particular, os leitores são aconselhados a conferir a bula completa de qualquer medicamento que pretendam administrar ou de biomaterial a indicar para se certificar de que a informação contida neste livro está correta e de que não houve alteração na dose ou composição do biomaterial recomendado nem nas precauções e contraindicações para o seu uso. Essa recomendação é particularmente importante em relação a medicamentos introduzidos recentemente no mercado farmacêutico ou raramente utilizados.

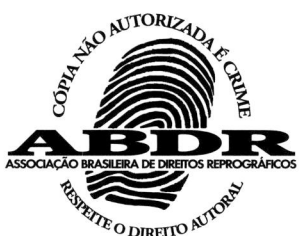

```
T776   Tratamento de canais radiculares : avanços técnicos e
         biológicos de uma endodontia minimamente invasiva em
         nível apical e periapical / [Organizadores], Mario Roberto
         Leonardo, Renato de Toledo Leonardo. – 2. ed. – São
         Paulo : Artes Médicas, 2017.
         x, 468 p. : il. color. ; 28 cm.

         ISBN 978-85-367-0264-3

         1. Odontologia. 2. Canal radicular – Tratamento.
         I. Leonardo, Mario Roberto. II. Leonardo, Renato de Toledo.

                                                          CDU 616.314
```

Catalogação na publicação: Poliana Sanchez de Araujo – CRB 10/2094

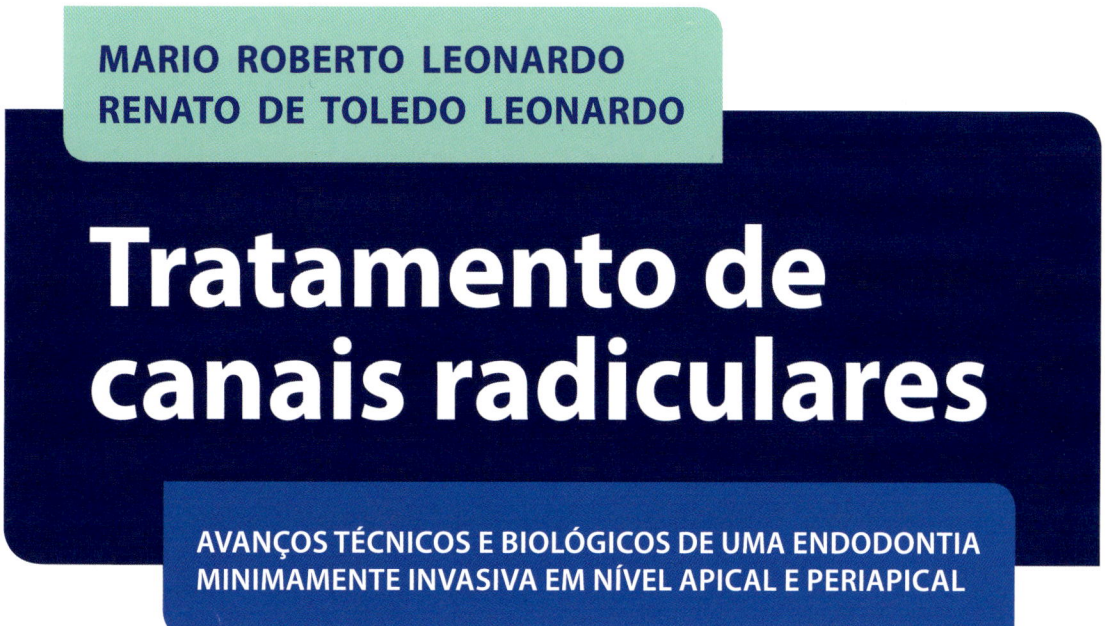

Tratamento de canais radiculares

MARIO ROBERTO LEONARDO
RENATO DE TOLEDO LEONARDO

AVANÇOS TÉCNICOS E BIOLÓGICOS DE UMA ENDODONTIA MINIMAMENTE INVASIVA EM NÍVEL APICAL E PERIAPICAL

2ª EDIÇÃO

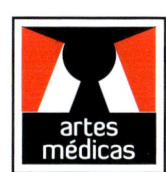

2017

© Editora Artes Médicas Ltda., 2017

Gerente editorial: *Letícia Bispo de Lima*

Colaboraram nesta edição:
Editora: *Mirian Raquel Fachinetto Cunha*
Capa e projeto gráfico: *Paola Manica*
Preparação de originais e leitura final: *Viviane Nepomuceno*
Ilustrações: *Gilnei da Costa Cunha*
Editoração: *Know-How Editorial*

Reservados todos os direitos de publicação à
EDITORA ARTES MÉDICAS LTDA., uma empresa do GRUPO A EDUCAÇÃO S.A.

Editora Artes Médicas Ltda.
Rua Dr. Cesário Mota Jr., 63 – Vila Buarque
CEP 01221-020 – São Paulo – SP
Tel.: (11) 3221-9033 – Fax: (11) 3223-6635

Unidade Porto Alegre
Av. Jerônimo de Ornelas, 670 – Santana
90040-340 – Porto Alegre – RS
Fone: (51) 3027-7000 Fax: (51) 3027-7070

SAC 0800 703-3444 – www.grupoa.com.br

É proibida a duplicação ou reprodução deste volume, no todo ou em parte, sob quaisquer formas ou por quaisquer meios (eletrônico, mecânico, gravação, fotocópia, distribuição na Web e outros), sem permissão expressa da Editora.

IMPRESSO NO BRASIL
PRINTED IN BRAZIL

Autores

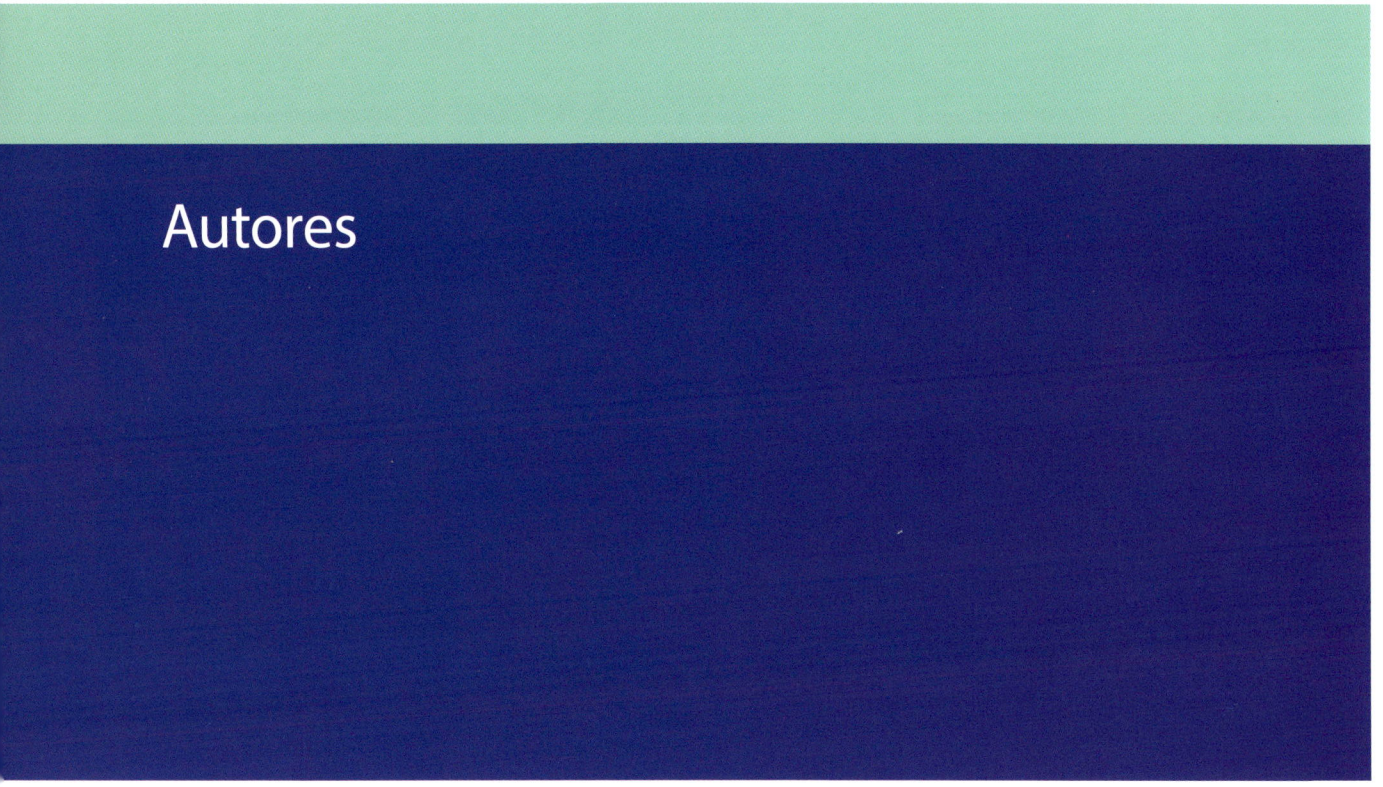

Mario Roberto Leonardo Professor titular de Endodontia da Faculdade de Odontologia de Araraquara (FOAR) da Universidade Estadual Paulista "Júlio de Mesquita Filho" (UNESP).

Renato de Toledo Leonardo Professor adjunto do Departamento de Odontologia Restauradora da FOAR-UNESP.

Alexandre Sandri Câmara Especialista em Endodontia pela Associação dos Cirurgiões-dentistas de Santos e São Vicente (ACDSSV – Santos). Mestre em Endodontia pela Universidade Camilo Castelo Branco (Unicastelo). Doutor em Endodontia pela FOAR-UNESP.

Arturo Javier Aranda Garcia Cirurgião-dentista. Chefe dos Serviços Odontológicos da Marinha do México. Especialista em Endodontia pela Universidade Latinoamericana (ULA). Mestre em Endodontia pela FOAR-UNESP.

Bernardo Cesar Costa Cirurgião-dentista. Professor de Endodontia do Departamento de Odontologia da Universidade Federal de Juiz de Fora (UFJF), Campus Avançado de Governador Valadares. Especialista em Endodontia pela Faculdade de Odontologia de Bauru da Universidade de São Paulo (FOB-USP). Mestre em Clínica Odontológica: Endodontia pela UFJF. Doutor em Endodontia pela FOAR-UNESP.

Carlos Alberto Spironelli Ramos Cirurgião-dentista. Professor de Endodontia da Roseman University of Health Sciences, Utah, EUA. Especialista em Endodontia pela Fundação Bauruense de Estudos Odontológicos. Mestre e Doutor em Endodontia pela FOB-USP.

Carlos Murgel Cirurgião-dentista. Professor da Pacific Endodontic Research Foundation, San Diego, EUA. Especialista em Endodontia e Implantodontia. Mestre e Doutor em Materiais Dentários pela FOP-UNICAMP.

Celso Kenji Nishiyama Chefe do setor de Endodontia do Hospital de Reabilitação de Anomalias Craniofaciais (HRAC) da USP/Bauru. Coordenador do Curso de Especialização em Endodontia do Centro de Pós-Graduação em Odontologia (CPO-Uninga/Bauru). Especialista em Endodontia pela Sociedade de Promoção Social do Fissurado Lábio-Palatal (Profis). Mestre em Endodontia pela FOB-USP. Doutor em Endodontia pela FOAR/UNESP.

Claudia Ramos Pinheiro Coordenadora dos Cursos de Especialização em Endodontia do CPO/Uningá Bauru. Especialista em Endodontia pelo HRAC-USP/Bauru. Mestre em Endodontia pela FOAR-UNESP. Doutora em Ciências Odontológicas Aplicadas pela FOB/USP.

Clovis Monteiro Bramante Professor titular de Endodontia e dos cursos de Especialização, Mestrado e Doutorado da FOB-USP. Coordenador do Curso de Especialização em Endodontia da Pontifícia Universidad Católica Madre y Maestra (PUCMM), Santiago, República Dominicana. Doutor em Endodontia pela FOB-USP. Professor honorário da Universidad Católica de Santa Maria, Arequipa, Peru. Professor honorífico da Universidad Nacional Pedro Henrique Ureño, Santo Domingo, República Dominicana. Membro honorário da Academia Mexicana de Endodoncia, México. Membro honorário do Colegio de Cirujano Dentistas de Guadalajara, México.

Enrique Hair Salas Beltrán Cirurgião-dentista. Professor de Endodontia da Universidad Católica de Santa María (UCSM),

Arequipa, Peru. Especialista em Endodoncia pelo HRAC-USP/Bauru. Magister em educación Superiror pela Universidad Nacional San Agustín (UNSA), Arequipa, Peru.

Fábio Luiz Camargo Villela Berbert Cirurgião-dentista. Professor adjunto de Endodontia da FOAR-UNESP. Especialista em Endodontia pela FOB-USP. Mestre em Endodontia pela FOAR-UNESP. Doutor em Endodontia pela FOB-USP.

Idomeo Bonetti-Filho Professor adjunto de Endodontia da FOAR-UNESP. Coordenador do Curso de Especialização em Endodontia da Fundação Araraquarense de Ensino e Pesquisa em Odontologia (FAEPO-UNESP). Especialista em Endodontia pela Associação Paulista de Cirurgiões-Dentistas (APCD), Regional de Araraquara. Mestre e Doutor em Dentística Restauradora pela UNESP.

Juliane Maria Guerreiro-Tanomaru Professora adjunta da FOAR-UNESP. Professora do Curso de Especialização em Endodontia e do Programa de Pós-Graduação em Odontologia da FOAR-UNESP. Especialista, Mestre e Doutora em Endodontia pela FOAR-UNESP.

Karina Ibrahim Abdul Hamid Odontóloga. Especialista em Endodontia pelo CPO-Uninga/Bauru e em Dentística Restauradora pela FOB-USP. Mestranda em Endodontia pela São Leopoldo Mandic/Campinas. Conferencista Nacional e Internacional.

Kleber K. T. Carvalho Coordenador do Curso de Especialização em Endodontia da Faculdades Unidas do Norte de Minas (Funorte), Santo André. Professor dos cursos de Especialização e Atualização em Endodontia da Escola de Aperfeiçoamento Profissional da APCD, Regional São Bernardo do Campo e Distrital Saúde de São Paulo. Especialista e Mestre em Endodontia pela Universidade Metodista de São Paulo.

Lidiane de Castro Pinto Cirurgiã-dentista. Professora do Curso de Especialização em Endodontia do CPO-Uningá/Bauru. Endodontista do HRAC-USP. Especialista em Endodontia pelo HRAC-USP. Mestre em Patologia Bucal pela FOB-USP. Doutora em Ciências da Reabilitação pelo HRAC-USP.

Marco Aurélio Gagliardi Borges Cirurgião-dentista. Coordenador da Especialização em Endodontia da AHD e HD Ensinos Odontológicos. Especialista em Endodontia pela APCD, Regional de Araraquara. Mestre em Endodontia pela FOAR-UNESP. Doutor em Endodontia pela FOAR-UNESP.

Mario P. Leonardi Cirurgião-dentista. Especialista em Endodontia. Mestre em Endodontia pela Faculdade de Odontologia da USP.

Mario Tanomaru Filho Professor titular de Endodontia da FOAR-UNESP. Mestre em Endodontia pela FOB-USP. Doutor e Livre-Docente em Endodontia pela FOAR-UNESP.

Rafael S. Beolchi Cirurgião-dentista. Professor de Dentística da APCD, Regional Sorocaba. Mestre em Tecnologia Nuclear: Biomateriais pelo Instituto de Pesquisas Energéticas e Nucleares (IPEN-USP).

Raquel Lanna Passos Cirurgiã-dentista. Professora de Dentística e Clínicas Integradas da Universidade Católica de Brasília (UCB). Especialista em Dentística Restauradora pela Universidade Federal de Uberlândia (UFU) e em Prótese Convencional e sobre Implantes pela Associação Brasileira de Cirurgiões-Dentistas (ABCD), seção Distrito Federal. Mestre em Ciências da Saúde pela Universidade de Brasília (UnB).

Renata Pardini Hussne Cirurgiã-dentista. Coordenadora do Curso de Graduação em Odontologia da Universidade Unigranrio-Duque de Caxias. Especialista em Endodontia pela Profis-USP/Bauru. Mestre e Doutora em Endodontia pela FOAR-UNESP.

Renato Miotto Palo Especialista em Endodontia pelo HRAC-USP/Bauru. Mestre em Endodontia pela UNESP/São José dos Campos. Doutor em Endodontia pela FOAR/UNESP.

Thales Sobral Cirurgião-dentista. Especialista em Endodontia pela Faculdade de Sete Lagoas (Facsete). Mestre em Endodontia pela São Leopoldo Mandic.

Marcia Carneiro Valera Cirurgiã-dentista. Professora titular de Endodontia do Instituto de Ciência e Tecnologia (ICT) da UNESP/São José dos Campos. Especialista em Endodontia pela Universidade de Marília (Unimar). Mestre em Endodontia pela USP. Doutora em Endodontia pela UNESP.

Prefácio

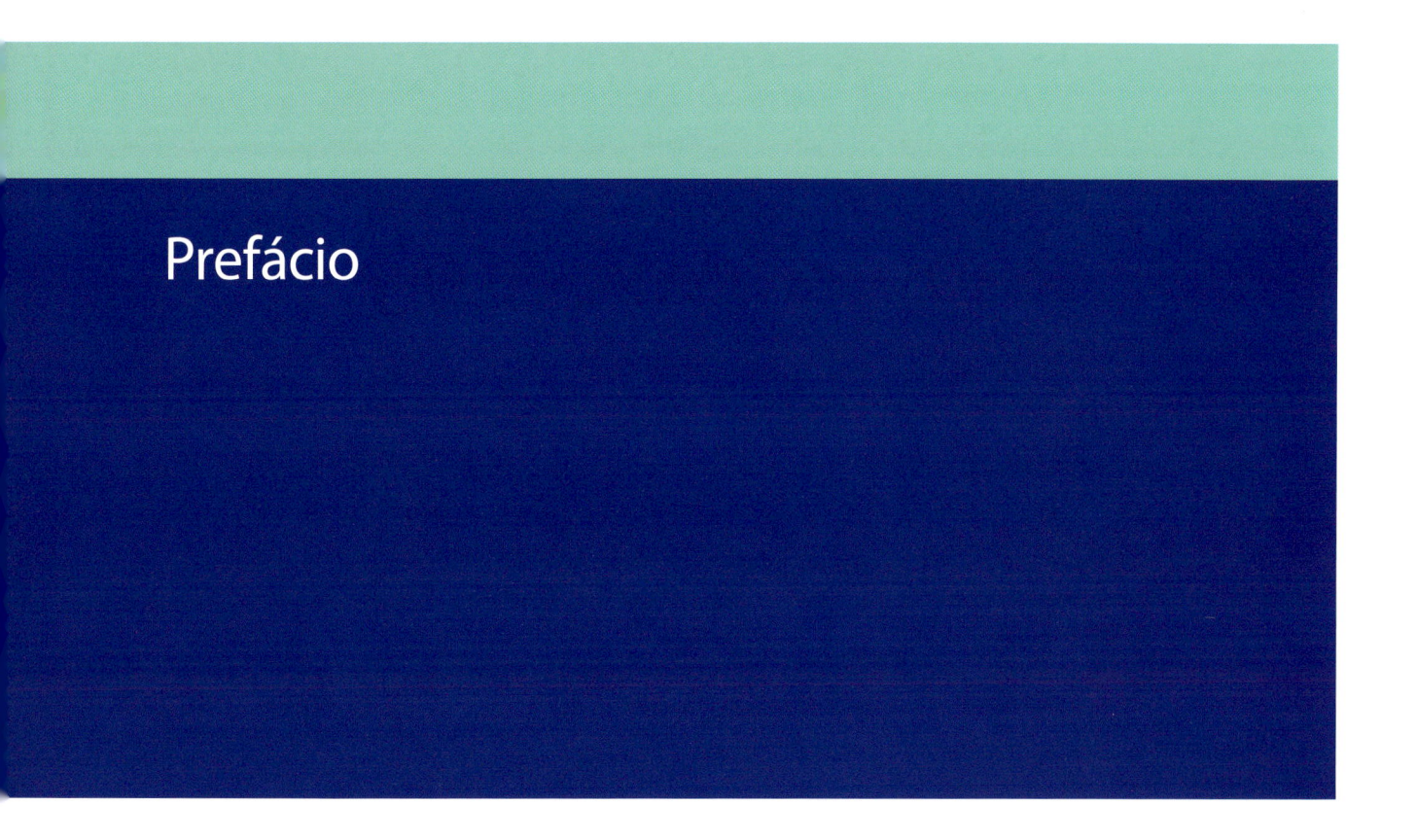

Os investimentos em conhecimento geram os melhores resultados.
BENJAMIN FRANKLIN

A educação não muda o mundo. A educação muda as pessoas e pessoas educadas mudam o mundo.
PAULO FREIRE

A sinergia das afirmações do cientista Benjamin Franklin e do educador Paulo Freire de que os investimentos em conhecimento geram os maiores e melhores dividendos representa de forma clara o objetivo deste livro. Tais dividendos educam os indivíduos, e pessoas educadas promovem as mudanças que transformam e melhoram as condições de vida de forma geral – em nosso caso, especificamente, a saúde bucal da população. Dentre os instrumentos de mudança para a melhora da educação, os livros são imprescindíveis. Assim, o ato de escrever um livro merece todo esmero, cuidado, trabalho árduo, colaboração de coautores e editores, responsabilidade e dedicação. Este livro é fruto do acúmulo de experiência didática, teórica e clínica de autores que levam sempre em consideração as necessidades dos cirurgiões-dentistas, em especial dos endodontistas, ao compartilhar resultados de experiências e pesquisas, sempre seguindo o pensamento científico e com respeito à ética.

Toda essa experiência, em especial dos organizadores, resultou na edição de 9 livros com traduções para as línguas espanhola, inglesa, italiana e portuguesa. Por isso, nos sentimos mais comprometidos com a ciência e a saúde, uma vez que, após essas edições e com o passar de décadas, nossa filosofia tornou-se bem sedimentada, passando a representar uma escola de pensamento. Logicamente, desde o primeiro livro, repetidas e constantes mudanças ocorreram, as quais possuem a experiência adquirida em quase 60 anos de vivência endodôntica pelo Prof. Mario Roberto Leonardo e de meus quase 30 anos de profissão.

Esta nova edição de *Tratamento de canais radiculares* reflete também essas mudanças e experiências.

Professores da mesma *alma mater* de ensino – a Faculdade de Odontologia de Araraquara da Universidade Estadual Paulista "Júlio de Mesquita Filho" (FOAR-UNESP) – e com experiências como professores visitantes, respectivamente na University of Connecticut, EUA, e Universidad Internacional de Cataluña, Espanha, somos e nos sentimos demasiadamente felizes e satisfeitos em poder transmitir nossa filosofia por meio de livros, cursos e conferências em todo o território brasileiro e em mais de 80 países. Desta feita, ao concluir esta nova obra, acreditamos ter gerado o mais avançado, seguro e correto conceito de endodontia. Como todo livro, este também tem uma defasagem cronológica, pois a cada instante o conhecimento avança. Mas na fundamentação dessa escola, lembramos, alertamos e concordamos com Abraham Lincoln e sua célebre frase:

– Tudo que aprendi, aprendi com os livros.

Ao meu pai, Mario Roberto Leonardo, agradeço por todos os ensinamentos, em especial o de que a vida é a grande oportunidade que temos para sermos a cada dia melhores. Este livro reflete mais um destes ensinamentos e agradeço a ele a oportunidade de o termos construído juntos.

Boa leitura!

Renato de Toledo Leonardo
Organizador

Sumário

1 Etapas operatórias do tratamento do sistema de canais radiculares ... 1
Mario Roberto Leonardo

2 Diagnóstico das alterações patológicas pulpares e periapicais assintomáticas e sintomáticas, com ou sem radioluscência periapical, enquadrando-as em casos de biopulpectomia, necropulpectomia I e necropulpectomia II ... 5
Mario Roberto Leonardo
Renato de Toledo Leonardo

3 Preparo biomecânico dos canais radiculares: definição, conceituação, importância, finalidades e recursos convencionais para sua aplicação ... 22
Mario Roberto Leonardo
Juliane Maria Guerreiro-Tanomaru

4 Preparo biomecânico dos canais radiculares. Meios mecânicos: instrumentação clássica ou convencional ... 65
Mario Roberto Leonardo

5 Desgaste ou limagem anticurvatura no preparo de canais radiculares curvos de molares ... 86
Mario Roberto Leonardo

6 Conceito Buchanan: lima patência ... 89
Mario Roberto Leonardo

7 Técnica de Oregon (modificada) ... 97
Mario Roberto Leonardo
Marco Aurélio Gagliardi Borges

8 Desbridamento foraminal/instrumento apical foraminal: conceituação e importância clínica ... 113
Mario Roberto Leonardo
Renato de Toledo Leonardo

9 Comprimento real de trabalho e localizadores eletrônicos foraminais ... 117
Carlos Alberto Spironelli Ramos
Clovis Monteiro Bramante

10 Utilização da tomografia computadorizada de feixe cônico na endodontia ... 133
Carlos Murgel
Mario P. Leonardi

11 Utilização do ultrassom na endodontia ... 169
Marco Aurélio Gagliardi Borges

12 Instrumentação não convencional de canais radiculares: sistema TF® Adaptive ... 179
Marco Aurélio Gagliardi Borges

13 Instrumentação não convencional de canais radiculares: sistema oscilatório Wave One™ ... 188
Renata Pardini Hussne
Alexandre Sandri Câmara

SUMÁRIO

14 Instrumentação não convencional de canais radiculares: sistema não recíproco Reciproc® (One File Endo) 202
Mario Tanomaru Filho
Renato de Toledo Leonardo

15 Instrumentação não convencional de canais radiculares: sistema oscilatório TiLOS™ 208
Renato de Toledo Leonardo
Fábio Luiz Camargo Villela Berbert
Renato Miotto Palo
Arturo Javier Aranda Garcia

16 Instrumentação não convencional de canais radiculares: sistema Genius® 213
Renato de Toledo Leonardo
Carlos Alberto Spironelli Ramos
Renato Miotto Palo
Bernardo Cesar Costa

17 Sistemas rotatórios e oscilatórios que utilizam instrumentos endodônticos fabricados com liga de níquel-titânio (NiTi) 220
Mario Roberto Leonardo
Thales Sobral

18 Instrumentação não convencional de canais radiculares: sistema rotatório ProTaper® Universal 237
Idomeo Bonetti-Filho

19 Instrumentação não convencional de canais radiculares: sistema rotatório Mtwo® 254
Mario Tanomaru Filho

20 Instrumentação não convencional de canais radiculares: sistemas rotatórios NiTi – BioRace™, iRace™, BT-Race™, ScoutRace™, BT-Apisafe™ e XP-endo Finisher® 261
Kleber K. T. Carvalho

21 Instrumentação não convencional de canais radiculares: sistema rotatório K3™XF 284
Marco Aurélio Gagliardi Borges

22 Instrumentação não convencional de canais radiculares: sistema HyFlex® 290
Marco Aurélio Gagliardi Borges

23 Instrumentação não convencional de canais radiculares: sistema ProTaper® Next™ 309
Karina Ibrahim Abdul Hamid
Enrique Hair Salas Beltrán

24 Utilização do hidróxido de cálcio na endodontia técnico-biológica 318
Mario Roberto Leonardo

25 Materiais obturadores de canais radiculares 344
Mario Roberto Leonardo
Mario Tanomaru Filho

26 Técnicas não convencionais de obturação dos canais radiculares: técnicas de termoplastificação da guta-percha 388
Idomeo Bonetti-Filho
Renato de Toledo Leonardo

27 Técnicas não convencionais de obturação dos canais radiculares: emprego de novos materiais obturadores 412
Renato de Toledo Leonardo
Mario Tanomaru Filho

28 Aspectos biológicos do clareamento dentário 424
Marcia Carneiro Valera
Renato Miotto Palo

29 Restauração de dentes tratados endodonticamente 439
Raquel Lanna Passos
Rafael S. Beolchi

30 A endodontia na reabilitação bucal de indivíduos com fissura labiopalatina 451
Celso Kenji Nishiyama
Lidiane de Castro Pinto
Claudia Ramos Pinheiro
Renata Pardini Hussne

Índice 463

CAPÍTULO 1

Etapas operatórias do tratamento do sistema de canais radiculares

Mario Roberto Leonardo

Estabelecido o **diagnóstico endodôntico** que tem por base a semiologia, tendo os **conhecimentos básicos/biológicos** para exercer essa especialidade **como ciência e não apenas como técnica** (histologia, microbiologia, patologia, imunologia, histomicrobiologia, etc.) e, principalmente, já adquirido **experiência profissional**, o endodontista terá plenas condições de **indicar** as diferentes modalidades de tratamento de canais radiculares que ainda constituem a principal e a mais extensa atividade diária de um clínico geral e naturalmente do próprio endodontista, em nosso país. Assim, os tratamentos endodônticos de dentes com vitalidade pulpar, casos geralmente diagnosticados como pulpites irreversíveis sintomáticas e assintomáticas; pulpites crônicas ulcerativas e/ou hiperplásicas; exposições patológicas pulpares; reabsorções internas; e indicações de tratamento de canais radiculares de dentes íntegros, por finalidade protética e/ou cirúrgica são designados pelo autor deste capítulo, para finalidade didática, de **biopulpectomia**.

ETAPAS OPERATÓRIAS DO TRATAMENTO DO SISTEMA DE CANAIS RADICULARES (FIG. 1.1)

Diagnóstico

Os dentes, com relação à polpa, apresentam-se para o tratamento do sistema de canais radiculares sob duas condições:

a. Com vitalidade pulpar;
b. Sem vitalidade pulpar.

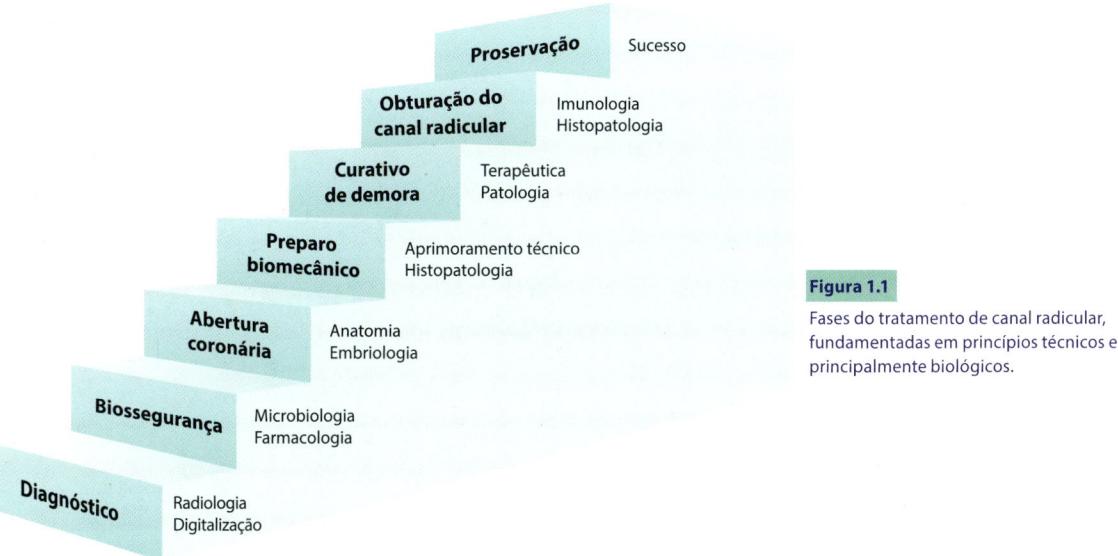

Figura 1.1

Fases do tratamento de canal radicular, fundamentadas em princípios técnicos e principalmente biológicos.

O tratamento de canais radiculares na primeira alternativa é denominado pelo autor deste capítulo, didaticamente, de **biopulpectomia**, e a segunda, ou seja, nos casos de tratamentos de dentes despulpados e/ou infectados, de **necropulpectomia**.

Biopulpectomia

É o tratamento de canais radiculares de um dente com vitalidade pulpar, o qual é caracterizado por apresentar, após a sua exposição (abertura coronária), uma polpa macroscopicamente vital, ou seja:

- Com estrutura (corpo);
- Resistente ao corte;
- Com hemorragia suave;
- Com sangue de coloração vermelho-rutilante.

Assim, os seguintes casos poderão ser classificados nesse grupo:

- Pulpites irreversíveis assintomáticas;
- Pulpites irreversíveis sintomáticas;
- Exposições patológicas da polpa;
- Exposições acidentais da polpa (operatórias);
- Fraturas coronárias com exposição pulpar (acidentais);
- Reabsorções internas;
- Tratamento endodôntico por finalidade protética ou cirúrgica.

Necropulpectomia (conceituação)

Existem diferenças fundamentais entre os casos de tratamento de dentes despulpados sintomáticos e/ou assintomáticos. Considerando-se que essas diferenças exigem uma orientação terapêutica específica para cada caso, não somente com relação às soluções irrigadoras e à medicação tópica, mas também com relação ao material obturador e ao limite apical de obturação, o autor deste capítulo classifica as necropulpectomias em I e II.

ETAPAS OPERATÓRIAS

Biossegurança: controle da infecção em endodontia (assepsia e antissepsia)

A assepsia e a antissepsia é um conjunto de procedimentos que visa destruir os microrganismos de nosso campo operatório, como também, e principalmente, tem por objetivo impedir que se levem germes, inadvertidamente, a um local que não os contenha.

Esse princípio assume um papel relevante na endodontia atual, não só por razões locais, inerentes ao próprio tratamento, como também no aspecto geral, uma vez que a insignificância de 0,0001 mL de sangue contaminado com vírus de hepatite sérica, permanecendo no instrumental endodôntico, poderá transformá-lo em um veículo de transmissão dessa infecção virótica entre nossos pacientes.

Embora menos contagioso que o vírus da hepatite B, o da Aids, o chamado HIV (vírus da imunodeficiência humana), é transmitido também pela inoculação. Uma vez que o cirurgião-dentista não tem como identificar se o paciente em atendimento é ou não portador do HIV, é importante que todos os cuidados sejam tomados para evitar que, em caso positivo, o vírus seja contraído no consultório, ou que o profissional seja um veículo de sua transmissão. Assim, as recomendações aceitas hoje para os cuidados com o manejo de pacientes infectados com o HIV são semelhantes àquelas para a infecção pelo vírus da hepatite B.

Quanto aos aspectos locais inerentes, portanto, ao próprio tratamento, sabe-se que, nos casos de biopulpectomia, não existem microrganismos no interior do canal radicular a serem combatidos, de acordo com os achados histopatológicos e microbiológicos. Nesses pacientes, o canal radicular é estéril. Assim sendo, não se justifica o emprego de substâncias bactericidas como soluções irrigadoras, as quais, além de desnecessárias, destruiriam o coto endoperiodontal que, como se sabe, é o responsável pela mineralização do tecido localizado no forame apical. Também sabemos que toda substância bactericida, além de destruir os microrganismos, destrói também as células vivas.

O fato de não se empregarem substâncias bactericidas no interior do canal radicular nos casos de biopulpectomia exige que todo esforço seja feito para se evitar uma contaminação do nosso campo de ação, assumindo, assim, à assepsia um papel fundamental nesse tratamento.

Assim, a esterilização e a desinfecção do instrumental e do material endodônticos, em autoclave, a atomização da cavidade bucal com soluções antissépticas, o preparo do dente para receber o isolamento absoluto durante o tratamento e a antissepsia do campo operatório constituem princípios fundamentais para se atingir o sucesso nas biopulpectomias.

Da mesma forma, esses princípios assumem grande importância também nas necropulpectomias, pois **o profissional não é responsável pelos microrganismos que determinaram a lesão, mas sim altamente responsável e culpado pelos germes estranhos que, inadvertidamente, ele pode levar ao canal radicular**.

Essa etapa operatória assumiu, hoje, fundamental importância não só com relação ao próprio tratamento, mas também no aspecto de saúde geral dos nossos pacientes.

Abertura coronária (cirurgia de acesso)

Ato operatório com o qual se abre a câmara pulpar, obtendo-se, assim, um acesso direto à entrada dos canais radiculares. Nessa etapa, deve-se relembrar a importância do conhecimento preciso da morfologia interna da câmara pulpar, uma vez que a abertura coronária nada mais é do que a projeção mecânica da anatomia interna do dente sobre a sua superfície. É também de extrema importância o conhecimento dos princípios fundamentais que regem esse ato operatório.

Uma abertura coronária realizada de acordo com os princípios atuais deverá incluir o desgaste compensatório, que, nos dentes anteriores superiores, é representado pela remoção do "ombro palatino", ao passo que, nos molares, é representado pela remoção da convexidade das paredes da câmara pulpar, principalmente das mesiais; além disso, deverá incluir a "forma de conveniência".

Remoção da polpa radicular

No tratamento de canal radicular de dentes com vitalidade pulpar, chamado biopulpectomia, após a abertura coronária, a realização do desgaste compensatório, a realização da forma de conveniência, a exploração e/ou cateterismo dos canais radiculares, e após a obtenção do comprimento real de trabalho (CRT) por meio da odontometria, segue-se a remoção da polpa radicular. Em casos de canais radiculares amplos e/ou relativamente amplos e retos, essa remoção é feita por exérese, empregando-se uma lima tipo Hedströen de diâmetro imediatamente anterior à lima tipo K usada na exploração. Em casos de canais radiculares atresiados, retos e/ou curvos, a remoção da polpa se faz por fragmentação, pela própria instrumentação manual ou por meio de instrumentos de níquel-titânio acionados a motor, levados até o CRT, obtido por meio de localizadores eletrônicos foraminais da 3ª geração.

Neutralização do conteúdo séptico/tóxico do canal radicular, no sentido coroa/ápice sem pressão

No tratamento de canal radicular de dentes com necrose pulpar – principalmente se apresentarem nítida radioluscência periapical –, a neutralização prévia do conteúdo séptico/tóxico do espaço endodôntico antes da realização do preparo biomecânico é de fundamental importância para evitar possíveis alterações no aspecto sistêmico, principalmente em pacientes com problemas cardiovasculares. Outro aspecto a evitar são os acidentes infecciosos pós-operatórios, consequência da exacerbação de processos crônicos periapicais.

As técnicas que empregam o princípio coroa/ápice sem pressão (*Crown-down pressureless technique*) têm a preferência do autor deste capítulo. Os sistemas que empregam limas de níquel-titânio com *radial land* acionadas a motor, como ProFILE® Vortex™ (Dentsply/Maillefer), K3™XF (SybronEndo) e Race (FKG e SMD), promovem a neutralização com muita segurança e rapidez. A irrigação com soluções concentradas de hipoclorito de sódio a 5,25% até o comprimento de trabalho provisório (CTP) é de grande importância para essa neutralização.

Preparo biomecânico dos canais radiculares

Consiste em se obter, inicialmente, um acesso direto e franco à união cemento-dentina-canal (limite CDC), preparando-se, em seguida, o canal dentinário "campo de ação do endodontista". Esse preparo é realizado por meio da limpeza químico-mecânica (do inglês *cleaning*)[1] ao mesmo tempo que atribui-se ao canal uma conformação cônica no sentido ápice/coroa (modelagem, do inglês *shaping*)[1] e pelo *Glide Path* (caminho pavimentado), deixando-se as paredes dentinárias livres de interferências, lisas, ininterruptas e sem ondulações.[2,3] Com isso, realiza-se automaticamente o **batente apical**,[4,5] com o objetivo final de tornar mais fácil e o mais hermética possível a sua obturação, principalmente ao nível dos seus 5 mm apicais.

Essa etapa é realizada empregando-se diferentes métodos de instrumentação, como:

- Métodos clássicos (convencionais);
- Métodos não convencionais:
    a. Aplicam o princípio coroa/ápice sem pressão;
    b. Incluem instrumentos rotatórios;
    c. Com instrumentação ultrassônica;
    d. Com instrumentação oscilatória, recíproca e não recíproca.

Glide Path

Por tratar-se de conteúdo mais extenso, este será visto na íntegra no Capítulo 17.

Controle da infecção

Medicação tópica entre sessões: "curativo de demora", nos casos indicados

Esse passo do tratamento endodôntico consiste em tornar o sistema de canais radiculares um local inapropriado para desenvolvimento e proliferação bacteriana, destruindo ou inibindo os microrganismos que escaparam à ação do preparo biomecânico. Pela própria definição, podemos concluir que essa fase é peculiar às necropulpectomias II e nos casos de retratamentos e vem completar o combate aos microrganismos sediados na luz do canal radicular e, principalmente, nas suas ramificações, nas reabsorções apicais (infecção extrarradicular) no biofilme bacteriano apical, iniciado pela ação do preparo biomecânico.

Assim, pode-se concluir que a desinfecção ou a descontaminação do sistema de canais radiculares nos casos de necropulpectomias II e retratamentos será obtida pela aplicação conjunta do "preparo biomecânico" e do "curativo de demora".

O aprimoramento de técnicas para a coleta de microrganismos anaeróbios obrigatórios do canal radicular ensejou vários trabalhos que demonstraram a grande incidência desses germes, principalmente em dentes com radioluscência periapical.[4,6-14]

Obturação do canal radicular

Consiste na substituição do conteúdo da cavidade pulpar por substâncias que, além de permitirem um selamento o mais hermético possível, deverão ser inertes ou antissépticas, bem toleradas pelo organismo e que, de preferência, estimulem a reparação apical e periapical.

Essa etapa operatória, apesar de considerada ainda um campo aberto para melhorias, constitui o fecho de segurança de um tratamento endodôntico bem realizado e conduzido.

O canal radicular, bem obturado, representa um reflexo dos predicados técnicos do profissional e, consequentemente, a comprovação do sucesso obtido em todos os atos operatórios anteriores a essa etapa operatória.

Restauração coronária definitiva: proservação

O controle clínico e radiográfico pós-tratamento tem recebido, entre os profissionais, as mais diversas denominações, inclusive a expressão inglesa *follow-up*. O autor deste capítulo prefere, também na endodontia, o termo proservação (pro = adiante; servação = observação) criado por Roxo Nobre,[15] que substituiu, com muita propriedade, as demais expressões.

Segundo Maisto,[16] "[...] pode-se dizer que o tratamento endodôntico termina quando a região periapical neutraliza o transtorno produzido por esse tratamento ou quando repara uma lesão preexistente".

Assim, é dever do profissional realizar um controle clínico e radiográfico (proservação) após o tratamento endodôntico para não só avaliar o sucesso ou o fracasso, mas principalmente para aquilatar a eficiência da técnica empregada.

Será que essa técnica estará oferecendo ao profissional uma elevada porcentagem de sucesso?

A resposta será obtida aplicando-se essa última etapa do tratamento, a proservação.

De acordo com a maioria dos autores, a proservação deverá ser realizada por um período mínimo de 6 meses para os casos de biopulpectomias e de 1 a 2 anos após as necropulpectomias I e em até 4 anos após as necropulpectomias II.

REFERÊNCIAS

1. Seltzer S, Soltanoff W, Sinai I, Goldenberg A, Bender IB. Biologic aspects of endodontics periapical tissue reactions to root canal instrumentation. Oral Surg Oral Med Oral Pathol. 1968;26(5):694-705.
2. Cohen S, Stewart GG, Laster LL. The effects of acids, alkalies, and chelating agents on dentine permeability. Oral Surg Oral Med Oral Pathol. 1970;29(4):631-4.
3. West, J. The Endodontic Glidepath: secret to Rotary Safety. Dentistry Today. 2010;29(9): 86-8, 90-344.
4. Sundqvist GL, Johansson E, Sjogren U. Prevalence of black-pigmented bacteroides species in root canal infection. J Endodon. 1989;15(1):13-9.
5. Leonardo MR, Leonardo RI. Endodontia. São Paulo: Artes Médicas; 2004.
6. Ando N, Hoshino E. Predominant obligate anaerobes invading the deep layers of root canal dentine. Int Endod J. 1990;23(1):20-7.
7. Bystrom A, Sundqvist G. Bacteriological evaluation of the efficacy of mechanical root canal instrumentation in endodontic therapy. Scand J Dent Res. 1981;89(4):321-8.
8. Carlsson J, Sundqvist G. Evaluation of methods of transport and cultivation bacterial specimens from infected dental root canals. Oral Surg Oral Med Pathol. 1980;49(5):451-4.
9. Fulghum RS, Wiggins CB, Mullaney TP. Pilot study for detecting obligate anaerobic bacteria in necrotic dental pulp. J Dent Res. 1973;52(3):637.
10. Kantz WE, Henry CA. Isolation and classification of anaerobic bacteria from intact pulp chambers of non-vital teeth in man. Arch Oral Biol. 1974;19(1):91-6.
11. Keudell K, Conte M, Fujimoto L, Ernest M, Berry HG. Microrganisms isolated from pulp chambers. J Endod. 1976;2(5):146-8.
12. Sundqvist GL. Bacteriological studies of necrotic dental pulps [dissertação]. Umêa: University Odontologick; 1976.
13. Yoshida M, Fukushima H, Yamamoto K, Ogawa K, Toda T, Sagawa H. Correlation between clinical symptoms and microorganisms isolated from root canals of teeth with periapical pathosis. J Endodon. 1987;13(1):24-8.
14. Zielke DR, Heggers JP, Harrison JW. A statistical analysis of anaerobic versus aerobic culturing in endodontic therapy. Oral Surg Oral Med Oral Pathol. 1976;421(6):830-7.
15. Mirra AP. Proservação (Follow-up). Rev Bras Cirurgia. 1966;52(4):270-2.
16. Maisto OA. Endodoncia. Buenos Aires: Mundi; 1967.

LEITURAS RECOMENDADAS

American Association of Endodontics. Glossary of Endodontics Terms. Chicago: AAE; 2012.

Coolidge ED, Kesel GR. Manual de endodontologia: incluye la patologia clinica y el tratamiento de la pulpa dentaria y de los dientes despulpados. Buenos Aires: Bibliografica Argentina; 1957.

Dakin HD, Dunham EK. The relative germicidal efficiency of antiseptics of the chlorine group and acriflavine and other dyes. With Observations of the Rational Testing of Antiseptics. Br Med J. 1917;2(2968):641-5.

Fava de Moraes E. Histopatologia da polpa e periápice [monografia]. Araraquara: Faculdade de Odontologia de Araraquara; 1978.

Grossman LI. Algunas observaciones sobre las obturaciones de conductos radiculares. Rev Asoc Odont Argent. 1962;50(2):61-2.

Grossman LI. Endodontia prática. 3. ed. Rio de Janeiro: Atheneu; 1963.

Kronfeld R, Boyle PE. Histopatologia dos dentes. 3. ed. Rio de Janeiro: Científica; 1955.

Leonardo MR, Leal JM, Simões Filho AP. Endodontia: tratamento de canais radiculares. São Paulo: Panamericana; 1982.

Leonardo MR, Leal JM, Simões Filho AP. Endodontia: tratamento de canais radiculares. 2. ed. São Paulo: Pamamericana; 1991.

Leonardo MR, Leal JM, Simões Filho AP. Endodontia: tratamento de canais radiculares. 3. ed. São Paulo: Panamericana; 1998.

Leonardo MR, Leonardo RT. Endodontia: conceitos biológicos e recursos tecnológicos. São Paulo: Artes Médicas; 2009.

Leonardo MR, Leonardo RT. Tratamento de canais radiculares. São Paulo: Artes Médicas; 2012.

Leonardo MR. Contribuição para o estudo da reparação apical e periapical pós-tratamento de canais radiculares [tese]. Araraquara: Faculdade de Farmácia e Odontologia; 1973.

Leonardo MR. Endodontia: tratamento de canais radiculares: princípios técnicos e biológicos. 4. ed. São Paulo: Artes Médicas; 2005.

Leonardo MR. Endodontia: tratamento de canais radiculares: princípios técnicos e biológicos. 5. ed. São Paulo: Artes Médicas; 2008.

Paiva JG, Antoniazzi JH. Endodontia: bases para a prática clínica. São Paulo: Artes Médicas; 1988.

Schilder H. Cleaning and shaping the root canal. Dent Clin N Amer. 1974;18(2):269-96.

Schilder H. Cleaning and shaping the root canal. Dent Clin North Am. 1974;18(2):269-96.

Simões Filho AP, Leal JM. Aplicação dos detergentes em endodontia. O Acad. 1965;5(11):3-4.

West J. The endodontic Glide Path: Secret to Rotary Safety. Dentistry Today. 2010;29(9):86-8, 90-344.

CAPÍTULO 2

Diagnóstico das alterações patológicas pulpares e periapicais assintomáticas e sintomáticas, com ou sem radioluscência periapical, enquadrando-as em casos de biopulpectomia, necropulpectomia I e necropulpectomia II

Mario Roberto Leonardo
Renato de Toledo Leonardo

Nova nomenclatura com base no Glossário de Termos Endodônticos (AAE/2012)
Indicações de tratamento local e sistêmico

Considerando que a endodontia técnico-biológica minimamente invasiva ao nível apical/periapical, indolor e reparadora, visa, além do sucesso clínico, radiográfico e histológico do tratamento endodôntico, a **saúde geral do paciente**, o profissional que a pratica não só elevará o seu próprio conceito, como também a importância dessa especialidade, hoje em declínio, junto às outras áreas da saúde.

Até a década de 1960, portanto, há mais de 50 anos, em casos de doenças sistêmicas graves de difícil diagnóstico, a extração dos dentes suspeitos era a recomendação médica, mesmo em casos de dentes com canais radiculares radiograficamente bem obturados.

Nas décadas de 1970, 1980, 1990 e 2000, no entanto, a incessante publicação de pesquisas abrangendo os aspectos biológicos desse tratamento e com a grande contribuição de pesquisadores brasileiros, entre eles o Prof. Roberto Holland, com artigos nas revistas internacionais mais importantes da área, elevaram a endodontia a uma posição de maior credibilidade.

Em âmbito biológico, as pesquisas publicadas nessas revistas, que na época apresentavam altos níveis de impacto internacional, fizeram com que o respeito e a confiança quanto à **saúde geral do paciente** voltassem a ser considerados e defendidos ao se realizar um tratamento endodôntico. Aquelas décadas constituíram a "Fase Ouro da Endodontia" em que os maiores índices de sucesso clínico, radiográfico e histológico foram alcançados com essa nova orientação. Esse embasamento biológico, somado às novas tecnologias, foi essencial para o aprimoramento da especialidade endodôntica contemporânea. No entanto, a influência puramente tecnicista atual, justificada pelos grandes avanços tecnológicos, atingindo patamares não observados durante toda a história dessa especialidade, está subestimando os aspectos biológicos, podendo contribuir, novamente, para a perda dessa credibilidade e ulterior involução. Assim sendo, é inadmissível que o profissional cirurgião-dentista (endodontista), envolvido também com a **saúde geral do paciente**, em sua prática diária, aplique materiais, métodos e técnicas de tratamentos desvinculados das evidências científicas, principalmente das biológicas, que devem embasar determinada conduta, identificando também a endodontia **como ciência**, e não apenas como aplicadora de procedimentos puramente técnicos.

A atuação de um profissional, com experiência obtida ao longo de muitos e muitos anos de atividade clínica nessa especialidade que baseia as avaliações dos resultados de tratamentos endodônticos apenas por meio das observações clínicas e dos aspectos radiográficos, não controlados e sem o suporte de pesquisas, principalmente no que se refere aos aspectos histopatológicos e, hoje, envolvendo até **biologia molecular**, têm sustentação científica diminuída.

ALTERAÇÕES PATOLÓGICAS PULPARES REVERSÍVEIS

O diagnóstico das alterações patológicas pulpares reversíveis, de acordo com o Glossário de Termos Endodônticos, divulgado em 2012 pela American Association of Endodontics (AAE)[3] e as indicações de tratamentos são apresentadas nos **QUADROS 2.1** a **2.4**.

> **Quadro 2.1**
> ### Alterações patológicas pulpares
> **PULPITE REVERSÍVEL**
> *REVERSIBLE PULPITIS*
>
> O diagnóstico clínico é realizado com base em dados objetivos e subjetivos indicando que a inflamação pulpar será resolvida após a remoção da causa e a polpa retornará ao normal.
>
> Fonte: American Association of Endodontics.[3]

> **Quadro 2.2**
> ### Pulpite reversível
> **SINTOMATOLOGIA**
> - Dor aguda provocada, não ultrapassando 1 minuto;
> - Dor que cessa após a remoção do agente álgico.

> **Quadro 2.3**
> ### Pulpite reversível
> *Reversible pulpitis*
>
> Processos inflamatórios pulpares
> **INDICAÇÃO DE TRATAMENTO**
> ↓
> **ENDODONTIA CONSERVADORA**

> **Quadro 2.4**
> ### Pulpite reversível
> *Reversible pulpitis*
>
> O tratamento da endodontia conservadora prevê:
> - Proteção pulpar indireta (cavidades superficiais);
> - Proteção pulpar indireta (cavidades profundas);
> - Proteção pulpar direta (cavidades muito profundas), com exposição acidental da polpa;
> - Capeamento pulpar.

ALTERAÇÕES PATOLÓGICAS PULPARES IRREVERSÍVEIS[3]

Nos tratamentos de canais radiculares de dentes com vitalidade pulpar, em casos diagnosticados como **pulpites irreversíveis sintomáticas**, **pulpites irreversíveis assintomáticas**, **pulpites crônicas ulcerativas e/ou hiperplásicas**, assim como os casos **com a polpa exposta por cárie**, ao ser iniciado o tratamento endodôntico e realizada a exposição da polpa pela abertura coronária, se a mesma apresentar-se como tecido **com aspecto macroscópico vital**, ou seja, **com estrutura, com corpo, resistente ao corte, resistente à sua remoção, com sangramento suave** e o **sangue com coloração vermelho-rutilante**,[1] é indicado pelo autor deste capítulo a **biopulpectomia**. A **pulpotomia**, quando indicada, é incluída nessa situação.

As comprovações histomicrobiológicas, nesses casos, asseguram que o âmago, o interior da polpa, embora inflamado, é isento de microrganismos. Portanto, após a remoção completa da polpa inflamada, o que se encontra é um canal radicular naturalmente estéril.[2]

Dessa forma, o controle da infecção nesse tratamento tem por base, inicialmente, o combate à infecção superficial da polpa quando atingida pela cárie dental e, a seguir, por meio da manutenção da cadeia asséptica, mantendo o canal estéril durante todo o ato operatório.

Lembremos que assepsia significa não levar microrganismos para local que não os contenham.

PROTOCOLO PARA REALIZAÇÃO DA BIOPULPECTOMIA

As etapas operatórias da **biopulpectomia** seguem o seguinte protocolo:

1. Assepsia e antissepsia (biossegurança);
2. Abertura coronária (cirurgia de acesso);
3. Localização das entradas dos canais radiculares (mentalização/registro mental);
4. Exploração dos canais radiculares (cateterismo);
5. Odontometria;
6. Remoção da polpa radicular no nível da união cemento-dentina-canal (limite CDC);
7. Preparo biomecânico do canal radicular;
8. Obturação do canal radicular;
9. Restauração coronária;
10. Preservação.

Nas biopulpectomias, **assepsia** e **antissepsia** devem envolver:

1. Esterilização do instrumental e do material endodônticos em autoclave;
2. Atomização prévia da cavidade bucal, antes do exame clínico, com soluções antissépticas como o gluconato de clorexidina a 0,12%;
3. Preparo do dente para receber o dique de borracha, incluindo a cirurgia para aumento da coroa clínica ou gengivectomia com bisturi eletrônico, quando necessários;
4. Colocação do dique de borracha, incluindo o emprego de grampos especiais e barreira gengival, quando necessários;

5. Antissepsia do campo operatório (borracha do dique, dente e grampo), com gluconato de clorexidina a 2%;
6. Manutenção da cadeia asséptica durante todo o ato operatório.

Nas biopulpectomias, seguindo-se as recomendações anteriores e, consequentemente, mantendo-se o controle da infecção durante todo o ato operatório por meio da assepsia e antissepsia, e completado o preparo biomecânico, recomenda-se biologicamente, nesses casos, o tratamento de canais radiculares em uma única sessão (QUADROS 2.5 a 2.11 e FIG. 2.1).

Quadro 2.5
Biopulpectomia

Indicada para o tratamento de canais radiculares de dentes com vitalidade pulpar com **aspecto macroscópico vital da polpa**, observado após a abertura coronária.

INDICAÇÕES
- Pulpite irreversível sintomática (QUADROS 2.6 a 2.8 e FIG. 2.1);
- Pulpite irreversível assintomática (QUADROS 2.9 e 2.10);
- Pulpites crônicas ulcerativas e/ou hiperplásicas;
- Polpa exposta por cárie;
- Dentes com reabsorção interna;
- Tratamentos endodônticos por finalidade protética ou cirúrgica.

Fontes: Leonardo[2] e American Association of Endodontics.[3]

Quadro 2.6
Biopulpectomia

Características que identificam o **aspecto macroscópico vital da polpa:**
- Coloração róseo-avermelhada;
- Com estrutura (corpo);
- Resistente ao corte;
- Hemorragia suave;
- Coloração sanguínea vermelho-rutilante.

Fonte: Holland e colaboradores.[1]

Quadro 2.7
Biopulpectomia

PULPITE IRREVERSÍVEL SINTOMÁTICA

Trata-se da polpa com aspecto macroscópico vital.

Fonte: Holland e colaboradores.[1]

Quadro 2.8
Biopulpectomia

SINTOMATOLOGIA DA PULPITE IRREVERSÍVEL SINTOMÁTICA
- Dor aguda espontânea, contínua, pulsátil e intensa, impedindo que o paciente durma;
- Intermitente, podendo evoluir à contínua;
- Difusa ou localizada;
- Reflexa;
- Exacerbada ou aliviada por agentes térmicos.

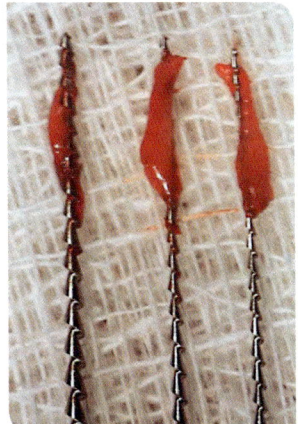

Figura 2.1

Limas tipo Hedströen indicadas para a remoção de polpas radiculares volumosas. Essa remoção se dá por exérese, isto é, em bloco. Observa-se o aspecto macroscópico vital da polpa radicular de incisivos centrais de dentes de humano com corpo, estrutura e coloração róseo-avermelhada, confirmando a indicação de uma biopulpectomia, de acordo com a conceituação do autor.

Fonte: Holland e colaboradores.[1]

Quadro 2.9
Biopulpectomia

PULPITE IRREVERSÍVEL ASSINTOMÁTICA

Trata-se da polpa com aspecto macroscópico vital.

Diagnóstico: sem sintomas clínicos.

Quadro 2.10
Biopulpectomia

MICROBIOTA PREDOMINANTE DA PULPITE IRREVERSÍVEL ASSINTOMÁTICA E SINTOMÁTICA
- O canal radicular é isento de microrganismos (naturalmente estéril);
- Em casos de quebra da cadeia asséptica, a contaminação do canal radicular determinará dor pós-operatória intensa.

Exemplo de canal radicular isento de microrganismos: tratamentos de canais radiculares de dentes diagnosticados com pulpite irreversível sintomática e/ou assintomática, em que a polpa, após sua exposição, apresenta aspecto macroscopicamente vital.

Fonte: Leonardo.[2]

PULPITE IRREVERSÍVEL SINTOMÁTICA
(*Symptomatic irreversible pulpitis*)[3]

Diagnóstico clínico

O diagnóstico clínico é realizado com base nos sinais (objetivos) e sintomas (subjetivos) indicando que a polpa é incapaz de reparação (cura).

Descritores adicionais

Os descritores adicionais incluem dor aos agentes térmicos, dor espontânea intensa e dor referida.

PULPITE IRREVERSÍVEL ASSINTOMÁTICA
(*Asymptomatic irreversible pulpitis*)[3]

Diagnóstico clínico

O diagnóstico clínico é realizado com base nos achados objetivos e subjetivos, indicando que a polpa é vital e está inflamada, mas não passível de cura.

Descritores adicionais

Os descritores adicionais incluem ausência de sintomas clínicos, mas com inflamação produzida por cárie, trauma ou preparo cavitário.

O **QUADRO 2.11** apresenta as etapas operatórias endodônticas para biopulpectomia em sessão única.

NECROPULPECTOMIA

Para os casos diagnosticados como "necrose"/gangrena pulpar, com periodontite apical assintomática sem radioluscência periapical, e ainda para casos de dentes com vitalidade pulpar (pulpite irreversível sintomática e assintomática), mas com polpa macroscopicamente comprometida,[1] isto é, sem corpo, sem estrutura, desintegrando, o tratamento endodôntico é didaticamente e por finalidade clínica designado pelo autor deste capítulo de **necropulpectomia I**.

Os estudos, com base na histomicrobiologia, comprovam que a microbiota predominante nesses casos, quando presente, é de anaeróbios gram-positivos. Estes são microrganismos pouco patogênicos e pouco invasivos, sem capacidade de sintetizar enzimas que destruiriam os tecidos vivos restantes do sistema de canais radiculares, fato que o tornaria permeável à invasão bacteriana. Portanto, nos casos diagnosticados como pulpites irreversíveis sintomáticas e assintomáticas com polpa macroscopicamente comprometida,[1] casos de "necrose"/gangrena pulpar, e aqueles com periodontites apicais assintomáticas sem radioluscência periapical – a infecção, quando presente, estará restrita à luz do canal radicular.[2] Assim, deve-se realizar um adequado e eficiente preparo biomecânico da luz do canal radicular, enfatizando o controle da infecção com soluções irrigadoras bactericidas, mas biologicamente compatíveis, isto é, que preservem a vitalidade dos tecidos vivos remanescentes do sistema de canais radiculares, como o faz a solução de hipoclorito de sódio concentrada a 1%. É importante ressaltar que as soluções de hipoclorito de sódio, em diferentes concentrações, são consideradas atualmente soluções irrigadoras endodônticas de uso universal. Nas necropulpectomias I, com a utilização dessa solução de hipoclorito de sódio concentrada a 1%, preferencialmente em combinações que aumentem a sua ação bactericida (catalisadas pela ação ultrassônica ou pelo aumento de temperatura), e usada abundantemente (volume de 5 mL após o uso de cada instrumento) por, no mínimo, 30 minutos, haverá efetivo controle da infecção, ou seja, se reduzirá o número de microrganismos sediados na luz do canal radicular e nas suas anfractuosidades a um número que não representa infecção, além de impedir uma possível reinfecção do local através da obturação endodôntica, sem extravasamentos. Com essa conduta, mantém-se a integridade dos tecidos apicais e periapicais, obtida com um tratamento endodôntico minimamente invasivo desses tecidos. Sem dúvida, nesses casos, com o controle da infecção estabelecido pelo adequado preparo biomecânico e com a manutenção da cadeia asséptica durante todo o ato operatório, este será finalizado com uma obturação dos canais radiculares, o mais hermética

---

Quadro 2.11

Biopulpectomia (sessão única)

A biopulpectomia em sessão única contempla as seguintes etapas operatórias endodônticas:

- Assepsia e antissepsia (biossegurança);
- Abertura coronária;
- Exploração/cateterismo (odontometria limite CDC [LEF]);
- Remoção da polpa radicular (limite CDC [LEF]);
- *Glide Path*: para canais radiculares atresiados retos e/ou curvos (emprego da lima ProGlider®);
- Preparo biomecânico (*cleaning & shaping*, irrigação/sucção/inundação – instrumentação manual/sistema rotatório/oscilatório [batente apical]);
- Obturação dos canais radiculares; (restauração coronária);
- Proservação (*follow up* até 1 ano).

Importante: manter a cadeia asséptica durante todo o tratamento, uma vez que o canal radicular, nesses casos, é naturalmente estéril. O canal radicular, sob o aspecto biológico, deve ser obturado, preferencialmente, na mesma sessão de tratamento.

Diagnóstico: pulpite irreversível sintomática com aspecto macroscópico vital da polpa dental, por exemplo.

possível, na mesma sessão de tratamento, restando apenas a imediata restauração coronária (temporária ou definitiva) para o tratamento ser considerado concluído.

Contrariamente, nos casos de tratamentos de canais radiculares de dentes sem vitalidade pulpar (despulpados), com periodontite apical assintomática com radioluscência periapical e periodontite apical sintomática com ou sem radioluscência periapical, nos casos de abscessos apicais agudos e/ou crônicos, assim como nos retratamentos, o tratamento indicado pelo autor deste capítulo é a **necropulpectomia II**. O escorço histórico demonstra que, com o passar dos anos, houve profundas modificações conceituais que orientaram as diversas condutas clínicas dessas abordagens.

Resumidamente, durante 86 anos, isto é, desde Miller em 1890[4] até Sundqvist em 1976,[5] dentro das limitações dos conhecimentos sobre microbiologia da época, o objetivo do tratamento endodôntico, nos casos descritos, era o de combater os microrganismos aeróbios gram-positivos, sediados nos canais radiculares e identificados por meios de coleta bacteriana limitados, uma vez que não havia tecnologia para o cultivo de microrganismos gram-negativos.

Nesse período, preconizava-se o emprego de soluções irrigadoras bactericidas enérgicas durante o preparo biomecânico, como a recomendação do Prof. Louis Grossman, em 1937,[6] difundida mundialmente, ou seja, irrigação alternada do canal radicular com solução de soda clorada duplamente concentrada (solução de hipoclorito de sódio na concentração de 4-6% de cloro ativo liberável por 100 mL do produto), com água oxigenada 10 vol. Ademais, entre os antissépticos mais usados como curativo de demora (aplicação tópica entre sessões), o p-monoclorofenol canforado (PMCC) era o mais indicado e usado como curativo de demora através de trocas infindáveis de tratamentos. Esse medicamento era considerado de uso universal nessa época. Esse produto, comprovadamente testado por inúmeros artigos científicos, realmente demonstrou elevada ação bactericida sobre os microrganismos gram-positivos.[7-9]

Durante a década de 1970, com o surgimento das câmaras de anaerobiose e o aprimoramento de técnicas de coleta bacteriana dos canais radiculares de dentes sem vitalidade pulpar (despulpados), com radioluscência periapical, foram identificadas novas espécies microbianas com elevada incidência de anaeróbios gram-negativos. Nesse período, um dos estudos mais abrangentes, envolvendo métodos de cultivo anaeróbio, foi realizado por Sundqvist, em 1976.[5] Nele, o autor obteve amostras bacteriológicas de 32 dentes traumatizados sem vitalidade pulpar com radioluscência periapical e com coroas intactas e observou uma incidência de 90% de anaeróbios gram-negativos.

De acordo com Morse em 1981,[10] alguns achados interessantes do estudo de Sundqvist podem ser ressaltados:

- Foram isolados microrganismos gram-negativos somente em casos nos quais a radioluscência periapical estava presente;
- Quanto maior era a lesão, maior era o número de cepas isoladas;
- Em dentes com inflamação periapical aguda, havia maior número de microrganismos do que nos casos sem inflamação;
- Havia uma correlação positiva entre a incidência de agudizações periapicais (dor), com a presença de microrganismos específicos, como os *Bacteroides melaninogenicus*.

Em 1986, Tronstad e colaboradores[11] analisaram, por meio de métodos bacteriológicos estritamente em anaerobiose, as condições bacterianas de dentes com periodontite apical assintomática com radioluscência periapical e que não respondiam ao tratamento endodôntico convencional. Duas lesões evidenciaram, exclusivamente, presença de anaeróbios gram-negativos; e cinco mostraram uma predominância desses microrganismos, demonstrando que os anaeróbios são capazes de sobreviver e manter um processo infeccioso nos tecidos periapicais.

Baumgartner e Falkler, em 1991,[12] encontraram, em dentes humanos com necrose pulpar e com radioluscência periapical, maior presença de anaeróbios gram-negativos, predominantemente nos 5 mm apicais, sugerindo haver nos canais radiculares de dentes com "necrose"/gangrena pulpar e radioluscência periapical um processo seletivo para anaeróbios em relação à microbiota bucal.

Por meio de estudos com microscopia eletrônica de varredura, Molven e colaboradores, em 1999,[13] avaliaram a microbiota periapical de dentes com canais radiculares infectados e com radioluscência periapical. Eles observaram que nos 2 mm apicais de 12 dentes analisados, 10 eram portadores de bactérias em forma de bastonete. Descoberta notável desse estudo foi que as bactérias foram vistas dividindo-se, indicando a viabilidade e as condições de sobrevivência desses microrganismos na região periapical.

Os autores ainda afirmaram que essas bactérias eram responsáveis pela manutenção da radioluscência periapical. Os trabalhos citados reforçam o conceito de Tronstad, em 1987,[14] que estabeleceu como o "fim da era do granuloma estéril". Esses achados foram muito importantes porque determinaram um novo conceito filosófico no tratamento endodôntico de dentes com "necrose"/gangrena pulpar, particularmente aqueles com radioluscência periapical, uma vez que até essa época, a orientação terapêutica mundial era a de combater os aeróbios gram-positivos. O objetivo maior do tratamento, a partir desses trabalhos, mudou, passando a ser o de combater também, os microrganismos anaeróbios gram-negativos, em razão de sua alta prevalência em casos de dentes com periodontite apical e com radioluscência periapical.

A partir dessa época, o **hidróxido de cálcio** começou a ser o curativo de demora de escolha, nesses casos, por ter uma elevada ação bactericida sobre os anaeróbios gram-negativos. A partir de 1976, portanto durante 40 anos, esse produto passou a ser e ainda é de uso universal.[1,2,9,15-17]

Atualmente, novos métodos de avaliação da microbiota presente em dentes sem vitalidade pulpar, muito mais sensíveis e específicos, têm sido propostos. Com base na biologia molecular, o método da reação em cadeia da polimerase

(PCR, do inglês *polymerase chain reaction*), tem sido uma excelente ferramenta na identificação da microbiota endodôntica, evidenciando espécies bacterianas não descritas anteriormente e relacionadas às infecções periapicais. Exemplo disso é a *Tannerella forsythensis* (*Bacteroides forsythus*), que ainda não tinha sido descrita na literatura como pertencente à microbiota endodôntica e que hoje é considerada uma espécie bacteriana bastante frequente nas periodontites apicais sintomáticas.[18-23]

Em 1999, Vafaie e colaboradores[24] utilizaram rDNA para analisar o ápice de dentes com radioluscência periapical refratária ao tratamento endodôntico. Os achados desse trabalho evidenciaram que dentes com radioluscências periapicais são infecções polimicrobianas e predominantemente compostas por microrganismos gram-negativos.

Em 2003, Jacobovitz,[25] utilizou o método da PCR na detecção de espécies bacterianas relacionadas à microbiota de canais radiculares de dentes com necrose pulpar e com radioluscência periapical (30 dentes) e verificou que, entre as espécies bacterianas estudadas, a *Tannerella forsythensis* e a *Porphyromonas endodontalis* foram predominantes (57,7%).

Em 2006, Saito e Leonardo[19] identificaram bactérias de infecções endodônticas pela sequência de análises de 16S rDNA em dentes com necrose pulpar (PCR-RT).

Em 2007, Gomes e colaboradores[26] também utilizaram a PCR na identificação de *Porphyromonas gingivalis*, *Treponema denticula* e *Tannerella forsytbia* em infecções endodônticas primárias.

Em 2011, Rôças e colaboradores[27] analisaram infecções primárias sintomáticas e assintomáticas de canais radiculares em dentes de pacientes adultos da Noruega. Concluíram que nas periodontites apicais assintomáticas a prevalência na microbiota era de gram-positivos e, nas periodontites apicais sintomáticas, a prevalência era de gram-negativos. Também concluíram que dos 24 canais radiculares de dentes com necrose pulpar e periodontite apical, somente em um caso não foram detectadas bactérias. A ocorrência de bactérias na região extrarradicular foi mais frequente no grupo de dentes sintomáticos.

A avaliação da microbiota presente em dentes sem vitalidade pulpar (despulpados), pelo método da PCR, possibilitou classificar as alterações patológicas periapicais correlacionando-as com a prevalência de espécies bacterianas identificada principalmente com a sintomatologia do caso: sintomático ou assintomático. Esses novos achados orientam atualmente a nossa **nova nomenclatura** e, principalmente, mantém a nossa conduta clínica quanto ao controle da infecção no tratamento de canais radiculares de dentes com "necrose"/gangrena pulpar com periodontite apical, com radioluscência periapical assintomáticos, periodontite apical sintomática com ou sem radioluscência periapical, abscessos agudos e crônicos, assim como nos casos de retratamentos.

A região periapical é constituída por tecidos diretamente relacionados com as condições bacteriológicas do sistema de canais radiculares e poderá sofrer as consequências das alterações infectopatológicas pulpares, principalmente pela propagação bacteriana direta ou pela ação de seus produtos e/ou subprodutos, originando-se ali as reações inflamatórias periapicais:

- Reação inflamatória periapical do tipo agudo (sintomática);
- Reação inflamatória periapical do tipo crônico (assintomática).

Para maior compreensão e raciocínio lógico, como também pela finalidade clínico/acadêmica e com base na nova nomenclatura da American Association of Endodontics (AAE) publicada em 2012, divulgada internacionalmente no Glossário de Termos Endodônticos,[3] o autor deste capítulo classifica de modo didático os casos de tratamento endodôntico de **dentes sem vitalidade pulpar** nas seguintes condições clínico/bacteriológicas:

- **Necropulpectomia I:** tratamento de canais radiculares de dentes sem vitalidade pulpar (despulpados), casos de "necrose"/gangrena pulpar com periodontite apical assintomática sem radioluscência periapical, e dentes com vitalidade pulpar, porém com polpa macroscopicamente comprometida.
- **Necropulpectomia II:** tratamento de canais radiculares de dentes sem vitalidade pulpar (despulpados), com periodontite apical sintomática com ou sem radioluscência periapical, periodontite apical assintomática com radioluscência periapical, abscessos apicais agudos e crônicos, bem como retratamentos.

NECROPULPECTOMIA I
(QUADROS 2.12 a 2.20)

Quadro 2.12

Necropulpectomia I

INDICAÇÕES

Necropulpectomia I é indicada para casos de **alterações patológicas pulpares e periapicais**, como:

- Pulpite irreversível sintomática (com aspecto macroscópico vital de polpa comprometida)[1] (QUADRO 2.13);
- Pulpite irreversível assintomática (com aspecto vital de polpa comprometida)[3] (QUADRO 2.14);
- "Necrose" pulpar (QUADRO 2.15);
- Gangrena pulpar (QUADROS 2.16 e 2.17);
- Periodontite apical assintomática sem radioluscência periapical (QUADROS 2.18 e 2.19).

Observação: do ponto de vista conceitual e filosófico, nesses casos, terminado o preparo biomecânico em uma única sessão, os canais radiculares poderão ser obturados.

Quadro 2.13
Necropulpectomia I

PULPITE IRREVERSÍVEL SINTOMÁTICA

Com aspecto macroscópico de polpa dental comprometida; sem sintomas clínicos.

DIAGNÓSTICO

- Sem sangramento ou sangue com coloração muito clara ou muito escura;
- Sem estrutura, sem corpo, desintegrando.

Fonte: Holland e colaboradores.[1]

Quadro 2.14
Necropulpectomia I

PULPITE IRREVERSÍVEL ASSINTOMÁTICA
ASYMPTOMATIC IRREVERSIBLE PULPITIS

- **Diagnóstico clínico:** realizado com base nos achados objetivos e subjetivos, indicando que a polpa é vital e está inflamada, mas não passível de cura.
- **Descritores adicionais:** sem sintomas clínicos, mas com inflamação produzida por cárie, trauma ou preparo cavitário.

Fonte: American Association of Endodontics.[3]

Quadro 2.15
Necropulpectomia I

"NECROSE" PULPAR

- É uma alteração patológica pulpar assintomática;
- É momentaneamente asséptica, normalmente;
- Segundo Kuttler,[28] significa a cessação dos processos metabólicos da polpa com consequente perda de sua estrutura e de suas defesas naturais.

Quadro 2.16
Necropulpectomia I

GANGRENA PULPAR

Morte da polpa dental seguida da invasão concomitante de bactérias: **infecção primária**.

MICROBIOTA PREDOMINANTE

GRAM-POSITIVOS

Diagnóstico: alteração patológica pulpar assintomática, porém com repercussão bacteriana no ligamento periodontal apical determinando periodontite apical assintomática sem radioluscência periapical.

Quadro 2.17
Necropulpectomia I

GANGRENA PULPAR

Para Consolaro,[29] gangrena pulpar é a morte da polpa ("necrose pulpar") seguida da invasão de microrganismos (instalando uma infecção); concomitantemente, o tecido necrosado pulpar é modificado pela riqueza da microbiota bucal.

Quadro 2.18
Necropulpectomia I

PERIODONTITE APICAL ASSINTOMÁTICA SEM RADIOLUSCÊNCIA PERIAPICAL
ASYMPTOMATIC APICAL PERIODONTITIS

Inflamação do ligamento periodontal apical que tem origem a partir da necrose pulpar.

MICROBIOTA PREDOMINANTE

GRAM-POSITIVOS

Diagnóstico: dentes sem vitalidade pulpar (gangrena pulpar/**infecção**) com sintomas clínicos, como dor, às vezes, intensa à percussão/palpação. Ligamento periodontal apical normal ou espessado, sem radioluscência periapical dependente do estágio de evolução da inflamação.

Fonte: Leonardo.[30]

Quadro 2.19
Necropulpectomia I

PERIODONTITE APICAL ASSINTOMÁTICA

(Origem bacteriana/endodôntica)

Tratamento de canais radiculares de dentes com "necrose" (momentaneamente asséptica), gangrena pulpar (infecção primária) e com periodontite apical assintomática sem radioluscência periapical.

MICROBIOTA PREDOMINANTE

ANAERÓBIOS GRAM-POSITIVOS

Quadro 2.20
Necropulpectomia I (sessão única)

A necropulpectomia em sessão única contempla as seguintes etapas operatórias endodônticas:

- **Assepsia e antissepsia** (biossegurança);
- **Abertura coronária;**
- **Controle da infecção:** neutralização produtos tóxicos (exotoxinas, odontometria);
- **Controle da infecção:** *Glide Path* para canais radiculares atresiados retos e/ou curvos (emprego da lima ProGlider);
- **Controle da infecção:** preparo biomecânico (*cleaning & shaping*, irrigação/sucção/inundação – instrumentação manual/sistema rotatório/oscilatório [batente apical]);
- **Controle de reinfecção:** obturação do canal radicular;
- **Restauração coronária:** proservação (até 2 anos).

Diagnóstico: periodontite apical assintomática sem radioluscência periapical, por exemplo.

NECROPULPECTOMIA II
(QUADROS 2.21 a 2.42 e FIGS. 2.2 a 2.14)

Quadro 2.21
Necropulpectomia II

Necropulpectomia II é indicada no tratamento de canais radiculares de dentes sem vitalidade pulpar (despulpados), com "necrose"/gangrena pulpar com periodontite apical sintomática e/ou assintomática, com ou sem radioluscência periapical, e em casos de retratamentos, como:

- Periodontite apical sintomática sem radioluscência periapical – infecção primária (**QUADROS 2.22** a **2.24**);
- Periodontite apical sintomática com radioluscência periapical – infecção primária (**QUADROS 2.22** a **2.24** e **FIG. 2.2**);
- Periodontite apical assintomática com radioluscência periapical – infecção primária (**QUADRO 2.25**);
- Abscesso apical agudo – infecção primária (**QUADROS 2.26** a **2.33** e **FIGS. 2.3** a **2.7**);
- Abscesso apical agudo provocado (*flare up*) – infecção primária (**QUADROS 2.34** a **2.36** e **FIGS. 2.8** a **2.13**);
- Abscesso apical agudo espontâneo (fênix) – infecção secundária (**QUADROS 2.37** e **2.38**);
- Abscesso apical crônico – infecção primária (**QUADRO 2.39** e **FIG. 2.14**);
- Retratamentos de dentes sem radioluscência periapical, assintomáticos (infecção secundária) (**QUADRO 2.40**);
- Retratamentos de dentes com radioluscência periapical, sintomáticos (infecção secundária) (**QUADRO 2.41**).

Observação: do ponto de vista conceitual e filosófico, nesses casos, recomenda-se o tratamento endodôntico em duas sessões, utilizando-se um curativo de demora a base de hidróxido de cálcio entre as sessões (ver Capítulo 24).

Quadro 2.22
Necropulpectomia II

PERIODONTITE APICAL SINTOMÁTICA
SYMPTOMATIC APICAL PERIODONTITIS

(Origem bacteriana/endodôntica)
sem ou **com** radioluscência periapical
(infecção primária)

Inflamação do ligamento periodontal apical com sintomas clínicos que envolvem dor como resposta à mastigação, à percussão ou à palpação ao nível apical. Pode ou não apresentar alterações radiográficas, dependendo do estágio de evolução da doença.

Diagnóstico: dente sem vitalidade pulpar, não respondendo, portanto, aos testes de sensibilidade pulpar. Dor à percussão vertical.

Fonte: American Association of Endodontics.[3]

Quadro 2.23
Necropulpectomia II

PERIODONTITE APICAL SINTOMÁTICA
SYMPTOMATIC APICAL PERIODONTITIS

(Origem bacteriana/endodôntica)

MICROBIOTA PREDOMINANTE

GRAM-NEGATIVOS

Diagnóstico: dentes sem vitalidade pulpar (gangrena pulpar/infecção primária) com sintomas clínicos, como dor espontânea, às vezes, intensa à percussão/palpação. Ligamento periodontal apical normal ou espessado, **com** ou **sem** radioluscência periapical que é dependente do estágio de evolução da inflamação.

Fonte: Leonardo.[30]

Quadro 2.24
Necropulpectomia II

Dentes com periodontite apical sintomática **sem** ou **com** radioluscência periapical.

MICROBIOTA PREDOMINANTE

⬇

ANAERÓBIOS GRAM-NEGATIVOS

Fonte: Leonardo.[30]

Quadro 2.27
Necropulpectomia II

ABSCESSO APICAL AGUDO (SINTOMÁTICO)

Iniciar o tratamento endodôntico (necropulpectomia II) somente após o alívio da dor propiciado pela drenagem do pus e pelo combate aos sinais inerentes à evolução clínica do abscesso apical agudo, levando conforto para o paciente.

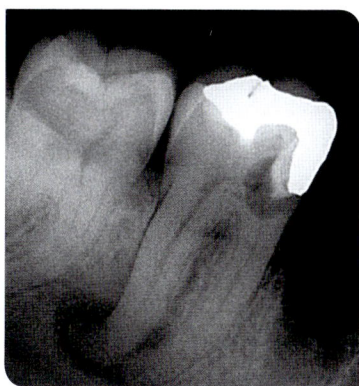

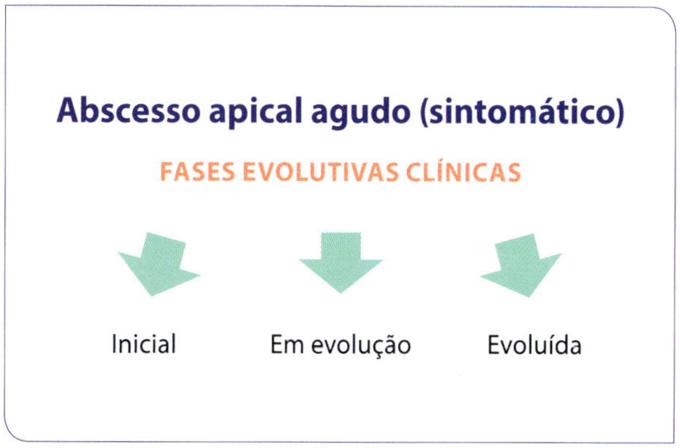

Figura 2.2
Periodontite apical sintomática com radioluscência periapical.

Imagem gentilmente cedida pelo Dr. Mario Thelmo da Rocha Ramos Cruz (Professor do Curso de Especialização em Endodontia no Instituto Odontológico do Nordeste (IDENT), Maceió/AL. Especialista em Endodontia pela Faculdade de Odontologia da Universidade Federal de Alagoas.)

Abscesso apical agudo (sintomático)

FASES EVOLUTIVAS CLÍNICAS

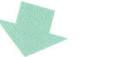

Inicial   Em evolução   Evoluída

Figura 2.3
Fases evolutivas clínicas dos abscessos apicais agudos (sintomáticos).

Quadro 2.25
Necropulpectomia II

PERIODONTITE APICAL ASSINTOMÁTICA
ASYMTOMATIC APICAL PERIODONTITIS

Dentes com periodontite apical assintomática **com** radioluscência periapical.

MICROBIOTA PREDOMINANTE

ANAERÓBIOS GRAM-POSITIVOS

Diagnóstico: dente sem vitalidade pulpar (necrose), sem sintomas clínicos como dor espontânea ou à percussão/palpação, com radioluscência periapical.

Fonte: Leonardo.[30]

Quadro 2.28
Necropulpectomia II

ABSCESSO APICAL AGUDO (SINTOMÁTICO)
FASES EVOLUTIVAS PATOGÊNICAS

- Apical;
- Óssea;
- Subperiosteal;
- Flegmatosa;
- Subcutânea ou submucosa.

Fonte: Consolaro.[29]

Quadro 2.26
Necropulpectomia II

ABSCESSO APICAL AGUDO (SINTOMÁTICO)
ACUTE APICAL ABSCESS

MICROBIOTA PREDOMINANTE

GRAM-NEGATIVOS

Fontes: Leonardo.[30]

Diagnóstico: necrose pulpar (infecção) com inflamação apical aguda resultante de um **processo infeccioso rápido**. Dor espontânea, contínua e pulsátil. Sensibilidade extrema à percussão vertical. Formação de pus e edema. Pode ou não apresentar reabsorção óssea apical que é dependente do estágio de evolução da doença. O paciente pode sofrer mal-estar, febre e linfoadenoma.

Quadro 2.29
Necropulpectomia II

ABSCESSO APICAL AGUDO (SINTOMÁTICO)

FASE EVOLUTIVA CLÍNICA	FASE EVOLUTIVA PATOGÊNICA
Inicial ➡	Apical
Em evolução ➡	Óssea/subperiosteal/flegmatosa
Evoluída ➡	Subcutânea ou submucosa

Observação: localização da coleção purulenta, patogenicamente: apical, intraóssea ou subcutânea/submucosa que correspondem ao diagnóstico clínico, radiográfico das fases do estágio clínico do abscesso (inicial, em evolução e/ou evoluída).

Quadro 2.30
Necropulpectomia II

Abscesso apical agudo fase clínica **"inicial"**

MICROBIOTA PREDOMINANTE
⬇
ANAERÓBIOS GRAM-NEGATIVOS

Diagnóstico: necrose pulpar (infecção) com inflamação apical aguda resultante de um **processo infeccioso rápido**. Dor espontânea contínua, intensa e pulsátil. Sensibilidade extrema à percussão vertical. Formação de pus que, patogenicamente, encontra-se ao nível apical. O abscesso apical agudo em fase inicial não apresenta edema, apenas oferece uma congestão sanguínea, com rubor, ao nível apical gengival. Pode ou não apresentar reabsorção óssea apical, que é dependente do estágio evolutivo da doença. Não apresenta radioluscência periapical.

Quadro 2.31
Necropulpectomia II

Abscesso apical agudo na fase clínica **"em evolução"** (ver **FIGS. 2.4** e **2.5**).

MICROBIOTA PREDOMINANTE
⬇
ANAERÓBIOS GRAM-NEGATIVOS

Diagnóstico: necrose pulpar (infecção) com inflamação apical aguda resultante de um **processo infeccioso rápido**. Dor espontânea, contínua, severa e pulsátil. Sensibilidade extrema à percussão vertical. Formação de pus e edema que, nesta fase, se apresenta duro sem flutuação (sinal patognomônico da evolução clínica da doença). Patogenicamente, o pus encontra-se intraósseo, não havendo drenagem via canal radicular (forame). Pode ou não apresentar reabsorção óssea apical, dependente do estágio de evolução do abscesso.

Quadro 2.32
Necropulpectomia II

Abscesso apical agudo na fase clínica **"evoluída"**

MICROBIOTA PREDOMINANTE
⬇
ANAERÓBIOS GRAM-NEGATIVOS

Diagnóstico: necrose pulpar (infecção) com inflamação apical aguda resultante de um **processo infeccioso rápido**. Dor espontânea que, nesta fase, já se apresenta com intensidade moderada. Sensibilidade à percussão vertical. Formação de pus e edema volumoso com ponto de flutuação. Pode ou não apresentar reabsorção óssea apical, dependente do estágio de evolução da doença. Não apresenta radioluscência periapical. O paciente pode sofrer, nesta fase, mal-estar, febre e linfoadenoma.

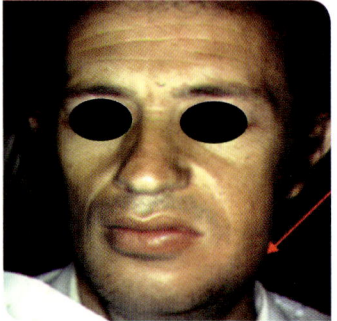

Figura 2.4
Paciente com diagnóstico clínico e radiográfico de abscesso apical agudo, na fase de evolução clínica "em evolução". Edema duro, sem flutuação (sinal patognomônico que caracteriza o quadro evolutivo clínico da doença).

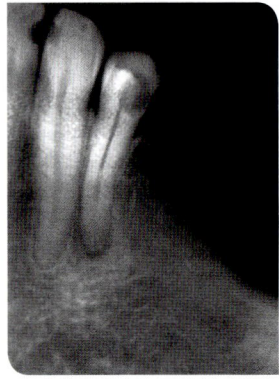

Figura 2.5
Exame radiográfico do caso clínico evidenciado na **FIGURA 2.4** – responsável pelo abscesso apical agudo, clinicamente na fase "em evolução".

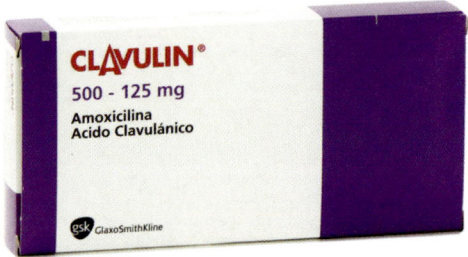

Figura 2.6
Antibiótico de escolha para a patologia do caso exposto nas **FIGURAS 2.4** e **2.5**.[3]

Obs.: recomenda-se não supervalorizar o uso de anti-inflamatórios[31,32] na fase clínica "em evolução".

Cabeçalho

Nome do profissional: _____

CRO: _____

CPF: _____

Para o Sr.: _____

Endereço: _____

Uso interno

Antibióticos:

- Clavulin®* 500 mg (amoxicilina 500 mg + clavulonato de potássio 125 mg): 1 caixa (posologia: 1 comprimido de 8 em 8 horas, durante 7 dias); ou
- Clavulin BD® (amoxicilina 875 mg + clavulanato de potássio 125 mg): 1 caixa (posologia: 1 comprimido de 12 em 12 horas).

Pacientes com histórico de alergia à penicilina:**

- Claritromicina® 250 mg a cada 12 horas; ou
- Clindamicina® 300 mg a cada 8 horas.

Analgésicos:

- Paracetamol® 500-750 mg (posologia: 1 comprimido de 6 em 6 horas);* ou
- Dipirona® 500 mg a 1 g (posologia: 1 comprimido de 4 em 4 horas);** ou
- Tramadol® 200 mg (referência: Tramal (cápsula de 500 mg)) (posologia: 50 mg de 8 em 8 horas).*

Uso tópico

- Malvatricin® – 1 vd (bochechos)

Diluir uma colher das de sopa em 1/2 copo de água morna. Fazer tantos bochechos quantas vezes possíveis ao dia.

CARIMBO E ASSINATURA

Local e data

* Medicamento de referência: GlaxoSmithKline.
** Por um período máximo de 24 horas pós-operatório.

Figura 2.7
Exemplo de receita em caso de abscesso apical agudo na fase clínica "em evolução".

Quadro 2.33

Necropulpectomia II

ABSCESSO APICAL AGUDO

De acordo com Andrade,[31] "[...] apesar da falta de trabalhos bem controlados a respeito, acredita-se que o uso de anti-inflamatórios em conjunto com a terapia antibiótica não seja uma conduta a seguir, pois, teoricamente, e talvez na prática, a ação antiexsudativa dos mesmos possa restringir o acesso dos antibióticos ao local infectado".

Quadro 2.34

Necropulpectomia II

ABSCESSO APICAL AGUDO PROVOCADO (FLARE UP*)

Tratamentos de canais radiculares de dente sem vitalidade pulpar, **com radioluscência periapical.**

Observação: iniciar o tratamento endodôntico (necropulpectomia II) após o alívio da dor e combate aos sinais inerentes à evolução clínica do abscesso *flare up*, levando conforto para o paciente.

* *Flare up* é expressão inglesa que significa explosão. Na endodontia, representa abscesso agudo provocado pelo próprio tratamento. Agudização de um processo periapical crônico provocado pelo próprio profissional.

Periodontite apical sintomática (abscesso *flare up*, abscesso apical agudo e abscesso fênix)

FASES EVOLUTIVAS CLÍNICAS

Inicial   Em evolução   Evoluída

Figura 2.8
Fases evolutivas clínicas da periodontite apical sintomática.

Quadro 2.35

Necropulpectomia II

ABSCESSO APICAL AGUDO (PROVOCADO/*FLARE UP* E ESPONTÂNEO/FÊNIX)

FASES EVOLUTIVAS PATOGÊNICAS

- Apical;
- Óssea;
- Subperiosteal;
- Flegmatosa;
- Subcutânea ou submucosa.

Fonte: Consolaro.[29]

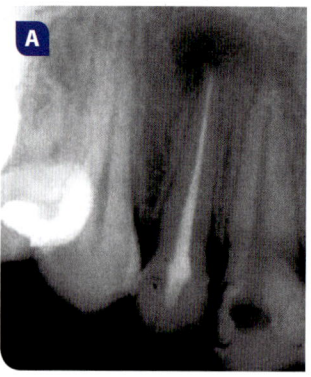 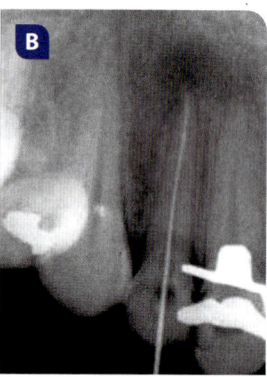

Figura 2.10
A. Desobturação do canal radicular do dente 12 e desbridamento foraminal. Não houve a drenagem do pus por via canal radicular uma vez que o abscesso se encontrava na fase "em evolução". **B.** O pus situado em região intraóssea, procurando um ponto de menor resistência alveolar, para drenagem via cutânea ou via mucosa.

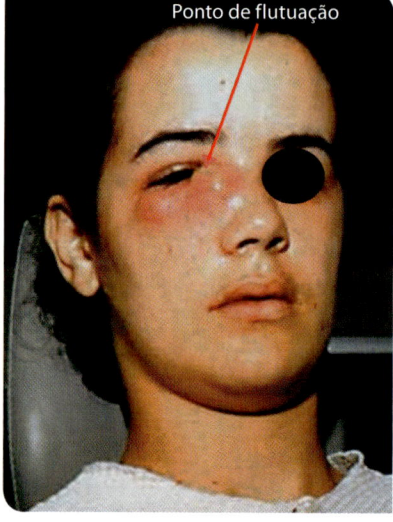

Figura 2.11
Mesmo caso da **FIGURA 2.9** evidenciando o abscesso *flare up* já em fase evoluída, 9 horas após o atendimento anterior.

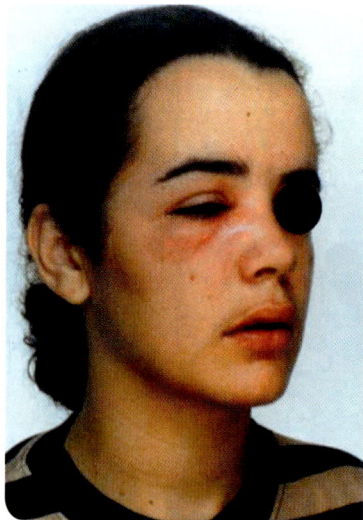

Figura 2.9
Diagnóstico de abscesso *flare up* na fase clínica "em evolução", mas próximo da fase evoluída.

Obs.: edema ocorrido 3 horas após o tratamento de canal radicular realizado em uma mesma sessão.

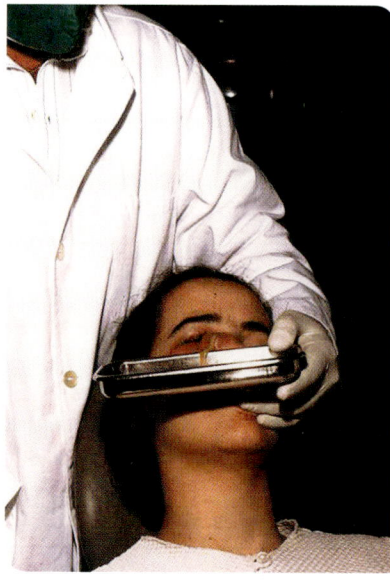

Figura 2.12
Drenagem por via cutânea.

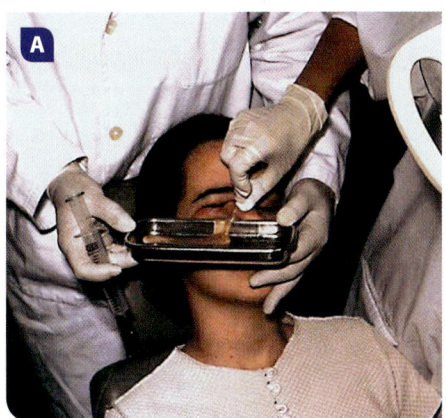 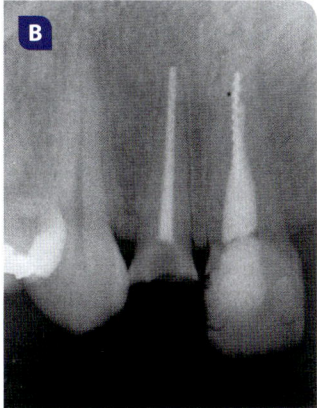

Figura 2.13

A. Drenagem por via cutânea. **B.** Radiografia de preservação do dente 12, mostrado na **FIGURA 2.9**, 5 anos após a obturação do canal radicular. A paciente apresentou-se com a coroa dentária fraturada, decorrente de acidente. Observa-se a completa reparação radiográfica da região periapical.

Quadro 2.36

Necropulpectomia II

ABSCESSO APICAL AGUDO PROVOCADO (FLARE UP)

MICROBIOTA PREDOMINANTE
em casos de abscessos apicais agudos com radioluscência periapical

⬇

ANAERÓBIOS GRAM-NEGATIVOS

Quadro 2.39

Necropulpectomia II

ABSCESSO APICAL CRÔNICO
CHRONIC APICAL ABSCESS

MICROBIOTA PREDOMINANTE

⬇

GRAM-NEGATIVOS

Diagnóstico: gangrena pulpar **(infecção)** caracterizada por destruição óssea gradual apical, pouco ou nenhum desconforto para o paciente, com **presença de fístula** (**FIG. 2.14**) e radioluscência periapical. Para identificar o dente responsável pela infecção, fazer o rastreamento pela fístula.

Fonte: Leonardo.[30]

Quadro 2.37

Necropulpectomia II

ABSCESSO APICAL AGUDO ESPONTÂNEO (FÊNIX)

Retratamentos de canais radiculares parcialmente obturados **com radioluscência periapical** (sintomáticos), consequência de tratamento endodôntico prévio malsucedido (infecção secundária).

Quadro 2.38

Necropulpectomia II

ABSCESSO APICAL AGUDO ESPONTÂNEO (FÊNIX)

MICROBIOTA PREDOMINANTE
(infecção secundária)

⬇

POLIMICROBIANA, COM PREVALÊNCIA DE ANAERÓBIOS GRAM-NEGATIVOS
(Microrganismos estressados, altamente resistentes e invasivos)

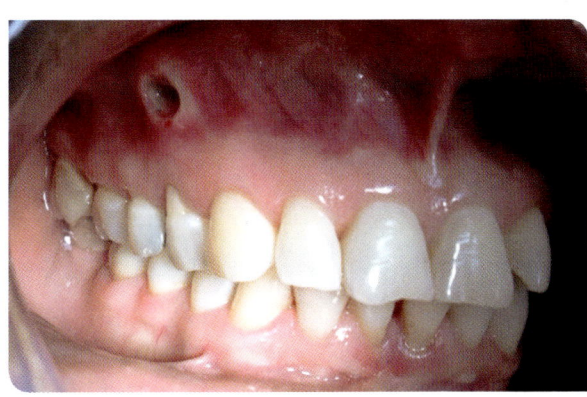

Figura 2.14

Exame clínico, evidenciando fístula (sinal patognomônico) em consequência de um abscesso apical crônico do dente 15 (segundo pré-molar superior direito).

Imagens gentilmente cedidas pelo Dr. Keiverton Rones Gurgel Paiva (Natal/RN), ex-aluno do curso de aperfeiçoamento em endodontia (NEAO/2012 – João Pessoa/PB).

Quadro 2.40

Necropulpectomia II

RETRATAMENTOS (ASSINTOMÁTICOS)

Retratamentos de dentes com canais radiculares parcialmente obturados, **com** ou **sem radioluscência periapical**, consequência de tratamento endodôntico prévio malsucedido.

MICROBIOTA PREDOMINANTE
(infecção secundária)

POLIMICROBIANA, COM PREVALÊNCIA DE ANAERÓBIOS GRAM-POSITIVOS
(Microrganismos estressados, altamente resistentes e invasivos)

Quadro 2.41

Necropulpectomia II

RETRATAMENTOS (SINTOMÁTICOS)

Retratamentos de canais radiculares parcialmente obturados, **com radioluscência periapical**, consequência de tratamento prévio malsucedido.

MICROBIOTA PREDOMINANTE
(Infecção secundária)

POLIMICROBIANA, COM PREVALÊNCIA DE ANAERÓBIOS GRAM-NEGATIVOS
(microrganismos estressados, invasivos e altamente resistentes)

Quadro 2.42

Necropulpectomia II (duas sessões)

O tratamento de canais radiculares de dentes sem vitalidade pulpar e com radioluscência periapical, em duas sessões, contempla as seguintes etapas operatórias endodônticas:

- **Assepsia e antissepsia** (biossegurança);
- **Abertura coronária**;
- **Controle da infecção:** neutralização do conteúdo séptico/tóxico da luz do canal radicular, no sentido coroa/ápice sem pressão (técnica de Oregon, odontometria, desbridamento foraminal);
- **Controle da infecção:** *Glide Path* para canais radiculares atresiados retos e/ou curvos (emprego da lima ProGlider);
- **Controle da infecção:** preparo biomecânico (*cleaning & shaping*, irrigação/sucção/inundação – instrumentação manual/sistema rotatório/oscilatório [batente apical]);
- **Controle da infecção:** curativo de demora (Calen PMCC);
- **Controle da reinfecção:** obturação de sistema de canais radiculares e restauração coronária;
- Proservação (controle/*follow up* até 4 anos).

Importante: estudos histomicrobiológicos comprovam que nos casos de necropulpetomia II a infecção é tridimensional e atinge todo o sistema de canais radiculares, sendo necessário complementar o controle dessa infecção com a aplicação tópica de hidróxido de cálcio como curativo de demora.

Diagnóstico: periodontite apical assintomática com radioluscência periapical, por exemplo.

Quadro 2.43

Predicados técnicos e pessoais para obter sucesso, como especialista, na endodontia aplicada como ciência

- Grande sensibilidade tátil;
- Grande dose de paciência;
- Habilidade manual;
- Delicadeza no manuseio dos instrumentos e no manejo dos aparelhos endodônticos;
- Concentração, persistência, determinação para vencer desafio;
- Autossuficiência técnica para realizar tratamentos de canais radiculares;
- Autoconfiança;
- Domínio da técnica;
- Organização;
- Gostar do que faz;
- Transmitir segurança ao paciente ao adotar a postura de quem sabe o que está fazendo;
- Trabalhar sem estar comprometido (premido) pelo tempo;
- Não ser negligente quanto à localização de todos os canais radiculares a serem tratados;
- Realizar o tratamento endodôntico não objetivando apenas o aspecto financeiro, mas sim a **saúde geral do paciente**;
- Não pensar e agir como tecnicista;
- Considerar e aplicar a endodontia como ciência;
- Evitar comprometimentos (de ideias fixas), estando aberto às novas maneiras de pensar e de agir, sempre com base em evidências científicas.

Para se obter autoconfiança, domínio da técnica e os demais predicados listados, é necessário muito estudo, dedicação e prática diária da endodontia.

Tabela 2.1
Diagnóstico direcionando o plano de tratamento local e sistêmico da periodontite apical

PATOLOGIA PERIAPICAL Periodontite apical (infecção primária)		MICROBIOTA Espécie bacteriana predominante	TRATAMENTO LOCAL Tipo de tratamento indicado	TRATAMENTO SISTÊMICO Classe de antibiótico indicada
SEM radioluscência periapical	Assintomática	Gram-positivos	Necro I • Necrose pulpar • Gangrena pulpar	Não necessita de antibiótico
	Sintomática	Gram-negativos	Necro II • Periodontite apical sintomática	Não necessita de antibiótico
COM radioluscência periapical	Assintomática	Gram-positivos	Necro II • Periodontite apical assintomática	Não necessita de antibiótico
	Sintomática	Gram-negativos	Necro II • Periodontite apical sintomática	Clavulanato de potássio + amoxicilina

Tabela 2.2
Diagnóstico direcionando o plano de tratamento local e sistêmico do abscesso apical agudo

PATOLOGIA PERIAPICAL Abscesso apical agudo (infecção secundária)	MICROBIOTA Espécie bacteriana predominante	TRATAMENTO LOCAL Tipo de tratamento indicado	TRATAMENTO SISTÊMICO Classe de antibiótico indicada
SEM radioluscência periapical (abscesso apical agudo)	Gram-negativos	Necro II • Urgência	Clavulanato de potássio + amoxicilina Recomenda-se não receitar anti-inflamatório,[31,32] **apenas analgésico**
COM radioluscência periapical (abscesso *flare up*)	Gram-negativos	Necro II • Urgência	Clavulanato de potássio + amoxicilina Recomenda-se não receitar anti-inflamatório,[31,32] **apenas analgésico**

Tabela 2.3
Diagnóstico direcionando o plano de tratamento local e sistêmico do abscesso apical crônico

PATOLOGIA PERIAPICAL Abscesso apical crônico (fístula, infecção primária, assintomático)	MICROBIOTA Espécie bacteriana predominante	TRATAMENTO LOCAL Tipo de tratamento indicado	TRATAMENTO SISTÊMICO Classe de antibiótico indicada
COM radioluscência periapical (fístula)	Gram-negativos	Necro II	Normalmente não necessita de antibiótico

Tabela 2.4
Diagnóstico direcionando o plano de tratamento local e sistêmico de canal radicular parcialmente obturado – infecção secundária

PATOLOGIA PERIAPICAL Canal radicular parcialmente obturado (infecção primária)		MICROBIOTA Espécie bacteriana predominante	TRATAMENTO LOCAL Tipo de tratamento indicado	TRATAMENTO SISTÊMICO Classe de antibiótico indicada
SEM radioluscência periapical	Assintomática	Infecção secundária* (polimicrobiana com predominância de gram-positivos)	Necro II • Retratamento	Normalmente não necessita de antibiótico
COM radioluscência periapical	Assintomática	Infecção secundária* (polimicrobiana com predominância de gram-positivos)	Necro II • Retratamento	Normalmente não necessita de antibiótico

* Constituída por microrganismos estressados, invasivos e altamente resistentes, consequentes de um tratamento prévio malsucedido.

Tabela 2.5
Diagnóstico direcionando o plano de tratamento local e sistêmico de abscesso apical agudo – infecção secundária (fênix)

PATOLOGIA PERIAPICAL Canal radicular parcialmente obturado (abscesso apical agudo [fênix/espontâneo], infecção secundária)		MICROBIOTA Espécie bacteriana predominante	TRATAMENTO LOCAL Tipo de tratamento indicado	TRATAMENTO SISTÊMICO Classe de antibiótico indicada
SEM radioluscência periapical	Sintomático	Gram-negativo	Necro II • Retratamento	Clavulanato de potássio + amoxicilina Recomenda-se não receitar anti-inflamatório,[28,29] **apenas analgésico**
COM radioluscência periapical	Sintomático	Gram-negativo	Necro II • Retratamento	Clavulanato de potássio + amoxicilina Recomenda-se não receitar anti-inflamatório,[28,29] **apenas analgésico**

Obs.: a presença concomitante de anaeróbios facultativos, utilizando o oxigênio do meio, preparam o ambiente para os anaeróbios gram-negativos estritos ("estressados, invasivos e altamente resistentes", consequentes de um tratamento prévio malsucedido) que podem determinar quadros clínicos graves.

Fonte: Gomes.[34]

REFERÊNCIAS

1. Holland R, de Souza V, Nery MJ, de Mello W, Bernabé PF, Otoboni Filho JA. Effect of the dressing in root canal treatment with calcium hydroxide. Rev Fac Odont Araçatuba. 1978;7(1): 34-45.
2. Leonardo MR. Filosofia do tratamento de canais radiculares: biolulpectomia (conceitos biológicos e princípios técnicos) In: Leonardo MR. Endodontia: tratamento de canais radiculares. São Paulo: Artes Médicas; 2002.
3. American Association of Endodontics. Glossary of endodontics terms [Internet]. 8th ed. Chicago: AAE; 2015 [capturado em 31 mar. 2016]. Disponível em: http://www.nxtbook.com/nxtbooks/aae/endodonticglossary2015/#/2
4. Miller WD. The decomposition of contents of dentinal tubules as a disturbing factor in the treatment of pulpless teeth. [Philadelphia]: [s. n.]; 1880-1890.
5. Sundqvist G. Bacteriological studies of necrotic dental pulps [tese]. Switzerland; 1976.
6. Grossman LI. Our changing concept of purpless teeth. J Amer Dent Ass. 1937;24(12):1928-34.
7. Ferraresi A, Yoko II. Avaliação da concentração inibitória mínima (CIM) e concentração bactericida mínima (CBM) de pastas à base de hidróxido de cálcio e hidróxido de cálcio e p-monoclorofenol canforado. Barretos: Faculdade de Odontologia de Barretos; 1990. Bolsa de iniciação científica Fapesp.
8. Leonardo MR. Contribuição para o estudo dos efeitos da biomecânica e da medicação tópica na desinfecção dos canais radiculares [tese]. Araraquara: Faculdade de Odont de Araraquara; 1965.
9. Siqueira JF. Atividade antibacteriana de pasta de hidróxido de cálcio/p.monoclorofenol/canforado/glicerina, contendo diferentes proporções de iodofórmio, sore bactérias aeróbias estritas e facultativas. Rev Bras Odont. 1997;2:17 – 21.
10. Morse DR. Endodontic microbiology in the 1.970s. Int Endod J. 1981;14:69-79.
11. Tronstad, L, Barmett, F, Flax, M, Slots, J. Anaerobic bacteria in periapical lesions of, human teeth. J Dent Res. 1986;65:231.
12. Baumgartner JC, Falkler WA Jr. Bacteria in apical 5mm of infected root canals. J Endod. 1991;17(8):380-3.
13. Molven O, Olsen I, Kerekes K. Scanning electron microscopy of bacteria in the apical part of root canals in permanent teeth with periapical lesions. Endod Dent Traumatol. 1999;7:226-9.
14. Tronstad L, Barnett F, Riso K, Slots J. Extraradicular endodontic infections. Endod Dent Traumatol. 1987;3(2):86-90.
15. Assed S, Ito IY, Leonardo MR, Silva LA, Lopatin DE. Anaerobic microrganisms in root canal of human teeth with chronic apical periodontitis by indirect immunofluorescence. Endod Dent Traumatol. 1996;12 (2):66-9.
16. Russo MC, Holland R, Nery RS. Periapical tissue reaction of deciduos teeth to some root canal filling materials. Histological study in dog. Rev Fac Odont Araçatuba. 1976;5(1-2):163-77.
17. Sundqvist G. Il ruolo dell'idroxido di calcio nel trattamento dei canali radiculari infetti. In: Simpósio Meio Seculo de Pesquisa e Experiência com o Hidróxido de Cálcio. Roma; 1988.
18. Dines TJ. Localization of bacteria in periapical lesions. J Endod. 1990;25:290.
19. Saito D, Leonardo RT. Identification of bacteria in endodontic infection by sequence analysis of 165 rDNA clone libraries. Non vital pulpectomy. J Med Microbiology. 2006;55(1):101-7.
20. Haapasalo M. Bacteroides spp. in dental root canal infections. Endod Dent Traumatol. 1989;5(1):1-10.
21. Siqueira JF Jr, Rôças IN, Souto R, de Uzeda M, Colombo AP. Checkerboard DNA-DNA hybridization analysis of endodontic infections. Oral Surg Oral Med Oral Pathol Oral Radiol Endod. 2000;89(6):744-8.
22. Sunde PT, Tronstad L, Eribe ER, Lind PO, Olsen I. Assessment of periradicular microbiota by DNA-DNA hybridization. Endod Dent Traumatol. 2000;16(5):191-6.
23. Pantera Jr EA, Zambom JJ, Shih-Levine M. Indirect immunofluorescence for the detection of Bacteroides species in human dental pulp. J Endod. 1988;14(5):218-23.
24. Vafaie NM, Dobeck JM, Warbington ML, Dibart S, Harris M, Skobe Z. DNA analyses of bacteria in symptomatic endodontically treated teeth. J Endod. 1999;25(4):290.
25. Jacobovitz M. Biologia molecular: técnica PCR: monitoração do efeito do curativo de demora à base de hidróxido de cálcio na microbiota de canais radiculares de dentes de humanos portadores de lesão periapical [tese]. Araraquara: Faculdade de Odontologia de Araraquara - Unesp; 2000.
26. Gomes BP, Montagner F, Jacinto RC, Zaia AA, Ferraz CC, Souza-Filho FJ. Polymerase chain reaction of Porphyromonas gingivalis, treponema denticola, and tannerella forsythia, in primary endodontic infections. J Endod. 2007;33(9):1049-52.
27. Rôças IN, Siqueira JF Jr, Debelian GJ. Analysis of syntomatic and assyntomatic primary root canal infection in adult Norwegian patients. J Endod. 2011;37(9):1206-12.
28. Kuttler Y. Endodontia practica. México: Alpha; 1961.
29. Consolaro A. Curso de Especialização em Endodontia da AORP. Ribeirão Preto: [s.n]; 1985/86.
30. Leonardo MR. Conceitos filosóficos do tratamento de canais radiculares em casos de necropulpectomias I e II. In: Leonardo MR. Endodontia: tratamento de canais radiculares. São Paulo: Artes Médicas; 2002.
31. Andrade ED. Terapêutica medicamentosa em odontologia. 3. ed. São Paulo: Artes Médicas; 2014.
32. Ferlini Filho J. Quimioterapia antimicrobiana em endodontia. In: Wannmacher L, Cardoso Ferreira MB. Farmacologia clínica para dentistas. 3. ed. Rio de Janeiro: Guanabara Koogan; 2007. cap. 36, p. 368-74.
33. Gomes BPFA. Microbiologia aplicada. In: Souza Filho FJ. Endodontia passo a passo: evidências clínicas. São Paulo: Artes Médicas; 2015. cap. 2.

LEITURAS RECOMENDADAS

Barnett F, Stevens R, Tronstad L. Demonstration of bacterioides intermedius in periapical tissue using indirect immunofluorescence microscopy. Endod Dent Traumatol. 1990;6(4):153-6.

Gallegos CG, Leonardo MR, Pizsolitto AC, Lia RCC. Estudo comparativo da ação de medicamentos à base de p-monoclorofenol utilizados topicamente (curativo de demora), utilizados no tratamento de canais radiculares de dentes desculpados e infectados. Rev Bras Odont. 1978;35(5): 9-16.

Haapasalo M. Bacterioides SPP in dental roots canals infections. Endod Dent. Traumatol. 1989;1:1-10.

Pantera Jr. EA, Zambom JJ, Levine MS. Indirect immunofluorescence for detection of bacterioides species in human teeth dental pulp. J Endod. 1988;5:218-23.

Russo MC, Holland R, Nery RS. Periapical tissue reaction of deciduos teeth to some root canal filling materials. Histological study in dog. Rev Fac Odont Araçatuba. 1976; 5(1-2):163-77.

3 CAPÍTULO

Preparo biomecânico dos canais radiculares: definição, conceituação, importância, finalidades e recursos convencionais para sua aplicação

Meios químicos (soluções irrigadoras) e meios físicos (irrigação, sucção e inundação)

Mario Roberto Leonardo
Juliane Maria Guerreiro-Tanomaru

DEFINIÇÃO E CONCEITUAÇÃO

O preparo biomecânico do canal radicular consiste em se obter, inicialmente, um acesso direto e franco à união cemento-dentina-canal (limite CDC), preparando-se, em seguida, o canal dentinário "campo de ação do endodontista". Esse preparo é realizado por meio da limpeza químico-mecânica (do inglês *cleaning*)[1] e ao mesmo tempo atribuindo-se ao canal, uma conformação cônica no sentido ápice/coroa (modelagem, do inglês *shaping*),[1] deixando-se as paredes dentinárias livres de interferências, lisas, ininterruptas e sem ondulações (caminho pavimentado/*Glide Path*),[2,3] realizando-se automaticamente o **batente apical**,[4,5] com o objetivo final de tornar mais fácil e o mais hermética possível a sua obturação, principalmente ao nível dos seus 5 mm apicais.

O vocábulo "biomecânica" foi introduzido na terminologia odontológica durante a II Convenção Internacional de Endodontia – realizada na Universidade da Pensilvânia (Filadélfia, Estados Unidos), em 1953, e organizada pelo Prof. Louis I. Grossman –, para designar o conjunto de intervenções técnicas que permitem o preparo da cavidade pulpar para sua posterior obturação. A expressão substituiu os termos até então empregados, como preparo mecânico, preparo químico-mecânico, instrumentação, etc.

Justifica-se o termo "biomecânica" pela necessidade de se realizar esse ato operatório tendo-se sempre em mente os princípios e as exigências biológicas que regem o tratamento endodôntico.

Existe uma divisão biológica do canal radicular, o **canal dentinário** que abriga a polpa radicular (com células que caracterizam esse tecido, os **odontoblastos** que produzem dentina), constituindo-se no "campo de ação do endodontista"; e o **canal cementário** que abriga um tecido conectivo (erroneamente chamado de coto endoperiodontal) pertencente ao ligamento periodontal apical (com células que caracterizam esse tecido, os **cementoblastos** que produzem cemento).

Assim, nos casos de **biopulpectomias**, ao se aplicar durante esse tratamento uma endodontia minimamente invasiva ao nível apical/periapical, jamais deverá se traumatizar, injuriar ou irritar o tecido contido no canal cementário, quer química, biológica ou mecanicamente. Trata-se de uma zona que deverá ser preservada em razão de sua elevada capacidade de defesa, reparação e mineralização. É um tecido que está codificado para se mineralizar desde que mantida sua vitalidade durante o tratamento. Esse tecido também é observado nos casos de tratamento de canais radiculares de dentes com "necrose"/gangrena pulpar, assintomáticos, sem radioluscência periapical. Entretanto, no tratamento de canais radiculares de dentes com "necrose"/gangrena pulpar, com periodontite apical e com radioluscência periapical, o canal cementário abriga restos necróticos que deverão ser removidos durante a neutralização do conteúdo séptico/tóxico de toda a extensão do canal radicular no sentido coroa/ápice sem pressão.

Obtido o comprimento real de trabalho (CRT) através de mediante odontometria eletrônica, seja em casos de biopulpectomia, seja em casos de necropulpectomia I ou II, inicia-se o preparo biomecânico com a identificação do instrumento apical inicial (IAI) ou anatômico (IA). Esse instrumento será o primeiro na sequência de uso clínico e em ordem crescente de diâmetro, sucessivamente e sempre no CRT a ter a sua ponta ativa (D_1), em geral uma lima tipo K (K-File) a ajustar-se nas paredes dentinárias, portanto ao nível do limite CDC. Com esse instrumento, é iniciada a realização do batente apical, razão de ser dos sucessos clínico, radiográfico, histológico e jurídico do tratamento. Finaliza-se o batente apical com o emprego de mais dois ou três instrumentos, de números acima do IAI, sempre no CRT, chegando-se ao instrumento memória (IM). A preservação da vitalidade do coto endoperiodontal e a limpeza do forame apical (desbridamento foraminal) nos casos citados, seguidas da realização do batente apical, constituem conceitualmente o **ponto crítico** da endodontia encarada como ciência.

FINALIDADES

O preparo biomecânico tem por finalidades:

Nas biopulpectomias

a. Combater a possível infecção superficial da polpa, em casos de pulpites irreversíveis sintomáticas que tenham a cárie dentária como etiologia;
b. Remover a polpa coronária e radicular, os restos pulpares e o sangue infiltrado nos túbulos dentinários;
c. Prevenir o escurecimento da coroa dental;
d. Retificar, o mais antecipadamente possível, as curvaturas do canal radicular (desgaste anticurvatura);
e. Realizar a odontometria;
f. Realizar o *Glide Path*;
g. Preparar o batente apical;
h. Alargar e alisar as paredes do canal dentinário, atribuindo-lhe uma conformação cônica e preparando-o para uma fácil e hermética obturação;
i. Remover restos pulpares, raspas de dentina e a camada residual (*smear layer*) resultantes da instrumentação do canal dentinário;
j. Preservar a vitalidade dos tecidos do "sistema de canais radiculares" (ramificações laterais, canais secundários e acessórios) e, principalmente, do chamado coto endoperiodontal, passíveis de mineralização;
k. Diminuir a tensão superficial das paredes dentinárias;
l. Deixar o canal dentinário em condições de ser obturado, na mesma sessão de tratamento.

Nas necropulpectomias

a. Neutralizar no sentido coroa/ápice, sem pressão, o conteúdo séptico/tóxico do canal radicular;
b. Remover mecânica e quimicamente as bactérias, seus produtos e subprodutos, reduzindo de forma acentuada a microbiota do sistema de canais radiculares;
c. Remover restos necróticos, raspas de dentina infectada resultantes da instrumentação, cuja permanência no canal radicular impedirá a ação à distância do hidróxido de cálcio – substância utilizada como curativo de demora;
d. Iniciar o controle da infecção do sistema de canais radiculares que, nos casos de tratamento de canais radiculares de dentes com "necrose"/gangrena pulpar com periodontite apical assintomática com radioluscência periapical, abscessos agudos e crônicos e em retratamentos, deve ser complementado pela aplicação tópica, entre sessões, de **hidróxido de cálcio**, como curativo de demora;
e. Realizar a odontometria;
f. Realizar o desbridamento foraminal nos casos anteriormente citados no item d, assim como quando houver necessidade de drenagem de um abscesso apical agudo via canal radicular;
g. Preparar o **batente apical**, razão de ser dos sucessos clínico, radiográfico, histológico e jurídico do tratamento endodôntico;
h. Realizar *Glide Path*;
i. Preparar o batente apical;
j. Alargar e alisar as paredes dentinárias do canal radicular, atribuindo-lhe uma conformação cônica e preparando-o para receber, quando necessário (necropulpectomia II), uma medicação tópica entre sessões, e para auxiliar na obtenção de uma obturação o mais hermética possível;
k. Retificar, tão antecipadamente quanto possível, as curvaturas do canal radicular;
l. Remover a camada residual para favorecer a ação do "curativo de demora", quando necessário, e para permitir um melhor contato da substância obturadora com as paredes dentinárias;
m. Baixar a tensão superficial das paredes dentinárias.

IMPORTÂNCIA

O preparo biomecânico é considerado pela maioria dos autores, como Auerbach,[6] Stewart e colaboradores,[7] Vella,[8] Schilder[1] e outros, a fase mais importante do tratamento endodôntico.

Trabalhos de pesquisa, em número considerável, demonstraram que a fase químico-cirúrgica, ou seja, o preparo biomecânico dos canais radiculares, desempenha um relevante papel, sendo considerado um dos princípios básicos do tratamento.

A afirmação de Sachs, citada por Kuttler,[9] se tornou célebre entre os endodontistas na década de 1960: "[...] o mais importante na terapêutica dos canais radiculares é o que se retira do seu interior, e não o que nele se coloca". Entretanto, as experiências realizadas por Auerbach,[6] Stewart e colaboradores,[7] Schilder[1] e outros, à semelhança da era germicida, têm levado os profissionais a uma valorização exagerada do preparo biomecânico e a menosprezarem as demais fases do tratamento. Assim, não deve ser desprezada a seguinte declaração de Coolidge e Kesel:[10] "[...] estas afirmações e comprovações não foram realizadas com a intenção de diminuir a importância da aplicação tópica dos medicamentos entre sessões (curativo de demora), mas sim para dar a ênfase devida à fase do tratamento que está sendo considerada".

Com relação à importância do preparo biomecânico, cabe destaque à pesquisa de Auerbach,[6] um dos primeiros pesquisadores a avaliar a sua eficiência, demonstrando que 78% de canais radiculares bacteriologicamente positivos tornaram-se negativos somente com a instrumentação e irrigação da cavidade endodôntica, com soda clorada (solução de hipoclorito de sódio a 4-6%), sem o benefício de nenhum curativo de demora. Convém assinalar que, nesse estudo, os testes bacteriológicos foram realizados imediatamente após o ato operatório. Após a realização do preparo biomecânico, em virtude da ação mecânica de limpeza dos instrumentos e das soluções irrigadoras, poucos microrganismos são encontrados nas paredes da luz do canal radicular, razão pela qual as porcentagens de resultados de colheitas bacteriológicas negativas, obtidas imediatamente após essa terapia, são altíssimas, mas não refletem com fidelidade a verdadeira contaminação de todo o sistema de canais radiculares.

Stewart e colaboradores[7] obtiveram, em 1955, após instrumentação e irrigação dos canais radiculares com soda clorada e água oxigenada, 94% de testes bacteriologicamente negativos. Nessa pesquisa, o autor realizou maior alargamento dos canais radiculares, utilizando instrumentos de maior diâmetro, cujo resultado é apoiado pela afirmação de Grossman:[11] "[...] quanto mais instrumentado for um canal radicular, menor é a possibilidade de permanência de microrganismos nele". Esses resultados, entretanto, também foram obtidos imediatamente após o preparo biomecânico.

Da mesma forma que um canal radicular bem manipulado mecanicamente já oferece 70% de probabilidade de sucesso,[12] é também verdade que sua instrumentação inadequada é quase sempre a responsável pelo fracasso após o tratamento. Deve-se lembrar a afirmação de Zerlotti Filho:[13] "[...] o limite da instrumentação é o limite da obturação: se a primeira for incorreta, haverá uma repleção parcial dos canais radiculares, o que permitirá recidivas ou instalações de periapicopatias".

Estudo realizado pelos autores deste capítulo,[14] em 1965 (aplicando testes bacteriológicos 48 e 72 horas após o tratamento), mostrou que o preparo biomecânico do canal radicular de dentes despulpados e infectados com radioluscência periapical, complementado pela irrigação alternada de solução de hipoclorito de sódio a 5,25% e água oxigenada 10 vol., não foi suficiente para obter e manter a desinfecção do sistema de canais radiculares. Foi necessário utilizar um curativo de demora entre sessões para a obtenção de sucesso após o tratamento. Estudo publicado em 2011,[15] avaliando a atividade antibacteriana de soluções irrigadoras em canais radiculares infectados por *Enterococcus faecalis*, demonstrou que, na coleta logo após o preparo biomecânico, todas as soluções irrigadoras, inclusive o controle positivo e a solução fisiológica, conseguiram eliminar todos os microrganismos. No entanto, uma segunda coleta realizada após 7 dias mostrou que nenhuma solução avaliada pôde eliminar o microrganismo utilizado, reafirmando a necessidade do uso da medicação intracanal.

Em 1974, Schilder,[1] no trabalho *Cleaning and shaping the root canal* (limpando e modelando o canal radicular), que se tornou clássico da literatura endodôntica, recomendou uma técnica inédita com base em novos conceitos sobre o preparo de canais radiculares, realçando ainda mais a importância dessa fase operatória do tratamento endodôntico. Nessa técnica de Schilder, o uso da broca (fresa) Gates Glidden tinha como objetivo atribuir ao canal radicular uma conformação acentuadamente cônica, no sentido coroa/ápice, possibilitando, assim, maior remoção de seu conteúdo séptico/tóxico, principalmente nos terços cervical e médio. Isso contrastava com a discreta conicidade oferecida pelas técnicas até então empregadas que impossibilitavam adequada adaptação do cone principal no momento da obturação.

Os autores do presente capítulo acreditam que todas as fases do tratamento endodôntico situam-se no mesmo patamar de igualdade quanto à importância; isso porque as consideram interdependentes e fundamentais, constituintes de uma verdadeira corrente e desprezar uma dessas fases ou um de seus elos pode influir decisivamente no resultado final após tratamento.

Esse enunciado consta de todas as edições anteriores do presente trabalho. Hoje, porém, com a excepcional evolução tecnológica observada na endodontia nos últimos anos, atingindo parâmetros não observados em toda a história dessa especialidade, os autores passaram a considerar o **preparo biomecânico**, também denominado por outros autores[16] de preparo químico-mecânico (PQM), a etapa operatória do tratamento de canais radiculares, como a mais importante (ver Capítulo 1).

Não há a menor dúvida de que a instrumentação complementada pela irrigação e sucção constitui recurso insuperável na remoção dos materiais orgânico e inorgânico, e de bactérias e detritos do canal principal, mas não do sistema de canais radiculares.

Ressalte-se também a consequência a que se chegou com a publicação de trabalhos de pesquisa realizados com o objetivo de elevar a importância do preparo biomecânico: o velho conceito de se renovar o curativo de demora em múltiplas sessões de tratamento foi substituído pelo conceito de que, ao realizarem melhor limpeza e criterioso preparo do canal radicular, não se fazem necessárias infindáveis renovações do curativo; em alguns casos, como nas biopulpectomias, seu uso passou a ser desnecessário.

Essa importância, embora tenha contribuído muito para a evolução da endodontia, não pode ser levada ao extremo, a ponto de permitir que se menosprezem as demais fases do tratamento – como a utilização de medicação tópica (curativo de demora) intracanal nos casos de tratamentos de canais radiculares de dentes com "necrose"/gangrena pulpar com periodontite apical assintomática com radioluscência periapical, em casos de abscesso apical agudo espontâneo (fênix), casos com abscesso apical crônico e em retratamentos.

RECURSOS CONVENCIONAIS UTILIZADOS PARA A APLICAÇÃO DO PREPARO BIOMECÂNICO

O preparo biomecânico convencional é realizado pela instrumentação dos canais radiculares, complementada pela irrigação, sucção e inundação com soluções irrigadoras. Tem, portanto, a função de limpeza mecânica e ação antibacteriana nos casos de necropulpectomias e/ou também a função de limpeza mecânica, porém citofilática, nas biopulpectomias.

Assim, dividimos didaticamente esses recursos convencionais para a execução do preparo biomecânico, nos seguintes meios:

- **Químicos:** representados pelo uso de substâncias ou soluções irrigadoras;
- **Físicos:** compreendem os atos de irrigar e, simultaneamente, aspirar, assim como inundar o canal radicular com solução irrigadora;
- **Mecânicos:** representados pela ação dos instrumentos, com os quais efetuam-se os diferentes métodos de instrumentação dos canais radiculares.

Os meios químicos e físicos auxiliam os meios mecânicos, concluindo-se que a instrumentação complementada pela irrigação, sucção e inundação dos canais radiculares, com substâncias ou soluções irrigadoras, constitui clinicamente um processo único, simultâneo e contínuo.

MEIOS QUÍMICOS

Soluções irrigadoras

Estudos realizados por meio da microscopia eletrônica de varredura[17] mostram que a remoção dos restos orgânicos e microrganismos do canal radicular parece ter mais ligação com a maior quantidade da solução irrigadora empregada (volume) do que com o tipo de solução usada, independentemente, portanto, de sua natureza química (**TAB. 3.1**).

Compostos halogenados

Graças às investigações realizadas por Dakin[18,19] e Dakin e Dunham,[4] respectivamente em 1915, 1916 e 1917, os compostos de cloro passaram a ser amplamente utilizados na medicina, na cirurgia e ainda hoje na odontologia. O baixo custo desse produto representa uma importante razão para a sua popularidade.

O cloro, um dos mais potentes germicidas conhecidos, exerce uma ação antibacteriana sob a forma de ácido hipocloroso não dissociado. Uma vez em solução neutra ou ácida, o ácido hipocloroso não se dissocia e sua ação bactericida é efetiva e acentuada.[20]

De acordo com Dakin e Dunham,[4] essa ação se faz por oxidação da matéria orgânica, processo pelo qual o cloro substitui o hidrogênio do grupo das proteínas, o qual contém grande número de aminoácidos:

$$\begin{array}{c} H \\ | \\ R-C-CO \\ | \\ NH \end{array} \qquad \begin{array}{c} H \\ | \\ R-C-CO \\ | \\ NCl \end{array}$$

O novo composto assim formado pertence ao grupo das cloraminas e apresenta elevada propriedade bactericida.

Para Dobbertin, citado por Pucci e Reig,[21] o oxigênio nascente é o responsável pela ação bactericida, ao passo que, para outros autores, o elemento ativo seria o cloro livre.

A multiplicidade de ações simultâneas do hipoclorito de sódio – oxidante, hidrolizante, detergente, necrolítica, proteolítica, antitóxica, bactericida, desodorizante, dissolvente e neutralizante – justifica a complexidade das reações químicas desse produto, bem como a indefinição do seu real mecanismo de ação bactericida.

Tradicionalmente, a solução de hipoclorito de sódio é produzida pelo borbulhamento do gás de cloro sobre uma solução de hidróxido de sódio (NaOH), produzindo a solução de hipoclorito de sódio (NaOCl), sal (NaCl) e água (H_2O):

$$Cl_2 + 2NaOH \rightarrow NaOCl + NaCl + H_2O$$

Como método alternativo, o emprego da eletrólise de salmoura fornece íons de cloro e de sódio.

Os íons de sódio, após difusão por meio de um filtro e combinação com a água, formarão o hidróxido de sódio. Os íons de cloro, dissolvidos no hidróxido de sódio, darão origem ao hipoclorito de sódio, ao sal e à água.

As soluções de cloro sob a forma de hipoclorito são, geralmente, conhecidas como solução de Dakin, solução de Dakin-Carrel, solução cirúrgica de soda clorada, soda clorada duplamente concentrada, solução de hipoclorito de sódio a 1% e solução de Labarraque (solução de hipoclorito de sódio a 2,5%).

A solução de hipoclorito de sódio NF (United State Pharmacopy – USP) é a preparação oficial, contendo 5,25% de cloro liberável por 100 mL. Essa substância, além do poder germicida de ação rápida, apresenta também ação solvente sobre os tecidos vivos, necróticos, pus, exsudatos e determinadas proteínas de elevado peso molecular.

Compostos halogenados na endodontia

Em 1918, Carrel e De Helly, citados por Sollman,[22] desenvolveram a técnica de irrigação dos campos operatórios com soluções cloradas. Essas soluções foram introduzidas na medicina durante a Primeira Guerra Mundial, para a limpeza e desinfecção de feridas.[4] Seu emprego em endodontia foi sugerido por Blass, efetivado por Walker[23] em 1936 e amplamente difundido por Grossman.[11,24] Em 1941, Grossman e Meiman[25] avaliaram vários agentes químicos utilizados durante o preparo biomecânico dos canais radiculares e verificaram que a solução de hipoclorito de sódio a 4 a 6% (soda clorada duplamente concentrada) foi o dissolvente mais eficaz do tecido pulpar.

Estudos realizados por Marshall e colaboradores,[26] em 1960, mostraram que os antissépticos aquosos penetravam mais facilmente nos túbulos dentinários do que as substâncias não aquosas, sendo que a solução de hipoclorito de sódio a 5%, em consequência dessa penetração, aumentava a permeabilidade dentinária.

Tabela 3.1
Soluções e substâncias utilizadas na endodontia

COMPOSTOS HALOGENADOS	Solução de hipoclorito de sódio a 1%
	Solução de hipoclorito de sódio a 2,5% (licor de Labarraque)
	Solução de hipoclorito de sódio a 4-6% (soda clorada duplamente concentrada)
	Solução concentrada de hipoclorito de sódio a 5,25% (preparação oficial-USP)
	Solução de gluconato de clorexidina a 2%
	Solução de hipoclorito de cálcio a 2-10%
DETERGENTES SINTÉTICOS	Duponol C – a 1% (alquil-sulfato de sódio)
	Zefiról[a] – cloreto de alquildimetil-benzilamônio (cloreto de Benzalconium)
	Dehyquart-A[b] (cloreto de cetiltrimetrilamônio)
	Tween-80[c] (Polissorbato 80)
	Triton™ X-100[d]
	Cetramida[e]
	Cloreto de benzalcônio[f]
QUELANTES	Soluções de ácido etilenodiaminotetracético (EDTA)
	Largal Ultra[g]
	REDTA[h] (preparação quelante comercial)
	Solução de ácido cítrico
	Solução de ácido maleico
ASSOCIAÇÕES	RC-Prep[i] (EDTA + peróxido de ureia + base hidrossolúvel de polietilenoglicol – Carbowax)
	Endo-PTC[j] (peróxido de ureia + Tween 80 + Carbowax)
	Glyde™ File Prep[k]
	MTAD™[l] – (associação de uma tetraciclina isomérica, ácido cítrico e um detergente – Tween 80)
	Smear Clear™[m] (cetramida e EDTA)
	Hypoclean[n] (hipoclorito de sódio a 5,25%, cetramida e polipropilenoglicol)
	Tetraclean[o] (doxiciclina 1%, ácido cítrico 4,25% e cetramida 0,2%)
	Qmix®[p] (clorexidina, EDTA, cetramida)
	Chlor-Xtra[q] (hipoclorito de sódio 5,8%, Triton™ X-100)
	CHX-Plus™[r] (clorexidina 2%, Triton™ X-100)
	Octenisept[s] (hidrocloreto de octenidina 0,1%, fenoxietanol 2%)
OUTRAS SOLUÇÕES IRRIGADORAS	Água destilada esterilizada
	Água de hidróxido de cálcio – 0,14 g%
	Peróxido de hidrogênio – 10 vol.
	Solução fisiológica
	Solução de ácido peracético
	Solução de nanopartículas de prata (NPsAg)

[a] Bayer do Brasil Ind. Químicas SA.
[b] Henkel International, Dusseldorf, Alemanha Ocidental.
[c,d,e,f] Sigma – Aldrich Company. St. Louis, MO, Estados Unidos.
[g] Especialités Septodont. Paris, França.
[h] Roth Drug Co. Chicago, Estados Unidos.
[i] Medical Products Laboratories, Filadelfia, PA, Estados Unidos.
[j] Veafarma, SP, Brasil.
[k,l,p] Dentsply/Maillefer, Ballaigues, Suíça.
[m] SybronEndo-Glendona, Califórnia, Estados Unidos.
[n,o] Ogna Laboratori Farmaceutici, Milão.
[q,r] Vista Dental Products, Racine, WI Itália.
[s] Schülke & Mayr GmbH, Vienna, Austria.

Muito embora essa solução irrigadora tenha ainda a maior aceitação entre aqueles que se dedicam à endodontia, de acordo com a orientação dos autores do presente trabalho, consideram-se as soluções diluídas de hipoclorito de sódio a 1% como de escolha no tratamento de canal radicular de dentes com vitalidade pulpar e de dentes com necrose pulpar sem radioluscência periapical (assintomática). Já aquelas a 2,5 e a 5,25%, são consideradas as substâncias de escolha no tratamento de canal radicular dos dentes despulpados e infectados com radioluscência periapical, abcessos crônicos e periodontites, por suas excelentes propriedades que serão descritas a seguir.

a. **Baixar a tensão superficial:** graças a essa propriedade, a solução de hipoclorito de sódio penetra em todas as reentrâncias do sistema de canais radiculares, assim como cria condições para melhorar a eficiência do medicamento aplicado topicamente, denominado curativo de demora;[11]

b. **Neutralização parcial de produtos tóxicos:** essa propriedade da solução de hipoclorito de sódio é de fundamental importância, pois permite neutralizar parcialmente e remover todo o conteúdo tóxico do canal radicular na sessão inicial de tratamento, sem o risco das tão desagradáveis agudizações de processos periapicais crônicos, permitindo uma penetração cirúrgica em ambiente antisséptico, na mesma sessão;

c. **Bactericida:** ao entrar em contato com os restos orgânicos pulpares, libera oxigênio e cloro, que são os melhores antissépticos conhecidos. Esse desprendimento torna a solução de hipoclorito de sódio um produto bastante instável, motivo pelo qual deve ser usada apenas como solução irrigadora durante a instrumentação do canal radicular, e jamais como curativo tópico entre sessões;

d. **Auxiliar na instrumentação:** por causa do umedecimento das paredes do canal radicular e pela reação de saponificação, auxilia a ação dos instrumentos;

e. **pH alcalino:** graças ao seu pH alcalino (11,8), a solução de hipoclorito de sódio neutraliza a acidez do meio, tornando o ambiente impróprio para o desenvolvimento bacteriano;

f. **Ação dissolvente:** de acordo com as pesquisas de Grossman e Meiman,[25] o hipoclorito de sódio é o dissolvente mais eficaz do tecido pulpar. Uma polpa pode ser dissolvida por esse agente entre 20 minutos e 2 horas;

g. **Desidratar e solubilizar as substâncias proteicas:** os restos pulpares e alimentares, assim como os microrganismos da luz do canal radicular e as bactérias alojadas nos túbulos dentinários laterais, colaterais e acessórios, são constituídos em grande proporção por prótides. Essas substâncias proteicas são desidratadas e solubilizadas pela ação da solução de hipoclorito de sódio, transformando-as em matérias facilmente elimináveis do sistema de canais radiculares;

h. **Interação rápida:** a interação hipoclorito de sódio/água oxigenada ou hipoclorito de sódio/restos orgânicos se faz rapidamente e de forma efervescente enérgica, forçando o sangue, os resíduos e os microrganismos para fora da massa dentinária, levando-os para a luz do canal radicular;

i. **Ter dupla ação detergente:** os álcalis agem sobre os ácidos graxos, saponificando-os, isto é, transformando-os em sabões solúveis e de fácil eliminação, facilitando, assim, a ação dos instrumentos. Os álcalis, assim como os sabões, reduzem a tensão superficial dos líquidos, fornecendo ao hipoclorito de sódio o duplo poder umectante e detergente;

j. **Não ser irritante sob condições de uso:** a solução de hipoclorito de sódio a 1, 2,5, ou 5,25% não são irritantes sob condições de uso clínico, particularmente no tratamento de canal radicular de dentes com necrose pulpar com periodontite apical e com nítida radioluscência periapical;

k. **Ter ação de limpeza (arraste mecânico):** a solução de hipoclorito de sódio apresenta baixa tensão superficial, sendo considerada uma substância duplamente detergente. Graças a essa propriedade, nos casos de necropulpectomias II, penetra profundamente nas reentrâncias do sistema de canais radiculares (túbulos dentinários, ramificações, deltas apicais) e reage com os restos necróticos, formando cloro e oxigênio. Estes, por serem voláteis, procuram uma área de escape (luz do canal radicular), levando consigo, por arraste mecânico, os restos necróticos, microrganismos, etc. Dessa forma, promovem uma limpeza do sistema de canais por uma ação de arraste mecânico, além de promoverem um aumento da permeabilidade dentinária;

l. **Ter ação lubrificante:** a solução de hipoclorito de sódio é quimicamente considerada um álcali, o qual atua sobre os ácidos graxos dos tecidos, saponificando-os e transformando-os em sabão solúvel de fácil eliminação. Essa transformação química faz a solução de hipoclorito de sódio lubrificar o canal radicular, desempenhando a função das substâncias cremosas, também indicadas como coadjuvantes ao preparo biomecânico.

Soluções de hipoclorito de sódio

O hipoclorito de sódio é uma solução que vem sendo fortemente recomendada na endodontia pelo seu amplo espectro antimicrobiano e por sua capacidade de solubilizar tecido orgânico.[27-29] As concentrações utilizadas durante a terapia endodôntica variam de 0,5 a 5,25%.[30] Embora o potencial antimicrobiano seja proporcional à concentração empregada, soluções mais concentradas apresentam maior citotoxicidade aos tecidos periapicais.[31,32]

O líquido de Dakin é uma solução diluída de hipoclorito de sódio, com aproximadamente 0,5 g de cloro liberável por 100 mL do produto (0,5%), porém deixou de ser utilizado por apresentar baixa ação antimicrobiana e pouca estabilidade.

Em 1978, Hand e colaboradores[33] avaliaram, *in vitro*, a ação da diluição do hipoclorito de sódio sobre tecidos necróticos. Esses autores concluíram que a solução de hipoclorito de sódio a 5,25% foi significantemente mais efetiva como solvente tecidual do que as soluções diluídas de hipoclorito de sódio a 0,5, 1 e 2,5%, resultados confirmados por Moorer e Wesselink,[34] em 1982.

Avaliando os efeitos da temperatura, variação de concentração e tipo de tecido na ação solvente de soluções de hipoclorito de sódio, Abou-Rass e Oglesby,[35] em 1981, verificaram em fragmentos de tecido conectivo de ratos que, em qualquer temperatura (140 ou 73,2 ºF), a solução de hipoclorito de sódio a 5,25% foi mais efetiva do que a 2,6%.

Baumgartner e colaboradores,[36] em 1984, avaliaram a eficiência do preparo biomecânico por meio da microscopia eletrônica de varredura (MEV), utilizando como solução irrigadora a solução salina a 0,9%, a de hipoclorito de sódio a 5,25% e o ácido cítrico a 50%, em seis técnicas diferentes, combinadas ou não. Esses autores observaram que as técnicas mais eficientes para a remoção da camada residual foram aquelas nas quais foi empregado o ácido cítrico ou uma combinação deste com a solução de hipoclorito de sódio como irrigante.

Em 1987, Ahmad e colaboradores[37] avaliaram comparativamente a eficiência de emprego da instrumentação manual e ultrassônica, empregando água destilada ou solução de hipoclorito de sódio a 2,5%. Utilizando a microscopia eletrônica de varredura, concluíram que não houve diferença na quantidade de camada residual entre as duas soluções irrigadoras e que os canais radiculares instrumentados com a solução de hipoclorito de sódio exibiram menos resíduos, independentemente da técnica empregada.

Diferentes concentrações de solução de hipoclorito de sódio (0,25; 0,5 e 1%) foram empregadas por Stock,[38] em 1987, com o objetivo de comparar a capacidade de remoção de detritos do canal radicular, quando do emprego dessas soluções irrigadoras em unidade ultrassônica. O autor constatou que a solução de hipoclorito de sódio a 1% foi mais eficiente na remoção dos detritos do que as outras duas concentrações.

Em 1988, Oliveira,[39] avaliando a eficiência de limpeza de algumas soluções irrigadoras sobre as paredes dentinárias do canal radicular, por meio de técnica convencional combinada manual/ultrassônica, observou diferença estatisticamente significante, que na sequência da maior para a menor limpeza foram as seguintes:

1. EDTA;
2. Solução de hipoclorito de sódio a 5% e água oxigenada 10 vol., alternadamente; solução de hipoclorito de sódio a 1%;
3. Água destilada e solução de hipoclorito de sódio a 0,5%.

Johnson e Remeikis,[40] em 1993, avaliaram a capacidade dissolvente de tecido de soluções de hipoclorito de sódio em diferentes concentrações (5,25, 2,62 e 1%) e em períodos de tempo de 1 a 10 semanas. Os autores verificaram que, a 5,25%, a solução de hipoclorito de sódio foi estável até a 10ª semana, ao passo que, a 2,62 e a 1%, essa propriedade perdurou só até a 1ª semana.

Heling e Chandler,[41] em 1998, avaliaram a eficácia de soluções de hipoclorito de sódio a 1%, solução de EDTA a 17%, clorexidina e peróxido de hidrogênio, como agentes irrigantes, em raízes de dentes bovinos infectados com *Enterococcus faecalis*. As soluções de hipoclorito de sódio e clorexidina apresentaram efeito antibacteriano semelhante, devendo-se ressaltar que *E. faecalis* (aeróbio facultativo) e *Pseudomomas aeruginosa* (aeróbio estrito) estão entre as espécies bacterianas mais resistentes ao tratamento endodôntico.

Siqueira Jr. e colaboradores,[42] também em 1998, avaliaram *in vitro* o efeito antimicrobiano de seis soluções irrigadoras utilizadas em endodontia, sobre quatro cepas de bactérias anaeróbias gram-negativas e quatro cepas de bactérias aeróbias facultativas por meio do teste de difusão em ágar. Com base nos resultados obtidos, classificaram as soluções de acordo com sua capacidade antimicrobiana em:

1. Solução de hipoclorito de sódio a 4%;
2. Solução de hipoclorito de sódio a 2,5%;
3. Solução de gluconato de clorexidina a 2%;
4. Solução de gluconado de clorexidina a 0,2%;
5. EDTA;
6. Ácido nítrico;
7. Solução de hipoclorito de sódio a 0,5%.

Clarkson e Moule,[43] ainda em 1998, teceram considerações sobre a solução de hipoclorito de sódio quanto ao seu armazenamento e manipulação:

1. A estabilidade das soluções de hipoclorito é reduzida pela diminuição do pH, na presença de íons metálicos, pela sua exposição à luz durante a abertura dos seus recipientes, pelo aumento da temperatura e pelo aumento de sua concentração;
2. Para assegurar sua estabilidade (vida útil), todas as soluções de hipoclorito de sódio deverão ser acondicionadas em recipientes à prova de luz (vidro âmbar) e em local fresco;
3. Quando necessária sua diluição, deverá ser feita o mais rapidamente possível, logo após sua aquisição, uma vez que as soluções concentradas de hipoclorito de sódio deterioram-se rapidamente;
4. Águas sanitárias (de uso doméstico), quando diluídas, irão se deteriorar mais rapidamente do que a solução de hipoclorito de sódio, uma vez que não têm sais estabilizadores;
5. O profissional, antes da utilização da água sanitária não diluída, deverá se assegurar de que o recipiente da solução está firmemente selado e observar a data de validade do produto;
6. A abertura frequente do recipiente ou qualquer falha em seu fechamento reduzirá a vida útil da solução;
7. Recipientes metálicos nunca deverão ser usados, pois as soluções de hipoclorito de sódio reagirão com o metal deles;
8. A ação de corrosão natural das soluções de hipoclorito de sódio deverá ser considerada antes de seu descarte. Como o material para drenagem das pias e/ou das

unidades dentárias é fabricado com aço inoxidável, cobre, metais galvanizados, PVC, polietileno e outros, uma quantidade excessiva de água deverá ser usada para lavar todos os pontos de drenagem com o objetivo de evitar o risco de corrosão produzida pelas soluções de hipoclorito de sódio.

Esses autores relatam, ainda, que as soluções alvejantes de uso doméstico (águas sanitárias) diluídas ou concentradas, vêm sendo utilizadas na endodontia clínica há muitos anos, assim como em pesquisas endodônticas,[40,44-46] demonstrando não haver razões clínicas para o seu abandono e podendo ser aplicadas no canal radicular de dentes infectados sob isolamento absoluto e com cuidadosa técnica de irrigação. Contudo, afirmam eles, quando os clínicos gerais e os endodontistas optarem pela utilização dessas soluções (4 a 5% de cloro liberável por 100 mL), deverão estar cientes do impacto causado na Austrália pelo Therapeutic Goods Act,* órgão que regulamenta a utilização de soluções de hipoclorito de sódio como antissépticos e como desinfetantes. As soluções de hipoclorito de sódio para uso doméstico (águas sanitárias) são isentas de regulamentação. Assim, ao utilizar essas soluções em locais que poderiam ser considerados uma "irrigação de ferimento", particularmente falando, e se eventualmente ocorrer um acidente operatório, o endodontista poderá sofrer graves consequências jurídicas. Por tal motivo, deve-se utilizar somente produtos registrados (rotulados) para fins medicinais. A preocupação dos profissionais é ainda maior porque essa orientação (indicação de soluções concentradas de hipoclorito de sódio de uso sanitário, e não para fins medicinais) obedece às normas de dois padrões internacionais: a *Farmacopeia Britânica* (*British Pharmacopeia*) e a *Pharmaceutical Good Manufacturing Practice* (GMP).

Segura e colaboradores,[47] em 1999, compararam em cultura de células o efeito de soluções endodônticas sobre a adesão de macrófagos peritoneais de ratos. Considerando que a adesão de macrófagos é o primeiro passo da reação inflamatória, em casos de extravasamentos de soluções irrigadoras para a região periapical, a inibição deles por esses agentes irrigantes é fundamental para a sua reparação. Os autores demonstraram que a clorexidina a 0,12% e a solução de hipoclorito de sódio a 2,5% inibiram, *in vitro*, a capacidade de adesão de macrófagos em superfícies de plástico.

Ayhan e colaboradores[48] analisaram, *in vitro*, a ação antimicrobiana de seis soluções irrigadoras utilizadas em endodontia, sobre cepas de diferentes microrganismos, entre eles o *E. faecalis*. Os resultados desse estudo mostraram que a solução de hipoclorito de sódio a 5,25% ofereceu os maiores halos de inibição, ao passo que a 0,5% a solução mostrou grande perda de sua atividade.

Haapasalo e colaboradores,[49] em 2000, idealizaram um modelo experimental *in vitro* para avaliar a possível inativação de diferentes soluções irrigadoras pela dentina, utilizando o *E. faecalis* como a espécie bacteriana de teste.

A eficácia antimicrobiana da solução saturada de hidróxido de cálcio foi totalmente abolida na presença de pó de dentina. A solução de hipoclorito de sódio a 1% e a clorexidina a 0,05% tiveram sua ação reduzida, porém não eliminada.

Gomes e colaboradores,[50] em 2001, avaliaram, *in vitro*, a atividade antimicrobiana de diferentes concentrações de soluções de hipoclorito de sódio (0,5, 1, 2, 5 e 5,25%) e clorexidina (na forma de gel e líquida), nas concentrações de 0,2, 1 e 2%, sobre *E. faecalis*. Os autores mostraram que a clorexidina, na forma líquida e nas concentrações de 0,2, 1 e 2%, e a solução de hipoclorito de sódio a 5,25%, foram os irrigantes mais eficientes.

Também em 2001, Nery[51] avaliou a reparação apical e periapical pós-tratamento de canais radiculares de dentes de cães com lesão periapical induzida. Esse autor usou como soluções irrigadoras:

- Solução de hipoclorito de sódio a 1%;
- Solução de hipoclorito de sódio a 2,5%;
- Endo PTC + irrigação com solução de hipoclorito de sódio a 1%;
- Solução fisiológica.

Todos os canais radiculares foram obturados com cones de guta-percha e com o cimento obturador Sealapex®.

Observaram-se reparações histopatológicas apical e periapical predominantemente nos grupos em que foram utilizadas as soluções de hipoclorito de sódio a 1 e 2,5%. No grupo em que o autor utilizou o Endo PTC, observaram-se resultados insatisfatórios de reparação apical e periapical.

Com o objetivo de apresentar um protocolo para tratamento de canais radiculares e para acidentes com o emprego de soluções de hipoclorito de sódio, Hales e colaboradores[52] reforçam a necessidade do conhecimento dessas para prevenção de riscos operatórios com seu uso.

Yamashita e colaboradores,[53] em 2003, avaliaram, *in vitro*, por meio da MEV, a limpeza da superfície das paredes de canais radiculares após utilização de diferentes soluções irrigadoras em dentes recém-extraídos de humanos, divididos em quatro grupos experimentais, nos quais foram utilizadas as seguintes soluções irrigadoras: solução fisiológica; solução de clorexidina a 2%; solução de hipoclorito de sódio a 2,5%; e solução de hipoclorito de sódio a 2,5% + EDTA. A limpeza das paredes dos canais radiculares foi avaliada nos terços cervical, médio e apical em cada espécime, por atribuição de escores. Demonstraram que a melhor limpeza da superfície das paredes dos canais radiculares nos três terços avaliados (cervical, médio e apical) foi obtida pela associação da solução de hipoclorito de sódio a 2,5% e EDTA (FIG. 3.1), seguida pela solução de hipoclorito de sódio a 2,5% (p < 0,05) (FIG. 3.3), sendo esses resultados semelhantes aos obtidos com a solução de clorexidina apenas no terço cervical. A solução de clorexidina a 2% (FIG. 3.2) e a solução fisiológica apresentaram resultados inferiores aos grupos anteriores e semelhantes entre si nos três terços do canal radicular (p > 0,05). Em todos os grupos experimentais, os autores observaram melhor limpeza nos terços cervical e médio e piores resultados no terço apical.

---

*Australia. Terapeutic Goods. Act. 1989: amendments and regulations. Canberra:Australian Government Publishing Service; 1995.

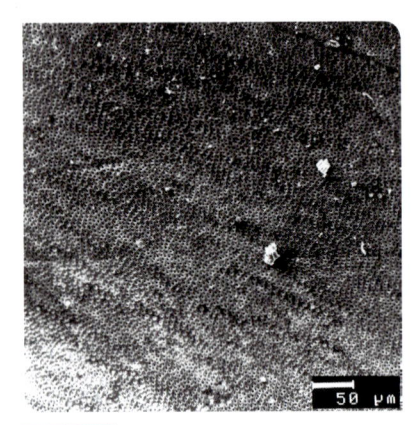

Figura 3.1
Aspecto representativo da parede do canal radicular, após preparo biomecânico, empregando a solução de hipoclorito de sódio a 2,5% para irrigação com a solução de EDTA, agitada por 3 minutos, como toalete final (MEV-200X).

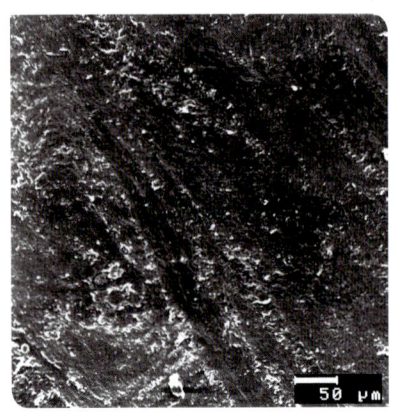

Figura 3.2
Aspecto representativo da parede do canal radicular, após preparo biomecânico, empregando a solução de clorexidina a 2% (MEV-200X).

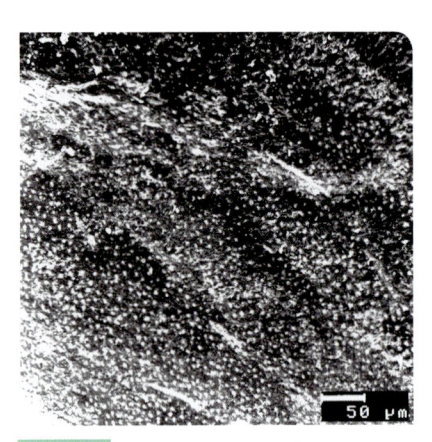

Figura 3.3
Aspecto representativo da parede do canal radicular, após preparo biomecânico, empregando apenas o hipoclorito de sódio a 2,5% como solução irrigadora (MEV-200X).

De acordo com Lee e colaboradores,[54] em 2004, se os restos teciduais não forem completamente removidos de regiões não atingidas pela instrumentação dos canais radiculares, pode haver duas consequências desfavoráveis. A primeira é que a ação do hidróxido de cálcio ocorre somente quando em contato direto com o agente patogênico,[55] uma vez que os restos teciduais (camada residual) atuam como barreira mecânica à sua ação.

A segunda consequência é que somente as áreas livres de restos teciduais (debris) podem ser obturadas com guta-percha e o cimento obturador, uma vez que a porção do canal radicular preenchida com os restos teciduais pode permitir a infiltração.[56] Assim, para Lee e colaboradores,[54] a completa remoção de todos os restos teciduais (debris) durante o preparo biomecânico é essencial para o sucesso do tratamento, razão pela qual realizaram um estudo avaliando comparativamente a capacidade de limpeza do canal radicular por meio da irrigação convencional e/ou ativada pelo ultrassom. Os resultados desse estudo demonstraram que a irrigação ultrassônica é capaz de remover significantemente maior quantidade de restos teciduais artificialmente colocados em extensões e irregularidades de canais radiculares artificiais do que a irrigação realizada com seringas.

Estudos recentes[29,57-59] têm demonstrado que a solução de hipoclorito de sódio tem excelente ação sobre biofilme, fato não observado para a solução de clorexidina. Esses resultados podem ser justificados por sua excelente ação sobre matéria orgânica.[60]

Outros estudos serão relatados neste capítulo envolvendo a solução de hipoclorito de sódio, que hoje é utilizada como padrão-ouro em avaliações de atividade antimicrobiana de soluções irrigadoras.

Novas associações de hipoclorito de sódio e detergentes estão sendo introduzidas no mercado, porém existem poucos trabalhos comprovando sua eficácia.

- **Hypoclean:** solução de hipoclorito de sódio e cetramida (Ogna Laboratori Farmaceutici, Milão, Itália). Mohammadi e colaboradores,[61] em 2011, demonstraram que o Hypoclean foi mais efetivo sobre *E. faecalis* do que o hipoclorito de sódio a 5,25%. Giardino e colaboradores,[62] em 2015, sugeriram que a atividade antibacteriana de Hypoclean sobre *E. faecalis* se deve à redução da tensão superficial da solução pela adição de cetramida (detergente), mostrando redução bacteriana *in vitro* em canais radiculares contaminados por 60 dias. Mohammadi e colaboradores,[63] em 2012, também demonstraram que Hypoclean foi a solução mais efetiva sobre *C. albicans*, *P. aeruginosa* e *L. casei* quando comparada a outras soluções irrigadoras, como hipoclorito de sódio (1,3, 2,6 e 5,25%) e clorexidina a 2%.

- **Chlor-Xtra:** solução de hipoclorito de sódio a 5,8% e Triton X-100 (Vista Dental Products, Racine, WI). Williamson e colaboradores,[64] em 2009, demonstraram que o Chlor-Xtra apresentou ação antimicrobiana sobre biofilme de *E. faecalis* semelhante ao hipoclorito de sódio 4%. Giardino e colaboradores,[65] em 2014, mostraram efetividade de Chlor-Xtra e Hypoclean sobre biofilme de *E. faecalis* formado em dentina radicular bovina por 14 dias, sendo que essas duas soluções apresentaram a menor contagem bacteriana em comparação ao hipoclorito de sódio a 5,25%. Em 2012, Mohammamdi e colaboradores[63] mostraram que Chlor-Xtra também tem ação sobre outras espécies bacterianas, demonstrando que essa solução foi mais efetiva sobre *A. israelii* e superior às soluções de hipoclorito de sódio, clorexidina e Hypoclean.

- **Endosure Hypocelle 4% Forte:** solução de hipoclorito de sódio e detergente/surfactante (Dentalife, Ringwood, Austrália). Guastalle e colaboradores,[66] em 2015, investigaram a estabilidade de produtos comercialmente disponíveis que contêm hipoclorito de sódio na sua composição durante longo tempo. Foram avaliados o cloro livre disponível, pH, viscosidade e tensão superficial das seguintes soluções: Chlor-Xtra; Hypocelle 4% Forte; e duas soluções sem adição de detergentes dos mesmos fabricantes, respectivamente. A adição de detergentes acelerou a degradação do cloro livre disponível nas soluções de hipoclorito de sódio e houve ligeiras modificações no pH e viscosidade, porém a tensão superficial mostrou uma diminuição significativa. Hypocelle 4% Forte registrou a maior perda de cloro livre disponível (21,7%), pH de 11,3-11,8, diminuição da viscosidade de 6% e redução da tensão superficial de 7%.

Considerações gerais sobre o emprego de soluções de hipoclorito de sódio na endodontia

I – Concentração

Diferentes concentrações de soluções de hipoclorito de sódio são empregadas durante o preparo biomecânico por endodontistas e clínicos gerais que praticam a endodontia, não existindo, porém, uma unanimidade na escolha delas.

A solução de hipoclorito de sódio a 0,5% (líquido de Dakin), embora pouco usada por ter uma vida útil (*shelf life*) muito curta e por apresentar uma concentração de cloro muito baixa em relação ao recomendado, está sendo descartada pela maioria dos autores, principalmente nos casos de necropulpectomias.

A solução de hipoclorito de sódio a 1%, com 1% de cloro liberável por 100 mL do produto, está sendo, conforme a literatura, a mais utilizada mundialmente.[32,40,67] Em razão de sua indicação de uso medicinal (higiene infantil), esse produto é industrializado com maior controle de qualidade. Essa solução contém 16,5% de hidróxido de sódio, utilizado com o objetivo de quebrar o equilíbrio de deterioração do produto (*break down*), conforme a reação $2NaOCl \rightarrow 2NaCl + O_2$, resultando em soluções mais estáveis[43] e que não se deterioram rapidamente.

Soluções de hipoclorito de sódio mais concentradas, a 2,5, 5,25%, ou mesmo 8 a 10%, também são recomendadas por alguns autores.

As soluções de hipoclorito de sódio mais concentradas são menos estáveis, principalmente no caso das águas sanitárias de uso doméstico, que, por serem industrializadas com água de abastecimento público, rica em íons metálicos, reduzem rapidamente a vida útil do produto.

As soluções de hipoclorito de sódio a 2,5 e/ou 5,25% sofrem decomposição mais lenta quando preparadas em laboratórios próprios, que utilizam em seu preparo água pobre em íons metálicos (água bidestilada). Como regra geral, as soluções mais concentradas são menos estáveis e, assim, devem ser armazenadas por um período curto de tempo.

Sendo as soluções mais concentradas de hipoclorito de sódio mais instáveis, pela sua exposição à luz, ao calor, ao meio ambiente, às substâncias orgânicas e/ou a metais, a concentração de cloro disponível nessas soluções poderá diminuir com a consequente perda de sua propriedade bactericida, dissolvente de tecidos vivos e/ou necróticos,[68,69] como também sua capacidade de detoxificação.[70,71]

Em 1995, Piskin e Túrkün[45] verificaram em diferentes marcas comerciais de soluções de hipoclorito de sódio o efeito da temperatura na concentração e no período de estabilidade dessas soluções. Esses autores concluíram que todas as soluções sofreram degradação com o decorrer dos períodos estudados e que as soluções contendo 0,5% de cloro disponível armazenadas em vidro âmbar entre 4 e 24°C e aquelas contendo a 5% e armazenadas a 4°C mantiveram-se estáveis até 200 dias.

Não há consenso quanto à escolha das soluções de hipoclorito de sódio como coadjuvante no preparo biomecânico dos canais radiculares com relação à sua concentração, o que constitui uma dúvida conflitante entre os profissionais.

O motivo para essa dúvida é que, para alguns autores, quanto maior a concentração da solução de hipoclorito de sódio, maior seu poder de dissolução tecidual (tecido vivo ou necrótico)[24,25,35,69] e maior capacidade de "neutralização" do conteúdo tóxico do canal radicular.[70,71] No entanto, sabe-se que quanto mais concentrada for essa solução, maior será seu efeito irritante quando em contato com os tecidos vivos apicais e periapicais.[72]

De acordo com Johnson e colaboradores,[73] é geralmente aceito que, quanto maior a concentração da solução de hipoclorito de sódio, maior será sua atividade de dissolução tecidual, do mesmo modo como é aumentado seu potencial de toxicidade sobre os tecidos vivos. Assim, esses autores avaliaram a capacidade de dissolução de diferentes concentrações de hipoclorito de sódio, 3, 6, 8 e 10%, em função do tempo de exposição tecidual (colágeno de tendão bovino) à ação delas. Maior dissolução tecidual ocorreu com o aumento do intervalo de tempo de exposição.

Houve diferença estatística significante na capacidade de dissolução entre a concentração de 3% com relação aos outros grupos. Não houve diferença estatística significante entre as concentrações de 6, 8 e 10% para qualquer intervalo de tempo de exposição.

Os autores concluíram que o aumento de concentração de soluções de hipoclorito de sódio acima de 6% não determina significantemente sua maior capacidade solvente.

Alguns desses resultados foram também obtidos por Chu e colaboradores,[74] que avaliaram a capacidade de dissolução de tecido pulpar bovino, com o emprego de diferentes concentrações de hipoclorito de sódio.

Esses autores verificaram maior capacidade de dissolução tecidual das soluções mais concentradas e observaram pouca diferença na capacidade solvente entre as concentrações de 5,25 e 6%; porém, houve diferença estatística significante entre as concentrações de 0,5 ou 1%, para as concentrações de 5,25 e/ou 6%. De acordo com esse modelo de estudo, os resultados sugerem a importância na seleção de maior concentração de solução de hipoclorito de sódio para aumentar a remoção dos remanescentes pulpares, contudo, a citotoxicidade que maiores concentrações de hipoclorito de sódio promovem deve ser considerada.

Em 2010, Stojicic e colaboradores[75] avaliaram a dissolução de tecido pulpar bovino utilizando NaOCl 1%, NaOCl 2%,

NaOCl 4% e Hypoclean (associação de NaOCl 5,25% + cetramida, um detergente) com agitação da solução em períodos de 1, 2, 4 e 15 segundos em temperaturas de 37 ou 45 °C, e observaram que o aumento da concentração, a temperatura e a agitação favoreceram a dissolução tecidual e que o detergente presente no Hypoclean aumentou o seu poder de solubilidade tecidual.

Dutta e Saunders,[60] em 2012, avaliando a capacidade de dissolução de tecido orgânico, mostraram que as soluções de hipoclorito de sódio a 1,36 e 4,65% dissolveram completamente o tecido muscular bovino após 60 minutos e que a concentração de 4,65% foi mais efetiva e rápida nos primeiros 35 minutos.

Taneja e colaboradores,[76] em 2014, compararam a capacidade de dissolução de tecido pulpar humano do hipoclorito de sódio (2,5 e 5,2%) com outros compostos halogenados, que estão sendo pesquisados para uso na endodontia, e demonstraram que hipoclorito de sódio, nas duas concentrações avaliadas, foi o mais eficaz nos dois períodos experimentais de 30 e 60 minutos.

Recentemente, Arslan e colaboradores,[77] em 2015, também mostraram a superioridade do hipoclorito de sódio a 5,25% na propriedade de dissolver tecido pulpar bovino quando comparado à clorexidina e outras novas soluções usadas para irrigação de canais radiculares.

Outro motivo que poderá trazer dúvidas ao profissional no momento da escolha da concentração da solução irrigadora endodôntica é a efetividade antimicrobiana das diferentes concentrações de hipoclorito de sódio. Essa dúvida conflitante se justifica, pois alguns estudos clínicos[78,79] evidenciaram que não existe diferença significante na efetividade antibacteriana entre a solução de hipoclorito a 0,5 e a 5%. Dessa forma, alguns autores têm relatado que a concentração do hipoclorito de sódio não influencia sua eficácia antibacteriana e que uma maior concentração não resultará necessariamente em uma penetração mais profunda no interior dos túbulos dentinários e das áreas de difícil acesso do complexo sistema de canais radiculares, sendo que a duração da irrigação, que representa o tempo de exposição do canal à solução de hipoclorito de sódio, pode influenciar a sua eficácia antibacteriana.[30]

Contrariamente, outros estudos mostraram um efeito antibacteriano, significantemente reduzido nas soluções mais diluídas de hipoclorito de sódio.[7,80] Esse fato tem sido observado na maioria dos trabalhos de pesquisa, nos quais os testes de atividade antibacteriana,[81] assim como a reparação apical e periapical pós-tratamento de canais radiculares de dentes com lesão periapical crônica,[82,83] apresentaram melhores resultados nas soluções de hipoclorito de sódio mais concentradas (2,5 e 5,25%). Estas foram mais efetivas em sua ação bactericida e, consequentemente, reparacional, quando comparadas com as soluções mais diluídas (0,5 a 1%).

Para Spangberg e colaboradores,[84] no entanto, a solução irrigadora desejável seria aquela que combinasse o máximo de ação antimicrobiana com a mínima toxicidade.

Em 2012, Marins e colaboradores[85] avaliaram a genotoxicidade e citotoxicidade em cultura de células, da solução de hipoclorito de sódio nas concentrações de 1,25, 2,5 e 5,25%. Os resultados mostraram que essa solução foi citotóxica nas maiores concentrações de 2,5 e 5,25%, no entanto, não apresentou efeitos genotóxicos.

Recentemente, Abbaszadegan e colaboradores,[86] em 2015, compararam a eficácia antimicrobiana e a citotoxicidade da solução de hipoclorito de sódio a 5,25% com outras substâncias, demonstrando que essa solução foi a menos eficaz sobre *E. faecalis* e a mais potente sobre *S. aureus* e *C. albicans*; além disso, apresentou citotoxicidade, em cultura de células fibroblásticas, similar ao controle positivo, com valor de viabilidade celular menor de 1%.

Concordando com esses resultados, Prado e colaboradores,[87] em 2015, também avaliaram a atividade antimicrobiana e a citotoxicidade do hipoclorito na mesma concentração de 5,25%, em comparação com outras soluções irrigadoras. Os resultados mostraram eficácia sobre várias cepas microbianas, incluindo *C. albicans*, *E. coli* e *P. gingivalis*, sendo menos eficaz sobre *E. faecalis* e *S. aureus*, além de ter se mostrado citotóxica em cultura celular.

II – Inativação ("neutralização") das endotoxinas (LPS bacteriano)

Com os avanços verificados nos métodos de coleta e de identificação microbiológica na endodontia, nos canais radiculares de dentes com necrose pulpar e com nítida radioluscência periapical, a microbiota é predominantemente constituída por microrganismos anaeróbios, particularmente os gram-negativos. Esses microrganismos, além de apresentarem diferentes fatores de virulência, liberam produtos e subprodutos tóxicos para a região apical e periapical, particularmente as endotoxinas constituintes da parede celular dessas bactérias.

De acordo com Nelson Filho,[88] esse conhecimento é particularmente importante, uma vez que a endotoxina, constituída de lipopolissacarídeos (LPS), exerce uma série de efeitos biológicos prejudiciais ao organismo, principalmente do ser humano, muito mais sensível entre todos os animais. A toxicidade da endotoxina encontra-se situada na região da molécula correspondente ao lipídeo A. Assim, a endotoxina de bactérias vivas ou mortas, íntegras ou em fragmentos, que atuam sobre os macrófagos, neutrófilos e fibroblastos, desencadeia a liberação de um grande número de mediadores químicos inflamatórios bioativos ou citocinas. O LPS ativa o fator de Hageman, potencializando os efeitos dolorosos das cininas, particularmente das bradicininas, como também contribui para a liberação de substâncias vasoativas e neurotransmissoras nas terminações nervosas dos tecidos periapicais, conduzindo à dor.

Além da reação inflamatória, o LPS adere de forma irreversível nos tecidos mineralizados reabsorvidos da região apical e periapical (osso e cemento apical), perpetuando uma reação inflamatória periapical.

Com o objetivo de avaliar a capacidade de detoxificação da endotoxina, por meio do preparo biomecânico, utilizando diferentes soluções irrigadoras, os autores deste capítulo realizaram em 2003 um estudo *in vivo*,[71] no qual canais radiculares de dentes de cães, preenchidos com LPS bacteriano por 10 dias, foram submetidos ao preparo biomecânico, utilizando as seguintes soluções irrigadoras: solução de hipoclorito de sódio a 1, aqui 2,5 e 5%; clorexidina a 2% e solução fisiológica; além de um grupo que foi preparado com solução fisiológica e preenchido com pasta Calen (hidróxido de cálcio). Após análise histopatológica da região apical e periapical, 60 dias após o tratamento, concluímos que o preparo biomecânico, em conjunto com as diferentes soluções irrigadoras utilizadas, não foi capaz de inativar totalmente o LPS. Das soluções testadas, a solução concentrada de hipoclorito de sódio a 5% e a solução de clorexidina a 2% demonstraram resultados satisfatórios, porém ainda com moderado infiltrado inflamatório crônico, mostrando inativação parcial das endotoxinas. Esses resultados foram confirmados por Silva e colaboradores em 2004.[70] O grupo preparado com solução fisiológica e preenchido com pasta Calen demonstrou excelentes resultados quanto à reparação periapical (FIGS. 3.4 a 3.9).

Em 2004, Silva e colaboradores[70] avaliaram a ação de diferentes soluções irrigadoras em canais de dentes de cães, preenchidos após a remoção da polpa radicular com LPS, por 10 dias. Decorrido esse período, os canais radiculares foram submetidos à irrigação com as seguintes soluções: de hipoclorito de sódio a 1% (FIG. 3.10); de hipoclorito de sódio a 2,5% (FIG. 3.11); de hipoclorito de sódio a 5,25% (FIG. 13.12); e de clorexidina a 2% (FIG. 3.13). Os animais foram mortos e, por meio de procedimentos laboratoriais, os autores obtiveram cortes histológicos da região apical e periapical. A avaliação histopatológica evidenciou que o infiltrado inflamatório da região periapical foi menos intenso nos grupos irrigados com a solução de hipoclorito de sódio a 5,25% e com a clorexidina a 2%.

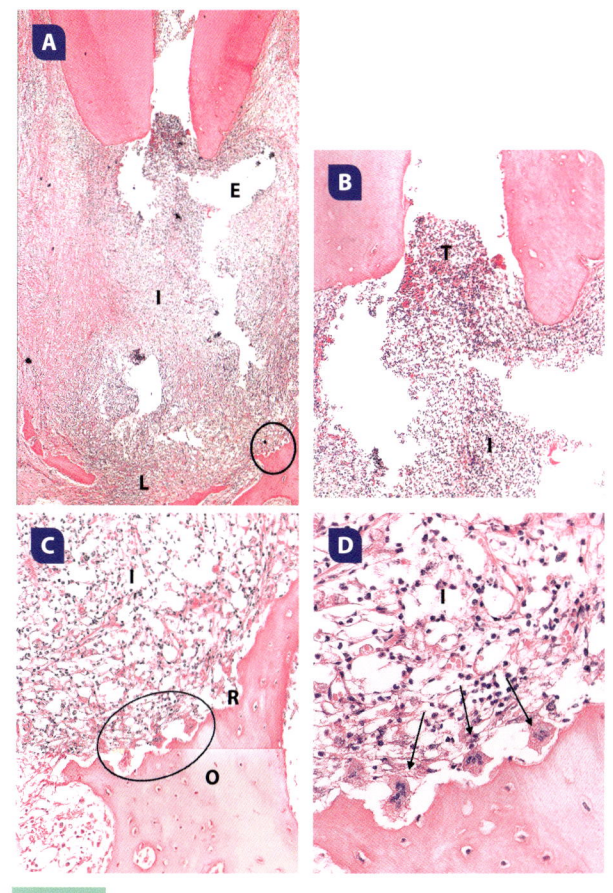

Figura 3.4

A. (Grupo I – Solução de hipoclorito de sódio a 1%) – Região periapical com infiltrado de células inflamatórias, severo e difuso, com edema e áreas de abscesso (I) – Ligamento periodontal apical severamente espessado (L) (H.E. Olympus-40X). **B.** Detalhe da figura anterior, destacando denso infiltrado de células inflamatórias na região periapical (I) e tecido intersticial (T) (H.E. Olympus-100X). **C.** Detalhe da FIGURA 3.4 A (círculo) evidenciando áreas de reabsorção óssea (R) – Infiltrado inflamatório concentrado, com predominância de células mononucleares (I) (H.E. 200X). **D.** Aumento da figura anterior destacando os osteoclastos próximos às áreas de reabsorção óssea (setas) (H.E. Olympus-400X).

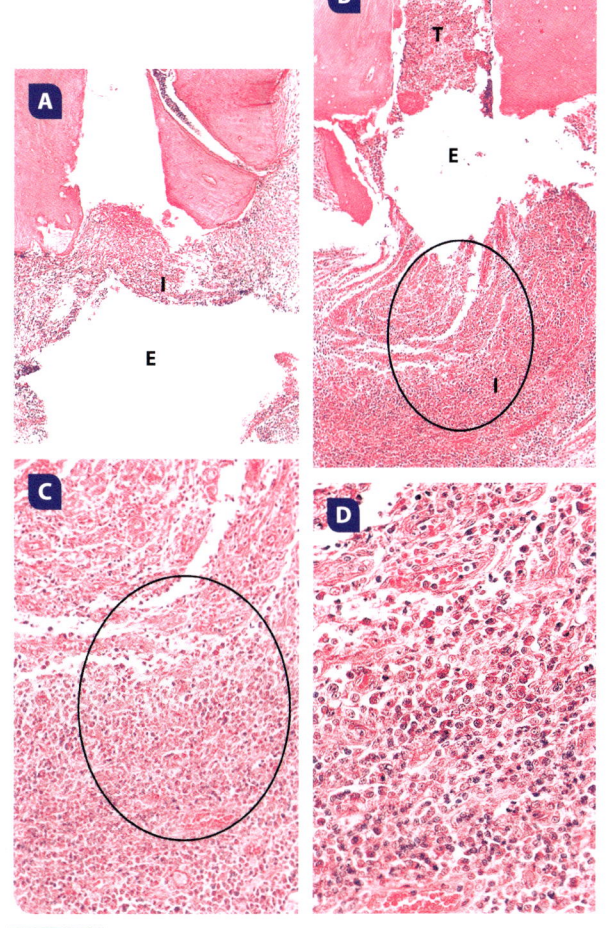

Figura 3.5

A. (Grupo II – Solução de hipoclorito de sódio a 2,5%) – Região periapical com infiltrado inflamatório severo e denso (I) – Ramificação contendo restos necróticos. Edema generalizado (E) (H.E. Olympus-100X). **B.** Região periapical com severo infiltrado inflamatório (círculo) e tecido intersticial (T). Edema intenso (H.E. Olympus-80X). **C-D.** Detalhe do infiltrado inflamatório evidenciado na figura anterior, no círculo.

Figura 3.6

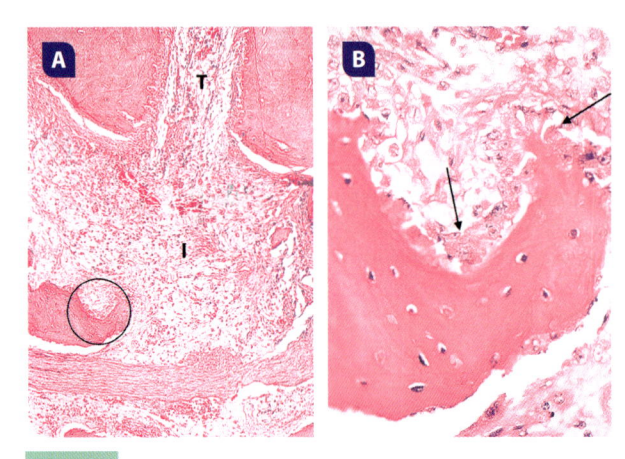

A. (Grupo III – Solução de hipoclorito de sódio, concentrada a 5%) – Visão panorâmica do ápice e região periapical, evidenciando infiltrato inflamatório moderado (I) e tecido intersticial (T) (H.E. Olympus-40X). **B.** Aumento da **FIGURA 3.6 A**, evidenciando moderado infiltrado inflamatório mononuclear e difuso. Área de reabsorção óssea (setas) (H.E. Olympus-100X).

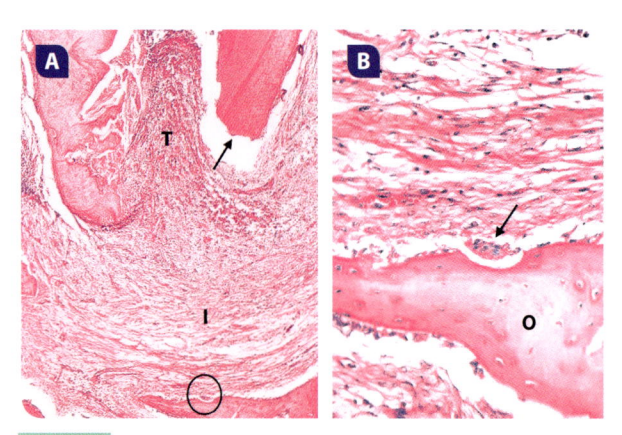

Figura 3.7

A. (Grupo IV – Solução de gluconato de clorexidina a 2%) – Região periapical com severo infiltrado de células inflamatórias (I) e áreas de reabsorção do cemento apical (seta) (H.E. Olympus-80X). **B.** Detalhe da figura anterior (círculo), evidenciando reabsorção óssea com osteoclasto (seta) na superfície (H.E. Olympus-100X).

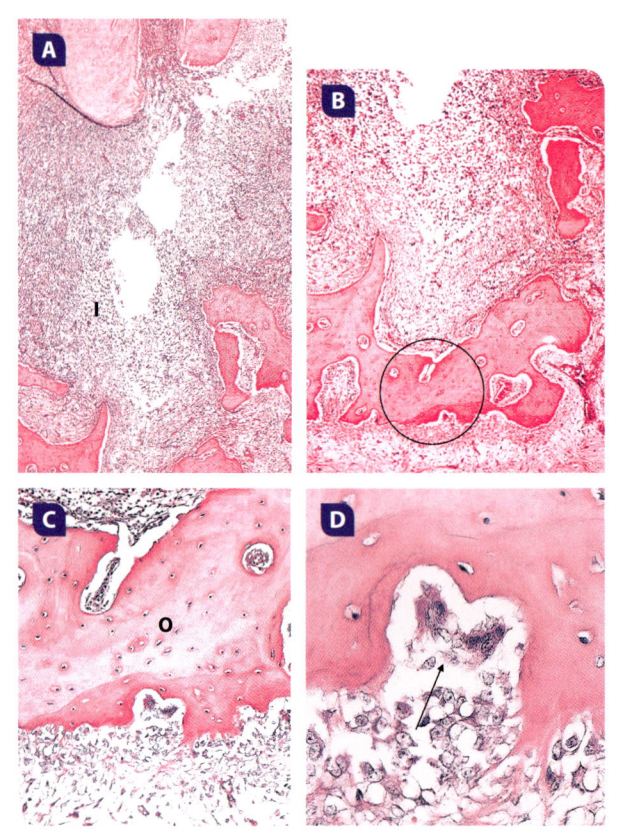

Figura 3.8

A. (Grupo V – Solução fisiológica) – Região periapical, evidenciando severo infiltrado de células inflamatórias (I), denso e difuso, e presença de edema (H.E. Olympus-40X). **B.** Detalhe da região periapical da figura anterior, destacando reabsorção do osso alveolar periapical (círculo) (H.E. Olympus-100X). **C.** Aumento da **FIGURA 3.8 B** (círculo), destacando o osso alveolar periapical (O) com áreas de reabsorção (H.E. Olympus-200X). **D.** Detalhe da **FIGURA 3.8 C**, destacando a presença de osteoclastos (seta) na superfície do osso alveolar (H.E. Olympus-400X).

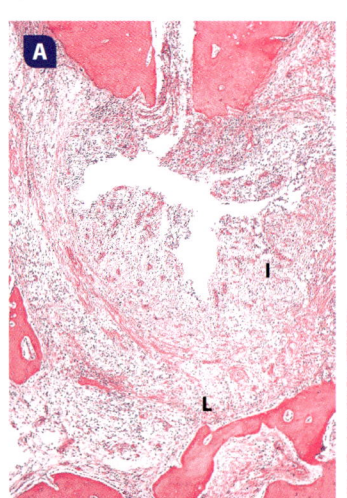

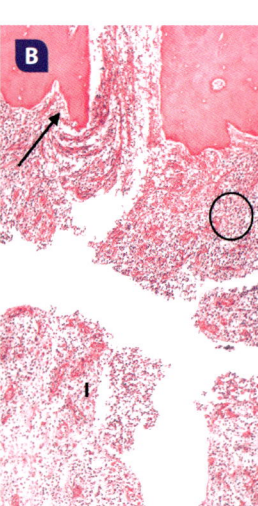

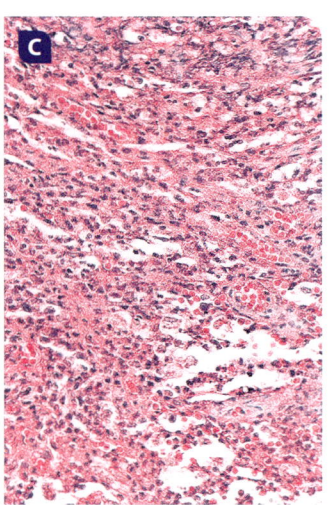

Figura 3.9

A. (Grupo VI – LPS) – Região apical e periapical, com severo infiltrado de células inflamatórias (I). Ligamento periodontal apical, severamente aumentado (L), com presença de abscesso (H.E. Olympus-40X). **B.** Detalhe da **FIGURA 3.9 A**, evidenciando áreas de reabsorção do cemento apical (seta) (H.E. Olympus-100X). **C.** Detalhe da figura anterior (círculo) evidenciando infiltrado de células inflamatórias, denso e difuso, com predomínio de células mononucleares (H.E. Olympus-200X).

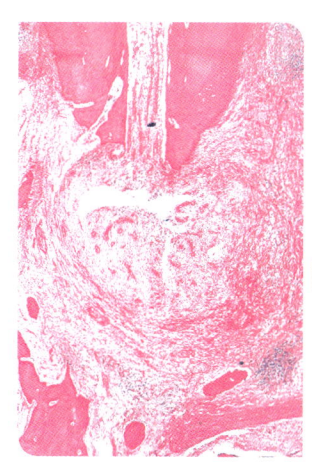

Figura 3.10
(Solução de hipoclorito de sódio a 1%) – Região periapical com severo infiltrado inflamatório do tipo misto, com maior concentração nas proximidades do forame. Ligamento periodontal apical acentuadamente espessado (H.E. Olympus-40X).

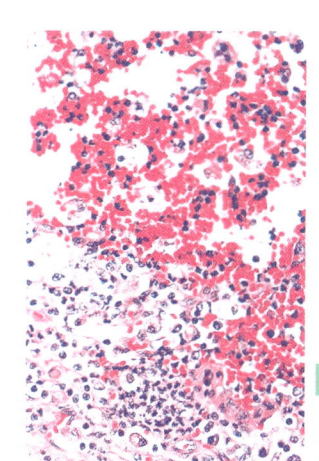

Figura 3.13
(Clorexidina a 2%) – Tecido intersticial, na região periapical, com moderado infiltrado inflamatório.

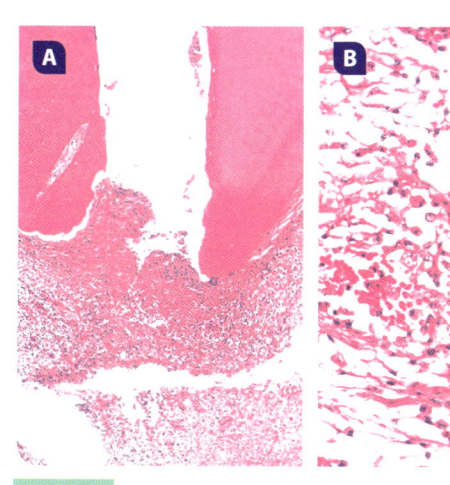

Figura 3.11
A. (Solução de hipoclorito de sódio a 2,5%) – Áreas de reabsorção do cemento apical, com severo infiltrado inflamatório ao nível do forame (H.E. Olympus-40X). **B.** À distância do forame, presença de células inflamatórias com fibras colágenas (H.E. Olympus-100X).

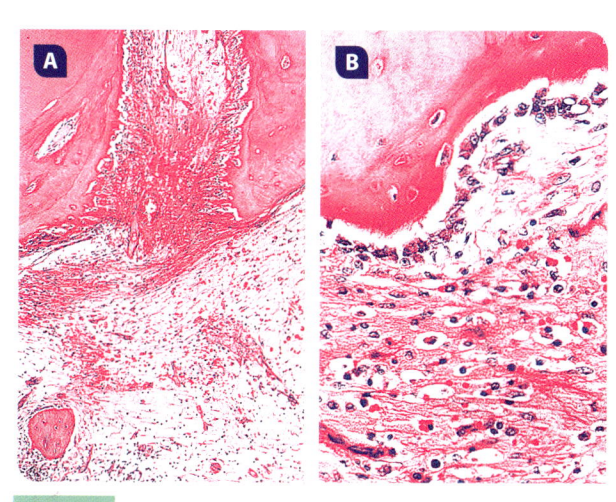

Figura 3.12
A. (Solução de hipoclorito de sódio a 5,25%) – Região periapical com moderado infiltrado inflamatório, predominantemente mononuclear, com poucas células inflamatórias e distantes do forame (H.E. Olympus-80X).
B. Aumento da figura anterior, evidenciando moderada reação inflamatória (H.E. Olympus-100X).

Segundo Valera e colaboradores,[89] em 2014, hipoclorito de sódio a 2,5% consegue eliminar 100% dos microrganismos e inativou 88,8% das endotoxinas imediatamente após o preparo biomecânico, e 83,7% após 7 dias. De forma similar, Marinho e colaboradores,[90] no mesmo ano, mostraram também que essa solução inativou 99,65% das endotoxinas após preparo biomecânico e 90% após medicação intracanal de hidróxido de cálcio.

Indicação das diferentes concentrações de soluções de hipoclorito de sódio como coadjuvante do preparo biomecânico

Com base nos resultados obtidos nas pesquisas de caráter biológico, envolvendo também os aspectos bacteriológicos, os autores do presente capítulo indicam o emprego das soluções mais concentradas de hipoclorito de sódio a 5,25% na "neutralização" do conteúdo tóxico, e a solução de Labarraque a 2,5% durante o preparo biomecânico, para os casos de tratamento de dentes despulpados e infectados, com periodontite apical (assintomática) e nítida radioluscência periapical e abscessos crônicos. Para os casos de necrose e gangrenas em dentes sem radioluscência periapical, os autores deste capítulo recomendam o emprego da solução de hipoclorito de sódio a 1%, tanto para a "neutralização" como durante o preparo biomecânico, uma vez que, nesses casos, os tecidos vivos da região apical e periapical não serão lesados pela ação dessa solução menos concentrada, quando levada acidentalmente à essa região. Nos casos de biopulpectomias, os mesmos autores recomendam também a solução de hipoclorito a 1%, como solução irrigadora do canal radicular.

III – Complicações

Com base no trabalho de Hulsmann e Hahn,[91] a literatura correlata tem descrito muitos incidentes e/ou acidentes ocorridos durante o tratamento de canais radiculares com o emprego clínico dessas soluções, principalmente quando concentradas.

Manchamento e/ou descoloração de roupa (vestuário) do paciente

O respingar das soluções de hipoclorito de sódio nas roupas do paciente provoca manchas ou mesmo uma descoloração dos tecidos, uma vez que essa solução nada mais é que um excelente alvejante doméstico. Esse incidente deve ser evitado com um avental de plástico longo, bem como a utilização de sistemas de seringas para irrigação e sucção – em que as agulhas fiquem seguramente firmes nos bicos, não se deslocando durante o ato da irrigação. Para isso, os autores deste capítulo recomendam o *kit* de irrigação e sucção "DeliverEze" da Ultradent – Products Inc., Estados Unidos.

Prejuízos ao olho do paciente

De acordo com Ingram,[92] a solução de hipoclorito de sódio acidentalmente levada ao olho do paciente durante os preparativos para a irrigação dos canais radiculares determina dor imediata, lacrimejamento intenso, ardência e eritema, assim como a perda das células epiteliais da córnea. Recomenda-se, nesses casos, enxaguar o olho com grande volume de água morna ou solução fisiológica esterilizada e, em casos mais sérios, encaminhar o paciente para um oftalmologista.

Zarra e Lambrianidis,[93] em 2013, investigaram a incidência de acidentes oculares na prática endodôntica. Participaram do estudo 147 especialistas, dos quais 73% afirmaram ter sofrido esse tipo de acidente durante a realização do tratamento, sendo o hipoclorito de sódio a causa mais frequente.

Para evitar esse incidente, além do manuseamento adequado e cuidadoso da solução de hipoclorito de sódio, o clínico/especialista e o paciente devem usar óculos protetores.

Injeção de solução de hipoclorito de sódio na região periapical

As soluções de hipoclorito de sódio apresentam um pH de aproximadamente 11-12 e, por essa razão, quando entram em contato com os tecidos vivos apicais e periapicais, promovem primariamente uma injúria pela oxidação das proteínas destes.

Canais radiculares com forame apical amplo, reabsorções apicais ou mesmo perfurações apicais ocasionadas pela incorreta instrumentação permitem a saída de grandes volumes de solução de hipoclorito de sódio para a região periapical, principalmente quando é aplicada excessiva pressão no êmbolo da seringa, no momento da irrigação. Nesses casos, o produto determinará uma necrose tecidual em razão da sua excelente capacidade de dissolução tecidual. Esse acidente operatório determina uma reação imediata do paciente, que relata ardência e dor intensa. Em poucos segundos podem ocorrer sinais de hematoma e equimoses, sendo o desaparecimento da dor e do edema, em poucas horas, a tendência normal desse processo.

Confirmando as afirmações de Gatot e colaboradores,[94] em 1991, sobre as graves consequências da extrusão acidental das soluções de hipoclorito de sódio para o periápice, documentadas em muitos casos, Gernhardt e colaboradores[95] publicaram um caso clínico com graves consequências por causa da extrusão para a região periapical da solução concentrada de hipoclorito de sódio (5,25%).

Uma paciente com 49 anos de idade foi submetida a um tratamento de canal radicular do dente 34, que, no exame clínico, não evidenciou sinais de fístula ou de possível cicatrização. O diagnóstico clínico foi de pulpite aguda irreversível. Após a remoção da polpa, o canal foi copiosamente irrigado com solução de hipoclorito de sódio a 5,25%, empregando seringas sem excessiva pressão. Dois minutos depois, a paciente relatou uma dor difusa com sensação de ardência no lábio inferior e na região mandibular esquerda.

Após a remoção imediata do dique de borracha, foi visualizado um edema pronunciado do lábio. Em poucos minutos, um edema difuso apareceu na mucosa próxima ao dente sob tratamento, desenvolvendo no lado esquerdo da bochecha uma alteração nitidamente visível. Após a irrigação do canal radicular com solução fisiológica, secagem e colocação de Ledermix, a abertura coronária foi selada com Cavit™. Após um pequeno intervalo de tempo, o edema extraoral diminuiu, deixando uma coloração azul-violeta visível na pele. Foi observada uma região necrótica da mucosa bucal adjacente ao dente 34. Para evitar possível infecção do local, receitou-se uma terapêutica antibiótica sistêmica (Doxicilina – 100 mg, diariamente, por 10 dias). Quatro dias depois, o tratamento endodôntico foi reiniciado. Os autores demonstraram, por meio do relato desse caso clínico, que soluções concentradas de hipoclorito de sódio, quando extruídas inadvertidamente para a região periapical, causam severos danos teciduais, grande desconforto para o paciente e, consequentemente, **dúvidas quanto à habilidade profissional**.

Em casos de biopulpectomia, esse acidente operatório poderá determinar, além do desconforto para o paciente, uma reparação por um tecido cicatricial (*apical scar*) que, radiograficamente, a longo prazo, poderá ser confundido com uma lesão periapical.

Reação alérgica à solução de hipoclorito de sódio

A literatura endodôntica relata casos de hipersensibilidade[96,97] às soluções de hipoclorito de sódio. As reações alérgicas variam desde sensação de ardência até dor severa, podendo chegar a inchaço do lábio ou bochecha, acompanhado de equimoses, hematoma e hemorragia via canal radicular. A dor e a sensação de falta de ar diminuem normalmente em curto período de tempo, podendo a parestesia do lado da face do dente submetido ao tratamento permanecer por vários dias. Anti-histamínicos são os medicamentos que devem ser prescritos para esses casos. É recomendável que o paciente seja encaminhado para um médico alergista, que poderá confirmar a hipersensibilidade a produtos de limpeza doméstica que contenham hipoclorito de sódio.

O tratamento endodôntico, ao ser reiniciado, não deve incluir as soluções de hipoclorito de sódio, as quais devem ser substituídas pela solução de clorexidina a 2%.

Segundo Salum e colaboradores,[98] em 2012, as reações alérgicas ao hipoclorito de sódio dificilmente são reconhecidas, investigadas e diagnosticadas por clínicos gerais e endodontistas devido à pouca literatura disponível sobre esse assunto. Os casos de reação alérgica provocada por extrusão do hipoclorito de sódio aos tecidos perirradiculares, geralmente é reação do tipo I, chamada também de imediata ou hipersensibilidade anafilática. As manifestações normalmente iniciam 15 a 30 minutos após o período de exposição, embora, às vezes, possa ter início mais demorado (10 a 12 horas). Podem surgir reações teciduais que variam de um simples prurido até necrose do tecido comprometido.

Enfisema (ar nos tecidos)

A ocorrência de enfisema durante o tratamento endodôntico como consequência do uso do ar comprimido para a secagem do canal radicular é bastante citada na literatura correlata.[91,99]

Esse acidente operatório, no entanto, pode ocorrer também com o uso de soluções irrigadoras que desprendem grande quantidade de oxigênio nascente, como as soluções concentradas de hipoclorito de sódio e a água oxigenada 10 vol. Ao empregar excessiva pressão no êmbolo da seringa durante a irrigação dos canais radiculares, o profissional poderá levar essas soluções para a região periapical, determinando o enfisema. O uso alternado de solução concentrada de hipoclorito de sódio (4-6%) e água oxigenada 10 vol., foi o responsável pelo enfisema mostrado nas **FIGURAS 3.14** e **3.15**, durante a realização de biopulpectomia em primeiro pré-molar superior.

O principal sinal do enfisema é o aumento imediato de volume dos tecidos moles próximos ao dente submetido ao tratamento, ocasionando um sério desconforto ao paciente, principalmente pela aparência. Na maioria dos casos, o enfisema não requer a indicação de analgésicos e, principalmente, de antibióticos, uma vez que em poucos dias o edema será difundido pelos tecidos circunvizinhos, desaparecendo em curto período de tempo. Quando esse acidente operatório ocorrer em casos de biopulpectomia, a aplicação via canal de dexametazona (Decadron®) pode ser útil para o alívio da dor.

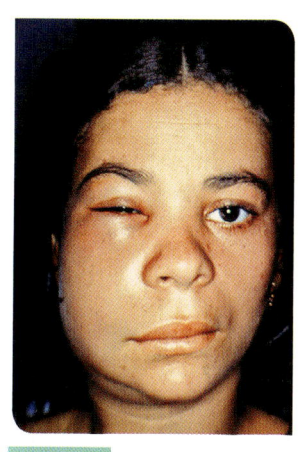

Figura 3.14
Aspecto clínico de um caso diagnosticado como enfisema, ocorrido imediatamente após a irrigação de canais radiculares de primeiro pré-molar superior direito, empregando a solução de hipoclorito de sódio a 4-6% e água oxigenada 10 vol.

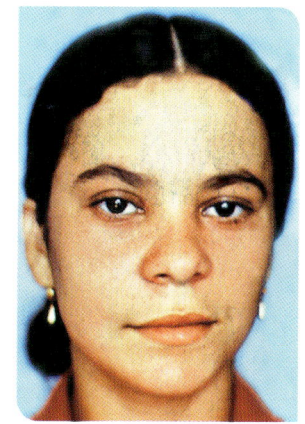

Figura 3.15
Aspecto clínico da paciente mostrada na figura anterior, observando-se o desaparecimento do enfisema 7 dias após o acidente operatório, pela difusão do oxigênio através dos tecidos.

O paciente deverá ser mantido sob controle, pois, em casos de febre, é recomendável o uso de antibióticos.

Solução de clorexidina na endodontia

A solução de clorexidina (CHX) em diferentes concentrações, na forma de sal, como gluconato, acetato ou hidrocloreto, vem sendo usada como antisséptico bucal (em forma de bochechos), irrigação subgengival, géis, dentifrícios ou chicletes.[100]

Foi utilizada pela primeira vez na Grã-Bretanha em 1954, como antisséptico para ferimentos da pele, e na odontologia em 1959, em bochechos com gluconato de clorexidina.

Esse agente antimicrobiano tem sido usado, de maneira efetiva, no controle de doenças bucais em pacientes idosos e deficientes, assim como para reduzir a quantidade de estreptococos do grupo *mutans*, altamente sensíveis a ele, no biofilme dental e na saliva de crianças e de adultos. Quando ingerida, a solução é quase totalmente eliminada pelas fezes e a quantidade mínima absorvida pelo trato intestinal é eliminada pelos rins e pelo fígado, não havendo evidências de que fique permanentemente retida no organismo.

Resguarda-se, ainda, seu uso em larga escala em razão de seus efeitos colaterais, embora reversíveis, como pigmentação da língua, dos dentes e das restaurações, descamação da mucosa oral, além de sintomas subjetivos, como sabor amargo, sensação de queimadura (ardência) e interferência na sensação gustativa. Seu amplo espectro de ação contra bactérias gram-positivas e gram-negativas, sua capacidade de adsorção pelos tecidos dentais e superfície da mucosa, com prolongada liberação gradual em níveis terapêuticos (substantividade), além de sua biocompatibilidade, são algumas das propriedades que justificam sua utilização clínica. A principal limitação da clorexidina como solução irrigadora é sua incapacidade de dissolver tecido pulpar.[30,101-103]

A grande afinidade da clorexidina pelas bactérias provavelmente decorra de uma interação eletrostática entre suas moléculas, carregada positivamente, e os grupos carregados negativamente da parede celular bacteriana. Essa interação aumenta a permeabilidade da parede celular bacteriana, permitindo a penetração da CHX no citoplasma do microrganismo e ocasionando sua morte.

Soluções de clorexidina a 0,2%, assim como soluções de hipoclorito de sódio a 2%, tiveram seus efeitos de desinfecção de túbulos dentinários infectados com E. faecalis avaliados in vitro, em pesquisa realizada por Vahdaty e colaboradores,[104] em 1993. Os canais radiculares foram irrigados com 20 mL de cada solução e, em seguida, foi efetuada a remoção da dentina das suas paredes com o auxílio de brocas esterilizadas, em profundidades que variaram de 100, 100 a 300 e 300 a 500 µm (micrômetros). Os resultados evidenciaram que tanto a clorexidina quanto o hipoclorito de sódio foram igualmente efetivos como agentes antibacterianos. A redução na contagem de bactérias foi significante na profundidade de 100 µm dos túbulos dentinários, contudo, 50% das amostras de dentina permaneceram infectadas nas maiores profundidades.

Leonardo e colaboradores,[105] em 1999, avaliaram, in vivo, a capacidade antimicrobiana e o efeito residual (substantividade) do gluconato de clorexidina a 2%, no tratamento de canais radiculares de dentes de humanos, com necrose pulpar e lesão periapical crônica. Os autores concluíram que a clorexidina, como solução irrigadora, apresentou efeito antimicrobiano, sendo sua substantividade comprovada até 48 horas após sua utilização.

Em 2001, Ferraz e colaboradores[106] realizaram um estudo que teve como objetivo avaliar a ação antibacteriana do gluconato de clorexidina gel a 2% e da solução de hipoclorito de sódio a 5,25% em canais radiculares contaminados in vitro com E. faecalis. Os resultados desse estudo evidenciaram que a clorexidina ofereceu uma atividade antibacteriana comparável à solução de hipoclorito de sódio. Resultados semelhantes, também in vitro, foram obtidos por Gomes e colaboradores,[50] em 2001.

Após o uso da clorexidina no preparo biomecânico, a ação antimicrobiana sobre E. faecalis, in vitro, tem se mostrado semelhante à do hipoclorito de sódio.[15,107] Entretanto, quando a sua atividade sobre biofilme bacteriano é avaliada, a clorexidina não demonstra eficácia na desestruturação,[57,64,108] tendo, portanto, maior ação sobre as bactérias na forma planctônica.[109]

Chang e colaboradores,[16] avaliando o efeito da solução de hipoclorito de sódio e do gluconato de clorexidina em diferentes concentrações, sobre culturas de células do ligamento periodontal humano, concluíram que essas soluções podem prejudicar os tecidos vivos. Os autores, entretanto, afirmam que outros trabalhos de avaliação são necessários para confirmação desse estudo.

Tanomaru Filho e colaboradores[83] avaliaram a reparação apical e periapical, pós-tratamento endodôntico de dentes de cães com lesão periapical crônica, cujos canais radiculares foram submetidos ao preparo biomecânico, utilizando a solução de hipoclorito de sódio a 5,25% ou digluconato de clorexidina a 2%, e obturados com o cimento Sealapex®, com ou sem a utilização do curativo de demora de uma pasta à base de hidróxido de cálcio (Calen PMCC). Esses autores observaram resultados melhores no grupo em que utilizaram a clorexidina do que no grupo em que utilizaram a solução de hipoclorito de sódio, embora não significantes estatisticamente. Observaram ainda a persistência de infiltrado crônico severo nos grupos em que não se utilizou o curativo de demora. Nos grupos em que foi utilizado o curativo de demora, ocorreu reparação completa.

Tanomaru Filho e colaboradores,[110] em 2002, avaliaram a resposta inflamatória das soluções de hipoclorito de sódio a 0,5% e de clorexidina a 2%, inoculadas na cavidade peritoneal de camundongos. Esses autores concluíram que a solução diluída de hipoclorito de sódio causou uma irritação tecidual acompanhada de resposta inflamatória. A clorexidina foi biocompatível, e os autores sugeriram que ela poderá ser alternativa ou um complemento ao uso da solução de hipoclorito de sódio, durante o preparo biomecânico.

Yamashita e colaboradores,[53] em 2003, avaliaram, mediante microscopia eletrônica de varredura, a capacidade da clorexidina na limpeza do canal radicular, comparando-a com a solução de hipoclorito de sódio (isoladamente) e com a solução de hipoclorito de sódio a 2,5%, complementada pela aplicação de EDTA durante 3 minutos. Os resultados piores ocorreram com a clorexidina.

Em 2004, Yamashita[111] avaliou a microbiota dos canais radiculares e a reparação apical e periapical pós-tratamento endodôntico de dentes de cães com lesão periapical crônica, empregando diferentes soluções irrigadoras sem a aplicação de curativo de demora. Concluiu que a solução de hipoclorito de sódio a 2,5% (Grupo II) (FIGS. 3.16 e 3.17), assim como a solução de clorexidina a 2% (Grupo I) (FIGS. 3.18 e 3.19) não conseguiu promover a reparação dos tecidos apicais e periapicais; os resultados foram semelhantes aos do grupo-controle em que foi utilizado a solução fisiológica (Grupo III) (FIG. 3.20), como grupo-controle, o outro grupo não realizou o preparo biomecânico (FIG. 3.21). Esse autor concluiu também que a solução de clorexidina a 2% proporcionou maior redução na microbiota dos canais radiculares quando comparada com a solução de hipoclorito de sódio a 2,5% ($p < 0,55$).

Novas formulações associando clorexidina com outras substâncias, principalmente detergentes, estão surgindo no mercado, e com elas inúmeros trabalhos. Uma delas é a CHX-Plus™ (Vista Dental Products, Racine, WI), uma associação de clorexidina 2% e Triton™ X-100, um detergente. Williamson e colaboradores,[64] em 2009, observaram que o CHX-Plus foi semelhante à solução de hipoclorito de sódio a 4% na redução de biofilme. Em 2011, Shen e colaboradores,[112] comparando in vitro esse produto à clorexidina 2% pura, demonstraram que a associação melhorou a atividade antimicrobiana da clorexidina sobre biofilmes.

A substância Cloreximid (Ogna Laboratori Farmaceutici, Milão, Itália) é uma associação de clorexidina a 2% e cetramida. Simões e colaboradores,[113] em 2005, demonstraram que, além da atividade antimicrobiana, esse produto tem capacidade de diminuir a estabilidade mecânica do biofilme, desestruturando-o. Outra associação da clorexidina 2% com EDTA e cetramida é o QMix® (Dentsply), avaliado por Ma e colaboradores,[114] em 2011. Nesse estudo, foi comparado seu efeito antimicrobiano às soluções de hipoclorito de sódio a 1, 2 e 6% e a clorexidina a 2%. Os resultados demonstraram similaridade na atividade antimicrobiana entre as soluções de hipoclorito de sódio a 1 e 2% e clorexidina a 2%, sendo a solução de hipoclorito de sódio a 6% superior e semelhante à atividade antimicrobiana do Qmix.

Muito embora os resultados dos trabalhos anteriormente citados (sobre a ação da clorexidina a 2%, utilizada como solução irrigadora) sejam bastante satisfatórios em termos de capacidade antibacteriana (substantividade), a nossa opção ainda é pelas soluções de hipoclorito de sódio. Isso ocorre não só porque elas oferecem excelente ação bactericida, mas, principalmente, porque apresentam ótima ação solvente de matéria orgânica, propriedade importante no

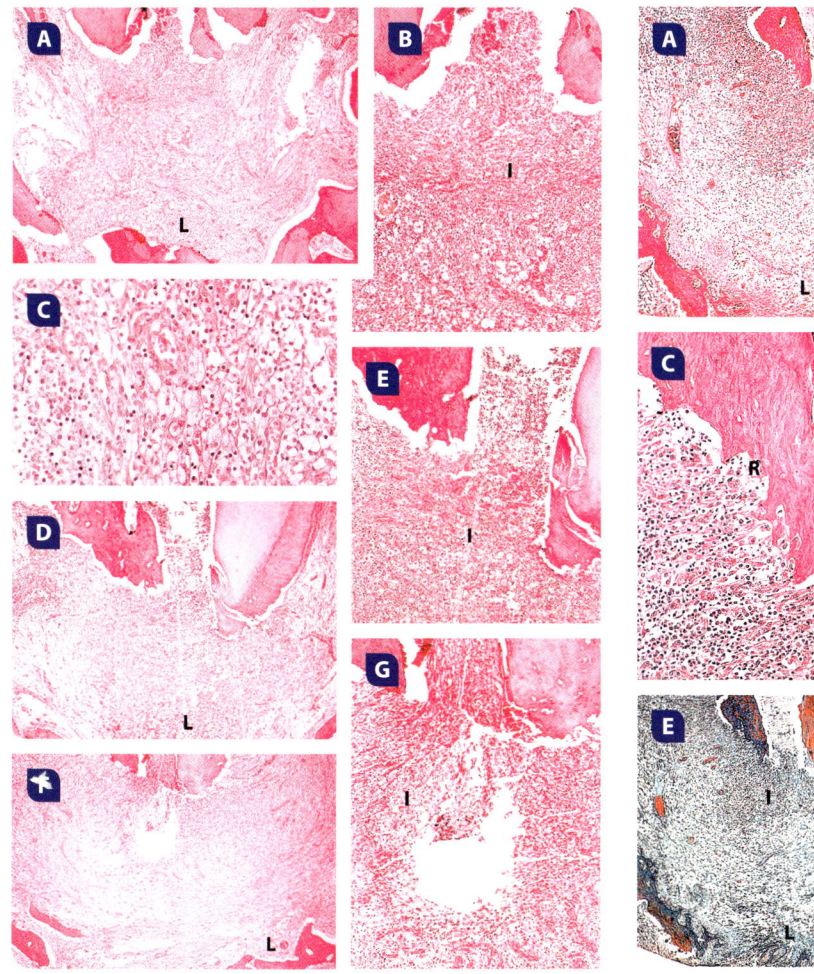

Figura 3.16
(Solução de hipoclorito de sódio a 2,5% sem aplicação de curativo de demora.) **A.** Visão panorâmica do ápice e da região periapical, evidenciando ligamento periodontal apical severamente espessado (L) (H.E. Olympus-40X). **B.** Aumento da figura anterior, evidenciando severo infiltrado de células inflamatórias adjacente ao forame apical (I) que apresenta áreas de reabsorção (H.E. Olympus-100X). **C.** Detalhe da **FIGURA 3.16 B**, evidenciando infiltrado inflamatório com predomínio de células mononucleares (I) (H.E. Olympus-400X). **D.** Ligamento periodontal apical, com severo espessamento (L) (H.E. Olympus-40X). **E.** Aumento da **FIGURA 3.16 D**, evidenciando severo infiltrado de células inflamatórias, adjacente ao forame (H.E. Olympus-100X). **F.** Visão panorâmica do ápice e da região periapical, evidenciando ligamento periodontal apical severamente aumentado (L) (H.E. Olympus-40X). **G.** Aumento da figura anterior, evidenciando severo infiltrado inflamatório (I) e edema (H.E. Olympus-100X).

Figura 3.17
(Solução de hipoclorito de sódio a 2,5% sem aplicação de curativo de demora.) **A.** Região periapical com grande área de reabsorção óssea, evidenciando severo aumento do espaço periodontal apical (L) (H.E. Olympus-40X). **B.** Detalhe da figura anterior, destacando severo infiltrado inflamatório (I) adjacente ao forame apical (H.E. Olympus-100X). **C.** Detalhe da **FIGURA 3.17 B**, evidenciando áreas de reabsorção do cemento apical (R) (H.E. Olympus-200X). **D.** Aumento da **FIGURA 3.17 B**, evidenciando severo infiltrado inflamatório com predomínio de células mononucleares (H.E. Olympus-400X). **E.** Região periapical com áreas de reabsorções ósseas, severo infiltrado inflamatório (I) e aumento do espaço periodontal apical (L). Ausência de fibras colágenas (Tricrômico de Mallory – Olympus-40X). **F.** Região periapical com grande área de reabsorção óssea, severo infiltrado inflamatório (I) e aumento do espaço periodontal apical (L) (H.E. Olympus-40X).

tratamento do sistema de canais radiculares de dentes com necrose pulpar com radioluscência periapical. Trabalhos também recentes questionam a biocompatibilidade das diferentes concentrações de clorexidina, devendo-se avaliá-las amplamente antes de sua indicação como rotina. Como opção, a clorexidina pode ser utilizada como última irrigação após a utilização da solução de hipoclorito de sódio, tomando-se o cuidado de removê-lo com solução fisiológica antes de utilizar a clorexidina, a fim de evitar a formação de uma coloração castanha, resultante da reação química das duas substâncias.

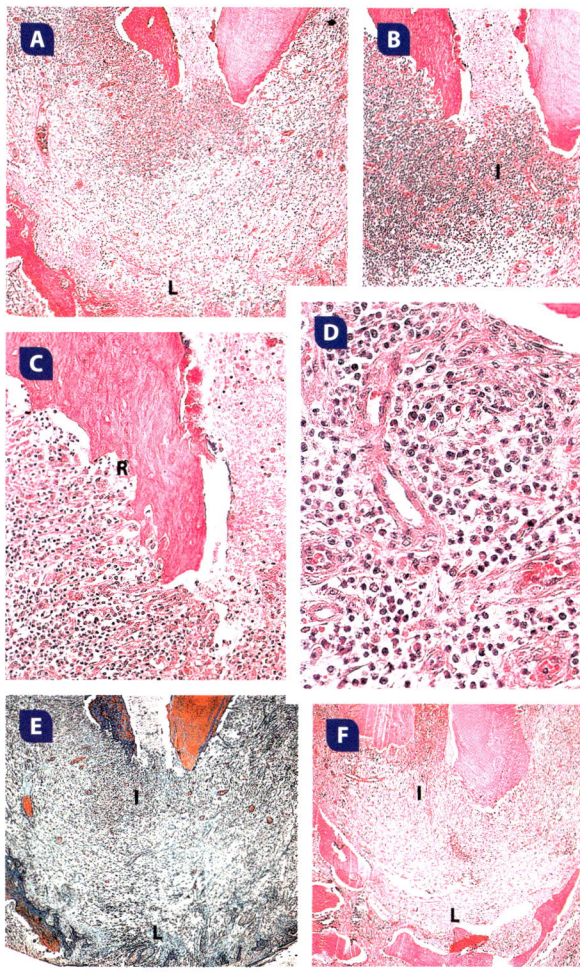

Mohammadi e Shalavi,[115] em 2012 compararam o efeito inibitório de *C. albicans* mortas pelo calor e pó dentinário na atividade antibacteriana da clorexidina sobre *E. faecalis* e *S. sanguis*. Os resultados mostraram que esses dois fatores diminuíram significativamente a eficácia da clorexidina a 2% sobre ambas as cepas avaliadas.

Em 2014, Li e colaboradores[116] avaliaram *in vitro* a citotoxicidade e genotoxicidade da clorexidina em cultura celular de macrófagos e demonstraram que a citotoxicidade apresentada foi de forma dose-tempo-dependente por apoptose e

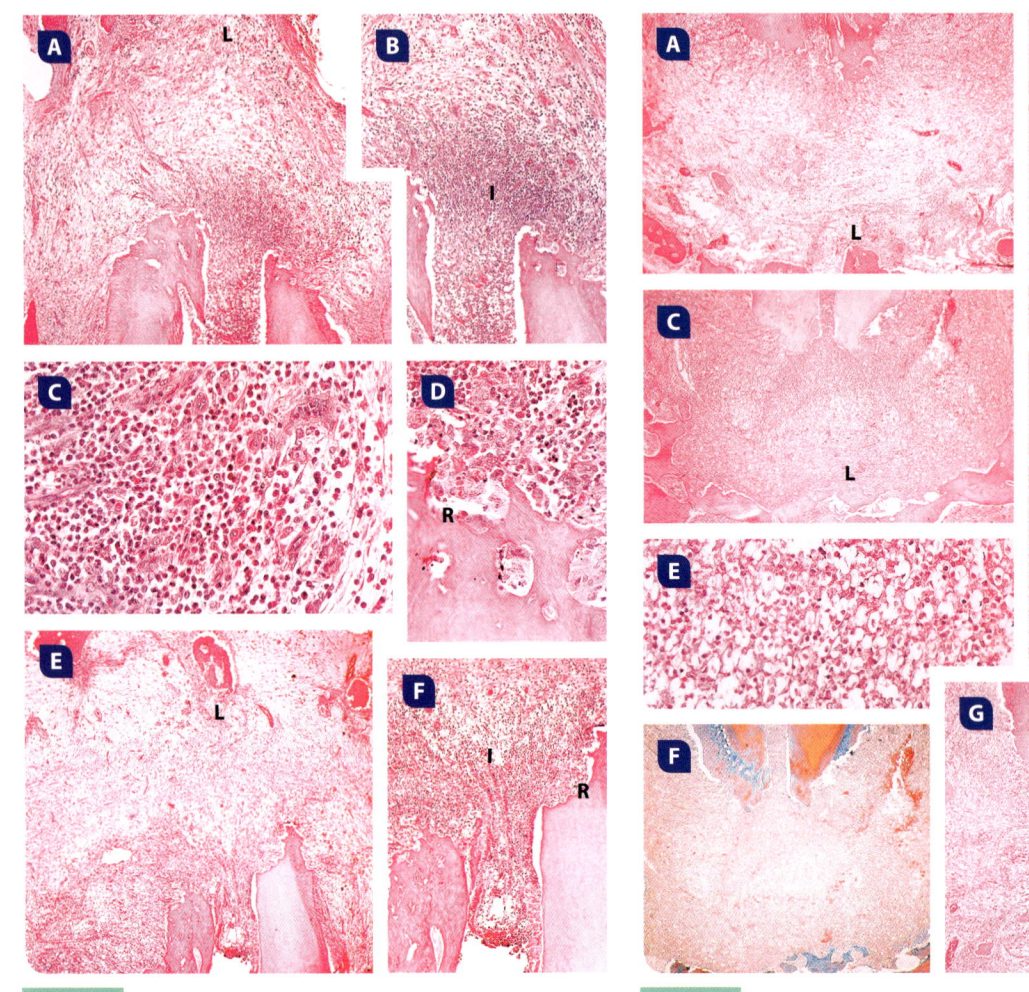

Figura 3.18
(Clorexidina a 2%, sem aplicação de curativo de demora.) **A.** Visão panorâmica evidenciando ligamento periodontal severamente espessado (L) (H.E. Olympus-40X). **B.** Detalhe da figura anterior, destacando tecido intersticial (forame) e região periapical com severo infiltrado de células inflamatórias, denso e misto (I) (H.E. Olympus-100X). **C.** Aumento da figura anterior, destacando o severo infiltrado de células inflamatórias (H.E. Olympus-400X). **D.** Detalhe da **FIGURA 3.18 B**, destacando áreas de reabsorção cementária apical (R) (H.E. Olympus-400X). **E.** Visão panorâmica evidenciando grande área de reabsorção óssea periapical e ligamento periodontal apical severamente espessado (L). **F.** Detalhe da figura anterior, destacando tecido intersticial, região periapical, severo infiltrado de células inflamatórias (I) e área de reabsorção do cemento apical (R) (H.E. Olympus-100X).

Figura 3.19
(Clorexidina a 2%, sem aplicação de curativo de demora.) **A.** Região periapical com extensa reação periapical crônica, evidenciando ligamento periodontal apical severamente espessado (L). H.E.Olympus-40X. **B.** Detalhe da figura anterior, destacando região periapical adjacente ao forame, com severo infiltrado inflamatório (I) (H.E. Olympus-100X). **C.** Região periapical com extensa destruição óssea, apresentando o ligamento periodontal apical severamente espessado (L) (H.E. Olympus-100X). **D.** Detalhe da figura anterior, destacando região periapical adjacente ao forame com severo infiltrado inflamatório (I) (H.E. Olympus-100X). **E.** Aumento da figura anterior, destacando severo infltrado inflamatório (H.E. Olympus-400X). **F.** Região periapical relacionada à **FIGURA 3.19 C**, com extensa destruição óssea. Tricrômico de Mallory – Olympus-40X. **G.** Região periapical apresentando ligamento periodontal apical severamente espessado (L) (H.E. Olympus-40X).

necrose. De maneira similar, a genotoxicidade da clorexidina mostrou-se pelo dano no DNA de forma dose-dependente.

Em 2015, Ulusoy e colaboradores[117] avaliaram a atividade antibacteriana, antibiofilme e a citotoxicidade da clorexidina em comparação ao hipoclorito de sódio e outras novas soluções, mostrando que a clorexidina foi a mais efetiva sobre células planctônicas e biofilme de *E. faecalis, nas* diferentes diluições avaliadas, independente da presença de pó dentinário. Porém, apresentou elevados valores de citotoxicidade e a maior porcentagem em comparação as demais soluções.

Ma e colaboradores,[118] também em 2015 compararam a efetividade antibacteriana, em meio alcalino, da solução de clorexidina a 0, 2% e 2% com o hipoclorito de sódio a 1% e 5,25% sobre *E. faecalis*. Um minuto de pré-tratamento com clorexidina, nas duas concentrações ou hipoclorito de sódio a 5,25% diminuiu significativamente as taxas de sobrevivência das células planctônicas, mas não com hipoclorito de sódio a 1%. As taxas de sobrevivência das células no biofilme de *E. faecalis* foram reduzidas com a clorexidina. Da mesma forma, a análise em microscopia confocal de varredura a *laser* revelou que as maiores quantidades de

Figura 3.20

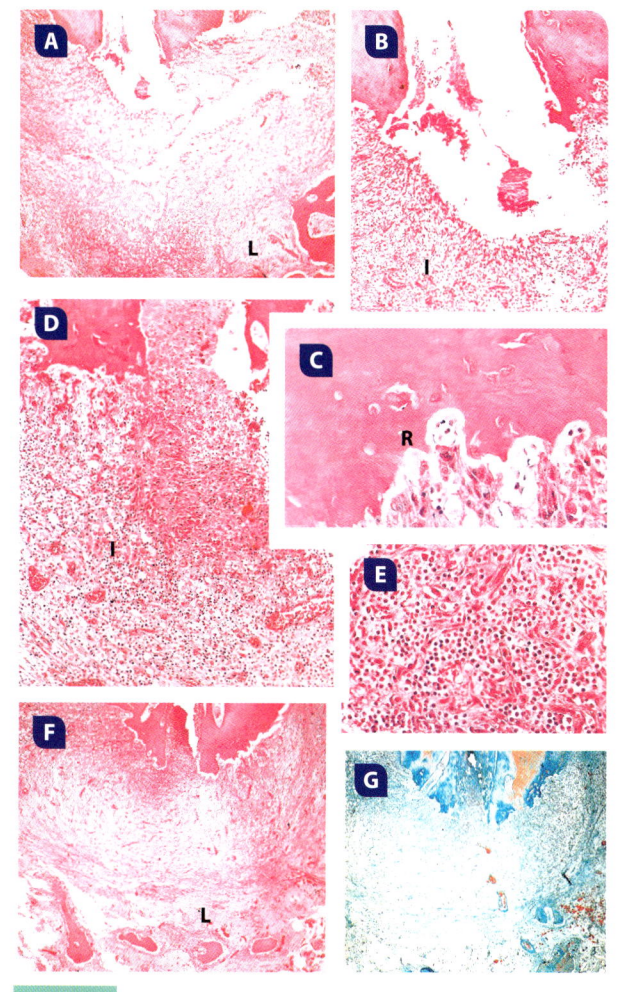

(Solução fisiológica, sem aplicação de curativo de demora.) **A.** Visão panorâmica do ápice radicular e região periapical apresentando severo aumento do ligamento periodontal apical (L) (H.E. Olympus-40X). **B.** Detalhe da figura anterior, destacando severo infiltrado inflamatório adjacente ao forame apical (H.E. Olympus-100X). **C.** Detalhe do ápice radicular da FIGURA 3.20 A, destacando reabsorção cementária (R) (H.E. Olympus-400X). **D.** Ápice radicular e região periapical, evidenciando severo infiltrado inflamatório difuso na área adjacente ao forame apical (I) (H.E. Olympus-100X). **E.** Aumento da figura anterior, evidenciando severo infiltrado inflamatório, com predomínio de células mononucleares (H.E. Olympus-400X). **F.** Visão panorâmica da região apical e periapical, evidenciando ligamento periodontal apical severamente espessado (L) (H.E. Olympus-40X). **G.** Visão panorâmica da figura anterior, evidenciando grande destruição óssea e ausência de fibras colágenas (Tricrômico de Mallory – Olympus-40X).

Figura 3.21

(Grupo controle/sem a realização do preparo biomecânico.) **A.** Região periapical com grande área de reabsorção óssea, indicando severo aumento do espaço periodontal apical (L) (H.E. Olympus-40X). **B.** Detalhe da figura anterior, com severo infiltrado inflamatório (I) adjacente ao forame apical (H.E. Olympus-400X). **C.** Detalhe da FIGURA 3.21 B, evidenciando áreas de reabsorção do cemento apical (R) (H.E. Olympus-200X). **D.** Aumento da FIGURA 3.21 B, evidenciando severo infiltrado inflamatório com predomínio de células mononucleares (H.E. Olympus-400X). **E.** Região periapical com grande área de reabsorção óssea e severo aumento de espaço periodontal apical (L) (H.E. Olympus-40X). **F.** Detalhe do ápice radicular, destacando área de reabsorção do cemento (R), infiltrado inflamatório (I) adjacente ao forame (H.E. Olympus-200X).

células mortas no biofilme foram apresentadas no grupo da clorexidina.

Em estudo clínico, Jain e colaboradores,[119] em 2015 selecionaram 60 dentes unirradiculares com necrose pulpar de pacientes assintomáticos e sem antibioticoterapia prévia. Foram três grupos (n = 20) para realizar a irrigação dos canais radiculares com solução salina, clorexidina ou solução triantibiótica (tetraciclina, ordinazol e ciprofloxacina). Após realização das coletas pré e pós-tratamento, as soluções de clorexidina e triantibiótica foram similares na redução microbiana dos canais radiculares infectados.

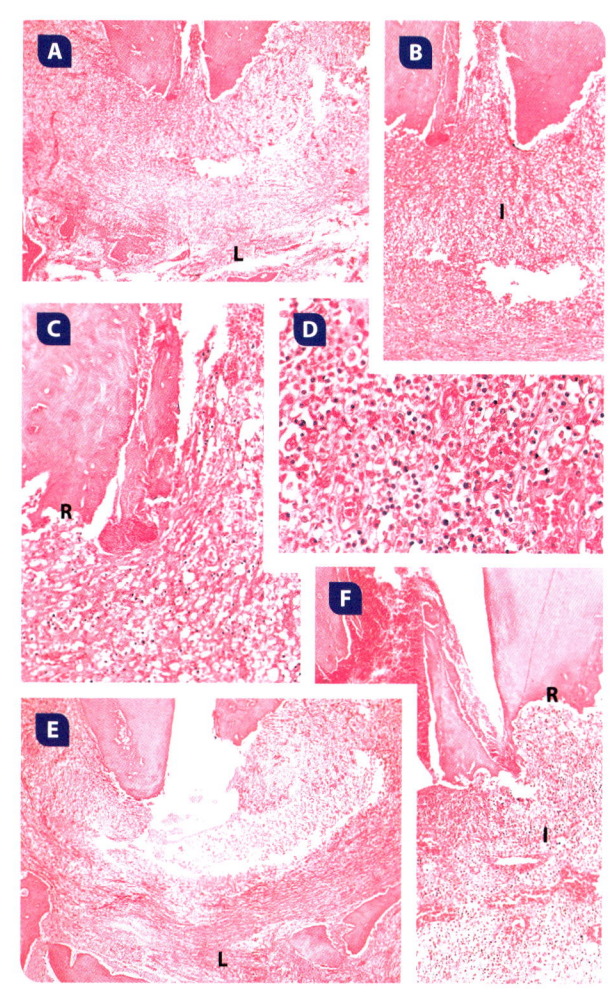

Solução de hipoclorito de cálcio na endodontia

Hipoclorito de cálcio ($Ca(OCl)_2$) é utilizado para esterilização industrial, branqueamento e tratamento de purificação da água.[60,120] $Ca(OCl)_2$ é relativamente estável e tem mais cloro disponível do que o próprio NaOCl (até 65% de cloro disponível). As soluções de $Ca(OCl)_2$ podem atingir concentrações mais elevadas do que as soluções de NaOCl e não produzem ácidos graxos, além disso, em vez de sódio (Na), o cálcio (Ca) está presente na sua composição, que é hipoteticamente mais favorável para ser incorporada na camada híbrida. $Ca(OCl)_2$ está disponível na forma de grânulos, e é produzida a seguinte reação de uma solução aquosa recém-preparada:[60,76,121]

$$Ca(OCl)_2 + 2\,H_2O \rightarrow 2\,HOCl + Ca(OH)_2$$

De acordo com estudos publicados, hipoclorito de cálcio tem capacidade de dissolução de tecido orgânico,[60,76] de remoção de matéria inorgânica[122] e apresenta ação antibacteriana.[120,123]

Em 2014, Oliveira e colaboradores[124] mostraram que não houve diferenças significativas na rugosidade da dentina produzida pelo hipoclorito de cálcio e hipoclorito de sódio nas concentrações de 1, 2,5 e 5% e associadas com EDTA. Maior rugosidade foi encontrada na dentina tratada por 35 minutos com a concentração de 5%, de ambas as soluções, portanto, hipoclorito de sódio a 1 e 2,5% pode ser considerada uma solução adequada para a irrigação dos canais radiculares.

Ferreira e colaboradores,[121] em 2015, sugeriram que a utilização da solução de hipoclorito de cálcio a 10 e 15% na dentina desmineralizada pode alterar a composição química da superfície por remoção da matéria orgânica. Além disso, o aumento dos níveis de cálcio e fósforo pode ser benéfico para o processo de mineralização e para a formação de uma fase de fosfato de cálcio dentro da camada híbrida porque esses dois elementos representam os componentes inorgânicos primários da dentina.

O potencial antimicrobiano da solução de $Ca(OCl)_2$ sobre *E. faecalis* foi avaliada *in vitro* somente por De Almeida e colaboradores,[120] em 2014, em que a concentração de 2,5% foi comparada com hipoclorito de sódio também a 2,5%. Nenhuma das duas soluções conseguiu promover uma completa desinfecção do sistema de canais radiculares (SRC), porém $Ca(OCl)_2$ mostrou menor contagem bacteriana e os autores sugerem que esse agente antibacteriano apresenta potencial para ser usado durante o tratamento endodôntico, sendo que futuros estudos devem ser realizados para analisar outras propriedades desejáveis com o intuito de consolidar o $Ca(OCl)_2$ como uma solução irrigadora alternativa. Não há estudos na literatura relacionados com a citotoxicidade dessa substância e da sua eficácia antimicrobiana sobre biofilme misto.

Indicações das soluções cloradas no tratamento de canais radiculares

A. **Soluções concentradas de hipoclorito de sódio a 5,25% (preparação oficial-USP) e solução de Labarraque (2,5%).**
- Na "neutralização" parcial dos produtos tóxicos, para possibilitar uma penetração cirúrgica imediata dos canais radiculares, em meio ambiente antisséptico, no tratamento de dentes com periodontite apical com radioluscência periapical. Para essa fase, recomenda-se a solução a 5,25%;
- Durante o desbridamento foraminal, no tratamento de canais radiculares de dentes com necrose pulpar e com periodontite apical com radioluscência periapical. Para essa fase, recomenda-se solução a 2,5%;
- Como coadjuvante ao preparo biomecânico em canais radiculares de dentes despulpados e infectados, com radioluscência periapical, em razão da excelente ação bactericida e gasógena (limpeza mecânica de arraste) dessas soluções (hipoclorito de sódio a 2,5%);
- Após a remoção de obturações parciais do canal radicular;
- Na irrigação alternada com água oxigenada 10 vol. (técnica de Grossman);[125]
- Na técnica de Stewart e colaboradores,[7] com o emprego de RC-Prep;
- Nos casos de biopulpectomias, na irrigação alternada (apenas) da câmara pulpar, com água oxigenada a 10 vol., para combater a possível infecção superficial da polpa,[126] por sua ação mecânica de limpeza e para prevenir o escurecimento da coroa dental.

B. **Soluções diluídas de hipoclorito de sódio: solução de hipoclorito de sódio a 1%**
- Na "neutralização" do conteúdo séptico pulpar, em casos de tratamento endodôntico de dentes despulpados e/ou infectados, sem radioluscência periapical (necropulpectomia I);
- Como coadjuvante no preparo biomecânico, nas mesmas indicações do item anterior;
- Durante o desbridamento foraminal no tratamento de canais radiculares de dentes despulpados com abscessos dentoalveolares agudos;
- Na técnica de Paiva e Antoniazzi[127] com o emprego do Endo-PTC;
- Nos casos de biopulpectomias.

C. **Solução de clorexidina a 2%:** estudos atuais indicam a clorexidina como coadjuvante do preparo biomecânico dos canais radiculares, e como complemento ao uso da solução de hipoclorito de sódio. Está indicada também para pacientes alérgicos ao hipoclorito de sódio.

Detergentes sintéticos

Detergentes são substâncias químicas semelhantes ao sabão e que, portanto, baixam a tensão superficial dos líquidos.[126] Desempenham a ação de limpeza, pois graças à baixa tensão superficial penetram em todas as reentrâncias e anfractuosidades; combinam-se com os resíduos, atraindo-os para a superfície e mantendo-os em suspensão (nos casos de detergentes aniônicos), havendo, em seguida, a necessidade da remoção desses resíduos em suspensão, o que fazemos na endodontia pela sucção.

A palavra detergente vem do latim *detergere*, que significa lavar.

Os detergentes pertencem à categoria dos tensoativos, denominados por alguns pela expressão surfactantes, adaptada do inglês.

Essas substâncias atuam nos processos de lubrificação, umedecimento (molhamento), formação de espuma, emulsificação, dispersão, espalhamento e solubilização, além de reduzirem a tensão superficial dos substratos (p. ex.: as paredes dentinárias, para melhor contato do curativo de demora e do material obturador).

A gordura, sob a forma de delicadas camadas, fixa as sujeiras (os resíduos) na superfície dos tecidos, objetos, etc. O sabão, reduzindo a tensão superficial entre a água e a gordura, molha e destaca a camada gordurosa, que, finalmente, se emulsiona na água com sabão. Esse agente de limpeza, no entanto, apresenta alguns inconvenientes. Em presença de soluções aquosas ácidas e mesmo neutras e/ ou em presença de íons de cálcio e magnésio, isto é, em presença de águas ricas em sais, que constituem a chamada "água dura", e mesmo em "água não tão dura" (com poucos sais), o sabão comum se precipita (talha) formando grumos gordurosos que são insolúveis em água.

A água, por ser ácida, fará o sabão se transformar em ácidos graxos. Esses ácidos aderirão à sujeira, dificultando a limpeza ainda mais. Os sais que dão dureza à água reagem com o sabão, formando grumos gordurosos e uma espuma insolúvel que permite a deposição da sujeira. Essa reação era uma grande desvantagem do sabão, que poderia ser resumida assim: "[...] o sabão limpa por um lado, mas suja por outro".[128]

Durante a Segunda Grande Guerra, a marinha norte-americana necessitou de grandes volumes de agentes para limpeza, que atuassem bem em água do mar, isto é, em "água dura" (rica em sais). A falta de matéria-prima para a fabricação do sabão (gordura animal e óleo vegetal) e, principalmente, os grandes inconvenientes do sabão comum, impeliram os pesquisadores na busca de substâncias que tivessem as propriedades detergentes do sabão sem, entretanto, os seus inconvenientes. Essa luta foi desenvolvida, principalmente, pelos laboratórios químicos industriais. Buscaram e conseguiram encontrar essa substância a partir do petróleo, que é rico em hidrocarbonetos, os quais poderiam ser empregados para produzir uma molécula que se comportasse como a do sabão.

Para que se tenha uma ideia da ação detergente, é necessário conhecer a sua natureza química, comparando-a com o sabão comum.

Uma molécula típica do sabão comum é o laurato de sódio, que é constituído por uma cadeia longa de hidrogênio e carbono, chamada hidrocarboneto ou cadeia hidrocarbônica (rica no petróleo), e por uma outra cadeia pequena, simples, chamada carboxilato de sódio, contendo átomos de carbono, oxigênio e sódio (**FIG. 3.22**).

As moléculas dos detergentes, que apresentam também uma cadeia longa de hidrogênio e carbono (hidrocarboneto), foram obtidas pelos pesquisadores substituindo aquela cadeia pequena, simples, chamada carboxilato de sódio, por um grupo complexo que funcionasse como a outra extremidade da molécula do sabão, isto é, que apresentasse avidez por água, mas que não formasse aqueles grumos gordurosos em presença de águas duras (que não formasse espuma insolúvel).

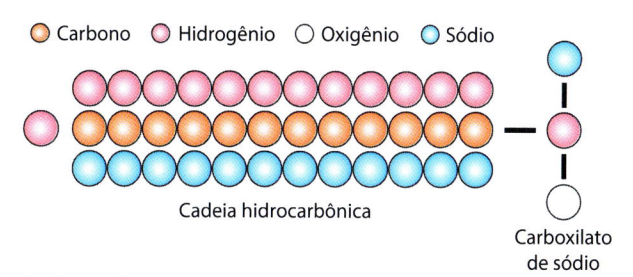

Figura 3.22

Laurato de sódio – molécula típica do sabão comum.

Os químicos observaram que o ácido sulfúrico reagia com um hidrocarboneto, produzindo um ácido graxo. Adicionando um álcali a esse ácido, conseguiram produzir a parte surfactante da molécula do detergente sintético.

Aquele grupo complexo, chamado grupo polar, contendo Na, S e O é que caracteriza cada um dos diferentes produtos comerciais. No sabão, essa extremidade é responsável pela formação da espuma em água dura, ao passo que, nos detergentes sintéticos, essa extremidade não forma espuma, razão pela qual eles limpam mais.

Uma característica da molécula do detergente é que a sua cadeia hidrocarbônica é hidrófoba e, ao mesmo tempo, lipófila. O complexo, chamado grupo polar, que varia para cada fabricante e que caracteriza cada um dos produtos, é hidrófilo, isto é, ávido por água.

Outra característica do detergente é que uma parte de sua molécula é carregada positivamente e a outra, negativamente. A carga elétrica do chamado grupo polar é que caracteriza o detergente. Assim, se o grupo polar for carregado negativamente, o detergente é aniônico. Se carregado positivamente, caracteriza um detergente catiônico. Existem também os detergentes não iônicos, ou seja, quando o grupo não se ioniza.

Vimos, portanto, que uma parte da molécula dos detergentes é hidrófoba e, ao mesmo tempo, lipófila, sendo a outra hidrófila. A propriedade de incorporar na mesma partícula dois grupos de ações diametralmente opostas é chamada de anfipatia.

Assim, ao se dissolver o detergente em água, há uma dissociação de íons, isto é, a parte hidrófoba, que também é lipófila, tende a sair da água, e a parte hidrófila tende a ficar dentro da água. Essas moléculas ficam uma ao lado da outra, tomando toda a superfície da água, saturando-a. Essa maior concentração na superfície da água é chamada adsorção e é a base da ação de superfície dos detergentes.

Nessa superfície tem-se, então, o seguinte: a porção hidrófoba da molécula tende a puxá-la para fora da água; em contrapartida, a parte hidrófila tende a puxá-la para o seu interior, portanto, em sentido contrário. Como para toda ação há uma reação igual e contrária, haverá, na superfície da água, um equilíbrio de forças. Essa força de superfície é chamada tensão superficial, que, no caso dos detergentes, é nula (**FIG. 3.23**).

Esse fenômeno explica-se pelo fato de que a a água comum, ao passar por um tubo capilar, não penetra. Contrariamente, os detergentes têm fácil penetração (**FIG. 3.24**).

Outro fenômeno que ocorre com os detergentes é que, quando a superfície da água estiver saturada com suas moléculas, se aumentarmos a concentração da solução além do ponto de saturação de sua superfície, as moléculas que permanecerem abaixo procurarão satisfazer sua propriedade hidrófuga (hidrófoba) de outra maneira. Como partículas de cargas contrárias se atraem, elas combinam-se umas com as outras, formando um composto diferente chamado micela. Essas partículas funcionam como um verdadeiro reservatório de íons (**FIG. 3.25 A**).

Como vimos, a parte hidrófoba é também lipófila, a qual combina, portanto, com os resíduos (sujeira) e os mantém em suspensão. Por que eles são mantidos em suspensão? Supõe-se que haja vários resíduos no interior de um líquido; várias moléculas de detergente atacam esses resíduos através de sua parte lipófila (**FIG. 3.26**). Em razão da redução da tensão superficial e da agitação mecânica, o resíduo se destaca, ficando totalmente envolto pelas moléculas do detergente, semelhante a um verdadeiro paliteiro. Como o resíduo está todo envolvido pelas moléculas e como as cargas desses complexos são iguais, estes se repelem, mantendo o resíduo em suspensão. Da mesma forma, como todos os substratos são carregados negativamente, como é o caso da parede do canal radicular, esse conjunto (resíduos envoltos pelas moléculas) se repele das superfícies.

Assim sendo, não haverá deposição, uma vez que aquele complexo, quando for o caso de detergentes aniônicos, também é carregado negativamente e a parede do canal radicular o repele. Já os catiônicos têm uma tendência a se depositarem, razão pela qual os aniônicos são os mais indicados na endodontia.

Um grande inconveniente dos detergentes sintéticos é que eles são resistentes à decomposição. Os microrganismos aquáticos não conseguem destruí-los, constituindo, assim, um problema semelhante ao dos plásticos. Esse fato abriu um campo para novas pesquisas, quando os investigadores passaram a buscar um novo detergente que pudesse ser decomposto por meio da microbiota bacteriana fluvial, surgindo, assim, os detergentes biodegradáveis.

A molécula dos detergentes sintéticos comuns é muito ramificada e difícil de ser quebrada pelos microrganismos, permitindo seu acúmulo nas águas dos rios e dos lagos, onde,

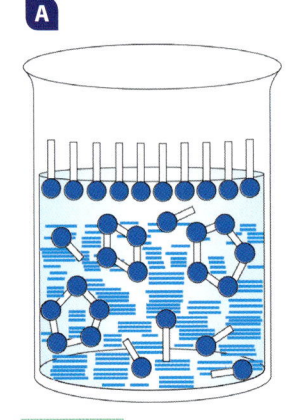

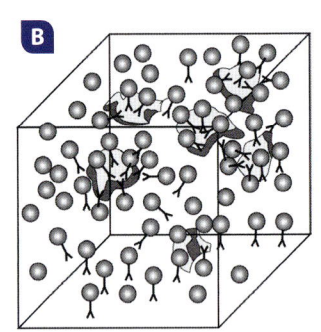

Figura 3.23
Ilustração esquemática da tensão superficial de acordo com a descrição no texto.

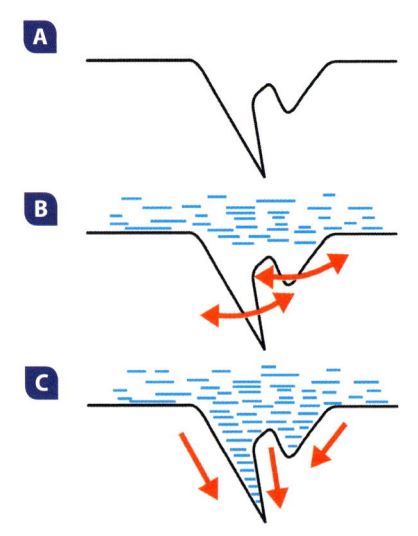

Figura 3.24
Ilustração esquemática da penetração em reentrâncias (A), por líquido de baixa tensão superficial (C).

Figura 3.25
A. Ilustração esquemática de acordo com descrição no texto, evidenciando a presença de micelas. **B.** Resíduos envoltos pelas moléculas de detergente aniônico, mantidos em suspensão.

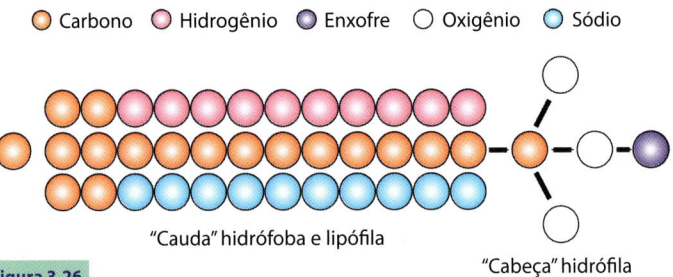

○ Carbono ○ Hidrogênio ● Enxofre ○ Oxigênio ○ Sódio

"Cauda" hidrófoba e lipófila

"Cabeça" hidrófila

Figura 3.26
Ilustração esquemática de acordo com descrição no texto.

em volumes cada vez maiores, chegam a produzir grande quantidade de espuma.[129]

Os detergentes biodegradáveis, por apresentarem moléculas retilíneas que se quebram com facilidade, são mais facilmente destruídos pelos microrganismos aquáticos.

Os detergentes biodegradáveis são obtidos por meio dos fosfatos, geralmente o tripolifosfato de sódio, sendo esses sais nutrientes indispensáveis aos vegetais e animais, pois são amplamente utilizados como fertilizantes. Os autores deste capítulo acreditam, por isso, que essa nova geração de detergentes não deva ser empregada em endodontia.

Detergentes sintéticos na endodontia

Embora, já em 1958, Rapela[130] tenha empregado esses agentes como veículos para os antibióticos, com a finalidade de alcançar zonas até então inacessíveis[131] do sistema de canais radiculares, o conhecimento de seu emprego foi divulgado pela primeira vez no Curso de Atualização Clínica realizado na Faculdade de Odontologia da Universidade de São Paulo (USP), em 1960.

Em 1966, Bozzo e Nascimento[132] recomendaram o "Duponol C" (mistura de alquilsulfato de sódio em solução a 2% em água destilada).

Pela baixa tensão superficial, os detergentes penetram mais profundamente nos túbulos dentinários, laterais, colaterais, secundários e acessórios, umedecendo as paredes do canal radicular, restos orgânicos, raspas de dentina e bactérias que se encontrem no seu interior e mantendo-os em suspensão.

Para que esse processo se verifique, é necessário que ocorram na superfície os seguintes efeitos, proporcionados pelos detergentes:[133]

a. **Ação umectante:** melhorando o poder umectante da água, as moléculas ou íons detergentes ficam em torno do resíduo e penetram nos seus interstícios. Pela diminuição da adesão entre aqueles e o substrato, haverá, consequentemente, um total umedecimento deste pela solução detergente.

b. **Ação emulsionante e dispersante:** remoção do resíduo da superfície e manutenção dele em suspensão estável. Os detergentes não criam por si mesmos a dispersão, porém, reduzem a energia necessária para que se forme essa dispersão e, uma vez formada, estabilizam-na por meio de dois mecanismos.

- Reduzem a tensão interfacial entre as duas fases;
- Proporcionando às partículas dispersas cargas negativas, como consequência da ionização das moléculas detergentes situadas nas interfaces. Como os substratos comuns estão carregados negativamente, as partículas do resíduo, dispersas (negativas), são repelidas por eles, evitando a redeposição e mantendo, consequentemente, aquelas partículas em dispersão;
- Ação solubilizante – verifica-se a solubilização não só do resíduo polar (nível das interfaces), como também daquele situado no meio das micelas do detergente.

c. **Ação espumante:** a formação de espuma auxilia a separação do resíduo do substrato, criando, entre ambos, uma capa de ar isolante. A agitação mecânica é fundamental, uma vez que ela aumenta a superfície de contato entre a solução detergente e a impureza. O calor facilita a solubilidade dos detergentes, diminuindo, em contrapartida, a viscosidade do "resíduo" graxo, tornando-o, desse modo, mais facilmente dispersável.

d. Por não coagularem a albumina e graças à baixa tensão superficial, essas substâncias penetram profundamente em todas as reentrâncias, canalículos e anfractuosidades do canal radicular, umedecendo os restos orgânicos e os microrganismos do seu interior e mantendo-os em suspensão. Após isso, estes serão removidos pela nova irrigação e sucção.

Os detergentes são quimicamente inativos e não alteram os elementos celulares, razão pela qual são utilizados em medicina geral como fluidificantes de secreções e exsudatos broncopulmonares, sem provocar nenhuma irritação na mucosa brônquica.[134]

Em 1967, os autores deste capítulo avaliaram[135] a eficiência do "laurildie-tilenoglicol-éter sulfato de sódio" a 0,125%, um detergente aniônico conhecido comercialmente pelo nome de Tergentol.* Os resultados demonstraram que essa solução, no preparo biomecânico, não foi suficiente para obter e manter a desinfecção dos canais radiculares dos dentes despulpados e infectados, e, não tendo poder bactericida, foi por nós contraindicada para os casos de necropulpectomias.

Em 1973,[14] os mesmos autores empregaram essa solução para a irrigação de canais radiculares em biopulpectomias e obtiveram a preservação da vitalidade do coto endoperiodontal em todos os casos analisados. Esses resultados evidenciaram a importância do emprego dos detergentes nas biopulpectomias, em que os tecidos vivos apicais e laterais necessitam de uma substância inócua, porém que ofereça uma ação de limpeza, requisito este plenamente preenchido por essa solução irrigadora. Assim, além de sua ação de limpeza, sendo inócuos aos tecidos vivos, preservam a vitalidade do coto endoperiodontal e dos remanescentes laterais, os quais constituirão a matriz de uma possível mineralização.

Indicação de detergentes sintéticos como coadjuvantes ao preparo biomecânico

É preciso considerar os seguintes fatores:

- Endodontistas estão expostos a intercorrências como:
  - Os detergentes aniônicos sintéticos não desempenham ação bactericida; há a possibilidade de quebra da cadeia asséptica durante a realização de uma biopulpectomia em que o canal radicular é estéril;
  - Essa quebra da cadeia asséptica, durante uma biopulpectomia, muitas vezes independentemente da

---

*Laboratório Searle Farmacêutica do Brasil Ltda.

aplicação de normas de biossegurança, podendo contaminar o canal radicular e ser responsável pela dor pós-operatória. Assim, os autores do presente trabalho não recomendam o emprego dos detergentes sintéticos; nesses casos, indicam o uso de soluções diluídas de hipoclorito de sódio a 1%.

Como se pode observar, a literatura endodôntica dos últimos anos não relata nenhum trabalho isolado com o uso de detergentes. Os detergentes aniônicos são mais recomendados atualmente em associações com outros produtos utilizados durante a instrumentação de canais radiculares, como o RC-Prep, o Endo PTC e o MTA-D. São indicados, porém, para a remoção hidrodinâmica da solução de EDTA, usados como toalete final do preparo biomecânico.

Novas soluções irrigadoras estão sendo desenvolvidas contendo substâncias surfactantes ou detergentes, que modificam a tensão superficial do irrigante e favorecem sua maior penetração pelos túbulos dentinários e irregularidades, objetivando melhor limpeza e desinfecção do sistema de canais radiculares.

Tensoativos ou surfactantes catiônicos apresentam baixa capacidade detergente e alta ação antimicrobiana. Tais substâncias têm demonstrado desestruturação no biofilme bacteriano, já que as suas ligações eletrostáticas podem se unir às da matriz extracelular polimérica presente no biofilme.[113] A cetramida é um surfactante catiônico que vem demonstrando excelente atividade antimicrobiana e está sendo muito estudada, principalmente em associação com outras substâncias. Além da cetramida, outro surfactante que está sendo associado a soluções irrigadoras é o Triton™ X-100.

Em 2012, Palazzi e colaboradores[136] compararam os valores de tensão superficial do Chlor-Xtra (hipoclorito de sódio a 5,8% + Triton X-100) e Hypoclean (hipoclorito de sódio a 5,25% + cetramida) aos do hipoclorito de sódio a 5,25%, mostrando que as novas soluções de hipoclorito de sódio modificadas com detergentes apresentam valores de tensão superficial menores do que o hipoclorito de sódio. Os autores sugerem que esses produtos podem penetrar mais facilmente em áreas não instrumentadas do sistema de canais radiculares, bem como apresentar maior eficácia antimicrobiana e capacidade de dissolução de tecido pulpar.

Wang e colaboradores,[137] em 2012, demonstraram que a adição de detergentes nas soluções de hipoclorito de sódio e clorexidina aumentou seus efeitos antibacterianos sobre *E. faecalis* nos túbulos dentinários. Quando utilizado como agente único, cetramida mostrou eficácia antibacteriana comparável ao hipoclorito a 2% e clorexidina a 2%. Hipoclorito de sódio a 6%, sua associação à cetramida a 0,1% e Chlor-Xtra foram os mais efetivos, eliminando 45 e 65% das bactérias após 1 e 3 minutos de contato, respectivamente. CHX-Plus (clorexidina a 2% + Triton X-100) foi mais efetivo do que clorexidina a 2% sem adição de detergente.

Em 2014, Mohammadi e colaboradores[138] avaliaram *in vitro* o efeito das soluções de Hypoclean, Chlor-Xtra, clorexidina a 2% e hipoclorito de sódio a 6%/EDTA como irrigante final dos canais radiculares. Os dentes irrigados com Chlor-Xtra e obturados apresentaram o menor número de dias para infiltração bacteriana em comparação às outras soluções, apresentando o pior resultado.

Aslantas e colaboradores,[139] também em 2014, demonstraram que hipoclorito de sódio a 6% e Chlor-Xtra diminuíram significativamente a microdureza da dentina radicular em comparação à dentina não tratada, o que não ocorreu com a solução de CHX-Plus, os autores concluíram ainda que a adição de detergentes às soluções irrigadoras não afetou a microdureza das amostras.

Em 2014, Guerreiro-Tanomaru e colaboradores[59] avaliaram a atividade antibacteriana e antibiofilme da cetramida a 0,2% e da sua associação às soluções de hipoclorito de sódio a 2,5% e clorexidina a 2%, por meio da análise em microscopia confocal de varredura a *laser*. Biofilme de *E. faecalis* formado em dentina radicular bovina por 14 dias foi tratado com as soluções por 1 minuto. Cetramida reduziu o biovolume de células bacterianas viáveis em relação ao controle (água destilada), porém foi menos eficaz do que as soluções de hipoclorito de sódio e clorexidina, além de a adição de cetramida não ter influenciado a atividade antibacteriana dessas soluções.

No entanto, Maria Ferrer-Luque e colaboradores,[140] em 2014, relataram que a cetramida a 0,2% apresenta uma excelente atividade bacteriana residual em dentes contaminados com *E. faecalis*, mostrando resultados similares aos obtidos com a clorexidina a 2%. Os autores sugerem que a substantividade da cetramida depende da sua concentração e tempo de aplicação ou da sua associação com outros materiais.

A seguir, alguns produtos e suas composições:

- **Chlor-Xtra:** hipoclorito de sódio a 5,8% e Triton X-100 (Vista Dental Products, Racine, WI);
- **Hypoclean:** hipoclorito de sódio e cetramida (Ogna Laboratori Farmaceutici, Milão, Itália);
- **CHX-Plus:** clorexidina a 2% ao Triton X-100 (Vista Dental Products, Racine, WI);
- **Cloreximid:** clorexidina e cetramida (Ogna Laboratori Farmaceutici, Milão, Itália);
- **QMix:** clorexidina, EDTA e cetramida (Dentsply), para irrigação final.

Cloreto de benzalcônio é um agente tensioativo/detergente frequentemente utilizado em oftalmologia como conservante para evitar a contaminação das soluções oculares. Na odontologia, é, quase sempre, incorporado aos adesivos dentinários e resinas ortodônticas por apresentar propriedade inibidora de proteases da dentina, que contribuiu para a preservação e durabilidade da interface de união entre a resina e dentina.[141-143]

Esse agente também é utilizado para reduzir a tensão superficial dos líquidos e foi verificada uma redução de 70 vezes na acumulação de biofilme.[144,145] Dessa maneira, cloreto de benzalcônio associado ao hipoclorito de sódio pode reduzir a quantidade de bactérias em uma extensão maior do que o hipoclorito de sódio isoladamente e permite sua maior difusão nos túbulos dentinários.

Baron e colaboradores,[144] em 2016, avaliaram a atividade antibacteriana do NaOCl a 6% e de sua associação a cloreto de benzalcônio a 0,008% sobre biofilme de *E. faecalis*, mostrando que a adição dessa substância melhora o efeito antibacteriano do NaOCl, porém não houve diferença na penetração da solução nos túbulos dentinários. No entanto, Bukiet e colaboradores,[141] em 2012, demonstraram que a adição de cloreto de benzalcônio a 0,008% ao NaOCl a 2,4% reduz a tensão superficial, não modifica o conteúdo de cloro ativo, a citotoxicidade e a ação antibacteriana da solução.

No estudo *in vitro* de Jaramillo e colaboradores,[145] em 2012, foram avaliadas as atividades antibiofilme e antiadesão das soluções de cloreto de benzalcônio a 13% ou NaOCl em discos de dentina humana. Os resultados sugerem que o tratamento de superfície com a solução de cloreto de benzalcônio tem uma capacidade redutora de biofilme e que esta substância não causa dano na membrana bacteriana, mas pode interferir no mecanismo de adesão.

Quelantes

São substâncias que têm a propriedade de fixar íons metálicos de determinado complexo molecular.

O termo quelar é derivado do grego *khele*, que significa garra, assim como da palavra quelípode, pata de certas espécies de crustáceos que termina em pinça ou garra, como o caranguejo, e que serve para aprisionar seus alimentos.

Os quelantes, apresentando na extremidade de suas moléculas radicais livres que se unem aos íons metálicos, atuam de maneira semelhante aos caranguejos. Essas substâncias "roubam" os íons metálicos do complexo molecular ao qual se encontram entrelaçados, fixando-os por uma união coordenada que se denomina quelação.

A quelação é, portanto, um fenômeno físico-químico pelo qual certos íons metálicos são sequestrados dos complexos de que fazem parte, sem constituir uma união química com a substância quelante, mas uma combinação. Esse processo é repetido até esgotar a ação quelante, não sendo efetuado pelo clássico mecanismo de dissolução.

A dentina é um complexo molecular em cuja composição figuram os íons de cálcio, da qual, se aplicado um quelante, poderá resultar uma deficiência de íons cálcio, determinando nela maior facilidade de desintegração.

Nem todos os quelantes fixam qualquer íon metálico, existindo certa especificidade para determinados íons, os quais são sequestrados sem que o quelante atue sobre outros íons presentes em um determinado complexo molecular.

O EDTA é um quelante específico para o íon cálcio e, consequentemente, para a dentina.

O emprego de quelantes na endodontia

De acordo com Nikiforuk e Sreebny,[146] o pH ideal das soluções de EDTA para a descalcificação dentinária deve ser próximo ao neutro, isto é, 7,5.

Como relatam Holland e colaboradores,[147] dos sais derivados do EDTA o que apresenta pH = 7,7 é o sal trissódico e, segundo esses autores, por esse motivo ele deve ser utilizado quando se pretender um efeito descalcificador mais acentuado.

Ostby,[148] em 1957, utilizou o EDTA sob a forma de um sal dissódico, com a elevada capacidade de formar compostos não iônicos e solúveis e com grande número de íons cálcio.

A solução sugerida por Ostby tem a seguinte fórmula:

    Hidróxido de sódio 5/N... 9,25 mL

    Sal dissódico de EDTA ..... 17 g

    Água destilada .... 100 mL (pH aproximado de 7,3)

Em 1959, Hill[149] sugeriu adicionar o Cetavlon (detergente catiônico – brometo de cetiltrimetil-amonea) ao EDTA, melhorando a tensão superficial e a ação bactericida desse produto, denominado EDTAC.

A ação do EDTA sobre a dentina tem sido comprovada pela microscopia sob luz polarizada. Frithjof e Ostby,[150] em 1963, observaram que a magnitude de desmineralização pelo EDTA foi proporcional ao tempo de sua aplicação. Em estudo comparativo com o ácido sulfúrico a 50%, os autores citados mostraram que a aplicação de EDTA sobre a dentina por 5 minutos desmineralizava uma camada de 20 a 30 μm; e por 48 horas demonstrava uma marcada ação quelante, em uma profundidade de aproximadamente 50 μm. Convém destacar que a camada atingida pelo agente em estudo apresentava-se bem definida e limitada por uma linha regular de demarcação, demonstrando que o EDTA tem uma autodelimitação, o que é de grande importância clínica.

Patterson,[72] ainda em 1963, estudou a ação do EDTA chegando às seguintes conclusões:

- A dureza da dentina humana varia de 25 a 80 na escala Knoop, de acordo com sua localização, sendo menos dura ao nível da junção cemento-dentinária e nas proximidades da superfície do canal radicular;
- Quando submetida à ação do EDTA, a dureza máxima determinada foi de 1,6 na escala Knoop;
- O EDTA ofereceu aproximadamente o mesmo efeito do ácido fenolsufônico sobre a dentina;
- Em diluições de 10, 3, 0,3, 0,1 e 0,03%, o EDTA mostrou-se ativo, embora seu maior efeito tenha sido observado na mais alta concentração estudada. Deve-se ressaltar que a 0,03% a solução foi também efetiva;
- Quando o EDTA foi deixado no canal radicular por 24 horas, a dentina superficial sofreu descalcificação. Esse efeito, porém, não foi autodelimitante, sendo contínuo por mais 5 dias. Contudo, a profundidade máxima de ação, somente 0,28 mm, foi observada no 5º dia;
- A porção de dentina não atingida pela solução manteve a sua dureza, embora a área adjacente se mostrasse menos resistente à abrasão;
- Uma solução a 10% de EDTA produziu uma zona de inibição bacteriana, comparada com a produzida pelo creosoto de Faia;

- A irritação produzida por mechas de algodão saturadas com água destilada esterilizada e eugenol, implantadas nos tecidos, foi suave, sendo severa nos implantes com EDTAC;
- As reações teciduais ocasionadas pela água destilada foram brandas, assim como pelo EDTA em uma diluição de 0,03%. A inflamação foi mais acentuada quando a concentração de EDTA utilizada era maior. O grau de inflamação foi moderado quando os tecidos foram submetidos à ação de uma injeção intramuscular de 0,1 mL de EDTA a 10%.

Uma observação clínica realizada pelo mesmo autor, em aproximadamente 200 pacientes tratados endodonticamente, com uma solução de EDTA a 10%, mostrou que esse produto não produziu nenhum efeito nocivo pós-operatório.

Em 1965, Weinreb e Meier,[151] observando a eficiência das soluções de EDTA quanto ao tempo de sua aplicação, concluíram que cinco aplicações por 3 minutos cada uma, totalizando, portanto, 15 minutos, foi mais eficiente do que uma aplicação contínua por 15 minutos consecutivos. De acordo com os mesmos autores, a agitação mecânica proporcionada pelos instrumentos aumentou a eficiência do produto em duas vezes e meia, e por isso recomendam a aplicação do quelante por 2 minutos, seguida do emprego de um instrumento por 1 minuto, repetindo-se a operação sucessivamente quantas vezes forem necessárias.

Holland e colaboradores,[147] em 1973, compararam os efeitos de quatro produtos à base de EDTA, por meio de uma técnica especial para obtenção de peças sem descalcificação. Os produtos testados foram o RC-Prep (Premier Products), EDTA Ultra Duradent (Odonto Comercial e Importadora Ltda.), EDTAC (Procosol Chemical Co., Inc.) e um produto por eles preparado, momentos antes do emprego, designado apenas EDTA.

Os produtos avaliados permaneceram no interior dos canais radiculares por 5, 15 e 30 minutos e 24 horas. Para os três primeiros tempos, outros três grupos foram utilizados, cujas soluções desmineralizadoras eram trocadas duas vezes a cada 5 minutos. Foram empregados mais três dentes, nos quais os canais radiculares receberam apenas água destilada.

As peças foram incluídas em metacrilato e cortadas transversalmente ao nível da porção média da raiz com auxílio do micrótomo para tecido duro, com 8 μm de espessura. Os cortes foram corados pela técnica de Von Kossa e o halo de descalcificação, medido com o auxílio de um microscópio comum e uma ocular micrométrica.

Os resultados obtidos permitiram concluir que:

- Houve diferença na velocidade de quelação entre os diferentes produtos estudados;
- O RC-Prep e o EDTA Ultra Duradent apresentaram a menor ação quelante. O EDTAC e EDTA, por eles preparados, mostraram resultados semelhantes.

A renovação constante dos produtos à base de EDTA no interior do canal permitiu a obtenção de maior halo de descalcificação.

Estudos realizados por Gutiérrez e Garcia,[152] em 1968, demonstraram que as paredes dentinárias ficavam mais limpas e polidas com o emprego de soluções à base de EDTA.

Fromme e colaboradores,[153] por meio da microscopia eletrônica, também notaram o alisamento e melhor limpeza da superfície dentinária quando usaram o EDTA.

Ainda por microscopia eletrônica, McComb e colaboradores,[154] em 1976, e Goldberg e Abramovich,[155] em 1977, confirmaram a ação de limpeza dos canais radiculares com o emprego de substâncias líquidas à base de EDTA.

O sal dissódico de EDTA é geralmente aceito como o mais efetivo agente quelante, sendo o mais usado na terapia endodôntica.[156,157]

Em 1982, Gutiérrez e colaboradores[158] analisaram a influência da infiltração bacteriana na dentina através da ação de agentes quelantes. Observaram que as paredes dentinárias tratadas com EDTA tornaram-se mais permeáveis à difusão microbiana quando os dentes estudados foram incubados *in vitro* com microrganismos comumente encontrados na cavidade bucal.

Outros estudos têm demonstrado que o uso do EDTA[36,39] remove a camada residual, permitindo melhor contato das substâncias utilizadas com o curativo de demora, como também maior potencial de penetração.[39]

Oliveira,[39] em 1988, empregando o EDTA a 14,3% tamponado em pH de 7,4, no preparo biomecânico de canais radiculares de dentes humanos extraídos, com instrumentação manual e/ou combinada manual/ultrassônica, observou as melhores condições de limpeza quando do emprego dessa solução.

Estudos sobre o comportamento biológico dos tecidos demonstraram que as soluções de EDTA, quer em tecidos periapicais,[14,159,160] quer em tecido conectivo subcutâneo de rato[72,161] não os irritaram.

Orstavik e Haapasalo,[162] em 1990, verificaram a importância da camada residual, utilizando dentina bovina infectada, por 14 dias, com quatro diferentes microrganismos (*E. faecalis*, *S. sanguis*, *E. coli* ou *P. aeruginosa*) na penetrabilidade da medicação intracanal. A infecção dentinária foi monitorada pelo método de Brown & Brenn, microscópio eletrônico de varredura e cultura. Os resultados mostraram que a camada residual, quando presente, não interferiu na eliminação dos microrganismos pelo medicamento.

Em 1993, Foster e colaboradores[163] avaliaram a difusão do hidróxido de cálcio na dentina radicular de 40 dentes de humanos extraídos, nos quais os autores mediram os valores de pH e a presença de Ca^{+2} nos períodos de 1, 3, 5 e 7 dias. Os resultados mostraram que a remoção da camada residual facilitou a penetrabilidade do hidróxido de cálcio para o interior da dentina radicular.

Drake e colaboradores,[164] em 1994, tiveram como propósito verificar se a camada residual permitia a colonização de microrganismos. Utilizando 26 dentes caninos humanos extraídos, após a contaminação destes com *S. anginosus*, os autores concluíram que, no grupo em que a camada residual permaneceu, ocorreu maior colonização das bactérias do que naquele em que foi removida.

De acordo com Cantatore e colaboradores,[67] em 1996, o tempo de trabalho necessário para obter a completa remoção da camada residual foi de 2 a 3 minutos ou mais, para cada irrigação.

Outras substâncias quelantes estão sendo estudadas, como o ácido cítrico[165] e o ácido maleico,[166] assim como associações de EDTA com detergentes, como a cetramida.

Em estudo comparativo, para avaliar a remoção da camada residual empregando três soluções irrigadoras e dois tipos de *laser*, Takeda e colaboradores,[167] em 1999, concluíram que:

- A irrigação dos canais radiculares com solução de EDTA a 17%, ácido fosfórico a 6% e ácido cítrico não removeu totalmente a camada residual;
- A ação dessas soluções desmineralizou a dentina intertubular, ampliando as aberturas tubulares;
- Embora a irradiação de espécimes com o *laser* CO_2 (G4) tenha sido útil na remoção da camada residual das paredes do canal radicular, o *laser* Er:YAG foi mais efetivo nessa remoção.

Di Lenarda e colaboradores[168] avaliaram *in vitro* a ação de limpeza e capacidade de remoção da camada residual, utilizando irrigações de canais radiculares com as seguintes soluções:

- **1º grupo:** solução de hipoclorito de sódio a 5%;
- **2º grupo:** solução de hipoclorito de sódio a 5%, alternadamente, com ácido cítrico (19%);
- **3º grupo:** uma combinação de EDTA a 15% e solução de cetramida (Largal ultrasseptodont, França).

Essas soluções foram utilizadas com diferentes instrumentações:

    1º   **Sistema rotatório:** ProFILE® 04 (Dentsply/Maillefer);
    2º   **Sistema rotatório:** NT engine file (NT Company);
    3º   **Instrumentação manual:** Flexile File (Mani).

Avaliações qualitativas com aumento de 300X e 1.000X mostraram que não houve diferenças estatísticas significantes na capacidade de limpeza com os três grupos estudados e as irrigações com solução de hipoclorito de sódio a 5% mostraram os melhores resultados.

A avaliação qualitativa da remoção da camada residual mostrou que o ácido cítrico foi comparável ao EDTA. Nos espécimens instrumentados com o sistema rotatório ProFILE 04, usando o ácido cítrico, a capacidade de remoção da camada residual foi mais efetiva, ao passo que, com a instrumentação manual, a solução de EDTA e a cetramida foram as mais efetivas.

Com o objetivo de avaliar através do microscópio eletrônico de varredura a capacidade do EDTA na remoção da camada residual em função do tempo de sua aplicação, Çalt e Serper,[156] em 2002, instrumentaram canais radiculares de dentes de humanos, com aplicações dessa solução em períodos de 1 a 10 minutos. Os resultados desse estudo demonstraram que, com 1 minuto de aplicação, o EDTA foi efetivo na remoção da camada residual, ao passo que com 10 minutos de aplicação, causou excessiva erosão da dentina intertubular. Com base nesses resultados, os autores sugeriram que o tempo de aplicação do EDTA não deve ser maior do que 1 minuto.

Guerisoli e colaboradores,[169] em 2003, avaliaram a capacidade de remoção da camada residual, utilizando como soluções irrigadoras a de hipoclorito de sódio a 1% (isoladamente) ou associada ao EDTAC a 15%, ativadas pela ação ultrassônica e a água destilada usada como controle em canais radiculares de dentes extraídos de humanos. Esses autores concluíram que a irrigação, com a solução de hipoclorito de sódio a 1%, ativada ultrassonicamente e associada com EDTAC, removeu a camada residual das paredes do canal radicular, ao passo que a água destilada e a solução de hipoclorito de sódio a 1%, usada isoladamente, não removeram a camada residual.

Spano e colaboradores,[165] em 2009, avaliaram a remoção da camada residual em microscopia eletrônica de varredura e a concentração de íons cálcio das seguintes substâncias: EDTA 15%, ácido cítrico 10%, citrato de sódio 10%, vinagre de maçã, ácido acético 5%, ácido maleico 5% e NaOCl. Os resultados demonstraram que o EDTA e o ácido cítrico resultaram em maior concentração de íons cálcio e foram mais eficientes para a remoção da camada residual.

Gorduysus e colaboradores,[122] em 2015, avaliaram *in vitro* a capacidade de remoção de debris e *smear layer*, assim como a erosão causada na dentina radicular de dentes humanos irrigados por 5 minutos com várias soluções e combinações, incluindo hipoclorito de cálcio a 7%, EDTA a 17% e sua associação ao hipoclorito de sódio a 2,5%. Para prevenir interação entre as soluções foi usada água destilada. Remoção completa da matéria inorgânica foi observada nos grupos de EDTA, hipoclorito de sódio e sua associação, sendo que este último grupo (hipoclorito de sódio + EDTA) mostrou severa erosão. O EDTA não causou erosão dentinária.

Em 2015, del Carpio-Perochena e colaboradores[170] mostraram que EDTA a 17% associado ao hipoclorito de sódio a 2,5% e outros agentes antimicrobianos é eficiente na remoção de *smear layer*, mas não na inibição da recolonização bacteriana.

Produtos comerciais foram desenvolvidos a partir da associação de EDTA e ácido cítrico, como:

- **Tetraclean:** Doxiciclina 1%, ácido cítrico 4,25% e cetramida 0,2% (Ogna Laboratori Farmaceutici – Milão, Itália);
- **MTAD™:** Doxiciclina 3%, ácido cítrico 4,25% e 0,5% de detergente (Tween 80) (Dentsply/Maillefer – Ballaigues, Suíça);
- **QMix:** EDTA, clorexidina e cetramida (Dentsply/Maillefer – Ballaigues, Suíça);
- **SmearOff 2in1:** EDTA e clorexidina (Vista Dental Products – Racine, WI, Itália).

Essas associações, além de remover a camada residual, podem apresentar atividade antimicrobiana.[171]

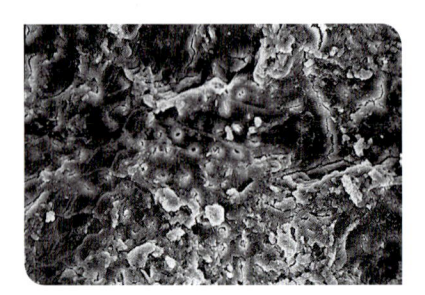

Figura 3.27
Observa-se a presença da camada residual no terço médio do canal radicular, evidenciada pelo estudo em microscopia eletrônica de varredura (MEV), após instrumentação e irrigação com líquido de Dakin.

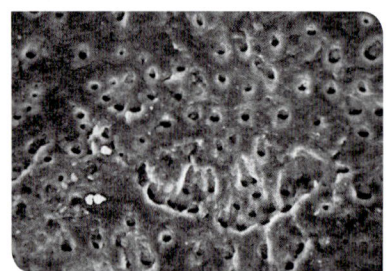

Figura 3.28
Observa-se a ausência da camada residual no terço médio do canal radicular evidenciada pela MEV, após instrumentação e irrigação/sucção com líquido de Dakin, complementado pela inundação com EDTA e agitação por 4 minutos.

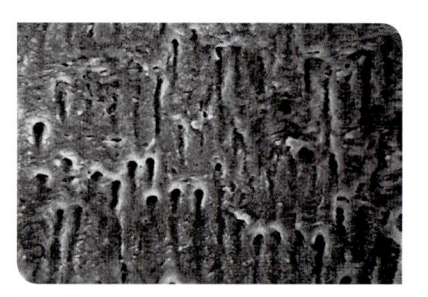

Figura 3.29
Observa-se a ausência de camada residual, ao nível do terço apical, com os mesmos procedimentos operatórios verificados no caso da **FIGURA 3.28**.

Indicações dos quelantes nos tratamentos de canais radiculares

As soluções quelantes são indicadas para o preparo biomecânico de canais radiculares atresiados e/ou calcificados. Praticamente inócuas aos tecidos apicais e periapicais, são recomendadas tanto para casos de biopulpectomia como para necropulpectomias.

Apesar dos excelentes resultados obtidos com esse produto quanto à limpeza dos canais radiculares, os autores deste capítulo não o indicam como solução irrigadora, mas apenas como um auxiliar para o alargamento de canais atresiados e/ou calcificados e/ou para a remoção da camada residual, como toalete final do preparo biomecânico (**FIGS. 3.27** a **3.29**). Para canais radiculares excessivamente atresiados ou mesmo calcificados, os autores deste capítulo estão indicando atualmente, com grande sucesso, o produto File-Eze®, que é a associação do quelante EDTA com um creme lubrificante, oferecido pela Ultradent – Products Inc. – Estados Unidos, em forma de seringa de plástico.

Associações

Procurando reunir as melhores propriedades oferecidas pelas soluções irrigadoras, várias associações têm sido pesquisadas.

Justifica-se tal orientação por não haver ainda uma substância que, por si só, mediante preparo biomecânico, possa oferecer em apenas uma sessão as melhores condições de desinfecção no tratamento do sistema de canais radiculares dos dentes despulpados e infectados, com lesão periapical crônica, para a sua obturação imediata.

Indiscutivelmente, o fator tempo está na dependência direta do aprimoramento técnico-científico dos métodos endodônticos, fundamentando, consequentemente, o objetivo de muitos pesquisadores, que é o de encontrar uma técnica de maior eficiência antimicrobiana.

Associação de detergentes com quelantes

Depois da introdução do EDTA na terapêutica endodôntica por Ostby,[148] em 1957, Hill,[149] em 1959, aconselhou o emprego da associação do EDTA com um detergente catiônico, derivado do amono quaternário-Cetavlon (REDTA*). Além de aumentar o poder bactericida da solução, o Cetavlon permitia maior difusão do produto, acelerando o fenômeno da quelação.

Resultados surpreendentes foram obtidos por McComb e Smith[172] em 1975. Esses autores compararam, por meio da microscopia eletrônica, a ação da instrumentação de canais radiculares, complementada pela irrigação com as seguintes soluções:

- Hipoclorito de sódio em solução a 6%;
- Hipoclorito de sódio em solução a 1%;
- Irrigação alternada de solução de hipoclorito de sódio a 6% e água oxigenada a 3%;
- RC-Prep (Premier Products);
- REDTA (Produto comercial à base de EDTA);
- Ácido poliacrílico em solução aquosa a 20%.

O produto REDTA produziu a melhor limpeza das paredes dentinárias, removendo a camada gordurosa superficial (*smear layer*); não foi observado nenhum resto orgânico após a instrumentação complementada pela irrigação com aquele produto, que apresenta em sua fórmula o Cetavlon:

> Ácido etilenodiaminotetracético dissódico .... 17 mL
> Brometo dicetiltrimetilamônio (Cetavlon)............ 0,84 mL
> Hidróxido de sódio ....9,25 mL
> Água destilada..100 mL

Smear Clear™ (Sybron Endo – Orange, CA) é uma associação de cetramida e EDTA 17%. Estudos realizados demonstraram em microscopia eletrônica de varredura que esse produto tem ação semelhante ao EDTA 17% na remoção de camada residual (*smear layer*).[173-175] Pappen e colaboradores,[176] em 2009, avaliando a liberação de óxido nítrico por macrófagos de camundongos, demonstraram que o Smear Clear é capaz de provocar intensa liberação desse produto pró-inflamatório, demonstrando ser citotóxico.

---

*Roth Drug CO. – Chicago, Estados Unidos.

Em 2013, Andrabi e colaboradores[177] avaliaram o efeito da ativação dinâmica manual na eficácia de remoção da camada residual da irrigação final com NaOCl a 3%, EDTA a 17% e Smear Clear, por meio de microscopia eletrônica de varredura. Os resultados mostraram que a limpeza no terço apical foi mais eficiente com as soluções quelantes ativadas manualmente, sem diferença significante entre elas.

Associação de quelante, detergente e antimicrobiano

O MTAD™ (4 metil-1,24 triazoline-3,5-dione) é uma solução irrigadora sugerida por Torabinejad (Universidade de Loma Linda, Califórnia, Estados Unidos), constituída por uma mistura de uma tetraciclina isômera, ácido cítrico e um detergente aniônico denominado Tween 80; é indicada para irrigação final. Estudos têm mostrado que o MTAD, como solução irrigadora, oferece uma efetiva propriedade antibacteriana,[171] sendo pouco citotóxico. Quando utilizado na toalete final, após a instrumentação do canal radicular, remove a camada residual.

Com o objetivo de avaliar a ação do MTAD utilizado na toalete final pós-preparo de canais radiculares, Torabinejad e colaboradores,[178] em 2003, comparando-o com o EDTA (17%) e com a solução de hipoclorito de sódio a 5,25%, demonstraram que o MTAD, além de remover a camada residual, não alterava significativamente a estrutura dos túbulos dentinários, quando os canais radiculares eram irrigados com solução de hipoclorito de sódio seguido da toalete final com o MTAD.

Adiguzel e colaboradores,[179] em 2011, avaliando a remoção da camada residual entre EDTA, MTAD e hipoclorito de sódio, encontraram os mesmos resultados para o EDTA e MTAD.

A capacidade de dissolução de tecidos orgânicos do MTAD foi semelhante à do EDTA 17%, embora a solução de hipoclorito de sódio a 5,25% tenha sido mais efetiva na remoção do conteúdo pulpar de dentina bovina.[180]

A ação antibacteriana do MTAD sobre o *E. faecalis*, em estudos realizados *in vitro*,[181] demonstraram que esse produto é tão efetivo quanto a solução de hipoclorito de sódio a 5,25%, porém sua ação sobre biofilme é menor do que a ação do hipoclorito de sódio a 2,5% e clorexidina a 2%.[182]

Estudo realizado em cultura de células (fibroblastos L929)[183] demonstrou que o MTAD é menos citotóxico que o eugenol, que a água oxigenada a 3%, que a pasta de hidróxido de cálcio, que a solução de hipoclorito de sódio a 5,25% e que o EDTA. Mostrou-se, porém, mais citotóxico do que as soluções de hipoclorito de sódio a 0,66, 1,31 e 2,63%. Em 2012, Marins e colaboradores[85] demonstraram que MTAD não foi citotóxico em cultura celular de fibroblastos, quando comparado ao EDTA, hipoclorito de sódio e ácido cítrico, porém apresentou efeitos genotóxicos significantes em todas as diluições avaliadas.

Recentemente, Uzunoglu e colaboradores,[184] em 2016, mostraram que o protocolo de irrigação final influencia a resistência à fratura. Um tempo de exposição curto (1 minuto) para soluções de irrigação (REDTA e QMix), que contêm detergentes, provavelmente contribuiu para o mais elevado valor de resistência à fratura, em vez de um longo tempo de exposição (5 minutos – recomendados pelo fabricante), como feito com Biopure MTAD que apresentou o menor valor, sem diferença com o controle negativo (salina).

Outros produtos estão sendo desenvolvidos, como citado anteriormente. O Tetraclean é uma associação de doxiciclina (antibiótico), ácido cítrico (quelante) e cetramida (detergente). Um estudo em microscopia de varredura demonstrou que o Tetraclean como irrigação final após o hipoclorito de sódio a 2,5% promoveu limpeza das paredes do canal radicular similar ao EDTA utilizado nas mesmas condições.[185] O Tetraclean também apresenta excelente atividade antimicrobiana sobre *E. faecalis*.[61,171]

No estudo de Poggio e colaboradores,[186] em 2012, foi avaliada a atividade antibacteriana do Tetraclean em comparação a outros produtos comerciais (Niclor 5 e Cloreximid) sobre *E. faecalis*, *S. mutans* e *S. aureus*. À temperatura ambiente e à de 50 °C, a do Tetraclean foi a mais efetiva sobre todas as cepas.

Em 2013, Mohammadi e colaboradores[187] avaliaram o efeito do pré-tratamento da dentina com hipoclorito de sódio a 5,25% na substantividade antibacteriana de Tetraclean em dentina radicular bovina infectados com *E. faecalis* por 14 dias. Tetraclean mostrou-se mais efetivo em todos os períodos experimentais e sua atividade antibacteriana residual foi diminuída nas amostras tratadas previamente com hipoclorito de sódio.

A atividade antifúngica do Tetraclean também foi avaliada por Qyasian e colaboradores,[188] em 2014, em comparação à do peróxido de hidrogênio, hipoclorito de sódio e clorexidina a 2%. Não houve diferença entre Tetraclean e hipoclorito de sódio nos valores de concentração inibitória mínima (CIM) sobre *C. albicans*, sendo que clorexidina mostrou o menor valor de CIM de todas as soluções.

QMix é uma solução para irrigação final no tratamento endodôntico proposta por Haapasalo, que tem como componentes a clorexidina (antimicrobiano), EDTA (quelante) e um detergente, que não é divulgado. Dai e colaboradores,[189] em 2011, avaliaram a capacidade de limpeza do QMix e demonstraram que esse produto apresenta ação semelhante ao EDTA 17%.

Outro estudo[190] comparou a atividade antibacteriana de QMix e outras soluções sobre células planctônicas de *E. faecalis* na presença/ausência de pó dentinário e foi demonstrado que na ausência de pó, hipoclorito de sódio a 6% foi mais eficaz após 10 e 30 segundos de contato. QMix e hipoclorito de sódio a 1% foram similares, exceto após 1 minuto, condição em que Qmix foi menos eficaz. A dentina inibiu a atividade antibacteriana do hipoclorito de sódio e QMix, mas não completamente, visto que após 6 horas eliminaram-se todas as bactérias, independentemente da presença de pó dentinário.

Recentemente, Elakanti e colaboradores,[191] em 2015, avaliaram *ex vivo* a atividade antimicrobiana sobre *E. faecalis* ou *C. albicans* em dentes humanos contaminados e incubados por 3 dias. Hipoclorito de sódio a 5,25% e clorexidina a 2% foram similares quanto à sua ação sobre as duas cepas, mas QMix mostrou-se mais efetivo, apresentando atividade antibacteriana e antifúngica.

Liu e colaboradores,[192] em 2015, avaliaram a atividade antimicrobiana de QMix, MTAD, EDTA a 17%/hipoclorito de sódio a 5,25%, EDTA/clorexidina a 2% e EDTA/cetramida a 0,2% como protocolos de irrigação final sobre biofilme de E. faecalis em canais radiculares de dentes humanos. A atividade antibacteriana de QMix foi comparável à do EDTA/clorexidina e EDTA/cetramida e mais eficaz do que a do EDTA/hipoclorito de sódio sobre E. faecalis.

Relativamente à biocompatibilidade, o estudo in vivo de Chandrasekhar e colaboradores,[193] em 2013, mostrou que QMix é menos citotóxico, em tecido subcutâneo de ratos quando comparado ao hipoclorito de sódio a 3%, clorexidina a 2% e EDTA a 17%.

Associação de EDTA em veículo cremoso

RC-Prep

Em 1961, Stewart e colaboradores[7] introduziram o peróxido de ureia em uma base de glicerina anidra (Glyoxide) como auxiliar no preparo biomecânico dos canais radiculares. Nessas condições, o peróxido de ureia a 10% tornou-se mais estável à temperatura ambiente, tendo ainda a vantagem de atuar como um lubrificante por causa da presença da base glicerinada. Com a aplicação clínica do sal dissódico de EDTA em endodontia, Stewart e colaboradores,[194] supondo que o peróxido de ureia (bactericida) e o EDTA (quelante), associados em uma base estável, pudessem oferecer as vantagens de cada um deles, proporcionando um rápido e completo preparo biomecânico, desenvolveram a fórmula que tem o nome comercial de RC-Prep.

Verificaram que a melhor e mais estável associação foi aquela preparada triturando-se o pó de EDTA em peróxido de ureia, homogeneizado em uma base Carbowax (polietilenoglicol). Essa substância, de consistência cremosa, além de servir como veículo, apresenta, de acordo com seus autores, outras propriedades desejáveis: é totalmente solúvel em água; liquefaz-se à temperatura corporal; é mais resistente e indefinidamente estável; e, finalmente, atua no canal radicular como lubrificante para os instrumentos.

Fórmula:
EDTA 15%
Peróxido de ureia 10%
Carbowax .... como base

Os referidos autores[194] avaliaram o preparo biomecânico complementado pela ação da associação citada. De um grupo de 143 dentes despulpados e infectados, submetidos àquele ato operatório, 97,2% dos casos ofereceram testes bacteriológicos negativos imediatamente após o preparo. Na segunda sessão, 1 semana após, 94,4% dos casos apresentavam-se ainda bacteriologicamente negativos, sem o emprego de nenhum medicamento tópico entre sessões.

Para canais radiculares atresiados e curvos, de acordo com Stewart e colaboradores,[194] essa associação mostrou-se eficiente.

Estudos realizados por Cohen e colaboradores[2] demonstraram que esse produto, empregado alternadamente com a solução de hipoclorito de sódio a 5%, aumentou de maneira significativa a permeabilidade dentinária ao nível dos terços médio e apical. Convém assinalar que a destruição bacteriana nos túbulos dentinários é um dos objetivos do preparo biomecânico, o que nos permitirá o tratamento dos canais radiculares dos dentes despulpados e infectados em apenas uma sessão. Esses achados, porém, não foram confirmados por Fraser e Laws[195] em 1976.

Com relação à sua biocompatibilidade, Nery e colaboradores,[160] no tratamento de canais radiculares de dentes de cães, analisou a resposta inflamatória do coto endoperiodontal e tecidos periapicais. Após a instrumentação dos canais radiculares com RC-Prep em um grupo de dentes, foram realizadas irrigações com solução de hipoclorito de sódio a 4-6%, sendo no outro grupo utilizado a solução fisiológica. No terceiro grupo, após a secagem dos canais radiculares, foi aplicado um curativo de demora, constituído pela associação de acetato de prednisolona e cloridrato de tetraciclina. De acordo com os resultados desse trabalho, a característica marcante para os dentes tratados com o RC-Prep foi a destruição do coto endoperiodontal, tanto nos casos em que a solução irrigadora foi a soda clorada, quanto naqueles com solução fisiológica. A destruição do coto endoperiodontal também ocorreu no grupo em que a associação corticosteroide/antibiótico foi usada como curativo de demora.

No grupo em que o RC-Prep foi aplicado por 48 horas, o processo inflamatório foi tão acentuado que, na maioria dos casos, o periodonto lateral foi atingido. Os autores justificaram os fatores para a ocorrência desses resultados como a consistência pastosa do veículo (Carbowax), o que dificultaria sua completa remoção.

Também, trabalhos ao nível de microscopia eletrônica evidenciam a permanência de resíduos de RC-Prep, mesmo após excessiva irrigação dos canais radiculares.

Endo-PTC

Em 1973, Paiva e Antoniazzi[127] propuseram o uso de um creme, o Endo-PTC, composto pela associação de peróxido de ureia, Tween 80 (detergente aniônico) e Carbowax (polietilenoglicol), neutralizado com o líquido de Dakin, seguido da irrigação e sucção final com detergente aniônico (laurildietilenoglicol éter sulfato de sódio) e Furacin. Testes bacteriológicos realizados após a instrumentação e antes da obturação (72 horas) mostraram que, em 35 dentes tratados, apenas um apresentou resultado positivo na última coleta, ocorrendo 97,2% de resultados negativos.

Paiva,[196] em 1974, avaliando feridas cirúrgicas realizadas na pele de ratos, evidenciou que o creme Endo-PTC neutralizado por líquido de Dakin, seguido de irrigação final com a associação detergente aniônico/Furacin, provocou um retardo no processo de cicatrização quando comparado com a ferida-controle. Da mesma forma como ocorreu com o RC-Prep, ou seja, a dificuldade na remoção do creme Endo-PTC que contém o Carbowax na sua fórmula, determinou, provavelmente, a permanência de elementos irritantes em contato com o tecido vivo.

Glyde™ File Prep

O Glyde™ File Prep é um agente quelante, produzido pela Dentsply/Maillefer – Ballaigues, Suíça, contendo EDTA veiculado em gel. Esse produto é levado ao canal radicular como auxiliar da instrumentação, sendo usado alternadamente com as irrigações com solução de hipoclorito de sódio.

Grandini e colaboradores[197] avaliaram, por meio da microscopia eletrônica de varredura, a eficácia de quatro diferentes técnicas de irrigação em canais radiculares instrumentados com sistema rotatório ProFILE (Dentsply/Maillefer). As técnicas de irrigação foram as seguintes:

- **Grupo A:** irrigação com solução fisiológica;
- **Grupo B:** irrigação com solução de hipoclorito de sódio a 2,5%;
- **Grupo C:** irrigação com solução de hipoclorito de sódio a 2,5%, usado alternadamente com Glyde File Prep (usado de acordo com a orientação do fabricante);
- **Grupo D:** irrigação com solução de hipoclorito de sódio durante o preparo biomecânico e após a secagem de canais radiculares. O Glyde File Prep foi levado aos canais com pontas de papel absorvente, as quais lá permaneciam por 5 minutos. Em seguida, uma nova irrigação foi efetuada com solução de hipoclorito de sódio a 2,5%.

Os autores concluíram que nenhuma técnica de irrigação utilizada nesse estudo evidenciou perfeita remoção da camada residual e dos restos pulpares. Os menores escores de camada residual e debris foram observados nos grupos C e D, como também maior quantidade de túbulos dentinários abertos para a luz do canal radicular, provavelmente em razão do melhor efeito proporcionado pelo uso do Glyde File Prep, combinado com a solução de hipoclorito de sódio a 2,5%.

Lim e colaboradores[198] avaliaram, por meio da microscopia eletrônica e óptica, a capacidade em remover a camada residual do canal radicular de dentes extraídos de humanos, com as seguintes soluções irrigadoras utilizadas durante a instrumentação:

- **Grupo A:** irrigação com 0,5 mL de solução de hipoclorito de sódio a 1%, após cada lima utilizada, completando-se com irrigação final de 10 mL de solução de hipoclorito de sódio a 1%;
- **Grupo B:** irrigação com 0,5 mL de solução de hipoclorito de sódio a 1%, após cada lima utilizada, completando-se com uma irrigação final de 10 mL de EDTA a 17%;
- **Grupo C:** utilização do Glyde File Prep envolvendo cada lima utilizada, coadjuvada pela irrigação com 0,5 mL de solução de hipoclorito de sódio a 1%, completando-se com irrigação final de 10 mL de solução de hipoclorito de sódio 1%.

Os resultados evidenciaram que os canais radiculares submetidos à ação do EDTA e Glyde File Prep foram significativamente mais limpos do que aqueles submetidos à ação da solução de hipoclorito de sódio usada isoladamente. A irrigação com a solução de hipoclorito de sódio, nos casos em que se empregou o Glyde File Prep, foi mais efetiva na remoção da camada residual.

Esses resultados confirmam que a irrigação apenas com a solução de hipoclorito de sódio não é capaz de remover a camada residual, uma vez que esse produto age principalmente sobre os restos orgânicos. Para a remoção da camada residual, constituída por componentes orgânicos e inorgânicos, é recomendado o uso dessa solução (hipoclorito de sódio) complementado pela ação do EDTA.[199]

Em 2014, Cruz e colaboradores[200] em um estudo *in vivo* mostraram, por meio de cortes histológicos, que a utilização de uso de Glyde File Prep durante o preparo biomecânico com sistemas rotatórios favorece o acúmulo de debris no terço apical dos canais radiculares e que a irrigação com hipoclorito de sódio e a irrigação final com EDTA, por meio de uma agulha de calibre pequeno, com aspiração simultânea levou a uma menor acumulação de debris.

Indicações das associações de EDTA em veículo cremoso ou gel, no tratamento de canais radiculares

Considerando que os produtos cremosos dificilmente são removidos do interior do canal radicular, mesmo pela ação ultrassônica,[201] os autores deste capítulo não recomendam o seu emprego durante o preparo biomecânico. A presença dos produtos de consistência cremosa, de difícil remoção, manterá a ação irritante sobre os tecidos vivos apicais e/ou periapicais.[160] Deve-se reconhecer, no entanto, que são produtos de grande utilidade em casos de canais radiculares calcificados e acentuadamente atresiados, ou mesmo com instrumentos fraturados, quando a sua remoção for impossível após utilização dos recursos disponíveis. Esses cremes, principalmente os que apresentam o EDTA em sua composição, favorecem a abertura de um espaço entre o instrumento fraturado e as paredes do canal radicular, momento em que as pontas ultrassônicas estão indicadas para a remoção deste.

Outras soluções irrigadoras

Água de hidróxido de cálcio (água de cal)

Nas biopulpectomias, isto é, no tratamento de canais radiculares de dentes com vitalidade pulpar, a irrigação do canal radicular pode ser realizada com água de hidróxido de cálcio. Essa solução apresenta um elevado poder bactericida e, graças ao seu pH fortemente alcalino, favorece a neutralização da acidez do meio.

De grande poder hemostático, a água de hidróxido de cálcio inibe a hemorragia sem provocar vasoconstrição, eliminando, assim, a possibilidade de hemorragia tardia.

Truffi foi, talvez, o pioneiro dessa aplicação no Brasil.

Preparação

Essa solução é preparada utilizando o hidróxido de cálcio puro, pró-análise e água destilada, formando, assim, uma solução saturada cuja proporção de hidróxido de cálcio é de 0,14 g/%. Após um determinado período de repouso, o líquido sobrenadante pode ser retirado por intermédio de uma seringa tipo Luer, estando o produto pronto para ser usado.

Solução de peróxido de hidrogênio

A água oxigenada (H_2O_2) 10 vol. é uma solução mundialmente empregada na endodontia, em razão de suas excelentes propriedades. Quando em contato com o tecido orgânico, sobretudo com sangue, produz uma enérgica efervescência, removendo, mecanicamente, os restos teciduais do canal radicular, ramificações e túbulos dentinários. Essa propriedade é particularmente eficaz nos casos de biopulpectomia, para a remoção do sangue infiltrado nos canalículos dentinários da coroa dental, preservando, consequentemente, a sua cor natural.

Nas necropulpectomias II, a liberação do oxigênio pelo contato dessa solução irrigadora com os restos teciduais destruirá também os microrganismos anaeróbios estritos, encontrados em grande concentração nesses casos.

A ação solvente da água oxigenada é menor do que a do hipoclorito de sódio e, consequentemente, menos lesiva aos tecidos apicais e periapicais.[202]

O uso alternado de soda clorada duplamente concentrada com a água oxigenada 10 vol., como coadjuvante na instrumentação do canal radicular (técnica de Grossman), constitui um método de opção no tratamento de dentes despulpados com reação periapical crônica (necropulpectomia II), não sendo por nós recomendada.

Qyasian e colaboradores,[188] em 2014, mostraram que o peróxido de hidrogênio tem menor atividade antifúngica quando comparado às soluções comumente usadas para irrigação dos canais radiculares e a concentração inibitória mínima dessa solução foi maior sobre *C. albicans*.

Ácido cítrico

O efeito do ácido cítrico já estudado extensivamente no esmalte e na dentina, em 1979, foi utilizado por Wayman e colaboradores[203] como solução irrigadora de canal radicular. Esses autores avaliaram seis soluções irrigadoras: salina; de hipoclorito de sódio a 5,25%; de ácido cítrico a 50% preparado em laboratório; solução comercial de ácido cítrico a 50% (Epoxylite); de ácido láctico a 50%; e de ácido cítrico a 50% utilizado alternadamente à solução de hipoclorito de sódio a 5,25%. Após instrumentação, irrigação e estocagem, os 120 dentes extraídos de humanos foram submetidos à análise por meio da microscopia eletrônica de varredura. Os resultados mostraram que as soluções que apresentaram melhores resultados foram a solução de ácido cítrico, seguida pela solução de hipoclorito de sódio.

Em 1984, Baumgartner e colaboradores[36] avaliaram, por meio do microscópio eletrônico de varredura, a quantidade de restos pulpares da superfície das paredes radiculares após preparo biomecânico realizado com seis técnicas diferentes. A técnica mais efetiva na eliminação de detritos das paredes dentinárias foi aquela em que se utilizou o ácido cítrico como solução irrigadora ou hipoclorito de sódio utilizado alternadamente com ácido cítrico.

O ácido cítrico também foi avaliado por Garberoglio e Becce,[204] em 1994, na remoção da camada residual de 53 dentes extraídos de humanos. Após instrumentação e irrigação com seis diferentes soluções irrigadoras, os espécimes foram analisados por meio de microscópio eletrônico de varredura e os resultados mostraram que as duas soluções de hipoclorito de sódio (1 e 5%) não removeram a camada residual. O EDTA a 0,2% foi mais efetivo que a solução de hipoclorito de sódio, embora não tenha sido eficiente na remoção completa da camada residual, ao passo que a solução de ácido cítrico a removeu efetivamente.

Spanó e colaboradores,[165] em 2009, avaliando a ação quelante do EDTA 15%, ácido cítrico 10%, citrato de sódio 10%, vinagre de maçã, ácido acético 5%, ácido maleico 5% e NaOCl por meio da análise da concentração de íons cálcio por espectrometria de absorção atômica e análise da remoção da camada residual em microscopia eletrônica de varredura, demonstraram que o EDTA e o ácido cítrico foram as substâncias que resultaram em maior concentração de íons cálcio e foram mais eficientes na remoção da camada residual.

Dornelles-Morgental e colaboradores,[15] em 2011, avaliando a atividade antimicrobiana do ácido cítrico sobre biofilme de *E. faecalis* induzido no interior de canais radiculares, não demonstrou eficiência na sua eliminação. Os autores do presente trabalho recomendam o ácido cítrico como alternativa ao uso do EDTA na remoção de camada residual, como toalete final do preparo biomecânico.

Em 2015, Prado e colaboradores[87] avaliaram a atividade antimicrobiana e a citotoxicidade das soluções irrigadoras e agentes quelantes comumente utilizados, entre eles o ácido cítrico a 10%. Nessa concentração, o ácido cítrico apresentou atividade antimicrobiana similar ao hipoclorito de sódio a 5,25%, clorexidina a 2%, EDTA a 17% sobre todas as cepas microbianas testadas, incluindo *E. faecalis*, com exceção da cepa de *C. albicans*, sobre a qual não teve ação. Ácido cítrico e EDTA foram similares no que se refere à citotoxicidade, apresentando altos valores de viabilidade celular em comparação as outras soluções.

Discordando desses resultados, Marins e colaboradores[85] avaliaram a citotoxicidade e genotoxicidade do ácido cítrico a 8,5%, mostrando efeitos citotóxicos significantes similares aos apresentados pela solução de hipoclorito de sódio a 2,5 e 5%, porém não se mostrou genotóxico em nenhuma das diluições avaliadas.

Ácido peracético

Citado na literatura como um eficiente agente desinfetante, trata-se de uma substância com capacidade esporicida, bactericida, virucida e fungicida em concentrações inferiores a 0,5%, mesmo em presença de proteínas.[205] A eficácia de sua ação desinfetante na concentração de 2% foi recentemente comprovada para *E. coli*, *S. aureus*, *S. mutans*, *C. albicans* e

B. subtilus na forma de esporos, sobre a guta-percha;[206] foi também comprovada a possibilidade de seu uso na concentração de 2,25% para a irrigação final do sistema de canais radiculares.[207] Após a instrumentação do canal radicular contaminado por *E. faecalis*, o ácido peracético a 1% demonstrou ação semelhante à da clorexidina (2%) e à do hipoclorito de sódio (2,5%),[15] porém são necessários mais estudos para utilização na clínica.

Em 2013, Ordinola-Zapata e colaboradores[208] compararam a ação antimicrobiana sobre biofilme misto da cavidade oral, de produtos comerciais contendo agentes quelantes associados à antimicrobianos (MTAD, QMix, Smear Clear) com as soluções de ácido peracético a 4%, ácido maleico a 7% e hipoclorito de sódio a 2,5 e 5%. Os resultados demonstraram que somente o hipoclorito de sódio e o ácido peracético diminuíram significativamente o número de bactérias viáveis do biofilme formado em dentina radicular e ainda proporcionaram superfícies mais limpas, tendo uma ação de remoção do biofilme.

Gaddala e colaboradores,[209] em 2015, avaliaram a eficácia do ácido peracético a 0,5% como irrigante final na resistência de união de cimentos endodônticos à dentina radicular e mostraram que essa solução melhorou a resistência de união de cimentos endodônticos (Kerr, Apexit® Plus e AH Plus™) em relação ao grupo controle (salina), mas não foi melhor do que o produto comercial Smear Clear, comumente utilizado.

Ácido maleico

Trata-se de um ácido orgânico utilizado em procedimentos restauradores para a remoção da camada residual. Proposto como uma alternativa ao EDTA como irrigante final para a remoção de camada residual,[166] demonstra menor citotoxicidade. Além de promover a limpeza dos canais radiculares, o ácido maleico apresentou atividade antibacteriana quando foi aplicado em baixas concentrações sobre biofilme de *E. faecalis* por alguns segundos, sendo sua ação incrementada quando associado à cetramida 0,2%.[210]

Ulusoy e Görgül,[211] em 2013, compararam *in vitro* os efeitos de vários agentes quelantes e produtos comerciais em associação ao hipoclorito de sódio a 2,5% na remoção de *smear layer*, microdureza e erosão da dentina. Ácido maleico/hipoclorito de sódio mostrou a maior redução na microdureza da dentina, seguido de EDTA/hipoclorito de sódio e MTAD. No entanto, EDTA/hipoclorito de sódio, ácido maleico/hipoclorito de sódio, MTAD e Smear Clear/hipoclorito de sódio removeram a *smear layer* de forma eficiente nos terços cervical e médio do canal radicular. Porém, na região apical, o ácido maleico/hipoclorito de sódio mostrou uma remoção mais eficaz do que as outras soluções irrigadoras.

Octenisept®

Trata-se de um produto comercial que contém hidrocloreto de octenidina a 0,1% e fenoxietanol a 2%. O hidrocloreto de octenidina é um agente tópico derivado de bispiridina, isto é, N,N'-[1,10-decanediyldi-1(4H)-pyridinyl–4-ylidene] bis-(1-octanamine) dihydrochloride, que possui amplo espectro antimicrobiano sobre bactérias gram-positivas e gram-negativas, fungos e algumas espécies virais.[212,213] O modo de ação é bactericida/fungicida por interagir com as membranas e paredes celulares microbianas.[214]

Tirali e colaboradores,[215] avaliaram a atividade antimicrobiana desse produto sobre células planctônicas de *S. aureus, E. faecalis* e *C. albicans* em diferentes concentrações e períodos de contato direto. Os resultados mostraram que nas concentrações de 0,1 e 0,05% eliminaram todos os microrganismos em 15 segundos, sendo superior ao NaOCl a 2,5 e 5,25%. De forma similar, Eldeniz e colaboradores,[212] em 2015, presumem que Octenisep consegue manter sua elevada propriedade antimicrobiana devido à resistência sobre as substâncias orgânicas presentes na estrutura da dentina.

Octenisept foi avaliada como solução irrigadora mostrando excelentes propriedades antimicrobianas,[212,213] porém apresenta um poder de dissolução de tecido pulpar inferior ao do NaOCl e de outras substâncias usadas na endodontia[77] e sua citotoxicidade é pouco pesquisada. Vanscheidt e colaboradores,[216] em 2012, avaliaram a citotoxicidade em pacientes com feridas crônicas de pele e indicaram essa solução para o tratamento nesses casos porque não foram revelados efeitos citotóxicos.

Solução de nanopartículas de prata (NPsAg)

Apresentam uma forte atividade antibacteriana, antiviral e antibiofilme e podem ser usadas como coadjuvante no tratamento de doenças infecciosas.[217,218]

Gurunathan e colaboradores,[218] em 2014, avaliaram as propriedades antibacterianas e antibiofilme das NPsAg ou em associação aos antibióticos sobre várias bactérias gram-positivas e gram-negativas. *P. aeruginosa* mostrou-se mais suscetível em comparação às bactérias gram-positivas em virtude da interação entre os compostos das nanopartículas e dos componentes da parede celular bacteriana com carga negativa.

Outros estudos,[219,220] em 2015, investigaram a eficácia das NPsAg sobre células planctônicas e biofilme de *P. aeruginosa*. Os resultados mostraram-se satisfatórios com redução da formação de biofilme e a completa inibição foi alcançada com a concentração de 10 µg/mL.

Moghadas e colaboradores,[221] em 2012, introduziram uma solução irrigadora à base de NPsAg para ser utilizada no tratamento endodôntico e compararam sua eficácia antibacteriana com hipoclorito de sódio a 5,25% sobre suspensão de *E. faecalis* e *S. aureus*. Foram três períodos de contato (3, 5 e 15 minutos). Não foi observado crescimento bacteriano em nenhum dos grupos e períodos avaliados, concluindo que a nova solução irrigadora de NPsAg é tão efetiva quanto o hipoclorito de sódio.

Em discordância, Wu e colaboradores,[56] em 2014, avaliaram a eficácia antibacteriana das NPsAg como irrigante dos canais radiculares sobre biofilme de *E. faecalis* formado em dentina humana por 4 semanas. A solução de NPsAg a 0,1% foi comparada à solução de hipoclorito de sódio a 2% e a análise dos espécimes após tratamento foi realizada por meio de microscopia eletrônica de varredura (MEV) e microscopia confocal de varredura a *laser* (MCVL). A integridade da estrutura do biofilme não foi destruída após 2 minutos de irrigação com a solução de NPsAg e a proporção de células vivas foi similar ao grupo tratado com salina.

A diferença nos resultados encontrados na literatura se deve à existência de inúmeras substâncias usadas para a síntese das NPsAg e poucos são os agentes estabilizadores que permitem obter nanopartículas de menor tamanho ficando dispersas no meio aquoso, o que é um fator importante para a ação antimicrobiana da solução de NPsAg.

A aplicação com sucesso dessas soluções na endodontia dependerá das nanopartículas antimicrobianas e do método usado para dispersar essas nanopartículas no interior das complexidades anatômicas do sistema de canais radiculares.[58]

MEIOS FÍSICOS
Irrigação, sucção e inundação

A irrigação com as soluções químicas indicadas no item anterior (Meios químicos), complementada pela sucção simultânea e a posterior inundação do canal radicular, constitui recurso físico insuperável para a remoção dos restos necróticos, microrganismos e raspas de dentina resultantes da instrumentação.

Esse ato operatório consiste em irrigar as paredes do canal radicular com uma solução química, que, ao mesmo tempo, ao ser submetida à sucção, promoverá a limpeza do espaço endodôntico. Convém ressaltar que a função de limpeza não é em razão da natureza química da solução irrigadora em si, mas muito mais em função da maior quantidade (volume) de solução empregada.[6]

Momento da irrigação

- **Antes da instrumentação dos canais radiculares:** nos casos de tratamentos endodônticos dos dentes despulpados e infectados, a solução irrigadora que precede a ação dos instrumentos neutralizará parcialmente os produtos tóxicos e restos orgânicos, antes de sua remoção mecânica. Nos casos de dentes com vitalidade pulpar, após a remoção da polpa coronária, a irrigação da câmara pulpar com soluções bactericidas possibilitará uma penetração mecânica asséptica ao interior do canal radicular;
- **Durante a instrumentação:** para manter as paredes do canal radicular úmidas, favorecendo a instrumentação;
- **Após a instrumentação:** para remover detritos orgânicos, principalmente as raspas de dentina consequentes do alargamento e da limagem, evitando, assim, o seu acúmulo sobre o coto endoperiodontal ou sobre tecidos vivos periapicais, o que impediria a ação benéfica da medicação intracanal usada como curativo de demora (**FIGS. 3.30** a **3.32**).

Finalidades da irrigação

A irrigação/sucção e a inundação têm por finalidades:

- Eliminar restos pulpares, sangue, raspas de dentina e restos necrosados que podem atuar como verdadeiros nichos de microrganismos. Esses restos necróticos, se forçados para o periápice, poderão provocar agudizações periapicais (*flare up*). Se permanecerem no canal radicular, ainda, inibirão ou impedirão a ação dos medicamentos usados como curativo de demora, além de dificultar a reparação apical e periapical;

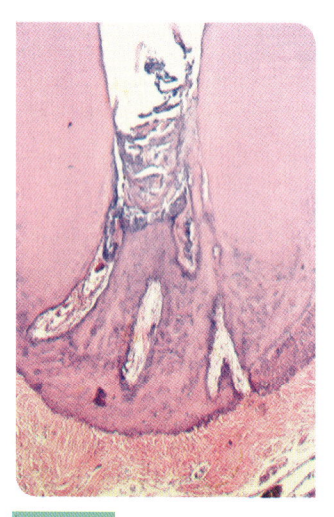

Figura 3.30
Terço apical de canal radicular de dente de cão submetido ao tratamento endodôntico, em que os princípios de irrigação e sucção foram negligenciados. Observa-se o acúmulo de restos pulpares e raspas de dentina.

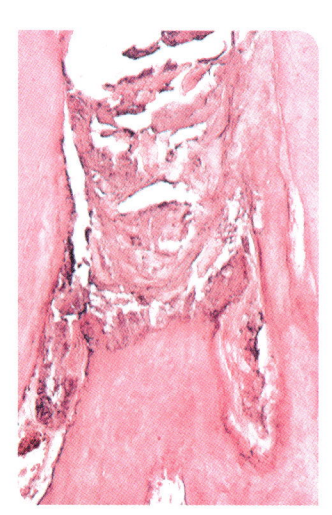

Figura 3.31
Aumento da figura anterior.

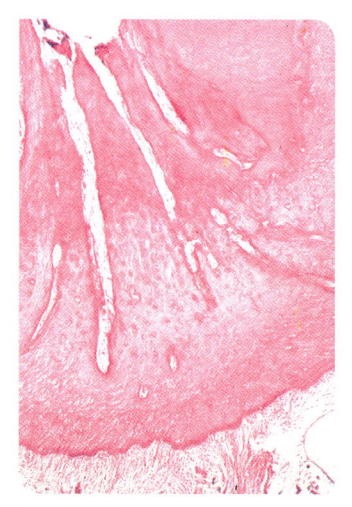

Figura 3.32
Terço apical de canal radicular de dente de cão submetido ao tratamento endodôntico, em que a sucção da solução irrigadora foi realizada com um aparelho sugador potente, favorecendo a limpeza.

Fonte: Imagem gentilmente cedida pelo Prof. Dr. Roberto Miranda Esberard.

- Diminuir a microbiota bacteriana, embora transitoriamente, havendo, portanto, a necessidade da complementação da desinfecção por meio dos agentes antibacterianos usados como curativo de demora nos casos de necropulpectomia II;
- Umedecer ou lubrificar as paredes dentinárias, facilitando a ação dos instrumentos;
- Remover a camada residual, denominada pelos americanos *smear layer*, pelos argentinos *barro dentinário* ou *lodo dentinário* e, entre nós,[166] "crosta dentinária", sendo o termo "camada residual" o preferido;
- Diminuir a repelência superficial das paredes do canal radicular com o uso dos detergentes aniônicos e/ou das soluções de EDTA, favorecendo o contato dos medicamentos usados como curativo de demora e também permitindo uma retenção mecânica dos cimentos obturadores.

Os túbulos dentinários abertos são considerados desejáveis porque permitem a penetração dos medicamentos e melhor adesão dos cimentos obturadores.[222]

Técnica de irrigação

Agulhas para irrigação: durante a irrigação, é fundamental que as agulhas irrigadoras sejam pré-curvadas e levadas profundamente no canal radicular. Assim, diferentes diâmetros (gauge – G) de agulhas deverão estar disponíveis. A Ultradent (Ultradent – South Jordan, Utah, Estados Unidos) oferece o sistema Delliver Eze™ para irrigação e sucção. Esse conjunto é composto por uma seringa e agulhas sugadoras NaviTip®, com quatro comprimentos diferentes (17, 21, 25 e 27 mm – branca, amarela, azul e verde), que são preferíveis para a irrigação de canais radiculares de molares (**FIG. 3.33**). Agulhas mais calibrosas poderão obstruir o canal radicular, impedindo o refluxo normal da solução irrigadora.

Cânulas aspiradoras: no início do preparo biomecânico, devem-se empregar cânulas sugadoras de maior diâmetro (30/.10, 30/.08), em razão da maior quantidade de restos necróticos residuais, etc., inicialmente existentes no canal radicular.

Com o decorrer da instrumentação, é possível substituí-las por cânulas de menor diâmetro, como as Capilary Tips (**FIG. 3.34**), que poderão ser levadas mais profundamente ao canal radicular. O emprego de agulhas e cânulas aspiradoras de menor diâmetro, paralelamente ao maior alargamento do canal radicular, propiciará uma irrigação copiosa, favorecendo a limpeza, principalmente ao nível do seu terço apical.

Capacidade de sucção: é necessário que o aparelho sugador empregado consiga esvaziar, quando em teste, um litro de água em 1,5 minuto. Tal capacidade de sucção possibilitará o estabelecimento de um fluxo constante, entre a extremidade da agulha irrigadora e a ponta da cânula sugadora.

Volume da solução irrigadora: estudos em microscopia eletrônica de varredura[17] confirmam que o volume de solução irrigadora empregado é mais importante do que a própria natureza química da solução irrigadora na limpeza do canal radicular. Assim, quanto maior o volume de solução irrigadora empregado, maior a vantagem em sua ação de limpeza. Assim, desde que a indicação da solução irrigadora seja biologicamente compatível com os diferentes casos de tratamento (biopulpectomia, necropulpectomia I e/ou necropulpectomia II), é recomendado seu uso em quantidades volumosas.

Os autores deste capítulo recomendam a utilização de, no mínimo, 2,4 mL de solução irrigadora após o uso de cada instrumento, no uso manual ou acionado a motor.

Cinemática de movimentos a ser atribuída às agulhas de irrigação: na técnica de irrigação de soluções químicas, a agulha irrigadora deverá penetrar profundamente no canal radicular e ser submetida a movimentos de vaivém, sem pressão. Ao ser percebida a resistência da ponta da agulha nas paredes do canal radicular, ainda em movimento de vaivém, deve-se removê-la.

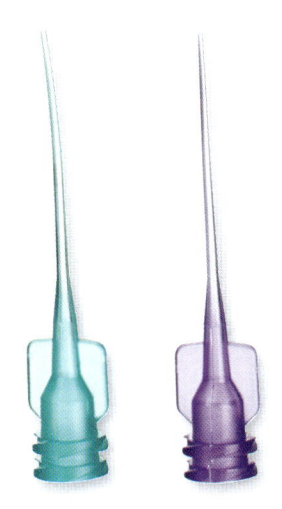

Figura 3.34
Capilary Tips – Ultradent.

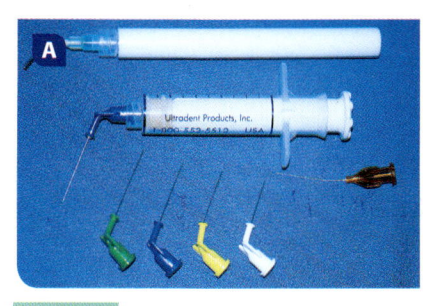

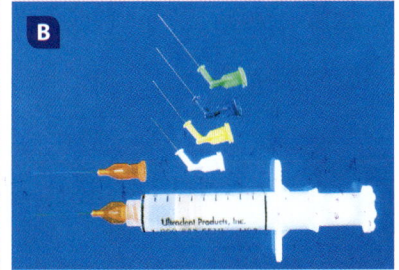

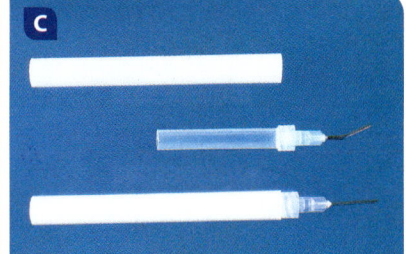

Figura 3.33
Conjunto de irrigação/sucção Delliver Eze™ – Ultradent.

Inundação: ato operatório que consiste em molhar, banhar ou umedecer o canal radicular, o qual, durante a instrumentação, deverá estar sempre úmido, com a finalidade de favorecer a ação das limas. Assim, após a irrigação e sucção, durante o preparo biomecânico, o canal radicular deverá ser inundado com a solução irrigadora antes de receber a lima seguinte.

Segurança: durante a irrigação dos canais radiculares, deve-se evitar que a solução irrigadora seja forçada para a região periapical e, para isso, deve ser atribuída ao êmbolo da seringa somente ligeira pressão com o dedo indicador. Jamais se deve utilizar o dedo polegar e principalmente a palma da mão para pressionar o êmbolo da seringa. Contudo, para que não ocorra refluxo da solução irrigadora, a ponta da agulha jamais deverá ficar presa no canal. A cinemática de uso da agulha (vaivém) minimiza a ocorrência de acidentes operatórios.

Ativação ultrassônica: dispositivos ultrassônicos em endodontia podem melhorar a ação antibacteriana e de dissolução de tecidos orgânicos e inorgânicos das soluções irrigadoras, como o hipoclorito de sódio, a solução mais utilizada pelas suas excelentes propriedades.[223]

A ativação ultrassônica da solução irrigadora pode ser realizada de maneira passiva ou ativa, denominada de irrigação ultrassônica passiva (IUP) e irrigação ultrassônica contínua (IUC).

A IUP foi descrita pela primeira vez por Weller e colaboradores, em 1980, para ser utilizada como protocolo de irrigação final dos canais radiculares. A solução irrigadora é ativa de modo ultrassônico sem instrumentação simultânea do canal radicular. Independentemente da técnica de preparo biomecânico, uma lima ou ponta lisa (*smooth wire*) fina nº 15 ou nº 20 é introduzida no interior do canal radicular preenchido com a solução irrigadora, o mais próximo da região apical e é ativada por meio do ultrassom, ocorrendo a chamada microcorrente acústica (*acoustic microstreaming*). Como o canal radicular foi alargado previamente, a ponta ultrassônica pode oscilar livremente sem contatar as paredes do canal, assim a solução irrigadora pode penetrar mais facilmente nas irregularidades, proporcionando maior limpeza.[224-226]

Essa técnica pode ser realizada usando-se dois tipos de fluxo da solução irrigadora. O fluxo contínuo é mantido pela peça de mão do ultrassom no orifício de entrada do canal radicular e o fluxo intermitente é realizado por meio de uma seringa e agulha de irrigação, em que a solução irrigadora é injetada várias vezes durante a ativação ultrassônica.[226-228]

Guerreiro-Tanomaru e colaboradores,[224] em 2015, mostraram que IUP com fluxo intermitente e como protocolo de irrigação final não apresenta vantagem em comparação com a irrigação manual, com seringa e agulha, na eliminação de *E. faecalis* de canais radiculares contaminados por 21 dias. IUP e irrigação manual, ambas com hipoclorito de sódio a 1%, não eliminaram completamente as bactérias no interior dos túbulos dentinários, o que sugere que a IUP não aumenta a ação antibacteriano do hipoclorito de sódio.

Existem poucos estudos comparando os dois métodos de aplicação da IUP, com fluxo intermitente ou fluxo contínuo. Alguns estudos demonstraram que não tem diferença entre esses métodos quanto à capacidade de limpeza dos canais radiculares. Ambos os métodos foram eficazes na remoção de uma pasta radiopaca do terço apical do canal radicular, sendo superiores à irrigação manual, tanto por meio de análise radiográfica[227] como por meio da análise em microtomografia computadorizada.[225]

A técnica de IUC é realizada pela ativação da solução irrigadora por meio de uma agulha ultrassônica inserida no interior do canal e próxima do terço apical. A agulha está conectada a uma seringa ou a outro sistema de irrigação.

VPro™ StreamClean System™ (Vista Dental Products) é um dispositivo de IUC disponível comercialmente que difere do protótipo de IUC utilizado em estudos clínicos publicados, em que a agulha ultrassônica é de níquel-titânio em comparação com aço inoxidável, o calibre da agulha é # 30 *versus* # 25, e o fluxo de irrigação é menor (5-10 mL/minuto *versus* 15 mL/minuto).

Curtis e Sedgley[228] avaliaram a capacidade desse dispositivo de IUC em remover debris do terço apical do canal em comparação à irrigação manual, quando usados como protocolo de irrigação final. Os resultados mostraram a superior eficácia do dispositivo VPro StreamClean System, com menores debris do terço apical, tanto 1 mm como 3 mm aquém do forame.

Outros dispositivos/aparelhos para irrigação: muito embora para a irrigação a preferência da maioria dos endodontistas seja o emprego de seringas de plástico descartáveis, existem no mercado mundial aparelhos para irrigação como EndoVac™ (Discus Dental – Culver City, CA), EndoActivator® (Dentsply/Maillefer – Ballaigues, Suíça), Vibringe® (Vibringe B. V. Corp – Amsterdã, Holanda) e Endox Plus® (Anfratron Technologies GmbH – Wasserburg, Alemanha).

EndoVac é um sistema de irrigação e sucção simultâneas de soluções irrigadoras utilizadas em endodontia. Sua função é baseada no princípio de pressão apical negativa, que faz a solução irrigadora atingir a região apical e istmos, fornecendo uma limpeza e desinfecção significativamente maiores do que métodos tradicionais de irrigação,[229-231] além de proporcionar mais controle na projeção da solução irrigante para os tecidos periapicais.[222,229,232] Estudos demonstraram que o sistema EndoVac não promove extrusão de solução irrigadora.[232,233] Cohenca e colaboradores,[222] em 2010, avaliaram a redução bacteriana em canais radiculares de dentes de cães logo após a utilização do sistema EndoVac e demonstraram redução de 88,8% similar à irrigação convencional. Um estudo realizado por Da Silva e colaboradores,[233] em 2010, avaliou o reparo periapical de dentes de cães com rizogênese incompleta e lesão periapical crônica induzida, após utilização do sistema EndoVac e irrigação convencional, e concluíram que o sistema promoveu melhor reparo periapical do que a irrigação manual. Outros estudos demonstraram que o sistema EndoVac tem excelente ação de remoção de debris.[234-236]

Tanomaru-Filho e colaboradores,[226] em 2015, avaliaram a capacidade de limpeza do canal radicular e de canais laterais simulados proporcionada pelos sistemas de irrigação

EndoVac e IUP em comparação à irrigação manual, por meio de um sistema de radiografia digital. EndoVac e IUP foram mais efetivos do que a irrigação manual na limpeza do terço apical dos canais radiculares.

Mendonça e colaboradores,[237] também em 2015, compararam a capacidade de remoção de debris e smear layer de canais radiculares achatados de diferentes protocolos de irrigação e demonstraram que o EndoVac foi mais eficaz na remoção de smear layer.

EndoActivator® é um sistema de irrigação sônica que consta de uma peça de mão portátil e três tipos de pontas descartáveis de polímero flexível de diferentes tamanhos que não tem capacidade de corte da dentina. O desenho do sistema permite a ativação sônica e agitação vigorosa da solução irrigadora.[238]

Em estudo clínico, Ricorromano e colaboradores,[239] em 2016, avaliaram a atividade antimicrobiana das soluções da hipoclorito de sódio a 5,25% e clorexidina a 2% em combinação com EndoActivator e irrigação ultrassônica. No que respeita ao tipo de ativação das soluções, a irrigação ultrassônica mostrou ser o método mais eficaz para a erradicação de E. faecalis.

Vibringe® é um dispositivo relativamente novo, que combina irrigação manual e ativação sônica da solução irrigadora. É uma peça sem fios, que se encaixa dentro de uma seringa descartável especialmente concebida, compatível com todas as agulhas de irrigação que existem no mercado. É capaz de fornecer irrigação contínua, diretamente no canal radicular por meio de uma agulha convencional.

Bolles e colaboradores,[240] em 2013, compararam os sistemas de irrigação sônica (EndoActivator e Vibringe) e irrigação manual na penetração do material obturador em dentes humanos extraídos. As soluções irrigadoras para todos os grupos experimentais foram EDTA a 17% + hipoclorito de sódio a 6%. Por meio da análise em microscopia confocal de varredura a laser, pôde-se observar que o uso de irrigação sônica não melhorou de forma significativa a penetrabilidade do cimento obturador nos túbulos dentinários quando comparada com a irrigação manual, porém mostrou valores altos de penetração em comparação ao grupo controle (salina).

O sistema Endox® (Lysis Srl – Nova Milanese, Itália) foi desenvolvido pelo engenheiro Vittorio Sacchi. Seu princípio é produzir uma descarga elétrica rápida, de alta frequência (600 MHz) e baixa corrente em menos de 1 décimo de segundo, visando à vaporização dos tecidos do canal radicular e à eliminação dos microrganismos por meio de pontas que transmitem os impulsos elétricos.[241-243] Existem poucos estudos sobre o sistema Endox, com resultados controversos. O sistema demonstrou eficácia na eliminação de debris dentinário e da camada residual dos canais radiculares quando usado após o preparo biomecânico e avaliado por meio de MEV.[192] Porém, outros estudos não demonstraram superioridade na atividade antimicrobiana quando comparada aos protocolos de irrigação convencionais.[243,244]

O sistema Endox Plus® (Anfratron Technologies GMBH – Wasserburg, Alemanha) é uma nova versão do sistema Endox. De forma similar à versão anterior, utiliza uma ponta fina de aço inoxidável, que atua como um eletrodo, transmitindo os impulsos elétricos no canal radicular. O sistema Endox Plus apresenta funcionamento baseado na corrente alterna de alta frequência em fração de segundo.

Aranda-Garcia e colaboradores,[245] em 2012, avaliaram in vitro esse sistema sobre biofilme de E. faecalis, em dentes humanos contaminados por 21 dias. O sistema Endox Plus foi associado com uma pobre eficácia antibacteriana em comparação com irrigação manual convencional, usando hipoclorito de sódio/MTAD e hipoclorito de sódio/EDTA. Todos os procedimentos de irrigação permitiram a recuperação de bactérias 7 dias após o tratamento, demonstrando a persistência de contaminação dentro do sistema de canais radiculares.

REFERÊNCIAS

1. Schilder H. Cleaning and shaping the root canal. Dent Clin North Am. 1974;18(2):269-96.
2. Cohen S, Stewart GG, Laster LL. The effects of acids, alkalies, and chelating agents on dentine permeability. Oral Surg Oral Med Oral Pathol. 1970;29(4):631-4.
3. West, J. The endodontic glidepath: secret to rotary safety. Dentistry Today. 2010:29(9):86-88, 90-9344.
4. Dakin HD, Dunham EK. The relative germicidal efficiency of antiseptics of the chlorine group and acriflavine and other dyes. With Observations of the Rational Testing of Antiseptics. Br Med J. 1917;2(2968):641-5.
5. Leonardo. MR, Leonardo RI. Endodontia. São Paulo: Artes Médicas; 2004.
6. Auerbach MB. Antibiotics vs. instrumentation in endodontics. N Y State Dent J. 1953;19(5):225-8.
7. Stewart GG, Cobe HM, Rappapor H. A study of a new medicament in the chemomechanical preparation of infected root canals. J Am Dent Assoc. 1961;63(1):33-7.
8. Vella A. A fase mecânica da cirurgia endodôntica [tese]. Porto Alegre: Escola de Odontologia de Porto Alegre; 1955.
9. Kuttler Y. Endodoncia prática. Mexico: Alpha; 1961.
10. Coolidge ED, Kesel RG. Manual de endodontologia. Buenos Aires: Bibliográfica Argentina; 1957.
11. Grossman LI. Endodontic treatment of pulpless teeth. J Am Dent Assoc. 1960;61(6):671-6.
12. Cavanha AO. Alguns aspectos da Endodontia [tese]. Curitiba: Faculdade de Medicina UFPR; 1952.
13. Zerlotti Filho E. Instrumentos e instrumentação em endodontia. Rev Univ Cat Campinas. 1960;6(18):65-82.
14. Leonardo MR. Contribuição para o estudo da reparação apical e periapical pós-tratamento de canais radiculares [tese]. Araraquara: Faculdade de Farmácia e Odontologia; 1973.
15. Dornelles-Morgental R, Guerreiro-Tanomaru JM, de Faria-Junior NB, Hungaro-Duarte MA, Kuga MC, Tanomaru-Filho M. Antibacterial efficacy of endodontic irrigating solutions and their combinations in root canals contaminated with Enterococcus faecalis. Oral Surg Oral Med Oral Pathol Oral Radiol Endod. 2011;112(3):396-400.
16. Chang YC, Huang FM, Tai KW, Chou MY. The effect of sodium hypochlorite and chlorhexidine on cultured human periodontal ligament cells. Oral Surg Oral Med Oral Pathol Oral Radiol Endod. 2001;92(4):446-50.
17. Baker NA, Eleazer PD, Averbach RE, Seltzer S. Scanning electron microscopic study of the efficacy of various irrigating solutions. J Endod. 1975;1(4):127-35.
18. Dakin HD. On the use of certain antiseptic substances in the treatment of infected wounds. Br Med J. 1915;2(2852):318-20.
19. Dakin HD. The behaviour of hypochlorites on intravenous injection and their action on blood serum. Br Med J. 1916;1(2894):852-4.

20. Goodman LS, Gilman A. As bases farmacológicas da terapêutica. 3. ed. Rio de Janeiro: Guanabara-Koogan; 1967.
21. Pucci FM, Reig R. Conductos radiculares. Montevidéu: A. Barreiro y Ramos; 1945.
22. Sollman T. A manual of pharmacology and its application to therapeutics and toxocology. 7th ed. Philadelphia: W. B. Saunders; 1948.
23. Walker A. A definite and dependable therapy for pulpless teeth. J Am Dent Assoc. 1936;23(8):1418-24.
24. Grossman LI. Irrigation of Root Canals. J Am Dent Assoc. 1943;30(23):1915-7.
25. Grossman LI, Meiman BW. Solution of pulp tissue by chemical agents. J Am Dent Assoc. 1941;28(2):223-5.
26. Marshall FJ, Massler M, Dute HL. Effects of endodontic treatments on permeability of root dentine. Oral Surg Oral Med Oral Pathol. 1960;13:208-23.
27. Mohammadi Z. Sodium hypochlorite in endodontics: an update review. Int Dent J. 2008;58(6):329-41.
28. Zehnder M. Root canal irrigants. J Endod. 2006;32(5):389-98.
29. Mohammadi Z, Shalavi S. Antimicrobial activity of sodium hypochlorite in endodontics. J Mass Dent Soc. 2013;62(1):28-31.
30. Gonçalves LS, Rodrigues RC, Andrade Junior CV, Soares RG, Vettore MV. The Effect of Sodium Hypochlorite and Chlorhexidine as Irrigant Solutions for Root Canal Disinfection: A Systematic Review of Clinical Trials. J Endod. 2016;42(4):527-32.
31. Barnhart BD, Chuang A, Lucca JJ, Roberts S, Liewehr F, Joyce AP. An in vitro evaluation of the cytotoxicity of various endodontic irrigants on human gingival fibroblasts. J Endod. 2005;31(8):613-5.
32. Pashley EL, Birdsong NL, Bowman K, Pashley DH. Cytotoxic effects of NaOCl on vital tissue. J Endod. 1985;11(12):525-8.
33. Hand RE, Smith ML, Harrison JW. Analysis of the effect of dilution on the necrotic tissue dissolution property of sodium hypochlorite. J Endod. 1978;4(2):60-4.
34. Moorer WR, Wesselink PR. Factors promoting the tissue dissolving capability of sodium hypochlorite. Int Endod J. 1982;15(4):187-96.
35. Abou-Rass M, Oglesby SW. The effects of temperature, concentration, and tissue type on the solvent ability of sodium hypochlorite. J Endod. 1981;7(8):376-7.
36. Baumgartner JC, Brown CM, Mader CL, Peters DD, Shulman JD. A scanning electron microscopic evaluation of root canal debridement using saline, sodium hypochlorite, and citric acid. J Endod. 1984;10(11):525-31.
37. Ahmad M, Pitt Ford TR, Crum LA. Ultrasonic debridement of root canals: an insight into the mechanisms involved. J Endod. 1987;13(3):93-101.
38. Stock CJR. Endodontic: which irrigant. Int Endod J. 1987;20(2):100.
39. Oliveira MR. Soluções irrigadoras empregadas na biomecânica dois canais radiculares. Avaliação in vitro da eficiência da limpeza sobre dentina radicular humana, através da microscopia eletrônica de varredura. Instrumentação manual e combinação manual ultra-sônica [tese]. Araraquara: Faculdade de Odontologia; 1988.
40. Johnson BR, Remeikis NA. Effective shelf-life of prepared sodium hypochlorite solution. J Endod. 1993;19(1):40-3.
41. Heling I, Chandler NP. Antimicrobial effect of irrigant combinations within dentinal tubules. Int Endod J. 1998;31(1):8-14.

42. Siqueira JF Jr, Batista MM, Fraga RC, de Uzeda M. Antibacterial effects of endodontic irrigants on black-pigmented gram-negative anaerobes and facultative bacteria. J Endod. 1998;24(6):414-6.
43. Clarkson RM, Moule AJ. Sodium hypochlorite and its use as an endodontic irrigant. Aust Dent J. 1998;43(4):250-6.
44. Lewis P. Sodium hypochlorite root canal therapy. J Florida Dent Soc. 1954;24:10-1.
45. Pişkin B, Türkün M. Stability of various sodium hypochlorite solutions. J Endod. 1995;21(5):253-5.
46. Walton RE, Torabinejad M. Principles and practice of endodontics. Philadelphia: W. B. Saunders; 1989.
47. Segura JJ, Jiménez-Rubio A, Guerrero JM, Calvo JR. Comparative effects of two endodontic irrigants, chlorhexidine digluconate and sodium hypochlorite, on macrophage adhesion to plastic surfaces. J Endod. 1999;25(4):243-6.
48. Ayhan H, Sultan N, Cirak M, Ruhi MZ, Bodur H. Antimicrobial effects of various endodontic irrigants on selected microorganisms. Int Endod J. 1999;32(2):99-102.
49. Haapasalo HK, Sirén EK, Waltimo TM, Orstavik D, Haapasalo MP. Inactivation of local root canal medicaments by dentine: an in vitro study. Int Endod J. 2000;33(2):126-31.
50. Gomes BP, Ferraz CC, Vianna ME, Berber VB, Teixeira FB, Souza-Filho FJ. In vitro antimicrobial activity of several concentrations of sodium hypochlorite and chlorhexidine gluconate in the elimination of Enterococcus faecalis. Int Endod J. 2001;34(6):424-8.
51. Nery MJ. Tratamento de dentes com lesões periapical crônicas: influência das substâncas utilizadas no preparo biomecânico de canais radiculares obturados com o cimento Sealapex [tese]. Araçatuba: Faculdade de Odontologia; 2001.
52. Hales JJ, Jackson CR, Everett AP, Moore SH. Treatment protocol for the management of a sodium hypochlorite accident during endodontic therapy. Gen Dent. 2001;49(3):278-81.
53. Yamashita JC, Tanomaru Filho M, Leonardo MR, Rossi MA, Silva LA. Scanning electron microscopic study of the cleaning ability of chlorhexidine as a root-canal irrigant. Int Endod J. 2003;36(6):391-4.
54. Lee SJ, Wu MK, Wesselink PR. The effectiveness of syringe irrigation and ultrasonics to remove debris from simulated irregularities within prepared root canal walls. Int Endod J. 2004;37(10):672-8.
55. Siqueira JF Jr, Lopes HP. Mechanisms of antimicrobial activity of calcium hydroxide: a critical review. Int Endod J. 1999;32(5):361-9.
56. Wu MK, Wesselink PR. A primary observation on the preparation and obturation of oval canals. Int Endod J. 2001;34(2):137-41.
57. Del Carpio-Perochena AE, Bramante CM, Duarte MA, Cavenago BC, Villas-Boas MH, Graeff MS, et al. Biofilm dissolution and cleaning ability of different irrigant solutions on intraorally infected dentin. J Endod. 2011;37(8):1134-8.
58. Mohammadi Z, Soltani MK, Shalavi S. An update on the management of endodontic biofilms using root canal irrigants and medicaments. Iran Endod J. 2014;9(2):89-97.
59. Guerreiro-Tanomaru JM, Nascimento CA, Faria-Júnior NB, Graeff MS, Watanabe E, Tanomaru-Filho M. Antibiofilm activity of irrigating solutions associated with cetrimide. Confocal laser scanning microscopy. Int Endod J. 2014;47(11):1058-63.

60. Dutta A, Saunders WP. Comparative evaluation of calcium hypochlorite and sodium hypochlorite on soft-tissue dissolution. J Endod. 2012;38(10):1395-8.
61. Mohammadi Z, Mombeinipour A, Giardino L, Shahriari S. Residual antibacterial activity of a new modified sodium hypochlorite-based endodontic irrigation solution. Med Oral Patol Oral Cir Bucal. 2011;16(4):e588-92.
62. Giardino L, Estrela C, Generali L, Mohammadi Z, Asgary S. The in vitro Effect of Irrigants with Low Surface Tension on Enterococcus faecalis. Iran Endod J. 2015;10(3):174-8.
63. Mohammadi Z, Shalavi S, Giardino L, Palazzi F, Mashouf RY, Soltanian A. Antimicrobial effect of three new and two established root canal irrigation solutions. Gen Dent. 2012;60(6):534-7.
64. Williamson AE, Cardon JW, Drake DR. Antimicrobial susceptibility of monoculture biofilms of a clinical isolate of Enterococcus faecalis. J Endod. 2009;35(1):95-7.
65. Giardino L, Estrela C, Mohammadi Z, Palazzi F. Antibacterial power of sodium hypochlorite combined with surfactants and acetic acid. Braz Dent J. 2014;25(4):289-94.
66. Guastalli AR, Clarkson RM, Rossi-Fedele G. The Effect of Surfactants on the Stability of Sodium Hypochlorite Preparations. J Endod. 2015;41(8):1344-8.
67. Cantatore G, Ceci A, Gianini P. Valutazione al sem dell'efficacia de alcune soluzioni irriganti nella remozione del fango dentinale canalare. Atti del III Congresso Dei Docenti Di Odontoiatria; 1996. Roma; 1996.
68. Clarkson RM, Podlich HM, Savage NW, Moule AJ. A survey of sodium hypochlorite use by general dental practitioners and endodontists in Australia. Aust Dent J. 2003;48(1):20-6.
69. Hoffman PN, Death JE, Coates D. The stability of sodium hypochlorite solution. In: Collins CH. Disinfectants: their use and evaluation of effectiveness. London: Academic Press; 1991.
70. Silva LA, Leonardo MR, Assed S, Tanomaru Filho M. Histological study of the effect of some irrigating solutions on bacterial endotoxin in dogs. Braz Dent J. 2004;15(2):109-14.
71. Tanomaru JM, Leonardo MR, Tanomaru Filho M, Bonetti Filho I, Silva LA. Effect of different irrigation solutions and calcium hydroxide on bacterial LPS. Int Endod J. 2003;36(11):733-9.
72. Patterson SS. In vivo and in vitro studies of the effect of the disodium slat of ethylenediamine tetra-acetate on human dentine and its endodontic implications. Oral Surg Oral Med Oral Pathol. 1963;16:83-103.
73. Johnson B, Munaretto R, Chruszczyk A, Daniel J, Begole E. Tissue solvent activity of high concentration NaOCl on bovine tenden collagen. J Endod. 2004;30(4):266.
74. Chu G, Fleury A, Murray P, Flax M. The ability of different concentrations of NaOCL to dissolve and reduce the weight of bovine pulp tissue in vitro. J Endod. 2004;30(4):274.
75. Stojicic S, Zivkovic S, Qian W, Zhang H, Haapasalo M. Tissue dissolution by sodium hypochlorite: effect of concentration, temperature, agitation, and surfactant. J Endod. 2010;36(9):1558-62.
76. Taneja S, Mishra N, Malik S. Comparative evaluation of human pulp tissue dissolution by different concentrations of chlorine dioxide, calcium hypochlorite and sodium hypochlorite: An in vitro study. J Conserv Dent. 2014;17(6):541-5.
77. Arslan D, Guneser MB, Kustarci A, Er K, Siso SH. Pulp tissue dissolution capacity of QMix 2in1 irrigation solution. Eur J Dent. 2015;9(3):423-7.

78. Bystrom A, Sundqvist G. The antibacterial action of sodium hypochlorite and EDTA in 60 cases of endodontic therapy. Int Endod J. 1985;18(1):35-40.
79. Siqueira JF Jr, Rôças IN, Favieri A, Lima KC. Chemomechanical reduction of the bacterial population in the root canal after instrumentation and irrigation with 1%, 2.5%, and 5.25% sodium hypochlorite. J Endod. 2000;26(6):331-4.
80. Paiva JG, Alvares S. Endodontia. São Paulo: Atheneu; 1979.
81. Yesilsoy C, Whitaker E, Cleveland D, Phillips E, Trope M. Antimicrobial and toxic effects of established and potential root canal irrigants. J Endod. 1995;21(10):513-5.
82. Holland R, Otoboni Filho JA, de Souza V, Nery MJ, Bernabe PF, Dezan E, Jr. A comparison of one versus two appointment endodontic therapy in dogs' teeth with apical periodontitis. J Endod. 2003;29(2):121-4.
83. Tanomaru Filho M, Leonardo MR, da Silva LA. Effect of irrigating solution and calcium hydroxide root canal dressing on the repair of apical and periapical tissues of teeth with periapical lesion. J Endod. 2002;28(4):295-9.
84. 80. Spangberg L, Engstrom B, Langeland K. Biologic effects of dental materials. 3. Toxicity and antimicrobial effect of endodontic antiseptics in vitro. Oral Surg Oral Med Oral Pathol. 1973;36(6):856-71.
85. Marins JS, Sassone LM, Fidel SR, Ribeiro DA. In vitro genotoxicity and cytotoxicity in murine fibroblasts exposed to EDTA, NaOCl, MTAD and citric acid. Braz Dent J. 2012;23(5):527-33.
86. Abbaszadegan A, Gholami A, Mirhadi H, Saliminasab M, Kazemi A, Moein MR. Antimicrobial and cytotoxic activity of Ferula gummosa plant essential oil compared to NaOCl and CHX: a preliminary in vitro study. Restor Dent Endod. 2015;40(1):50-7.
87. Prado M, Silva EJ, Duque TM, Zaia AA, Ferraz CC, Almeida JF, et al. Antimicrobial and cytotoxic effects of phosphoric acid solution compared to other root canal irrigants. J Appl Oral Sci. 2015;23(2):158-63.
88. Nelson-Filho P. Efeito da endotoxina (LPS), associada ou não ao hidróxido de cálcio, sobre tecidos apicais e periapicais de dentes de cães. Avaliação histopatológica [tese]. Araraquara: Faculdade de Odontologia; 2000.
89. Valera MC, Maekawa LE, Chung A, Cardoso FG, Oliveira LD, Oliveira CL, et al. The effect of sodium hypochlorite and ginger extract on microorganisms and endotoxins in endodontic treatment of infected root canals. Gen Dent. 2014;62(3):25-9.
90. Marinho AC, Martinho FC, Zaia AA, Ferraz CC, Gomes BP. Monitoring the effectiveness of root canal procedures on endotoxin levels found in teeth with chronic apical periodontitis. J Appl Oral Sci. 2014;22(6):490-5.
91. Hulsmann M, Hahn W. Complications during root canal irrigation--literature review and case reports. Int Endod J. 2000;33(3):186-93.
92. Ingram TA 3rd. Response of the human eye to accidental exposure to sodium hypochlorite. J Endod. 1990;16(5):235-8.
93. Zarra T, Lambrianidis T. Occupational ocular accidents amongst Greek endodontists: a national questionnaire survey. Int Endod J. 2013;46(8):710-9.
94. Gatot A, Arbelle J, Leiberman A, Yanai-Inbar I. Effects of sodium hypochlorite on soft tissues after its inadvertent injection beyond the root apex. J Endod. 1991;17(11):573-4.
95. Gernhardt CR, Eppendorf K, Kozlowski A, Brandt M. Toxicity of concentrated sodium hypochlorite used as an endodontic irrigant. Int Endod J. 2004;37(4):272-80.
96. Caliskan MK, Turkun M, Alper S. Allergy to sodium hypochlorite during root canal therapy: a case report. Int Endod J. 1994;27(3):163-7.
97. Kaufman AY, Keila S. Hypersensitivity to sodium hypochlorite. J Endod. 1989;15(5):224-6.
98. Salum G, Barros Filho S, Rangel LFGO, Rosa RH, Santos SSF, Leão MVP. Hipersensibilidade ao hipoclorito de sódio em intervenções endodônticas. Rev Odontol Univ Cid São Paulo. 2012;24(3):200-8.
99. Spaulding CR. Soft tissue emphysema. J Am Dent Assoc. 1979;98(4):587-8.
100. Denton GW. Chlorexidine. In: Block SS. Desinfection, sterilization and preservation. 4th ed. Philadelphia: Lea & Febiger; 1991.
101. Rölla G, Löe H, Schiøtt CR. Retention of chlorhexidine in the human oral cavity. Arch Oral Biol. 1971;16(9):1109-IN33.
102. Jenkins S, Addy M, Wade W. The mechanism of action of chlorhexidine. A study of plaque growth on enamel inserts in vivo. J Clin Periodontol. 1988;15(7):415-24.
103. Mohammadi Z, Giardino L, Palazzi F, Asgary S. Agonistic and antagonistic interactions between chlorhexidine and other endodontic agents: a critical review. Iran Endod J. 2015;10(1):1-5.
104. Vahdaty A, Pitt Ford TR, Wilson RF. Efficacy of chlorhexidine in disinfecting dentinal tubules in vitro. Endod Dent Traumatol. 1993;9(6):243-8.
105. Leonardo MR, Tanomaru Filho M, Silva LA, Nelson Filho P, Bonifacio KC, Ito IY. In vivo antimicrobial activity of 2% chlorhexidine used as a root canal irrigating solution. J Endod. 1999;25(3):167-71.
106. Ferraz CC, Gomes BP, Zaia AA, Teixeira FB, Souza-Filho FJ. In vitro assessment of the antimicrobial action and the mechanical ability of chlorhexidine gel as an endodontic irrigant. J Endod. 2001;27(7):452-5.
107. Oliveira DP, Barbizam JV, Trope M, Teixeira FB. In vitro antibacterial efficacy of endodontic irrigants against Enterococcus faecalis. Oral Surg Oral Med Oral Pathol Oral Radiol Endod. 2007;103(5):702-6.
108. Arias-Moliz MT, Ferrer-Luque CM, González-Rodriguez MP, Valderrama MJ, Baca P. Eradication of Enterococcus faecalis biofilms by cetrimide and chlorhexidine. J Endod. 2010;36(1):87-90.
109. Abdullah M, Ng YL, Gulabivala K, Moles DR, Spratt DA. Susceptibilties of two Enterococcus faecalis phenotypes to root canal medications. J Endod. 2005;31(1):30-6.
110. Tanomaru Filho M, Leonardo MR, Silva LA, Anibal FF, Faccioli LH. Inflammatory response to different endodontic irrigating solutions. Int Endod J. 2002;35(9):735-9.
111. Yamashita JC. Avaliação da microbiota e da reparação apical e periapical após o preparo biome-cânico de canais radiculares com diferentes soluções irrigadoras, em dentes de cães com reação periapical crônica [tese]. Araraquara: Faculdade de Odontologia UNESP; 2004.
112. Shen Y, Stojicic S, Haapasalo M. Antimicrobial efficacy of chlorhexidine against bacteria in biofilms at different stages of development. J Endod. 2011;37(5):657-61.
113. Simões M, Pereira MO, Vieira MJ. Effect of mechanical stress on biofilms challenged by different chemicals. Water Res. 2005;39(20):5142-52.
114. Ma J, Wang Z, Shen Y, Haapasalo M. A new noninvasive model to study the effectiveness of dentin disinfection by using confocal laser scanning microscopy. J Endod. 2011;37(10):1380-5.
115. Mohammadi Z, Shalavi S. The effect of heat-killed Candida albicans and dentin powder on the antibacterial activity of chlorhexidine solution. Iran Endod J. 2012;7(2):63-7.
116. Li YC, Kuan YH, Lee SS, Huang FM, Chang YC. Cytotoxicity and genotoxicity of chlorhexidine on macrophages in vitro. Environ Toxicol. 2014;29(4):452-8.
117. Ulusoy AT, Kalyoncuoglu E, Reis A, Cehreli ZC. Antibacterial effect of N-acetylcysteine and taurolidine on planktonic and biofilm forms of Enterococcus faecalis. Dent Traumatol. 2015;[Epub ahead of print].
118. Ma J, Tong Z, Ling J, Liu H, Wei X. The effects of sodium hypochlorite and chlorhexidine irrigants on the antibacterial activities of alkaline media against Enterococcus faecalis. Arch Oral Biol. 2015;60(7):1075-81.
119. Jain P, Yeluri R, Garg N, Mayall S, Rallan M, Gupta S, et al. A Comparative Evaluation of the Effectiveness of Three Different Irrigating Solution on Microorganisms in the Root Canal: An Invivo Study. J Clin Diagn Res. 2015;9(12):ZC39-42.
120. de Almeida AP, Souza MA, Miyagaki DC, Dal Bello Y, Cecchin D, Farina AP. Comparative evaluation of calcium hypochlorite and sodium hypochlorite associated with passive ultrasonic irrigation on antimicrobial activity of a root canal system infected with Enterococcus faecalis: an in vitro study. J Endod. 2014;40(12):1953-7.
121. Ferreira MB, Carlini Junior B, Galafassi D, Gobbi DL. Calcium hypochlorite as a dentin deproteinization agent: Microleakage, scanning electron microscopy and elemental analysis. Microsc Res Tech. 2015;78(8):676-81.
122. Gorduysus M, Kucukkaya S, Bayramgil NP, Gorduysus MO. Evaluation of the effects of two novel irrigants on intraradicular dentine erosion, debris and smear layer removal. Restor Dent Endod. 2015;40(3):216-22.
123. Swain PK, Nagaral SC, Kamalapurker PK, Damineni R. Promising role of calcium hypochlorite as a disinfectant: an in vitro evaluation regarding its effect on type V dental stone. J Contemp Dent Pract. 2012;13(6):856-66.
124. Oliveira JS, Raucci Neto W, Faria NS, Fernandes FS, Miranda CE, Abi Rached-Junior FJ. Quantitative assessment of root canal roughness with calcium-based hypochlorite irrigants by 3D CLSM. Braz Dent J. 2014;25(5):409-15.
125. Grossman LI. Tratamento dos canais radiculares. Rio de Janeiro: Atheneu; 1956.
126. Leonardo MR. O emprego da associação de hipoclorito de sódio e detergente aniônico (solução a 4/6% de cloro liberável por 100ml) no tratamento dos canais radiculares. Rev Bras Odontol. 1970;2(14):197-208.
127. Paiva JG, Antoniazzi JH. O uso de uma associação de peróxido de ureia e detergente (Tween 80) no preparo químico-mecânico dos canais radiculares. Rev Assoc Paul Cir Dent. 1973;27(7):416-3.
128. Reis J. Detergentes no banco dos réus. A Folha de São Paulo. 1975;1.
129. Tommasi LR. A poluição das águas causadas pelos detergentes. A Folha de São Paulo. 1977;1.

130. Rapela D. Antibióticos y detergentes en el tratamiento de los dientes despulpados. Rev. Asoc. Odont. Argent. 1958;46(3):65-9.

131. Leonardo MR. Condições bacteriológicas do canal radicular. Relações com o tratamento endodôntico. Rev Bras Odontol. 1967;25(148):489-96.

132. Bozzo L, Nascimento A. Utilização de substâncias tensioativas na irrigação dos canais radiculares. Bol Fac Farm Odont Piracicaba. 1966;2(2):1-33.

133. Pozzo A. A enciclopédia farmacêutica. Barcelona: Cientifico-médica; 1962. vol. 2.

134. Romiero Neto M. Aerosolterapia nas doenças broncopulmonares. Hospital (Rio J.). 1959;55(5):125-46.

135. Leonardo M. Avaliação comparativa dos efeitos de soluções irrigadoras utilizadas durante o preparo biomecânico dos canais radiculares. Rev Fac Farm Odont. Araracuara. 1967;2(1):37-66.

136. Palazzi F, Morra M, Mohammadi Z, Grandini S, Giardino L. Comparison of the surface tension of 5.25% sodium hypochlorite solution with three new sodium hypochlorite-based endodontic irrigants. Int Endod J. 2012;45(2):129-35.

137. Wang Z, Shen Y, Ma J, Haapasalo M. The effect of detergents on the antibacterial activity of disinfecting solutions in dentin. J Endod. 2012;38(7):948-53.

138. Mohammadi Z, Shalavi S, Giardino L, Palazzi F. Effect of irrigation with Tetraclean on bacterial leakage of obturated root canals. N Y State Dent J. 2014;80(3):39-43.

139. Aslantas EE, Buzoglu HD, Altundasar E, Serper A. Effect of EDTA, sodium hypochlorite, and chlorhexidine gluconate with or without surface modifiers on dentin microhardness. J Endod. 2014;40(6):876-9.

140. Maria Ferrer-Luque C, Teresa Arias-Moliz M, Ruiz-Linares M, Elena Martinez Garcia M, Baca P. Residual activity of cetrimide and chlorhexidine on Enterococcus faecalis-infected root canals. Int J Oral Sci. 2014;6(1):46-9.

141. Bukiet F, Couderc G, Camps J, Tassery H, Cuisinier F, About I, et al. Wetting properties and critical micellar concentration of benzalkonium chloride mixed in sodium hypochlorite. J Endod. 2012;38(11):1525-9.

142. Oguz Ahmet S, Mutluay MM, Seyfioglu Polat Z, Seseogullari Dirihan R, Bek B, Tezvergil-Mutluay A. Addition of benzalkonium chloride to self-adhesive resin-cements: some clinically relevant properties. Acta Odontol Scand. 2014;72(8):831-8.

143. Sabatini C, Pashley DH. Aging of adhesive interfaces treated with benzalkonium chloride and benzalkonium methacrylate. Eur J Oral Sci. 2015;123(2):102-7.

144. Baron A, Lindsey K, Sidow SJ, Dickinson D, Chuang A, McPherson JC 3rd. Effect of a Benzalkonium Chloride Surfactant-Sodium Hypochlorite Combination on Elimination of Enterococcus faecalis. J Endod. 2016;42(1):145-9.

145. Jaramillo DE, Arriola A, Safavi K, Chávez de Paz LE. Decreased bacterial adherence and biofilm growth on surfaces coated with a solution of benzalkonium chloride. J Endod. 2012;38(6):821-5.

146. Nikiforuk G, Sreebny L. Demineralization of hard tissues by organic chelating agents at neutral pH. J Dent Res. 1953;32(6):859-67.

147. Holland R, Souza V, Nery M, Mello V. Efeitos de diferentes preparados à base de EDTA na dentina dos canais radiculares. Rev Fac Odont Araçatuba. 1973;2(1)27-31.

148. Östby N. Chelation in root canal therapy. Ethylenediamine tetra-acetic acid for cleansing and widening of root canals. Odontol Tidskr. 1957;65:3-11.

149. Hill PK. Endodontics. J Prosthet Dent. 1959;9(1):142-8.

150. Frithjof R, Östby BN. Effect of EDTAC and sulfuric acid on root canal dentine. Oral Surg Oral Med Oral Pathol. 1963;16(2):199-205.

151. Weinreb MM, Meier E. The relative efficiency of edta, sulfuric acid, and mechanical instrumentation in the enlargement of root canals. Oral Surg Oral Med Oral Pathol. 1965;19:247-52.

152. Gutiérrez JH, Garcia J. Microscopic and macroscopic investigation on results of mechanical preparation of root canals. Oral Surg Oral Med Oral Pathol. 1968;25(1):108-16.

153. Fromme HG, Guttzeit R, Riedel H. Experimental studies on the question of mechanical and chemical root canal preparation and on the adhesiveness of root canal filling materials. Dtsch Zahnarztl Z. 1970;25(9):865-76.

154. McComb D, Smith DC, Beagrie GS. The results of in vivo endodontic chemomechanical instrumentation--a scanning electron microscopic study. J Br Endod Soc. 1976;9(1):11-8.

155. Goldberg F, Abramovich A. Analysis of the effect of EDTAC on the dentinal walls of the root canal. J Endod. 1977;3(3):101-5.

156. Çalt S, Serper A. Time-dependent effects of EDTA on dentin structures. J Endod. 2002;28(1):17-9.

157. White RR, Janer LR, Hays GL. Residual antimicrobial activity associated with a chlorhexidine endodontic irrigant used with sodium hypochlorite. Am J Dent. 1999;12(3):148-50.

158. Gutiérrez JH, Villena F, Jofre A, Amin M. Bacterial infiltration of dentin as influenced by proprietary chelating agents. J Endod. 1982;8(10):448-54.

159. Leonardo MR, Comelli Lia RC, Esberard RM, Benatti Neto C. Immediate root canal filling: the use of cytophylactic substances and noncytotoxic solutions. J Endod. 1984;10(1):1-8.

160. Nery M, Souza VD, Holland R. Reação do coto pulpar e tecidos periapicais de dentes de cães a algumas substâncias empregadas no preparo biomecânico dos canais radiculares. Rev Fac Odontol Araçatuba. 1974;3(2):45-59.

161. Torneck CD. Reaction of hamster tissue to drugs used in sterilization of the root canal. Oral Surg Oral Med Oral Pathol. 1961;14(6):730-47.

162. Orstavik D, Haapasalo M. Disinfection by endodontic irrigants and dressings of experimentally infected dentinal tubules. Endod Dent Traumatol. 1990;6(4):142-9.

163. Foster KH, Kulild JC, Weller RN. Effect of smear layer removal on the diffusion of calcium hydroxide through radicular dentin. J Endod. 1993;19(3):136-40.

164. Drake DR, Wiemann AH, Rivera EM, Walton RE. Bacterial retention in canal walls in vitro: effect of smear layer. J Endod. 1994;20(2):78-82.

165. Spanó JC, Silva RG, Guedes DF, Sousa-Neto MD, Estrela C, Pécora JD. Atomic absorption spectrometry and scanning electron microscopy evaluation of concentration of calcium ions and smear layer removal with root canal chelators. J Endod. 2009;35(5):727-30.

166. Ballal NV, Kandian S, Mala K, Bhat KS, Acharya S. Comparison of the efficacy of maleic acid and ethylenediaminetetraacetic acid in smear layer removal from instrumented human root canal: a scanning electron microscopic study. J Endod. 2009;35(11):1573-6.

167. Takeda FH, Harashima T, Kimura Y, Matsumoto K. A comparative study of the removal of smear layer by three endodontic irrigants and two types of laser. Int Endod J. 1999;32(1):32-9.

168. Di Lenarda R, Cadenaro M, Sbaizero O. Effectiveness of 1 mol L-1 citric acid and 15% EDTA irrigation on smear layer removal. Int Endod J. 2000;33(1):46-52.

169. Guerisoli DM, Marchesan MA, Walmsley AD, Lumley PJ, Pecora JD. Evaluation of smear layer removal by EDTAC and sodium hypochlorite with ultrasonic agitation. Int Endod J. 2002;35(5):418-21.

170. Del Carpio-Perochena A, Bramante CM, Duarte MA, de Moura MR, Aouada FA, Kishen A. Chelating and antibacterial properties of chitosan nanoparticles on dentin. Restor Dent Endod. 2015;40(3):195-201.

171. Giardino L, Savoldi E, Ambu E, Rimondini R, Palezona A, Debbia EA. Antimicrobial effect of MTAD, Tetraclean, Cloreximid, and sodium hypochlorite on three common endodontic pathogens. Indian J Dent Res. 2009;20(3):391.

172. McComb D, Smith DC. A preliminary scanning electron microscopic study of root canals after endodontic procedures. J Endod. 1975;1(7):238-42.

173. De-Deus G, Reis C, Fidel S, Fidel R, Paciornik S. Dentine demineralization when subjected to EDTA with or without various wetting agents: a co-site digital optical microscopy study. Int Endod J. 2008;41(4):279-87.

174. Khedmat S, Shokouhinejad N. Comparison of the efficacy of three chelating agents in smear layer removal. J Endod. 2008;34(5):599-602.

175. da Silva LA, Sanguino AC, Rocha CT, Leonardo MR, Silva RA. Scanning electron microscopic preliminary study of the efficacy of SmearClear and EDTA for smear layer removal after root canal instrumentation in permanent teeth. J Endod. 2008;34(12):1541-4.

176. Pappen FG, Souza EM, Giardino L, Carlos IZ, Leonardo MR, de Toledo Leonardo R. Endodontic chelators induce nitric oxide expression by murine-cultured macrophages. J Endod. 2009;35(6):824-8.

177. Andrabi SM, Kumar A, Mishra SK, Tewari RK, Alam S, Siddiqui S. Effect of manual dynamic activation on smear layer removal efficacy of ethylenediaminetetraacetic acid and SmearClear: an in vitro scanning electron microscopic study. Aust Endod J. 2013;39(3):131-6.

178. Torabinejad M, Khademi AA, Babagoli J, Cho Y, Johnson WB, Bozhilov K, et al. A new solution for the removal of the smear layer. J Endod. 2003;29(3):170-5.

179. Adiguzel O, Yigit-Ozer S, Kaya S, Uysal I, Ganidagli-Ayaz S, Akkus Z. Effectiveness of ethylenediaminetetraacetic acid (EDTA) and MTAD on debris and smear layer removal using a self-adjusting file. Oral Surg Oral Med Oral Pathol Oral Radiol Endod. 2011;112(6):803-8.

180. Beltz RE, Torabinejad M, Pouresmail M. Quantitative analysis of the solubilizing action of MTAD, sodium hypochlorite, and EDTA on bovine pulp and dentin. J Endod. 2003;29(5):334-7.

181. Shabahang S, Torabinejad M. Effect of MTAD on Enterococcus faecalis-contaminated root

canals of extracted human teeth. J Endod. 2003;29(9):576-9.

182. Mehrvarzfar P, Saghiri MA, Asatourian A, Fekrazad R, Karamifar K, Eslami G, et al. Additive effect of a diode laser on the antibacterial activity of 2.5% NaOCl, 2% CHX and MTAD against Enterococcus faecalis contaminating root canals: an in vitro study. J Oral Sci. 2011;53(3):355-60.

183. Zhang W, Torabinejad M, Li Y. Evaluation of cytotoxicity of MTAD using the MTT-tetrazolium method. J Endod. 2003;29(10):654-7.

184. Uzunoglu E, Yilmaz Z, Erdogan O, Gorduysus M. Final irrigation regimens affect fracture resistance values of root-filled teeth. J Endod. 2016;42(3):493-5.

185. Poggio C, Dagna A, Chiesa M, Bianchi S, Arciola CR, Visai L, et al. SEM evaluation of the root canal walls after treatment with Tetraclean. Int J Artif Organs. 2010;33(9):660-6.

186. Poggio C, Colombo M, Scribante A, Sforza D, Bianchi S. In vitro antibacterial activity of different endodontic irrigants. Dent Traumatol. 2012;28(3):205-9.

187. Mohammadi Z, Giardino L, Palazzi F, Shahriari S. Effect of initial irrigation with sodium hypochlorite on residual antibacterial activity of tetraclean. N Y State Dent J. 2013;79(1):32-6.

188. Qyasian A, Mohammadi Z, Giardino L, Palazzi F, Shalavi S, Sabbaghi S, et al. Determining the minimum inhibitory concentration of Tetraclean against Candida albicans. Niger J Med. 2014;23(3):201-6.

189. Dai L, Khechen K, Khan S, Gillen B, Loushine BA, Wimmer CE, et al. The effect of QMix, an experimental antibacterial root canal irrigant, on removal of canal wall smear layer and debris. J Endod. 2011;37(1):80-4.

190. Morgental RD, Singh A, Sappal H, Kopper PM, Vier-Pelisser FV, Peters OA. Dentin inhibits the antibacterial effect of new and conventional endodontic irrigants. J Endod. 2013;39(3):406-10.

191. Elakanti S, Cherukuri G, Rao VG, Chandrasekhar V, Rao AS, Tummala M. Comparative evaluation of antimicrobial efficacy of QMix 2 in 1, sodium hypochlorite, and chlorhexidine against Enterococcus faecalis and Candida albicans. J Conserv Dent. 2015;18(2):128-31.

192. Liu Y, Guo L, Li Y, Guo X, Wang B, Wu L. In vitro comparison of antimicrobial effectiveness of QMix and other final irrigants in human root canals. Sci Rep. 2015;5:17823.

193. Chandrasekhar V, Amulya V, Rani VS, Prakash TJ, Ranjani AS, Gayathri C. Evaluation of biocompatibility of a new root canal irrigant Q Mix 2 in 1- An in vivo study. J Conserv Dent. 2013;16(1):36-40.

194. Stewart GG, Kapsimalas P, Rappaport H. EDTA and urea peroxide for root canal preparation. J Am Dent Assoc. 1969;78(2):335-8.

195. Fraser JG, Laws AJ. Chelating agents: their effect on the permeability of root canal dentin. Oral Surg Oral Med Oral Pathol. 1976;41(4):534-40.

196. Paiva JG. Contribuição para o estudo mediante procedimentos histológicos nos campos da morfologia e histometria, do processo reparatório de feridas cirúrgicas na pele de ratos com ou sem a interferência de medicamento [tese]. São Paulo: Faculdade de Odontologia de São Paulo; 1974.

197. Grandini S, Balleri P, Ferrari M. Evaluation of Glyde File Prep in combination with sodium hypochlorite as a root canal irrigant. J Endod. 2002;28(4):300-3.

198. Lim TS, Wee TY, Choi MY, Koh WC, Sae-Lim V. Light and scanning electron microscopic evaluation of Glyde File Prep in smear layer removal. Int Endod J. 2003;36(5):336-43.

199. Aktener BO, Bilkay U. Smear layer removal with different concentrations of EDTA-ethylenediamine mixtures. J Endod. 1993;19(5):228-31.

200. Cruz A, Vera J, Gascon G, Palafox-Sanchez CA, Amezcua O, Mercado G. Debris remaining in the apical third of root canals after chemomechanical preparation by using sodium hypochlorite and glyde: an in vivo study. J Endod. 2014;40(9):1419-23.

201. Araujo J, Goldberg F. Uso de las cremas endodonticas durante la preparación quirurgica: evaluación de sus residuos. Rev Asoc Odont Argent. 1988;76(7):5-9.

202. Weber CD, McClanahan SB, Miller GA, Diener-West M, Johnson JD. The effect of passive ultrasonic activation of 2% chlorhexidine or 5.25% sodium hypochlorite irrigant on residual antimicrobial activity in root canals. J Endod. 2003;29(9):562-4.

203. Wayman BE, Kopp WM, Pinero GJ, Lazzari EP. Citric and lactic acids as root canal irrigants in vitro. J Endod. 1979;5(9):258-65.

204. Garberoglio R, Becce C. Smear layer removal by root canal irrigants. A comparative scanning electron microscopic study. Oral Surg Oral Med Oral Pathol. 1994;78(3):359-67.

205. Lensing HH, Oei HL. Investigations on the sporicidal and fungicidal activity of disinfectants. Zentralbl Bakteriol Mikrobiol Hyg B. 1985;181(6):487-95.

206. Salvia AC, Teodoro GR, Balducci I, Koga-Ito CY, Oliveira SH. Effectiveness of 2% peracetic acid for the disinfection of gutta-percha cones. Braz Oral Res. 2011;25(1):23-7.

207. Lottanti S, Gautschi H, Sener B, Zehnder M. Effects of ethylenediaminetetraacetic, etidronic and peracetic acid irrigation on human root dentine and the smear layer. Int Endod J. 2009;42(4):335-43.

208. Ordinola-Zapata R, Bramante CM, Garcia RB, de Andrade FB, Bernardineli N, de Moraes IG, et al. The antimicrobial effect of new and conventional endodontic irrigants on intra-orally infected dentin. Acta Odontol Scand. 2013;71(3-4):424-31.

209. Gaddala N, Veeramachineni C, Tummala M. Effect of peracetic acid as a final rinse on push out bond strength of root canal sealers to root dentin. J Clin Diagn Res. 2015;9(5):ZC75-7.

210. Ferrer-Luque CM, Arias-Moliz MT, González-Rodriguez MP, Baca P. Antimicrobial activity of maleic acid and combinations of cetrimide with chelating agents against Enterococcus faecalis biofilm. J Endod. 2010;36(10):1673-5.

211. Ulusoy OI, Görgül G. Effects of different irrigation solutions on root dentine microhardness, smear layer removal and erosion. Aust Endod J. 2013;39(2):66-72.

212. Eldeniz AU, Guneser MB, Akbulut MB. Comparative antifungal efficacy of light-activated disinfection and octenidine hydrochloride with contemporary endodontic irrigants. Lasers Med Sci. 2015;30(2):669-75.

213. Tirali RE, Bodur H, Ece G. In vitro antimicrobial activity of sodium hypochlorite, chlorhexidine gluconate and octenidine dihydrochloride in elimination of microorganisms within dentinal tubules of primary and permanent teeth. Med Oral Patol Oral Cir Bucal. 2012;17(3):e517-22.

214. Tandjung L, Waltimo T, Hauser I, Heide P, Decker EM, Weiger R. Octenidine in root canal and dentine disinfection ex vivo. Int Endod J. 2007;40(11):845-51.

215. Tirali RE, Turan Y, Akal N, Karahan ZC. In vitro antimicrobial activity of several concentrations of NaOCl and Octenisept in elimination of endodontic pathogens. Oral Surg Oral Med Oral Pathol Oral Radiol Endod. 2009;108(5):e117-20.

216. Vanscheidt W, Harding K, Teot L, Siebert J. Effectiveness and tissue compatibility of a 12-week treatment of chronic venous leg ulcers with an octenidine based antiseptic--a randomized, double-blind controlled study. Int Wound J. 2012;9(3):316-23.

217. Franci G, Falanga A, Galdiero S, Palomba L, Rai M, Morelli G, et al. Silver nanoparticles as potential antibacterial agents. Molecules. 2015;20(5):8856-74.

218. Gurunathan S, Han JW, Kwon DN, Kim JH. Enhanced antibacterial and antibiofilm activities of silver nanoparticles against Gram-negative and Gram-positive bacteria. Nanoscale Res Lett. 2014;9(1):373.

219. Konigs AM, Flemming HC, Wingender J. Nanosilver induces a non-culturable but metabolically active state in Pseudomonas aeruginosa. Front Microbiol. 2015;6:395.

220. Velazquez-Velazquez JL, Santos-Flores A, Araujo-Melendez J, Sanchez-Sanchez R, Velasquillo C, Gonzalez C, et al. Anti-biofilm and cytotoxicity activity of impregnated dressings with silver nanoparticles. Mater Sci Eng C Mater Biol Appl. 2015;49(1):604-11.

221. Moghadas L, Shahmoradi M, Narimani T. Antimicrobial activity of a new nanobased endodontic irrigation solution: In vitro study. Dent Hypotheses. 2012;3(4):142-6.

222. Cohenca N, Heilborn C, Johnson JD, Flores DS, Ito IY, da Silva LA. Apical negative pressure irrigation versus conventional irrigation plus triantibiotic intracanal dressing on root canal disinfection in dog teeth. Oral Surg Oral Med Oral Pathol Oral Radiol Endod. 2010;109(1):e42-6.

223. Mohammadi Z, Shalavi S, Giardino L, Palazzi F, Asgary S. Impact of ultrasonic activation on the effectiveness of sodium hypochlorite: a review. Iran Endod J. 2015;10(4):216-20.

224. Guerreiro-Tanomaru JM, Chavez-Andrade GM, de Faria-Junior NB, Watanabe E, Tanomaru-Filho M. Effect of passive ultrasonic irrigation on enterococcus faecalis from root canals: an ex vivo study. Braz Dent J. 2015;26(4):342-6.

225. Tanomaru FM, Torres FF, Chavez-Andrade GM, Miano LM, Guerreiro-Tanomaru JM. Intermittent or continuous ultrasonically activated irrigation: micro-computed tomographic evaluation of root canal system cleaning. Clin Oral Investig. 2015;[Epub ahead of print].

226. Tanomaru-Filho M, Miano LM, Chavez-Andrade GM, Esteves Torres FF, Leonardo Rde T, Guerreiro-Tanomaru JM. Cleaning of root canal system by different irrigation methods. J Contemp Dent Pract. 2015;16(11):859-63.

227. Chávez-Andrade GM, Guerreiro-Tanomaru JM, Miano LM, Toledo RL, Tanomaru-Filho M. Radiographic evaluation of root canal cleaning, main and laterals, using different methods of fi nal irrigation. Rev Odontol UNESP. 2014;43(5):333-7.

228. Curtis TO, Sedgley CM. Comparison of a continuous ultrasonic irrigation device and conventional needle irrigation in the removal of root canal debris. J Endod. 2012;38(9):1261-4.

229. Fukumoto Y, Kikuchi I, Yoshioka T, Kobayashi C, Suda H. An ex vivo evaluation of a new root canal irrigation technique with intracanal aspiration. Int Endod J. 2006;39(2):93-9.

230. Hockett JL, Dommisch JK, Johnson JD, Cohenca N. Antimicrobial efficacy of two irrigation techniques in tapered and nontapered canal preparations: an in vitro study. J Endod. 2008;34(11):1374-7.
231. Nielsen BA, Craig Baumgartner J. Comparison of the EndoVac system to needle irrigation of root canals. J Endod. 2007;33(5):611-5.
232. Desai P, Himel V. Comparative safety of various intracanal irrigation systems. J Endod. 2009;35(4):545-9.
233. da Silva LA, Nelson-Filho P, da Silva RA, Flores DS, Heilborn C, Johnson JD, et al. Revascularization and periapical repair after endodontic treatment using apical negative pressure irrigation versus conventional irrigation plus triantibiotic intracanal dressing in dogs' teeth with apical periodontitis. Oral Surg Oral Med Oral Pathol Oral Radiol Endod. 2010;109(5):779-87.
234. Heilborn C, Reynolds K, Johnson JD, Cohenca N. Cleaning efficacy of an apical negative-pressure irrigation system at different exposure times. Quintessence Int. 2010;41(9):759-67.
235. Siu C, Baumgartner JC. Comparison of the debridement efficacy of the EndoVac irrigation system and conventional needle root canal irrigation in vivo. J Endod. 2010;36(11):1782-5.
236. Susin L, Liu Y, Yoon JC, Parente JM, Loushine RJ, Ricucci D, et al. Canal and isthmus debridement efficacies of two irrigant agitation techniques in a closed system. Int Endod J. 2010;43(12):1077-90.
237. Mendonca DH, Colucci V, Rached-Junior FJ, Miranda CE, Silva-Sousa YT, Silva SR. Effects of various irrigation/aspiration protocols on cleaning of flattened root canals. Braz Oral Res. 2015;29:[Epub ahead of print].
238. Alturaiki S, Lamphon H, Edrees H, Ahlquist M. Efficacy of 3 different irrigation systems on removal of calcium hydroxide from the root canal: a scanning electron microscopic study. J Endod. 2015;41(1):97-101.
239. Rico-Romano C, Zubizarreta-Macho A, Baquero-Artigao MR, Mena-Alvarez J. An analysis in vivo of intracanal bacterial load before and after chemo-mechanical preparation: A comparative analysis of two irrigants and two activation techniques. J Clin Exp Dent. 2016;8(1):e9-e13.
240. Bolles JA, He J, Svoboda KK, Schneiderman E, Glickman GN. Comparison of Vibringe, EndoActivator, and needle irrigation on sealer penetration in extracted human teeth. J Endod. 2013;39(5):708-11.
241. Cassanelli C, Marchese A, Cagnacci S, Debbia EA. Alteration of membrane permeability of bacteria and yeast by High Frequency Alternating Current (HFAC). Open Microbiol J. 2008;2:32-7.
242. Lendini M, Alemanno E, Migliaretti G, Berutti E. The effect of high-frequency electrical pulses on organic tissue in root canals. Int Endod J. 2005;38(8):531-8.
243. Virtej A, MacKenzie CR, Raab WH, Pfeffer K, Barthel CR. Determination of the performance of various root canal disinfection methods after in situ carriage. J Endod. 2007;33(8):926-9.
244. Karale R, Thakore A, Shetty V. An evaluation of antibacterial efficacy of 3% sodium hypochlorite, high-frequency alternating current and 2% chlorhexidine on Enterococcus faecalis: an in vitro study. J Conserv Dent. 2011;14(1):2-5.
245. Aranda-Garcia AR, Guerreiro-Tanomaru JM, Faria-Junior NB, Chavez-Andrade GM, Leonardo RT, Tanomaru-Filho M, et al. Antibacterial effectiveness of several irrigating solutions and the Endox Plus system - an ex vivo study. Int Endod J. 2012;45(12):1091-6.

LEITURAS RECOMENDADAS

Araújo MJ. Biomecânica - Fase de acesso - Instrumental -Instrumentação - Agentes químicos-Irrigação e Aspiração. Rev Bras Odont. 1956;14(83):256-302.

Çalt S, Serper A. Dentinal tubule penetration of root canal sealers after root canal dressing with calcium hydroxide. J Endod. 1999;25(6):431-3.

Cameron JA. The effect of fluorocarbon surfactant on the surface tension of the endodontic irrigant, sodium hypochlorite. Aust Dent J. 1986;31(5):364-8.

Daughenbaugh JA, Schilder SA. A scanning electron microscopic evaluation of sodium hypochlo-rite in the clearing and shaping of human root canal systems [tese]. Boston: Boston University; 1982.

Filgueiras J, Bevilacqua S, Mello CF. Endodontia clínica. Rio de Janeiro: Científica; 1962.

Gettleman BH, Messer HH, Eldeeb ME. Adhesion of sealer cement to dentin with and without the smear layer. J Endod. 1991;17(1):15-20.

Griffths BM, Stock JR. The efficiency of irrigants in removing root canal debris when used with an ultrasonic paration technique. Int Endod J. 1986;19(6):277-84.

Harrison JW, Baumgartner JC, Svec TA. Incidence of pain associated with clinical factors during and after root canal therapy. Part 1. Interppointment pain. J Endod. 1983;9(9):384-7.

Holland R, Souza V, Nery MJ, Bernabé PFE, Mello W, Otoboni Filho JA. Apostila de endodontia. Araçatuba: Faculdade de Odontologia de Araçatuba; 1979.

Kuruvilla JR, Kamath P. Antimicrobial activity of 2,5% sodium hypochloride and 0,2% chlorhexidine gluconate reparately and combined, as endodontic irrigants. J Endod. 1998;24(7):472-6.

Kushner M, Hoffman J. Detergentes sintéticos. In: Kushner M, Hoffman J. A nova química. São Paulo: Ibrasa; 1960.

Leonardo MR. Contribuição para o estudo dos efeitos da biomecânica e da medicação tópica na desinfecção dos canais radiculares [tese]. Araraquara: Faculdade de Farmácia e Odontologia de Araraquara; 1965.

Liolios E, Economides N, Parissis-Messimeris S, Boutsioukis A. The effectiveness of three irriga-ting solutions on root canal cleaning after hand and mechanical preparation. Int Endod J. 1997;30(1):51-7.

Mitchell RP, Yang SE, Baumgartner JC. Comparison of apical extrusion of NaOCl using the EndoVac or needle irrigation of root canals. J Endod. 2010;36(2):338-41.

Morais IG. Infiltração marginal nas obturações de canais em função de agentes irrigadores e cimentos obturadores [tese]. Bauru: Faculdade de Odontologia; 1980.

Nagem Filho H, Vieira Pinto L. Compatibilidade biológica do tergentol e do texapon K12. Rev Assoc Paul Cirug Dent. 1978;32(1):27-30.

Ohara P, Torabinejad M, Kettering JD. Antibacterial effects of various endodontic irrigants on selected anaerobic bacteria. Endod Dent Traumatol. 1993;9(3):95-100.

Oliveira MRB. Avaliação da eficiência da limpeza de algumas soluções irrigadoras sobre a dentina radicular, através da microscopia eletrônica de varredura [tese]. Bauru: Faculdade de Odontologia; 1982.

Onçağ O, Hoşgör M, Hilmioğlu S, Zekioğlu O, Eronat C, Burhanoğlu D. Comparison of antibacterial and toxic effects of various root canal irrigants. Int Endod J. 2002;36(6):423-32.

Piloto L. Pontos fundamentais na fase cirúrgica na endoductodoncioterapia - modificações na instrumentação e irrigação. Rev Assoc Paul Cir Dent. 1958;12(5):270-81.

Rutala WA, Weber DJ. Uses of inorganic hypo-chlorite (bleach) in health-care facilities. Clin Microbiol Rev. 1997;10(4):397-610.

Sand HF. The dissociation of EDTA and EDTA sodium salts. Acta Odontol Scand. 1961;19(3-4):469-82.

Siqueira JF Jr, Lopes HP, Magalhães FAC, Uzeda M. Efeito antibacteriano do hipoclorito de sódio a 1% e 5,25%, sobre bacilos anaeróbios produtores de pigmentos negros. Rev Paul Odontol. 1999;21:4-6.

Sjögren V, Figdor D, Persson S, Sundqvist G. Influence at the time of root filling on the outcome of endodontic treatment of teeth with apical periodontitis. Int Endod J. 1997;30(5):297-306.

Southard SR, Drisko CL, Killoy WJ, Cobb CM, Tira DE. The effect of 2,0% chlore-xidine digluconate irrigation on clinical parameters and the level of bacteroides gingivalis in periodontal pockets. J Periodontol. 1989;60(6):302-9.

Stamos DE, Sadegui EM, Haasch GC, Gerstein H. An in vitro comparison study to quantitative the debridement ability of hand, sonic, and ultrasonic instrumentation. J Endod. 1987;13(9):434-40.

Stewart GG. The importance of chemomechanical preparation of root canal. Oral Surg Oral Med Oral Pathol. 1955;8(9):993-7.

Villegas JC, Yoshioka T, Kobayashi C, Suda A. Obturation of accessory canals after four different final irrigation regimes. J Endod. 2002;28(7):534-6.

Weine FS. Endodontic therapy. 4th ed. St. Louis: Mostby; 1989.

White RR, Goldman M, Lin PS. The influence of the smeared layer upon dentinal tubule penetration by plastic filling materials. J Endod. 1984;10(12):558-62.

Yamada RS, Armas A, Goldman M, Lin PS. A scanning electon microscopic of a high volume final flush wuith several irrigant solutions: part 3. J Endod. 1983;9(4):137-42.

Yamaguchi M, Yoshida K, Suzuki R, Nakamura H. Root canal irrigation with citric acid solution. J Endod. 1996;22(1):27-9.

Zamany A, Safavi K, Spångberg LS. The effect of chlorhexidine as an endodontic disinfectant. Oral Surg Oral Med Oral Pathol Oral Radiol Endod. 2003;96(5):578-81.

CAPÍTULO 4

Preparo biomecânico dos canais radiculares
Meios mecânicos: instrumentação clássica ou convencional

Mario Roberto Leonardo

Este capítulo é dedicado ao Prof. Dr. Jayme Maurício Leal

Em 1974, Schilder,[1] em trabalho que se tornou um clássico na literatura endodôntica, realçou a importância da instrumentação dos canais radiculares, ao recomendar um novo conceito de limpeza (*cleaning*) e de modelagem (*shaping*) do espaço endodôntico. Para esse autor, as grandes dificuldades técnicas para a obturação eram, na verdade, decorrentes da limpeza deficiente e da modelagem pobre dos canais radiculares. A limpeza tem por objetivo, segundo Schilder, a eliminação de todo o conteúdo do sistema de canais radiculares (tecido pulpar, restos necróticos, microrganismos, seus produtos e subprodutos, etc.), ao passo que a modelagem tem por objetivo atribuir ao canal radicular uma conformação regressivamente cônica, desde o orifício de sua entrada, ao nível da câmara pulpar, até o ápice, mantendo-se ao máximo a sua anatomia original. Para nós, é muito importante também, durante a instrumentação, a realização do batente apical (*apical stop*). Após definir o instrumento apical inicial (IAI) ou anatômico, que é o primeiro instrumento cuja ponta atuará no comprimento real do trabalho (CRT), inicia-se a realização do batente apical, "razão de ser" do sucesso clínico, radiográfico, histológico e jurídico do nosso tratamento.

Recentemente, uma nova orientação técnica foi introduzida na literatura endodôntica mundial, contribuindo para a realização de um preparo biomecânico mais suave, harmônico e seguro, reduzindo, consequentemente, os acidentes operatórios como, sobretudo, o risco de fratura dos instrumentos acionados a motor, rotatórios ou oscilatórios, em especial no tratamento de canais radiculares atresiados curvos e/ou retos de molares.

Essa nova orientação técnica, rapidamente difundida pelo mundo, é reconhecida por meio da expressão inglesa **Glide Path**, com tradução em português de "caminho pavimentado".

De acordo com West,[2] em 2010, *Glide Path* é um preparo prévio dos canais radiculares, particularmente os atresiados, retos e/ou curvos de molares, para, depois, receberem o preparo biomecânico por instrumentação manual, como com o emprego das limas **Flexofile**® (Dentsply/Maillefer), ou por diferentes instrumentos de sistemas rotatórios e/ou oscilatórios, recíprocos e/ou não recíprocos. Após a realização do *Glide Path*, os canais radiculares, principalmente de molares, já estarão em condições técnico-anatômicas para receberem o preparo biomecânico, isto é, estarão plenamente acessíveis, com as paredes dentinárias livres de interferências, lisas, ininterruptas e sem ondulações até o seu término fisiológico: **o limite cemento-dentina-canal (CDC)**.

O *Glide Path* é realizado após a exploração de canais radiculares atresiados, retos e/ou curvos de molares. Essa exploração deve ser realizada com a utilização de instrumentos manuais, como as limas tipo K (K-File ou C+ – FKG Dentaire – França) nº 08 e nº 10 até o CRT, até que esta última lima nº 10, fique completamente folgada no interior do canal radicular. Esse novo ato operatório, poderá ser realizado com limas movidas a motor, como as limas **PathFile**® (Dentsply/Maillefer) (três limas) e/ou **ProGlider**® (Dentsply/Maillefer) (uma única lima) (ver Capítulo 17).

ProGlider é uma lima única rotatória 16/.02 para a realização do *Glide Path*, com velocidade de 300 rpm e torque de 2 N/cm (**FIGS. 4.1** e **4.2**).

Os meios mecânicos (instrumentos manuais) assumem importância fundamental durante o preparo biomecânico dos canais radiculares, uma vez que é por meio deles que realizamos a instrumentação, a qual complementada com a irrigação e a sucção com soluções irrigadoras (meios físicos e químicos) nos permitirá atingir os objetivos propostos por Schilder,[1] ou seja, a limpeza e a modelagem do canal radicular.

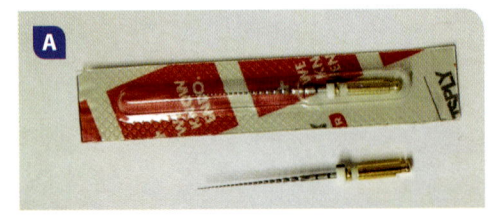

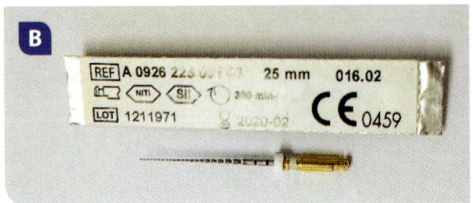

Figura 4.1
Lima ProGlider. **A-B.** Em blister e separada.

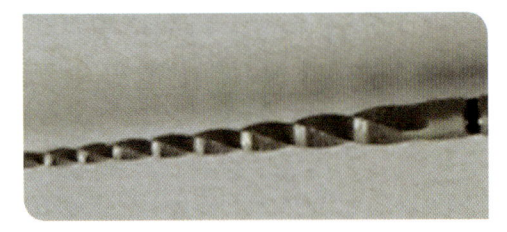

Figura 4.2
Maior aumento da parte ativa da lima ProGlider evidenciando detalhes.

ESTANDARDIZAÇÃO DOS INSTRUMENTOS

Os instrumentos endodônticos são, ainda hoje, fabricados de acordo com normas estabelecidas em 1992,[3] pela Organização Internacional para Estandardização (The International Organization for Standardization – ISO/FDI).[3] A ISO/FDI é uma federação mundial de grupos nacionais de estudos de estandardização, constituída por corporações consideradas membros da ISO. A preparação de normas internacionais é realizada pelos comitês técnicos da ISO, estando ainda vigente a estandardização internacional ISO 3630-1,[3] a qual entrou em vigor 2 anos após sua publicação e tem como título geral "Instrumentos estandardizados para canal radicular".

INSTRUMENTOS ESTANDARDIZADOS PARA CANAL RADICULAR

- **Parte 1:** limas, alargadores, extirpa-nervos, raspadores (limas "rabo de rato"), sondas exploradoras (lisas), sondas facetadas e Lentulo. (Esses últimos instrumentos são antigos e raramente utilizados pelos endodontistas na atualidade.);
- **Parte 2:** alargadores acionados a motor;
- **Parte 3:** calcadores verticais (*pluggers*) e condensadores laterais (*spreaders*).

A **Parte 1** das normas ISO 3630-1[3] inclui três tipos clássicos de instrumentos endodônticos estandardizados:

- Alargadores;
- Limas tipo K;
- Limas tipo Hedströen.

A **TABELA 4.1** oferece as dimensões nominais (diâmetro), com suas denominações (número de código) e os diâmetros

Tabela 4.1

Dimensões nominais (diâmetros), denominação (número de código) e diâmetros correspondentes da ponta da parte ativa dos instrumentos em milímetros

DENOMINAÇÃO DOS INSTRUMENTOS (número de código)	DIÂMETROS CORRESPONDENTES DA PONTA DA PARTE ATIVA (mm)
008	0,08
010	0,10
012	0,12
015	0,15
017	0,17
020	0,20
025	0,25
030	0,30
035	0,35
040	0,40
045	0,45
050	0,50
055	0,55
060	0,60
070	0,70
075	0,75
080	0,80
090	0,90
100	1
105	1,05
110	1,10
120	1,20
130	1,30
140	1,40
150	1,50
160	1,60
170	1,70
190	1,90

Observação: a ISO 3630-1 excluiu o instrumento nº 006.

Essas normas nem sempre são seguidas na fabricação dos instrumentos de níquel-titânio, rotatórios.

Fonte: Baseada em International Organization for Standardization.[3]

correspondentes dos instrumentos, independentemente do tipo. As dimensões nominais correspondem ao diâmetro da ponta da parte ativa do instrumento, expresso em centésimos de milímetros.

De acordo com essas normas,[3] a denominação dos instrumentos é oferecida por três dígitos.

Assim, as especificações (requisitos), de acordo com a ISO 3630-1,[3] para a parte ativa (de trabalho) dos instrumentos estandardizados serão apresentados na sequência.

Alargadores, limas tipo K e tipo Hedströen

As dimensões devem ser oferecidas em milímetros e identificadas por um código de cores, que deverá estar de acordo com as **TABELAS 4.2** a **4.4** e a **FIGURA 4.3**.

Tabela 4.2

Forma típica das espirais

INSTRUMENTOS	DETALHE DA PARTE ATIVA
Limas tipo Hedströen	
Limas tipo K	
Alargadores	

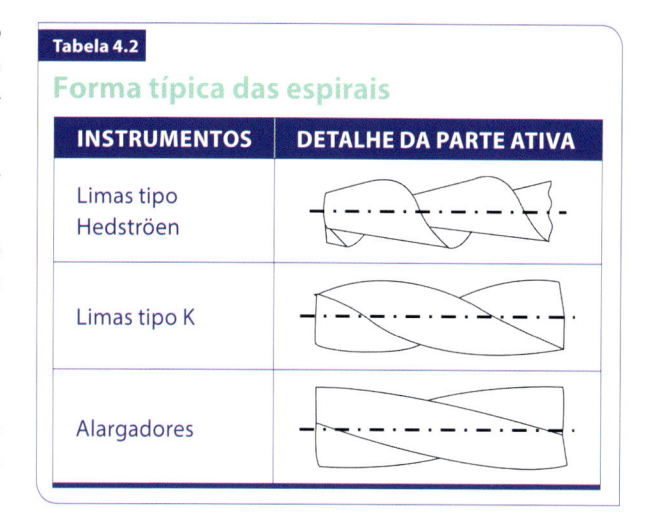

Tabela 4.3

Dimensões e denominações

DENOMINAÇÃO DOS INSTRUMENTOS (ISO)	DIÂMETRO D₁ (Da ponta ativa) (Ref.)	DIÂMETRO D₂		DIÂMETRO D₃		PONTO l₂ (comp.)	PONTO l₃ (comp. mínimo)	CÓDIGO DE CORES
		A 3 mm da ponta	Tolerância	Base da parte ativa	Tolerância			
008	0,08 mm	0,14 mm		0,40 mm				
010	0,10 mm	0,16 mm		0,42 mm				
015	0,15 mm	0,21 mm		0,47 mm				
020	0,20 mm	0,26 mm		0,52 mm				
025	0,25 mm	0,31 mm	± 0,02	0,57 mm	± 0,02			
035	0,30 mm	0,36 mm		0,62 mm				
040	0,35 mm	0,41 mm		0,67 mm				
	0,40 mm	0,46 mm		0,72 mm				
045	0,45 mm	0,51 mm		0,77 mm				
050	0,50 mm	0,56 mm		0,82 mm				
055	0,55 mm	0,61 mm		0,87 mm		3 mm da ponta	16 mm (parte ativa)	
060	0,60 mm	0,66 mm		0,92 mm				
070	0,70 mm	0,76 mm		1,02 mm				
080	0,80 mm	0,86 mm		1,12 mm				
090	0,90 mm	0,96 mm	± 0,04	1,22 mm	± 0,04			
100	1 mm	1,06 mm		1,32 mm				
110	1,10 mm	1,16 mm		1,42 mm				
120	1,20 mm	1,26 mm		1,52 mm				
130	1,30 mm	1,36 mm		1,62 mm				
140	1,40 mm	1,46 mm		1,72				

Tabela 4.4

Comprimento total – l_4

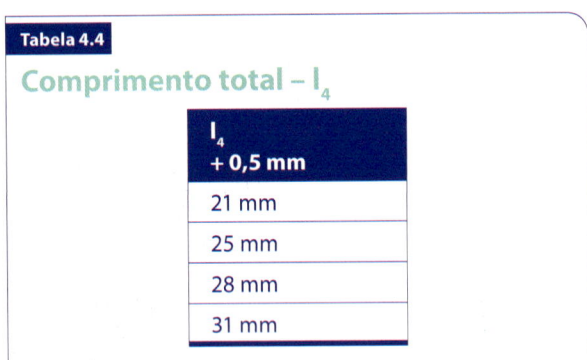

l_4 + 0,5 mm
21 mm
25 mm
28 mm
31 mm

Nota: os comprimentos dos instrumentos não citados deverão ter uma tolerância de ± 0,5 do comprimento estabelecido.

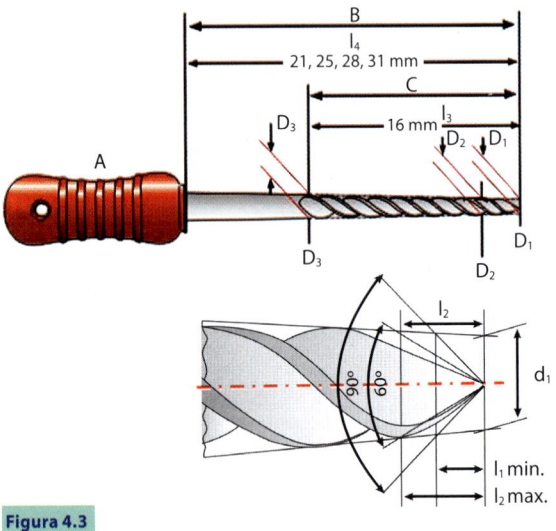

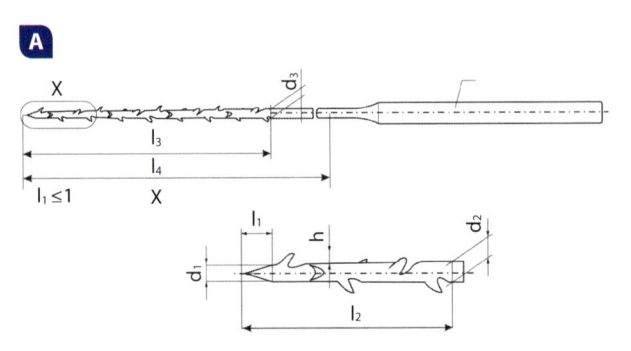

Figura 4.4 A

Extirpa-nervos. D_1. Diâmetro da projeção da haste central na ponta final do instrumento. D_2. Diâmetro da haste central no comprimento l_2 (3 mm). D_3. Diâmetro da haste central no comprimento l_3 (16 mm). **h.** Altura da farpa. l_1. Comprimento medido da ponta do instrumento até a base da primeira farpa. l_2. Comprimento medido no ponto d_2 (3 mm). l_3. Comprimento medido no ponto d_3 e que corresponde à parte ativa do instrumento. l_4. Comprimento total.

Figura 4.3

Desenho esquemático da lima tipo K, estandardizada de acordo com as normas ISO 3630-1-1992E. **A.** Cabo plástico colorido. **B.** Haste metálica em aço inoxidável (comprimento total variável: 21, 25, 28 e/ou 31 mm). **C.** Comprimento da parte ativa (de trabalho) mínimo de 16 mm. D_1. Diâmetro da projeção do final da parte ativa (corresponde ao número do instrumento). D_2. Diâmetro medido a 3 mm do final da parte ativa. D_3. Diâmetro da base da parte ativa. l_1. Comprimento da ponta (guia de penetração). Mínimo: projeção determinando angulação de 60°; Máximo: projeção determinando angulação de 90°. l_2. Comprimento no ponto D_2 (a 3 mm da ponta ativa). l_3. Comprimento no ponto D_3 (mínimo de 16 mm). l_4. Comprimento total (21, 25, 28 e/ou 31 mm).

Extirpa-nervos

A **FIGURA 4.4** e a **TABELA 4.5**, evidenciam as características do extirpa-nervo, também de acordo com as normas da ISO/FDI, 3630-1.[3]

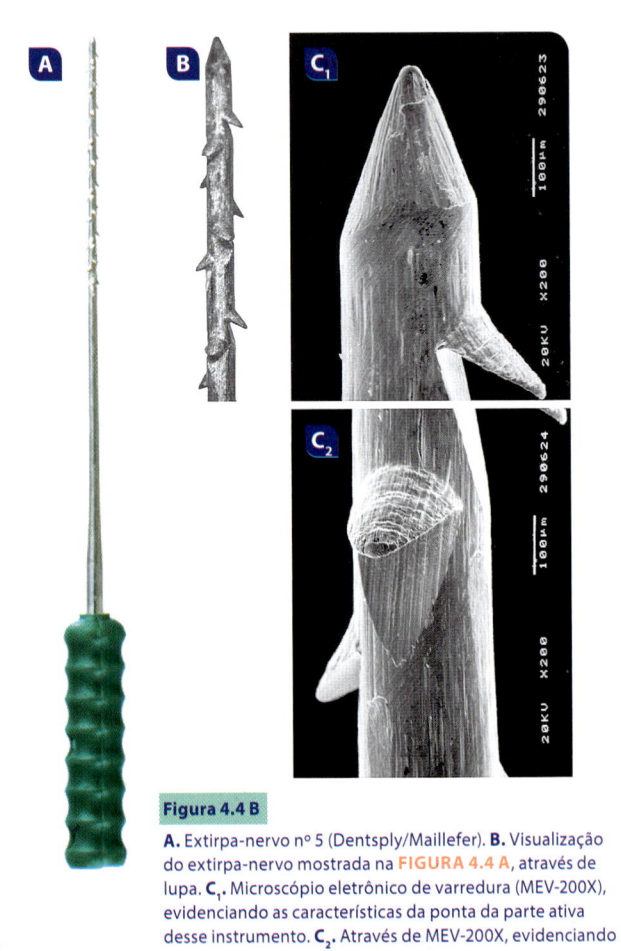

INSTRUMENTAÇÃO MANUAL (PREPARO) DOS CANAIS RADICULARES

Seja clássica (convencional) ou seja por técnicas que aplicam o princípio coroa/ápice, é aquela em que os instrumentos (alargadores, limas tipo K e/ou limas tipo Hedströen) são

Figura 4.4 B

A. Extirpa-nervo nº 5 (Dentsply/Maillefer). **B.** Visualização do extirpa-nervo mostrada na **FIGURA 4.4 A**, através de lupa. C_1. Microscópio eletrônico de varredura (MEV-200X), evidenciando as características da ponta da parte ativa desse instrumento. C_2. Através de MEV-200X, evidenciando as características do corpo desse instrumento.

usados manualmente. Hoje, esses instrumentos estão sendo acionados por meio de contra-ângulos especiais (sistemas oscilatórios) (ver Capítulos 13 e 14).

Com o decorrer dos tempos, os alargadores (**FIG. 4.5**) foram descartados pelos endodontistas e clínicos gerais que

Tabela 4.5

Dimensões e denominações do extirpa-nervo

DENOMINAÇÃO DOS INSTRUMENTOS*	D₁	Tol.	D₂	Tol.	D₃	Tol.	L₂ ±1,5	L₃ Min.	L₄ ≈	H	NÚMERO DE FARPAS (mínimo)	DENOMINAÇÃO Cor	Número
020	0,12		0,15		0,22					0,075		Roxo	0
025	0,14	± 0,02	0,17	± 0,02	0,24	± 0,02				0,085		Branco	1
030	0,16		0,19		0,26					0,095		Amarelo	2
035	0,18	± 0,03	0,21	± 0,03	0,28	± 0,03	3	10,5	20	0,105	36	Vermelho	3
040	0,21		0,24		0,31					0,120		Azul	4
050	0,25	± 0,04	0,28	± 0,04	0,35	± 0,04				0,140		Verde	5
060	0,29		0,32		0,39					0,160		Preto	6

*A denominação do instrumento é calculada pelo diâmetro da haste central (d₁) mais, aproximadamente, duas vezes a altura das farpas.

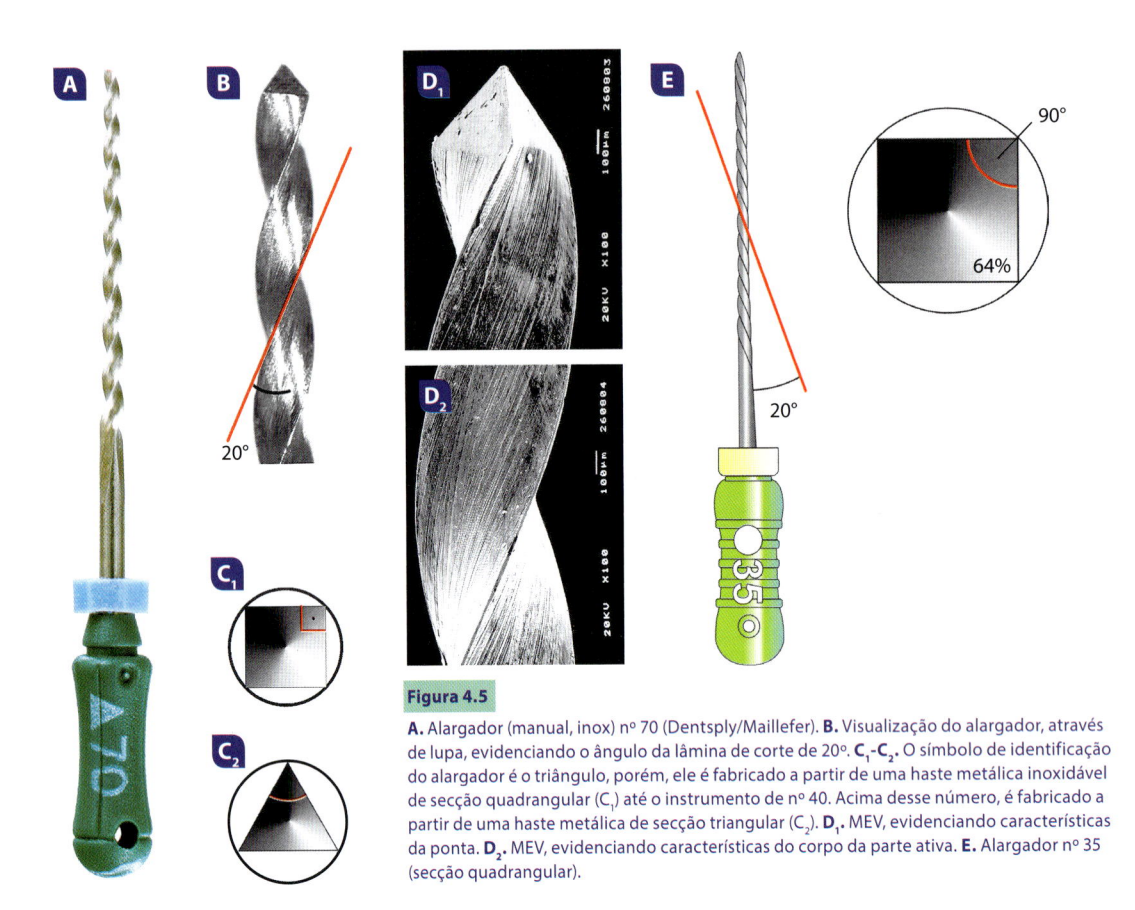

Figura 4.5

A. Alargador (manual, inox) nº 70 (Dentsply/Maillefer). **B.** Visualização do alargador, através de lupa, evidenciando o ângulo da lâmina de corte de 20°. C_1-C_2. O símbolo de identificação do alargador é o triângulo, porém, ele é fabricado a partir de uma haste metálica inoxidável de secção quadrangular (C_1) até o instrumento de nº 40. Acima desse número, é fabricado a partir de uma haste metálica de secção triangular (C_2). D_1. MEV, evidenciando características da ponta. D_2. MEV, evidenciando características do corpo da parte ativa. **E.** Alargador nº 35 (secção quadrangular).

praticam essa especialidade, cuja preferência se voltou para as limas tipo K, que alargam (função dos alargadores) e, ao mesmo tempo, limam (função das limas) as paredes do canal radicular, quando a elas forem atribuídas cinemáticas corretas de emprego. Assim, em virtude da racionalização no uso dos instrumentos, e também pela pouca versatilidade dos alargadores manuais, estes foram prescritos do arsenal da grande maioria dos endodontistas.

Nos dias atuais, a instrumentação manual passou, praticamente, a ser realizada apenas com limas tipo K, associadas ou não às limas tipo Hedströen, independentemente das características anatômicas dos canais radiculares (amplos, atresiados, retos e/ou curvos, etc.).

A lima tipo K manual, normal (K-Files Dentsply/Maillefer), é fabricada a partir de uma haste metálica (aço inoxidável), sendo de secção quadrangular, até a de nº 40 (FIG. 4.6) e de secção triangular, a partir da lima de nº 45, com o objetivo de atribuir maior resistência à fratura nas limas de pequenos diâmetros e maior flexibilidade nas limas de maiores diâmetros.

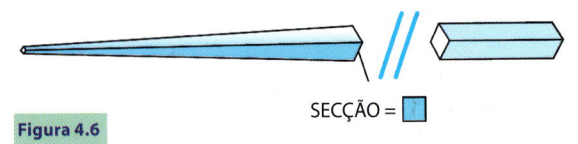

Figura 4.6

Barra metálica (aço inoxidável) de secção quadrangular para a fabricação de limas tipo K ou alargadores até o nº 40.

Essas hastes metálicas quadrangulares (FIG. 4.7 A), quando torcidas por uma simples operação (FIG. 4.7 B), originarão espirais de passo curto (FIG. 4.7 C), ou seja, com maior número de espirais por unidade de comprimento, quando comparadas com os alargadores (FIG. 4.8).

Diversas marcas comerciais de limas tipo K são encontradas no mercado; destacam-se, por exemplo, as limas tipo K (manual) da Dentsply/Maillefer (K-Files) (FIG. 4.9), limas tipo K (manual) da SybronEndo (SDS Sybron/Kerr Manufacturing Company – Estados Unidos) (FIG. 4.10), lima tipo K (manual) da FKG Dentaire (França) (FIG. 4.11).

As limas tipo Hedströen, fabricadas com aço inoxidável, são obtidas por meio de hastes metálicas cilíndricas, nas quais são usinadas conformações cônicas, superpostas, com a base dessa conformação voltada para o cabo, atribuindo, assim, a essas limas, uma atividade de corte (limagem) muito eficiente.

Entre as várias marcas comerciais de limas tipo Hedströen, são exemplos as do tipo Hedströen (manuais) da Dentsply/Maillefer (FIG. 4.12), SybronEndo (FIG. 4.13) e FKG Dentaire (FIG. 4.14).

As limas tipo K passaram a ser fabricadas também com aço inox, porém com nova têmpera, com o objetivo de oferecer maior flexibilidade. Por terem mais espirais por unidade de comprimento em sua parte ativa, oferecem maior atividade de corte. Essas limas apresentam sua ponta inativa.

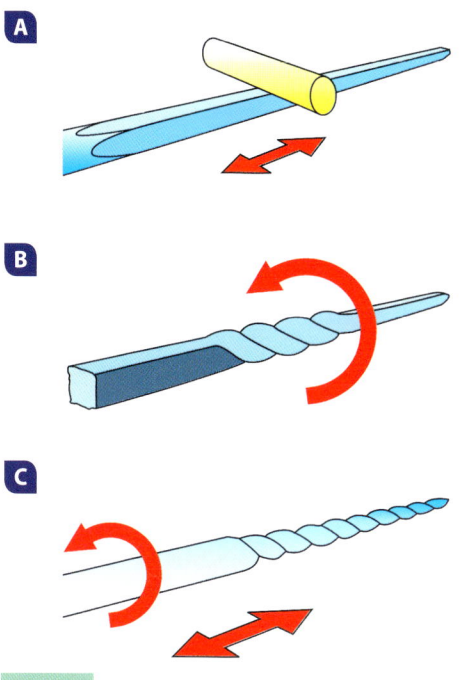

Tratamento de canais radiculares 71

Figura 4.7
A. Barra metálica (aço inoxidável) sendo desgastada para obter hastes de secção quadrangular. **B.** Haste metálica (aço inoxidável) sendo torcida por uma simples operação mecânica para oferecer uma parte ativa em forma de espiral. **C.** Haste metálica (aço inoxidável) de secção quadrangular sendo torcida para a obtenção de uma lima tipo K ou de um alargador até as de nº 40.

Imagens A e B gentilmente cedidas pela Dentsply/Maillefer.

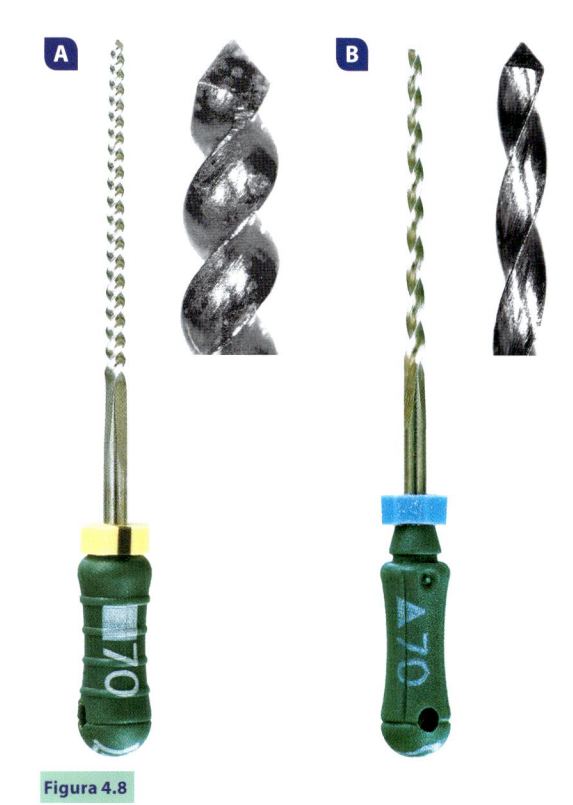

Figura 4.8
A. Lima tipo K com maior número de espirais por unidade de comprimento.
B. Alargador com menor número de espirais por unidade de comprimento.
Imagem gentilmente cedida pela Dentsply/Maillefer.

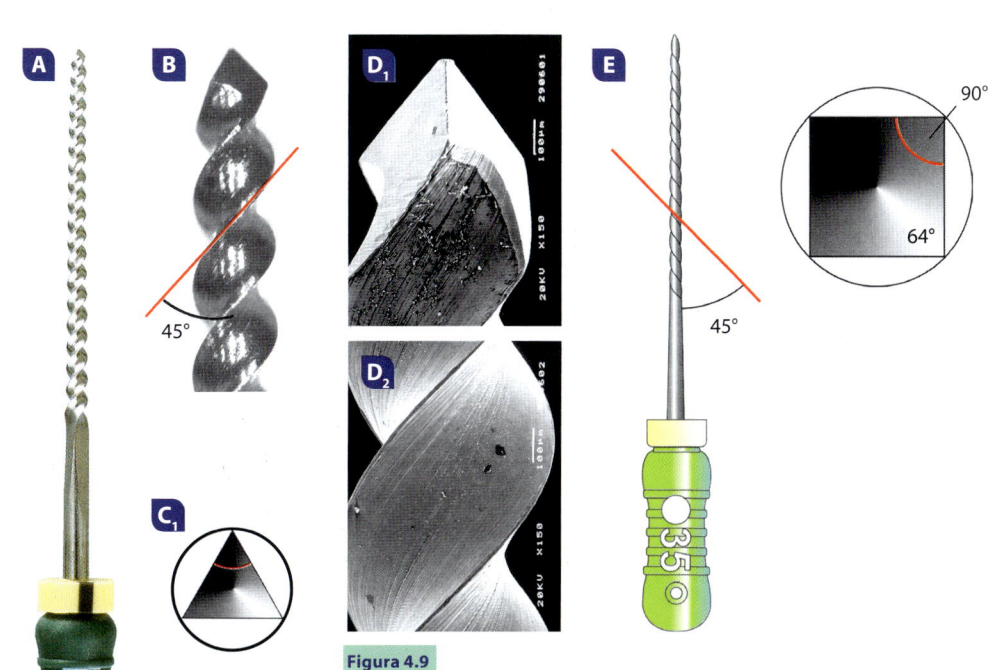

Figura 4.9
A. Lima tipo K (manual, inox) nº 70 – K-Files (Dentsply/Maillefer). **B.** Visualização da lima tipo K (mostrada na **FIGURA 4.9 A**, através de lupa, evidenciando o ângulo da lâmina de corte de 45º). O símbolo de identificação da lima tipo K (normal, inox) da Dentsply/Maillefer é um quadrado de fundo vazio. Esse instrumento, porém, é fabricado a partir de uma haste metálica de secção quadrangular até a lima de nº 40 (C_2). A partir da lima nº 45, a fabricação é feita com haste metálica de secção triangular (C_1). Lima tipo K, mostrada na **FIGURA 4.9 A**, através de: D_1. MEV evidenciando as características da ponta da parte ativa desse instrumento; D_2. MEV, evidenciando as características do corpo da parte ativa desse instrumento. **E.** Lima tipo K nº 35 (secção quadrangular).

Figura 4.10
A. Lima tipo K (manual, inox) nº 70 (SybronEndo).
B. Visualização da lima tipo K da **FIGURA 4.10 A**, através de lupa, evidenciando o ângulo da lâmina de corte de 45º. Lima tipo K, mostrada na **FIGURA 4.10 A**, através de:
C₁. MEV, evidenciando as características da ponta da parte ativa desse instrumento; **C₂.** MEV, evidenciando características do corpo da parte ativa desse instrumento.

Figura 4.11
A. Lima tipo K (normal, inox) nº 70 da FKG Dentaire.
B. Visualização da lima tipo K mostrada na **FIGURA 4.11 A**, através de lupa, evidenciando o ângulo da lâmina de corte de 45º. Lima tipo K, mostrada na **FIGURA 4.11 A**, através de: **C₁.** MEV, evidenciando características da ponta da parte ativa; **C₂.** MEV, evidenciando características do corpo da parte ativa desse instrumento.

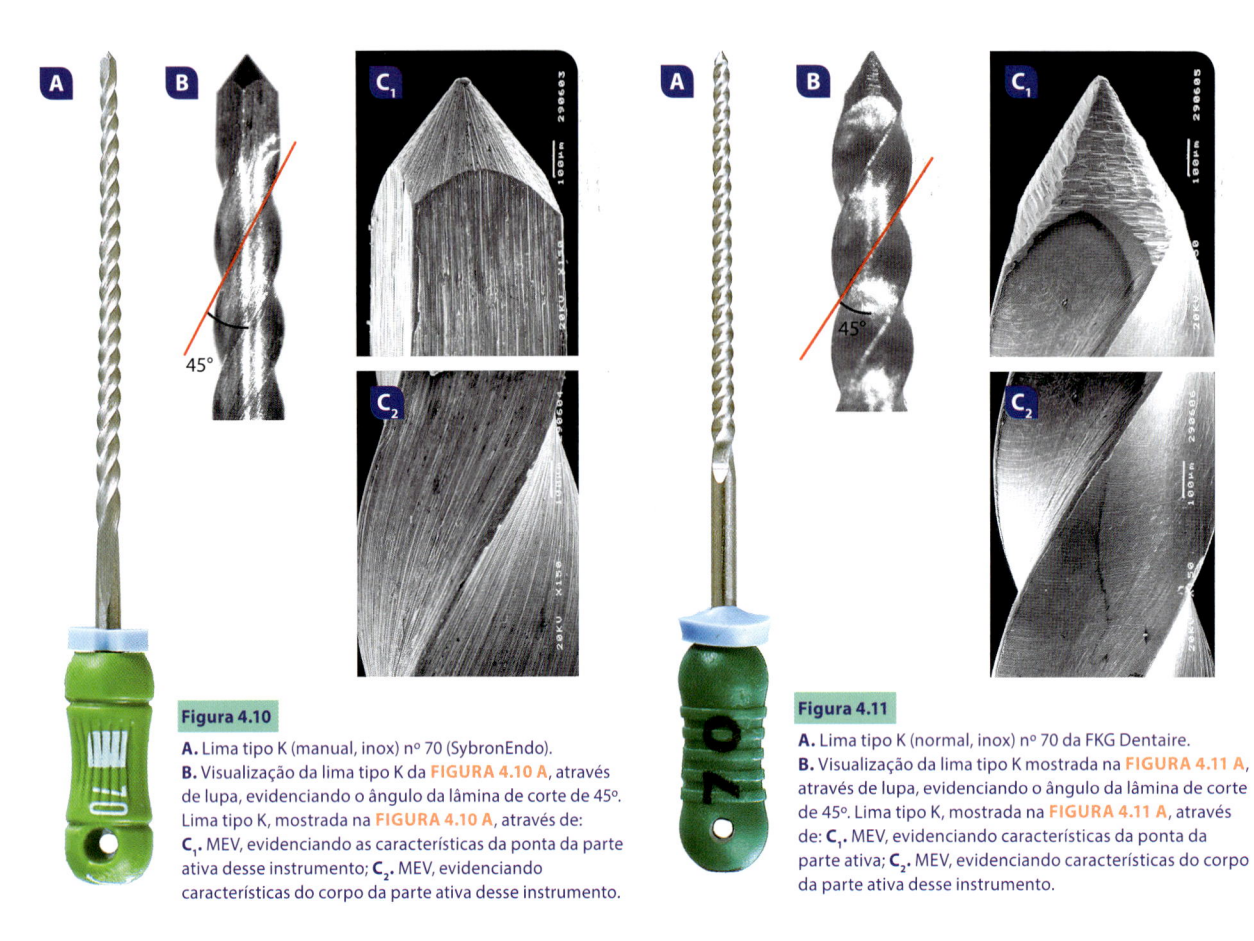

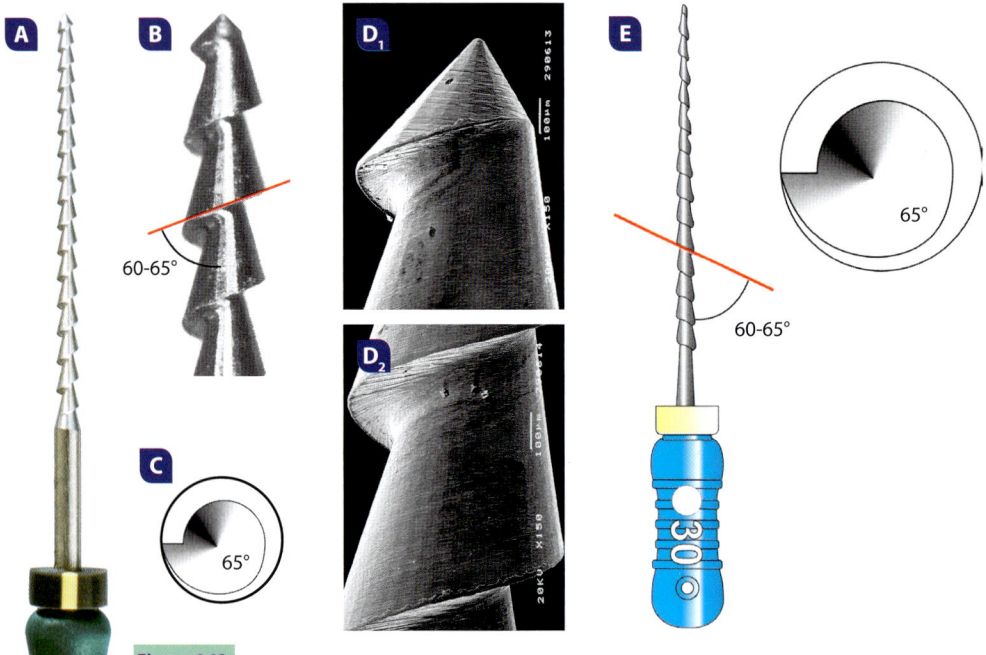

Figura 4.12
A. Lima tipo Hedströen (manual, inox) nº 70 (Dentsply/Maillefer). **B.** Visualização da lima anterior, através de lupa, evidenciando o ângulo da lâmina de corte de 60-65º. **C.** O símbolo de identificação da lima tipo Hedströen é um círculo. Essas limas são fabricadas a partir de haste metálica (aço inox) de secção circular. A base cortante dos cones superpostos, usinados na haste metálica, oferece lâminas de corte com ângulos de 60º e 65º em relação ao seu longo eixo. Lima tipo Hedströen, mostrada na **FIGURA 4.12 A**, através de: **D₁.** MEV, evidenciando características da ponta de sua parte ativa; **D₂.** MEV, evidenciando características do corpo da parte ativa desse instrumento; **E.** Lima tipo Hedströen nº 30 (secção circular).

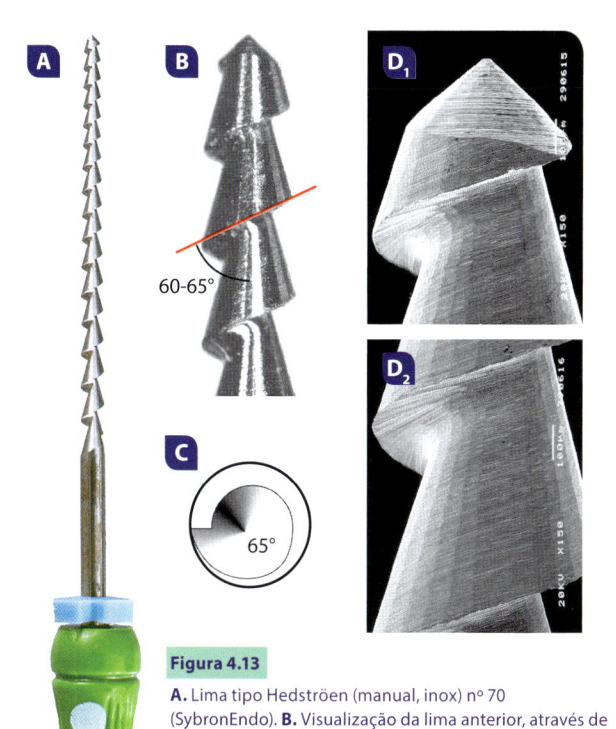

Tratamento de canais radiculares

Esses instrumentos são representados pela lima tipo K-Flexofile (Dentsply/Maillefer) (**FIG. 4.15**), a Triple-File (SybronEndo) (**FIG. 4.16**) e a Flexível (FKG Dentaire) (**FIG. 4.17**). Essas limas contribuem para um melhor preparo dos canais radiculares, particularmente os atresiados, retos e/ou curvos, por serem mais flexíveis do que as do tipo K comuns (normais) e por oferecerem maior atividade de corte.

As limas tipo K-Flexofile da Dentsply/Maillefer são fabricadas por hastes metálicas de aço inox de nova têmpera, com secção triangular, a partir da lima de nº 15, o que atribui a elas maior flexibilidade (**FIG. 4.18**).

No final da década de 1980, a fabricação de limas com a liga de níquel-titânio constituiu uma nova concepção de lima endodôntica.

A ultraflexibilidade oferecida pelos instrumentos confeccionados com a liga de níquel-titânio permite maior alargamento dos canais radiculares atresiados e curvos de molares, uma vez que a "flexibilidade ótima" dessas limas alcança os números 40/45, possibilitando, portanto (apesar de proporcionar maior alargamento), manter a conformação original dos canais radiculares, o que favorece também a obturação. Flexibilidade ótima significa a capacidade do instrumento em ultrapassar a porção curva do canal radicular, ou seja, a dureza da dentina conduz à ponta ativa do instrumento. A flexibilidade ótima das limas tipo K-Flexofile, chega até a lima de nº 25. Já para as limas tipo K de aço inox normal (K-Files – Dentsply/Maillefer), chega-se somente à de nº 20.

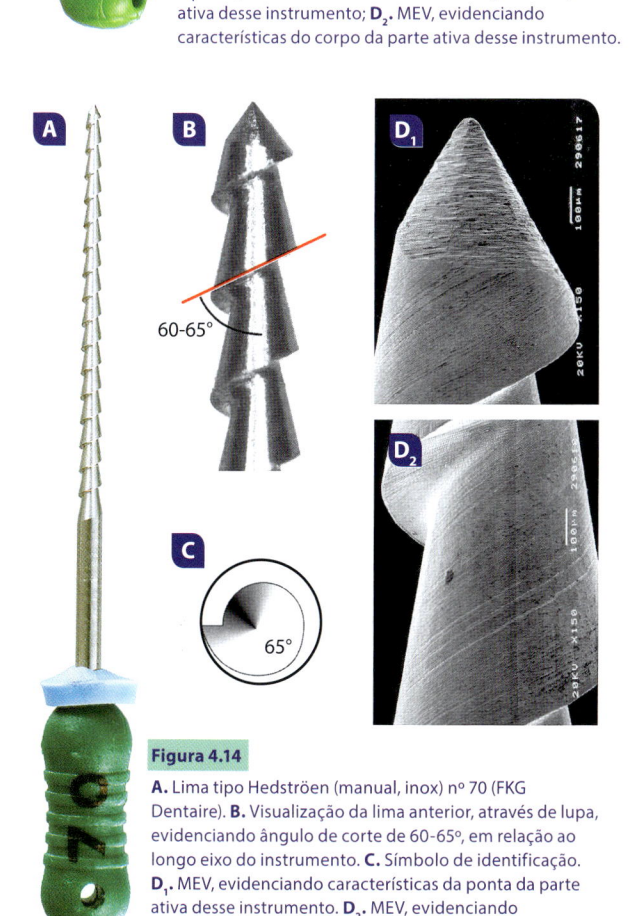

Figura 4.13

A. Lima tipo Hedströen (manual, inox) nº 70 (SybronEndo). **B.** Visualização da lima anterior, através de lupa, evidenciando o ângulo de corte de 60-65°, em relação ao longo eixo do instrumento. Lima tipo Hedströen, mostrada na **FIGURA 4.13 A**, através de: **D₁.** MEV, evidenciando características da ponta da parte ativa desse instrumento; **D₂.** MEV, evidenciando características do corpo da parte ativa desse instrumento.

Figura 4.14

A. Lima tipo Hedströen (manual, inox) nº 70 (FKG Dentaire). **B.** Visualização da lima anterior, através de lupa, evidenciando ângulo de corte de 60-65°, em relação ao longo eixo do instrumento. **C.** Símbolo de identificação. **D₁.** MEV, evidenciando características da ponta da parte ativa desse instrumento. **D₂.** MEV, evidenciando características do corpo da parte ativa desse instrumento.

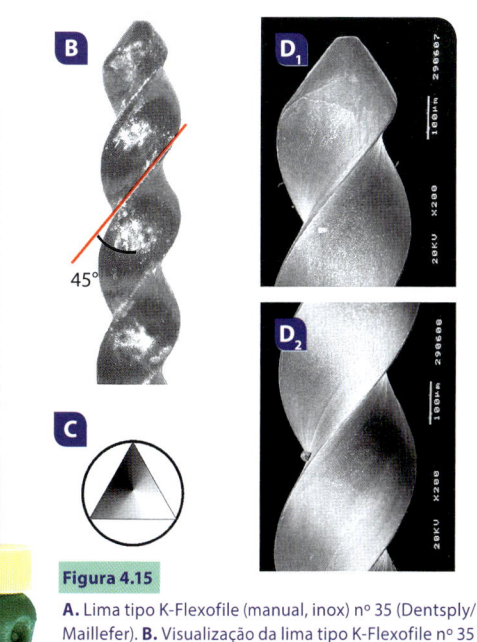

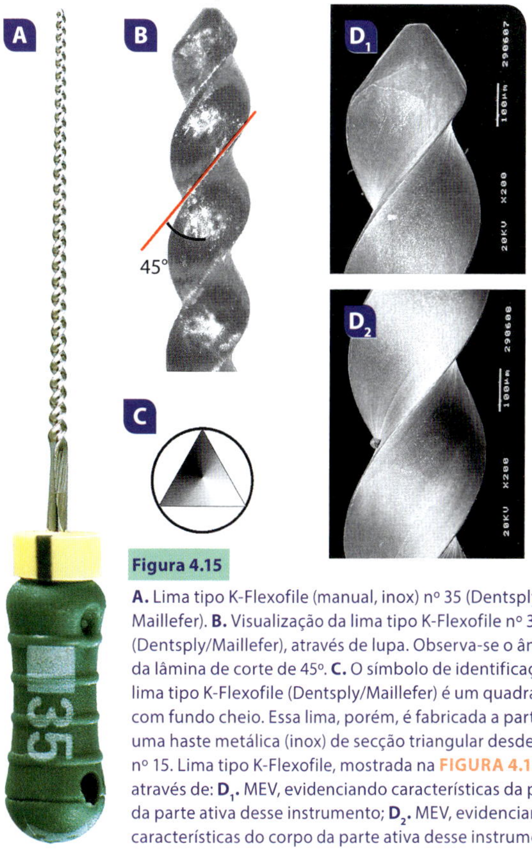

Figura 4.15

A. Lima tipo K-Flexofile (manual, inox) nº 35 (Dentsply/Maillefer). **B.** Visualização da lima tipo K-Flexofile nº 35 (Dentsply/Maillefer), através de lupa. Observa-se o ângulo da lâmina de corte de 45°. **C.** O símbolo de identificação da lima tipo K-Flexofile (Dentsply/Maillefer) é um quadrado com fundo cheio. Essa lima, porém, é fabricada a partir de uma haste metálica (inox) de secção triangular desde a de nº 15. Lima tipo K-Flexofile, mostrada na **FIGURA 4.15 A**, através de: **D₁.** MEV, evidenciando características da ponta da parte ativa desse instrumento; **D₂.** MEV, evidenciando características do corpo da parte ativa desse instrumento.

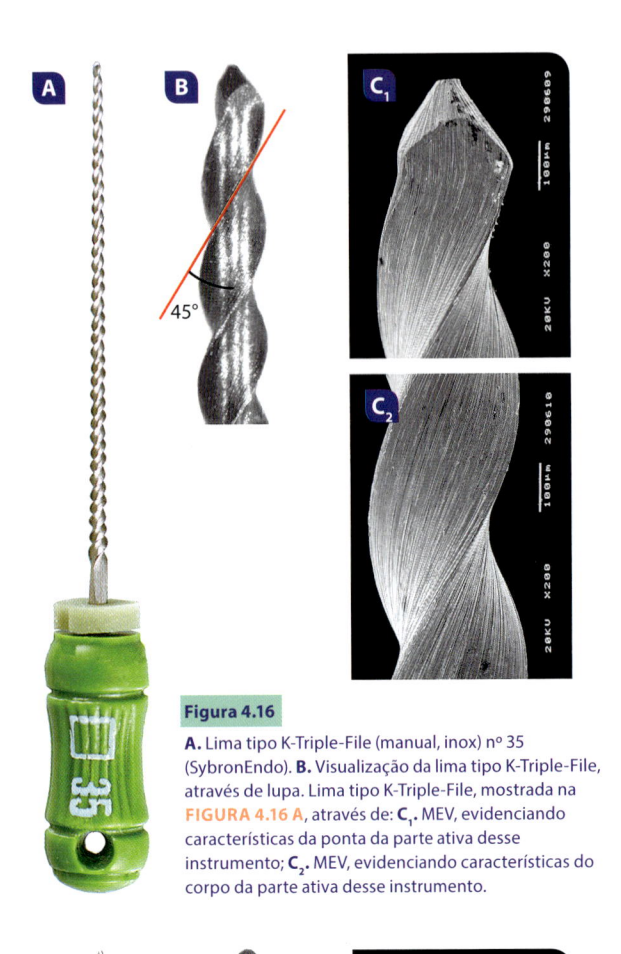

Figura 4.16

A. Lima tipo K-Triple-File (manual, inox) nº 35 (SybronEndo). **B.** Visualização da lima tipo K-Triple-File, através de lupa. Lima tipo K-Triple-File, mostrada na **FIGURA 4.16 A**, através de: **C₁.** MEV, evidenciando características da ponta da parte ativa desse instrumento; **C₂.** MEV, evidenciando características do corpo da parte ativa desse instrumento.

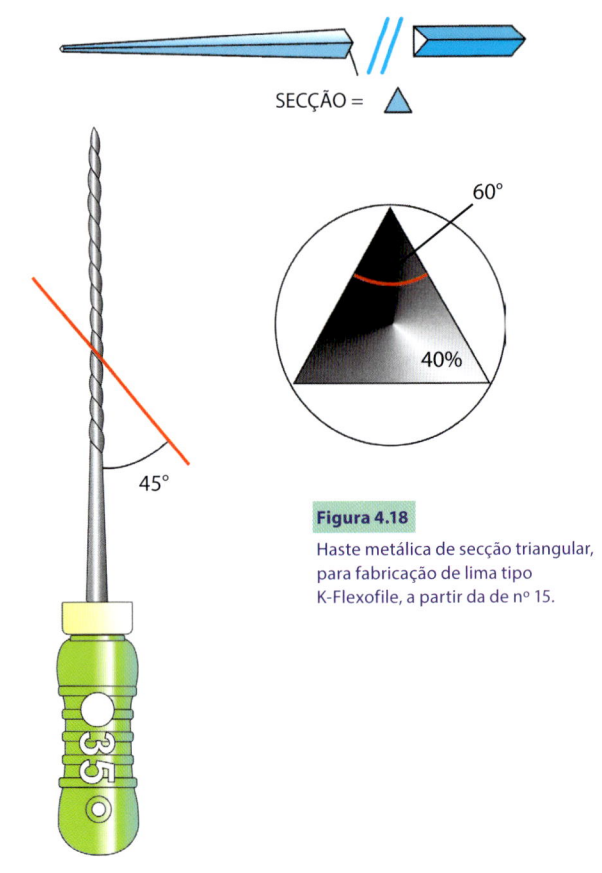

Figura 4.18

Haste metálica de secção triangular, para fabricação de lima tipo K-Flexofile, a partir da de nº 15.

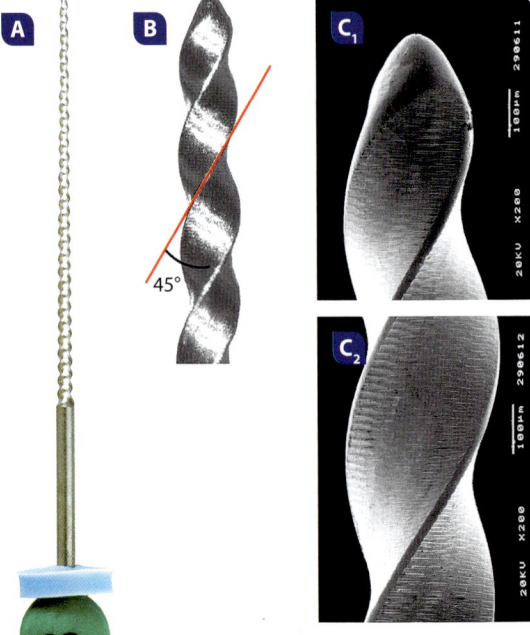

Figura 4.17

A. Lima tipo K-Flexível (manual, inox) nº 35 (FKG Dentaire). **B.** Visualização da lima tipo K-Flexível, através de lupa. Lima tipo K-Flexível, mostrada na **FIGURA 4.17 A**, através de: **C₁.** MEV, evidenciando características da ponta da parte ativa desse instrumento; **C₂.** MEV, evidenciando características do corpo da parte ativa desse instrumento.

A de nº 25 tem a tendência de seguir seu próprio caminho, desviando-se e formando degrau, zip, transporte de forame, e mesmo chegando a trepanar o canal radicular.

Essas limas, com alguma alteração no desenho tradicional, são obtidas por meio da usinagem de hastes metálicas de níquel-titânio, originariamente cilíndricas (ver Capítulo 17). Embora essas limas apresentem o *design* de sua parte ativa com profundas alterações quando comparadas às limas fabricadas com aço inoxidável, em sua maioria, não seguem as especificações indicadas pela ISO/FDI.

As limas tipo K inox (normais) manuais, por sua menor flexibilidade e por serem mais rígidas, são as mais utilizadas no mundo e as mais indicadas para abrir espaço em profundidade, ou seja, abrir "caminho", permitir sentir o "leito" do canal radicular e para realizar o *Glide Path*. O termo "negociar" em inglês, muito utilizado pelos endodontistas norte-americanos, caracteriza muito bem a função dessas limas, que é a de desobstruir (explorar) e vencer as dificuldades anatômicas do canal radicular. Essas limas são mais úteis no início da instrumentação (preparo), na região onde é necessário aplicar maior esforço e pressão ao instrumento em direção ao ápice, com o objetivo de abrir espaço em profundidade. São instrumentos insubstituíveis, pois oferecem boa resistência à fratura, mesmo quando forçados em direção apical. Também não oxidam, são fabricados em reduzidos diâmetros (08 e 10 mm), pré-curváveis e relativamente rígidos, permitindo seu uso na exploração/cateterismo dos canais radiculares atresiados, retos e/ou curvos. Essas limas podem ser substituídas pelas C+ (Dentsply/Maillefer) na exploração/cateterismo dos canais radiculares e na realização do Glide Path.

Entretanto, em razão de sua pouca flexibilidade, as limas normais de aço inoxidável de maior diâmetro (nº 25, 30, 35...) não podem ser usadas para a complementação da instrumentação em canais radiculares, relativa ou acentuadamente curvos, devendo ser substituídas pelas limas construídas com nova têmpera de aço inox. Como exemplo dessas limas, podemos citar as K-Flexofile (Dentsply/Maillefer) ou, ainda, as limas fabricadas com a liga de níquel-titânio, tendo como exemplo a Nitiflex® (Dentsply/Maillefer) (FIG. 4.19) e a ProTaper® (Dentsply/Maillefer) (manual) (FIG. 4.20).

As limas fabricadas com aço inox de nova têmpera, como as tipo K-Flexofile (Dentsply/Maillefer), pela maior flexibilidade, são de grande valia durante o preparo (instrumentação) de canais radiculares atresiados e curvos de molares, principalmente quando usadas intercaladamente com as limas tipo Hedströen (ou Flexofile-Golden-Mediuns) (Dentsply/Maillefer) (FIG. 4.21), o que, sem dúvida, oferecerá a possibilidade de uma instrumentação mais racional e harmônica, permitindo acompanhar as curvaturas dos canais radiculares e conseguir um maior alargamento.

Observação: as fotos através do MEV, deste capítulo, foram obtidas por gentileza e atenção do Prof. Henrique Somenzari Neto (in memoriam), e do Prof. Fabio Dametto (doutorando em endodontia pela Faculdade de Odontologia de

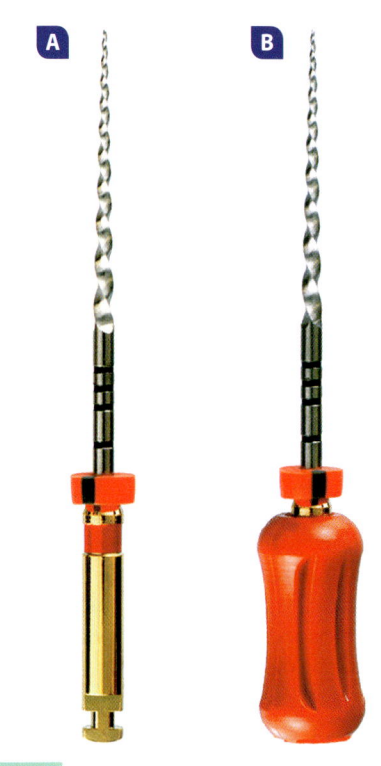

Figura 4.20
A. Instrumento ProTaper rotatório (níquel-titânio) (Dentsply/Maillefer).
B. Instrumento ProTaper rotatório (níquel-titânio) (Dentsply/Maillefer), com cabo acoplado (manual).

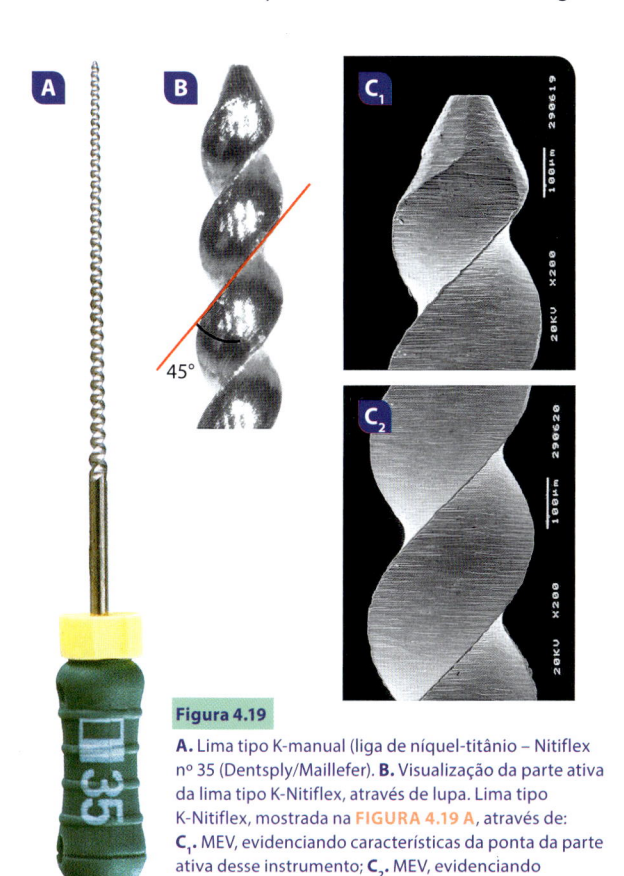

Figura 4.19
A. Lima tipo K-manual (liga de níquel-titânio – Nitiflex nº 35 (Dentsply/Maillefer). **B.** Visualização da parte ativa da lima tipo K-Nitiflex, através de lupa. Lima tipo K-Nitiflex, mostrada na FIGURA 4.19 A, através de: C_1. MEV, evidenciando características da ponta da parte ativa desse instrumento; C_2. MEV, evidenciando características do corpo da parte ativa desse instrumento.

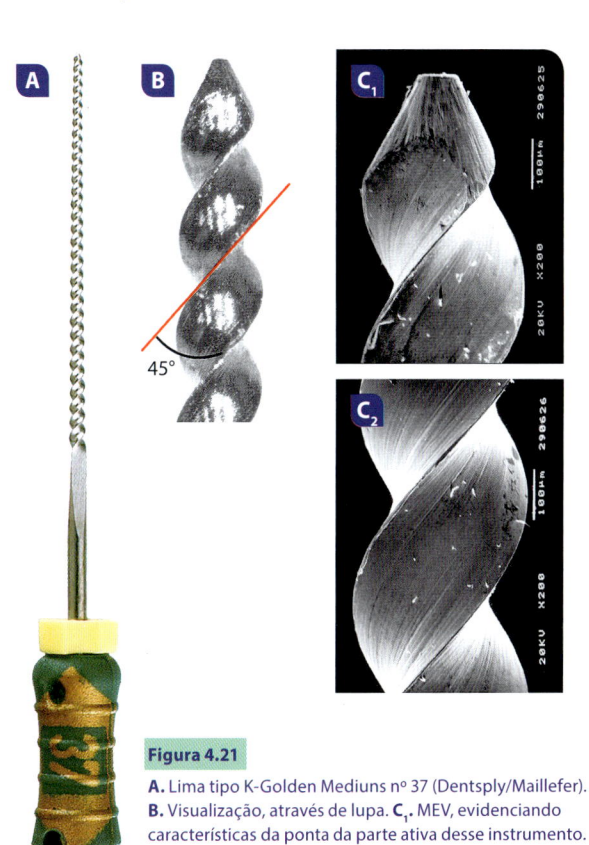

Figura 4.21
A. Lima tipo K-Golden Mediuns nº 37 (Dentsply/Maillefer). **B.** Visualização, através de lupa. C_1. MEV, evidenciando características da ponta da parte ativa desse instrumento. C_2. MEV, evidenciando características do corpo da parte ativa desse instrumento.

Piracicaba-Unicamp – atualmente, professor da Universidade Federal do Rio Grande do Norte-UFRN).

As limas tipo Hedströen oferecem excelente atividade de corte (raspagem) das paredes dentinárias, que, de modo geral, são superiores às do tipo K,[4-6] sendo, porém, menos flexíveis e mais suscetíveis à fratura, quando comparadas com as limas tipo K (normais, inox).[4-7] Dessa maneira, elas não devem ser indicadas para abrir espaço (abrir caminho) no canal radicular, mas apenas para dilatar um canal anteriormente aberto com a lima tipo K normal. Recomendamos o uso dessas limas intercaladas com as limas tipo K, empregadas com diâmetro (número) imediatamente anterior ao da última lima tipo K empregada.

Após a abertura do espaço em profundidade ("caminho", "leito") com lima tipo K manual (normal) e realizado o *Glide Path*, isto é, quando a lima tipo K nº 10 estiver completamente folgada, principalmente em canais radiculares atresiados retos e/ou curvos de molares, o emprego das limas tipo K construídas com aço inox de nova têmpera (como a Flexofile e/ou as fabricadas com a liga de níquel-titânio) é extremamente útil, principalmente para maior rapidez no preparo e maior alargamento dos canais.

Hoje, os endodontistas e clínicos gerais que praticam a endodontia têm à disposição, como visto, uma gama enorme de opções com relação às diferentes limas manuais oferecidas no mercado especializado, tanto as confeccionadas com aço inoxidável normal, com nova têmpera, quanto as fabricadas com a liga de níquel-titânio e, ainda, com diferentes *design*.

De acordo com Buchanan,[8] diante do elevado número de novas limas, consideradas de nova geração, propaga-se uma má notícia: não existe, até o momento, nenhuma lima manual considerada a melhor. Embora sejam bem projetadas e corretamente fabricadas, não existe ainda um único instrumento endodôntico que possa suprir todos os anseios do clínico, uma vez que todas as limas têm suas vantagens, mas também apresentam deficiências particulares. Assim, o clínico deverá selecionar vários tipos de instrumentos manuais com características funcionais próprias para cada etapa da instrumentação. Para otimizar a função de cada um desses instrumentos, o profissional deverá ter conhecimento das múltiplas nuances de cada terço do canal radicular (diferenças anatômicas), assim como do correto movimento a ser atribuído para cada tipo e diâmetro da lima a ser usada. Finalmente, para obter um resultado melhor da instrumentação, o clínico deverá conhecer as deficiências e as vantagens de cada lima, usar e planejar cuidadosamente seus procedimentos operatórios, de modo que cada um dos instrumentos seja utilizado com maior segurança e eficácia, no momento adequado de seu uso.

Assim, em função da utilidade de cada um desses instrumentos e, principalmente, em função de suas características, parece válido, ao autor do presente capítulo, classificar os canais radiculares em grupos, de acordo com a sua anatomia interna, para, assim, indicarem-se os mais adequados instrumentos para cada caso e para cada fase do preparo.

Assim, tem-se:
- Canais radiculares amplos ou relativamente amplos e retos;
- Canais radiculares atresiados, curvos ou relativamente retos.

INSTRUMENTAÇÃO MANUAL CLÁSSICA (CONVENCIONAL) MODIFICADA DE CANAIS RADICULARES AMPLOS OU RELATIVAMENTE AMPLOS E RETOS

Este grupo é representado, normalmente, pelos canais radiculares dos incisivos centrais superiores, caninos e segundos pré-molares superiores, caninos e pré-molares inferiores com um único canal.

Nesses casos, usam-se as limas tipo K (K-Files) manuais normais, associadas às do tipo Hedströen com uma sequência de técnica denominada clássica e/ou convencional (modificada).

Determinada a lima tipo K inicial (IAI), de acordo com o diâmetro anatômico do canal, a cada três instrumentos desse tipo, deve ser utilizada uma lima tipo Hedströen de número imediatamente anterior ao da última tipo K utilizada, determinando, assim, o alargamento e a limagem das paredes do canal em toda sua extensão e seu contorno. Essa sequência deve ser repetida até que o canal esteja suficientemente ampliado e com suas paredes lisas e retificadas.

Para realizar o alargamento e a limagem dos canais radiculares, os instrumentos devem ser manuseados com delicadeza e precisão, apreendidos firmemente com o indicador e o polegar, enquanto os outros dedos devem estar apoiados nos dentes vizinhos, sobre o lençol de borracha.

Convém ressaltar que a cada sequência de dois ou três instrumentos, o canal radicular deve ser abundantemente irrigado, para remover todas as raspas de dentina e resíduos desprendidos por sua ação. Após a irrigação/sucção, o canal deve ser inundado para se prosseguir com o ato operatório de alargamento e limagem. Nunca se deve instrumentar um canal radicular seco. Ele deverá estar sempre inundado pela solução irrigadora indicada para o caso, pois, dessa forma, a instrumentação será mais efetiva.[9]

O limite de instrumentação do preparo biomecânico, ou seja, o diâmetro final que o canal deverá atingir, estará diretamente relacionado com as condições anatomopatológicas do caso. Isso quer dizer que, se o canal radicular a tratar for um caso de biopulpectomia, deve-se instrumentá-lo suficientemente para remover a polpa e seus resíduos, regularizar suas paredes e criar espaço cônico que permita a realização de uma perfeita obturação. Dentro do presente grupo de canais radiculares amplos e retos, isso significaria um preparo até a lima tipo K-Flexofile de nº 45 a 60. Entretanto, se o caso for de necropulpectomia, o alargamento e a limagem terão também a importante finalidade de desinfecção.

Assim, há necessidade de se chegar a diâmetros mais amplos, como aqueles oferecidos pelas limas tipo K-Flexofile de nº 70 ou 80.

Se for tomado como exemplo o canal de um incisivo central superior de um paciente de meia-idade, cujo IAI foi uma lima tipo K nº 25, pode-se ter a seguinte sequência esquemática de preparo biomecânico:

- L.K. 25, 30, 35 (Flexofile);
- L.H. 30;
- L.K. 40, 45, 50 (Flexofile);
- L.H. 45;
- L.K. 55, 60 (Flexofile);
- L.H. 55;
- L.K. 60 (acabamento).

L.K. = Lima tipo K-Flexofile.

L.H. = Lima tipo Hedströen.

INSTRUMENTAÇÃO MANUAL CLÁSSICA (CONVENCIONAL) MODIFICADA DE CANAIS RADICULARES ATRESIADOS, CURVOS OU RELATIVAMENTE CURVOS E/OU RETOS DE MOLARES

Canais radiculares atresiados, curvos ou relativamente curvos e/ou retos são representados, normalmente, pelos canais vestibulares dos molares superiores e mesiais dos molares inferiores e dos primeiros pré-molares superiores, principalmente.

Nesses casos, após abrir espaço com limas tipo K (K-Files) de aço inox normal, indicamos a instrumentação clássica modificada, empregando, por exemplo, as limas K-Flexofile, associadas às limas tipo Hedströen.

A sequência por nós indicada é a seguinte (K.F., lima tipo K-Flexofile; L.H., lima tipo Hedströen; L.K., lima tipo K (K-Files) normal):

- L.K. 08, 10, 15 (K-Files de aço inox normal), para abrir espaço em profundidade;
- K.F. 15, 20;
- L.H. 15;
- K.F. 25;
- L.H. 20;
- K.F. 25 (acabamento).

Caso o profissional julgue necessário, a lima tipo Hedströen nº 10 poderá ser utilizada após a Flexofile nº 15. Essas limas são utilizadas para a limpeza e modelagem do canal radicular.

A preparação do canal radicular curvo, até um diâmetro que corresponda à lima tipo K-Flexofile nº 25, em casos de biopulpectomias, nos parece satisfatório nesse tipo de instrumentação. As tentativas de maior ampliação podem levar ao risco de desvios do trajeto original, degrau, zip e outros tipos de acidentes operatórios. Para casos de necropulpectomias II, que exigem um maior alargamento, as limas manuais de niquel-titânio são as recomendadas.

É fundamental que se dê aos instrumentos de aço inoxidável (K-Files) (normais) um pré-curvamento, a partir da lima de nº 10, o mais próximo possível daquele apresentado pelo canal radicular. Assim procedendo, os instrumentos terão maior facilidade em acompanhar o trajeto curvo do canal radicular, sem maior risco de produzir deformações nas paredes. O pré-curvamento das limas pode ser feito manualmente ou por meio do emprego de dispositivos especiais para esse fim, como o Flexobend da Dentsply/Maillefer (Les Fils D'Auguste Maillefer S.A.), que pode atribuir ao instrumento diferentes tipos de curvatura.

Se o canal radicular for atresiado e relativamente reto, podemos prosseguir com a sequência de instrumentação até limas tipo K-Flexofile de maior diâmetro como a 35/.40, por exemplo. Da mesma forma descrita, devem ser utilizadas limas tipo K (normais) para abrir espaço em profundidade (nº 08, 10, 15), e, após complementadas com limas tipo K-Flexofile seguida pela Hedströen, utilizada sempre com um número anterior ao da última lima tipo K-Flexofile empregada.

Para canais radiculares atresiados e com curvaturas acentuadas, nos quais se torna difícil passar de uma lima tipo K nº 10 para a 15 ou da 15 para a 20, em substituição à lima tipo Hedströen, podem-se incluir, na sequência da instrumentação, as K-Flexofile Golden Mediuns, intercaladas às K-Flexofile de numeração normal. Dessa forma, nessa sequência é utilizado um número maior de instrumentos com o objetivo de uma preparação mais harmônica. Esse aumento racional de diâmetro das limas em muito contribuirá para que seja possível levar os instrumentos às curvaturas do canal sem o risco de desvios ou de formação de degraus. As limas tipo Hedströen, associadas a essa preparação, têm a preferência dos autores deste capítulo.

Assim, eis um exemplo de uma sequência de instrumentação clássica em um canal acentuadamente curvo e atresiado (K.F., lima tipo K-Flexofile; K.G.M., lima Flexofile Golden Mediuns; L.H., lima tipo Hedströen; L.K., lima tipo K (K-Files) normal):

- L.K. 08, 10 e 15 (K-Files de aço inox normal) para abrir espaço em profundidade;
- L.H. 10 ou KGM nº 17;
- K.F. 20;
- L.H. 15 ou KGM nº 22;
- K.F. 25;
- L.H. 20 ou KGM nº 27;
- K.F. 25/.30 (acabamento).

As sequências esquemáticas de instrumentação por nós apresentadas são apenas sugestivas e podem sofrer variações de acordo com as dificuldades próprias de cada caso. Assim, sugere-se que mesmo canais radiculares acentuadamente curvos sejam dilatados até o diâmetro correspondente ao nº 25 de uma lima tipo K-Flexofile.

As dificuldades encontradas durante a instrumentação do canal radicular orientarão quanto ao número de limas que devem ser utilizadas para o preparo biomecânico. Não se deve estabelecer, *a priori*, até qual número de instrumentos o canal radicular será preparado.

Existem canais radiculares que não podem ser classificados como amplos, mas que também não se enquadram como atresiados e, eventualmente, se apresentam ligeiramente curvos. São eles:

- Canais radiculares de segundos pré-molares superiores;
- Canal radicular lingual dos molares superiores;
- Canal radicular distal dos molares inferiores;
- Canais radiculares de incisivos inferiores.

Para esses canais, quando acessíveis, deve ser indicado o mesmo tipo de instrumentação descrito para os atresiados.

Os canais radiculares dos incisivos laterais superiores, embora relativamente amplos, apresentam-se, na maioria dos casos, com curvatura acentuada para distal, ao nível do seu terço apical; por tal razão, também devem ser instrumentados com limas tipo K-Flexofile até a de n° 25 e tipo Hedströen, de número imediatamente anterior. Lembrando sempre que, ao se trabalhar em canais radiculares que apresentam curvaturas, sejam elas discretas ou acentuadas, os instrumentos inox devem ser previamente encurvados a partir da lima de n° 10, para facilitar sua penetração.

Cabe salientar, ainda, as vantagens de todas as observações no final deste capítulo com relação à irrigação/sucção e inundação do canal radicular, com os devidos agentes químicos coadjuvantes da instrumentação.

TEMPOS DE INSTRUMENTAÇÃO

Não se deve imaginar a instrumentação apenas como o ato de se limar e dilatar os canais radiculares, mas sim como um conjunto de procedimentos operatórios que, corretamente aplicados, levariam a alcançar racionalmente os objetivos básicos do preparo biomecânico, não apenas em seus princípios técnicos de limpeza e modelagem, mas também em princípios biológicos.

Dessa maneira, a conduta operatória se orienta com base nos tempos de instrumentação, conforme a situação, seja em casos de biopulpectomias ou de necropulpectomias, e que podem ser resumidos da seguinte maneira:

Localização e mentalização da entrada dos canais radiculares

Nas biopulpectomias, esse ato operatório será realizado após a remoção da polpa coronária, que pode ser feita com as mesmas brocas esféricas usadas para a abertura coronária ou com o auxílio de colheres afiadas de dentina, seguida de abundante irrigação e sucção com solução de hipoclorito de sódio (5,25%) e água oxigenada 10 vol., alternadamente. O objetivo dessa remoção e posterior irrigação é combater uma possível infecção superficial da polpa e retirar o sangue infiltrado nos túbulos dentinários, prevenindo, assim, um provável escurecimento da coroa dental e facilitando a visualização das entradas dos canais radiculares.

Nas necropulpectomias, a localização das entradas dos canais radiculares deverá ser feita após a neutralização e remoção do conteúdo séptico da câmara pulpar por meio de irrigação/sucção com solução de hipoclorito de sódio a 2,5%. O emprego de pequenas colheres de dentina será também de grande utilidade.

A sonda exploradora n° 5 da SSW (S.S.White Artigos Dentários Ltda. – Rio de Janeiro, Brasil) adaptada para endodontia, ou o *root canal explorer* Dg 16 da Starlite (Star Dental Meg. Co. Ind. PA – Estados Unidos), ou, ainda, a sonda exploradora própria para endodontia da Dentsply/Maillefer são os instrumentos de escolha para a localização de entradas de canais radiculares de molares.

Nos dentes com um único canal radicular, não haverá dificuldades para a localização, uma vez que a câmara pulpar e o canal continuam-se reciprocamente (**FIG. 4.22**).

Nos pré-molares, com dois canais radiculares, o assoalho da câmara pulpar apresenta-se escuro, convexo, liso e com

Tabela 4.6
Peculiaridades das biopulpectomias e das necropulpectomias

BIOPULPECTOMIA	NECROPULPECTOMIA
Localização e mentalização da entrada dos canais radiculares	Localização e mentalização da entrada dos canais radiculares
Exploração (cateterismo) do canal radicular até as proximidades do ápice (CTP)	Neutralização do conteúdo séptico do canal radicular no sentido coroa/ápice sem pressão até o CTP
Odontometria (CRT)	Odontometria
Remoção da polpa radicular com limas tipo Hedströen	Neutralização e remoção do conteúdo necrótico ao nível do terço apical (CRT – necropulpectomia I) ou (CRD – Desbridamento foraminal, necropulpectomia II)
Alargamento e limagem do canal radicular	Alargamento e limagem do canal radicular

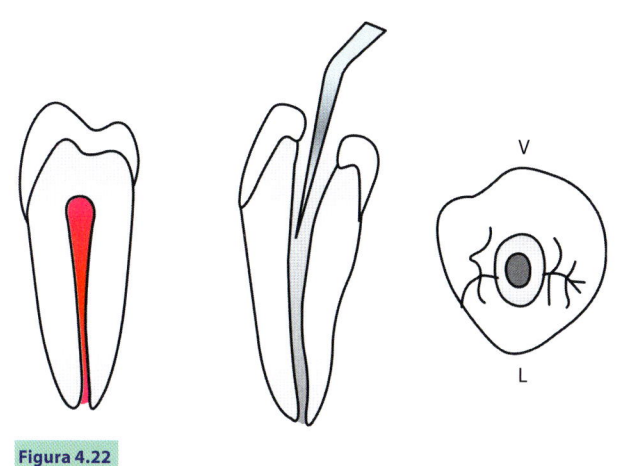

Tratamento de canais radiculares

Nos molares, o ato operatório para a localização das entradas dos canais radiculares é, basicamente, o mesmo descrito para os pré-molares superiores, ou seja, deslizar-se a sonda especial ou adaptada sobre o assoalho da câmara pulpar em direção aos pontos de entrada dos canais (**FIG. 4.24**).

Ao se realizar a abertura coronária, é necessário que se tenha em mente os detalhes morfológicos da câmara pulpar, assim como os princípios fundamentais que regem e orientam esse ato operatório. Também na localização das entradas dos canais radiculares são de grande valia os conhecimentos teóricos da anatomia interna do dente em que se está intervindo.

Para os primeiros molares inferiores, em linhas gerais, quando existem três canais radiculares, pode-se dizer que as entradas esquematicamente se apresentam como na **FIGURA 4.25 A**. Na ocorrência de um quarto canal, este estará na raiz distal, o que determina uma ligeira mudança na forma da abertura coronária (**FIG. 4.25 B**). Para os segundos molares inferiores, a situação é praticamente a mesma.

Para os primeiros e segundos molares superiores, a representação gráfica das entradas seria como na **FIGURA 4.26**. Na eventualidade de um quarto canal, este estaria localizado próximo à entrada do canal mesiovestibular.

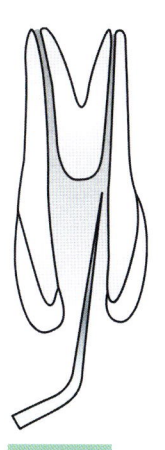

Figura 4.22
Localização da entrada do canal radicular em um pré-molar inferior.

depressões que correspondem às entradas dos canais, estando um para vestibular e outro, para lingual. Dessa maneira, a localização se fará deslizando-se os instrumentos mencionados sobre o assoalho, cuja tendência será a de deslizar para as entradas dos respectivos canais (**FIG. 4.23**).

Figura 4.23
Localização das entradas dos canais radiculares de um primeiro pré-molar superior.

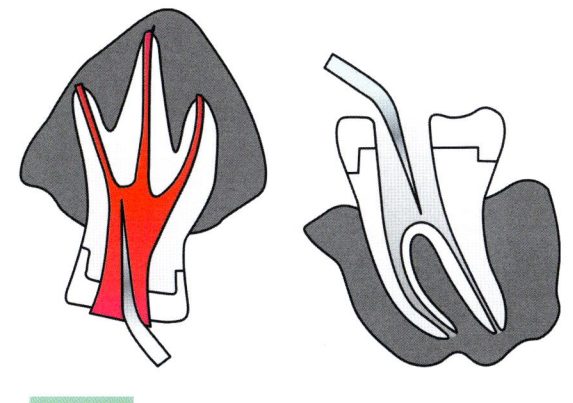

Figura 4.24
Localização das entradas dos canais radiculares em molares superiores e inferiores. Desliza-se a sonda adaptada ou preparada para endodontia sobre o assoalho da câmara pulpar em direção aos orifícios da entrada dos canais radiculares.

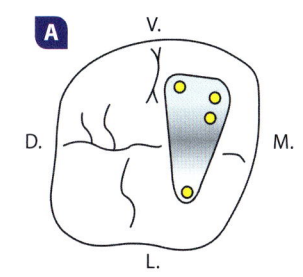

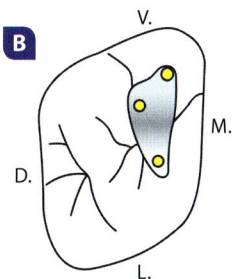

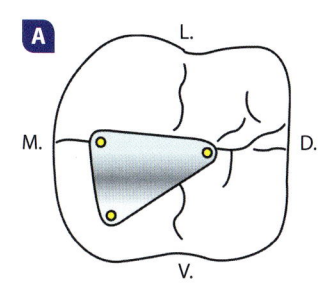

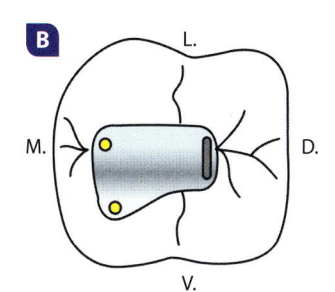

Figura 4.25
A. Localização esquemática da entrada dos canais radiculares dos molares inferiores, ocorrência de três canais. **B.** Localização esquemática da entrada dos canais radiculares dos molares inferiores, ocorrência de quatro canais.

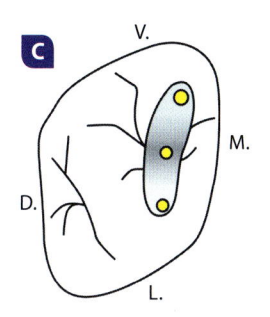

Figura 4.26
A. Primeiro molar superior. **B.** Segundo molar superior. **C.** Terceiro molar superior. Localização esquemática das entradas dos canais radiculares dos molares superiores, com suas mais frequentes variações.

Exploração (cateterismo) do canal radicular até as proximidades do ápice com limas tipo K (K-Files)

Nas biopulpectomias, esse tipo de instrumentação é realizado com lima tipo K inox (normal) e tem por objetivo oferecer, pela sensibilidade tátil, a possibilidade de um exame cuidadoso do trajeto do canal radicular e a noção de acessibilidade ou não deste. Além disso, detecta constrições e obstáculos à penetração do instrumento, bem como afasta os tecidos vivos, criando espaço para a penetração posterior da lima tipo Hedströen de diâmetro imediatamente anterior à lima tipo K utilizada para o corte e a remoção da polpa radicular por exérese (remoção em bloco) em canais amplos.

Durante esse ato operatório (cateterismo), o instrumento já deverá estar provido de um tope de borracha/silicone, para delimitar o CTP, que será empregado na realização da odontometria. Esse comprimento baseia-se na medida da radiografia para diagnóstico e na média dos comprimentos dos dentes, sempre diminuída em alguns milímetros como medida de segurança. Com o instrumento assim preparado, iniciaremos a exploração, com movimentos oscilatórios (horário e anti-horário) e pressão em direção ao ápice (FIG. 4.27).

Nos canais radiculares curvos ou relativamente curvos, devem-se usar instrumentos previamente pré-curvados, pois, assim, a penetração será mais fácil. A exploração em casos de canais radiculares amplos é realizada por meio de limas K inox (K-Files normais) de diâmetro compatível (nº 20 ou 25), devendo-se tomar o máximo cuidado para evitar o transpasse do forame, que poderia traumatizar os tecidos vivos apicais e periapicais.

Nos casos de canais radiculares atresiados e curvos, a exploração será realizada com lima tipo K (K-Files normais, inox, até a de nº 20), também providas de topes para subsequente odontometria.

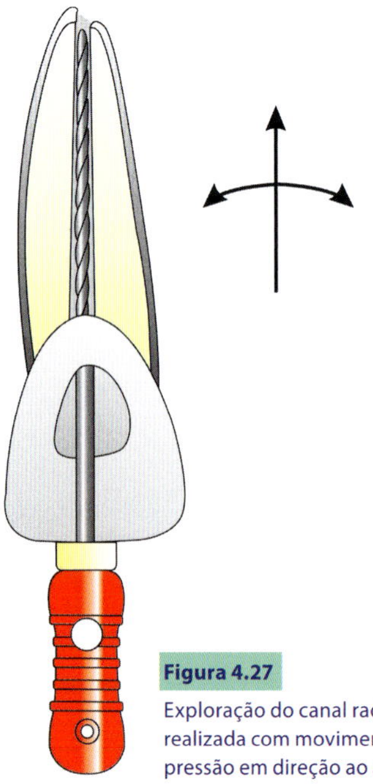

Nas necropulpectomias, este tempo operatório é totalmente contraindicado, pois, com a penetração do instrumento funcionando como um verdadeiro êmbolo, ele poderá forçar material séptico para a região periapical, determinando as tão desagradáveis agudizações pós-operatórias (abscesso *flare up*). Assim, faz-se necessária a neutralização do conteúdo séptico pulpar por meio de um preparo aplicando-se o princípio coroa/ápice.

De acordo com o Capítulo 7, essa neutralização será realizada com solução de hipoclorito de sódio a 2,5% ou a 5,25%, caso seja uma necropulpectomia ou necropulpectomia II, respectivamente.

O instrumento usado para se desalojar o conteúdo séptico/tóxico e favorecer a penetração da substância química coadjuvante será uma lima tipo K (K-File normal), de número compatível com o diâmetro do canal radicular. O importante é que esteja provida de topes de borracha/silicone, delimitando o CTP, com base na radiografia para diagnóstico e na média do comprimento do dente, sempre com alguns milímetros, ao menos, como medida de segurança.

Inundadas a câmara pulpar e a entrada do canal radicular com a solução de hipoclorito de sódio, com esse instrumento inicia-se a cinemática de movimentos de exploração, para se desprenderem os restos necróticos parcialmente neutralizados pelo contato com o agente químico. Essa penetração inicial deve ater-se ao terço cervical e à parte do terço médio. Em seguida, irriga-se abundantemente e aspira-se para a remoção do conteúdo desalojado. Essa sequência será repetida várias vezes, aprofundando-se gradativamente o instrumento, sempre seguida de abundante irrigação e sucção, até que se chegue ao CTP, ou seja, a alguns milímetros aquém do ápice radicular. A porção final será neutralizada e removida após a odontometria.

De modo geral, essa "neutralização" imediata, pelo emprego da solução de hipoclorito de sódio, através da técnica de Oregon, é a conduta clínica de escolha dos autores do presente capítulo (ver Capítulo 7).

Odontometria

É imprescindível que se obtenha o CRT do dente que está recebendo o tratamento endodôntico, pois só assim haverá a certeza de que a instrumentação, nos casos de biopulpectomias, será realizada até a união CDC, o que, além de permitir um preparo do canal dentinário em toda sua extensão, também permitirá realizar esse procedimento dentro de uma conduta de total respeito aos tecidos apicais e periapicais. É pela odontometria que se estabelecerá o CRT conforme o caso, podendo ser uma biopulpectomia ou necropulpectomia I ou II.

Para a realização da odontometria, vários são os autores que apresentaram técnicas e métodos para se determinar o CRT (ver Capítulo 9).[10-18] A **FIGURA 4.28** apresenta o método de Bregman.[11]

Figura 4.27
Exploração do canal radicular (cateterismo) realizada com movimentos oscilatórios e pressão em direção ao ápice.

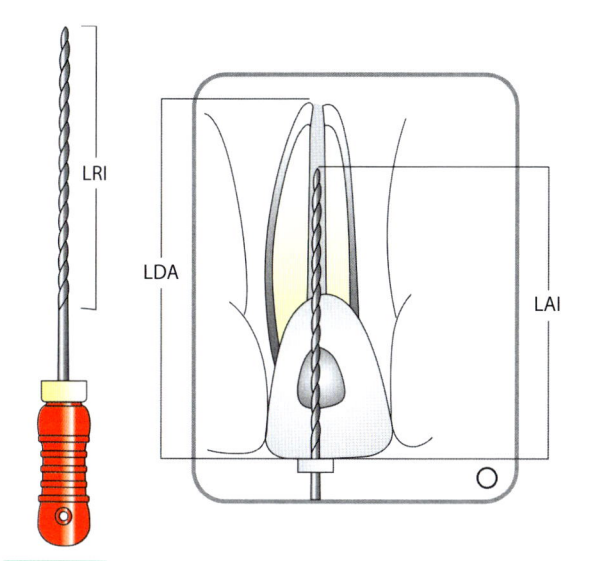

Figura 4.28

Método de Bregman. O valor do comprimento real do instrumento (CRI) é baseado na medida do dente na radiografia para diagnóstico e no cálculo do comprimento médio do dente. Os valores do comprimento aparente do dente (CAD) e do comprimento aparente do instrumento (CAI) são obtidos na radiografia de odontometria.

Fonte: Adaptada do Método de Bregman.[11]

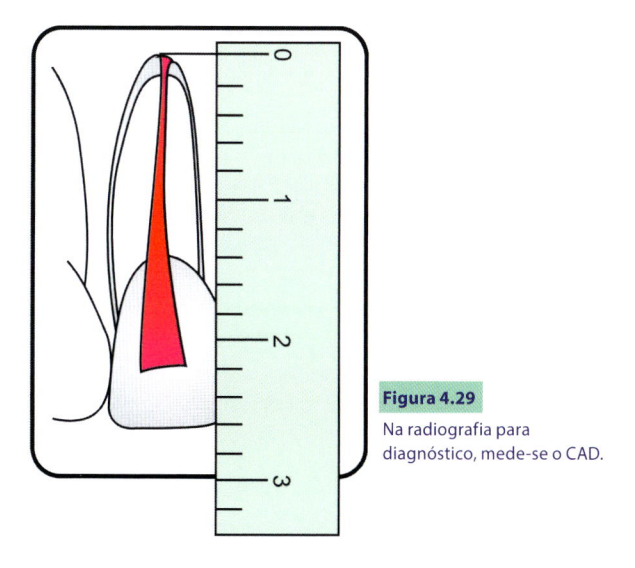

Figura 4.29

Na radiografia para diagnóstico, mede-se o CAD.

Remoção da polpa (biopulpectomia) e neutralização do conteúdo séptico/tóxico da luz do canal radicular no sentido coroa/ápice sem pressão (necropulpectomia I)

Determinado com segurança e precisão o CRT por meio dos localizadores foraminais eletrônicos da 3ª geração, o passo seguinte será a remoção da polpa (biopulpectomia) ou a neutralização/remoção dos produtos de sua decomposição, ainda existentes na porção apical do canal radicular (necropulpectomias).

Nas biopulpectomias, para se realizar este ato operatório, são necessárias algumas observações e considerações.

Assim, Kronfeld e Boyle[19] registraram que esse ato, quando realizado com o auxílio do extirpa-nervo, além de criar uma ferida dilacerativa, também leva a diferentes níveis de rompimento da polpa radicular, diretamente relacionados com a morfologia do canal. Em canais radiculares amplos e, principalmente, com forames coincidindo com o ápice, pode-se dar a ruptura dos tecidos ao nível do periodonto apical, ocorrência indesejável por ser lesiva e contrariar totalmente os fundamentos biológicos a que se propõe a endodontia, sobrevindo, muitas vezes, uma hemorragia persistente.

Iwabuchi[20] admite que, nos casos de biopulpectomias, o processo de reparo ocorre em melhores condições quando se corta a polpa do que quando ela é extirpada.

Nygaard-Ostby[21] pondera que a remoção pulpar, por meio do emprego de limas tipo Hedströen de ponta romba, permite uma superfície de corte mais regular e, portanto, menos injuriante aos tecidos apicais.

Leonardo,[22] realizando biopulpectomias em dentes anteriores superiores, removeu as polpas radiculares, pela técnica com emprego das limas tipo Hedströen. Histologicamente, foi possível observar a preservação dos cotos endoperiodontais em todos os casos.

Tendo em vista essas considerações, o autor do presente capítulo é da opinião de que, nos canais radiculares amplos, se deve remover a polpa, após ser seccionada ou previamente dilacerada com limas tipo Hedströen, no limite estabelecido pela odontometria. Esse tipo de procedimento é preconizado também por outros autores.[23-26]

Seleciona-se uma lima tipo Hedströen de diâmetro imediatamente anterior ao da lima tipo K utilizada na exploração do canal radicular, sobre a qual se delimita o CRT, pela colocação de um cursor de borracha ou silicone. Introduz-se a lima no canal, no espaço aberto pela lima tipo K durante o movimento de cateterismo, realizado no ato operatório de exploração do canal radicular. Atingido o comprimento desejado (CRT), deve-se observar com muita atenção o ponto de referência incisal ou oclusal para o contato do tope delimitador do CRT. A seguir, com movimentos de tentativa de rotação no sentido horário, procura-se seccionar a polpa no limite apical preestabelecido. Em seguida, com movimentos de tração com pressão lateral de encontro às paredes, geralmente consegue-se a remoção pulpar (**FIG. 4.30**). Caso a polpa radicular não saia por inteiro, repete-se o procedimento até que se consiga a sua completa remoção.

Nos canais radiculares atresiados e/ou curvos, também não se deve usar extirpa-nervos. Esses instrumentos podem penetrar com relativa facilidade em canais radiculares estreitos, pois as farpas de sua parte ativa se fecham de encontro às próprias hastes, nos nichos de onde se originaram, porém, ao se realizar o movimento de remoção, elas se encravariam nas paredes dentinárias e fatalmente ocorreria a fratura do instrumento.

Dessa maneira, nesse tipo de canal, a remoção seria feita simultaneamente com os atos de alargamento e limagem.

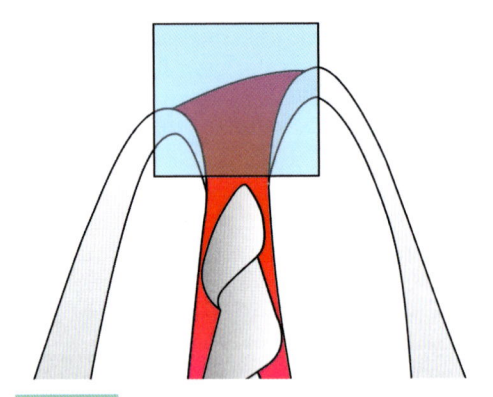

Figura 4.30
Procedimentos para remoção de polpa após ser seccionada por limas tipo Hedströen: **1.** Seleção de lima tipo Hedströen de diâmetro imediatamente anterior à do tipo K utilizada na exploração do canal radicular, com tope de borracha delimitando o CRT. **2.** Levada em posição, com discretos movimentos de tentativa de rotação, procura-se seccionar a polpa na altura desejada. **3.** Esquema da lima tipo Hedströen dentro do canal, no nível do corte. **4.** Seccionada a polpa, ela é removida com movimentos de tração.

As limas K-Flexofile e tipo Hedströen, na medida em que forem ampliando e regularizando as paredes do canal, irão também rompendo, esmagando e fragmentando a polpa radicular, cujos resíduos serão removidos pela irrigação/sucção. Denomina-se esse procedimento de remoção pulpar por fragmentação e parece ser a conduta mais segura para se removerem polpas em canais atresiados e/ou curvos.

Nos casos de necropulpectomias, deve-se remover os produtos da decomposição pulpar remanescentes na porção apical, já que na conduta de neutralização e remoção anterior à odontometria, fica-se a alguns milímetros do ápice como medida de segurança.

Nos canais radiculares amplos, esse objetivo será alcançado seguindo-se a mesma sequência operatória que antecedeu a odontometria, ou seja, a "neutralização" dos restos necróticos com solução de hipoclorito de sódio, que serão desalojados com limas tipo K ou limas tipo Hedströen, aplicando-se o princípio coroa/ápice sem pressão e simultaneamente, removidos pela irrigação/sucção (ver Capítulo 7).

Em canais atresiados e/ou curvos, a conduta é a mesma, variando apenas o tipo de instrumento empregado para se desalojar o material séptico resultante da decomposição pulpar ainda existente na porção apical. Usam-se, para essa conduta, limas tipo K normais (K-Files – Dentsplly/Maillefer), nº 08, 10 e 15, continuando com as limas tipo K-Flexofile nº 20, 25, conforme o grau de atresia ou curvatura do canal radicular.

Nos casos de necropulpectomias II, essa neutralização/remoção deverá ser realizada até o limite foraminal, o que equivale dizer em todo o comprimento real do dente (CRD), realizando-se consequentemente o desbridamento foraminal. Entretanto, os passos seguintes de alargamento e limagem serão executados no CRT, obtido com os localizadores eletrônicos foraminais da 3ª geração.

Alargamento e limagem (limpeza e modelagem do canal radicular)

Após a realização do *Glide Path*, sem dúvida, este é um dos tempos de maior importância no preparo biomecânico, pois é por meio do alargamento e da limagem que se obterão a ampliação, a retificação das curvaturas, o alisamento das paredes e a remoção de resíduos dos canais radiculares, tanto nos dentes com vitalidade pulpar (biopulpectomias), como naqueles que a perderam (necropulpectomias).

O alargamento e a limagem têm como objetivo básico limpar e atribuir uma forma cônica aos canais radiculares (modelagem), respeitando e conservando sua conformação original. Este ato operatório exige muita atenção e sutileza do clínico. Instrumentar pouco pode ser insuficiente para a necessária limpeza e desinfecção. Instrumentar em excesso pode alterar desnecessariamente a forma, levando a desvios do trajeto original, podendo complicar o caso.

ALARGAMENTO E LIMAGEM DE CANAIS RADICULARES AMPLOS OU RELATIVAMENTE AMPLOS E RETOS

Conforme já foi dito, o alargamento e a limagem serão realizados pelo emprego de limas tipo K-Flexofile, intercaladas com limas tipo Hedströen.

Todos os instrumentos a serem usados deverão estar providos de um cursor ou tope de borracha ou silicone, delimitando o CRT, estabelecido pela odontometria. Deverão estar esterilizados e dispostos na caixa endodôntica em sua sequência numérica, sobre a mesa de trabalho. Essa caixa de instrumentos deverá estar completa e previamente organizada, de maneira a tornar o trabalho o mais racional e mais rápido possível.

O canal radicular que já foi abundantemente irrigado e aspirado, após a remoção pulpar (biopulpectomias) ou dos restos necróticos (necropulpectomias), deverá ser totalmente inundado com a solução irrigadora indicada para o caso.

Para a realização do *Glide Path*, o primeiro passo será selecionar uma lima tipo K (K-Files ou C+ inox) com um diâmetro necessário para penetrar no canal, por meio da seguinte cinemática de movimentos: oscilatório (horário e anti-horário) e pressão (introdução) em direção ao ápice, até que permita sentir-se ligeira resistência. Esse conjunto de movimentos será realizado até que o cursor (tope) de borracha/silicone atinja o ponto de referência, o que significa alcançar toda a extensão do canal dentinário (CRT). Esse instrumento, como visto, denomina-se instrumento apical inicial (IAI) ou anatômico.

Atingindo o CRT, realizam-se movimentos de rotação de 1/4 a 1/2 volta e, depois, tração com pressão lateral sobre as paredes, com pequena amplitude (**FIG. 4.31**).

Ao se retirar a lima tipo K do canal, pode-se observar a dentina excisada, depositada em suas espirais. Se houver necessidade de voltar o mesmo instrumento ao canal, deve-se remover a dentina aderida à sua parte ativa com o auxílio de um pedaço de gaze adaptado, por exemplo, ao dispositivo denominado Clean-Stand (Dentsply/Maillefer).

Após várias sequências de movimentos com a primeira lima tipo K selecionada (aproximadamente 300 movimentos de pequena amplitude, 150 de introdução e 150 de tração lateral sobre as paredes do canal radicular), esta não mais encontrará resistência, pois o espaço aberto será maior do que o seu próprio diâmetro.

Usa-se, a seguir, outra lima tipo K (K-Files) de número imediatamente superior, com o mesmo conjunto de movimentos. Dessa maneira, prossegue-se com a conduta de alargamento e limagem até se atingir um terceiro instrumento. A cada uso da lima, o canal deverá ser irrigado/aspirado para se remover todas as raspas de dentina e resíduos desprendidos pela ação da mesma. Para dar continuidade à instrumentação, o canal radicular deverá ser inundado com a solução irrigadora indicada.

A seguir, deve ser levada ao canal uma lima tipo Hedströen de número imediatamente anterior ao da última lima tipo K usada. A lima Hedströen deve ser utilizada com movimentos de introdução no espaço anteriormente aberto pela lima tipo K e submetida a movimentos de tração com pressão lateral de encontro às paredes radiculares de pequenas amplitudes (FIG. 4.32). Esses movimentos removerão os resíduos, regularizarão as paredes do canal radicular e abrirão espaço para a próxima lima tipo K, agora a Flexofile.

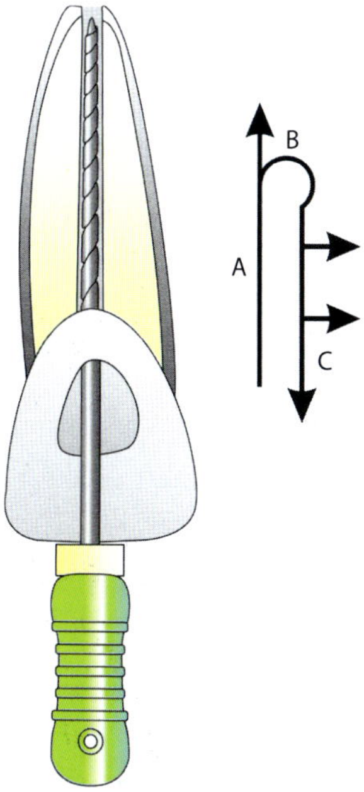

Os movimentos indicados para as limas tipo Hedströen devem ser realizados circularmente, para que todas as paredes do canal sejam instrumentadas. Acerca disso, Paiva e Alvarez[26] afirmam: "A limagem jamais poderá cingir-se a uma única parede, mas sim estender-se a todas elas".

Ao término da sequência de movimentos com a lima tipo Hedströen, haverá grande quantidade de raspas de dentina e de resíduos. Assim, faz-se necessária nova irrigação/sucção e a subsequente inundação do canal radicular.

Prossegue-se com a instrumentação, utilizando-se uma nova sequência composta por limas tipo K-Flexofile seguida pela irrigação-sucção e inundação. Novamente a lima tipo Hedströen, de número imediatamente anterior à da última lima tipo K usada.

Dentro desta sequência, dá-se prosseguimento à instrumentação até que seja obtida uma satisfatória ampliação do canal radicular para os casos de biopulpectomias, o que contribuirá para uma boa obturação. Em um incisivo central superior, essa ampliação corresponderia, por exemplo, a um diâmetro equivalente à lima tipo K-Flexofile de nº 55 ou 60.

Nos casos de necropulpectomias, o alargamento e a limagem têm também finalidade básica de desinfecção, sendo necessário, nesses casos, que a instrumentação seja mais ampla, atingindo diâmetros de limas maiores, por exemplo 70/.80, porém sempre respeitando as condições anatômicas do canal radicular.

Embora se recomende, para os canais amplos ou relativamente amplos e retos, a instrumentação alternada com limas tipo K-Flexofile e tipo Hedströen, por ser considerada a mais racional e efetiva, opinião é necessário ponderar que sempre se deve finalizar com limas tipo K, pois esses instrumentos dão o acabamento e retiram com maior facilidade as raspas de dentina desprendidas pela ação das de tipo Hedströen.

As frequentes sequências de irrigação/sucção e inundação são também de fundamental importância para a remoção das raspas de dentina e resíduos desprendidos pela ação dos instrumentos, uma vez que, estando o canal radicular úmido, a ação das limas é muito mais efetiva.

Apesar de o alargamento e limagem dos canais radiculares amplos ou relativamente amplos e retos não apresentarem grandes dificuldades, esses atos operatórios devem ser realizados com disciplina, delicadeza e precisão. O profissional deverá se esforçar para atingir todas as paredes do canal radicular com os instrumentos, particularmente com as limas tipo Hedströen. Isso porque os inúmeros trabalhos de investigação que têm sido realizados para se avaliar a eficácia da instrumentação têm demonstrado sempre que não existem técnicas ou instrumentos que consigam remover totalmente os resíduos dos canais radiculares.[27-30]

Assim, deve-se seguir com toda a atenção a sequência numérica crescente dos instrumentos, devendo ser utilizados com base nas suas características próprias. Todos eles

Figura 4.31
Cinemática de movimentos, específica das limas tipo K.
A. Penetração até o CRT. **B.** Rotação de 1/4 a 1/2 volta (ou tentativa de rotação no sentido horário).
C. Tração com pressão lateral de encontro às paredes (vaivém de pequena amplitude).

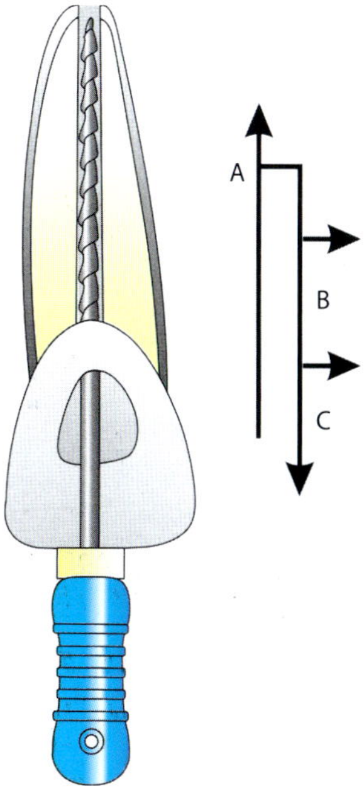

Figura 4.32
Cinemática de movimentos das limas tipo Hedströen. **A.** Penetração, no espaço aberto (canal) pela lima tipo K, até o CRT. **B-C.** Tração com pressão lateral de encontro às paredes do canal radicular (vaivém de pequena amplitude).

devem atingir com precisão o CRT previamente estabelecido. Devem ser apreendidos com delicadeza, porém com segurança e firmeza, como também devem ser conduzidos no canal radicular, sem receber força demasiada.

Ao final da instrumentação, o canal radicular deverá estar limpo e com forma cônica bem definida. Embora na técnica clássica ou convencional todos os instrumentos usados atinjam toda a extensão do CRT, o profissional deve se esforçar para que o canal radicular fique com uma forma cônica de apical para cervical. A porção apical (5 mm apicais) deve corresponder ao ponto mais estreito da conformação cônica, devendo esta, porém, ser suficientemente preparada para formar um batente apical, ou seja, um ponto para assentamento ou adaptação do cone de guta-percha principal no momento da obturação.

ALARGAMENTO E LIMAGEM DE CANAIS RADICULARES ATRESIADOS, RETOS E CURVOS

Nesses casos, "abre-se espaço em profundidade", sente-se o "leito" do canal radicular, com as limas tipo K (K-Files ou C+ inox), normais, nº 08, 10 e 15 (K-Files – Dentsply/Maillefer) e realiza-se o *Glide Path*. Esses instrumentos são usados com movimentos oscilatórios (horário e anti-horário) e pressão em direção ao ápice, abrindo espaço em profundidade, uma vez que atingirão o CRT e, após isso, a instrumentação será realizada com limas tipo K-Flexofile associadas às limas tipo Hedströen (até as de nº 25). As limas fabricadas com liga de níquel-titânio são também extremamente úteis para esse momento do preparo, principalmente para atingir um maior alargamento (limas até as de nº 40/.45).

O alargamento ou ampliação será realizada com as limas tipo K-Flexofile, que devem ser utilizadas também com movimentos oscilatórios (horário e anti-horário) e pressão em direção ao ápice. Atingido o CRT, simultaneamente, serão realizados os movimentos de tentativa de rotação e tração, de pequena amplitude, com pressão lateral de encontro às paredes do canal (limagem) (**FIG. 4.33**).

Usadas com os movimentos descritos, as limas tipo K-Flexofile, nos casos de biopulpectomias, removem a polpa por fragmentação, alargam e limam, simultaneamente, as paredes do canal radicular. Nos dentes sem vitalidade pulpar (necropulpectomias), desprenderão restos necróticos, ainda aderidos às paredes, ao mesmo tempo que promoverão a limagem das paredes do canal radicular e, consequentemente, a sua dilatação.

Em geral, esse ato operatório se inicia com uma lima tipo K normal, inox, compatível com o diâmetro anatômico do canal radicular (nº 08, 10 ou 15, por exemplo). Essa lima é utilizada com a mesma cinemática de movimentos utilizada para a exploração (cateterismo) e odontometria. A câmara pulpar deve estar inundada com a solução indicada para o caso. A lima tipo K-Flexofile nº 15 deve ser utilizada em seguida,

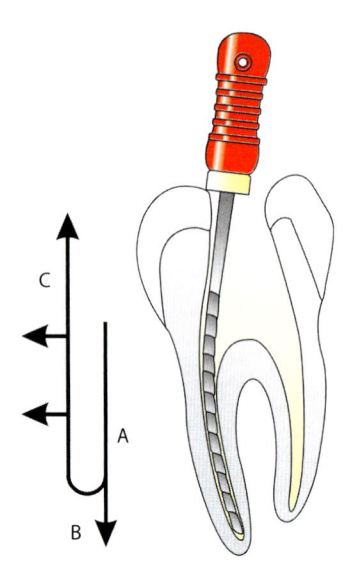

Figura 4.33
Cinemática de movimentos das limas tipo K-Flexofile.
A. Penetração até o CRT.
B. Rotação de 1/4 a 1/2 volta (ou tentativa de rotação).
C. Tração (remoção) com pressão lateral de encontro às paredes do canal radicular.

aplicando-se movimentos próprios (cinemática já descrita anteriormente) até que se atinja a de nº 20. Nesse ponto, deve ser introduzida uma lima tipo Hedströen de nº 15, para melhor alargar o canal radicular e, assim, remover de maneira mais efetiva restos pulpares ou necróticos. As sequências de irrigação/sucção devem ser frequentes e abundantes.

Em seguida, será introduzida a lima tipo K-Flexofile de nº 25, seguida pela de tipo Hedströen de nº 20.

Conforme já dito, quando o canal radicular for excessivamente curvo, a instrumentação convencional deve ser efetuada até a lima tipo K-Flexofile nº 25, uma vez que os instrumentos seguintes (30/.35) são menos flexíveis e, se forçados, poderão levar à formação de degraus ou deformações. Porém, se a morfologia interna do canal radicular permitir, deve-se ampliá-lo particularmente nos dentes sem vitalidade pulpar (necropulpectomias). Para um maior alargamento, estão indicadas as limas de níquel-titânio, quando se poderá chegar aos instrumentos de nº 35/.40.

A instrumentação dos canais radiculares atresiados e curvos ou atresiados e relativamente retos é sempre um procedimento mais difícil e trabalhoso, exigindo do profissional muita disciplina, atenção e delicadeza no manuseio dos instrumentos.

Assim, para os canais radiculares curvos, é muito importante que se dê aos instrumentos inox a curvatura aproximada dos canais, pois, dessa forma, se obterá uma penetração mais correta, com a lima acompanhando melhor o trajeto do canal radicular. Esse pré-curamento já se atribui à lima tipo K nº 10. Weine[31] sugere dois tipos de curvaturas que se devem atribuir aos instrumentos: o primeiro, mais agudo e apenas na porção final da lima tipo K ou K-Flexofile, se destinaria a tentar passar uma obstrução ou preparar um canal com acentuada curvatura ou até mesmo com dilaceração ao nível do terço apical. Segundo, seria uma curvatura uniforme em toda a haste do instrumento e se destinaria a canais radiculares com curvaturas mais discretas.

Nos canais radiculares curvos, é necessário evitar os movimentos de rotação, pois podem produzir deformações apicais. Deve-se imprimir aos instrumentos apenas uma tentativa de rotação, ao ser atingido o CRT e, em seguida, movimentos de limagem, ou seja, tração lateral com pressão de encontro às paredes dentinárias com pequenas amplitudes.

Como foi visto, para os canais radiculares excessivamente curvos, a orientação é para um alargamento e uma limagem que terminem até a lima tipo K-Flexofile nº 25, dependendo da intensidade da curvatura.

Não se pode esquecer o uso intercalado das limas Flexofile Golden Mediuns, assim como as limas tipo Hedströen no preparo dos canais radiculares atresiados e curvos. Elas tornam a instrumentação mais harmônica e facilitam o trabalho.

Quanto ao emprego das limas fabricadas com a liga de níquel-titânio, a cinemática de movimentos contempla introdução e pressão em direção ao ápice. Ao se prender na dentina, gira-se levemente o cabo do instrumento no sentido horário até que ele encontre resistência: com uma rotação no sentido anti-horário de 45-90º, a lima se soltará. Essa cinemática de movimentos deve ser repetida até que a lima atinja o CRT.

Observação: com a rotação no sentido horário (até encontrar resistência), a lima de níquel-titânio cortará a dentina enquanto alisará as paredes do canal, quando submetido ao movimento de tração lateral.

REFERÊNCIAS

1. Schilder H. Cleaning and shaping the root canal. Dent Clin North Am. 1974;18(2):269-96.
2. West J. The endodontic glide path: secrets to rotary success. Dentistry Today. 2010;29(9):86-8, 90-394.
3. International Organization for Standardization. ISO 3630-1: Dentistry - root-canal instruments - part 1: general requirements and test methods. Genéve: ISO; 1992.
4. Cohen S, Burns RC. Pathways of the pulp. St. Louis: Mosby; 1976.
5. Collesi JPP, Curti Júnior A, Hiyohara PK, Fichman DM. Estudo da ação de alguns instrumentos endodônticos. Rev Paul Endod. 1980;1(2):9-16.
6. Shoji Y. Endodoncia sistemática. Berlim: Quintessence Books; 1974.
7. Kuttler Y. Endodoncia prática. México: Alpha; 1961.
8. Buchanan S. Cleaning and shaping the root canal system: instrument selection and use. Dentistry Today. 1994;13(3).
9. Holland R, de Souza V, Pannain R, Nery MJ, Bernabé PF, de Mello W. Desgaste da dentina produzido por diferentes tipos de limas: influência de algumas variáveis. Rev Gaúcha Odont. 1976;24(1):26-31.
10. Best EJ. Un nuevo método para determinar el largo del diente en al práctica endodôntica. Oral Hyg. 1992;33(7):19-28.
11. Bregman RC. A mathematical method of determining the lenght of a tooth for root canal treatment and filling. J Canad Dent Assoc. 1950;16(6):305-6.
12. Coolidge ED. An aseptic root-canal technic for the preparation and filling root canals. J Nat Dent Assoc. 1921;8(3):180-95.
13. Grove CJ. An accurale new technic for filling root canals to the dentinocemental junction with impermeable materials. J Amer Dent Assoc. 1929;16(9):1594-600.
14. Ingle JI. Endodontic. Philadelphia: Lea & Febiger; 1965.
15. Pinto EP. Modificação à técnica de utilização do Teorema de Thales aplicado à mensuração odontológica. Odontólogo. 1954;18(2):42-4.
16. Schiller F. Die quantitative wurzelfulling. S Stomat. 1934;3:117-38.
17. Sunada I. New method for measuring the length of the root canal. J Dent Res. 1962;41(2):375-87.
18. Everett FG, Fixott HC. Use of and incorporated grid in the diagnosis of oral roentgenograms. Oral Surg. 1963;16(9):1061-4.
19. Kronfeld R, Boyle PE. Histopatologia dos dentes. 3. ed. Rio de Janeiro: Científica; 1955.
20. Iwabuchi M. Histopathological study: comparison of healing after vital and desvitalized pulp extirpation. Bull Oral Pathol. 1959;3(1):1-15.
21. Nygaard-Ostby B. Introduction to endodontics. Oslo: Scandinavian University Books; 1971.
22. Leonardo MR. Contribuição para o estudo da reparação apical e periapical pós-tratamento de canais radiculares [tese]. Araraquara: Faculdade de Odontologia de Araraquara;1973.
23. Leonardo MR, Leal JM, Simões Filho AP. Endodontia: tratamento de canais radiculares. Araraquara: Faculdade de Odontologia de Araraquara; 1976.
24. Leonardo MR. Introdução ao estudo da endodontia (conhecimentos pré-clínicos). Araraquara: Faculdade de Odontologia de Araraquara; 1980.
25. Nyborg H, Halling A. Amputation instruments of partial pulp extirpation. II. A comparison between the efficiency of the antheos root canal reamers and the hedstrom fill with cup tip. Odont Tids. 1963;71:277-83.
26. Paiva JG, Alvarez S. Endodontia. 2. ed. São Paulo: Atheneu; 1979.
27. Curti Junior A, Rossetine SM, Fichaman DM. Ação dos instrumentos endodônticos usados isoladamente e associados sobre a dentina. Rev Paul Endod. 1979;1(2):18-28.
28. Klaiman SM, Brilliant JD. A comparison of the efficacy of serial preparation versus giromatic preparation. J Endod. 1975;1(10):334-5.
29. Mccomb D, Smith DC. A preliminary scanning electron microscopic study of root after endodontic procedures. J Endod. 1975;1(7):238-42.
30. Mishari SJ, Tucker JW, Seltzer S. A scaning eletron microscopic study of the efficacy of various endodontic instruments. J. Endod. 1975;1(10):324-33.
31. Weine FS. Endodontic therapy. St. Louis: Mostby; 1972.

LEITURAS RECOMENDADAS

Beer R, Baumann MA, Kim S. Atlas de endodoncia. Barcelona: Massin; 2000.

Bramante CM. Estudo comparativo de alguns métodos utilizados na determinação do comprimento de dentes para fins endodônticos [tese]. Bauru: Faculdade de Odontologia; 1970.

Rosa Neto JJ. Estudo em microscopia eletrônica de varredura do ápice radicular e do limite de obturação em dentes portadores de lesão periapical crônica [dissertação]. Araraquara: Faculdade de Odontologia de Araraquara; 1997.

CAPÍTULO 5

Desgaste ou limagem anticurvatura no preparo de canais radiculares curvos de molares

Mario Roberto Leonardo

Os canais radiculares mesiovestibular e mesiolingual dos molares inferiores, particularmente do primeiro molar, assim como o canal radicular mesiovestibular dos molares superiores, apresentam a chamada dupla curvatura, que muito dificulta sua perfeita instrumentação, principalmente nos seus **5 mm apicais**.

A primeira curvatura, com trajetória inicial de distal para mesial, localizada ao nível dos dois terços coronários das raízes, e a segunda curvatura, ao nível do terço apical (raiz mesial dos molares inferiores e mesiovestibular dos molares superiores), oferecem uma trajetória invertida, ou seja, de mesial para distal (**FIG. 5.1**). Essa segunda curvatura ocorre em 79% dos casos nos molares inferiores e em 78% nos molares superiores.[1] Somando-se a essa dupla curvatura a marcada convexidade da parede mesial da câmara pulpar nesses dentes, ao realizar o tratamento endodôntico, o profissional deverá ter conhecimentos, recursos e predicados técnicos suficientes para vencer essas dificuldades anatômicas, o que lhe permitirá atingir com mais facilidade os 5 mm apicais, considerados a zona crítica da endodontia biológica e um desafio para o endodontista,[2] principalmente nos casos de necropulpectomia II.

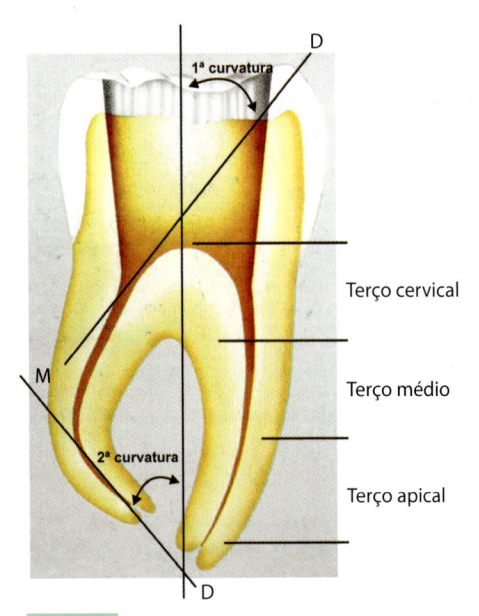

Vencidas essas dificuldades anatômicas, o profissional poderá realizar a limpeza e a modelagem adequadas da região, como também a desinfecção, quando necessária, e a mais hermética e tridimensional obturação, com um prognóstico muito mais favorável.

Para que esse desafio seja vencido, o desgaste compensatório, ao nível da câmara pulpar, assim como o desgaste anticurvatura, ao nível dos dois terços coronários, idealizado por Abou-Rass e colaboradores,[3] constituem atos operatórios de fundamental importância.

No desgaste compensatório remove-se a convexidade das paredes da câmara pulpar, principalmente da parede mesial que, geralmente, encobre as entradas dos canais radiculares mesiais. Para esse ato operatório recomenda-se o emprego de brocas de aço inox, como as Endo-Z (Dentsply/Maillefer), com pontas diamantadas sem atividade de corte, ou seja, as de nº 3.080, 3.081 e 3.082 (MSK); as diamantadas Endo Axxess e Diamendo (Dentsply/Maillefer); e as ativadas por ultrassom.

Figura 5.1
Ilustração esquemática da chamada dupla curvatura.

DESGASTE CERVICAL OU LIMAGEM ANTICURVATURA

É o ato operatório realizado nos molares superiores ou nos molares inferiores, com a finalidade de retificar a (primeira) curvatura do canal radicular ao nível dos terços cervical e médio (área de segurança).[3] Esse procedimento objetiva oferecer um acesso direto e em linha reta à curvatura apical (segunda curvatura) observada na maioria dos casos.

Meios utilizados

- Brocas Gates Glidden e Largo (Peeso Reamer) (FIG. 5.2);
- Limas manuais anticurvatura:
  a. Hedströen;
  b. Ergoflex (FKG Dentaire – Suíça) (FIG. 5.3);
- LA Axxess (SybronEndo (seds) – Glendora, CA, Estados Unidos) (FIG. 5.4);
- Access kit (Dentsply/Maillefer) (FIG. 5.5);
- Access kit (Ultradent Products, Inc. – Estados Unidos) (FIG. 5.6);
- Instrumentos de níquel-titânio de grande conicidade, acionados a motor (sistemas rotatórios):
  - Orifice Shapers (sistema ProFILE® – Dentsply/Maillefer);
  - Orifice Openers;
  - SX (ProTaper – Dentsply/Maillefer) (FIG. 5.7);
  - Endoflare (Hero/Hero Shapers – Micro-Mega®);
  - Pre-Race (FKG Dentaire);
  - Ultrassom (pontas diamantadas).

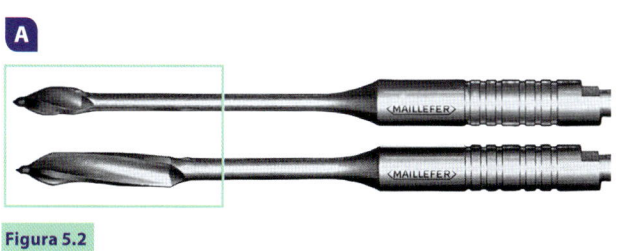

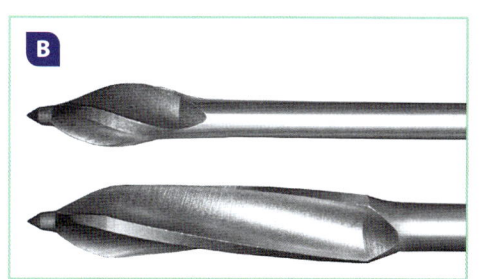

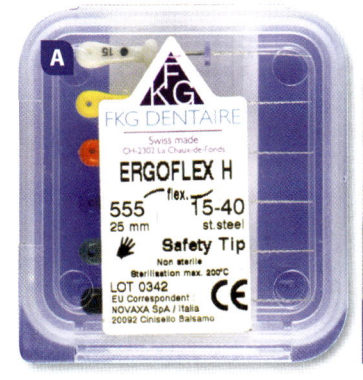

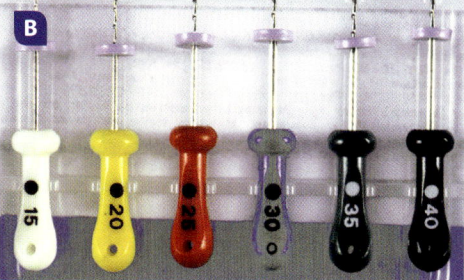

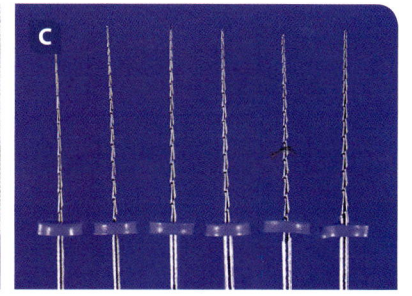

Figura 5.2
A. Brocas Gates Glidden e Largo (Peeso Reamer). B. Ampliação da FIGURA 5.2 A.

Figura 5.3
A. Limas manuais anticurvatura Ergoflex (FKG Dentaire). B. Observa-se a conformação do cabo, que favorece o ato operatório. C. Parte ativa das limas Ergoflex (15 a 40).

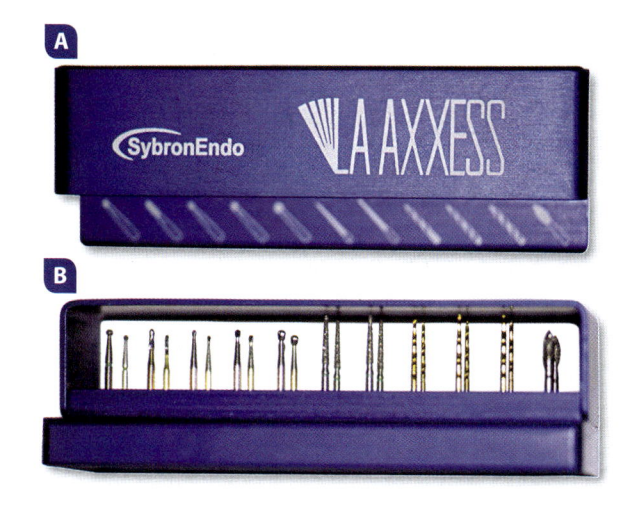

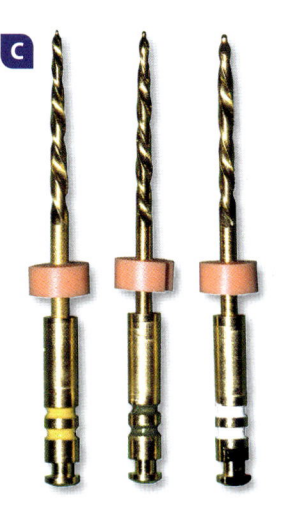

Figura 5.4
A-B. Kit – SybronEndo – LA Axxess, que acompanha instrumentos para o desgaste anticurvatura. C. LA Axxess nº 1 – duas estrias amarelas (0,20), para canais radiculares de pequeno diâmetro; LA Axxess nº 2 – duas estrias verdes (0,35), para canais radiculares de diâmetro médio; LA Axxess nº 3 – duas estrias brancas (0,45), para canais radiculares amplos.

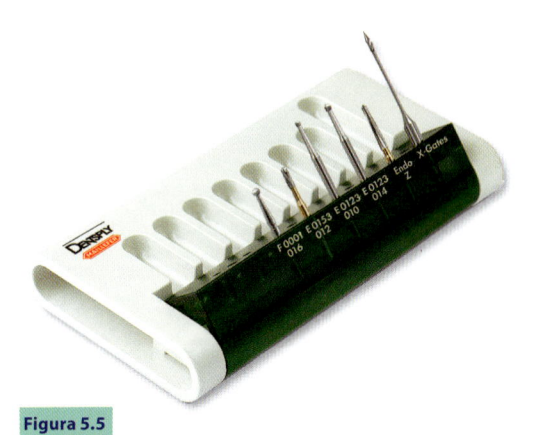

Figura 5.5
Kit – Dentsply/Maillefer, que oferece instrumentos para o desgaste anticurvatura.

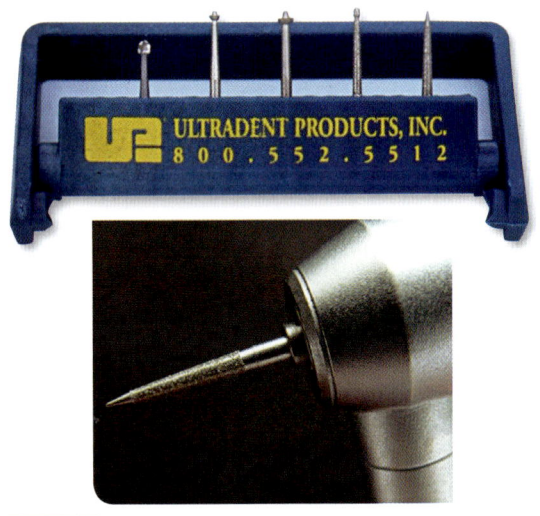

Figura 5.6
Kit – Ultradent com ponta diamantada e inativa para desgaste compensatório.

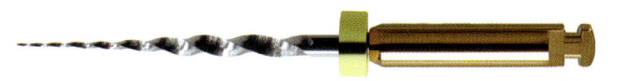

Figura 5.7
Instrumento SX do sistema ProTaper Universal para desgaste anticurvatura.

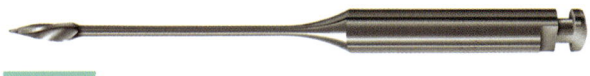

Figura 5.8
Brocas X-Gates (Dentsply/Maillefer).

Os canais radiculares mesiais e mesiovestibulares dos molares superiores, quando amplos ou relativamente amplos e explorados (patência apical) previamente com limas tipo K (inox), nº 20 e/ou 25, já se encontram naturalmente amplos o suficiente para receber diretamente as brocas Gates Glidden nº 2 e 3 para a realização do desgaste anticurvatura. O maior diâmetro da parte ativa da broca (fresa) Gates Glidden nº 2 corresponde ao diâmetro (D_1) de uma lima tipo K nº 70, e o da broca Gates Glidden nº 3 corresponde ao D_1 de uma lima tipo K nº 90.

As brocas Gates Glidden nº 2 e 3 oferecem um desgaste anticurvatura sem risco de trepanação ao nível de furca.[4]

A Dentsply/Maillefer lançou a broca (fresa) X-Gates, na qual o diâmetro da ponta da parte ativa corresponde ao da Gates Glidden nº 1, e o diâmetro máximo, ao nº 4 (**FIG. 5.8**).

Para os canais radiculares mesiais dos molares inferiores e mesiovestibulares dos molares superiores, quando muito atresiados, ou seja, submetidos à exploração ou ao cateterismo (patência apical) com limas tipo K normais (nº 10 e/ou 15), recomenda-se o emprego de brocas Gates Glidden e/ou de instrumentos de grande conicidade, usados nos sistemas rotatórios após um preparo ou alargamento inicial da primeira curvatura até o comprimento que corresponde ao da área de segurança. Esse preparo é realizado com limas tipo Hedströen, de número imediatamente anterior ao da lima tipo K, usada na exploração, com movimentos de pincelamento (tração lateral) sobre a área de segurança. Assim, se a exploração/cateterismo dos dois terços coronários (metade da raiz) foi realizada com uma lima tipo K nº 10, a lima tipo Hedströen nº 08 será a indicada inicialmente. Se for a lima tipo K nº 15, a Hedströen nº 10 será a indicada.

Nessa sequência, com a cinemática de uso anteriormente descrita, e ao se atingir a lima tipo Hedströen nº 20, o canal radicular estará suficientemente preparado para receber as brocas Gates Glidden e/ou os instrumentos rotatórios de grandes diâmetros e conicidades.

Não recomenda-se o emprego da broca Gates Glidden nº 1, principalmente aos iniciantes, pela sua grande possibilidade de fratura, como comprovado na literatura endodôntica. Assim como não recomenda-se o uso direto em canais radiculares atresiados de molares, pois a função da broca Gates Glidden é a de ampliar ou alargar um espaço já anteriormente aberto. Nesse caso, abre-se o espaço, inicialmente, com as limas tipo Hedströen ou Engoflex.

REFERÊNCIAS

1. Pucci FM, Reig R. Conductos radiculares. Montevideo: A. Barreiro y Ramos; 1945.
2. Simon JH. The apex: how critical is it? Gen Dent. 1994;42(4):330-4.
3. Abou-Rass M, Frank AL, Glick DH. The anticurvature filing method to prepare the curved root canal. J Amer Dent Assoc. 1980;101(5):792-4.
4. Carneiro Leão E. Avaliação do preparo biomecânico dos canais radiculares utilizando técnicas escalonadas, associadas ou não às brocas Gates Glidden em raízes mesiais de molares inferiores: estudo in vitro [tese]. Camaragibe: Faculdade de Odontologia de Pernambuco; 1991.

CAPÍTULO 6

Conceito Buchanan: lima patência

Mario Roberto Leonardo

DEFINIÇÕES

PATENCY:[1] desobstrução.

APICAL PATENCY: desobstrução apical (exploração/cateterismo).

PATENCY FILE: lima usada para explorar, abrir espaço, sentir o leito do canal radicular.

É importante salientar que os termos em inglês supracitados não têm tradução para o português. Para empregá-los, o Dr. Quintiliano Diniz de Deus – ex-professor titular da Faculdade de Odontologia da Universidade Federal de Minas Gerais – utilizava o termo "patência" por influência do inglês *patency*. Assim, os termos "patência" e "patência apical" passaram a ser de uso corrente na terminologia endodôntica nacional. Em espanhol, o termo utilizado é *permeabilidad apical* ou *lima de pasage*.

Buchanan,[2] em 1989, definiu a **lima patência** (*patency file*) como um instrumento de pequeno diâmetro, como uma lima tipo K Flexível, nº 10, 15 e/ou 20, levada passivamente através da constrição apical do canal radicular, sem alargá-la. Os objetivos da patência apical, de acordo com Buchanan, são:[2]

- Transmitir antecipadamente ao clínico, por meio da sensibilidade tátil, a direção (o sentido) da curvatura do canal radicular em terceira dimensão (vestibulolingual), não observada radiograficamente.

  Esse primeiro objetivo da patência apical citado por Buchanan,[2] ou seja, transmitir o sentido (a direção) da curvatura do canal radicular por meio da sensibilidade, é realmente de grande importância, principalmente hoje, com o uso dos instrumentos de níquel-titânio acionados a motor, pois, em casos de raios de curvatura ao nível apical igual a 5, corre-se grande risco de fratura. Por exemplo, o canal radicular mesiovestibular do primeiro molar inferior, em 10% dos casos, oferece uma curvatura de vestibular para lingual, ao nível apical, não observada radiograficamente, terminando no mesmo forame do canal mesiolingual.[3] O fato é confirmado clinicamente quando, ao se fazer a patência apical nesses casos utilizando-se limas tipo K nº 10 e/ou 15, observa-se que esses instrumentos, quando retirados do canal mesiovestibular dos molares inferiores, apresentam-se geralmente curvados na direção mesiolingual;

- Levar a solução de hipoclorito de sódio, antecipadamente, à profundidade de todo o sistema de canais radiculares, ativando-a;
- Falsos caminhos (desvios) em razão de bloqueios são evitados quando a patência é confirmada, em geral, durante o tratamento;
- A possibilidade de formação de degraus é minimizada;
- A solução de hipoclorito de sódio é reativada, desempenhando melhor suas propriedades por meio da ação da lima, que é levada até o ponto de patência;
- Permitir ao clínico transpassar nódulos pulpares, suspensos no tecido pulpar ou aderidos às paredes do canal radicular, sem a possibilidade de levá-los além do instrumento.

Um questionário realizado em 1997 por Cailleteau e Mullaney,[4] aplicado em 53 faculdades de odontologia dos Estados Unidos, revelou que 50% delas ensinavam o conceito Buchanan tanto para os alunos de graduação, quanto para os de pós-graduação.

- 42% das faculdades ensinavam a utilização da lima tipo K nº 10 para a realização da patência apical;
- 33% recomendavam o emprego da lima tipo K nº 15.

Em 2002, Goldberg e Massone,[5] em um estudo *ex vivo*, procuraram avaliar o transporte (desvio) do forame apical empregando limas tipo K (inoxidável) e de níquel-titânio, nº 10, 15, 20 e 25, utilizadas como lima patência.

Os autores evidenciaram nesse estudo que o transporte (desvio) de forame apical foi detectado em 18 dos 30 espécimes analisados, sendo nove desvios observados no grupo em que foram usadas as limas tipo K, inoxidáveis, e outros nove no grupo em que foi utilizada a lima tipo K nº 10, seguida do uso de limas de níquel-titânio nº 15, 20 e 25. Observaram também que, ao usar uma lima tipo K, inoxidável, nº 20, como lima patência, a possibilidade de transporte (desvio) do forame apical aumentava para 56,6% dos casos. Mostraram ainda que o transporte do forame apical, em 33,3% dos espécimes analisados, começava com o uso da lima tipo K nº 10. Chamaram a atenção para o fato de que, nos espécimes analisados, o forame apical, em geral, emergia (aflorava) lateralmente ao ápice, o que significa que a chamada lima patência, com frequência, atuava sobre uma das paredes do forame, e não em sua totalidade, independentemente do diâmetro do instrumento ou da cinemática de uso a ele imprimida. Concluíram, finalmente, que é difícil compreender como a lima patência pode ser usada com segurança sem modificar a forma e/ou o diâmetro do forame apical, sobretudo em canais radiculares curvos, como recomenda o conceito Buchanan.

Contribuem para justificar e confirmar as conclusões desses autores os estudos de Kuttler,[6] em 1961, que revelaram que, em 68% dos dentes jovens e em 80% dos adultos, o canal cementário, ou seja, a porção cementária (final) do canal radicular, não continua na mesma direção do canal dentinário, desviando-se para distal e/ou paralingual. Da mesma forma, Burch e Hulen,[7] em 1972, informaram que o forame abre-se aquém do ápice anatômico em 92,4% dos casos.

Assim, quanto ao aspecto anatômico, o autor do presente capítulo concorda plenamente com as conclusões de Goldberg e Massone,[5] que consideram difícil compreender como a lima patência (conceito Buchanan) pode ser utilizada com segurança.

Segundo o autor deste capítulo, o emprego da lima patência, conforme a própria definição, deveria ser compatível com as condições anatômicas do canal radicular, quais sejam: utilizar a lima tipo K, inox, nº 10, para canais radiculares atresiados e curvos; a lima tipo K nº 15, para canais radiculares relativamente atresiados e, finalmente, a lima tipo K nº 20, para canais radiculares amplos e/ou relativamente amplos.

Ainda de acordo com a opinião deste autor, as condições patológicas da polpa e do periápice, no momento da utilização da lima patência, deveriam também ser consideradas na indicação ou não de seu uso.

Com relação às condições patológicas da polpa e do periápice – nos casos de tratamentos de canais radiculares de dentes com "necrose" (gangrena) pulpar, sem radioluscência periapical, denominados "necropulpectomias I" e, principalmente, nos casos de necrose (gangrena) pulpar, porém com nítida radioluscência periapical, designados por "necropulpectomias II" –, o uso da lima patência, respeitadas as condições anatômicas e realizando-se previamente a neutralização do conteúdo séptico/tóxico do canal radicular, no sentido coroa/ápice, pode ser um importante ato operatório.

Entretanto, nos casos de tratamento de canais radiculares de dentes com vitalidade pulpar, o qual o autor deste capítulo designa "biopulpectomias", essa conduta é totalmente contraindicada para aqueles que defendem a aplicação de uma técnica na qual os princípios biológicos sejam respeitados, preservando-se a vitalidade do coto endoperiodontal, tecido conectivo localizado ao nível do canal cementário. Quando tem sua vitalidade preservada durante o tratamento endodôntico, esse tecido permitirá a aposição de um tecido mineralizado, constituindo o selamento biológico do forame apical.[8-11] Assim, para alguns autores,[8-11] o conceito Buchanan não deve ser indicado para casos de biopulpectomias.

Em 2005, Holland e colaboradores[9] avaliaram a influência da lima patência e o tipo do material obturador na reparação apical e periapical pós-tratamento de canal radicular de dentes com vitalidade pulpar de cães. Quatro grupos foram formados de acordo com as seguintes condições experimentais:

- **Grupo 1:** sem patência apical e obturação dos canais radiculares com cimento Sealer Plus (Dentsply Ind. e Com. Ltda. – Petrópolis, RJ, Brasil);
- **Grupo 2:** sem patência apical e obturação dos canais radiculares com cimento à base de óxido de zinco e eugenol – FillCanal (Ligas Odontológicas Ltda. – Rio de Janeiro, RJ, Brasil);
- **Grupo 3:** com patência apical e obturação dos canais radiculares com Sealer Plus;
- **Grupo 4:** com patência apical e obturação dos canais radiculares com o cimento FillCanal.

Sessenta dias após os tratamentos, os animais foram mortos, e as peças anatômicas obtidas da região apical e periapical dos dentes envolvidos no estudo preparadas para análise histológica.

Os dados obtidos foram analisados com base em diversos parâmetros histomorfológicos e os melhores resultados quanto à reparação tecidual apical e periapical foram observados nos grupos que não sofreram patência apical (p = 0,01), quando comparados aos grupos a ela submetidos. Os autores concluíram que a patência apical influiu no processo de reparo apical e periapical de dentes com vitalidade pulpar, quando submetidos ao tratamento de canal radicular.

Leonardo,[10] realizando tratamento de canal radicular de dente incisivo central superior direito (dente 11) de humano com vitalidade pulpar (biopulpectomia), realizou a exploração (cateterismo) do canal radicular com uma lima tipo K, inox, nº 20, levada passivamente através da constrição apical, sem alargá-la (**FIG. 6.1**), usando-a, inadvertidamente, como lima patência.

Quarenta dias após esse ato operatório, o dente foi submetido a uma apicectomia e a peça anatômica (biópsia), envolvendo ápice e periápice, processada em laboratório para análise histológica que evidenciou (**FIG. 6.2**):

- Espaço aberto na porção mesial do forame, ao nível do coto endoperiodontal, reproduzindo aproximadamente a conformação da ponta da lima tipo K nº 20;
- Presença de infiltrado inflamatório de intensidade moderada em consequência da ação traumática da lima patência.

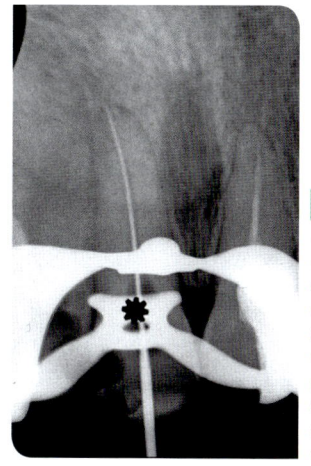

Figura 6.1
Radiografia periapical de incisivo central superior direito (dente 11) de humano, com diagnóstico clínico inicial de pulpite irreversível sintomática. Observa-se uma lima tipo K, inox, nº 20, levada passivamente pela constrição apical do canal radicular, sem alargá-la, usada inadvertidamente como lima patência.

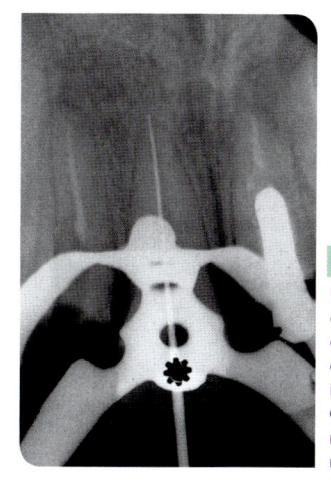

Figura 6.3
Radiografia periapical de incisivo central superior direito (dente 11) de humano, com diagnóstico clínico inicial de pulpite irreversível sintomática. Observa-se uma lima tipo K, inox, nº 20, com ligeiro transpasse radiográfico do forame apical.

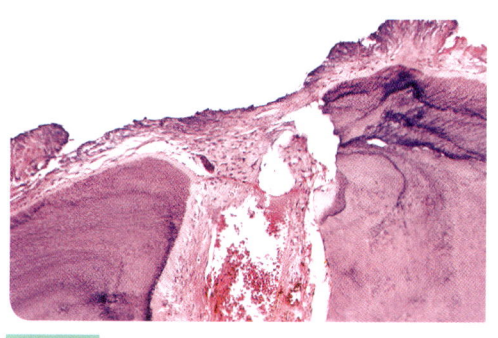

Figura 6.2
Corte histológico, obtido 40 dias após o ato operatório apresentado na **FIGURA 6.1**, evidenciando espaço aberto resultante da ação da ponta da lima tipo K nº 20, usada inadvertidamente como lima patência. Apesar de ter sido empregado um tampão apical (*plug*) de hidróxido de cálcio (Calen), o coto endoperiodontal encontrava-se dilacerado, com a presença de células inflamatórias na porção mesial do forame que se abria, na realidade, por distal da raiz apical. Observa-se a presença de tecido íntegro e rico em fibras de Sharpey na porção distal do forame, região não atingida pela lima patência (H.E. 40X).

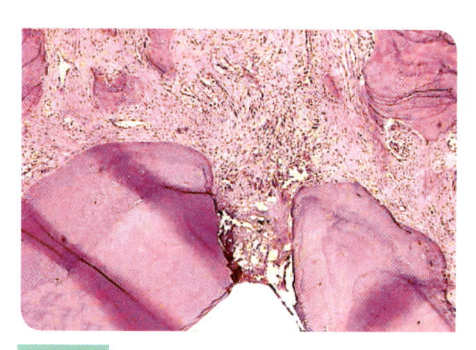

Figura 6.4
Corte histológico, obtido 60 dias após o ato operatório (biopulpectomia), mostrado na radiografia periapical da **FIGURA 6.3**, evidenciando destruição parcial do coto endoperiodontal, que se apresentava dilacerado, com pequeno infiltrado inflamatório do tipo crônico, alcançando o ligamento periodontal apical. Existem áreas de reabsorção do cemento apical e de neoformação cementária (H.E. 40X).

Essa análise histológica, em caso de biopulpectomia, realizada em dente de humano (*in vivo*) confirma os achados (*ex vivo*) de Goldberg e Massone,[5] no sentido de que, na maioria dos casos, o forame emerge lateralmente ao ápice. No presente caso, a lima patência atuou sobre a parede mesial do forame, ao passo que a parte distal apresenta, histologicamente, um tecido intacto, rico em fibras de Sharpey, pois a área não foi atingida pela lima patência (**FIG. 6.2**).

Alguns profissionais sugerem o uso da lima patência com ligeiro transpasse do forame apical.

A radiografia da **FIGURA 6.3** evidencia uma lima tipo K, inox, nº 20, utilizada para explorar o canal radicular em um caso de biopulpectomia em incisivo central superior direito (dente 11) de humano. Sessenta dias depois, mesmo usando o hidróxido de cálcio (Calen) como tampão (*plug*) apical, com o objetivo de controlar a reação inflamatória pós-tratamento, os cortes histológicos da região apical e periapical (**FIG. 6.4**) evidenciaram a destruição parcial do coto periodontal, exibindo a área basófila e infiltrado inflamatório do tipo crônico. O cemento, nas proximidades do forame apical, exibia pequenas áreas de reabsorção e de aposição de tecido mineralizado.

Respeitando, porém, os princípios biológicos, os casos ilustrados a seguir, de Leonardo,[10] confirmam que a lima patência não deve ser recomendada nas biopulpectomias.

Quinze dias após a obturação do canal radicular de incisivo central superior de humano, com o cimento Kerr Pulp Canal Sealer (Kerr Mg. Co. – Estados Unidos), com a colocação prévia de hidróxido de cálcio (Calen) como tampão apical (*plug*), cortes histológicos da região apical e periapical (**FIG. 6.5**) evidenciaram coto endoperiodontal vivo, rico em fibroblastos.

A **FIGURA 6.6** mostra radiografia periapical de dente incisivo central superior direito com vitalidade pulpar (dente 11) de humano, (diagnóstico clínico inicial de pulpite irreversível sintomática), evidenciando lima tipo K, inox, nº 20, usada para a exploração do canal radicular e para a realização da odontometria. Observa-se que a lima não atingiu a região do coto endoperiodontal. A **FIGURA 6.7** mostra radiografia periapical de controle pós-operatório (preservação), 57 dias após o tratamento, evidenciando o limite apical de obturação,

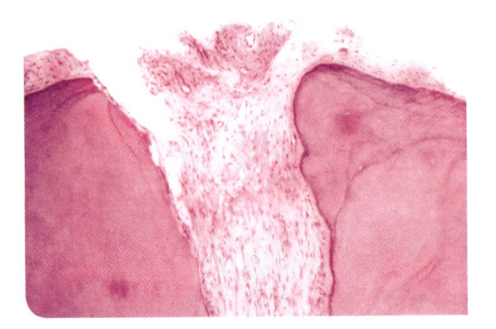

Figura 6.5
Corte histológico da região apical, obtido 15 dias após o ato operatório (biopulpectomia), sem o emprego da lima patência e com a colocação do hidróxido de cálcio (Calen), usado como curativo de demora. Observa-se coto endoperiodontal íntegro, ausência de células inflamatórias e presença acentuada de fibras e/ou fibroblastos (H.E. 40X).

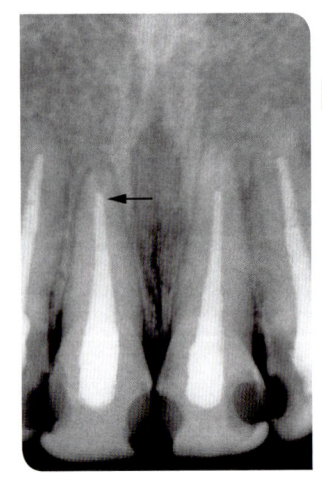

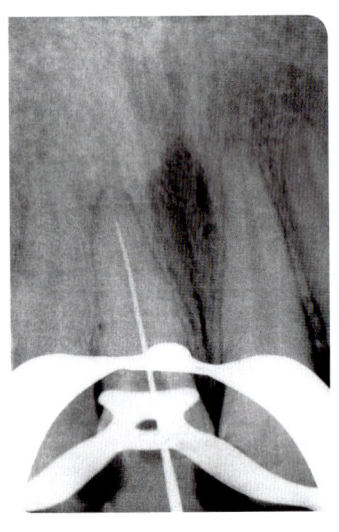

Figura 6.6
Radiografia periapical de incisivo superior direito (dente 11) de humano, com diagnóstico clínico prévio de pulpite irreversível sintomática. Observa-se a lima tipo K, inox, nº 20, aproximadamente 2 mm aquém do ápice radiográfico.

Figura 6.7
Radiografia periapical de controle clínico e radiográfico pós-tratamento (proservação) do caso da FIGURA 6.6, obtida 50 dias após biopulpectomia, sem o emprego da lima patência. Observa-se que o canal radicular obturado com cores de guta-percha e cimento Kerr Pulp Canal Sealer, estão ligeiramente aquém do ápice radiográfico (seta), protegendo-se o coto endoperiodontal com um tampão (plug) de hidróxido de cálcio (Calen). Observa-se a presença de lâmina dura.

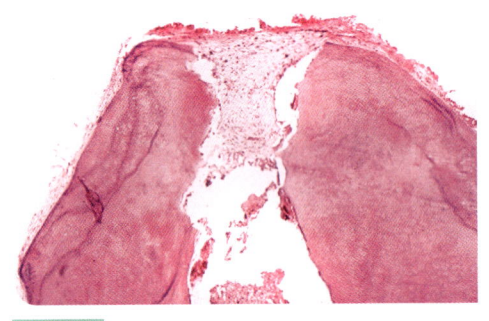

Figura 6.8
Corte histológico da região apical do dente apresentado nas FIGURAS 6.6 e 6.7, obtido 57 dias após a obturação do canal radicular e proteção do coto endoperiodontal com tampão (plug) de hidróxido de cálcio (Calen). Observa-se o coto endoperiodontal íntegro, com ausência de processo inflamatório e, também, algumas áreas de reabsorção e de aposição de cemento (H.E. 40X).

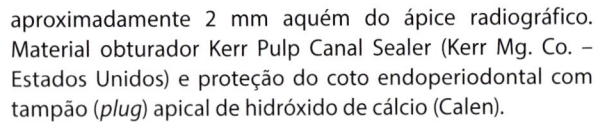

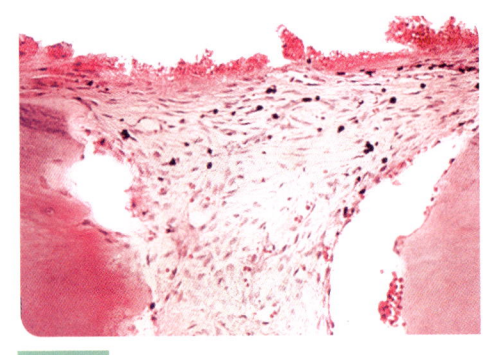

Figura 6.9
Ampliação da figura anterior, evidenciando coto endoperiodontal íntegro e ausência de células inflamatórias (H.E. 200X).

aproximadamente 2 mm aquém do ápice radiográfico. Material obturador Kerr Pulp Canal Sealer (Kerr Mg. Co. – Estados Unidos) e proteção do coto endoperiodontal com tampão (plug) apical de hidróxido de cálcio (Calen).

Cinquenta e sete dias após a obturação do canal radicular do dente apresentado na **FIGURA 6.7**, apicetomia e preparo da peça anatômica envolvendo ápice e periápice do referido dente, o corte histológico evidenciou coto endoperiodontal íntegro, isento de células inflamatórias e áreas de reabsorção e aposição de tecido mineralizado (neocemento) (**FIG. 6.8**).

A ampliação da **FIGURA 6.8** evidencia coto endoperiodontal isento de processo inflamatório e áreas de reabsorção e aposição de cemento (**FIG. 6.9**).

A **FIGURA 6.10** mostra uma radiografia periapical para diagnóstico de incisivo central superior direito (dente 11) de humano; a **FIGURA 6.11** evidencia a obturação do canal radicular com o cimento Kerr Pulp Canal Sealer e coto endoperiodontal protegido com um tampão (plug) de hidróxido de cálcio (Calen).

A **FIGURA 6.12** mostra o corte histológico da região apical e periapical do dente da **FIGURA 6.11**, 120 dias após a obturação do canal radicular, evidenciando deposição de cemento, reparando áreas de reabsorção e isolando o coto endoperiodontal íntegro do material obturador.

Ampliação da **FIGURA 6.12**, a **FIGURA 6.13** mostra o coto endoperiodontal isento de infiltrado inflamatório e extensa deposição de neocemento.

Figura 6.10
Radiografia periapical para diagnóstico clínico de pulpite aguda irreversível em incisivo central superior direito (dente 11) de humano. Observa-se lesão de cárie por distal e ligamento periodontal apical normal.

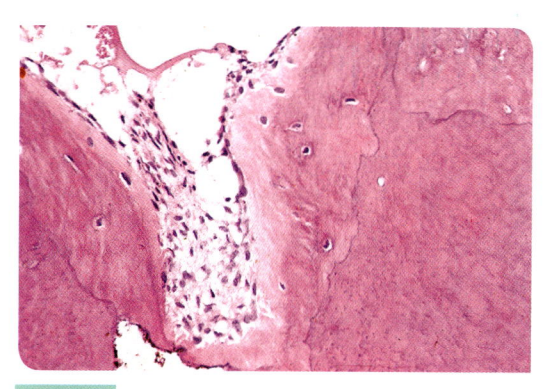

Figura 6.13
Ampliação do corte histológico da **FIGURA 6.12**, evidenciando coto endoperiodontal isento de células inflamatórias e extensa deposição de neocemento (H.E. 200X).

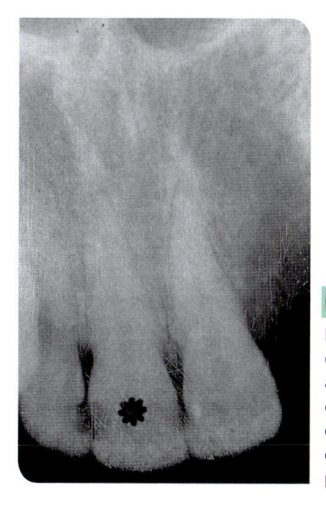

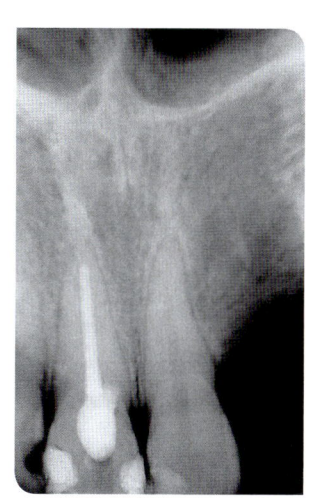

Figura 6.11
Radiografia periapical de controle pós-tratamento (proservação) do dente apresentado na **FIGURA 6.10**, obtida 120 dias após a obturação do canal radicular por meio da condensação lateral ativa de cones de guta-percha e cimento Kerr Pulp Canal Sealer, protegendo-se o coto endoperiodontal com tampão (*plug*) de hidróxido de cálcio (Calen). O caso foi considerado sucesso radiográfico, por cinco avaliadores, em virtude de seu ligamento periodontal apical normal, com evidência de lâmina dura intacta.

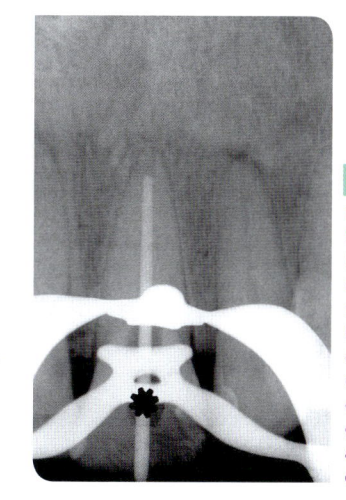

Figura 6.14
Radiografia periapical de dente incisivo central superior esquerdo (dente 21) de humano, com diagnóstico de pulpite irreversível sintomática, submetido à biopulpectomia sem o emprego da lima patência. Observa-se a confirmação radiográfica da escolha clínica do cone de guta-percha principal, localizado aproximadamente 2 mm aquém do ápice radiográfico.

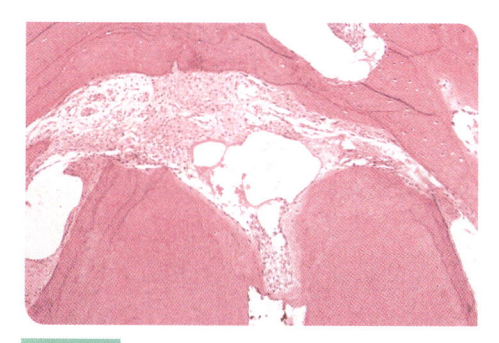

Figura 6.12
Corte histológico da região apical e periapical, 120 dias após a obturação do canal radicular do dente de humano (dente 11) apresentado nas **FIGURAS 6.10** e **6.11**, evidenciando áreas relativamente extensas de reabsorção do cemento apical, reparadas pela deposição de neoformação cementária, isolando o coto endoperiodontal que se apresenta com vitalidade e isento de processo inflamatório. Ligamento periodontal apical normal (H.E. 40X).

Ainda de acordo com Leonardo,[10] respeitando-se os princípios biológicos, a **FIGURA 6.14** mostra a confirmação radiográfica da escolha clínica do cone de guta-percha principal, ao momento da obturação do canal radicular, em incisivo central superior esquerdo (dente 21) de humano. Observa-se a perfeita adaptação do cone de guta-percha no nível do batente apical, aproximadamente 2 mm aquém do ápice radiográfico, respeitando-se, consequentemente, o coto endoperiodontal. Durante o preparo biomecânico, utilizou-se uma solução irrigadora biologicamente compatível (solução de hipoclorito de sódio a 1%) e um tampão de hidróxido de cálcio (Calen), isolando-se o coto endoperiodontal do cimento obturador (Kerr Pulp Canal Sealer – Kerr Mg. Co. – Estados Unidos) (**FIG. 6.15**).

Decorridos 150 dias, realizou-se a apicectomia do dente apresentado nas **FIGURAS 6.14 A 6.16**, obtendo-se a peça anatômica (biópsia) (**FIG. 6.17**). Após o preparo laboratorial da peça anatômica, as sequências de cortes histológicos (**FIG. 6.18**) evidenciam barreira de cemento isolando o material obturador do coto endoperiodontal, com vitalidade e ausência de células inflamatórias. Essa série foi apresentada com alguns cortes histológicos seriados para mostrar a continuidade da barreira do cemento formado.

A **FIGURA 6.19** mostra radiografia periapical de incisivo central superior esquerdo (dente 21) de humano, com lima

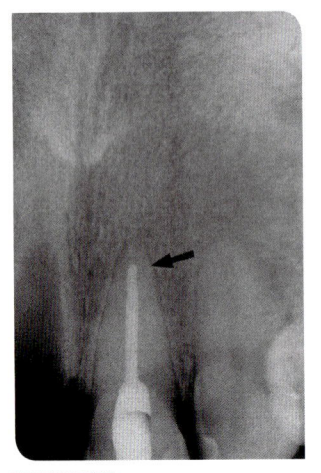

Figura 6.15
Radiografia periapical de controle pós-tratamento (proservação), obtida 150 dias após a obturação do canal radicular com a técnica de condensação lateral ativa de cones guta-percha, cimento Kerr Pulp Canal Sealer, protegendo-se o coto endoperiodontal com hidróxido de cálcio (Calen).

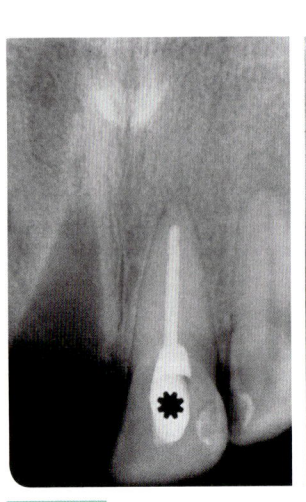

Figura 6.16
Radiografias periapicais do dente apresentado nas **FIGURAS 6.14** e **6.15**, no momento da cirurgia parendodôntica (apicectomia).

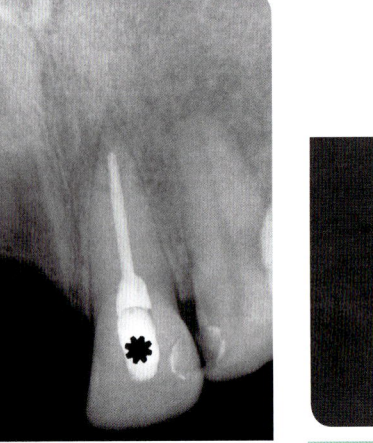

Figura 6.17
Radiografia da peça anatômica obtida pela apicectomia.

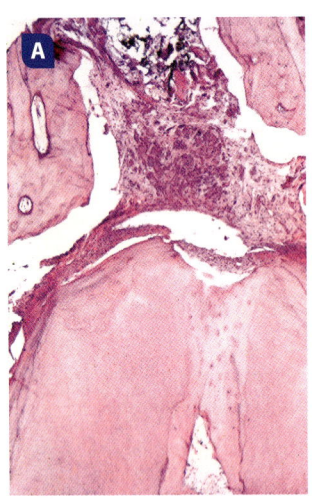

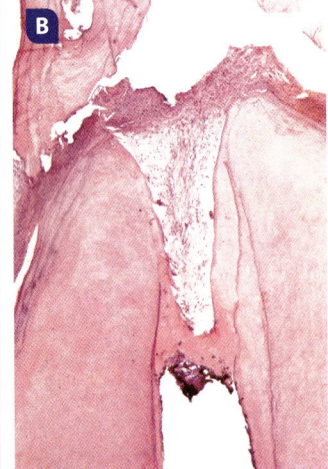

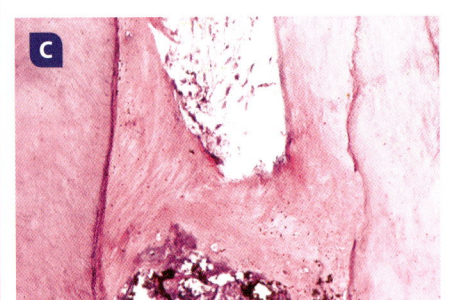

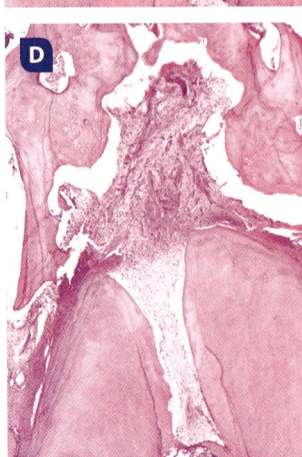

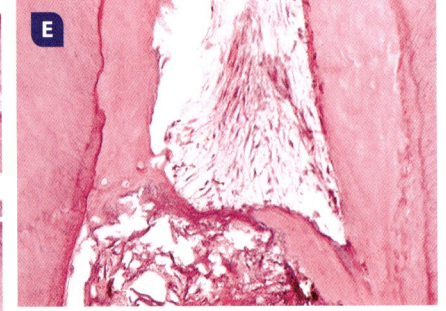

Figura 6.18
Cortes histológicos seriados que, em sua maioria, exibem volumosa barreira de tecido neocementário (**A-C**), mas, em determinado corte, na porção central do forame apical, mostra uma barreira extremamente delgada, porém contínua (**D-E**), isolando o coto endoperiodontal íntegro e isento de células inflamatórias do material obturador (H.E. 40X).

tipo K, inox, nº 15, para exploração do canal radicular e realização da odontometria. Observa-se que o instrumento está localizado aproximadamente 2 mm aquém do ápice radiográfico.

A **FIGURA 6.20** mostra radiografia periapical de controle pós-operatório, 2 anos após a realização da biopulpectomia e obturação do canal radicular com o cimento Kerr Pulp Canal Sealer (Kerr Mg. Co. – Estados Unidos), cones de guta-percha e proteção prévia do coto endoperiodontal com hidróxido de cálcio (Calen) como tampão (*plug*) apical.

A **FIGURA 6.21** mostra o caso da figura anterior no momento da realização da apicectomia e a **FIGURA 6.22**, a radiografia da peça anatômica.

A **FIGURA 6.23** mostra um corte histológico transversal ao nível do ápice, evidenciando o selamento foraminal por tecido mineralizado. A **FIGURA 6.24**, ampliação da anterior, evidencia em detalhe o selamento foraminal por tecido mineralizado.

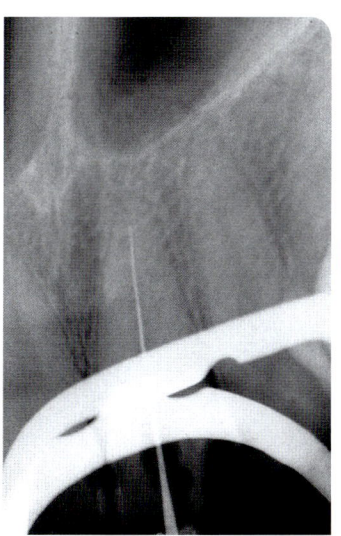

Figura 6.22
Radiografia da peça anatômica, envolvendo ápice e periápice do dente humano (dente 21), apresentado nas **FIGURAS 6.24** e **6.25**.

Figura 6.21
Radiografia periapical para confirmar a direção do trépano de Sargenti (6 mm), utilizado para a remoção cirúrgica do ápice e periápice do dente humano (dente 21), apresentado nas **FIGURAS 6.24** e **6.25**.

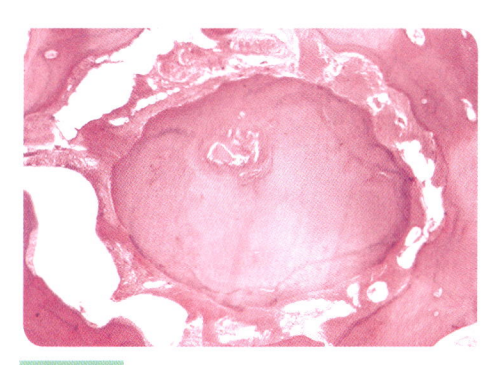

Figura 6.19
Radiografia periapical de incisivo central superior esquerdo (dente 21) de humano, com diagnóstico inicial de pulpite irreversível sintomática, evidenciando lima tipo K, inox, nº 15, no comprimento de trabalho provisório (CTP), aproximadamente 2 mm aquém do ápice radiográfico, para a realização da odontometria.

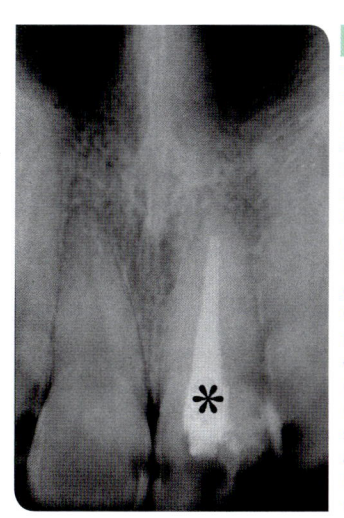

Figura 6.23
Corte histológico transversal do ápice radicular do dente de humano (dente 21) apresentado nas **FIGURAS 6.20** e **6.21**, obtido 2 anos após a obturação do canal radicular com cones guta-percha e cimento Kerr Pulp Canal Sealer, recobrindo-se, previamente, o coto endoperiodontal com hidróxido de cálcio (Calen). Esse corte histológico foi realizado no sentido transversal, em relação ao longo eixo do dente. Observa-se a deposição de tecido mineralizado, do tipo cementoide, ocupando o espaço anteriormente ocupado pelo coto endoperiodontal (H.E. 40X).

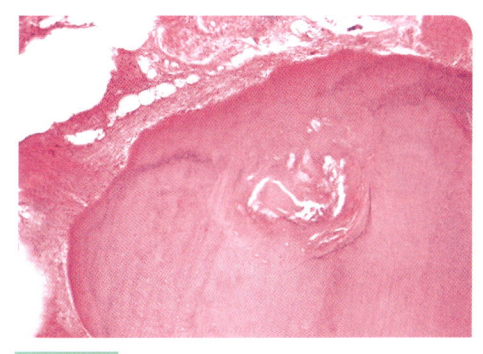

Figura 6.20
Radiografia periapical de controle pós-tratamento (proservação) do dente apresentado na **FIGURA 6.21**, 2 anos após a biopulpectomia sem o emprego da lima patência. Obturação do canal radicular pela técnica de condensação lateral ativa de cones de guta-percha e cimento Kerr Pulp Canal Sealer, protegendo-se previamente o coto endoperiodontal com tampão (*plug*) de hidróxido de cálcio (Calen). O caso foi considerado sucesso radiográfico por cinco avaliadores, destacando-se o ligamento periodontal apical normal e a lâmina dura intacta.

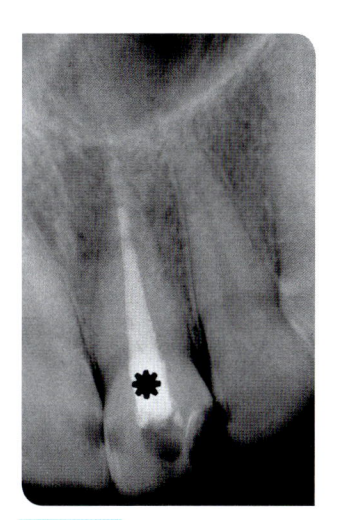

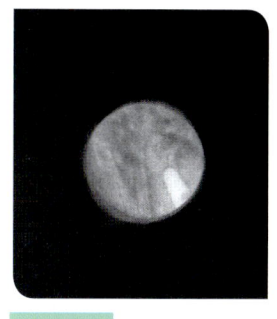

Figura 6.24
Ampliação da **FIGURA 6.23**, evidenciando nítida mineralização do forame apical, ocupado anteriormente pelo coto endoperiodontal. Aparecem, nitidamente, linhas de incremento (deposição) neocementária. Os espaços observados no interior do tecido mineralizado referem-se a artefatos de técnica (H.E. 64X).

REFERÊNCIAS

1. Novo Michaelis: dicionário ilustrado. 5. ed. São Paulo: Melhoramentos; 1964.
2. Buchanan LS. Management of the curved root canal. J Calif Dent Assoc. 1989;17(4):18-25.
3. Pucci FM, Reig R. Conductos radiculares. Montevideo: A Barreiro y Ramos; 1945.
4. Cailleteau JG, Mullaney TP. Prevalence of teaching apical patency and various instrumentation and obturation techniques United States dental schools. J Endod. 1997;23(6):394-6.
5. Goldberg F, Massone EJ. Patency file and apical transportation: an in vitro study. J Endod. 2002;28(7):510-1.
6. Kuttler Y. Endondocia prática. México: Alpha; 1961.
7. Burch JG, Hulen S. The relationship of the apical foramen to anatomic apex of the tooth root. Oral Surg Oral Med Oral Pathol.1972;34(2):262-8.
8. Holland R, de Mello W, Nery MJ, Bernabe PF, de Souza V. Reaction of human periapical tissue to pulp extirpation and immediate root canal filling with calcium hydroxide. J Endod. 1997;3(2):63-7.
9. Holland R, Sant'Anna Júnior A, Souza V, Dezan Júnior E, Otoboni Filho JA, Bernabé PF, et al. Influence of apical patency and filling material on healing process of dog's teeth. Braz Dent J. 2005;16(1):9-16.
10. Leonardo MR. Contribuição para o estudo da reparação apical e periapical pós-tratamento de canais radiculares [tese]. Araraquara: Faculdade de Odontologia de Araraquara; 1973.
11. Leonardo MR, Leal JM, Simões Filho AP. Pulpectomy: immediate root canal filling with calcium hydroxide. Oral Surg Oral Med Oral Pathol. 1980;49(5):441-50.

Observação: as apicectomias realizadas em dentes de humanos, cujos cortes histológicos ilustram este capítulo, foram feitas em 1973,[10] com a permissão dos pacientes por meio de documentação assinada por eles e, ainda, de acordo com o código de ética de Helsinki, Finlândia.

CAPÍTULO 7

Técnica de Oregon (modificada)

Mario Roberto Leonardo
Marco Aurélio Gagliardi Borges

> Detoxificação ("neutralização") do conteúdo séptico/tóxico do canal radicular no sentido coroa/ápice sem pressão, no tratamento endodôntico de dentes sem vitalidade pulpar com periodontite apical sintomática ou assintomática e com radioluscência periapical

No tratamento de canais radiculares de dentes com necrose/gangrena pulpar, com periodontite apical sintomática e/ou assintomática, com radioluscência periapical, o aparecimento de técnicas que aplicam a **neutralização do conteúdo séptico/tóxico do canal radicular**, no sentido coroa/ápice sem pressão, causou certo impacto inicial entre os endodontistas. Ao longo de 152 anos, era seguido, durante a instrumentação dos canais radiculares, nesses casos, o princípio ápice/coroa, responsável clinicamente por dores pós-operatórias, como as constantes "pericementites" como eram denominadas naquela época, chegando mesmo a provocar o chamado **abscesso agudo *flare up*,** que em muito prejudicava o conceito profissional do cirurgião-dentista.

Essa nova orientação técnica também causou aquele impacto inicial em razão do emprego sucessivo e gradual de instrumentos, primeiramente um de grande diâmetro, compatível com o da entrada do canal radicular (terço coronário) e, em seguida, os instrumentos de menores diâmetros, gradativamente, até alcançar o forame apical, com o instrumento, denominado pelos autores do presente capítulo, instrumento apical foraminal (IAF). Seguindo-se essa sequência, com esse instrumento atingindo o IAF, o conteúdo séptico/tóxico de toda a extensão do canal radicular já teria sido removido mecanicamente e neutralizado, em parte, pela ação da solução irrigadora.

O IAF é definido, portanto, como o primeiro instrumento que, na sequência, do de maior diâmetro, usado na entrada do canal radicular, para o de menor diâmetro, gradativamente, no sentido apical, sem pressão, até atingir o comprimento real do dente (CRD), tendo a função de determinar, a esse nível (forame apical), o chamado desbridamento foraminal (ver Capítulo 8) que significa, clinicamente, a desobstrução, a limpeza e um pequeno alargamento de forame apical por finalidade terapêutica. Nos casos de tratamento de canais radiculares com radioluscência periapical, não é difícil realizar o desbridamento foraminal, pois nesses casos, o canal radicular não é muito atresiado, uma vez que para existir radioluscência periapical, ele deverá ter espaço suficiente para abrigar número de microrganismos e virulência bacteriana suficientes, capazes de induzir essa patologia. As implicações sistêmicas de ordem infecciosa que podem ocorrer quando não observados os princípios técnicos da neutralização do conteúdo séptico/tóxico no sentido coroa/ápice sem pressão, já relatadas fartamente na literatura correlata endodôntica, como, bacteremias transitórias em pacientes saudáveis, mas que em pacientes com problemas sistêmicos, podem ser responsabilizadas pela sepse (sepsemias generalizadas) e levando ao óbito, são fatos que realçam a importância deste capítulo.

Nos casos de dentes sem vitalidade pulpar com **periodontite apical** e **com radioluscência periapical**, a elevada predominância de anaeróbios, especialmente gram-negativos,[1,2] as grandes concentrações de endotoxinas (LPS bacteriano), que são substâncias altamente tóxicas, com suas implicações na região apical e periapical,[3,4] além dos aeróbios em menor concentração, os microaerófilos e as bactérias gram-positivas,[4-7] exigem da técnica de tratamento endodôntico selecionada, uma **neutralização progressiva do conteúdo séptico/tóxico do canal radicular**, fase que antecede o preparo biomecânico.

Os anaeróbios gram-negativos, além de terem diferentes fatores de virulência, liberam produtos e subprodutos altamente tóxicos e indutores de respostas imunológicas, particularmente as endotoxinas (**FIG. 7.1**), constituintes da membrana celular dessas bactérias que, quando levadas em excesso para a região periapical, mediante manobras operatórias intempestivas, poderão determinar, no aspecto clínico, o chamado **abscesso agudo *flare up***, e também problemas sistêmicos, como bacteremias transitórias em pacientes normais e até mesmo em pacientes com problemas sistêmicos prévios à sepse, com consequências graves ou mesmo fatais.

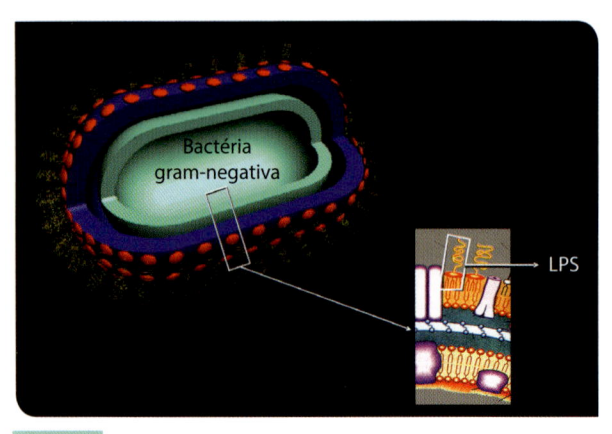

Figura 7.1
Ilustração esquemática do LPS bacteriano – endotoxinas.
Fonte: Leonardo e colaboradores.[8]

Esses conhecimentos são particularmente importantes, uma vez que a endotoxina, constituída de LPS, exerce sistematicamente uma série de efeitos biológicos prejudiciais ao organismo.[4]

A citotoxicidade da endotoxina encontra-se na região estrutural da molécula correspondente ao **lipídeo** A (**FIG. 7.2**). Assim, a endotoxina, atuando sobre os macrófagos, desencadeia a liberação de grande número de mediadores químicos inflamatórios bioativos ou citotoxinas. O LPS ativa o fator Hageman, potencializando os efeitos dolorígenos das cininas, contribuindo também para a liberação de substâncias vasoativas e neurotransmissoras nas terminações nervosas dos tecidos periapicais, conduzindo à exacerbação dor.[8,9] Essas propriedades justificam a dor insuportável sentida pelo paciente, como também a evolução rápida do edema, nos casos de abscesso agudo *flare up* (**FIG. 7.3**).

Além de ativar a liberação de mediadores da inflamação, o LPS adere de forma irreversível nos tecidos mineralizados já reabsorvidos da região apical e periapical (cemento apical e osso alveolar), perpetuando a ação de reabsorção desses tecidos.[8]

A endotoxina apresenta, também na extremidade de sua estrutura molecular, a **cadeia lateral O** (**FIG. 7.2**), responsável por ativar as respostas imunes do paciente, motivo pelo qual os autores do presente trabalho denominam a nítida radioluscência periapical como uma **doença imunopatogênica**.

Assim, é de grande importância que o endodontista e/ou o clínico geral que pratica essa especialidade tenham conhecimento do fato de que os anaeróbios gram-negativos, quando "estressados", por exemplo, por um mau tratamento prévio (infecção secundária), ou durante a sua multiplicação e propagação e depois de sua morte (infecção primária), liberam as endotoxinas. Esses efeitos deletérios serão mantidos até que as endotoxinas sejam inativadas quimicamente pela ação do **hidróxido de cálcio (Calen)**, usado como curativo de demora, considerado **a única substância biológica capaz de detoxificar o LPS bacteriano**.

SOLUÇÕES IRRIGADORAS INDICADAS PARA A DETOXIFICAÇÃO DAS ENDOTOXINAS (LPS BACTERIANO)

Silva e colaboradores, em 2002, em trabalho de pesquisa publicado em 2004,[10] utilizaram diferentes soluções irrigadoras com o objetivo de neutralizar endotoxinas, deixando-as no canal radicular por um período de 10 dias. Decorrido esse tempo, os canais radiculares foram submetidos a diferentes técnicas de neutralização, aplicando-se o princípio coroa/ápice sem pressão, complementadas com as seguintes soluções irrigadoras:

- **Grupo 1 (controle positivo):** endotoxinas (LPS bacteriano), deixado no canal radicular durante todo o período experimental de 60 dias (**FIG. 7.4**);
- **Grupo 2:** solução de hipoclorito de sódio a 1% usada 10 dias depois, com o objetivo de detoxificar as endotoxinas (**FIG. 7.5**);
- **Grupo 3:** solução de hipoclorito de sódio a 2,5% (solução de Labarraque) (**FIG. 7.6**);
- **Grupo 4:** solução de hipoclorito de sódio a 5,25% (solução padrão – USP/USA) (**FIG. 7.7**);
- **Grupo 5:** solução de gluconato de clorexidina a 2% (**FIG. 7.8**).

Após a irrigação dos canais radiculares com as soluções anteriormente citadas, eles foram submetidos à secagem, inicialmente com sucção e, em seguida, com pontas de papel absorvente esterilizadas. As aberturas coronárias foram restauradas com ionômero de vidro e amálgama de prata.

Depois do período de controle experimental (60 dias), os animais foram mortos com sobredose anestésica e, por meio de procedimentos laboratoriais, obtiveram-se cortes histológicos seriados da região apical e periapical, corados em hematoxilina e eosina.

A avaliação histopatológica comparativa evidenciou que o infiltrado inflamatório da região periapical foi menos intenso e já havia presença de fibras colágenas de reparação somente no grupo em que se utilizou a solução concentrada de hipoclorito de sódio a 5,25% (USP).

LPS (endotoxina): regiões estruturais

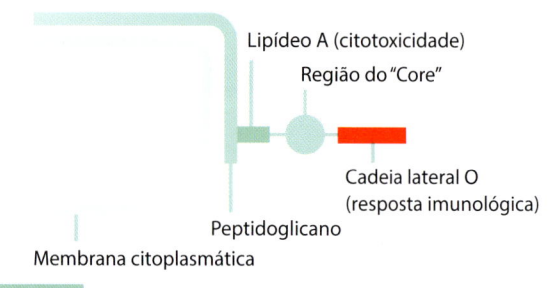

Lipídeo A (citotoxicidade)
Região do "Core"
Cadeia lateral O (resposta imunológica)
Peptidoglicano
Membrana citoplasmática

Figura 7.2
Regiões estruturais da endotoxina constituída de LPS.

Figura 7.3

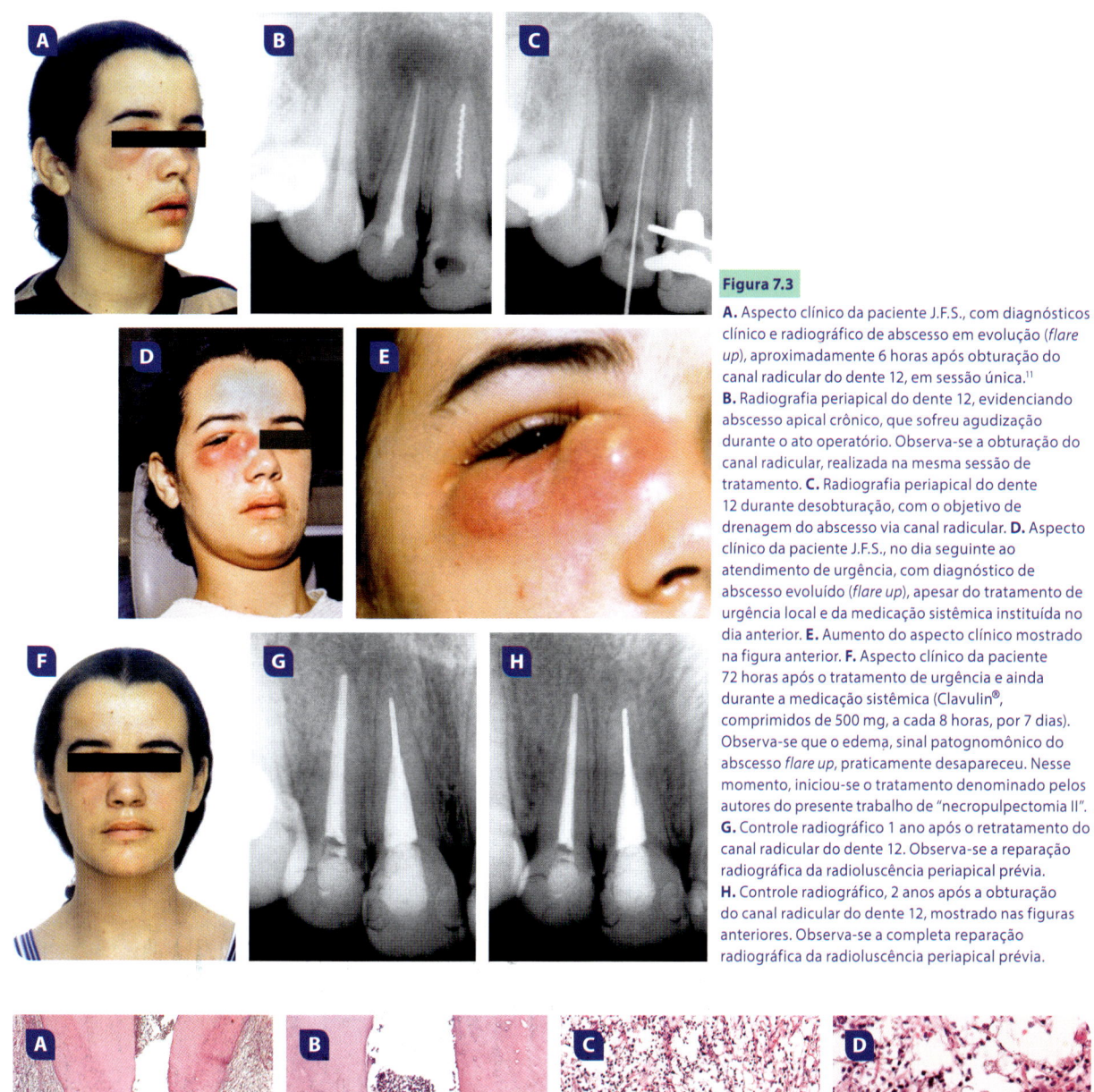

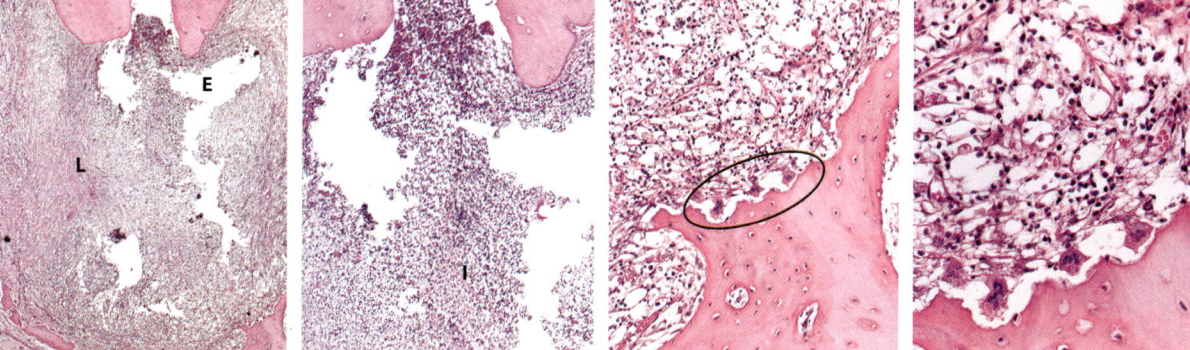

A. Aspecto clínico da paciente J.F.S., com diagnósticos clínico e radiográfico de abscesso em evolução (*flare up*), aproximadamente 6 horas após obturação do canal radicular do dente 12, em sessão única.[11] **B.** Radiografia periapical do dente 12, evidenciando abscesso apical crônico, que sofreu agudização durante o ato operatório. Observa-se a obturação do canal radicular, realizada na mesma sessão de tratamento. **C.** Radiografia periapical do dente 12 durante desobturação, com o objetivo de drenagem do abscesso via canal radicular. **D.** Aspecto clínico da paciente J.F.S., no dia seguinte ao atendimento de urgência, com diagnóstico de abscesso evoluído (*flare up*), apesar do tratamento de urgência local e da medicação sistêmica instituída no dia anterior. **E.** Aumento do aspecto clínico mostrado na figura anterior. **F.** Aspecto clínico da paciente 72 horas após o tratamento de urgência e ainda durante a medicação sistêmica (Clavulin®, comprimidos de 500 mg, a cada 8 horas, por 7 dias). Observa-se que o edema, sinal patognomônico do abscesso *flare up*, praticamente desapareceu. Nesse momento, iniciou-se o tratamento denominado pelos autores do presente trabalho de "necropulpectomia II". **G.** Controle radiográfico 1 ano após o retratamento do canal radicular do dente 12. Observa-se a reparação radiográfica da radioluscência periapical prévia. **H.** Controle radiográfico, 2 anos após a obturação do canal radicular do dente 12, mostrado nas figuras anteriores. Observa-se a completa reparação radiográfica da radioluscência periapical prévia.

Figura 7.4

A. Grupo 1 – LPS bacteriano (controle positivo) – corte histológico da região apical e periapical de dente de cão 60 dias após a colocação do LPS bacteriano no canal radicular (*Escherichia colli* – LPS). Observa-se a reabsorção do cemento apical, severo infiltrado inflamatório misto e difuso e áreas de abscesso (E), ligamento periodontal (L) severamente espessado (H.E. 40X). **B.** Detalhe da figura anterior, destacando intenso infiltrado inflamatório (I) na região periapical (H.E. 100X). **C.** Detalhe da figura anterior (círculo), que mostra áreas de reabsorção óssea, com destaque para os osteoclastos em atividade (H.E. 200X). **D.** Aumento da figura anterior (círculo), destacando osteoclastos ativados próximos à área de reabsorção (H.E. 400X11).

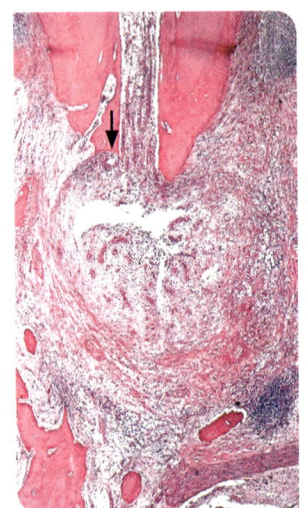

Figura 7.5

Grupo 2 – Solução de hipoclorito de sódio a 1% – corte histológico da região apical e periapical 60 dias após a irrigação do canal radicular de dente de cão, com solução de hipoclorito de sódio a 1% que permaneceu com LPS bacteriano por 10 dias. Observa-se reabsorção do cemento apical (seta), com severo espessamento do ligamento periodontal apical, contendo grande infiltrado inflamatório difuso e misto (H.E. 40X11).

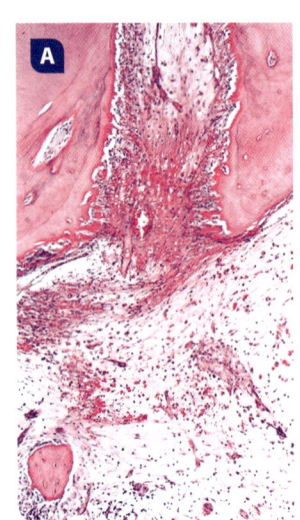

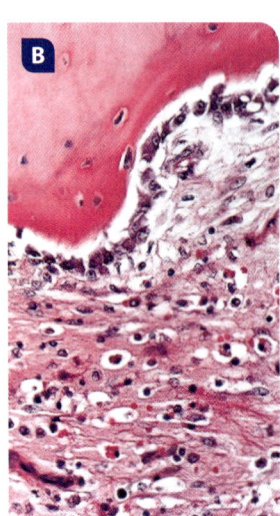

Figura 7.7

A. Grupo 4 – Solução de hipoclorito de sódio a 5,25% (USP) – corte histológico da região apical e periapical de dente de cão, que permaneceu com LPS bacteriano por 10 dias, 60 dias após a irrigação do canal radicular com solução de hipoclorito de sódio a 5,25% (USP). Observa-se a região apical, com infiltrado inflamatório moderado, do tipo mononuclear. Presença de matriz de fibras colágenas com poucas células inflamatórias, distantes do forame apical (H.E. 40X). **B.** Maior aumento da figura anterior, evidenciando moderado infiltrado inflamatório na região periapical (H.E. 100X11).

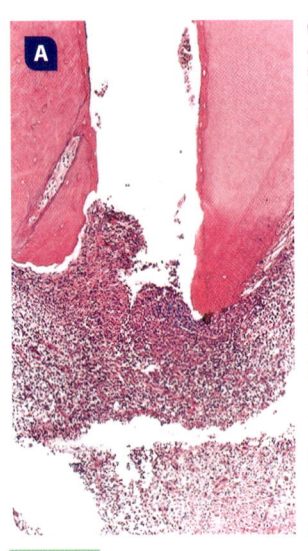

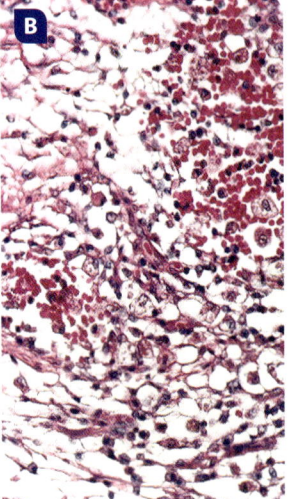

Figura 7.6

A. Grupo 3 – Solução de hipoclorito de sódio a 2,5% (solução de Labarraque) – corte histológico da região apical e periapical de dente de cão, que permaneceu com LPS bacteriano no canal radicular por 10 dias, 60 dias após a irrigação posterior com solução de hipoclorito de sódio a 2,5%. Observa-se as áreas de reabsorção do cemento apical e, ao nível do forame, severo infiltrado inflamatório. Espessamento do ligamento periodontal apical (H.E. 40X). **B.** Ampliação da figura anterior, evidenciando células inflamatórias e fibras colágenas, distantes do forame (H.E. 100X11).

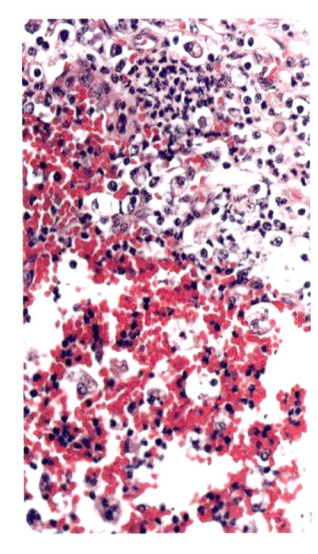

Figura 7.8

Grupo 5 – Solução de gluconato de clorexidina a 2% – corte histológico da região apical e periapical de dente de cão, que permaneceu com LPS bacteriano por 10 dias, 60 dias após a irrigação do canal radicular com solução de gluconato de clorexidina a 2%. Observa-se região apical e periapical com infiltrado inflamatório de intensidade moderada a intensa (H.E. 100X11).

Tanomaru e colaboradores,[12] em 2003, também estudaram comparativamente a ação de diferentes soluções irrigadoras e confirmaram os resultados obtidos por Silva e colaboradores.[10] Nesse estudo *in vivo* também realizado em canais radiculares de dentes de cães, após a remoção da polpa e irrigação com solução fisiológica, os canais foram preenchidos com LPS bacteriano, deixado por 1 semana e, em seguida, submetidos à técnica de neutralização, no sentido coroa/ápice, sem pressão, utilizando as seguintes soluções irrigadoras:

- **Grupo I:** Solução de hipoclorito de sódio a 1%;
- **Grupo II:** Solução de hipoclorito de sódio a 2,5% (solução de Labarraque);
- **Grupo III:** Solução de hipoclorito de sódio concentrado a 5%;
- **Grupo IV:** Solução de gluconato de clorexidina a 2%;
- **Grupo V (controle positivo):** Solução fisiológica.

Observação: após o ato operatório endodôntico, utilizando-se as diferentes soluções irrigadoras citadas, as aberturas coronárias foram seladas com ionômero de vidro e restauradas com amálgama de prata. Depois da análise histopatológica da região apical e periapical, 60 dias após o ato operatório, os autores concluíram que as diferentes soluções irrigadoras utilizadas não foram capazes de inativar totalmente o LPS, mas a solução concentrada de hipoclorito de sódio a 5% ofereceu os melhores resultados (**FIGS. 7.9** a **7.11**).

Assim, considerando-se os resultados mais favoráveis obtidos com a solução concentrada de hipoclorito de sódio a 5,25% (USP), esta passou a ser a solução irrigadora indicada pelos autores do presente trabalho na técnica de neutralização do conteúdo séptico/tóxico do canal radicular nos casos de necropulpectomias II. Convém lembrar que, nessa fase, estes autores não indicam solução fisiológica, água destilada e/ou líquido de Dakin. Esta última solução deixou de ser citada nos livros-texto em função de seu tempo de vida útil (*shelf life*) ser muito limitado.

Sendo a solução de hipoclorito de sódio a 5,25% altamente concentrada e que libera intensamente cloro e oxigênio nascentes e, consequentemente, irritante para os tecidos

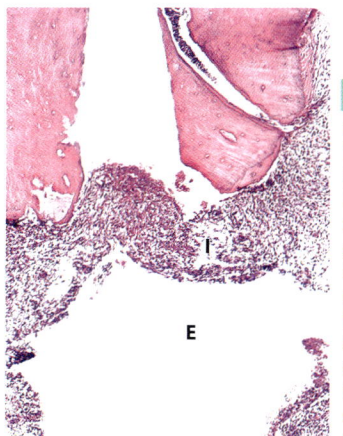

Figura 7.9

Grupo II – Solução de hipoclorito de sódio a 2,5% (solução de Labarraque) – corte histológico da região apical e periapical do dente de cão, que permaneceu com LPS bacteriano no canal radicular por 1 semana, 60 dias após a irrigação com solução de hipoclorito de sódio a 2,5%, evidenciando infiltrado inflamatório severo e intenso (I) e edema generalizado (E) (H.E. 40X15).

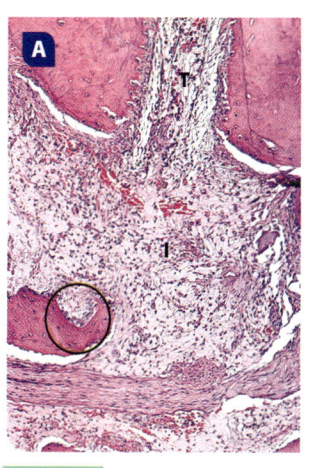

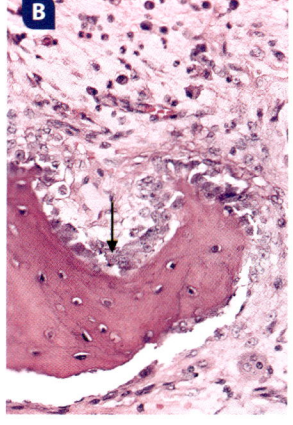

Figura 7.10

A. Grupo III – Solução de hipoclorito de sódio a 5% – corte histológico da região apical e periapical de dente de cão, que permaneceu com LPS bacteriano por 1 semana, 60 dias após a irrigação no canal radicular com solução de hipoclorito de sódio a 5%. Observa-se uma reação inflamatória moderada (I) e a presença de fibras colágenas (T) contornando o processo inflamatório (H.E. 40X). **B.** Ampliação da figura anterior (círculo), evidenciando infiltrado inflamatório mononuclear moderado. Áreas de reabsorção óssea (seta).

Fonte: Tanomaru e colaboradores.[12]

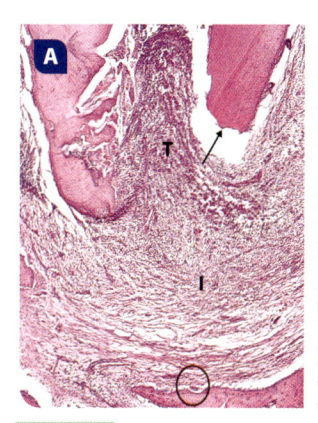

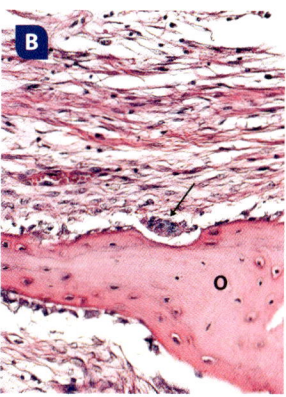

Figura 7.11

A. Grupo IV – Solução de gluconato de clorexidina a 2% – corte histológico da região apical e periapical de dente de cão, após a permanência de LPS bacteriano por 1 semana, 60 dias após a irrigação no canal radicular com gluconato de clorexidina a 2%. Observa-se o ligamento periodontal apical contendo infiltrado inflamatório misto e difuso (I), presença irregular de fibras colágenas (T) e áreas de reabsorção do cemento (seta) (H.E. 40X).
B. Ampliação da figura anterior (círculo), evidenciando reabsorção óssea com osteoclastos (seta) (H.E. Olympus-100X15).

periapicais, seu uso deve ser limitado até o comprimento de trabalho provisório (CTP), obtido por meio da radiografia para diagnóstico, diminuindo-se de 2 a 3 mm do comprimento aparente do dente por medida de segurança, uma vez que não se sabe ainda o CRD. Após a odontometria e a obtenção do CRD, deve-se utilizar a solução de hipoclorito de sódio diluída a 2,5% (solução de Labarraque) com o objetivo de neutralizar o conteúdo tóxico/séptico restante e, em menor concentração, dos 5 mm apicais do canal radicular. Nessa concentração, a solução é considerada biologicamente compatível com os tecidos periapicais, nos casos de necropulpectomias II, por apresentarem um tecido granulomatoso de defesa, que é a reação periapical. Nesses casos, a neutralização deve ser realizada utilizando-se o IAF até o CRD com o objetivo de realizar o desbridamento foraminal.

Após o desbridamento foraminal e durante a realização do batente apical (momento crítico da endodontia biológica), continua-se a empregar a solução de Labarraque até o final do preparo biomecânico.

Apesar de não neutralizar totalmente as endotoxinas, a solução de hipoclorito de sódio concentrada a 5,25% (USP) continua sendo a solução irrigadora de escolha, de uso mundial, para a fase operatória que antecede o preparo biomecânico do canal radicular em casos de necropulpectomias II.

Observação: em razão da elevada concentração da solução de hipoclorito de sódio indicada por estes autores (5,25%), sua utilização deve ter como limite o CTP. Pela mesma razão, ela jamais deverá ser injetada no canal radicular, mas levada até ele lentamente e sem pressionar excessivamente o êmbolo da seringa irrigadora. O ato deve ser realizado com o dedo indicador, e não com o polegar, pois, desse modo, limita-se a ação do produto ao interior do canal radicular, sem o risco de extravasamento para a região periapical. A interação entre a solução de hipoclorito de sódio em alta concentração e os tecidos orgânicos, vivos ou necróticos, se faz rapidamente, com liberação de cloro e oxigênio nascentes, de forma efervescente e enérgica. Na região periapical, essa efervescência é responsável pelo surgimento de enfisemas.

O princípio coroa/ápice sem pressão teve por base trabalhos anteriores, como os de Brilliant e Christie[13] e de Coffae e Brilliant,[14] publicados em 1975, e o de Mullaney,[15] em 1979. Foi também indicado, posteriormente, por outros autores como De Deus,[16] em 1982; Morgan e Montgomery,[17] em 1984; Ruiz-Hubard e colaboradores,[18] em 1987; e Valdrighi e colaboradores,[19] em 1991. Passou a ser incorporado às técnicas modernas de instrumentação principalmente por evitar a extrusão de restos infectantes; e microrganismos, seus produtos e subprodutos, como as **endotoxinas**, para a região periapical, reduzindo consideravelmente os riscos de pós-operatório doloroso (periodontites apicais agudas), como também, e principalmente, evitando a "fabricação" de um abscesso apical agudo provocado (*flare up*), o que muito denegria a imagem e o conceito do profissional.

Como já citado, essas técnicas estão incluídas no currículo endodôntico de todas as faculdades de odontologia, que as empregam como técnica mecânico/manual, isoladamente, ou como pré-requisito para o uso posterior dos sistemas rotatórios e/ou oscilatórios, em casos de necropulpectomias II.

Os autores do presente trabalho indicam a técnica, com pequenas modificações, mas mantêm os nomes dos respectivos autores em respeito ao seu pioneirismo. As modificações realizadas pelos autores deste capítulo referem-se à terminologia hoje utilizada e também ao fato de que, originariamente, a técnica de Oregon era usada apenas para casos de canais radiculares retos. No entanto, estes mesmos autores indicam a técnica para canais radiculares curvos de molares, alterando a "cinemática" de uso dos instrumentos. Assim, na porção curva do canal radicular, ao utilizarem limas com pré-curvamento, não lhes imprimem movimentos de rotação; quando levadas ao canal e percebida alguma resistência, atribuem-lhes uma "tentativa de rotação", seguida de tração lateral de encontro às paredes do canal e, depois, movimentos repetitivos de vaivém de pequena amplitude. Na porção curva do canal radicular, o instrumento pré-curvado submetido a movimentos de rotação, como usado para canais retos, de acordo com a técnica original, poderá determinar uma alteração em sua conformação anatômica.

TÉCNICA DE OREGON[20] (MODIFICADA)

Sequência técnica

Indicação principal: necropulpectomia II;

Princípio de ação: coroa/ápice sem pressão (*Crown-down pressureless technique*);

Recomendação original: canais radiculares retos e amplos ou relativamente amplos;

Técnica modificada: canais radiculares atresiados retos e/ou curvos de molares;

Recomendações: para remoção e "neutralização" do conteúdo séptico/tóxico dos canais radiculares previamente ao preparo biomecânico e/ou ao uso de sistemas rotatórios que não oferecem *radial land* (superfície radial).

Sequência técnica – necropulpectomia II em segundo pré-molar inferior com um único canal

Observação: os pré-molares inferiores com necrose/gangrena pulpar e nítida radioluscência periapical, quando com um único canal radicular, são os dentes que, pelo maior volume do espaço endodôntico e, consequentemente, grande concentração de endotoxinas e, ainda, pela própria ação da gravidade, oferecem maior risco de agudização de processos periapicais crônicos (abscesso *flare up*).

1ª Sessão

1. Organização da mesa clínica de trabalho (**FIG. 7.12**), incluindo:
   1.1 Radiografia para diagnóstico (**FIG. 7.13**);
   1.2 Seleção e organização das limas tipo K de aço inoxidável (K-File – Dentsply/Maillefer) de números compatíveis com o terço cervical, médio e apical do canal radicular, sucessivamente da de maior diâmetro (L.K. nº 80) até a de menor diâmetro (L.K. nº 15). Da mesma forma, devem-se deixar à disposição brocas Gates Glidden nº 2, 3, 4 e 5 (**FIG. 7.14**).
2. Bochechos da cavidade bucal com soluções antissépticas.
3. Exame clínico (**FIG. 7.15**).
4. Diagnóstico radiográfico do caso: osteíte rarefaciente circunscrita, com diagnóstico sugestivo de granuloma apical.
5. Indicação: necropulpectomia II.
6. Planejamento do tratamento endodôntico:
   6.1 Determinação do comprimento aparente do dente (CAD) efetuado na radiografia para diagnóstico (**FIG. 7.16**);
   6.2 Determinação do CTP. CAD (22 mm) – 2 mm = CTP (20 mm);
   6.3 Delimitação do CTP nas limas, sequencialmente organizadas da de maior para a de menor diâmetro, e também nas brocas Gates Glidden nº 2, 3, 4 e 5. Ex.: CAD (22 mm) – 2 mm (medida de segurança) = CTP (20 mm) (**FIG. 7.17**);
   6.4 Observação da radiografia para diagnóstico e mentalização do diâmetro aproximado da entrada do canal radicular.
7. Colocação do dique de borracha (**FIG. 7.18**).
8. Antissepsia do campo operatório com gluconato de clorexidina a 2% (**FIG. 7.19**).
9. Preparo do dente para receber o dique de borracha – remoção de toda a restauração de amálgama de prata e restauração com ionômero de vidro (Vidrion-R) (SS White – Artigos Dentários Ltda. – Rio de Janeiro, RJ, Brasil).

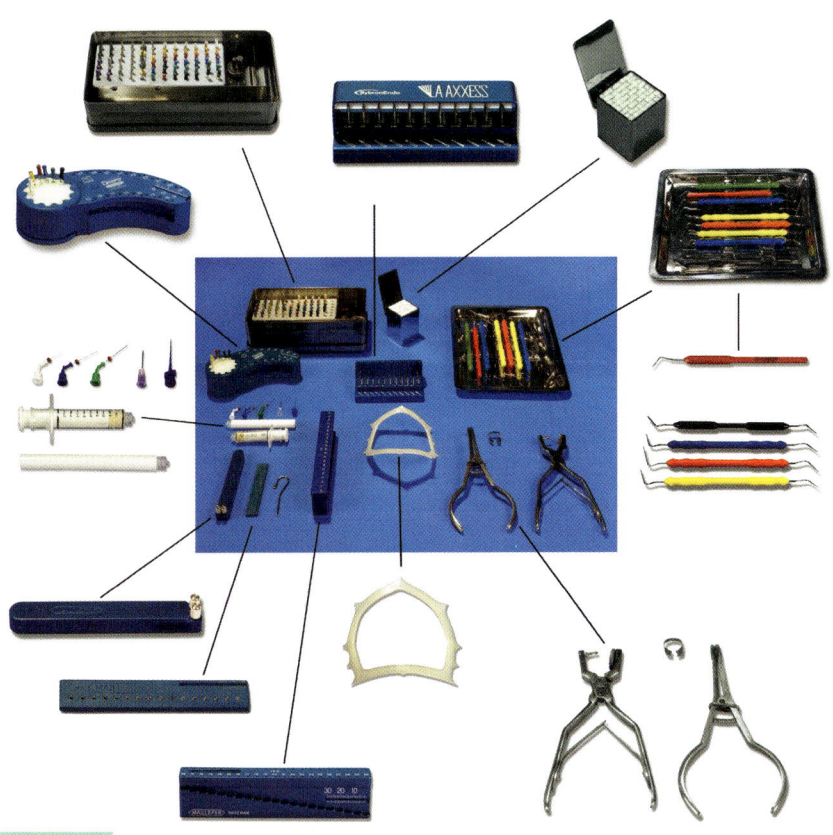

Tratamento de canais radiculares 103

Figura 7.12 A
Mesa clínica (instrumental e material esterilizados).

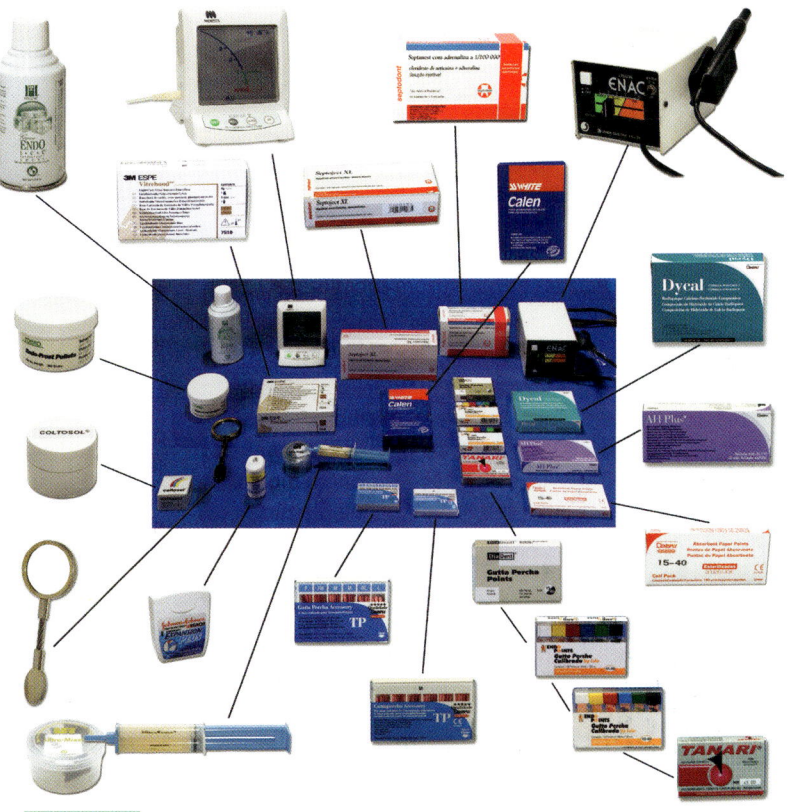

Figura 7.12 B
Mesa auxiliar (aparelhos e materiais não esterilizados).

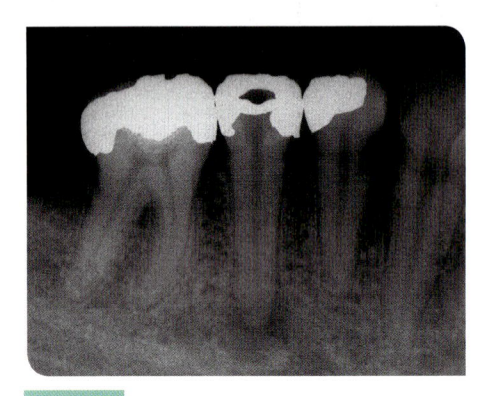

Figura 7.13
Radiografia para diagnóstico.

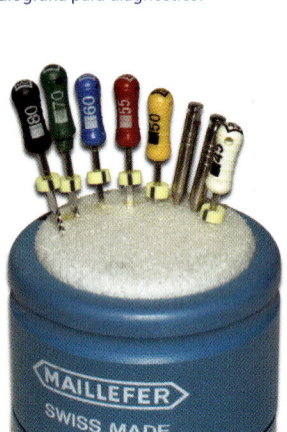

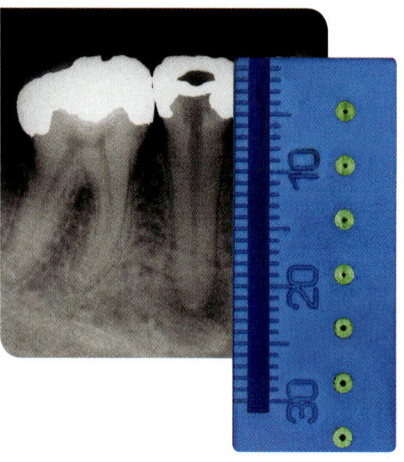

Figura 7.16
Determinação do CTP utilizando uma régua milimetrada sobre a radiografia para diagnóstico.

Figura 7.14
Clean-Stand (Tamboril)* com as limas tipo K e brocas Gates Glidden.
Dentsply/Maillefer – Ballaigues, Suíça.

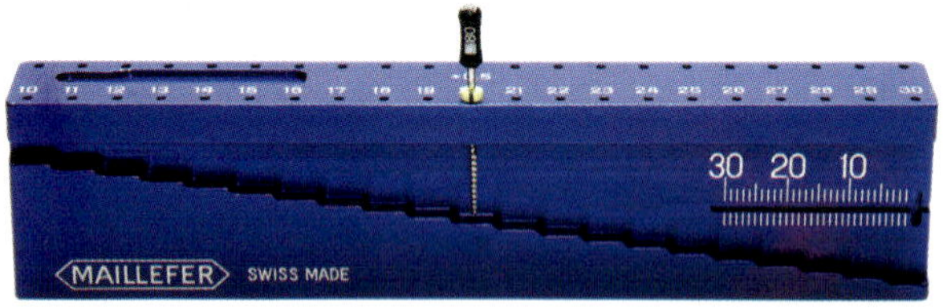

Figura 7.17
Ajustando a lima tipo K no CTP.

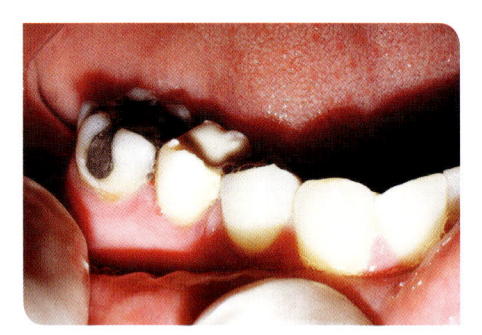

Figura 7.15
Exame clínico.

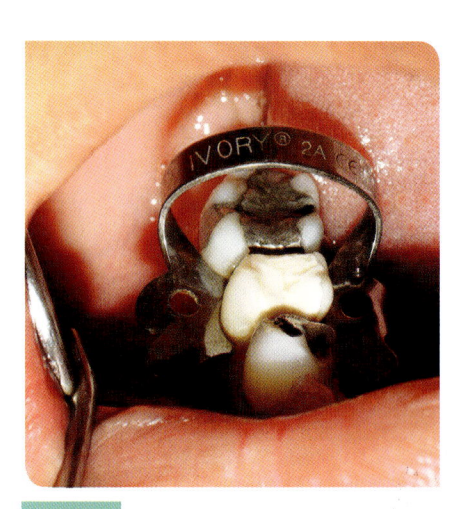

Figura 7.18
Seleção do grampo de isolamento.

10. Abertura coronária (cirurgia de acesso) (**FIGS. 7.20** e **7.21**):
    10.1 Desgaste compensatório;
    10.2 Forma de conveniência (incluir na abertura a vertente lingual da cúspide vestibular) (**FIG. 7.22**).
11. Irrigação copiosa da câmara pulpar e da entrada do canal radicular com solução concentrada de hipoclorito de sódio a 5,25% (USP) ou soda clorada duplamente concentrada (4-6%) (**FIG. 7.23**).
12. Exploração da entrada do canal radicular com sonda exploradora própria para endodontia (12F Dentsply/Maillefer) (deve-se confirmar e mentalizar a localização e o diâmetro da entrada do canal radicular) (**FIG. 7.24**).
13. Introdução passiva de lima tipo K nº 80 (compatível com o diâmetro de entrada do canal radicular), até que ela se ajuste, sem pressão, no canal radicular (**FIG. 7.25**):
    13.1 Gira-se essa lima no sentido horário, sem pressão, até que seja percebido um início de travamento;
    13.2 Traciona-se a lima (tração lateral de encontro às paredes do canal radicular), com movimentos seguidos, de pequena amplitude, levando-se o instrumento para todas as paredes do canal radicular;

Tratamento de canais radiculares 105

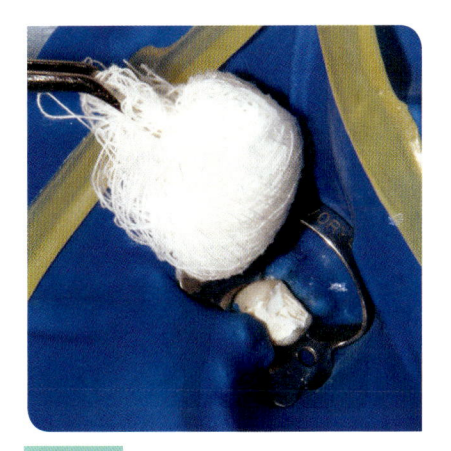

Figura 7.19
Antissepsia do campo operatório.

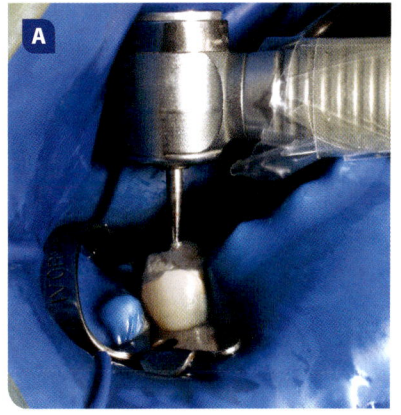

Figura 7.20
A-B. Abertura coronária (cirurgia de acesso).

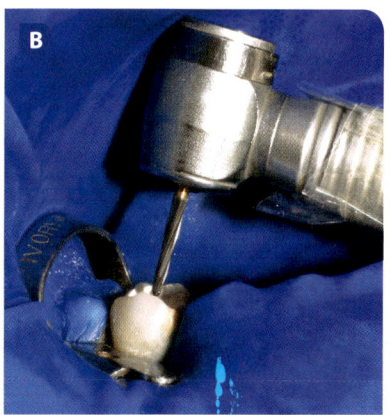

Figura 7.21
Abertura coronária (cirurgia de acesso).

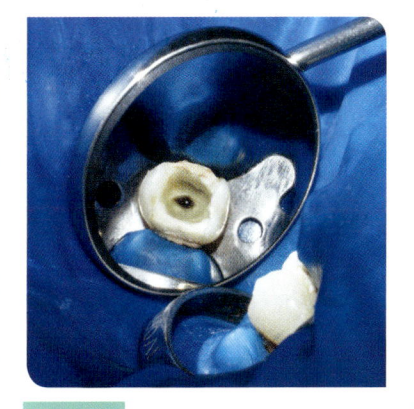

Figura 7.22
Abertura coronária após o desgaste compensatório.

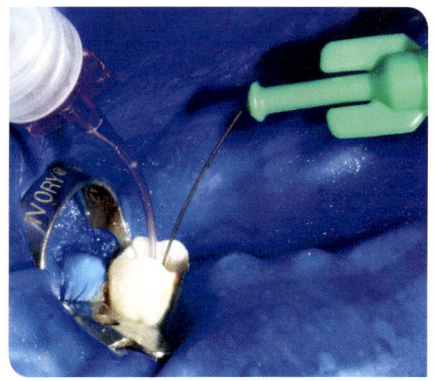

Figura 7.23
Irrigação copiosa com cânulas de irrigação Nav Tips da Ultradent*.

Ultradent Products, Inc. – South Jordan, Utah, Estados Unidos.

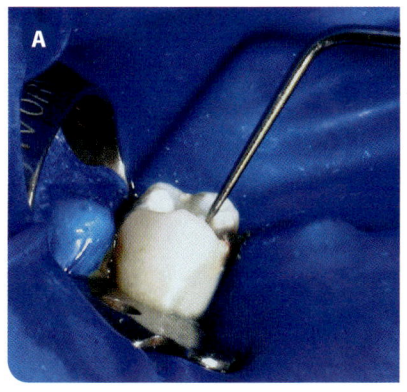

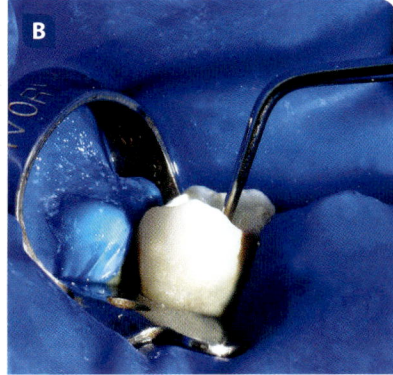

Figura 7.24
A. Exploração da embocadura do canal. **B.** Exploração da entrada do canal.

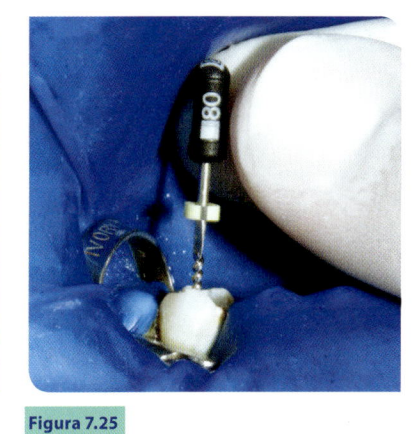

Figura 7.25
Introdução passiva da lima tipo K nº 80.

13.3 Repete-se a manobra anterior (item 13.2), até que se consiga girar uma volta sem que a lima tipo K nº 80 trave.

14. Repetição dos procedimentos anteriores com as limas de diâmetros (números) imediatamente inferiores (nº 70, 60, 55, respectivamente), progredindo-se com a neutralização no sentido coroa/ápice, sem pressão, até o CTP (**FIGS. 7.26** a **7.29**).

15. Após o emprego da lima tipo K nº 50, ou ao ser atingido o CTP, utilizam-se as brocas Gates Glidden nº 2, 3 e 4 e,

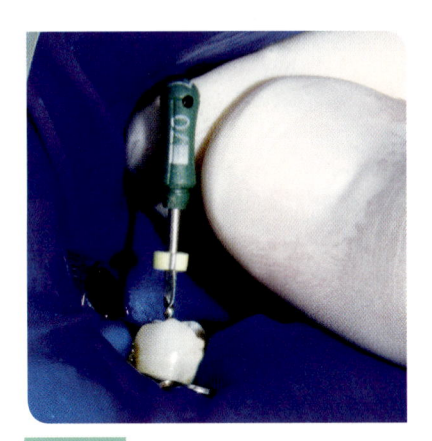

Figura 7.26
Introdução passiva da lima tipo K nº 70.

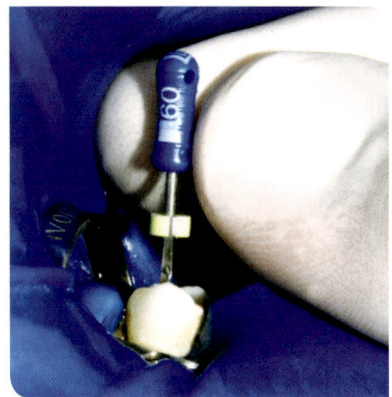

Figura 7.27
Introdução passiva da lima tipo K nº 60.

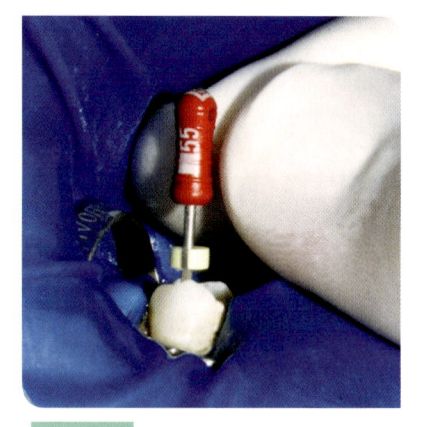

Figura 7.28
Introdução passiva da lima tipo K nº 55.

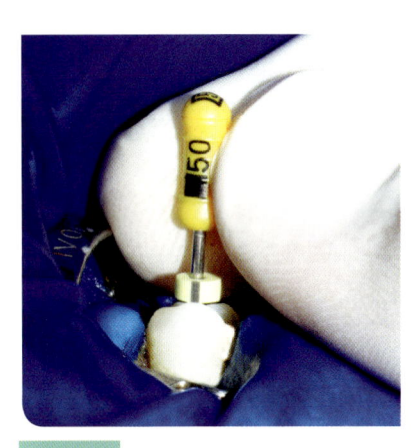

Figura 7.29
Introdução passiva da lima tipo K nº 50, atingindo o CTP.

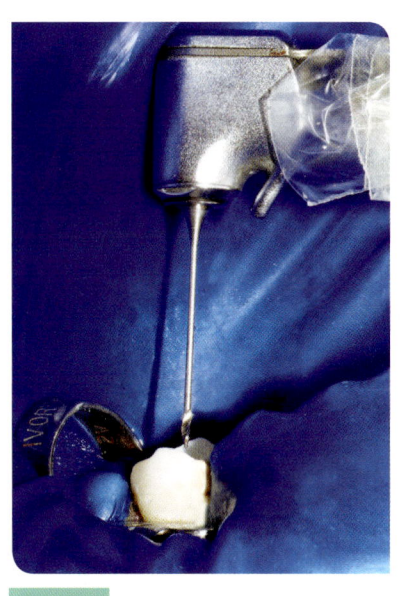

Figura 7.30
Emprego da Gates Glidden nº 3.

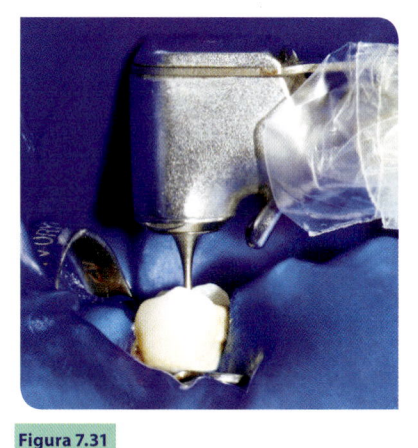

Figura 7.31
Emprego da Gates Glidden nº 4.

se possível, de acordo com o diâmetro do canal, a nº 5 (**FIGS. 7.30** e **7.31**).

16. Irrigação copiosa do canal radicular após o uso dessas brocas, a partir desse momento, com solução de Labarraque (solução de hipoclorito de sódio a 2,5%) (**FIG. 7.32**).

    Obs.: em caso de raízes curtas e canais radiculares amplos e retos, sempre se utilizam as brocas Gates Glidden providas de tope de borracha (silicone), determinando nelas o CTP.

    Irrigação/aspiração/inundação do canal radicular após o uso de cada lima. Observe sempre a extensão pré-odontométrica, isto é, o CTP.

    Obs.: a possibilidade de diminuição brusca do diâmetro do canal radicular, que ocorre com frequência nos pré-inferiores, faz com que nem sempre se usem sequencialmente essas limas, podendo-se saltar da de nº 45, por exemplo, para a de nº 20 ou mesmo 15.

17. Odontometria – obtêm-se o CRD e, depois, o CRT (**FIGS. 7.33** e **7.34**).
18. Irrigação/aspiração/inundação (copiosa).
19. Continuação da neutralização no sentido coroa/ápice, até o CRD.

    Obs.: na porção curva do canal radicular, pré-curvam-se as limas e **não se aplicam movimentos giratórios**. Nesses casos, deve-se apenas fazer uma tentativa de rotação e tração lateral de encontro às paredes do canal radicular, seguida de movimentos de vaivém, repetitivos, de pequena amplitude, sobre todas as paredes do canal radicular.

20. Atingido o CRD, identifica-se o IAF (**FIG. 7.35**).
21. Desbridamento foraminal.
22. Identificação do IAI (**FIG. 7.36**):

    22.1 Início da realização do batente apical 1 mm aquém do CRD.

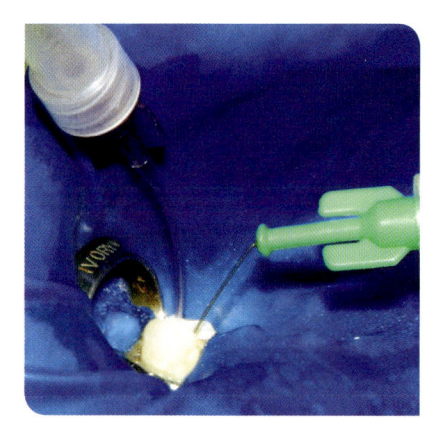

Figura 7.32
Irrigação copiosa com cânulas de irrigação Nav Tips da Ultradent.

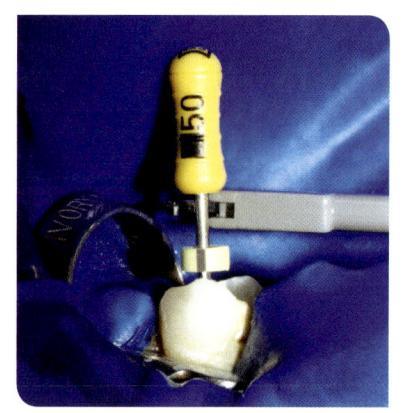

Figura 7.33
Odontometria com localizador foraminal eletrônico.

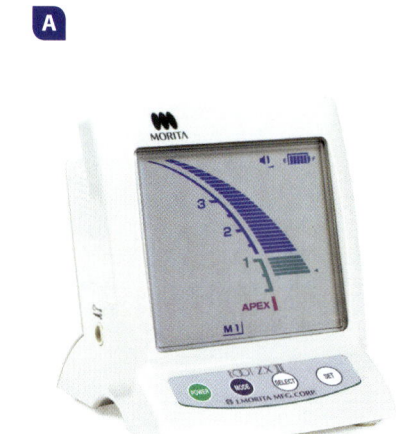

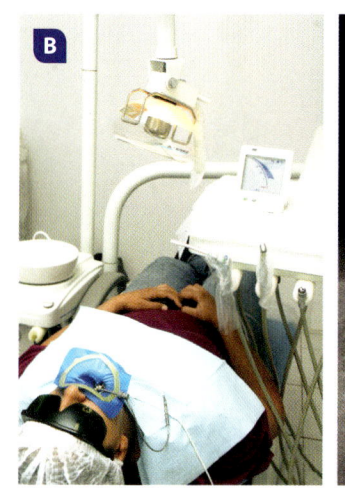

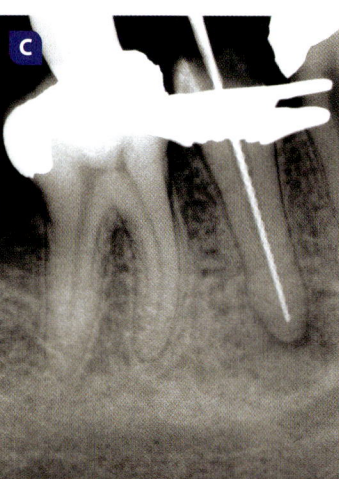

Figura 7.34
A. Root ZX II.* **B.** Alça do Root ZX II em posição no paciente. **C.** Radiografia para a confirmação da odontometria 1 mm aquém da saída foraminal.

*Fonte: Morita. Product images. California: Morita; c2016.

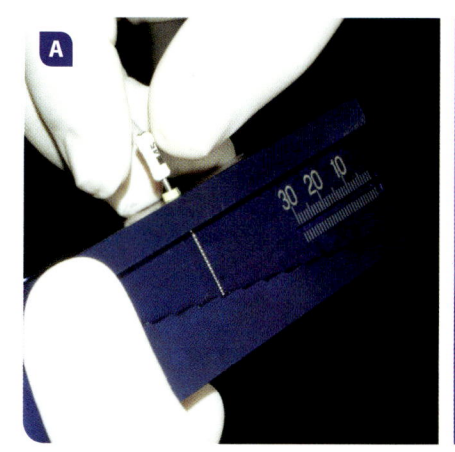

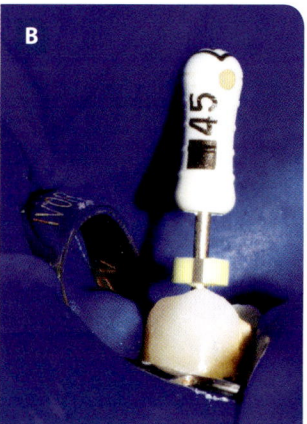

Figura 7.35
A. Ajuste da lima para o CRD. **B.** Instrumento apical foraminal realizando o desbridamento foraminal.

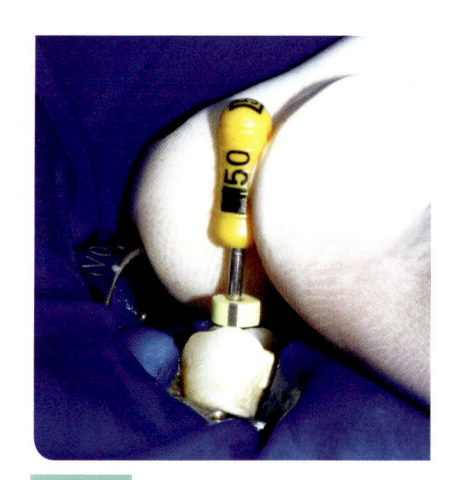

Figura 7.36
Confecção do batente apical iniciando-se com uma lima tipo K nº 50 (IAI) no CRT.

23. Complementação do batente apical com dois ou três instrumentos acima do IAI, no CRT, atingindo-se o instrumento memória (IM), lima tipo K nº 60 (**FIGS. 7.37** e **7.38**):

    23.1 Utilização, durante essa manobra, do IAF (**FIG. 7.39**).

    Obs.: irrigação copiosa do canal radicular após o uso de cada instrumento.

24. Escalonamento (do batente apical até o diâmetro do canal radicular obtido pela broca Gates Glidden) com as limas tipo K nº 70 e 80. Reutiliza-se, durante esse ato operatório, o IAF (**FIG. 7.40**).

25. Irrigação/aspiração/secagem do canal radicular com solução de hipoclorito de sódio a 2,5% (solução da Labarraque) (**FIG. 7.41**).

26. Aplicação do ultrassom para remoção do *smear layer* (camada residual) (**FIG. 7.42**).

27. Aspiração/secagem com pontas de papel absorvente esterilizadas (**FIG. 7.43**).

28. Colocação do curativo de demora (Calen PMCC) (**FIG. 7.44**).

29. Colocação (compressão) de bolinha de algodão esterilizada na câmara pulpar e selamento provisório (**FIG. 7.45**).

30. Selamento provisório (**FIG. 7.46**):

    30.1 Cimpat;

    30.2 Coltosol; ou

    30.3 Lumicon.

    Radiografia periapical, evidenciando o extravasamento de Calen PMCC (**FIG. 7.47**), radiografia realizada apenas por finalidade acadêmica.

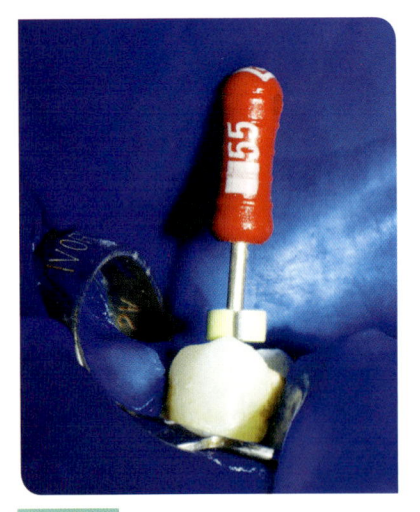

Figura 7.37
Confirmação da confecção do batente apical com uma lima tipo K nº 55.

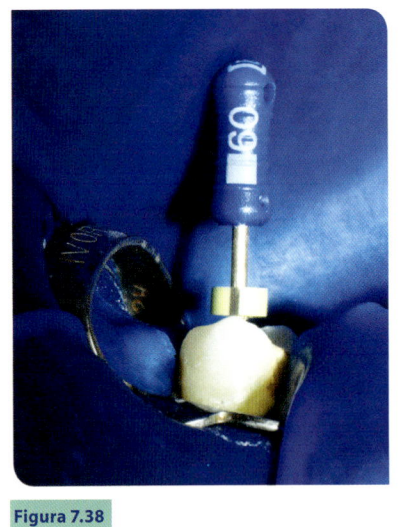

Figura 7.38
Término da confecção do batente apical. Lima tipo K nº 60 (IM).

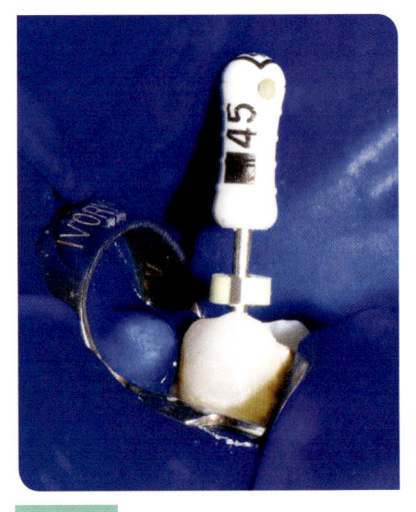

Figura 7.39
Repasse com IAF.

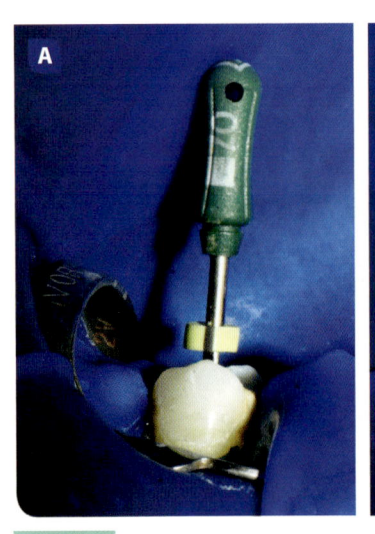

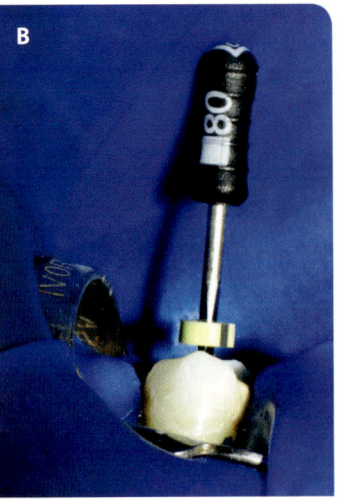

Figura 7.40
A. Escalonamento com lima tipo K nº 70. **B.** Escalonamento com lima tipo K nº 80.

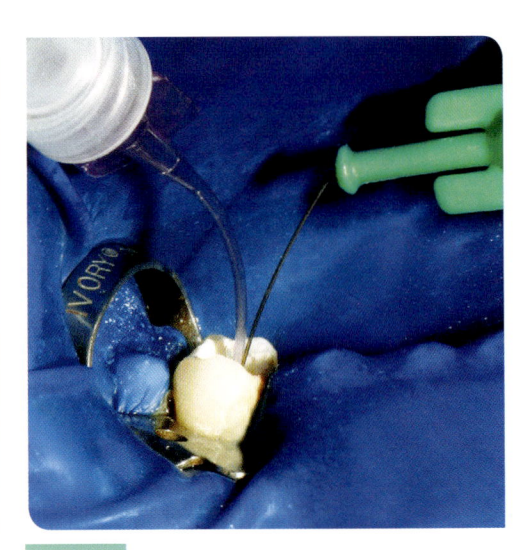

Figura 7.41
Irrigação copiosa com cânulas de irrigação Nav Tips da Ultradent.

Tratamento de canais radiculares 109

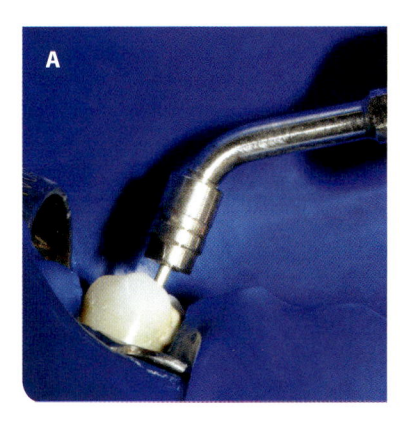

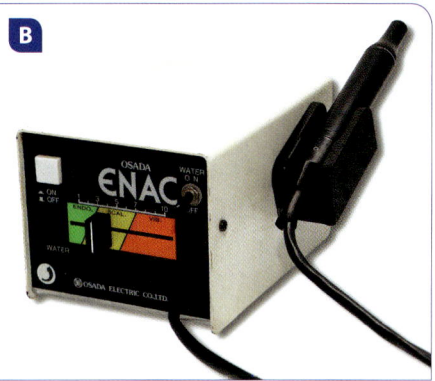

Figura 7.42
A. Irrigação com o ultrassom. **B.** Ultrassom Enac.*
Osada Eletric Co. Ltda. – Japão.

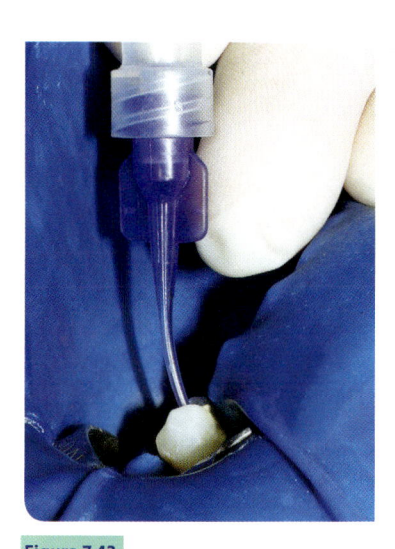

Figura 7.43
Aspiração com cânulas Capillares Tips da Ultradent.

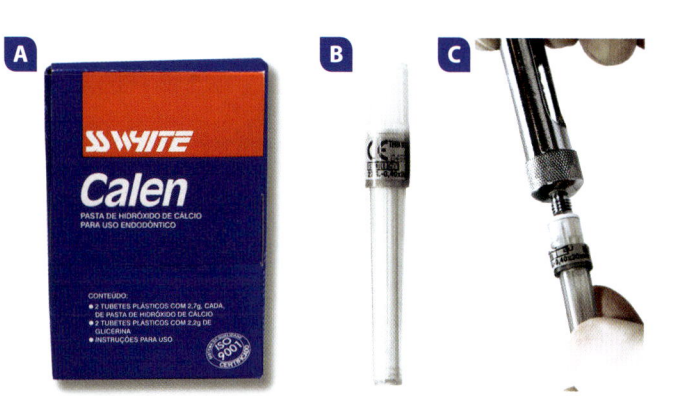

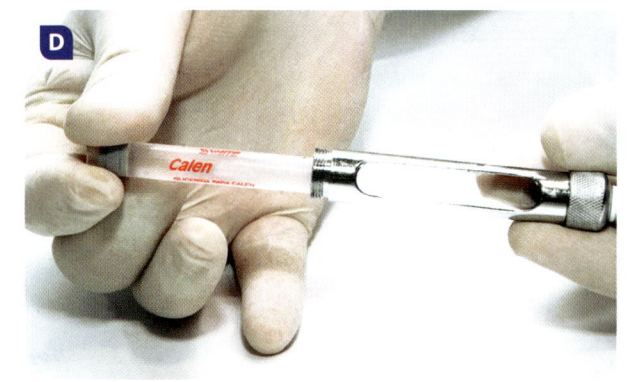

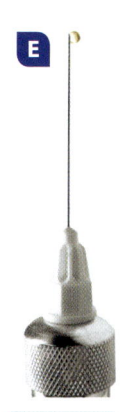

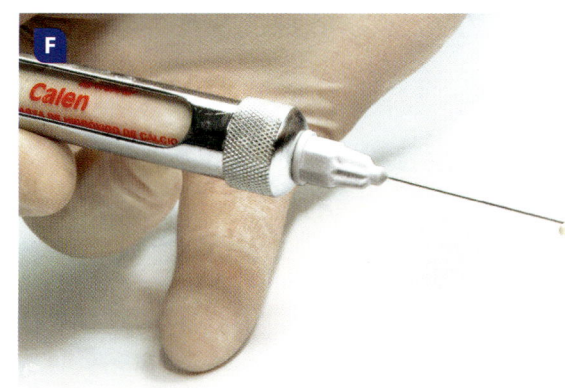

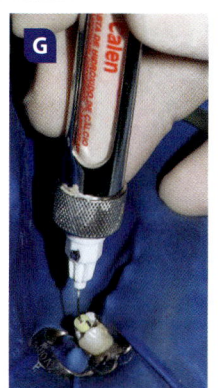

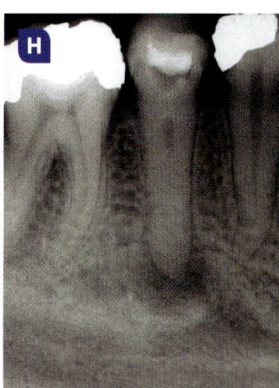

Figura 7.44
A. Calen PMCC. **B.** Agulha Septoject XL 27G (Septodont – Saint-Maur-des-Fossés, Cedex, França). **C.** Conjunto, seringa ML e agulha longa Septoject.
D. Colocando o tubete de glicerina na seringa ML. **E.** Gota de glicerina escorrendo pela agulha. **F.** Gota de Calen PMCC. **G.** Preenchendo o canal radicular com o Calen PMCC. **H.** Radiografia periapical, evidenciando o canal preenchido com o Calen PMCC.

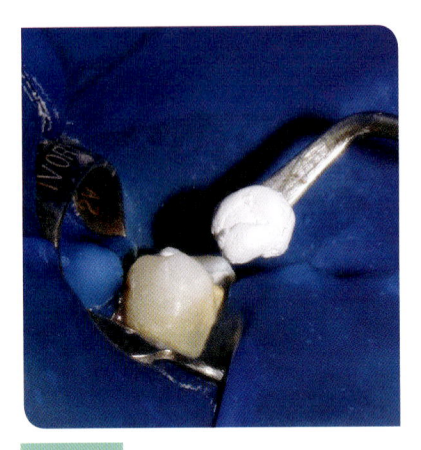

Figura 7.45
Colocação do cimento provisório.

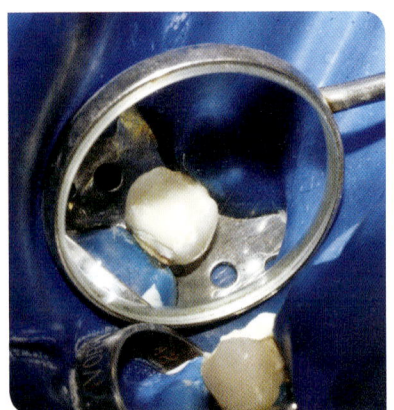

Figura 7.46
Restauração provisória com ionômero de vidro.

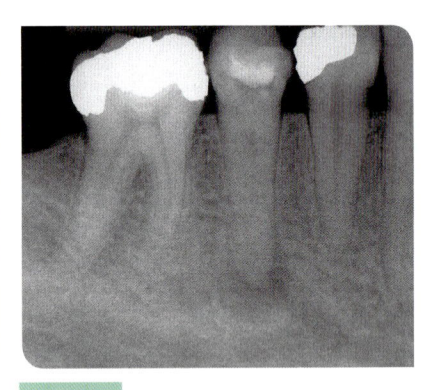

Figura 7.47
Radiografia periapical do canal preenchido com Calen PMCC.

2ª Sessão: mínimo: 14 dias – máximo: 60 dias

Após os procedimentos operatórios iniciais, como a colocação do dique de borracha, a antissepsia do campo operatório e a remoção do selamento provisório:

1. Remoção hidrodinâmica do curativo de demora (Calen PMCC):
    1.1 Irrigação com solução de hipoclorito de sódio a 2,5% (solução de Labarraque);
    1.2 Agitação com o IM e com o IAF.
2. Secagem do canal radicular, com aspiração, seguida do emprego de pontas de papel absorvente esterilizadas.
3. Aplicação do ultrassom (**FIG. 7.48**) ou proceder com inundação do canal radicular com solução de EDTA (agitando-a durante 3 minutos com o IM e o IAF).
4. Obturação do canal radicular: técnica da termoplastificação dos cones de guta-percha (técnica híbrida de Tagger, modificada):
    4.1 Radiografia periapical da prova do cone de guta-percha (**FIG. 7.49**);
    4.2 Cimentos obturadores indicados:
        4.2.1 AH Plus™ (Dentsply/DeTrey) ou Topseal® (Dentsply/Maillefer) (**FIG. 7.50**).
5. Remoção da obturação do canal radicular, em seu terço cervical, colocação de cimento à base de hidróxido de cálcio (Dycal-Caulk/Dentsply) e preenchimento da câmara pulpar com cimento de ionômero de vidro para posterior restauração da coroa dental (**FIG. 7.51**).
6. Radiografia final (**FIG. 7.52**).

CASOS DE NECROPULPECTOMIA I

Os passos da técnica são semelhantes, com exceção de:

1. **Solução irrigadora:** utilização de soluções diluídas de hipoclorito de sódio a 1%;
2. **Desbridamento foraminal:** não deve ser realizado, com exceção dos casos de drenagem, via canal, já realizado nos casos de abscessos apicais agudos;
3. **Limite apical de instrumentação:** 1,5 mm aquém do CRD;
4. **Curativo de demora:** não é de utilização obrigatória;
5. **Obturação do canal radicular:** sempre que possível, obturar o canal radicular na mesma sessão;
6. **Material obturador:** AH Plus (Dentsply/DeTrey) ou Top-Seal (Dentsply/Maillefer).

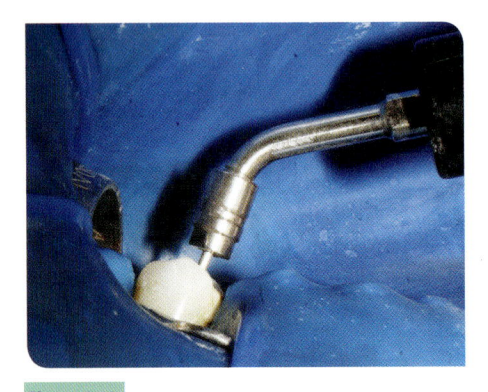

Figura 7.48
Aplicação do ultrassom.

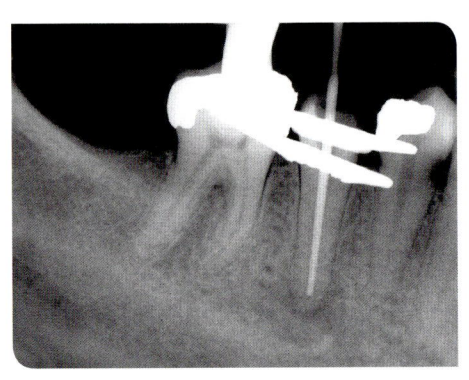

Figura 7.49
Radiografia periapical da prova do cone de guta-percha.

Tratamento de canais radiculares 111

Figura 7.50
A. Cimento AH Plus.* **B-C.** Proporções iguais da pasta-pasta do AH Plus. **D.** Levando o cone principal com cimento ao canal radicular. **E.** Abrindo espaço lateral com espaçador digital. **F.** Promovendo a condensação lateral ativa. **G.** Abrindo espaço para o Gutta Condensor. **H.** Termoplastificando a guta-percha. **I.** Condensação vertical. **J.** Radiografia periapical da obturação do canal radicular (final).

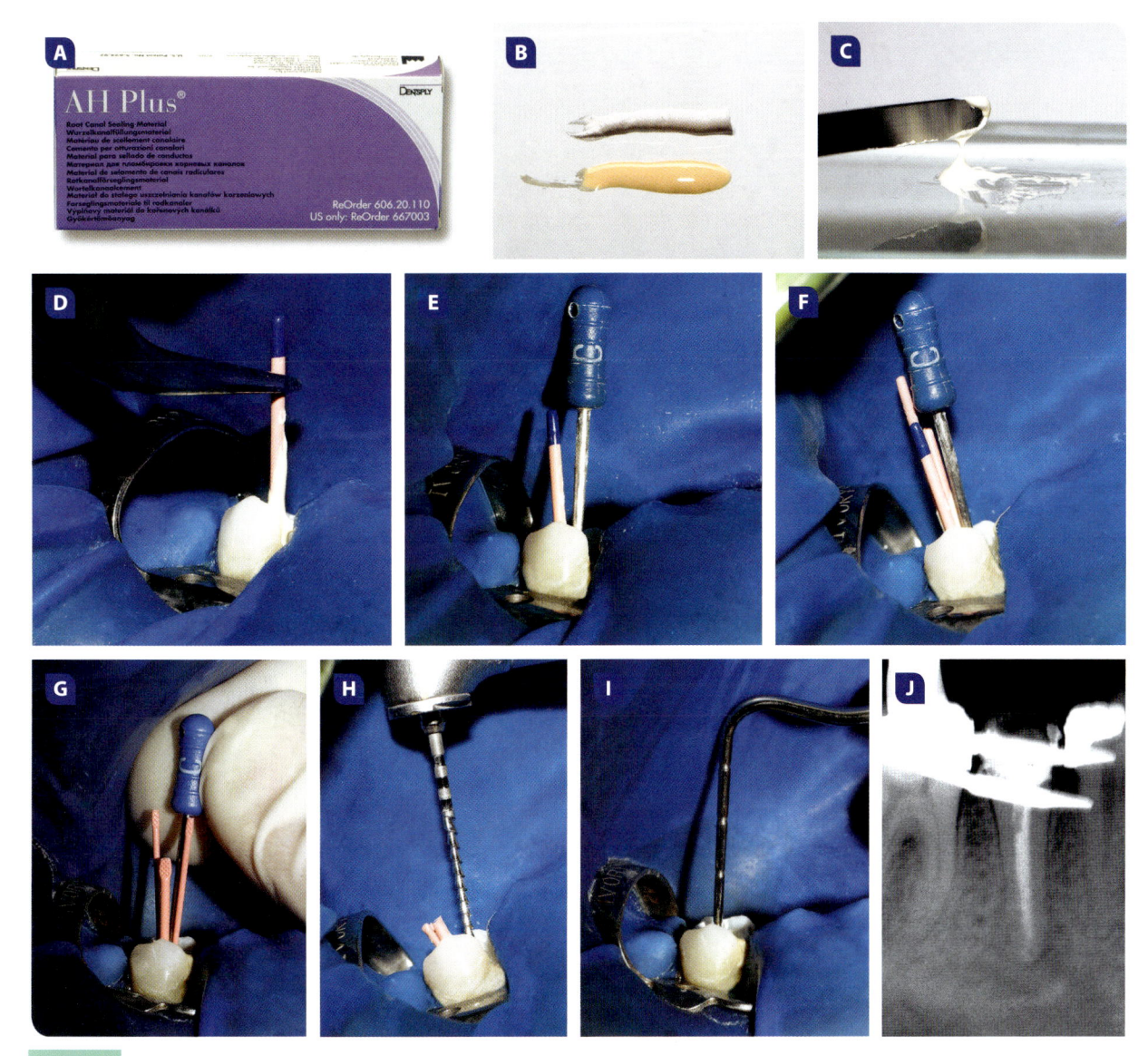

*AH Plus – Dentsply-DeTrey – Suíça.

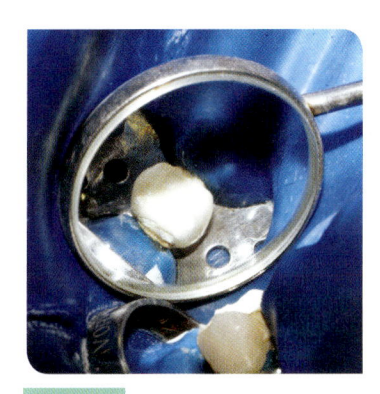

Figura 7.51
Restauração da coroa dental.

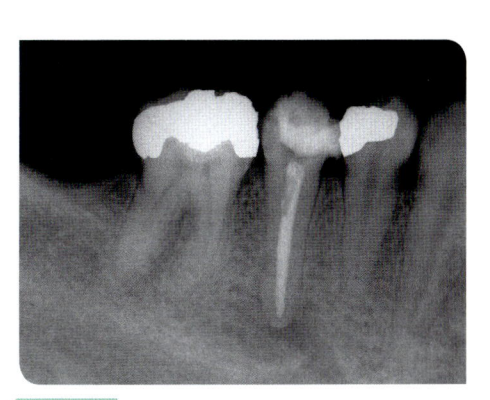

Figura 7.52
Radiografia final.

REFERÊNCIAS

1. Assed S, Ito IY, Leonardo MR, Silva LAB, Lopatin DE. Anaerobic microrganisms in root canal of human teeth with chronic apical periodontitis detected by immunofluorescent. Endod Dent Traumatol. 1996;12(2):66-9.
2. Sundqvist G. Ecology of the root canal flora. J Endod. 1992;18(9):427-30.
3. Dahlén G, Magnusson BC, Moller A. Histological and histochemical study of the influence of lipopolysaccharide extracted from Fusobacterium nucleatum on the periapical tissues in the monkey Macaca fasciculoris. Arch Oral Biol. 1981;26(7):591-8.
4. Pitts DL, Williams BL, Morton TH Jr. Investigation of role of endotoxin in periapical inflammations. J Endod. 1982;8(1):10-8.
5. Mattison GD, Haddix JE, Kehoc JC, Progulske-Fox A. The effect of Eikenella corrodeus endotoxin on periapical bone. J Endod. 1987;13(12):559-65.
6. Nelson Filho P. Efeito da endotoxina (LPS), associada ou não ao hidróxido de cálcio, sobre os tecidos apicais e periapicais de dentes de cães (avaliação histopatológica) [tese]. Araraquara: Faculdade de Odontologia de Araraquara; 2000.
7. Nelson Filho P, Leonardo MR, Silva LA, Assed S. Radiographic evaluation of the effect of endotoxin (LPS) plus calcium hydroxide on apical and periapical tissues of dogs. J Endod. 2002;28(10):644-6.
8. Leonardo MR, Silva RA, Assed S, Nelson Filho P. Importance of bacterial endotoxin (LPS) in endodontics. J Appl Oral Sci. 2004;12(2):93-8.
9. Siqueira JF Jr, Rôças IN. PRC methodology as a valuable tool for identification of endodontic pathogens. J Dent. 2003;31(5):333-9.
10. Silva LA, Leonardo MR, Assed S, Tanomaru Filho M. Histological study of the effect of some irrigant solution on bacterial endotoxin in dogs. Braz Dent J. 2004;15(2):109-14.
11. Salgado AA, Campielo IT, Oliveira Filho RM, Leonardo MR. Desobturação de canal radicular em caso de agudização de lesão periapical crônica (abscesso Fênix). J Brasil Endod. 2003;4(15):291-4.
12. Tanomaru JM, Leonardo MR, Tanomaru Filho M, Bonetti Filho I, Silva LA. Effect of different irrigation solutions and calcium hydroxide on bacterial LPS. J Endod. 2003;36(11):733-9.
13. Brilliant JD, Christie WH. A test of endodontics. J Acad Gener Dent. 1975;23:29-36.
14. Coffae KP, Brilliant JD. The effect of serial preparation versus nonserial preparation of tissue removal in the root canals of extracted mandibular molars. J Endod. 1975;1(6):211-4.
15. Mullaney TP. Instrumentation of finely curved canals. Dent Clin North Am. 1979;23(4):575-92.
16. De Deus QD. Endodontia. 3. ed. Medsi: Rio de Janeiro; 1982.
17. Morgan LF, Montgomery S. An evaluation of the crown-down pressureless technique. J Endod. 1984;10(10):491-8.
18. Ruiz-Hubard EE, Gutmann JL, Wagner MJ. A quantitative assessment of canal debris forced periapically during root canal instrumentation using two different techniques. J Endod. 1987;13(12):554-8.
19. Valdrighi L, Biral RR, Pupo J, Souza Filho FJ. Técnicas de instrumentação que incluem instrumentos rotatórios no preparo biomecânico dos canais radiculares. In: Leonardo MR, Leal JM. Endodontia: tratamento de canais radiculares. 2. ed. São Paulo: Panamericana; 1991.
20. Marshall FJ, Pappin JA. A crown-down pressureless preparation root canal enlargement technique [manual]. Portland: Oregon Health Sciences University; 1980.

LEITURAS RECOMENDADAS

Goerig AC, Michelich RJ, Schultz HH. Instrumentation of root canals in molar using the step down technique. J Endod.1982;8(12):550-7.

Marshall FJ, Pappin JA. A crown-down pressureless preparation root canal enlargement technique. Portland: Oregon Health Sciences University; 1980.

Silva LA, Nelson Filho P, Leonardo MR, Rossi MA, Pansani CA. Effect of calcium hydroxide on bacterial endotoxin in vivo. J Endod. 2002;28(2):94-8.

CAPÍTULO 8

Desbridamento foraminal/ instrumento apical foraminal: conceituação e importância clínica

Mario Roberto Leonardo
Renato de Toledo Leonardo

Nos dentes com periodontite apical assintomática com radioluscência periapical, o cemento apical apresenta-se reabsorvido (erosão apical) (FIG. 8.1), com verdadeiras crateras que favorecem a multiplicação e a proliferação de microrganismos, constituindo a chamada infecção extrarradicular (FIGS. 8.2 A-B a 8.4 A-B). Esses microrganismos são mantidos isolados no interior do biofilme bacteriano apical (FIG. 8.2),[1] protegidos da ação das defesas orgânicas naturais – também imunes – e da ação antibiótica sistêmica, quando instituída.

Nesses casos, o canal radicular, nos seus **5 mm apicais**, apresenta-se naturalmente amplo ou relativamente amplo, pois, para existir nítida radioluscência periapical, há necessidade de espaço suficiente nessa porção apical do canal radicular, para abrigar bactérias (virulência), seus produtos e subprodutos (como o lipopolissacarídeo (LPS) bacteriano – endotoxinas), responsáveis pela nítida radioluscência periapical. Assim, naturalmente, nesses casos, o canal radicular, por ser mais amplo em seus 5 mm apicais, favorecerá a ação operatória que os autores do presente capítulo designam como **desbridamento foraminal**.

De acordo com o Novo Dicionário Aurélio,[2] em termos médicos, desbridamento significa o ato de se praticar uma dilatação cruenta de um orifício, com finalidade terapêutica. Correlacionando a terminologia médica com as condições endodônticas de tratamento nas necropulpectomias II, seria possível considerar que desbridamento foraminal significa dilatação, desobstrução e limpeza do forame apical com finalidade terapêutica.

Estudos[3] realizados pelos autores do presente capítulo, em 1973, confirmam que o forame apical, nos casos de dentes com nítida radioluscência periapical, encontra-se repleto de restos necróticos, microrganismos e produtos de desintegração tecidual (anidrido carbônico e aminas: cadaverina; putrecina; e neuridina). Todos esses fatores, concentrados nos 5 mm apicais, constituem as principais causas das reações crônicas periapicais.

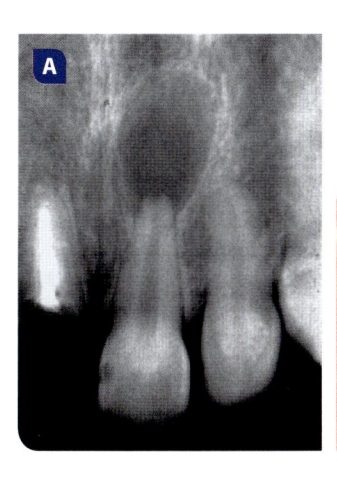

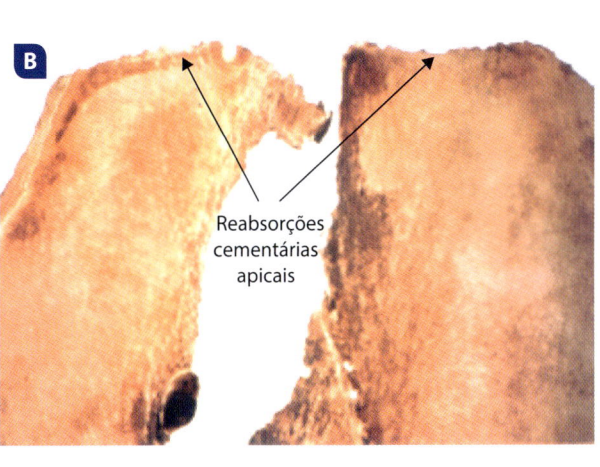

Figura 8.1
A. Radiografia para diagnóstico do dente 21, evidenciando periodontite apical assintomática com radioluscência periapical.
B. Corte histológico evidenciando a erosão apical (reabsorções cementárias apicais), consequente da infecção endodôntica.

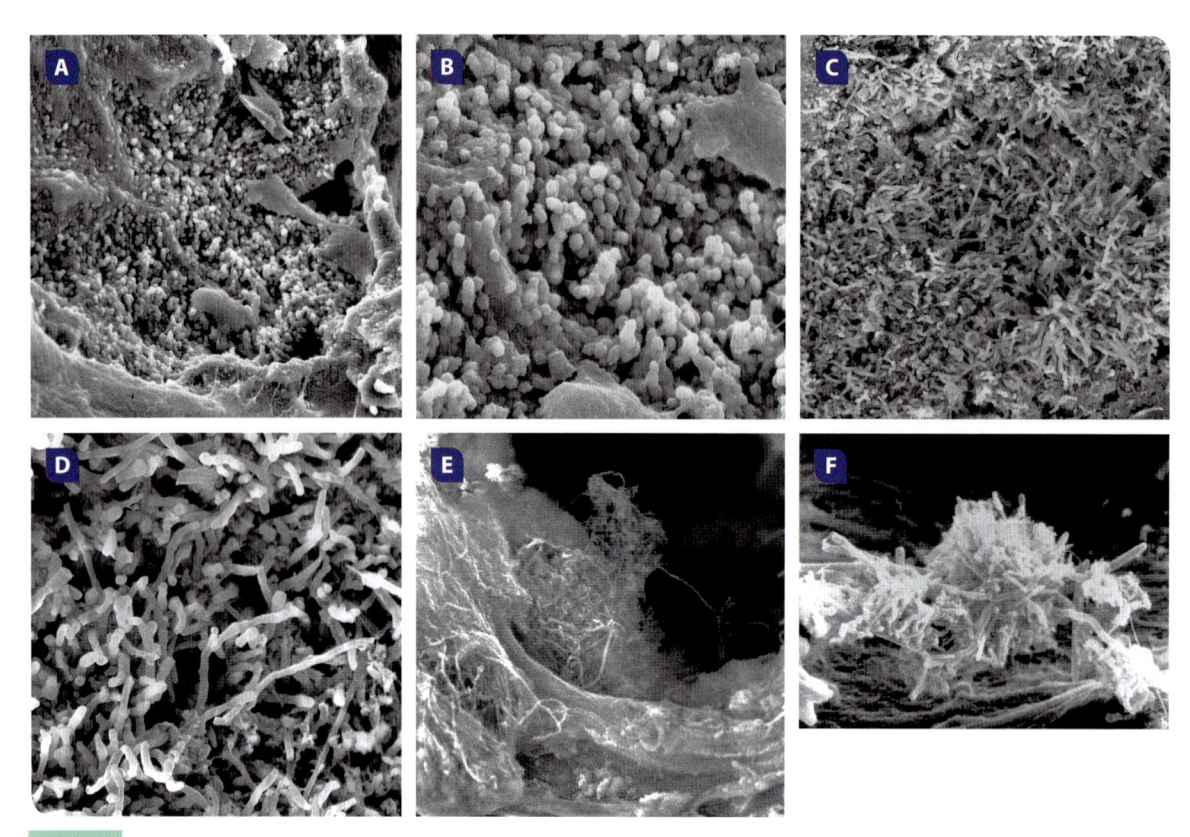

Figura 8.2
Presença de diferentes morfotipos bacterianos na superfície do ápice radicular do dente com nítida radioluscência periapical crônica. Em **A** e **B**, presença de cocos; **C**, **D**, **E** e **F**, bacilos e filamentosos. Todas as figuras evidenciam a presença de microrganismos no interior do biofilme bacteriano apical. **A.** ZEISS – 1.850X – 16 µm. **B.** ZEISS – 4.300X – 18 µm. **C.** ZEISS – 1.850X – 16 µm. **D.** ZEISS – 4.300X – 18 µm. **E.** ZEISS – 3.600X – 9 µm. **F.** ZEISS – 4.300X – 18 µm.
Fonte: Leonardo e colaboradores.[1]

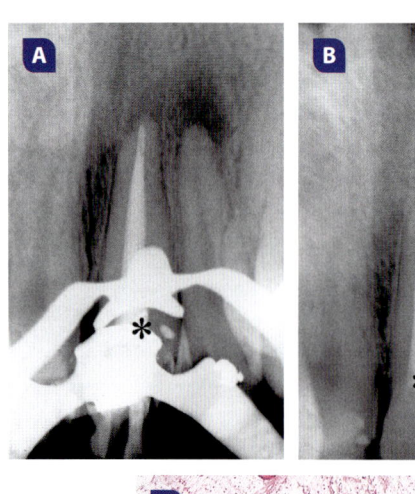

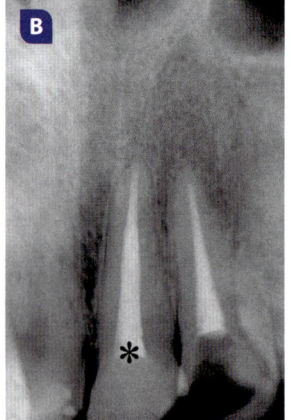

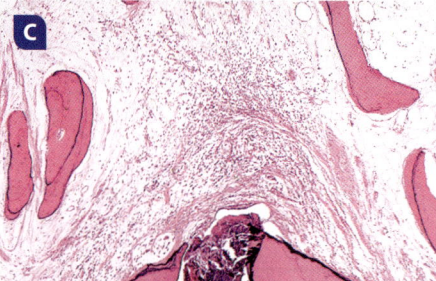

Figura 8.3
A. Radiografia periapical, obtida para a comprovação da condensação lateral ativa da obturação do canal radicular do dente de humano incisivo central superior esquerdo (21). Observa-se a presença de lesão periapical crônica. **B.** Radiografia periapical de controle pós-tratamento (proservação) do caso da **FIGURA 8.3 A**, obtida 5 anos e 2 meses após a obturação do canal radicular por meio de condensação lateral ativa de cones de guta-percha e cimento de óxido de zinco e eugenol. Seis professores pertencentes à área endodôntica consideraram o tratamento, pela avaliação radiográfica, um sucesso. A avaliação clínica, realizada pelo próprio autor, também o avaliou como sucesso. **C.** Corte histológico da região apical e periapical do dente mostrado na **FIGURA 8.3 B**, evidenciando que o forame apical estava obliterado por substância amorfa, basófila, com presença de raspas de dentina contaminadas, consequentes da instrumentação realizada 1 mm aquém do ápice radiográfico. O espaço correspondente ao ligamento periodontal apical apresentava-se muito dilatado (espessado), exibindo intenso infiltrado inflamatório do tipo crônico (H.E. 40X). **D.** Ampliação da figura anterior, exibindo detalhes do infiltrado do tipo crônico, observado no ligamento periodontal apical (H.E. 200X).

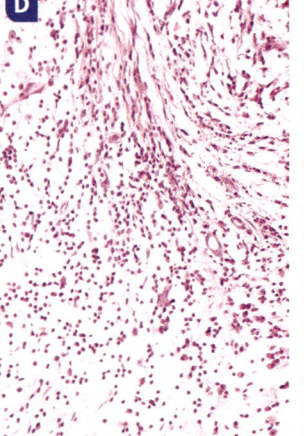

Fonte: Leonardo.[3]

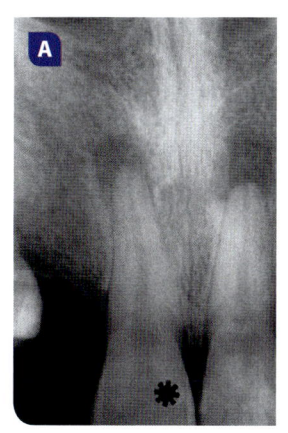

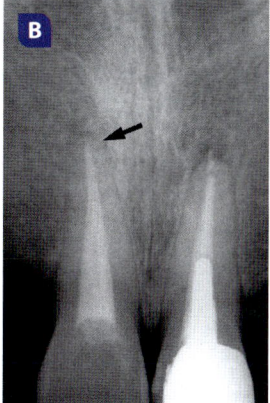

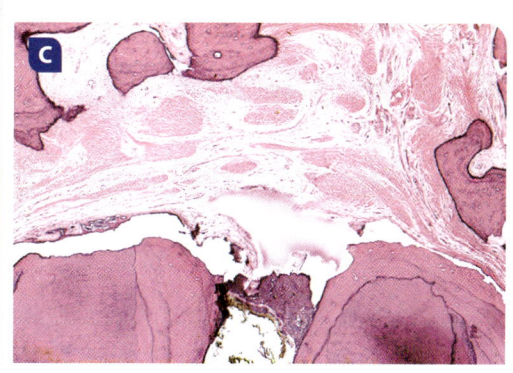

Figura 8.4

A. Radiografia periapical para diagnóstico de incisivo central superior direito (dente 11) de humano, evidenciando nítida radioluscência periapical, diagnosticada como osteíte periapical rarefaciente difusa, sugestiva de abscesso dentoalveolar crônico. **B.** Radiografia periapical de controle pós-tratamento do caso da FIGURA 8.4 A, obtida 8 anos e 7 meses após a obturação do canal radicular com a técnica da condensação lateral ativa, com cones de guta-percha e cimento de óxido de zinco e eugenol. Seis professores pertencentes à área endodôntica consideraram o tratamento, pela avaliação radiográfica, um sucesso. A avaliação clínica, realizada pelo próprio autor, também o avaliou como sucesso. **C.** Corte histológico da região apical e periapical do dente de humano mostrado na FIGURA 8.4 B, evidenciando que o forame apical estava obliterado por substância amorfa, com raspas de dentina consequentes da instrumentação do canal radicular limitada a 1 mm aquém do ápice radiográfico, conforme conceito da época. Observa-se o ligamento periodontal apical espessado, com área próxima ao forame, exibindo infiltrado inflamatório crônico (H.E. 40X).

Fonte: Leonardo.[3]

Essas reações periapicais (tecido granulomatoso, FIG. 8.5) são ricas em vasos sanguíneos, células de defesa (fagocitárias) e células constituintes da resposta imune adaptativa, que têm por função limitar o processo infeccioso ao interior do sistema de canais radiculares, ou seja, impedir que os microrganismos da infecção alcancem as estruturas anatômicas circunvizinhas e se disseminem sistemicamente. Contudo, o estímulo para que ocorra a reabsorção do cemento apical e do osso alveolar periapical é determinado tanto pela ação direta dos produtos bacterianos (enzimas, como a hialuronidase e a colagenase), quanto pelas substâncias tóxicas provindas dos próprios microrganismos, como o LPS bacteriano (as endotoxinas), o endol e os ácidos diversos, como o sulfídrico, butírico, etc., além da ação indireta das bactérias pela produção de citocinas pré-inflamatórias, como o fator de necrose tumoral, a interleucina-1 e a interleucina-6.[4]

A perpetuação desses fatores, concentrados nos 5 mm apicais, bem como sua continuidade pós-tratamento de canal radicular, quando mal executado, será responsável pela manutenção de uma reação periapical crônica com consequências sistêmicas.

No trabalho anteriormente citado e realizado por Leonardo,[3] em 1973, foram efetuados tratamentos de canais radiculares em dentes anteriores superiores de humanos com nítida radioluscência periapical. Quando da realização desse trabalho (década de 1970), o conceito predominante recomendava limitar a instrumentação e a obturação do canal radicular a aproximadamente 1 mm aquém do ápice radiográfico.[5]

É lógico que, seguindo esse conceito, ao se realizarem a instrumentação e a obturação (1 mm aquém do ápice radiográfico), naturalmente permaneceriam ao nível do forame apical restos necróticos, microrganismos e restos teciduais, o que foi confirmado por análise histológica após um período de controle clínico e radiográfico pós-tratamento (preservação) (FIG. 8.3).

As FIGURAS 8.3 e 8.4 mostram casos clínicos que confirmam histologicamente a importância clínica do desbridamento foraminal nos casos de necropulpectomia II.

CONSIDERAÇÕES FINAIS

As FIGURAS 8.3 e 8.4 confirmam a necessidade atual de remover o conteúdo séptico tóxico localizado ao nível do forame apical, nos casos de necropulpectomias II, por meio do ato operatório desbridamento foraminal.

Figura 8.5

Corte histológico (H.E.), evidenciando tecido granulomatoso, rico em vasos sanguíneos, neutrófilos, macrófagos (ZEISS – 128X).

O desbridamento foraminal significa a limpeza, a desobstrução e um ligeiro alargamento do forame apical, somente aplicável nos casos de necropulpectomias II. É realizado com o instrumento apical foraminal (IAF), que é o primeiro instrumento, na sequência de uso do de maior diâmetro para o de menor diâmetro, no sentido coroa/ápice sem pressão, a alcançar e penetrar de forma relativamente forçada no forame apical, portanto, no comprimento real do dente (CRD), promovendo sua limpeza e desobstrução. Nos casos de abscessos dentoalveolares agudos e abscessos fênix, promoverá a drenagem purulenta, via canal.

Após o uso do IAF e das consequentes limpeza e desobstrução do forame apical, recomendadas nos casos de necropulpectomias II, deve-se recuar 1 mm do CRD, dando início à realização do batente apical, com o denominado instrumento apical inicial (IAI).

Designa-se IAI o primeiro instrumento no uso da sequência clínica de alargamento, do de menor diâmetro para o de maior diâmetro, a se prender nas paredes do canal radicular, no comprimento real de trabalho (CRT), que, nos casos de necropulpectomias II, será de 1 mm aquém do CRD. Com o IAI, dá-se início à realização do batente apical, razão de ser do sucesso clínico, radiográfico e histológico do tratamento. Termina-se a realização do batente com dois ou três instrumentos maiores em diâmetro do que o IAI. Assim, por exemplo, em canal radicular de incisivo central superior com necrose pulpar e nítida radioluscência periapical, hipoteticamente o IAF poderia ser uma lima tipo K de inox nº 25. Provavelmente, o IAI que atuará com 1 mm de recuo, ou seja, no CRT, deverá ser a lima tipo K de inox nº 30. Assim, finaliza-se o batente apical com o instrumento nº 40 e/ou 45 (K-Flexofile®), que passará a ser denominado instrumento memória (IM).

As considerações anteriores constituem, tecnicamente, o momento crítico da endodontia biológica, nos casos de necropulpectomias II, as quais, quando bem aplicadas, representarão a razão de ser do sucesso do tratamento.

REFERÊNCIAS

1. Leonardo MR, Rossi MA, Silva LA, Ito IY, Bonifácio KC. EM evaluation of bacterial biofilm and microorganisms on the apical external root surface of human teeth. J Endod. 2002;28(12):815-8.
2. Novo Dicionário Aurélio. 4. ed. Curitiba: Positivo; 2009.
3. Leonardo MR. Contribuição para o estudo da reparação apical e periapical pós-tratamento de canais radiculares de dentes de humanos [tese]. Araraquara: Faculdade de Farmácia e Odontologia de Araraquara; 1973.
4. Siqueira Júnior JF, Dantas CJ. Mecanismos celulares e moleculares da inflamação. Rio de Janeiro: Medsi; 2000.
5. Kuttler Y. Endondocia prática. México: Alpha; 1961.

LEITURA RECOMENDADA

Buchanan LS. Management of the curved root canal. J Calif Dent Assoc. 1989;17(4):18-25.

CAPÍTULO 9

Comprimento real de trabalho e localizadores eletrônicos foraminais

Carlos Alberto Spironelli Ramos
Clovis Monteiro Bramante

O exercício da clínica endodôntica reserva alguns axiomas paradoxais. Um deles versa sobre o posicionamento apical da instrumentação/obturação do canal radicular. Da maneira que foi convencionado, o resultado do tratamento endodôntico sofre primeiro uma avaliação pela posição apical de sua obturação. Não obstante ser de conhecimento geral que a localização do forame apical nem sempre enseja o vértice radiográfico apical,[1] ainda hoje grande parte dos profissionais rotineiramente recorre a esse ponto no sentido de balizar a qualidade final do tratamento. Dessa maneira, o operador centraliza suas atenções para a região apical, certo de que receberá informações pertinentes à situação dos tecidos periapicais daquele elemento dental, subsidiando sua hipótese diagnóstica e delineando seu plano de tratamento. Em síntese, na prática diária, convencionou-se que o sucesso do tratamento endodôntico está vinculado ao posicionamento apical da obturação. Ainda que parcialmente verdadeira, essa postura, de forma indireta, coopera com a fundamentação da importância da correta identificação e manutenção do comprimento real de trabalho (CRT) na técnica endodôntica.

A determinação do CRT é uma das mais precoces etapas da terapia endodôntica, consistindo no conjunto de procedimentos executados com o objetivo de se localizar a posição da saída foraminal ou forame apical maior, imprescindível referência para o estabelecimento do limite apical de instrumentação e para o cálculo dos comprimentos de modelagem e limpeza (permeabilidade ou patência) do canal radicular.

A instrumentação do sistema de canais radiculares consiste, basicamente, em se promover a completa remoção do conteúdo pulpar, seja tecido pulpar totalmente livre de processo inflamatório (tecido hígido, por exemplo, nos casos de indicação de reabilitação protética), seja acometido de inflamação (pulpite sintomática irreversível até a necrose pulpar), estando ou não infectado. Além da limpeza da cavidade pulpar, a instrumentação visa dar uma configuração (modelagem) tal que essa cavidade possa receber o material obturador do canal radicular, na eminência de manter-se selado, prevenindo possível reincidência infecciosa.[2] Essas primícias do preparo biomecânico somente serão alcançadas, com efeito, a partir da correta determinação dos limites apicais de instrumentação.[3,4]

A saída foraminal apical não apenas limita a cavidade pulpar, mas também delineia até que ponto as defesas orgânicas do hospedeiro realmente apresentam-se eficazes contra a progressão de agentes etiológicos bacterianos. A instrumentação deve, portanto, remover o conteúdo pulpar até esse ponto, possibilitando a interação do processo de reparo com a continuidade do ligamento periodontal apical, permitindo regresso normofuncional dessa região. Do exposto, que parece ser unânime em todos os estudos sobre o assunto, podemos inferir que o limite apical, indicado a partir da localização da posição da saída foraminal, constituirá um ponto ideal para a limpeza do trajeto completo da cavidade pulpar.

No que tange à formatação do degrau apical de obturação ou batente apical, um ponto distante entre 0,5 e 1 mm aquém do ápice radicular, visando uma modelagem tal que propicie melhor acomodação do material obturador, tem sido a proposta mais apreciada.[5] Tecnicamente, a confecção de um degrau apical (ou batente apical) de instrumentação, aliada à situação biológica favorável, antes da posição da saída foraminal, colabora inequivocamente com a manutenção do material obturador no limite estabelecido, evitando o indesejável extravasamento de material. Com a utilização de ligas de níquel-titânio na produção de instrumentos endodônticos, notável avanço foi observado em relação à modelagem do terço apical, principalmente em razão da propriedade de superelasticidade apresentada quando esses instrumentos evoluem, proporcionalmente, de uma fase estrutural molecular austenítica para martensítica. Com efeito, a mudança de fases estruturais minimiza sensivelmente os desvios apicais de instrumentação, auxiliando alcançar o terço apical radicular em que se procura modelar o canal de tal forma que seja limpo e propiciando adaptar o material obturador sem que este ultrapasse o limite desejado. Adiciona-se a essa propriedade o desenho com alta conicidade de novos instrumentos que proporcionam uma modelagem mais adequada. Essa área formatada corretamente, também definida como matriz apical,[5] aumenta a possibilidade de retenção do material obturador, uma vez que suas paredes laterais funcionam como anteparo para a adaptação do material, esteja frio, quando da utilização de técnicas que pressupõem a condensação lateral de cones de guta-percha, esteja termoplastificado, nas técnicas que utilizam a guta-percha aquecida. Ao optar pela técnica de instrumentação com alta conicidade, o operador consegue confeccionar um preparo apical em que a relação entre o espaço criado e o cone de guta-percha principal oferece uma melhor adaptação, conforme determina o princípio biológico que pressupõe uma diminuição da quantidade de cimento obturador em contato com os tecidos periodontais apicais.

Evidências mostram que a instrumentação até o limite do ápice radiográfico, ou além deste, pode comprometer o sucesso da terapia endodôntica.[6-8] Canais sobreobturados podem apresentar um índice quatro vezes maior de insucessos do que os demais casos, indicando a importância da determinação e manutenção de um limite apical de instrumentação e obturação confinado no interior do canal radicular (TAB. 9.1).

CONCEITUAÇÃO

A denominação **ápice radicular** por vezes tem sido erroneamente utilizada no sentido de **limite apical**. Embora usualmente utilizado referindo-se ao local onde os procedimentos de instrumentação e obturação necessitam estar limitados, o termo **ápice** não delineia claramente um ponto adequado para a real posição da saída foraminal, referência imprescindível na correta indicação do CRT.[9]

A definição mais precisa conceitua **ápice** como o ponto anatômico mais distante da borda incisal ou face oclusal do dente.[10] No mesmo sentido, o termo **comprimento real de trabalho** como a distância entre um ponto de referência, situado na coroa dental, e outro, no limite terminal do preparo e obturação do canal. Nesse propósito, o ponto ideal, acordado por vários estudos desde a publicação de Grove,[11] situa-se na junção cemento-dentinária (ou **limite CDC**, abreviatura de cemento-dentina-canal). Também por definição, nessa junção dentina e cemento se encontram com o canal radicular.

A maioria dos autores concorda que, hipoteticamente, o preparo e a obturação do canal devem estar limitados apicalmente pela junção cemento-dentina-canal (limite CDC). Weine[5] afirma que o termo "hipoteticamente" deve ser aplicado nesse caso porque o CDC configura um ponto histológico, indicando a necessidade do uso de um microscópio para encontrá-lo. Pelo menos até o momento, no ambiente clínico, a utilização do microscópio nesse particular é inviável.

O **forame apical** apresenta topografia peculiar, exibindo-se, com muita frequência, lateralmente ao vértice radicular, e não em continuidade com o longo eixo do canal principal, como se poderia imaginar[12] (FIG. 9.1).

A **constrição apical** ou forame menor, amplamente estudada e conceituada como limite apical ideal de instrumentação, constitui-se propriamente em um ou mais pontos de menor diâmetro do trajeto do canal radicular. Situada no terço apical

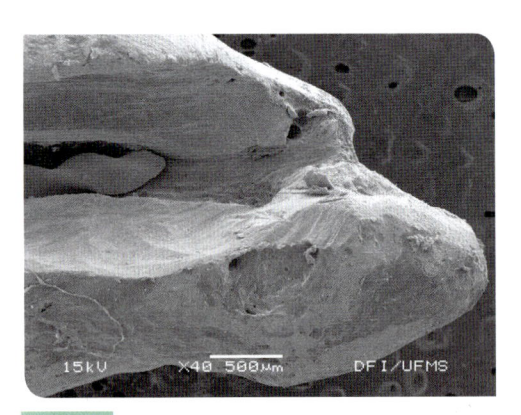

Figura 9.1

Imagem da porção terminal apical do canal radicular, indicando a posição excêntrica da saída foraminal, principal escopo do cálculo do comprimento real de trabalho.

Fotomicrografia de varredura gentilmente cedida pelo Prof. Dr. Key Fabiano, Universidade Federal do Mato Grosso do Sul.

Tabela 9.1

Análise de sucessos e insucessos. Limite apical de instrumentação e obturação

NÍVEIS DE OBTURAÇÃO	Nº DE CANAIS	% DE SUCESSOS	% DE INSUCESSOS
Mais de 1 mm aquém do ápice radiográfico	1.432	91,90	8,10
1 mm aquém do ápice radiográfico ou no limite radiográfico	215	89,77	10,23
Sobreobturação de cimento e/ou guta-percha	123	63,41	36,59
Total	1.770	89,66 (média)	10,34 (média)

Fonte: Swartz e colaboradores.[8]

e de percepção unicamente microscópica, pode estar estabelecida, quando única, a uma distância que varia de 0,1 a 2,8 mm anteriormente à saída foraminal (ou forame maior).[13] Dadas sua variabilidade de forma e sua posição, a constrição apical não deve ser referência clínica para o cálculo do comprimento real de trabalho. Mesmo sendo sua posição e forma variável clinicamente imperceptíveis, muitos autores tendem a definir esse ponto como o ideal limite apical de instrumentação e obturação. Desde que se defina praticamente como o ponto 1 mm aquém da saída foraminal, poderia ser atribuída à constrição apical tal afirmativa.[14]

Especial atenção quando da determinação do comprimento de trabalho, provisório ou definitivo, deve ser dada pelo operador, pois, ante os resultados dos estudos nesse aspecto, um ponto entre 0,5 a 1 mm anterior à posição da saída foraminal é a situação mais apropriada para se constituir o batente apical de modelagem e, consequentemente, a parada apical para o material obturador.[3,6,15-18]

LOCALIZAÇÃO MORFOLÓGICA DO FORAME APICAL

Em estudo sobre as diferentes posições dos forames apicais dos diferentes grupos dentais, em relação ao ápice radicular, Morfis e colaboradores[1] demonstraram grande disparidade de valores em seus achados, conforme a **TABELA 9.2**, **FIGURAS 9.2** e **9.3**.

O reconhecimento clínico e radiográfico da posição correta da saída foraminal reserva muitas dificuldades técnicas. Langeland[19] evidenciou, em cortes microscópicos transversais e longitudinais, que o forame apical pode localizar-se aquém do ápice anatômico, ou mesmo fazer uma curva acentuada no sentido inverso, antes de emergir na superfície radicular externa. Morfologicamente, considera-se uma grande variabilidade na distância entre o ápice radiográfico e a saída do forame apical, tendo sido demonstrado que ramificações na área apical representam regra, não exceção.[20,21] Gutierrez e Aguayo[20] examinaram, por meio de microscopia eletrônica de varredura, 140 dentes permanentes extraídos, objetivando determinar o número, localização do forame, de foraminas e suas distâncias do ápice radicular. Concluíram que todos os canais apresentavam desvios de trajeto em relação ao longo-eixo de suas raízes. As distâncias entre forames e ápice radicular variaram de 0,20 a 3,80 mm.

A real localização do forame apical é clinicamente impossível de ser realizada até a completa obturação do canal radicular, afirma Gutmann e Leonard[22] (**FIG. 9.4**). Ressalta, ainda,

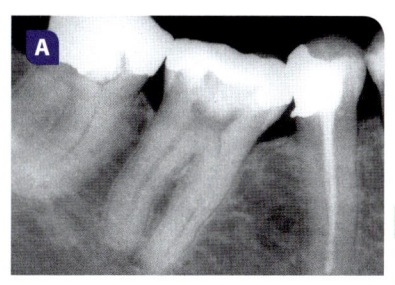

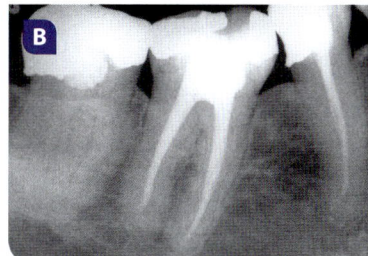

Figura 9.2
A. Radiografia inicial de um segundo molar inferior direito, anteriormente ao tratamento endodôntico. Notar a impossibilidade de visualização da saída foraminal do canal distal. **B.** O mesmo caso, após a obturação dos canais radiculares, mostrando a saída foraminal distal do canal distal.

Tabela 9.2

Localização do forame principal em relação ao ápice radicular

GRUPO DE DENTES	PORCENTAGEM DE FORAMES LOCALIZADOS NO ÁPICE RADICULAR (POSIÇÃO ORTORRADIAL)	DISTÂNCIA MÉDIA DO FORAME PRINCIPAL AO ÁPICE RADICULAR (mm)
Incisivos superiores	40,5	0,472
Incisivos inferiores	11,4	0,977
Pré-molares superiores	15,36	0,816
Pré-molares inferiores	37,64	0,610
Molares superiores (raiz palatina)	25	0,429
Molares superiores (raiz mesiovestibular)	57,9	0,665
Molares superiores (raiz distovestibular)	25	0,418
Molares inferiores (raiz mesial)	61,5	0,818
Molares inferiores (raiz distal)	9,52	0,530

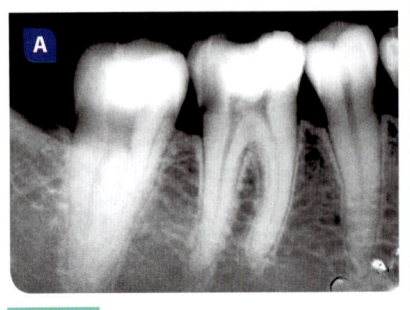

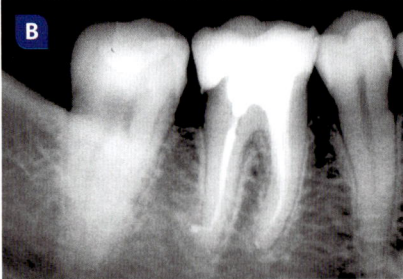

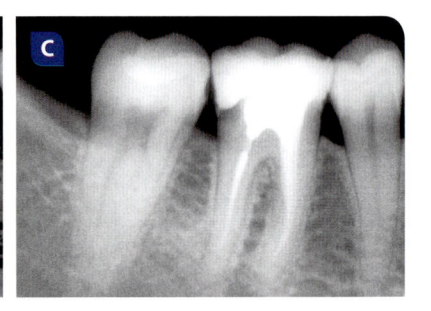

Figura 9.3
Sequência clínica em um primeiro molar inferior direito. **A.** Imagem radiográfica inicial, com finalidade de diagnóstico e planejamento do caso. **B.** Imagem radiográfica imediatamente após a obturação, indicando, pelo extravasamento de cimento obturador, a saída foraminal lateral do canal distal, distante do ápice anatômico radicular. **C.** Imagem radiográfica de proservação do caso, 30 dias após a obturação, mostrando a reabsorção do cimento extravasado. Frente a uma análise única da radiografia de proservação, poderia se criticar o limite da obturação como "curto".

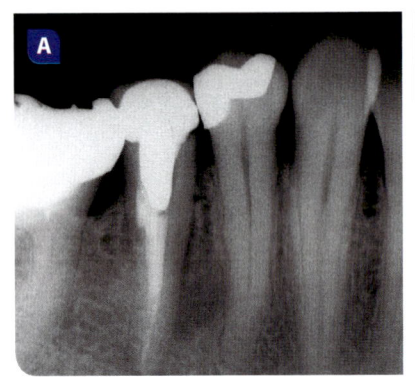

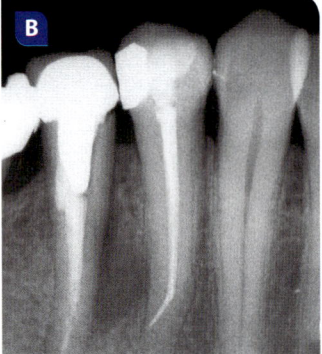

Figura 9.4
A. Radiografia inicial de um primeiro pré-molar inferior direito anteriormente ao tratamento endodôntico. Nota-se a impossibilidade de visualização da saída foraminal do canal. **B.** O mesmo caso, após a obturação, mostrando a saída foraminal distal do canal.

que o método radiográfico de determinação do limite apical não considere as variáveis anatômicas, levando, muitas vezes, nos casos de polpa viva, à sobreinstrumentação, injúria traumática ao tecido periodontal apical e consequente dor pós-operatória. Clinicamente, esse fato representa um dos motivos pelos quais o operador, ainda no início do tratamento endodôntico, percebe insegurança preliminarmente à detecção da posição da saída foraminal e estabelecimento do comprimento real de trabalho.

REABSORÇÕES APICAIS

Reabsorções cemento-dentinárias apicais constituem-se no fator de maior responsabilidade no índice de insucessos observados em tratamentos endodônticos de dentes portadores de lesão apical crônica, sendo que dificilmente são observadas nas radiografias periapicais quase sempre realizadas clinicamente.[23] Ferlini Filho[12] constatou que em apenas 63,88% o exame radiográfico mostrava algum tipo de reabsorção apical, ao passo que, no exame microscópico, o processo de reabsorção estava presente em 94,44% dos casos. Os resultados das análises radiográficas e microscópicas revelaram que alguma forma de reabsorção radicular está presente na maioria dos dentes portadores de processo crônico periapical (**FIGS. 9.5** e **9.6**). Concluiu-se que radiografias convencionais não são recursos eficientes para o diagnóstico de reabsorções radiculares em estágios iniciais.

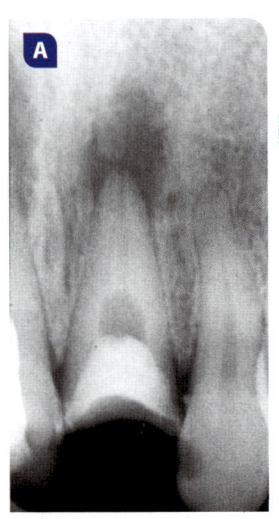

Figura 9.5
A. Imagem radiográfica de um incisivo central superior esquerdo, com comprometimento endodôntico e radioluscência periapical. **B.** Aspectos microscópicos da reabsorção radicular que destruiu parcialmente o ápice radicular – reabsorção apical. Aumento original: 200X, microscopia eletrônica de varredura (MEV).[12]

Fonte: Imagem gentilmente cedida pelo Prof. Dr. João Ferlini Filho, Universidade Federal do Rio Grande do Sul (UFRGS).

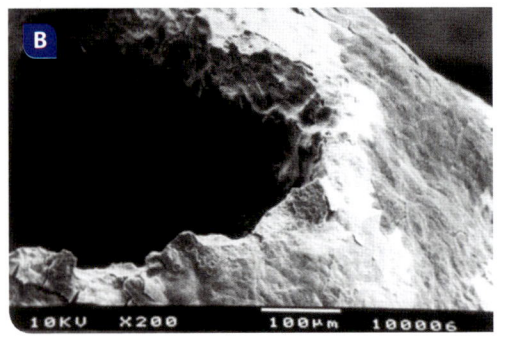

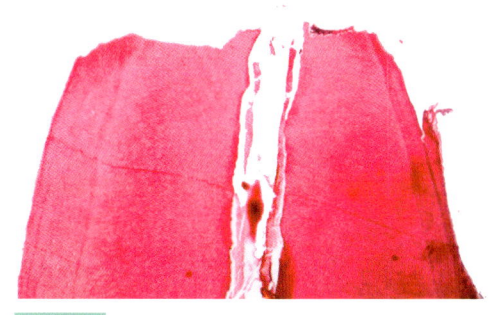

Figura 9.6

Aspectos microscópicos de um ápice radicular (aumento original = 2X, H.E.), mostrando que a reabsorção inflamatória pode provocar o desaparecimento da morfologia apical, com comprometimento da constrição apical.

Imagem gentilmente cedida pelo Prof. Dr. João Ferlini Filho, Universidade Federal do Rio Grande do Sul (UFRGS).

O estudo de Ferlini Filho[12] está diretamente inserido no contexto da odontometria e aborda a questão da reabsorção e seus efeitos deletérios em relação à terapia endodôntica. Observa-se, pelas considerações do autor, a relevância do processo de lise dos tecidos apicais, a reabsorção cemento-dentinária apical e sua íntima relação com o posicionamento do limite apical de instrumentação. A indicação desse limite, na maioria dos casos, tem sido efetuada pelos chamados métodos radiográficos de odontometria. Torna-se difícil, no entanto, o estabelecimento radiográfico desse importante referencial anatômico em um dente com ápice erodido pela reabsorção (FIG. 9.7) e, portanto, com limites radiográficos imprecisos. Isso traz riscos à instrumentação que, alcançando acidentalmente os tecidos periodontais apicais, resultará em iatrogenia, de manifestações já conhecidas, com sintomatologia pós-operatória dolorosa. O problema acentua-se quando a reabsorção localiza-se nas faces vestibular ou lingual das raízes envolvidas. Agrava-se consideravelmente quando se percebe que a imagem radiográfica da reabsorção dos tecidos duros não traduz a plenitude do processo destrutivo que, em seus estágios iniciais, passa despercebido à investigação diagnóstica. Tudo isso está somado ao fato de a radiografia ser um recurso limitado, em que é fornecida uma imagem bidimensional de um processo que tem três dimensões.[12]

Não obstante as situações descritas anteriormente, a obturação do canal radicular, cujo sucesso é decorrência direta da modelagem que a antecedeu, igualmente sofre interferência das reabsorções apicais. Um canal corretamente limpo e modelado exige, para que se obtenha o almejado êxito no tratamento endodôntico, selamento apropriado, eliminando qualquer possibilidade de espaço propício ao desenvolvimento bacteriano, levando, assim, às condições ideais para o estabelecimento da cura. Existindo reabsorção radicular, diagnosticada ou não, e consequente preparo da matriz apical defeituosa, o desejado travamento do cone de guta-percha principal será mínimo ou inexistente. Isso resulta em espaços entre o cone e as paredes do canal principal, permitindo escape do material obturador para os tecidos periodontais apicais. É importante salientar que a reabsorção *per se* não configura causa de insucesso. Este se deve à deficiente obturação executada ante essas condições.[12]

DETERMINAÇÃO DO COMPRIMENTO REAL DE TRABALHO

Algumas técnicas para a determinação do CRT foram descritas e aferidas cientificamente, entre as quais a sensibilidade tátil digital, métodos radiográficos[24-26] e métodos eletrônicos, cada qual podendo ser utilizada isoladamente ou em conjunto, fato que, segundo alguns autores,[27-29] pode adicionar segurança à indicação de um limite apical de instrumentação.

As variações de forma e posicionamento da constrição apical dificultam sua detecção pela sensibilidade tátil digital.[16] Da mesma maneira, os métodos que utilizam interpretações de imagens radiográficas têm limitações resultantes de fatores como distorções,[30] interferências anatômicas e de objetos pertinentes à operatória endodôntica, restrições quanto ao fato de ser uma imagem bidimensional de um objeto tridimensional,[31] impossibilidade de visualização do forame apical e da constrição apical,[32] e a interpretação subjetiva do operador.[33]

Métodos radiográficos

A indicação do comprimento real de trabalho, baseada na interpretação radiográfica, vem paulatinamente perdendo espaço para o método eletrônico (impedância frequência dependente) na determinação da posição da saída foraminal, desde sua instituição em 1988. Embora tenha sido o método mais utilizado pelos clínicos e especialistas na terapia endodôntica,[34] os métodos fundamentados em tomadas radiográficas, de acordo com Best e colaboradores,[24] Bregman,[25] e Ingle,[26] demonstram grande variabilidade de

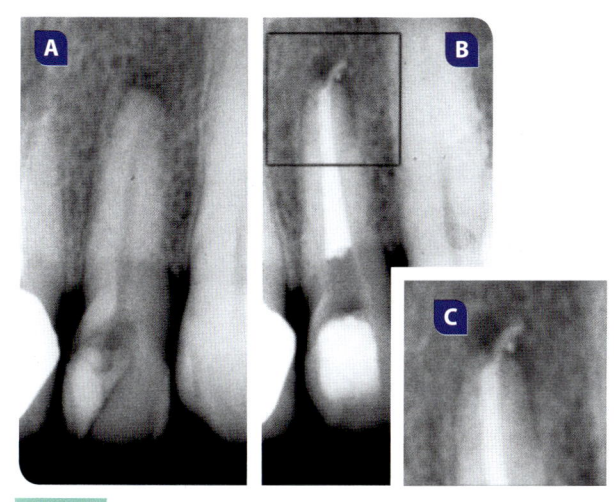

Figura 9.7

A. Incisivo lateral superior esquerdo, com indicação para tratamento endodôntico, lesão apical e reabsorção apical presente. **B.** Após a obturação do canal, nota-se a passagem de material obturador. **C.** Detalhe da área.

resultados, apresentando variável porcentagem de acerto. Segundo os autores, o método que determinou medidas mais próximas do comprimento real dos dentes averiguados foi o proposto por Ingle.[26]

Ainda que seja a mais difundida e utilizada técnica de odontometria e apresente índices razoáveis de precisão quanto à localização de um ponto próximo à saída foraminal, o método radiográfico de Ingle[26] encontra algumas limitações que tendem a diminuir sua precisão e confiabilidade. O problema primário está vinculado ao processo de obtenção de uma boa imagem radiográfica do elemento em tratamento. A qualidade final da radiografia está vinculada a muitas variáveis, envolvendo posicionamento correto do filme em relação ao objeto a ser radiografado, angulação correta do feixe de raios X, interferências de estruturas anatômicas ou objetos utilizados no isolamento do campo operatório, tempo de exposição à radiação e processamento radiográfico adequado[22] (FIG. 9.8).

Outra dificuldade relacionada ao método de Ingle,[26] que influencia em sua precisão, diz respeito ao fato de ser a interpretação da imagem adquirida um dado subjetivo, podendo variar o resultado de operador para operador.[35,36] Tentativas de obter a imagem da posição da ponta do instrumento e sua relação com o forame apical, necessária para determinar o comprimento real de trabalho, podem ainda ser prejudicadas pelos detalhes morfológicos do ápice, nem sempre visíveis na radiografia.[37] A interpretação da posição do instrumento no interior do canal pode não corresponder à realidade, uma vez que a imagem da lima fora do canal pode estar sobreposta à imagem da raiz[22,38] (FIG. 9.9).

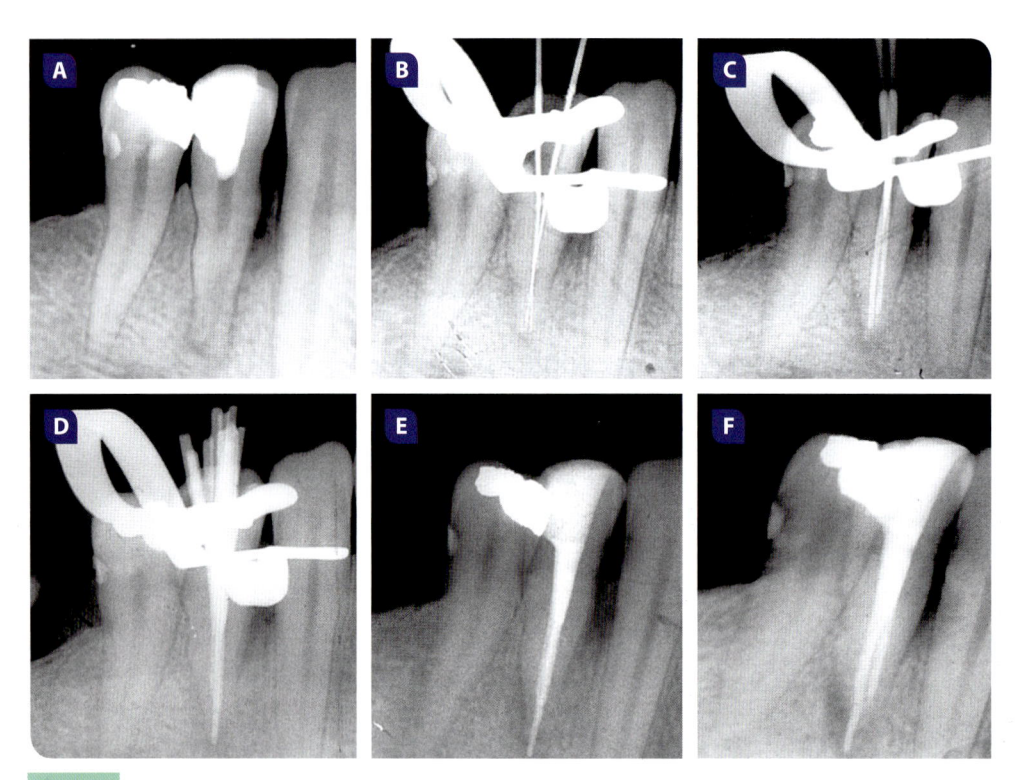

Figura 9.8
A. Radiografia do tratamento endodôntico do primeiro pré-molar inferior direito. Imagem inicial sugerindo duas raízes, uma vestibular e outra lingual. **B.** Radiografia com finalidade odontométrica, com tomada mesializada. **C.** Prova radiográfica dos cones. **D.** Radiografia comprobatória da obturação, anteriormente ao corte dos cones. **E.** Imagem radiográfica após a obturação e restauração provisória. **F.** Outra tomada radiográfica, aumentando o grau de variação horizontal (mesializado), sugerindo o trespasse do material obturador na raiz vestibular.

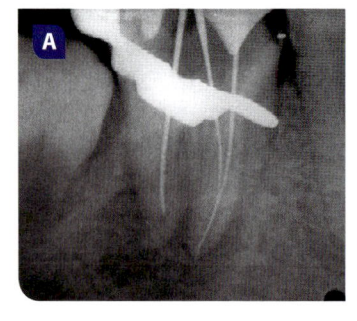

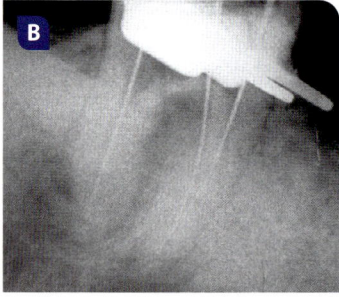

Figura 9.9
Molares inferiores, com instrumentos inseridos nos canais radiculares, mostrando a dificuldade de definição e interpretação da relação entre a ponta dos instrumentos e as reais posições dos forames apicais.

Método eletrônicoo: princípios da mensuração eletrônica e desenvolvimento

Este método demonstrou um apreciável desenvolvimento tecnológico, superando os problemas iniciais apresentados, principalmente no que tange à incapacidade de leitura em canais contendo soluções irrigadoras condutoras de corrente elétrica. Nos últimos anos, estudos avaliando o método eletrônico baseado na detecção do sinal elétrico com diferentes níveis de frequência resultaram em índices de acerto satisfatórios, indicando que os localizadores foraminais eletrônicos encontraram lugar de destaque no contexto da pesquisa e clínica endodôntica.

Os primeiros equipamentos desenvolvidos (FIG. 9.10) apresentavam índices de sucesso inferiores ou comparáveis às técnicas radiográficas.[39-42] No entanto, com o surgimento dos localizadores foraminais eletrônicos de 3ª geração, tem-se conseguido estabelecer o comprimento real de trabalho com exatidão de −0,5 mm, em diferentes condições clínicas, em mais de 80% dos casos, de acordo com Ramos,[43] Goldman e colaboradores,[44] Welk e colaboradores,[45] Pratten e McDonald,[46] Dunlap e colaboradores,[47] Lucena e colaboradores.[48] Yamaoka e colaboradores[49] sugeriram o primeiro método eletrônico baseado em multifrequências a partir do cálculo da diferença entre as amplitudes da fundamental e da harmônica de 5 kHz da diferença de potencial devida sobre o canal, quando aplicada uma corrente com forma de onda quadrada e frequência fundamental de 1 kHz. O modelo Apit (Osada, Japão) implementou uma modificação dessa proposta, aplicando um sinal composto pelo somatório de duas senoides.[49]

Além de precisos e confiáveis, o método eletrônico apresenta-se conveniente ao paciente e ao operador porque diminui a exposição do paciente à radiação ionizante, reduz o tempo do tratamento, é de fácil utilização em pacientes com dificuldades de abrir a boca e pode ser usado em pacientes gestantes. Por ser menos subjetivo que os métodos radiográficos, os localizadores foraminais eletrônicos do tipo frequência também apresentam maior reprodutibilidade das medidas.[45]

O método eletrônico indica a posição da saída foraminal a partir da medição da impedância elétrica utilizando-se a decomposição do sinal elétrico em sinais multifrequenciais entre um eletrodo inserido no interior do canal e outro apoiado normalmente na comissura labial.[50] A evidente diminuição da impedância na área correspondente à saída foraminal (FIGS. 9.11 e 9.12), e além dela, indica sua posição, sendo esse o fator fundamental que permite o método eletrônico auferir resultados de precisão e confiabilidade mais significantes do que aqueles encontrados por outros métodos.

Diferentes resultados, em estudos aferindo o método eletrônico pelo radiográfico, foram observados em razão de os aparelhos localizadores foraminais do tipo frequência indicarem a posição da saída foraminal, ao passo que a análise radiográfica pretende interpretar apenas a posição do ápice radiográfico,[53] coincidente em menos de 50% dos casos com a posição real do forame apical.[54] Os experimentos com índices de sucesso medianos, na sua maioria, aferiram os resultados encontrados pelo método eletrônico a partir da análise radiográfica. Essa metodologia é inadequada para tal objetivo, uma vez que pode induzir a uma falsa interpretação da real posição da ponta do instrumento em relação ao forame apical, nem sempre localizado no ápice radiográfico.[9]

Embora com detalhes diferentes (apresentação do equipamento, interface operacional, pontos de marcação na tela, tipos de baterias e acessórios), os modelos de aparelhos de 3ª geração dispostos comercialmente (Ipex – NSK – Japão; Mini Root ZX e Root ZX II – JMorita, Estados Unidos; Bingo Pro e Novapex – Forum, Israel; Romiapex A-15 – Romidan, Israel; Mini e Elements Diagnostic Unit and Apex Locator – Sybroendo – Estados Unidos; Raypex 6 – VDW – Alemanha; Endo-Eze® Find Apex Locator – Ultradent – Estados Unidos), funcionam praticamente a partir do mesmo princípio, com diferenças peculiares ao número de frequências quanto à decomposição do sinal elétrico e fórmula matemática de cálculo.

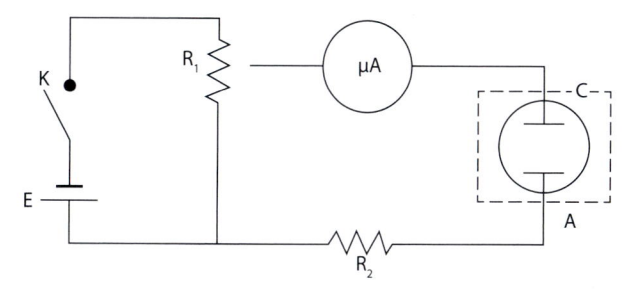

Figura 9.10

Circuito equivalente do método proposto por Sunada para localização do forame apical. (A) Anodo ou lima endodôntica; e (C) cátodo ou eletrodo da mucosa.

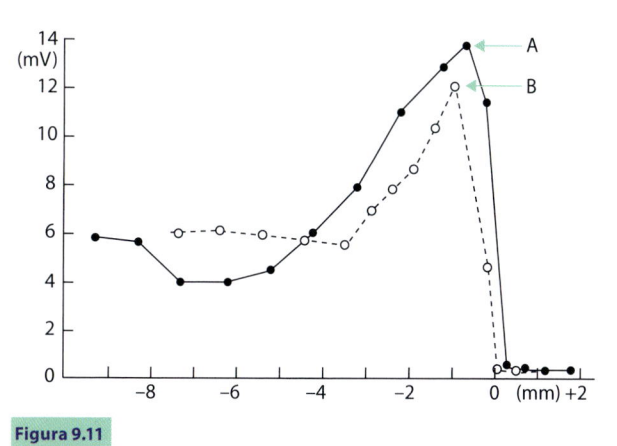

Figura 9.11

Variação do gradiente de tensão no canal da raiz. Foram utilizados dois tipos diferentes de eletrodos: bipolar do tipo simples (curva A) e bipolar do tipo combinado (curva B). A ordenada e a abscissa fornecem a diferença de potencial entre os polos do eletrodo bipolar e a distância do eletrodo para o FA, respectivamente. Distâncias positivas indicam que a ponta do eletrodo está aquém do forame, enquanto para as distâncias negativas ele está no interior do canal.

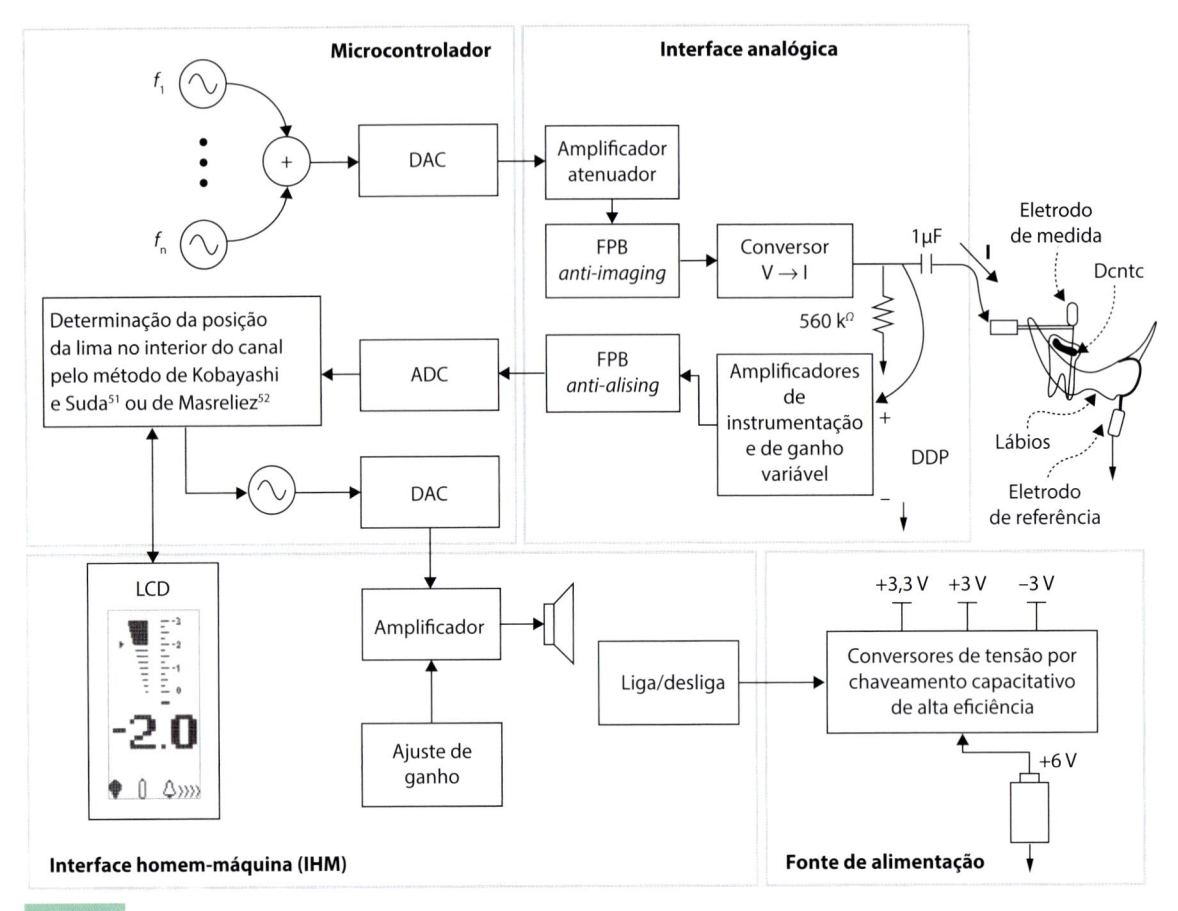

Figura 9.12

Diagrama em blocos de um protótipo experimental.[50] O diagrama apresenta os blocos principais e os fluxos dos dados ou dos sinais do instrumento durante o processo de medida. Os geradores senoidais de frequência f_1 a f_n representam os componentes espectrais dos sinais gerados tanto para o método de Kobayashi e Suda,[51] como para o de Masreliez.[52]

Influência da condição pulpar na precisão do método

A influência da condição pulpar na precisão e na confiabilidade da medição eletrônica pelo método da impedância frequência dependente foi objeto de averiguações *in vivo*.[47,55,56] Arora e Gulabilava,[55] Dunlap e colaboradores[47] e Mayeda e colaboradores[56] observaram clinicamente leituras eletrônicas do limite apical, definido pelos autores pela marcação da posição ápice na tela, nos casos de polpa viva e necrose, avaliando posteriormente a posição real dos instrumentos em relação ao forame apical. A análise dos resultados obtidos indicou que não houve diferença estatisticamente significante entre as leituras em polpa viva ou necrosada.

A presença de polpa inflamada no trajeto do canal radicular a ser mensurado dificulta a execução de medições eletrônicas.[57] Clinicamente, observa-se que o procedimento apresenta maior facilidade de execução em canais com conteúdo pulpar necrótico, ou mesmo casos de retratamentos. Recomenda-se, portanto, que uma pulpectomia parcial seja realizada (FIG. 9.13), seguida de abundante irrigação com solução de hipoclorito de sódio, para que possa ser efetuada a medição sem interferência da presença de polpa inflamada no canal.

Casos que apresentam normalmente a complexidade descrita são de dentes jovens, com cavidade pulpar ampla e forame incompletamente formado, acometidos de pulpite aguda irreversível. Essa situação encontra explicação nas investigações sobre a concentração de cátions na polpa humana, revelando que alterações patológicas nesse tecido

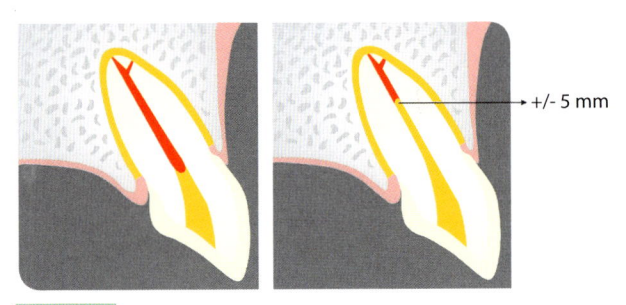

Figura 9.13

Representação esquemática da pulpectomia parcial, conforme apresentado no texto.

indicam mudanças em suas concentrações iônicas. Consequentemente, suas características eletrofisiológicas mostram-se alteradas, denotando interferências no processo de medição pelos localizadores foraminais eletrônicos. Kovačević e Tamarut[57] demonstraram que a presença de polpas com processos inflamatórios agudos tende a alterar as medições, uma vez que esse tecido apresenta seu potencial de condutividade elétrica alterado, exibindo valores acima do calibrado pelos aparelhos, distorcendo sua resposta. Clinicamente, nota-se que, nesses casos, a colocação do instrumento no terço cervical por vezes indica uma medição relativa à posição da saída foraminal ou aquém. Ao remover parcialmente o tecido, irrigando abundantemente e aspirando excesso de líquido irrigador, a medição tende a voltar ao normal. Ibarrola e colaboradores[58] realizaram um estudo sobre a precisão de leituras do Root ZX, variando a metodologia nas medições. Em um primeiro grupo, executaram medições diretas, sem ampliação progressiva até a medição. No segundo grupo, ampliaram progressivamente o canal até a medição. Os valores obtidos após a técnica progressiva apresentaram-se muito mais próximos do CRT.

Nos casos de ápice incompleto, reabsorção apical avançada[59,60] ou sobreinstrumentação,[61] a conformação das paredes dentinárias que modela a saída foraminal poderá estar comprometida,[62] alterando o ajuste elétrico do canal radicular.[27] A variação de impedância da parede dentinária do terço apical será reduzida,[63] indicando leituras aparentemente mais curtas (FIG. 9.14). O fluxo de corrente nesse local se altera, propiciando valores de gradiente de voltagem muito próximos aos valores do ligamento periodontal apical. Esse fato interfere na leitura da variação da impedância, calculada a partir da aplicação de duas ou mais frequências de corrente alternada.[64]

TÉCNICAS DE ODONTOMETRIA

Serão descritas as técnicas de odontometria radiográfica[26] e eletrônica (princípio da frequência, aparelhos de 3ª geração). No caso do método eletrônico, será descrita a utilização básica, pertinente a todos os equipamentos. Nesse caso, os aparelhos apresentam-se diferenciados principalmente pela interface de uso, acessórios, baterias e interpretação na tela da posição da saída foraminal.

Técnica de Ingle

Das técnicas que utilizam recursos radiográficos, a proposta por Ingle seguramente é a mais utilizada.[65] De execução simples, não requer nenhum recurso adicional ao equipamento clínico básico para realização do tratamento endodôntico. As fases operatórias são descritas a seguir:

- Tomada radiográfica inicial em que, além de visualizar as estruturas relacionadas ao dente, visando auxiliar o diagnóstico, estabelece-se um comprimento radiográfico provisório do dente (FIG. 9.15). Esta tomada radiográfica inicial deverá ser elaborada com uma técnica tal que permita a menor distorção possível, sugerindo-se a utilização da técnica do paralelismo (cone longo ou cone indicador);

- Diminuir entre 2 e 3 mm da medida observada a partir da medição do dente na radiografia, prevendo possíveis distorções na imagem radiográfica, servindo também como segurança contra trauma acidental aos tecidos periapicais;

- Transferir o comprimento para o instrumento endodôntico inicial, o qual será delimitado por um cursor de borracha;

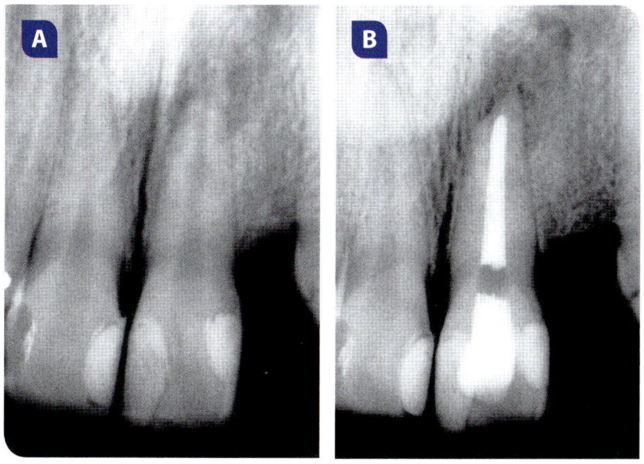

Figura 9.14
A. Imagem radiográfica pré-operatória de um incisivo central superior esquerdo, com lesão apical e sugestiva reabsorção radicular. **B.** Imagem radiográfica pós-operatória. Nota-se que o estabelecimento do comprimento real de trabalho, executado a partir da leitura de um modelo de localizador apical eletrônico (Root® ZX), promoveu o estabelecimento de um batente apical de instrumentação tal que permitiu a manutenção do material obturador em um limite adequado.

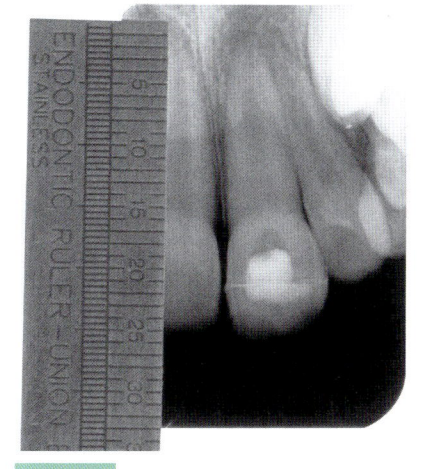

Figura 9.15
Na radiografia inicial, mede-se o comprimento do dente com régua milimetrada apropriada. No exemplo, 24,5 mm é o comprimento do dente na radiografia inicial de exame. Não é recomendada a utilização da régua endodôntica, pois sua altura dificulta a visualização da escala em relação à imagem radiográfica.

- Introduzir o instrumento no canal, de maneira que o cursor toque tangenciando a borda incisal ou a cúspide do dente, utilizada como ponto de referência, sendo um dos pontos que definirá o comprimento real de trabalho;
- Proceder à tomada radiográfica e ao devido processamento do filme;
- Medir na radiografia a diferença entre a ponta do instrumento e o ápice radicular, acrescentando ou diminuindo esse valor ao comprimento do instrumento. Dessa forma obtém-se o comprimento do dente (FIG. 9.16);
- Nos casos em que essa diferença for igual ou superior a 4 mm, o instrumento deve ser reposicionado mais perto do ápice, executando-se nova tomada radiográfica;
- Obtém-se, assim, o comprimento do dente. O comprimento real de trabalho será estabelecido subtraindo-se 1 mm (mais ou menos, dependendo do caso em questão) do valor encontrado.

Figura 9.16
Medir na radiografia de odontometria a diferença entre a ponta do instrumento e o ápice radicular. A correção posterior será realizada a mais, no caso de o instrumento não ter alcançado o ápice, ou a menos, no caso de a ponta do instrumento ultrapassar o ápice. No exemplo, a diferença entre a ponta do instrumento e o ápice radicular foi de +1,5 mm.

Técnica de Grossman

O método recorre ao comprimento médio dos dentes (TAB. 9.3) para a inserção inicial do instrumento, em que, em seguida, serão executadas a radiografia e as correções, de modo semelhante à técnica de Ingle.

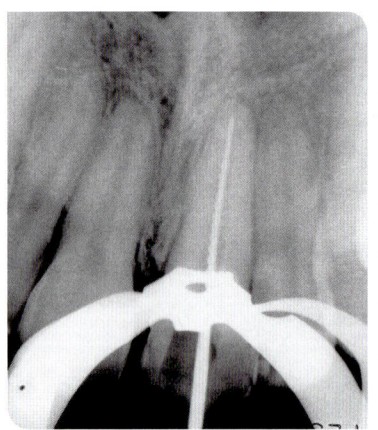

Técnica de Bregman

A técnica proposta por Bregman[25] consiste em colocar um instrumento com 10 mm de comprimento dentro do canal radicular, proceder a uma tomada radiográfica e, com o auxílio de uma régua milimetrada, medir na radiografia o comprimento do dente e o do instrumento; de posse dos três valores, realiza-se uma "regra de três" (Teorema de Thales), pela qual se obtém comprimento real do dente (CRD).

Tabela 9.3

Comprimento médio, máximo e mínimo dos dentes em milímetros, segundo Pucci e Reig

	COMPRIMENTO MÉDIO	COMPRIMENTO MÁXIMO	COMPRIMENTO MÍNIMO
Dentes superiores			
Incisivo central	21,80	28,50	18
Incisivo lateral	23,10	29,50	18,50
Canino	26,40	33,50	20
Primeiro pré-molar	21,50	25,50	17
Segundo pré-molar	21,60	26	17
Primeiro molar	21,30	25,50	18
Segundo molar	21,70	27	17,50
Terceiro molar	17,10	22	14
Dentes inferiores			
Incisivo central	20,80	27,50	16,50
Incisivo lateral	22,60	29	17
Canino	25	32	19,50
Primeiro pré-molar	21,90	26,50	17
Segundo pré-molar	22,30	27,50	17,50
Primeiro molar	21,90	27	19
Segundo molar	22,40	26	19
Terceiro molar	18,50	20	16

Fonte: Ramos e Bramante.[38]

$$CRD = \frac{CRI \times CAD}{CAI}$$

Em que:

CRI = Comprimento real do instrumento;
CAD = Comprimento aparente do dente na radiografia;
CAI = Comprimento aparente do instrumento na radiografia;
CRD = Comprimento real do dente.

Técnica eletrônica

Uma das dúvidas mais frequentes daqueles que desejam utilizar a odontometria eletrônica como parte da operatória endodôntica recai em qual modelo de equipamento adquirir. A resolução mais prudente para essa situação deve estar fundamentada em dois pontos essenciais:

- Necessariamente, o equipamento deve pertencer ao grupo de 3ª geração, ou seja, o princípio de funcionamento utilizado ser por impedância frequência dependente. Portanto, é prudente consultar os dados técnicos que acompanham o equipamento antes de efetuar a compra;
- A interface do aparelho deve ser amigável. O operador deve escolher, entre os equipamentos disponíveis no mercado, aquele que apresentar a melhor relação de interpretação da medição. Painéis muito complicados e leitura utilizando sequências de botões e ajustes podem dificultar o manuseio do aparelho.

Estudos têm demonstrado que as diferenças entre a precisão de leitura dos diversos modelos atuais de localizadores foraminais eletrônicos disponíveis no mercado apresentam sutis diferenças, provavelmente por minúcias de operação, leitura e interpretação.

Como qualquer técnica que demanda a utilização de equipamento de precisão, um treinamento anterior deve ser realizado para adequar alguns detalhes práticos de observação da leitura em todo trajeto radicular. Esse procedimento visa ambientar o operador no contexto do método eletrônico.

A correta obtenção e interpretação dos dados indicados pela leitura eletrônica, adicionados à medição da imagem radiográfica inicial para diagnóstico e ao conhecimento das medidas normais dos dentes, concorrem para o sucesso na determinação segura do comprimento real de trabalho, confinando os procedimentos operatórios em uma região tal que propicie o reparo biológico dos tecidos apicais.[3]

MODELOS DE EQUIPAMENTOS

Alguns modelos de localizadores foraminais eletrônicos estão representados nas **FIGURAS 9.17** a **9.19**.

Sequência operatória

- Após a abertura coronária e isolamento absoluto do campo operatório, o canal deve ser irrigado cuidadosamente com solução de hipoclorito de sódio, nas diferentes concentrações;
- Deve-se garantir que o cabo e eletrodos estejam corretamente conectados;
- Com os cabos conectados ao aparelho, liga-se o equipamento antes de instalar os eletrodos no intermediário do instrumento e na comissura labial do paciente;
- Anteriormente à colocação do instrumento no interior do canal, verifica-se se o dente, após o acesso, está completamente isolado e se restaurações metálicas não estão projetadas sobre as entradas dos canais. As restaurações metálicas desviam o circuito, diminuindo a impedância e provocando leitura falso-positiva;

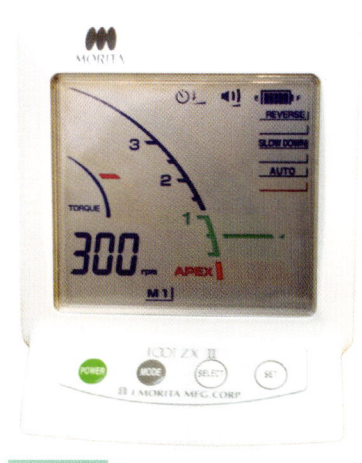

Figura 9.17
Root ZX II (J Morita, Japão).

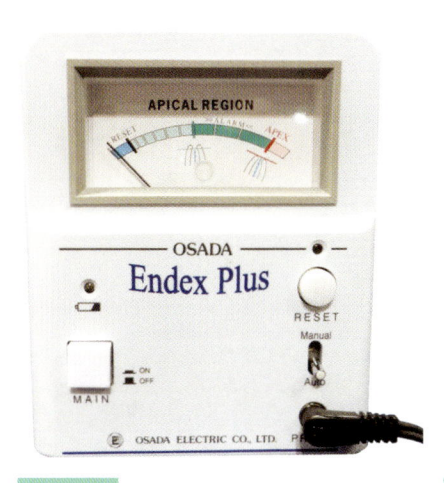

Figura 9.18
Endex Plus (Osada, Japão).

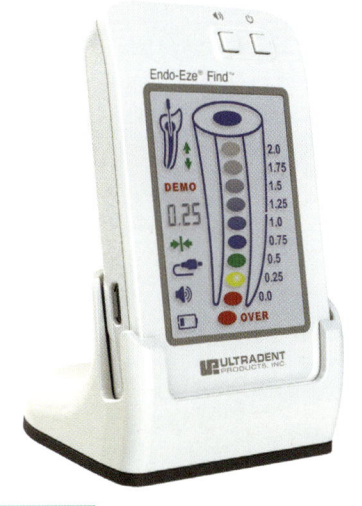

Figura 9.19
Endo-Eze® Find (Ultradent, Estados Unidos).

- A carga da bateria deve estar completa. Equipamentos de precisão como localizadores foraminais eletrônicos não funcionam corretamente em presença de carga parcial;
- Para os casos de biopulpectomia: uma pulpectomia parcial deve ser realizada anteriormente à medição a fim de possibilitar a execução da mensuração eletrônica. Essa pulpectomia parcial deve limitar-se a aproximadamente 5 mm aquém do comprimento do dente, estabelecido pela medição da imagem na radiografia pré-operatória. Caso ocorra hemorragia, ela não pode exceder ao limite da(s) entrada(s) do(s) canal(is). Em casos extremos, uma mecha de algodão pode ser colocada no interior da câmara pulpar, evitando que o sangramento tenha influência negativa na obtenção da leitura. O instrumento pode ser inserido ao lado da mecha de algodão;
- Para os casos de necrose, a solução de hipoclorito de sódio promoverá uma limpeza inicial dos restos necróticos do interior da câmara pulpar. Após a fase inicial de instrumentação progressiva, limitada apicalmente a um ponto 5 mm aquém do ápice radiográfico, medido na radiografia inicial, um instrumento de calibre compatível ao diâmetro anatômico deve ser inserido de forma suave, sem excessiva pressão apical. A esse instrumento estará ligado o polo da lima (ou porta lima) do aparelho. O material irrigador deve estar ausente da câmara pulpar, limitando-se à(s) embocadura(s) do(s) canal(is);
- O eletrodo do lábio é colocado na comissura labial do paciente;
- Optando-se pela técnica de instrumentação (*Crown-down*), os instrumentos mais calibrosos poderão ser utilizados até um limite 5 mm anteriores à medição inicial, feita a partir da radiografia pré-operatória. Neste momento, acopla-se o eletrodo da lima (**FIG. 9.20**) ao instrumento na sequência operatória e executa-se a leitura. É importante que os canais estejam com solução irrigadora, sem que a câmara pulpar contenha excesso de líquido irrigador.

O instrumento endodôntico escolhido para executar o cateterismo da porção apical não instrumentada do canal, e concomitante odontometria eletrônica, deve ser 5 mm maior do que o comprimento provisório de trabalho (CPT), medido na radiografia de exame. Isto se deve à necessidade de um espaço livre para a colocação do eletrodo da lima no intermediário e o cursor de borracha.

- Inserir o instrumento no interior do canal radicular. Certificar-se de que a ponta do instrumento se ajusta às paredes internas. Instrumentos muito finos poderão dar resultado falso ou, ainda, dificultar a medição com interrupções durante a medição. Utilizar instrumentos de diâmetro próximo ao diâmetro anatômico (**TABS. 9.3** e **9.4**);
- Introduzir apicalmente o instrumento escolhido girando-o suavemente no sentido horário, percebendo o início da leitura pelo equipamento. Essa leitura terá a exata velocidade da penetração do instrumento no interior do canal, rumo ao forame apical (**FIG. 9.22**);
- Importante salientar que **nenhum localizador foraminal eletrônico apresenta precisão nas medições intermediárias**, sendo fundamental que o operador alcance o ponto relativo ao forame apical dado pelo localizador, ou o mais próximo possível deste;
- Ao se aproximar das marcações finais, um alarme sonoro intermitente é acionado. Deve-se continuar com o instrumento no sentido apical até a marcação relativa à posição da saída foraminal. Caso haja sobrepasse do instrumento em direção ao tecido periapical (**FIG. 9.23**), deve-se retornar o instrumento até a posição referente ao forame apical. Observar que cada modelo de equipamento identifica as marcações na tela de maneira diferente;
- Neste momento, o operador deve proceder à marcação da posição da saída foraminal (comprimento de limpeza ou comprimento de patência) no instrumento inserido, deslizando o cursor até o ponto de referência escolhido;
- Dessa maneira, diminui-se 0,5 a 1 mm para determinação do CRT.

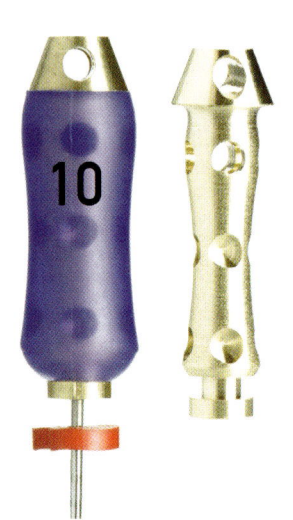

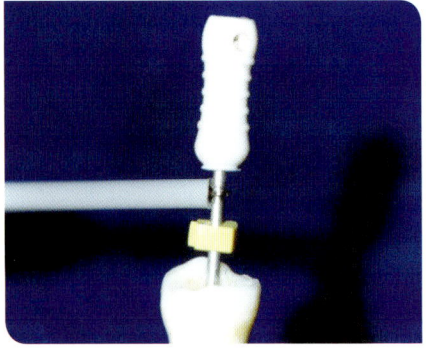

Figura 9.20
Eletrodo da lima, posicionado no intermediário do instrumento, entre o cursor e o cabo do instrumento.

Figura 9.21
Detalhe do instrumento manual tipo K TiLOS™ (Ultradent) com cabo condutor especialmente desenvolvido para ser acoplado ao eletrodo.

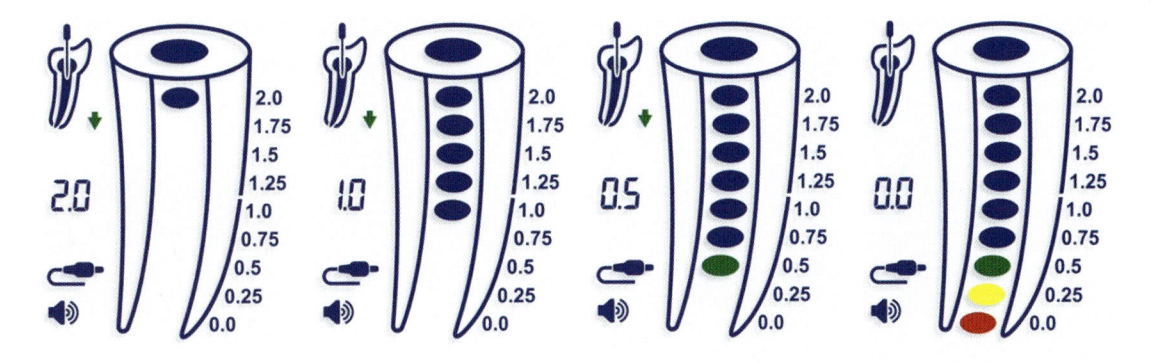

Figura 9.22
Painel do modelo Endo-Eze Find (Ultradent), mostrando, da esquerda para direita, a sequência de leitura eletrônica da progressão do instrumento no sentido apical, até a saída foraminal (0,0).

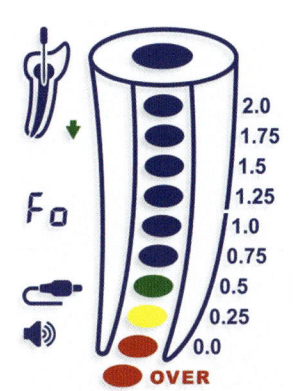

Figura 9.23
Painel do modelo Endo-Eze Find (Ultradent) mostrando sobrepasse do instrumento no sentido do tecido periapical.

Cuidados especiais durante as medições eletrônicas

Alguns detalhes deverão ser observados durante a medição eletrônica, independentemente do modelo utilizado:

- Ler com atenção o manual de instruções que acompanha cada equipamento. As variações em torno da tela de mensuração são grandes de aparelho para aparelho. O operador deve descobrir no próprio equipamento qual é o ponto referente ao forame apical. Não utilizar os pontos intermediários, pois não oferecem precisão;
- Antes de qualquer intervenção no paciente, deve-se treinar medições eletrônicas *in vitro*. Após estudar todas as características desse método e, particularmente, como seu equipamento funciona, deve-se fazer um modelo experimental com dentes extraídos e alginato;
- Deve-se obter uma radiografia inicial confiável, com uma técnica de tomada preferencialmente por paralelismo, utilizando dispositivos de localização (do tipo "cone indicador"). Faz-se um processamento radiográfico cuidadoso, analisando essa radiografia em negatoscópio sem fuga de luz, com o auxílio de uma lupa e de uma régua milimetrada plástica transparente chata. O CTP, medido a partir de uma criteriosa radiografia inicial, difere normalmente de 0 a 15%[60] da medida do comprimento real de trabalho definitivo;
- Nos casos de polpa com vitalidade, realiza-se uma pulpectomia parcial removendo, no mínimo, dois terços do volume de tecido pulpar. Clinicamente, nota-se que, nos casos de polpa irreversivelmente inflamada, a colocação do instrumento no terço cervical pode indicar uma medição, pelo aparelho, como estando no ponto próximo à constrição apical. Ao remover parte do tecido, irrigando abundantemente e aspirando o excesso de líquido irrigador, a medição tende a voltar ao normal;
- O instrumento utilizado para a medição deve ser compatível com o diâmetro anatômico do canal (**TABS. 9.3** e **9.4**). Instrumentos mais calibrosos não alcançarão o terço apical. Instrumentos finos oferecem dificuldade de posicionamento apical e leitura, dada a falta de controle de penetração do instrumento. Em uma colaboração importante para o estudo da anatomia dos últimos milímetros do canal radicular, referente ao diâmetro médio desses segmentos, Wu e colaboradoes[18] executaram medições cujas médias de resultados são apresentadas nas **TABELAS 9.4** e **9.5**.

A interpretação dos dados das tabelas exibidas indica qual será, aproximadamente, o diâmetro anatômico dos dentes a serem mensurados e, por conseguinte, qual o instrumento de eleição para execução do procedimento. Interessante destacar que, na maioria dos casos, os diâmetros mesiodistal e vestibulolingual (ou palatino, nos superiores) não coincidem, indicando que esses segmentos possuem canal oval, e não circular. Esse detalhe mostra que nem sempre o instrumento de medição consegue tocar todas as paredes internas do canal radicular. Muitos autores demonstraram que a medição do diâmetro anatômico, pela técnica do primeiro instrumento adaptado no limite apical, pode ensejar leituras errôneas do diâmetro apical. Na maioria das vezes, parte do instrumento inserido adapta-se em um ponto distante da constrição, referindo um ajuste apical inexistente,

Tabela 9.4

Medidas médias do diâmetro vestibulopalatino e mesiodistal dos canais radiculares de dentes superiores a 1, 2 e 5 mm aquém do forame apical. Os valores encontram-se em milímetros (p. ex.: 0,50 coincide com o D_0 do instrumento endodôntico 50)

	DIÂMETRO VESTIBULOPALATINO			DIÂMETRO MESIODISTAL		
Posição aquém do forame apical	1 mm	2 mm	5 mm	1 mm	2 mm	5 mm
Dentes superiores						
Incisivo central	0,34	0,47	0,76	0,30	0,36	0,54
Incisivo lateral	0,45	0,60	0,77	0,33	0,33	0,47
Canino	0,31	0,58	0,63	0,29	0,44	0,50
Pré-molar vestíbulo	0,30	0,40	0,35	0,23	0,31	0,31
Pré-molar palatino	0,23	0,37	0,42	0,17	0,26	0,33
Molar mesiovestibular	0,19	0,37	0,46	0,13	0,27	0,32
Molar mesiopalatino	0,19	0,31	0,38	0,16	0,16	0,16
Molar distovestibular	0,22	0,33	0,49	0,17	0,25	0,31
Molar palatino	0,29	0,40	0,55	0,33	0,40	0,74

Fonte: Wu e colaboradores.[18]

Tabela 9.5

Medidas médias do diâmetro vestibulolingual e mesiodistal dos canais radiculares de dentes superiores a 1, 2 e 5 mm aquém do forame apical. Os valores encontram-se em milímetros (p. ex.: 0,50 coincide com o D_0 do instrumento endodôntico 50)

	DIÂMETRO VESTIBULOLINGUAL			DIÂMETRO MESIODISTAL		
Posição aquém do forame apical	1 mm	2 mm	5 mm	1 mm	2 mm	5 mm
Dentes inferiores						
Incisivos	0,37	0,52	0,81	0,25	0,25	0,29
Canino	0,47	0,45	0,74	0,36	0,36	0,57
Pré-molar	0,35	0,40	0,76	0,28	0,32	0,49
Molar mesiovestibular	0,40	0,42	0,64	0,21	0,26	0,32
Molar mesiolingual	0,38	0,44	0,61	0,28	0,24	0,35
Molar distal	0,46	0,50	1,07	0,35	0,34	0,59

Fonte: Wu e colaboradores.[18]

elemento que o operador não percebe por impossibilidade de visualização interna. Muitas vezes a ponta do instrumento encontra-se solta na luz do canal e, devido à conicidade do instrumento, um segmento mais calibroso deste encontra-se ajustado. A saída para detecção clínica do diâmetro anatômico seria a realização da técnica progressiva de instrumentação (Crown-down). Dessa maneira, eliminam-se as interferências relativas ao trajeto dos terços cervical, médio e início do apical, facilitando o ajuste da ponta do instrumento no leito anatômico do canal radicular. Baseado pelos valores dispostos e realizada a técnica Crown-down, o operador estará habilitado a realizar este importante passo operatório, auxiliado pela odontometria eletrônica.

- Os eletrodos (lima e lábio) deverão estar livres de oxidações provenientes do contato com solução irrigadora. Esse detalhe evita parcialmente a oxidação;
- O nível de substância irrigadora não pode exceder as entradas dos canais. Os canais deverão apresentar-se úmidos para medição, utilizando, de preferência, hipoclorito de sódio.[66] Clorexidina, em solução ou gel, permite igualmente a medição eletrônica;

- Caso ocorra oscilação de leitura, ou mesmo sua interrupção, remove-se o instrumento de dentro do canal. Irriga-se e aspira-se o excesso de irrigante e reinicia-se o procedimento. Deve-se verificar a presença de contato entre instrumento e restaurações metálicas. É necessário verificar, sobretudo, a presença de excesso de tecido pulpar, em casos de polpa irreversivelmente inflamada. Verificar a carga da bateria;
- Recomenda-se não deixar seu aparelho com as baterias por um longo período de tempo sem uso;
- Dobrar o cabo pode romper um dos fios que por ele passam, danificando o equipamento.

TOMADA RADIOGRÁFICA DE AFERIÇÃO

Um detalhe polêmico sobre odontometria eletrônica diz respeito à necessidade de execução de radiografia comprobatória ultimando verificar a precisão do método. Nesse particular, parece haver um erro de objetivo, não de procedimento. O procedimento "tomada radiográfica após odontometria eletrônica" deve ser executado, ainda que a finalidade básica desse processo não seja necessariamente confirmar a precisão do limite apical estabelecido pela leitura eletrônica.

Vários estudos[5,17,18,20,32,33,36,54,67-75] mostraram que a técnica radiográfica exibe limitações maiores ou menores, na dependência da morfologia radicular do dente a ser examinado, da posição no arco dental, da presença de estruturas anatômicas gerando interposições de imagens, da presença de reabsorção apical, além das dificuldades inerentes ao próprio processo de tomada e processamento radiográfico. Cabe sinalizar que o procedimento de tomada radiográfica, após odontometria eletrônica, deva ser executado cumprindo igualmente a função de reconhecimento do trajeto do canal (ou canais). A imagem do instrumento inserido no leito do canal facilita a identificação de detalhes consoantes, como o ângulo e o raio de curvaturas, o comprimento do arco, as sinuosidades, as dilacerações, a espessura lateral de dentina e ainda sugere a relação entre a ponta do instrumento e o vértice radiográfico apical.

A radiografia, nesse caso, revela detalhes adicionais à imagem obtida inicialmente, facilitando a identificação de situações que ocasionarão procedimentos técnicos diferentes, baseados nos dados aferidos pela análise da radiografia obtida com o(s) instrumento(s) inserido(s). Ressalta-se, ainda, que esse passo operatório se mostra valioso no sentido da autoavaliação do aprendizado técnico necessário ao operador iniciante, dando condições para que se eleve o grau de confiança no método eletrônico de odontometria.

REFERÊNCIAS

1. Morfis A, Sylaras SN, Georgopoulou M, Kernani M, Prountzos F. Study of the apices of human permanent teeth with the use of a scanning electron microscope. Oral Surg Oral Med Oral Pathol. 1994;77(2):172-6.
2. Berger CR. Obturação dos canais radiculares. In: Berger CR. Endodontia. São Paulo: Pancast; 1998.
3. Seltzer S, Soltanoff W, Smith J. Biologic aspects of endodontics. Oral Surg Oral Med Oral Pathol. 1973;36(5):725-37.
4. Brochado VHD, Silva Neto UX da, Gonçalves Júnior JF, Ramos CAS. Avaliação da precisão de localizadores apicais eletrônicos na determinação do comprimento de trabalho. Pesqui Odontol Bras. 2001;15:79.
5. Weine FS. Cálculo do comprimento de trabalho. In: Weine FS. Tratamento endodôntico. 5. ed. São Paulo: Santos; 1995.
6. Harrison JW, Baumgartner JC, Svec TA. Incidence of pain associated with clinical factors during and after root canal therapy. Part 2. Postobturation pain. J Endod. 1983;9(10):434-8.
7. Sjogren U, Hagglund B, Sundqvist G, Wing K. Factors affecting the long-term results of endodontic treatment. J Endod. 1990;16(10):498-504.
8. Swartz DB, Skidmore AE, Griffin JA Jr. Twenty years of endodontic success and failure. J Endod. 1983;9(5):198-202.
9. Simon JHS. The apex: how critical is it? Gen Dent. 1994;42(4):330-4.
10. Eleazer PD, Glickman GN, Mc Clanahan SP, Webb TD, Justman BC. Glossary of endodontic terms. 9th ed. Chicago: AAE; 2016.
11. Grove CJ. An accurate new technique for filling root canals to the dentino-cemental junction with impermeable materials. J Amer Dent Ass. 1929;16:1594-600.
12. Ferlini Filho J. Estudo radiográfico e microscópico das reabsorções radiculares na presença de periodontites apicais crônicas (microscopia ótica e de varredura) [tese]. Bauru: Faculdade de Odontologia de Bauru; 1999.
13. Dummer PM, McGinn JH, Rees DG. The position and topography of apical constriction and apical foramen. Int Endod J. 1984;17(4):192-8.
14. Green D. A stereomicroscopic study of apices of 400 maxillary and mandibular anterior teeth. Oral Surg Oral Med Oral Pathol. 1956;9(11):1224-32.
15. Crane AS. Discussion of nature methods of making perfect root fillings. Dent Cosmos. 1921;63:1039-40.
16. McQuillen JH. Fang fillings. Dent Cosmos. 1861;11:225-6.
17. Machado MEL, Pesce HF. Estudo da região apical de dentes tratados endodonticamente até o vértice radiográfico da raiz. Rev Ass Paul Cirurg Dent. 1981;35(6):534-7.
18. Wu MK, Wesselink PR, Walton RE. Apical terminus location of root canal treatment procedures. Oral Surg Oral Med Oral Pathol Oral Radiol Endod. 2000;89(1):99-103.
19. Langeland K. The histologic basis in endodontic treatment. Dent Clin North Am. 1967:491-520.
20. Gutierrez JH, Aguayo P. Apical foraminal openings in human teeth. Number and location. Oral Surg Oral Med Oral Pathol Oral Radiol Endod. 1995;79(6):769-77.
21. Levy AB, Glatt L. Deviation of the apical foramen from the radiographic apex. J N J State Dent Soc. 1970;41(8):12-3.
22. Gutmann JL, Leonard JE. Problem solving in endodontic working-length determination. Compend Contin Educ Dent. 1995;16(3):288, 290, 293-4 passim; quiz 304.
23. Leonardo MR. Contribuição para o estudo da reparação apical e periapical pós-tratamento de canais radiculares [tese]. Araraquara: Faculdade de Odontologia de Araraquara; 1973.
24. Best EJ, Gervasio W, Sowle JT, Winter S, Gurney BF. A new method of tooth length determination for endodontic practice. Dent Dig. 1960;66:450-4.
25. Bregman RC. A mathematical method of determining the length of a tooth for root canal treatment and filling. J Can Dent Assoc (Tor). 1950;16(6):305-6.
26. Ingle JI. Endodontics instruments and instrumentation. Dent Clin N Amer. 1957;1:805-22.
27. Olson AK, Goerig AC, Cavataio RE, Luciano J. The ability of the radiographic in determining the location of apical foramen. Int Endod J. 1991;24(1):28-35.

28. Ounsi HF, Haddad G. In vitro evaluation of reliability of the Endex electronic apex locator. J Endod. 1998;24(2):120-1.
29. Shabahang S, Goon WWY, Gluskin A. H. An in vivo evaluation of Root ZX electronic apex locator. J Endod. 1996;22(11):616-8.
30. Duinkerke AS, van de Poel AC. An analysis of apparently identical radiographs. Oral Surg Oral Med Oral Pathol. 1974;38(6):962-7.
31. Tidmarsh BG, Sherson W, Stalker NL. Establishing endodontic working length: a comparison of radiographic and electronic methods. N Z Dent J. 1985;81(365):93-6.
32. Palmer MJ, Weine FS, Healey HJ. Position of the apical foramen in relation to endodontic therapy. J Can Dent Assoc (Tor). 1971;37(8):305-8.
33. Lambriandis T. Observer variations in radiographic evaluation of endodontic therapy. Endod Dent Traumat. 1985;1(6):235-41.
34. Clouse HR. Electronic methods of root measurement. Gen Dent. 1991;39(6):432-7.
35. De-Deus QD. Endodontia. 5. ed. Rio de Janeiro: Medsi; 1992.
36. Goldman M, Pearson AH, Darzenta N. Endodontic success - Who's reading the radiographic? Oral Surg Oral Med Oral Pathol. 1972;33(3):432-7.
37. Chong BS, Pitt Ford TR. Apex locators in endodontics: which, when an how? Dent Update. 1994;21(8):328-30.
38. Ramos CAS, Bramante CM. Instrumentação dos canais radiculares. In: Ramos CAS, Bramante CM. Endodontia: fundamentos biológicos e clínicos. São Paulo: Santos; 2001.
39. Suchde RV, Talim ST. Electronic ohmmeter. An electronic device for the determination of root canal length. Oral Surg Oral Med Oral Pathol. 1977;43(1):141-50.
40. Sunada I. New method for measuring the length of the root canal. J Jap Stomat Soc. 1958;25:161-71.
41. Suzuki K. Experimental study in iontophoresis. J Jap Stomat Soc. 1942;16:414-17.
42. Ushiyama J. New principle and method for measuring the root canal length. J Endod. 1983;9(3):97-104.
43. Ramos CAS. Influência do diâmetro do forame apical na precisão de leitura de um modelo de localizador apical eletrônico [tese]. Bauru: Universidade de São Paulo; 1993.
44. Goldman M, Pearson AH, Darzenta N. Electronic apex locators. Oral Surg Oral Med Oral Pathol. 1972;33(3):432-7.
45. Welk AR, Baumgartner JC, Marshall JG. An in vivo comparison of two frequency-based electronic apex locators. J Endod. 2003;29(8):497-500.
46. Pratten DH, McDonald NJ. Comparison of radiographic and electronic working lengths. J Endod. 1996;22(4):173-6.
47. Dunlap CA, Remeikis NA, BeGole EA, Rauschenberger CR. An in vivo evaluation of an electronic apex locator that uses the ratio method in vital and necrotic canals. J Endod. 1998;24(1):48-50.
48. Lucena-Martín C1, Robles-Gijón V, Ferrer-Luque CM, de Mondelo JM. In vitro evaluation of the accuracy of three electronic apex locators. J Endod. 2004;30(4):231-3.
49. Yamaoka M, Yamashita Y, Saito T. Electrical root canal measuring instrument based on a new principle - makes measurements possible in a wet root canals. Osada Product Information. 1989;(6):12.
50. Rambo MV, Gamba HR, Borba GB, Maia JM, Ramos CA. In vivo assessment of the impedance ratio method used in electronic foramen locators. Biomed Eng Online. 2010;9:46.
51. Kobayashi C, Suda H. New electronic canal measuring device based on the ratio method. J Endod. 1994;20(3):111-4.
52. Masreliez CJ. Method and apparatus for apical detection with complex impedance measurement. United States Patent, n. 5759159, current U.S. class 600/547, 1998.
53. Chunn CB, Zardiackas LD, Menke RA. In vivo root canal length determination using the Forameter. J Endod. 1981;7(11):505-20.
54. Milano NF, Werner SM, Kapczinski M. Localização do forame apical: a real localização versus métodos usuais de condutometria. Rev Gaúcha Odont. 1983;31(3):220-4.
55. Arora RK, Gulabivala K. An in vivo evaluation of the Endex and RCM Mark II electronic apex locators in root canals with different contents. Oral Surg Oral Med Oral Pathol Oral Radiol Endod. 1995;79(4):497-503.
56. Mayeda DL, Simon JH, Aimar DF, Finley K. In vivo measurement accuracy in vital and necrotic canals with Endex apex locator. J Endod. 1993;19(11):545-8.
57. Kovačević M, Tamarut T. Influence of concentration of ions and foramen diameter on accuracy of electronic root canal length measurement -- an experimental study. J Endod. 1998;24(5):346-51.
58. Ibarrola JL, Chapman BL, Howard JH, Knowles KI, Ludlow MO. Effect of preflaring on Root ZX apex locators. J Endod. 1999;25(9):625-6.
59. Busch LR, Chiat LR, Goldstein LG, Held SA, Rosenberg PA. Determination of the accuracy of the Sono-Explorer for establishing endodontic measurement control. J Endod. 1976;2(10):295-7.
60. Milano NF, Silva CAG. Comprimentos e distorção na condutometria em pré-molares e molares superiores e inferiores. Rev Gaúcha Odont. 1988;36(2):97-8.
61. Huang L. The principle of electronic root canal measurement. Bull 4th Milit Med Coll. 1959;8:32-4.
62. Kuttler Y. Microscopic investigation of root apexes. J Am Dent Assoc. 1955;50(5):544-52.
63. Iizuka H, Hasegawa K, Takei M, Kato Y, Nihei M, Ohashi M. A study on electronic method for measuring root canal length. J Nihon Univ Sch Dent. 1987;29(4):278-86.
64. Oishi A, Yoshioka T, Kobayashi C, Suda H. Electronic detection of root canal constrictions. J Endod. 2002;28(5):361-4.
65. Leonardo MR, Leal JM. Endodontia: tratamento de canais radiculares. 3. ed. São Paulo: Panamericana; 1998.
66. Meares WA, Steiman HR. The influence of sodium hypochlorite irrigation on the accuracy of the Root ZX electronic apex locator. J Endod. 2002;28(8):595-8.
67. Blasković-Subat V, Maricić B, Sutalo J. Asymmetry of the root canal foramen. Int Endod J. 1992;25(3):158-64.
68. Burch JG, Hulen S. The relationship of the apical foramen to the anatomical apex of the tooth root. Oral Surg Oral Med Oral Pathol. 1972;34(2):262-8.
69. Coolidge ED. Anatomy of root apex in relation to treatment problems. J Amer Dent Ass. 1929;16:1456-65.
70. ElAyouti A, Weiger R, Löst C. Frequency of overinstrumentation with an acceptable radiographic working length. J Endod. 2001;27(1):49-52.
71. Ludlow JB, Abreu M Jr, Mol A. Performance of a new F-speed film for caries detection. Dentomaxillofac Radiol. 2001;30(2):110-3.
72. Reche MEA, Ramos CAS. Influência da determinação eletrônica do comprimento de trabalho, comprovada ou não radiograficamente, na qualidade do nível de obturação dos canais radiculares: Estudo "in vivo" [monografia]. Londrina: Universidade Norte do Paraná; 2001.
73. Ramos CAS, Bernardineli N. Avaliação "in vivo" da precisão de leitura de um modelo de localizador apical eletrônico [tese]. Unopar Cient, Ciênc Biol Saúde. 2001;3(1):9-20.
74. Ramos CAS, Bernardineli N. Influência do diâmetro do forame apical na precisão de leitura de um modelo de localizador apical eletrônico. Rev FOB. 1994;2(3):83-90.
75. Vande Vorde HE, Bjorndahl A. M. Estimating endodontic "working length" with paralleling radiographics. Oral Surg Oral Med Oral Pathol. 1969;27(1):106-10.

LEITURAS RECOMENDADAS

Bramante CM, Berbert A. A critical evaluation of some methods of determining tooth length. Oral Surg Oral Med Oral Pathol. 1974;37(3):463-73.

Kobayashi C, Yoshioka T, Suda H. A new engine-driven canal preparation system with electronic canal measuring capability. J Endod. 1997;23(12):751-4.

Kobayashi, C. Electronic canal length measurement. Oral Surg Oral Med Oral Pathol Oral Radiol Endod. 1995;79(2):226-31.

Maculan N. Manual de eletrônica e eletrotécnica. Curitiba: Editec; 1974.

Paiva JG, Antoniazzi JH. Odontometria. In: Paiva JG, Antoniazzi JH. Endodontia: bases para a prática clínica. 2 ed. São Paulo: Artes Médicas; 1988.

CAPÍTULO 10

Utilização da tomografia computadorizada de feixe cônico na endodontia

Carlos Murgel

Mario P. Leonardi

Ao aceitarmos a responsabilidade e o desafio de escrevermos um capítulo sobre a utilização da tomografia computadorizada de feixe cônico (TCFC) em endodontia, mesmo não sendo radiologista, sabíamos do risco que estávamos correndo, uma vez que não dominamos o assunto como os especialistas da área. Na verdade, o intuito é mostrar como essa incrível tecnologia pode e deve ser empregada rotineiramente na prática endodôntica, facilitando sobremaneira a resolução de casos complexos. A era dos diagnósticos, segundo acreditam os autores deste capítulo, em casos complexos com uma simples radiografia periapical de diagnóstico (RPD), geralmente mal processada, está por findar. Com a utilização rotineira da TCFC, é oferecida aos nossos pacientes, a possibilidade de manutenção de elementos dentais afetados por patologias pulpares e/ou perirradiculares, como se pode constatar no caso da **FIGURA 10.1**.

Veja-se o exemplo de um paciente com necrose pulpar, descoloração da coroa e abscesso e ponto de flutuação na região apical do dente 24 (**FIG. 10.1 A**). No exame radiográfico, notamos uma área radiolúcida sobre o terço apical da raiz, porém a imagem (**FIG. 10.1 B**) não pôde ser identificada. Para complementar o diagnóstico, realizou-se uma TCFC. Com o exame tomográfico em mãos, verificou-se, com surpresa, que a raiz vestibular estava quase inteiramente seccionada na porção apical (**FIG. 10.1 C-D**). Após indagado, o paciente relatou que anos atrás sofrera um trauma facial, com fratura do osso malar, este fixado, então, com miniplacas e parafusos retirados posteriormente. A partir do resultado da TCFC, modificou-se completamente a terapêutica endodôntica, pois o comprimento real de trabalho na raiz vestibular foi ajustado até o limite onde a raiz foi seccionada, e utilizaram-se instrumentos especiais com parte ativa apenas nos últimos milímetros devido ao amplo diâmetro apical do canal vestibular (**FIG. 10.1 E-G**). O caso foi terminado convencionalmente e o paciente está em preservação para se verificar a necessidade ou não de uma complementação cirúrgica para remover o fragmento apical (**FIG. 10.1 H**).

Há muito, sabe-se que, apesar dos incríveis avanços tecnológicos e conceituais que a endodontia experimentou nas últimas décadas, o sistema de diagnóstico permanece baseado em imagens bidimensionais apesar de suas inúmeras limitações. De certa forma, isso tem limitado, e muito, a capacidade de solucionar casos complexos, levando, muitas vezes, à ocorrência de iatrogenias que, na grande maioria dos casos, acarreta a extração dos elementos dentais. A não utilização da TCFC no momento correto do diagnóstico e planejamento, acaba, com frequência, por expor os pacientes a tratamentos temerários, longos, custosos e com prognóstico desfavorável, como se pode ver no caso apresentado na **FIGURA 10.2**.

A paciente apresentou-se com um triste histórico de inúmeras e infrutíferas tentativas de tratamento endodôntico (TE) do dente 47. De acordo com seu relato espontâneo, todos os profissionais que a atenderam eram especialistas e possuíam microscópio operatório (MO), porém, nenhum deles solicitou uma simples TCFC. Na RPD, foi possível ver a enorme destruição dentária causada pelas buscas desesperadas dos canais calcificados (**FIG. 10.2 A**). Imediatamente, realizou-se uma TCFC e, nas sequências dos cortes axiais e coronais, viram-se a grande destruição de estrutura dental, a direção equivocada do acesso (paralingual) e os canais mesiais e distal (**FIG. 10.2 B-C**, setas). Durante a consulta, foi realizada uma inspeção visual do "acesso prévio", com magnificação intermediária e notou-se a diferença na capacidade de visualização sem a limpeza dos detritos inorgânicos e após a utilização do EDTA (**FIG. 10.2 D-E**, setas).

É possível observar a diferença na capacidade de visualização e de "leitura" da dentina antes e depois do ETDA (**FIG. 10.2 D-E**, setas). A partir da interpretação do exame tomográfico associado ao exame clínico, o plano de tratamento foi apresentado à paciente e, embora o prognóstico

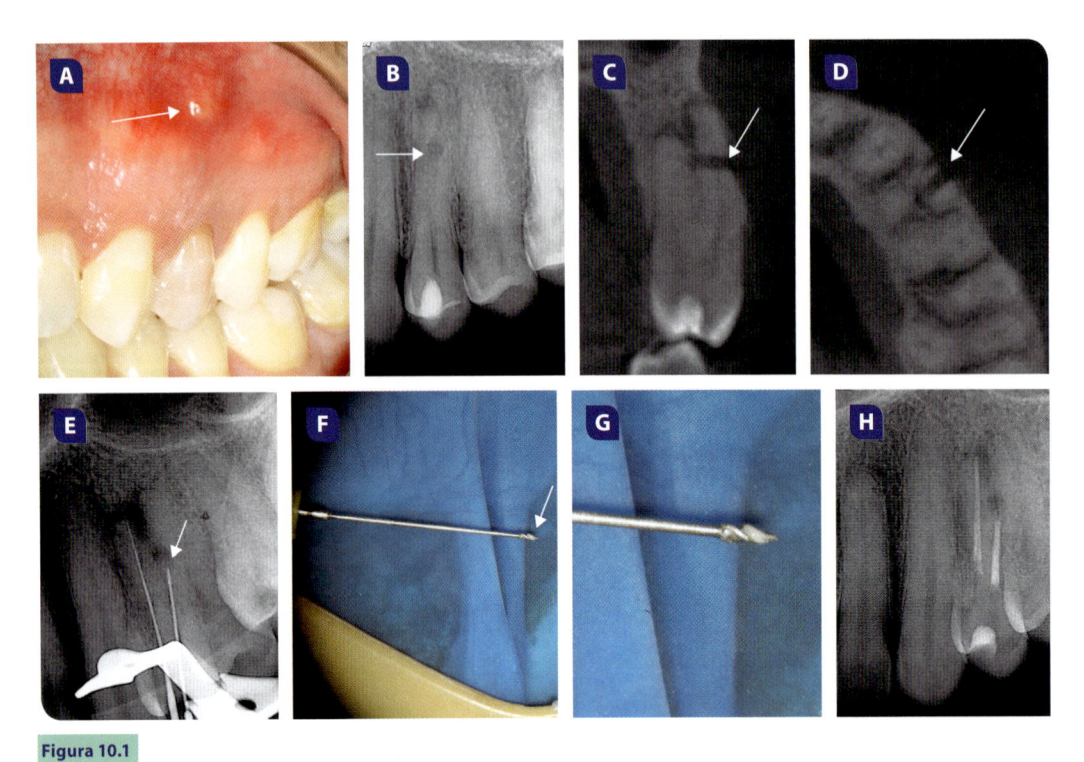

Figura 10.1

A. Inspeção clínica (IC) evidenciando a presença de tumefação na região apical do dente 24 (seta). **B.** RPD sugerindo a presença de uma área radiolúcida sobre a porção apical da raiz vestibular (seta). **C.** Corte coronal sugerindo a raiz vestibular seccionada (seta). **D.** Corte axial sugerindo a raiz vestibular parcialmente seccionada (seta). **E.** Radiografia de odontometria (RO) sugerindo os diferentes comprimentos de trabalho (seta). **F.** IC evidenciando a utilização de instrumento Canal Master (seta). **G.** IC com magnificação (ICM) evidenciando a porção apical do instrumento Canal Master com raspas de dentina após preparo apical. **H.** Radiografia periapical pós-operatória (RPPOP) sugerindo o controle da obturação final na raiz vestibular.

fosse duvidoso, ela optou pelo TE, instalação de retentores intrarradiculares e reconstrução coronária em resina composta (**FIG. 10.2 F-G**). Após o término do TE, o caso será preservado para que se verifiquem a recuperação do processo perirradicular na raiz distal e a manutenção do elemento dental (**FIG. 10.2 H**).

Para que os cirurgiões-dentistas e, mais especificamente, os endodontistas possam utilizar rotineiramente a TCFC e extrair seus inúmeros benefícios, é fundamental que compreendam os fundamentos desse exame e que não o tratem como uma "panorâmica de luxo". Esse exame não deve ser utilizado apenas contando com o laudo do radiologista, por mais completo que este seja, mas sim explorado na sua totalidade pelo profissional. Apenas quando iniciada a busca por mais informações e conhecimento, é possível realizar diagnósticos diferenciais e planos de tratamentos complexos, como o representado pelo caso da **FIGURA 10.3**.

O paciente apresentou-se com um diagnóstico para extração do elemento dental 21, pois, segundo o profissional, este estava falhando. Coincidentemente, os mesmos profissionais haviam tratado um caso de trauma com necrose do fragmento coronário, há 20 anos, e, radiograficamente, não puderam achar justificativas para a sua extração (**FIG. 10.3 A**). Procederam, então, ao respectivo exame periodontal de rotina e puderam obter uma sondagem normal na distal do dente 21 (**FIG. 10.3 B**) e anormal na mesial do dente 22, em que suspeitaram da presença de uma fratura vertical da raiz (FVR)

(**FIG. 10.3 C**, seta). Para verificar a anatomia óssea da região, realizaram uma TCFC na qual puderam ver a sequência de cortes sagitais, sugerindo a proximidade da lesão na mesial do dente 22 (**FIG. 10.3 D**), e a normalidade do tecido ósseo sobre o "ápice" do terço coronário do dente 21 (seta). As inspeções clínicas (IC) (**FIG. 10.3 E**, pós-cirúrgico imediato, e **10.3 F**, controle de 6 meses) evidenciam dois momentos distintos do tecido gengival ao redor do provisório protético no implante osseointegrado (IO) instalado na região do dente 22. A última imagem radiográfica mostra uma proservação de apenas 6 meses com um IO no local do dente 22, e a franca recuperação do tecido ósseo, na distal do dente 21 (**FIG. 10.3 G**).

Com certeza, apresentararemos conceitos um pouco diferentes da maioria dos artigos científicos e capítulos de livros que versam sobre a TCFC na odontologia e na endodontia. Porém, esta é a ideia central deste capítulo: abandonar a zona de conforto representada pela utilização apenas das radiografias bidimensionais, e explorar o mágico mundo da tridimensionalidade. Por meio de casos clínicos ricamente documentados, mostraremos as inúmeras potencialidades dessa excepcional e revolucionária tecnologia aplicada à endodontia. Assim como suas inúmeras vantagens e benefícios, tanto para os profissionais como para os pacientes, sobre as tradicionais radiografias, que foram muito úteis e ainda são para realizar uma endodontia de qualidade, porém com grandes limitações. Para exemplificar as limitações e dificuldades da utilização das RP durante a realização de diagnóstico endodôntico, principalmente em regiões de sobreposições

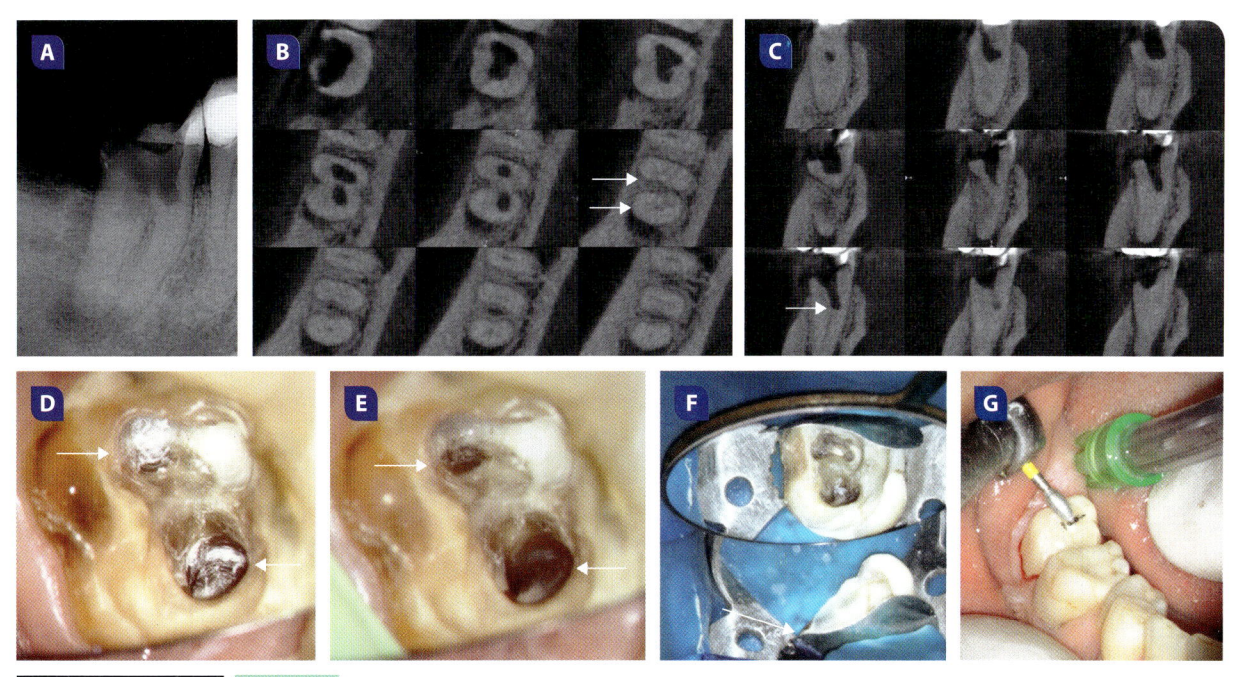

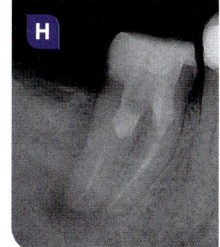

Figura 10.2

A. RPD do dente 47. Nota-se a grande destruição coronária e radicular e a imagem radiolúcida sugerindo lesão (IRSL).
B. Sequência de cortes axiais sugerindo a direção equivocada, paralingual, dos acessos anteriores e os canais mesiais e distal (setas). **C.** Sequência de cortes coronais sugerindo a direção equivocada (paralingual) dos acessos anteriores e o canal distal (setas). **D.** Inspeção visual do acesso prévio sem a limpeza dos detritos inorgânicos com EDTA (setas). **E.** Inspeção visual do acesso prévio, com magnificação intermediária, com a limpeza dos detritos inorgânicos com EDTA (setas). **F.** ICM evidenciando a matriz instalada na mesial (seta). **G.** IC evidenciando o ajuste oclusal pós-reconstrução. **H.** RPPOP sugerindo a reconstrução coronária em resina composta e os preparos dos canais radiculares conservadores.

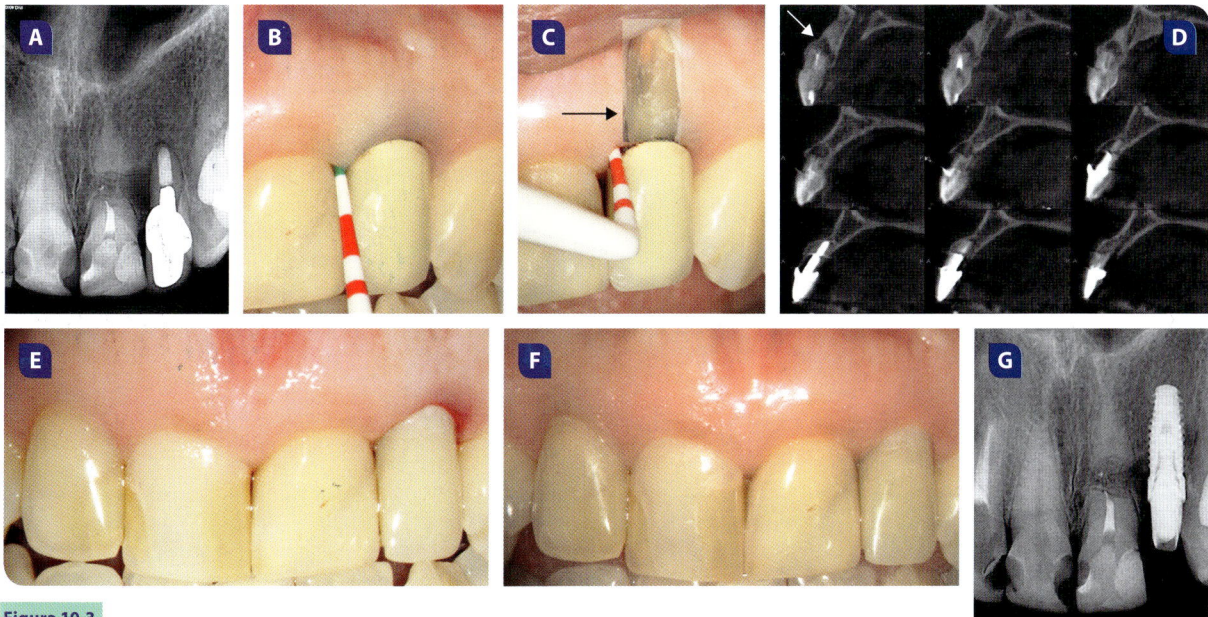

Figura 10.3

A. RPD dos dentes 21 e 22. Nota-se o dente 21 tratado endodonticamente de um traumatismo dental há 20 anos, imagem radiolúcida sugerindo lesão (IRSL) na mesial do 22. **B.** IC evidenciando sondagem periodontal normal na distal do dente 21. **C.** IC evidenciando sondagem periodontal anormal na mesial do dente 22, com imagem sobreposta de uma raiz simulando FVR (seta). **D.** Sequência de cortes sagitais sugerindo a associação da imagem hipodensa compatível com lesão (IHCL) à face mesial da raiz do dente 22 e aspecto de normalidade óssea na região "apical" do fragmento coronário do dente 21 (seta). **E.** IC evidenciando o mínimo trauma imediatamente após a extração do dente 22 e instalação de IO imediato e provisório protético. **F.** IC evidenciando a normalidade tecidual ao redor do provisório protético instalado no IO após 6 meses. **G.** RE após 6 meses sugerindo a neoformação óssea na distal do 21.

anatômicas, o caso apresentado na **FIGURA 10.4** traz uma situação em que a TCFC foi de grande valia.

A paciente relatou dor do lado superior esquerdo, sem saber ao certo o dente afetado. Apesar de todos os esforços para se obter uma imagem radiográfica de qualidade, não foi possível detectar nada de anormal nos dentes 24 a 27 (**FIG. 10.4 A**). Durante a realização dos testes de vitalidade, as respostas foram inconclusivas, com um pouco de predominância dolorosa no dente 27, entretanto sem sucesso em reproduzir fidedignamente a dor da paciente (**FIG. 10.4 B**). Nos cortes tomográficos sagitais do dente 27 (**FIG. 10.4 C-D**), pode-se ver claramente nas setas, IHCL sobre os ápices das raízes palatina (**FIG. 10.4 C**) e distal (**FIG. 10.4 D**). Essas imagens obtidas por TCFC ajudaram muito na realização do diagnóstico definitivo, para se iniciar o tratamento endodôntico (TE) do dente 27. O TE transcorreu normalmente, com a localização dos canais principais, evidenciando a importância da magnificação por meio do microscópio odontológico (MO), em que foi possível ver restos teciduais no canal mesiovestibular (MV) mesmo após ele ter sido instrumentado até o comprimento real de trabalho com uma lima endodôntica 25/.08 (**FIG. 10.4 E**, seta), e a localização do segundo canal MV (**FIG. 10.4 F**, seta).

Na RE após 1 ano (**FIG. 10.4 G**), a paciente relatou certa sensibilidade na área do maxilar superior esquerdo novamente e a suspeita de que aquele com TE fosse a fonte do desconforto. Foi feita uma TCFC para proservação e notou-se, no corte sagital, que o seio maxilar estava velado, com possibilidade da presença de uma sinusite (**FIG. 10.4 H**). Se compararmos a imagem radiográfica (**FIG. 10.4 G**, seta vermelha) em que podemos também suspeitar de um velamento do seio maxilar com a imagem tomográfica (**FIG. 10.4 C**, seta vermelha), vemos claramente a diferença com um possível velamento. Como sinusites não são da competência dos cirurgiões-dentistas, a paciente foi encaminhada para um otorrinolaringologista, para que fossem realizados diagnóstico e tratamento adequados, pois os sintomas apresentados não eram de origem dental. Ainda como complemento dos achados tomográficos desse caso, podemos verificar que, na imagem radiográfica (**FIG. 10.4 G**, seta branca), há um pouco de cimento obturador extravasado na região periapical da raiz palatina, sem maiores consequências radiográficas, mas, na imagem tomográfica na **FIGURA 10.4 H** (seta branca), vê-se claramente a sugestão de um processo IHCL, possivelmente reacional ao material obturador extravasado. Esse caso evidencia a utilidade da TCFC na fase de diagnóstico, bem como na proservação e possíveis correlações entre a endodontia e a otorrinolaringologia em um diagnóstico diferencial.

RADIOGRAFIAS PERIAPICAIS NA ENDODONTIA E SUAS LIMITAÇÕES

Desde o descobrimento do raio X por Wilhelm Roentgen em 1895 e posterior utilização na odontologia diagnóstica por

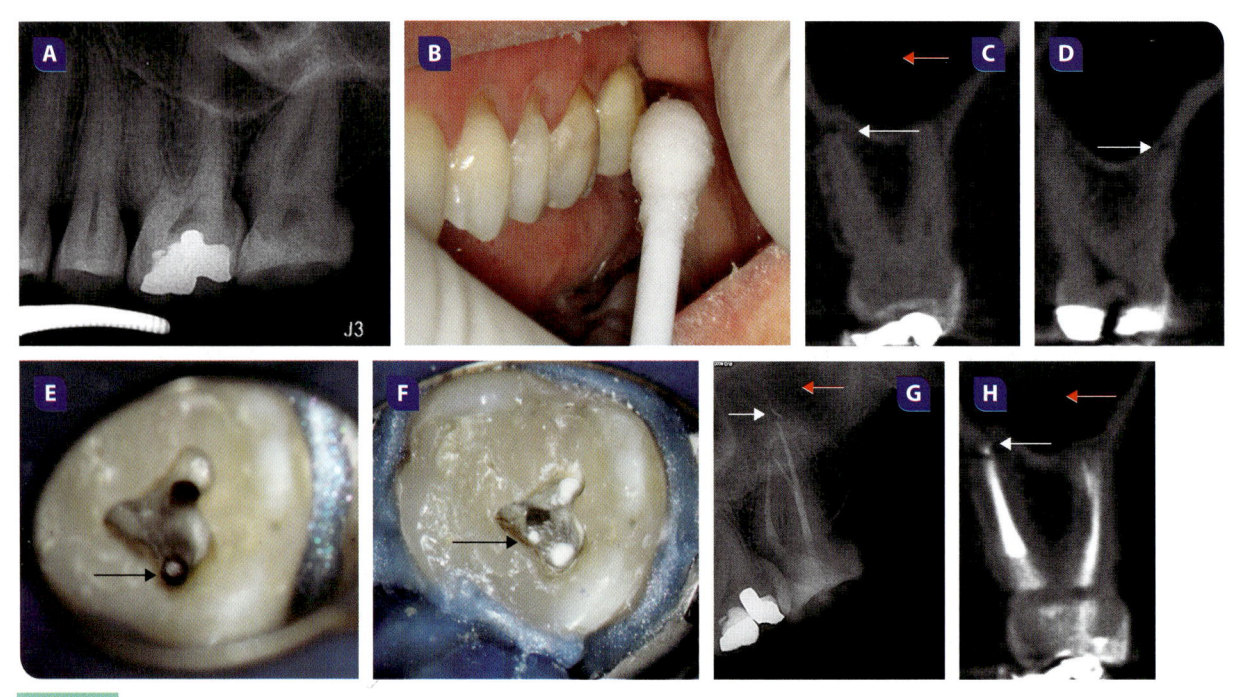

Figura 10.4

A. RPD da área superior direita sem suspeitas de presença de IRSL. **B.** IC do teste de vitalidade do dente 27 realizado com cotonete impregnado com Endo-Ice® (Maquira). **C.** Corte sagital sugere IHCL sobre o ápice da raiz palatina do dente 27 (seta branca) e aspecto normal do seio do maxilar (seta vermelha). **D.** Corte sagital sugere IHCL sobre o ápice da raiz distal do dente 27 (seta). **E.** ICM sugerindo restos de tecido pulpar no interior do canal MV (seta branca). **F.** ICM evidenciando alguns canais selados com restaurador provisório ressaltando o 2º canal MV (seta branca). **G.** RE após 1 ano sugerindo normalidade dos tecidos perirradiculares, discreto extravasamento de cimento obturador na raiz palatina (seta) e possível velamento do seio do maxilar (seta vermelha). **H.** Corte sagital sugere IHCL sobre o ápice da raiz palatina do dente 27 (seta) e aspecto velado do seio do maxilar (seta vermelha).

Edmond Kells, as radiografias periapicais (RP) têm sido utilizadas rotineiramente por mais de 100 anos na odontologia, apesar da limitação em retratar estruturas tridimensionais do corpo humano com imagens bidimensionais.[1]

Na odontologia e, mais especificamente, na endodontia, a incorporação das RP promoveu uma verdadeira revolução desta especialidade, apesar de suas inúmeras limitações, como sobreposição de estruturas anatômicas, sobreposição de raízes, dificuldade de identificação de fraturas, reabsorções e outros.[2-7] As RP têm também algumas características não tão desejáveis como a alteração geométrica dos objetos expostos, principalmente devido à posição do filme ou do sensor em relação ao objeto avaliado e à variação da incidência dos ângulos horizontal e vertical do raio X. Outras alterações deletérias das imagens radiográficas obtidas são consequentes às mudanças individuais do substrato exposto ao raio X (espessura e tipo dos tecidos irradiados na área a ser avaliada).[4]

Outro fator limitante e extremamente importante da utilização das RP na endodontia é a incapacidade de detecção precoce de áreas sugestivas de lesões perirradiculares, principalmente quando elas ainda são incipientes e uma das paredes corticais ainda não tenha sido reabsorvida.[8-10] Essas limitações de visualização de áreas incipientes nas lesões ósseas iniciais, muitas vezes, não permitem o correto diagnóstico e adequado plano de tratamento para a realização da endodontia no momento oportuno, podendo, inclusive, levar a tratamentos endodônticos de elementos dentais sadios próximos à região afetada, como se vê na **FIGURA 10.5**.

O paciente apresentou-se com o dente 45 aberto, edema na região vestibular e histórico de dor intensa há mais de 30 dias. Na RP para diagnóstico, nada ficou evidente nas regiões perirradiculares dos dentes 44, 45 e 46 (**FIG. 10.5 A**), porém se procurados detalhes, é possível suspeitar de algo sob o ápice do dente 44 (**FIG. 10.5 A**, setas). Procedeu-se, então, ao exame periodontal de rotina e foi possível observar uma pequena quantidade de secreção purulenta drenando sobre as coroas dos dentes 43 e 44 (**FIG. 10.5 B**). Durante os testes de vitalidade, foram verificadas a vitalidade do dente 43 e a resposta negativa do 44 (**FIG. 10.5 C**). Para avaliar a anatomia óssea da região, realizou-se uma TCFC que mostrou, na sequência de cortes axiais e coronais, a presença de uma

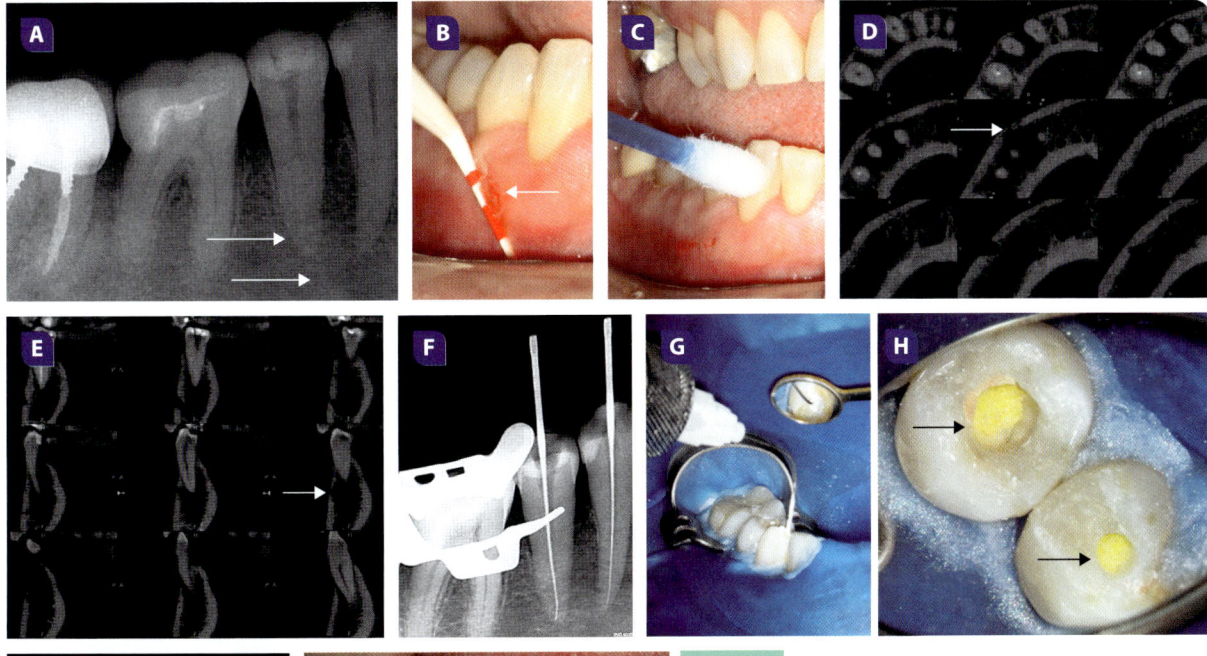

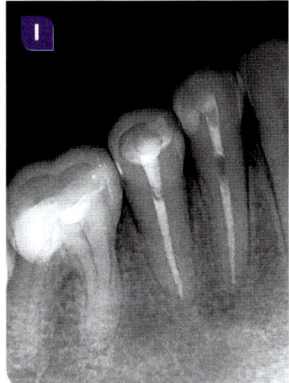

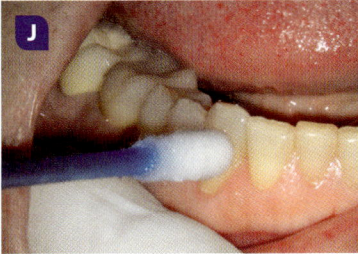

Figura 10.5
A. RPD dos dentes 46, 45 e 44. Nota-se a aparente normalidade dos tecidos perirradiculares com apenas alguma suspeita da presença de IRSL (setas). **B.** IC com presença de pequena quantidade de secreção purulenta drenando sob as coroas dos dentes 43 e 44 (seta). **C.** IC evidenciando a realização de teste de vitalidade no dente 43.
D. Sequência de cortes axiais sugerindo a presença de uma extensa IHCL sob o dente 44 e presença de pequena fenestração na vestibular (seta). **E.** Sequência de cortes coronais sugerindo a presença de uma extensa IHCL sob o dente 44 e presença de pequena fenestração na vestibular (seta). **F.** RO simultânea. **G-H.** IC evidenciando a colocação de Ca(OH)$_2$. Nota-se no detalhe a diferença entre o acesso tradicional no dente 45 e o AEMI realizado no dente 44 (setas). **I.** RPP após 1 ano, com sugestão de franca recuperação do tecido ósseo sob os dentes 44 e 45. **J.** IC realizando o teste de vitalidade com cotonete impregnado com Endo-Ice (Maquira) do dente 43.

extensa IHCL, com pequena fenestração da cortical óssea vestibular (**FIG. 10.5 D-E**, setas).

Com as informações obtidas na TCFC somadas aos testes clínicos, realizaram-se o acesso endodôntico nos dentes 44 e 45 (apesar deste estar aberto, necessitava de acabamento) e a fase inicial do TE com limpeza, modelagem, antissepsia e colocação de Ca(OH)$_2$ em ambos os dentes (**FIG. 10.5 F-G**). Devido à dimensão da IHCL e à severidade dos sintomas, realizaram-se trocas sucessivas de Ca(OH)$_2$, até a paciente estar assintomática, para finalizar o caso. A RPP após 1 ano sugeriu franca recuperação dos tecidos perirradiculares sob os dentes 44 e 45 (**FIG. 10.5 H**). A IC mostra a realização do teste de vitalidade no dente 43 durante a proservação para certificar sua vitalidade (**FIG. 10.5 I**).

Para remediar tais limitações, alguns autores como Brynolf, em 1970,[11] sugerem a utilização de múltiplas tomadas radiográficas com variações de ângulos para diagnosticar melhor e tentar formar uma visão mais tridimensional da área examinada. Esse tipo de expediente comumente utilizado tem como desvantagem principal o aumento da dose de radiação à qual o paciente é submetido e o aumento do tempo operacional gasto pelo profissional e sua equipe de trabalho.

Por último, vale ressaltar que, antes de tudo, as imagens radiográficas obtidas por RP, tanto convencionais como digitais, serão interpretadas pelo observador, e essas interpretações estão sujeitas a variações individuais, como demonstraram inquestionavelmente Goldman e colaboradores em 1974.[5] De acordo com esses autores, essas variações de interpretação resultam da natureza bidimensional das RP, da sobreposição anatômica e das alterações dimensionais do substrato examinado.

Apesar de todas as limitações citadas, as RP ainda são o método mais utilizado para diagnosticar imagens sugestivas de lesões de origem endodônticas na região perirradicular dos elementos dentais suspeitos e/ou acometidos por patologias pulpares e/ou perirradiculares. As RP ainda são o primeiro na hierarquia dos métodos radiológicos utilizados pelos endodontistas.[12,13] Mais recentemente, com o advento da TCFC na odontologia, finalmente tornou-se possível desvendar o endodonto e as estruturas adjacentes, antes mesmo de se iniciar o ato operatório, como o caso apresentado na **FIGURA 10.6** demonstrará.

O paciente se apresentou para que fosse avaliada a necessidade de tratamentos endodônticos nos dentes 45 e 46, e esta foi evidenciada na IC feita durante a consulta inicial (**FIG. 10.6 A**). Na RD, podem-se verificar, no dente 45, a presença de um TE inadequado e uma cárie extensa na mesial do dente 46 (**FIG. 10.6 B**). Realizada a TCFC para complementar o diagnóstico, e nos cortes sagitais e axiais, pôde-se observar claramente a sugestão da presença de um canal lateral na porção apical da face mesial da raiz do dente 45 (**FIG. 10.6 C-D**, setas). Dessa forma, mediu-se a profundidade com que esse canal emergia no canal principal, preciosa informação registrada para a próxima etapa clínica.

Após a remoção da guta-percha do canal principal, foi pré-curvada uma lima nº 10 e introduzida no canal, buscando-se o canal acessório detectado na TCFC (**FIG. 10.6 D**). Com as informações precisas das medidas e a localização exata dessa importante variação anatômica, foi possível não só encontrar o canal acessório, como também instrumentá-lo com uma lima manual 15/.04 (**FIG. 10.6 F**).

Após a instrumentação do canal principal e do acessório, eles foram obturados com a técnica da guta-percha termoplastificada (**FIG. 10.6 G**). Um achado importante neste caso foi o fato de que, mesmo utilizando um tomógrafo de alta resolução como o Carestream 9000 3D, não se detectou o segundo canal acessório revelado na distal após a obturação (**FIG. 10.6 G-H**). Isso demonstra, que ainda se está muito longe de se desvendar a complexa anatomia apical e radicular com os tomógrafos existentes para a utilização clínica.

TCFC NA ODONTOLOGIA

A TCFC é relativamente recente na odontologia e apenas em 2001, nos Estados Unidos, foi introduzido e aprovado o primeiro equipamento de TCFC.[14] Desde então, inúmeros artigos têm sido publicados descrevendo seu funcionamento e possíveis utilizações clínicas, benefícios e limitações. A difusão dessa tecnologia em países mais afluentes, onde o fator econômico não é determinante, foi vertiginosa com sua incorporação junto às diversas especialidades odontológicas, principalmente na implantologia e, mais recentemente, na endodontia. Em 2010, foi realizada uma pesquisa via web entre 3.844 membros ativos da Associação Americana de Endodontia e da Associação do Canadá, com relação à utilização rotineira da TCFC. Dos endodontistas participantes, 34,2% relataram o seu emprego, especialmente para diagnóstico de patologias pré-operatoriamente ao TE, planejamento para cirurgias e ainda para casos de trauma.[15] Apesar de os autores do presente capítulo não conhecerem os dados atualizados dos respectivos mercados, é possível afirmar que, hoje em dia, o uso da TCFC está muito mais difundido, uma vez que é tradição, naqueles países, os profissionais adquirirem seus próprios tomógrafos e realizarem exames dentro de suas clínicas.

No Brasil, a realidade é completamente diversa e devido às limitações econômicas e culturais, os tomógrafos estão, em sua maioria, distribuídos nos centros de radiologia que, por sua vez, atendem os pacientes dos cirurgiões-dentistas. Esse tipo de serviço é muito utilizado pelos especialistas em implantes, por cirurgiões e, mais recentemente, pelos endodontistas também.

Esse relato inicial sobre a utilização da TCFC no exterior e no Brasil é muito importante, pois só assim é possível entender a diferença fundamental entre quem interpreta os exames produzidos pelos TCFC e as consequências quanto à efetividade e utilidade diagnóstica e operatória. No exterior, os profissionais que possuem um tomógrafo são os responsáveis por interpretarem os exames dos seus pacientes e, consequentemente, sabem o que buscam, pois conhecem a história clínica dos pacientes e suas necessidades operatórias. No Brasil, em contrapartida, os centros radiológicos com seus radiologistas

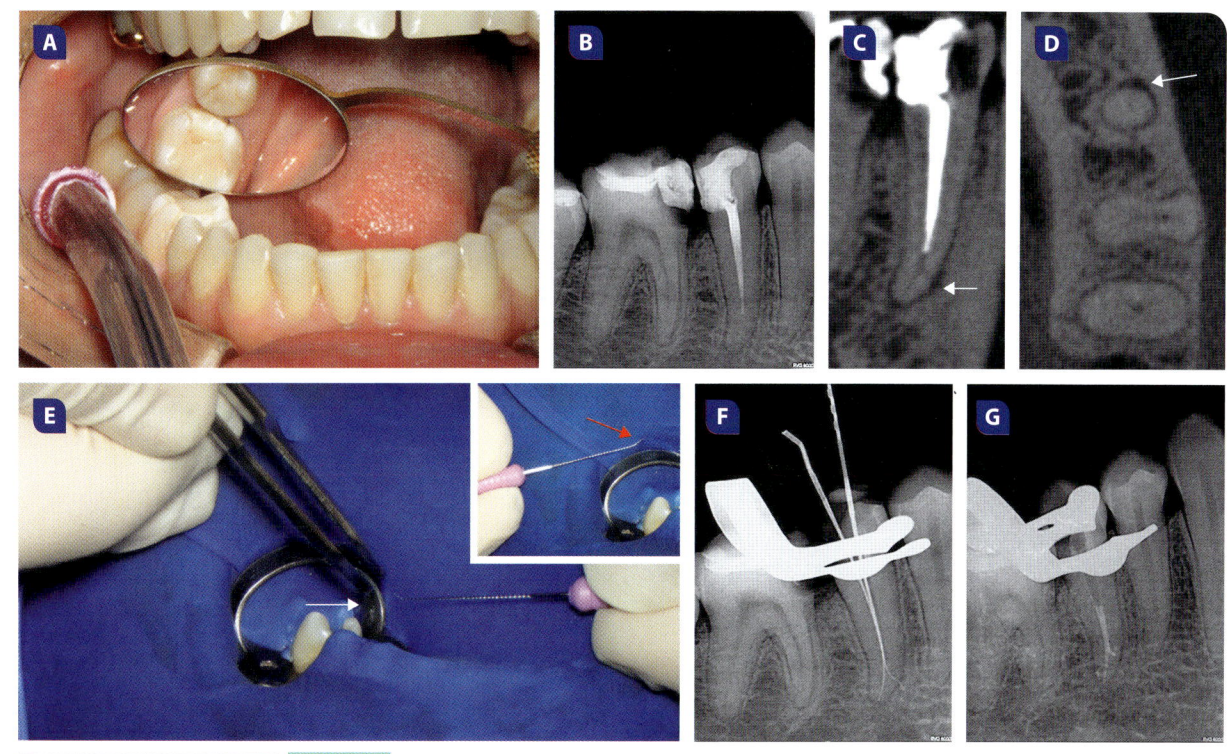

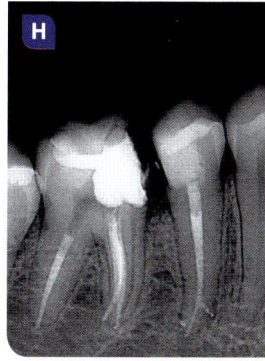

Figura 10.6

A. IC durante a consulta inicial. **B.** RPD sugerindo dente 45 com TE parcial e cárie extensa na mesial do dente 46. **C.** Corte sagital sugerindo a presença de um importante canal lateral com IHCL, sugerindo espessamento do ligamento periodontal (seta branca). **D.** Corte axial sugerindo a presença de um importante canal lateral com IHCL, sugerindo espessamento do ligamento periodontal (seta branca). **E.** IC evidenciando o pré-curvamento apical da lima (seta branca) e o detalhe da forma da lima ao sair do canal (seta vermelha). **F.** RO sugerindo as limas no canal principal e acessório. **G.** Radiografia de qualidade durante a obturação sugerindo a obturação do canal principal, lateral e outro lateral na região distal. **H.** RPPOP sugerindo o TE nos dentes 45 e 46, com obturação de anatomia secundária.

têm de interpretar um exame sem saber das necessidades específicas de cada paciente, pois trabalham com prescrições das áreas e/ou dentes a serem examinados. Mais adiante, será sugerida uma estratégia para que os profissionais envolvidos possam interpretar os exames tomográficos dos respectivos pacientes, aproveitando, ao máximo essa poderosa tecnologia. Vale ainda ressaltar que a interpretação desses exames só é possível pelo profissional capacitado em cursos específicos, com muito estudo e dedicação. As imagens produzidas pela TCFC não são iguais às produzidas pelas RP.

PRINCÍPIOS BÁSICOS DA TCFC

Como mencionado anteriormente, não é objetivo deste capítulo o aprofundamento demasiado nas questões técnicas sobre os equipamentos de TCFC, nem de seus mecanismos de aquisição, manipulação dos dados capturados ou apresentação dos resultados. O presente trabalho se atém aos princípios gerais e às informações que são mais importantes e necessárias, principalmente na seleção do equipamento mais adequado para uso nos pacientes. Nem todos os equipamentos de TCFC são iguais e as diferenças de configuração serão decisivas quanto à sua utilidade para a endodontia, na realização de diagnóstico, no plano de tratamento e no auxílio transoperatório e pós-operatório.

Basicamente, um equipamento de TCFC tem uma fonte de raio X colimada para emitir feixe cônico, normalmente pulsátil de um lado, e um sensor digital de outro (tamanho variado dependendo de marca e modelo). O paciente fica entre ambos, no centro, sentado ou em pé, dependendo do fabricante e do modelo do equipamento (**FIG. 10.7**). Durante a aquisição do volume (termo técnico utilizado para o resultado final dos dados obtidos), o paciente fica parado no centro e o equipamento gira 360º na maioria dos modelos, ou 180º em alguns, durante a emissão dos pulsos do raio X, produzindo centenas de imagens bidimensionais.

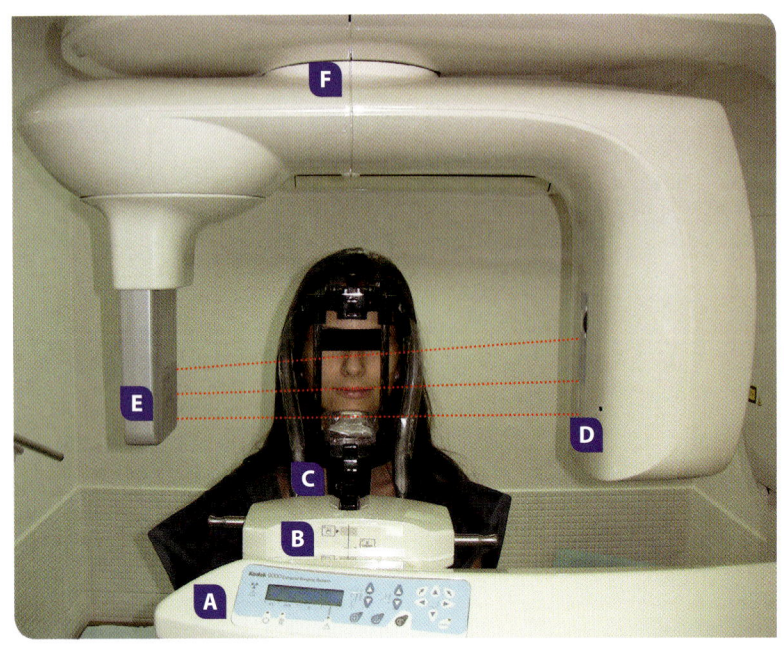

Figura 10.7
A. Painel de controle para ajustar alguns parâmetros de posicionamento do equipamento. **B.** Painel para seleção da área a ser examinada, bem como tipo de exame (TCFC ou panorâmica). **C.** Posicionador e imobilizador espacial da cabeça do paciente. **D.** Parte do equipamento que aloja a fonte de raio X (raios X representados pelas linhas vermelhas). **E.** Parte do equipamento que aloja os sensores da TCFC e do panorâmico (neste equipamento específico, Carestream 9000 3D). **F.** Eixo de rotação do conjunto contento o emissor de raio X e o sensor.

Os dados obtidos são transmitidos para o computador que realizará um processamento, utilizando algoritmos matemáticos,[16] para que, por meio de um software, seja produzido o volume tridimensional da área selecionada. Esse volume será passível de manipulação, tanto na visão tridimensional, como nos três planos disponíveis, gerando cortes específicos de interesse do profissional.

Não é necessário saber de todos os detalhes técnicos citados para usar essa incrível tecnologia, pois, apesar de parecer complicado, o software para manipulação do volume é de simples utilização e de fácil aprendizado (cada fabricante tem seu software proprietário). A parte mais importante é a interpretação do volume, e isto, sim, requer muito estudo, aprendizado e, principalmente, prática como se verá mais adiante. É fundamental o conhecimento radiológico, anatômico e patológico para uma interpretação adequada.

FATORES ESSENCIAIS DO EQUIPAMENTO DE TCFC PARA A ENDODONTIA

O primeiro fator fundamental na seleção do equipamento de TCFC para a endodontia é a dimensão do sensor, ou *field of view* (FOV). Em tradução literal, seria o campo de visão em um equipamento de TCFC, ou a menor dimensão dos FOV disponíveis em um equipamento multi FOV. Nesses equipamentos (geralmente os mais atuais, pois, no passado, os equipamentos tinham apenas uma dimensão de FOV), a alteração do FOV se dá por mecanismos de colimação do emissor de raio X.

Para a realização do TE, geralmente há no máximo um ou dois dentes envolvidos e, portanto, não é necessário um equipamento com FOV grande (área de abrangência do exame), pois, devido à sua dimensão maior, ele pode examinar um arco ou até ambos os arcos dentais (maxila e mandíbula) simultaneamente. Outra vantagem dos equipamentos com FOV menor é que a radiação ionizante à qual o paciente é submetido é diretamente proporcional à dimensão do próprio equipamento: maior FOV, maior radiação ionizante. Em alguns equipamentos, com FOV reduzido, a radiação ionizante que o paciente recebe durante a realização de uma TCFC pode corresponder a uma radiografia panorâmica ou a uma tomada radiográfica de boca toda.[17]

Cite-se ainda que os equipamentos com FOV reduzido produzem imagens com alta resolução espacial, e permitem evitar áreas distantes dos dentes a serem examinados que tenham restaurações metálicas (que podem causar artefatos de técnicas); esses equipamentos requerem tempo reduzido de exame e de processamento e, ainda, compreendem menor área de responsabilidade odontolegal para realização do laudo.[18]

O segundo fator determinante na seleção de um equipamento de TCFC para a endodontia é o tamanho do Voxel (menor parte do FOV que contem milhões de Voxels). Como regra de ouro, a literatura menciona que o tomógrafo para endodontia não deve ter uma resolução espacial superior a 200 µ (espessura de corte ou *slice thickness*), pois essa é a dimensão média do ligamento periodontal.[19] Existem muitos centros de radiologia que dispõem de equipamentos que produzem exames com essa resolução mínima, mas como eles estão acostumados a realizar exames para a implantologia, não necessitam de resolução espacial elevada, vários desses centros não os executam na máxima resolução do equipamento. É fundamental para a endodontia que os exames tomográficos sejam solicitados com a máxima resolução espacial do tomógrafo, pois isso garantirá maior capacidade de distinguir estruturas diminutas. É importante ressaltar que, quanto maior a resolução espacial do equipamento, mais as imagens parecerão granuladas, ou "sujas", no jargão técnico. As imagens podem parecer menos nítidas aos olhos do leigo (muito diferente das imagens das RP).

Portanto, ao solicitar um exame tomográfico, é necessário que o profissional saiba o que pretende visualizar, qual equipamento utilizar e qual a resolução espacial máxima do equipamento. Não se trata de marca ou modelo do equipamento a se utilizar, mas de se ter consciência das necessidades específicas para a realização de um diagnóstico preciso. Certamente, as necessidades dos endodontistas são distintas das necessidades dos implantododontistas, dos cirurgiões e dos demais especialidades odontológicas.

Dose de radiação ionizante produzidos pelos equipamentos de TCFC

Existem inúmeros fatores que podem afetar a radiação produzida pelos equipamentos de TCFC, como parâmetros do equipamento (kVp, mAs), se o aparelho emite raio X pulsátil ou contínuo, quantidade e tipo do filtro dos raios, número de imagens obtidas, rotação do aparelho durante a aquisição (360° ou 180°), tamanho do FOV e resolução espacial selecionada no equipamento. Alguns parâmetros são ajustáveis pelo operador, enquanto outros são inerentes ao equipamento. É possível afirmar que os equipamentos de menor FOV necessitam de menor exposição ionizante,[20,21] como observável na **TABELA 10.1**.

Precisão dos exames produzidos pela TCFC

Uma das características mais marcantes da TCFC é que seus exames são isentos de distorções, o que é extremamente vantajoso para a endodontia e resulta do fato de os Voxels da TCFC serem isométricos, ou seja, são iguais em tamanho, altura e profundidade, o que proporciona medidas fidedignas em qualquer um dos três planos disponíveis.[22-24] Essa precisão foi confirmada em diversos artigos científicos,[24-31] diferenciando-se, assim, em muito das RP que apresentam distorções e alterações há muito conhecidas pelos endodontistas. Outra vantagem da TCFC é a capacidade de distinguir os diversos tecidos dentais: esmalte; dentina; cavidade pulpar; cortical óssea; e osso medular,[32] sendo esta a tecnologia ideal para o trabalho cotidiano do endodontista.

Limitações da TCFC

Uma das maiores limitações das TCFC é a ocorrência de artefatos durante a aquisição e reconstrução do volume. Como os artefatos em forma de raios na imagem (*scattered*) e o endurecimento dos raios (*beam hardening*), que são causados primariamente por objetos de alta densidade como materiais radiopacos, restaurações metálicas, retentores intrarradiculares, guta-percha, IO.[34-37] Outro fator que influencia negativamente a obtenção de imagens fidedignas durante a aquisição dos volumes tomográficos é a movimentação involuntária dos pacientes.[38] Todos esses artefatos comprometem significativamente a leitura e a interpretação

Tabela 10.1

Comparativo entre dose de radiação ionizante e diferentes equipamentos médicos e tomógrafos

DOSE DE RADIAÇÃO IONIZANTE	DOSE EFETIVA EM MSV	DOSES DIÁRIAS EQUIVALENTES À RADIAÇÃO EM VIRTUDE DA EXPOSIÇÃO CÓSMICA
1 dia de radiação cósmica ao nível do mar	7-8	1
1 radiografia periapical	6	1
4 radiografias *bite-wing*	38	5
Série radiográfica boca toda	171	21
9000 3D, Carestream	4,71	0,71
9000 3D, Carestream posterior maxila	9,8	1,4
9000 3D, Carestream posterior mandíbula	38,3	5,47
3D Accuitomo, J. Morita	20	3
NewTom 3G	68	8
Radiografia de tórax	170	25
Mamografia	700	106
Tomografia computadorizada (crânio)	2.000	243
Cat Scan abdominal	10.000	1.515
Limite ocupacional de segurança anual	50.000	7.575

Fonte: Ludlow e colaboradores[21] e White e Pharoah.[33]

do volume e ainda são um desafio para todos os fabricantes de tomógrafos (alguns fabricantes utilizam atenuadores de artefatos). Mais uma vez, destaca-se a vantagem dos equipamentos de FOV menor para se mitigar a ocorrência, durante o exame, dos artefatos citados, uma vez que é possível evitar os elementos dentais distantes da área de interesse que por ventura contenham materiais radiopacos em sua estrutura.[18] O mesmo não é possível quando existem objetos metálicos no local ou adjacentes à área de interesse, como se verá no caso apresentado na **FIGURA 10.8**. O próximo caso clínico exemplifica muito bem a presença desses artefatos, tendo sido produzidos mesmo utilizando um tomógrafo com um FOV reduzido, o que, em teoria, limitaria sua ocorrência.[18]

O paciente procurava uma avaliação a respeito da possibilidade de manutenção do dente 33, que estava com uma imagem "estranha" na radiografia, de acordo com o clínico geral (**FIG. 10.8 A**). A sequência dos cortes axiais e coronais sugere a presença de uma extensa área de reabsorção interna/externa na distal do dente 33 (**FIG. 10.8 B-C**). Nota-se a presença dos artefatos de reconstrução consequente a uma restauração metálica no dente 34 (seta vermelha). Esses artefatos dificultam muito a interpretação das imagens e, muitas vezes, impedem a necessária visualização das estruturas anatômicas, como se verá a seguir.

O paciente foi examinado clinicamente, restando evidente a presença de bolsa periodontal na distal do dente 33. Nota-se o detalhe da sondagem normal verde (**FIG. 10.8 D**, seta) e da sondagem anormal vermelha (**FIG. 10.8 E**, seta branca). Na RPP, após 2 anos do tratamento, é possível ver a excelente manutenção do tecido ósseo na região cervical do IO, sem a ocorrência de saucerização (**FIG. 10.8 F**, setas brancas). Clinicamente, é possível verificar a saúde do tecido gengival ao redor do IO e a manutenção das papilas (**FIG. 10.8 G**, seta branca).

Interpretação da TCFC

Este é um assunto ainda pouco explorado e, de certa forma, polêmico, especialmente no Brasil, onde a maioria esmagadora dos exames tomográficos é realizada em centros radiológicos. O cirurgião-dentista e/ou endodontista está acostumado a receber apenas um laudo, geralmente muito bem elaborado, diga-se de passagem, com alguns cortes tomográficos mais representativos para o radiologista e nada mais (raramente vem com o volume tomográfico em um CD). Isso é o que se denomina "panorâmica de luxo", pois o profissional se limitará aos cortes apresentados pelo radiologista, sem explorar o volume em toda sua potencialidade, uma verdadeira lástima e desperdício. Não se trata aqui de criticar os centros radiológicos, muito pelo contrário, pois

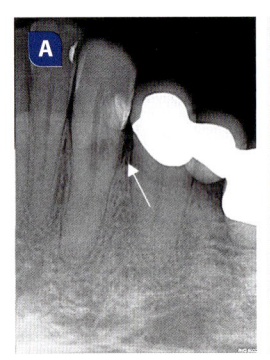

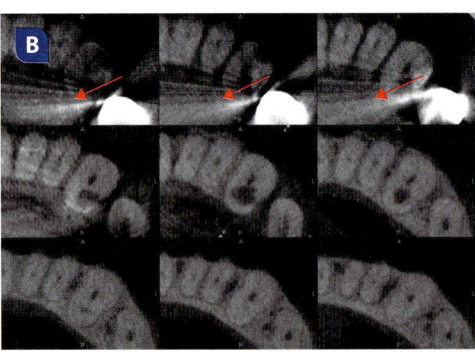

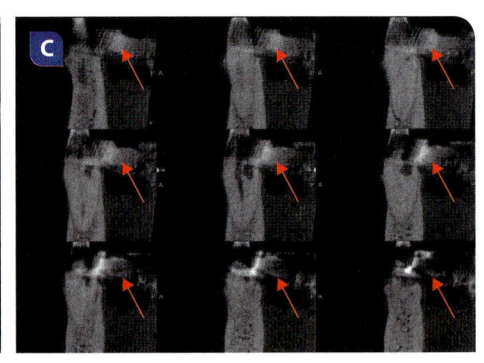

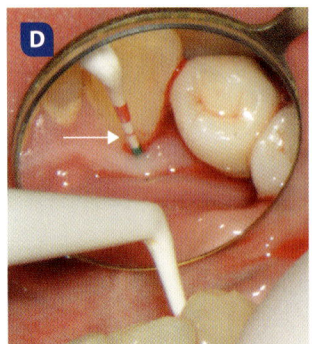

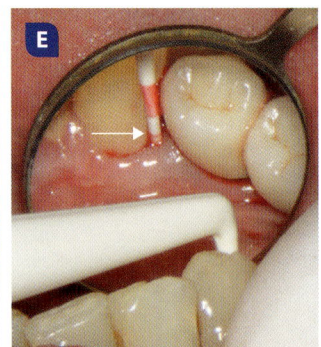

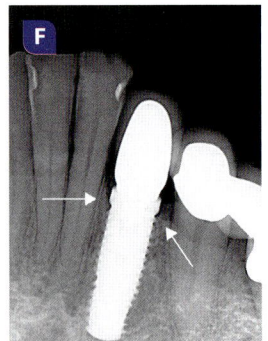

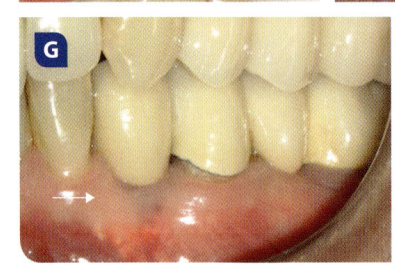

Figura 10.8
A. RPD do dente 33, com suspeita de reabsorção externa e/ou interna na distal (seta branca). **B.** Sequência dos cortes axiais sugere a presença de uma extensa área de reabsorção interna/externa na distal do dente 33. Nota-se a presença dos artefatos consequente a uma restauração metálica no dente 34 (seta vermelha). **C.** Sequência dos cortes coronais sugere a presença de uma extensa área de reabsorção interna/externa na distal do dente 33. Nota-se a presença dos artefatos resultante de uma restauração metálica no dente 34 (seta vermelha). **D.** IC com o detalhe da sondagem periodontal, sondagem normal verde (seta branca). **E.** IC com o detalhe da sondagem periodontal, sondagem anormal vermelha (seta branca). **F.** RPP após 2 anos do tratamento, sem a ocorrência de saucerização (setas brancas). **G.** IC em que se verificam a saúde do tecido gengival ao redor do IO e a manutenção das papilas (seta branca).

sem eles não estaria essa excepcional tecnologia à disposição dos pacientes.

A questão é que os endodontistas devem se capacitar e ser os únicos responsáveis pela leitura do volume na parte endodôntica (localização de canais, aspectos anatômicos, presença de IHCL de origem endodôntica, etc.), ficando a cargo do radiologista diagnosticar possíveis patologias de origem não endodôntica, que estejam visíveis no volume, cabendo-lhe, inclusive, a responsabilidade odontolegal pelo diagnóstico.

A TCFC também é uma ferramenta extraordinária para utilização constante durante o TE como referência, pois pode ajudar a transpor, para a realidade clínica, os conhecimentos anatômicos obtidos do volume. Dessa maneira, quando o endodontista enviar um paciente para realizar um exame tomográfico, deve solicitar o CD contendo o volume, e não apenas se contentar com o laudo impresso em algumas folhas de papel fotográfico, com alguns cortes selecionados pelo radiologista. Os cortes impressos, geralmente em papel especial, são perfeitamente dispensáveis. Vale ainda ressaltar que, com essa atitude tem um efeito ecológico positivo, pois ela poupa árvores para a confecção de papel e tintas especiais para impressão.

Para interpretar os volumes tomográficos, é fundamental o conhecimento sobre como as informações são apresentadas nos softwares de cada fabricante. Geralmente, eles contêm uma disposição semelhante com quatro janelas, a saber: reconstrução tridimensional; plano axial; plano coronal; e plano sagital. Além delas, há, dependendo do fabricante, uma barra de ferramentas e acessórios de edição (**FIG. 10.9**).

Os três planos e a reconstrução tridimensional são manipuláveis e podem mostrar diferentes áreas do volume em diferentes ângulos (cortes), dependendo da necessidade. Cabe ao profissional selecionar o plano e a posição ideal para seus questionamentos clínicos, e aí está a real necessidade de o endodontista, e não apenas o radiologista, em manipular o volume. Por mais que o laudo seja bem elaborado, ele jamais será tão completo como um volume tomográfico explorado pelo endodontista. Sempre ressaltando a necessidade de capacitação por parte dos cirurgiões-dentistas para maximizar a leitura e a interpretação dos volumes tomográficos.

Uma das maiores dificuldades dos cirurgiões-dentistas é compreender os diferentes planos disponíveis nos exames tomográficos, uma vez que estão acostumados a interpretar as RP e suas imagens bidimensionais. As dificuldades existem apenas no início e basta entender que o exame é tridimensional e que, portanto, obtém imagens nos três eixos: x; y; e z. Os três planos tomográficos disponíveis na TCFC são:

- **Plano axial:** qualquer plano transverso que passa através do corpo, em ângulo reto ao plano longitudinal, dividindo o corpo em porções superior e inferior (**FIG. 10.10**);

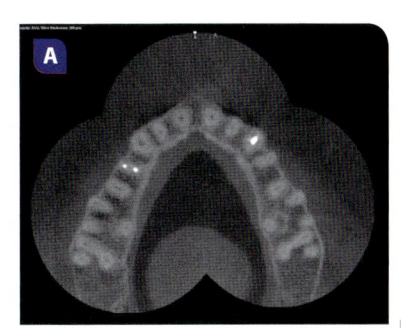

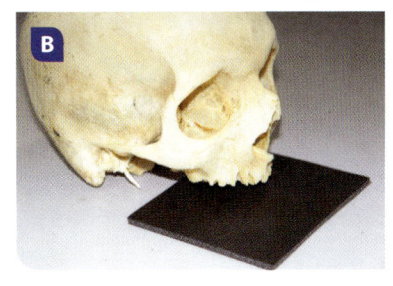

Figura 10.10
A. Visão de um corte axial de uma maxila, sugerindo as anatomias radiculares dos diversos elementos e grupamentos dentais.
B. Detalhe esquemático do plano axial.

Fonte: Imagens gentilmente cedidas pelo Dr. Gary Carr, Califórnia, Estados Unidos.

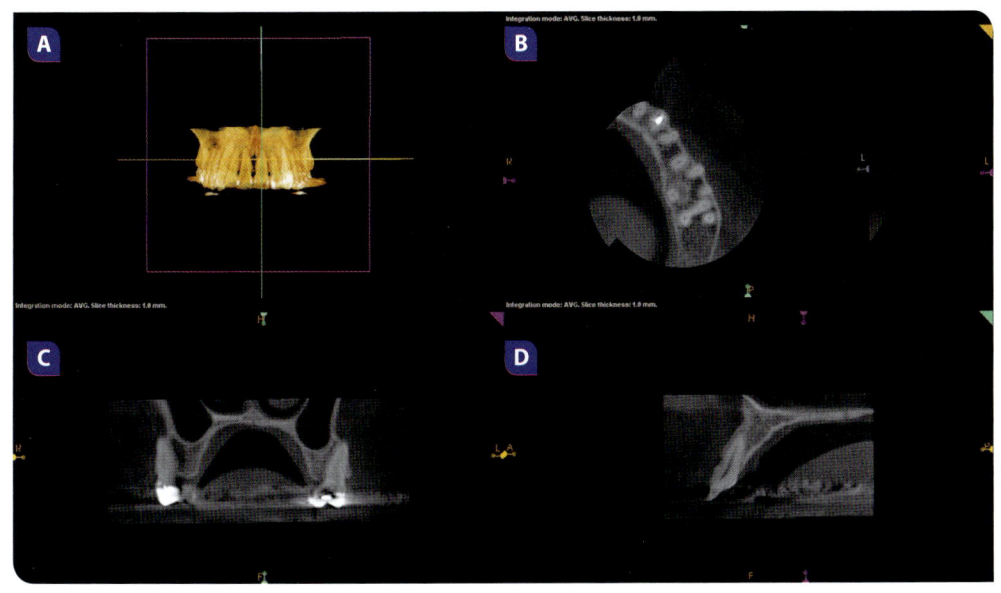

Figura 10.9
A. Reconstrução tridimensional do volume. **B.** Plano axial. **C.** Plano coronal. **D.** Plano sagital.

- **Plano sagital:** qualquer plano longitudinal que divide o corpo em partes direita e esquerda (**FIG. 10.11**);
- **Plano coronal:** qualquer plano longitudinal que divide o corpo em partes anterior e posterior (**FIG. 10.12**).

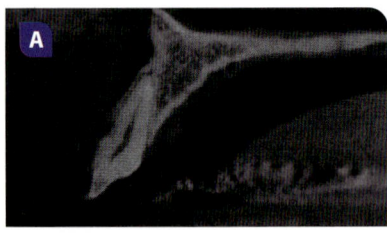

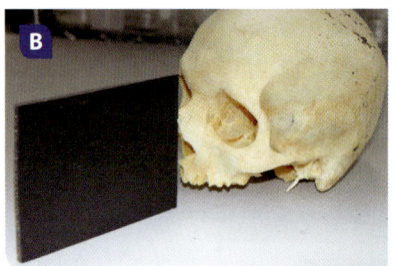

Figura 10.11
A. Visão de um corte sagital de uma maxila, sugerindo a anatomia radicular de um incisivo central. **B.** Detalhe esquemático do plano sagital.

Imagens gentilmente cedidas pelo Dr. Gary Carr, Califórnia, Estados Unidos.

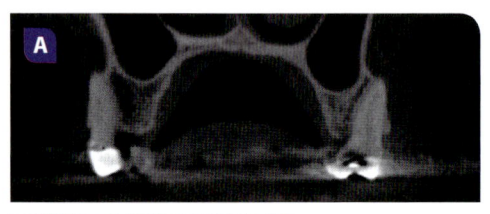

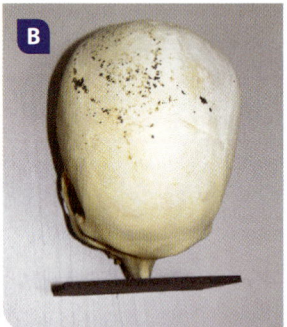

Figura 10.12
A. Visão de um corte coronal de uma maxila, sugerindo as anatomias radiculares dos pré-molares. **B.** Detalhe esquemático do plano coronal.

Imagens getilmente cedidas pelo Dr. Gary Carr, Califórnia, Estados Unidos.

Equipamentos e organização necessários para a interpretação dos volumes tomográficos

No sistema com o qual se trabalha no Brasil, preconizado pelo Dr. Gary Carr, Califórnia, Estados Unidos, os volumes tomográficos dos pacientes são utilizados em dois momentos distintos. Um dedicado ao diagnóstico, planejamento e apresentação do caso; e outro, durante a fase de tratamento endodôntico propriamente dita. Para realizar o primeiro momento, o profissional deve ter à disposição um computador poderoso o suficiente para abrir e manipular o volume recebido do centro radiológico, em um ambiente com luz controlada e, de preferência, utilizando dois monitores de altíssima qualidade e resolução para visualizar e manipular os diferentes planos, além de produzir os cortes desejados (**FIG. 10.13**).

A leitura e a interpretação do volume devem ser feitas, idealmente, na presença do paciente, para que ele inicie o processo de compreensão da especificidade e a dificuldade do seu caso e compreenda a importância do TE a ser apresentado. Uma vez que o profissional interpretou o exame e planejou a abordagem clínica, ele os apresenta ao paciente para que este decida iniciar ou não o tratamento. Esse esquema de interpretação e utilização do volume tomográfico, para a comunicação com o paciente, é extremamente eficaz na prevenção de intercorrências clínicas e na aceitação dos tratamentos necessários para solucionar o caso avaliado.

Para a segunda etapa – utilização do volume tomográfico durante o tratamento –, o profissional deve ter um computador semelhante ao já descrito, com uma tela de alta qualidade e resolução, localizada ao lado da cadeira odontológica sobre o Cart (equipamento que centraliza as tecnologias desenvolvido pelo Dr. Gary Carr), para sua utilização durante todo o TE, como um guia de referência quando necessário (**FIG. 10.14**). É imprescindível contar com essas informações contidas no volume tomográfico durante o tratamento clínico, pois elas serão o "mapa da mina" para desvendar os mistérios do complexo e desconhecido sistema de canais radiculares (SCR).

A quantidade de informações contidas em um volume tomográfico é tão grande, que é impossível memorizar todas aquelas necessárias para atingir os objetivos clínicos, especialmente quando tratados casos complexos; por isso, um laudo impresso é extremamente pobre para retratar com fidelidade todo o volume tomográfico.

Cabe ainda ressaltar que a TCFC tem de ser interpretada e não é isenta de erros e artefatos como visto anteriormente. Ela não é senhora absoluta e não faz diagnóstico sozinha, como muitos pensam ou querem crer. Esse exame é apenas mais um entre a vasta gama de exames e manobras clínicas disponíveis para um diagnóstico correto, sempre tendo o profissional a própria interpretação dos resultados como norte. A TCFC não mostra lesão, mas sugere uma IHCL, que erroneamente, já é assumida como lesão, assim como

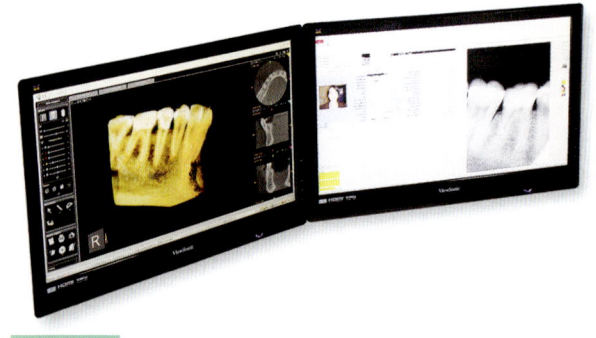

Figura 10.13
Monitores para estudo dos volumes tomográficos, com uma disposição específica, a fim de propiciar uma ergonomia necessária para maximizar a respectiva interpretação e a comunicação com os pacientes.

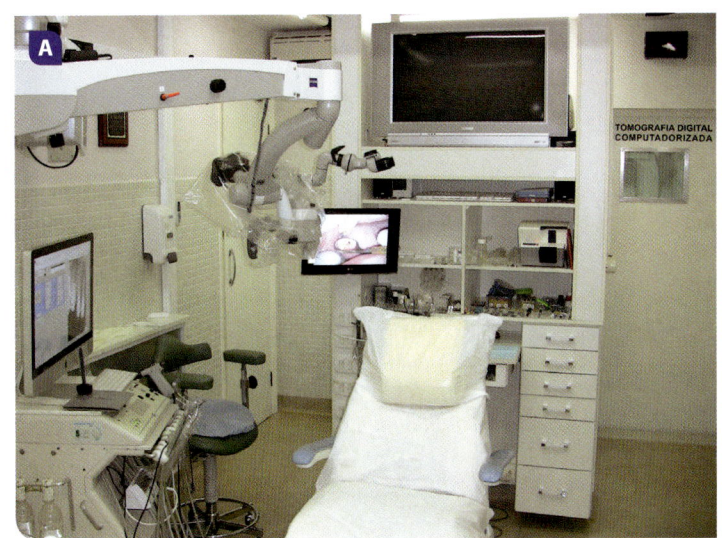

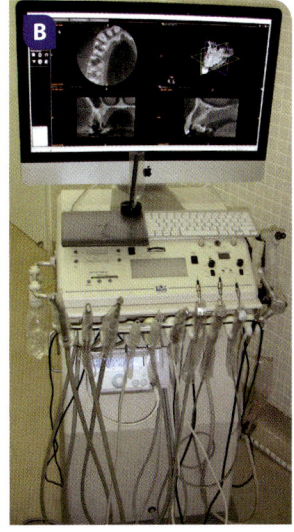

Figura 10.14
A. *Layout* de um consultório desenvolvido especificamente para trabalhar com o MO e diversas tecnologias de apoio, com o *Cart* localizado à direita do profissional.
B. Detalhe do *Cart* com o computador e o software do volume tomográfico aberto e disponível para o profissional utilizar durante o TE.

acontece com as RP e que, portanto, necessita de um tratamento. As imagens obtidas por qualquer exame de imagens sugerem algo e nunca afirmam, e cabe aos profissionais capacitados interpretar os resultados e aplicar ou não terapêuticas e/ou preservação.

Para o profissional aprender a utilizar a radiologia adequadamente como fundamento diagnóstico, com a TCFC, e também com as RP, são fundamentais a capacitação por meio de cursos específicos e o constante aprimoramento do seu vocabulário e da forma de pensar. Foi-se o tempo em que se via uma imagem radiográfica e/ou tomográfica sugestiva de processo perirradicular e concluía-se instantaneamente que havia uma lesão e que o paciente precisava tratar o canal, sem nenhuma outra informação adicional. Os profissionais não tratam imagens, mas sim seres humanos, que podem ou não necessitar de tratamentos, dependendo do diagnóstico realizado. As RP produzem imagens radiolúcidas que sugerem lesões (IRSL), e as TCFC produzem imagens hipodensas compatíveis com lesões (IHCL).

Para concluir este tema fundamental na utilização rotineira da TCFC na endodontia em toda sua potencialidade, sugere-se que seja feito um exame de consciência por parte do profissional e que, de uma vez por todas, ele encare a necessidade do uso da TCFC, sem rodeios ou meias verdades. Para usufruto dos benefícios dessa excepcional tecnologia, é necessário que o profissional invista em conhecimento e equipamentos, e mude sua maneira de receber os laudos das "panorâmicas de luxo" e contentar-se com eles. Para atingir resultados excepcionais, ele tem de realizar esforços proporcionais, buscando a excelência.

Mais uma vez, ressalte-se que não cabem críticas aos centros radiológicos e aos radiologistas, pois eles fazem um excepcional trabalho disponibilizando essa tecnologia e realizando laudos primorosos. Na verdade, a proposta é de se estabelecer uma parceria com eles, uma vez que estão sempre abertos e ávidos para que os cirurgiões-dentistas participem mais ativamente desse incrível mundo da tomografia.

Aplicações da TCFC na endodontia

Existe uma variedade enorme de artigos científicos que atestam os inúmeros benefícios da utilização da TCFC na endodontia, nas mais diversas situações clínicas.[7,39-44] Especificamente, é possível citar algumas situações extremamente comuns na endodontia contemporânea em que a TCFC pode ser utilizada com vantagens sobre as RP: diagnóstico de anatomia e morfologia radicular;[7,45-48] identificação de 2º canal MV;[47,49] planejamento cirúrgico;[7,47,50-53] diagnóstico de lesões de origem endodôntica;[39-43,54-57] diagnóstico de reabsorções internas e externas;[6,7,40,46,58-62] traumatismos dentais;[40,60,63] diagnóstico de lesões císticas e patologias de origem não endodôntica;[64,65] *dens invaginatus*;[66,67] FVR;[44,63,68-71] complicações durante o TE;[72,73] e preservação pós-TE.[74-78] Essa é apenas uma lista de possíveis utilizações da TCFC na endodontia, que, assim como geralmente é apresentada, não significa muito para os clínicos.

Ressaltando a proposta clínica deste capítulo, são apresentados mais alguns casos clínicos para cuja solução a TCFC foi fundamental e é discutida sua real utilidade clínica. É importante ressaltar também que com o maior entendimento da anatomia do SCR, utilização da magnificação continuamente com o MO e incorporação de novas técnicas e tecnologias, hoje é possível tratar casos mais complexos e obter resultados nunca antes imaginados.[79]

O paciente procurou atendimento para avaliação da necessidade de TE no dente 35 e retratamento endodôntico (RE) no dente 36 em virtude de uma "lesão", como informou o clínico geral e conforme sugere a imagem na RD (**FIG. 10.15 A**). O primeiro teste clínico realizado foi o de vitalidade (**FIG. 10.15 B**), a que o dente 35 respondeu positivamente. Realizou-se a TCFC para complementar o diagnóstico e, na sequência de cortes axiais, foi possível observar claramente a extensão da IHCL e sua proximidade com o ápice do dente 35, bem como sua proximidade com o nervo alveolar inferior e forame mentual (**FIG. 10.15 C**). Um dado muito interessante observado na sequência de cortes coronais foi a presença, na

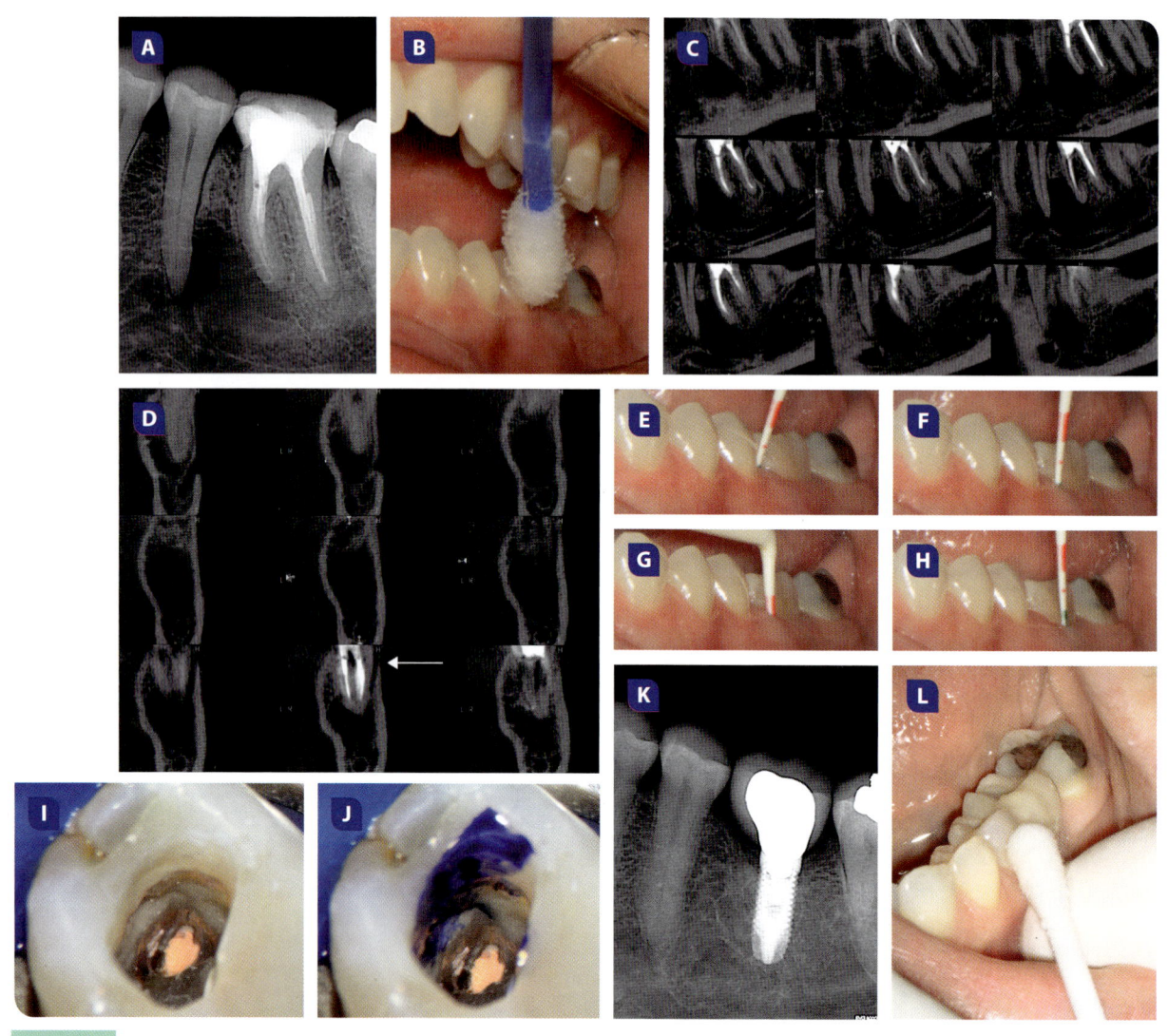

Figura 10.15

A. RPD dos dentes 35 e 36 com presença de IRSL extensa, possivelmente envolvendo ambos e o forame mentual. **B.** IC do teste de vitalidade no dente 35 realizado com cotonete impregnado com Endo-Ice (Maquira). **C.** Sequência dos cortes sagitais evidenciando a presença de IHCL, sua proximidade com o ápice do dente 35 e a relação com estruturas anatômicas importantes. **D.** Sequência dos cortes coronais, com a presença de uma IHCL de perda óssea vestibular na raiz mesial (seta). **E.** IC com o detalhe da sondagem periodontal, sondagem normal verde. **F.** IC com o detalhe da sondagem periodontal, sondagem normal verde. **G.** IC com o detalhe da sondagem periodontal, sondagem anormal vermelha (seta). **H.** IC com o detalhe da sondagem periodontal, sondagem normal verde. **I.** ICM com o detalhe da FVR (seta). **J.** ICM com o detalhe da FVR corada com azul de metileno (seta). **K.** RPP após 2 anos, sugerindo franca recuperação do tecido ósseo sob o dente 35 e IO na região do 36. **L.** IC realizando o teste de vitalidade com cotonete impregnado com Endo-Ice (Maquira) do dente 35.

vestibular da raiz mesial, de uma IHCL, sugerindo uma bolsa periodontal isolada (**FIG. 10.15 D**, seta). Essa informação foi extremamente valiosa, pois orientou para a sondagem periodontal a ser realizada (**FIG. 15 E-H**) e alertou para a possível presença de uma fratura vertical da raiz (FVR) consequente a uma bolsa periodontal isolada (**FIG. 10.15 G**, seta).

Muito embora existam relatos na literatura sobre a detecção de FVR com a TCFC,[44,63,68-71] os resultados são conflitantes e, muitas vezes, esta detecção é impossível de se reproduzir sistematicamente em razão das baixas sensibilidade e especificidade do método. Apesar de utilizado um tomógrafo de altíssima resolução, como o Carestream 9000 3D, que produz cortes com espessura de 76 μ, não foi possível detectar a FVR, que estava presente conforme as imagens demonstram (**FIG. 10.15 I-J**, setas). Essa tem sido uma rotina, na qual a presença de materiais radiopacos no interior do canal produz artefatos que impedem o diagnóstico adequado. Outro fator relevante a ser mencionado é a resolução espacial do equipamento, que muitas vezes não consegue identificar fraturas incipientes com dimensões, frequentemente, diminutas, na casa dos micrômetros.

Mesmo contrariando o senso comum no mercado e até mesmo em alguns relatos da literatura, a experiência prática permite afirmar que a TCFC não permite realizar um diagnóstico conclusivo e reproduzível sobre a presença de FVR em dentes tratados endodonticamente. No máximo, é possível uma sugestão da anatomia óssea, das áreas adjacentes ao dente afetado. Talvez a informação mais relevante, em casos de suspeita de FVR em que a TCFC é utilizada, seja a busca por informações do periodonto de sustentação, como demonstrado no presente caso. Essa informação é fundamental para balizar o exame periodontal e a exploração clínica a fim de realizar o diagnóstico com a precisão necessária.

Ainda sobre o diagnóstico de FVR em dentes tratados endodonticamente, muitas vezes não se consegue visualizar a fratura clinicamente, pois ela pode estar abaixo da margem óssea ou em faces inacessíveis clinicamente. Nesses casos, faz-se necessário o acesso endodôntico, mesmo por meio de próteses e/ou com remoção de retentores intrarradiculares, em detrimento do acesso cirúrgico muito utilizado no passado. Com o advento dos IO e a crescente necessidade estética dos tecidos gengivais dos pacientes, não se devem realizar explorações cirúrgicas desnecessárias, que podem comprometer a estética gengival futura.

Continuando com a descrição do caso clínico anterior, com o diagnóstico realizado, o paciente foi encaminhado para o indicador que realizou a extração dental e instalação de um IO com posterior reabilitação protética como bem demonstra a RE 2 anos após o diagnóstico (**FIG. 10.15 K**). Vale ainda ressaltar a aparência de normalidade do tecido ósseo na RPP, bem como a manutenção da vitalidade pulpar do dente 35, confirmadas com a realização do teste de vitalidade (**FIG. 10.15 L**). O endodontista, como promotor de saúde bucal, tem por obrigação realizar a preservação de todos os seus casos diagnosticados e/ou tratados.

Apesar da certeza de que o tema do diagnóstico de FVR com a TCFC, aqui apresentado, possa ser polêmico, o presente trabalho sustenta a posição aqui defendida. Infelizmente, ainda hoje, muitos profissionais indicam extrações baseados apenas em laudos tomográficos. Os laudos tomográficos bem realizados sempre sugerem a possibilidade de uma FRV e nunca afirmam categoricamente a sua presença ou indicam extrações (com excessões de fraturas grosseiras, que certamente, não necessitavam de uma TCFC para seu diagnóstico). Isso ocorre principalmente devido às baixas sensibilidade e especificidade do exame tomográfico para a detecção de FVR. A validade de um teste refere-se a quanto, em termos quantitativos ou qualitativos, um teste é útil para diagnosticar um evento (validade simultânea ou concorrente) ou para predizê-lo (validade preditiva). Para determinar a validade, comparam-se os resultados do teste com os de um padrão (padrão-ouro): esse pode ser o verdadeiro estado do paciente se a informação estiver disponível, um conjunto de exames julgados mais adequados, ou uma outra forma de diagnóstico que sirva de referência. O teste diagnóstico ideal deveria fornecer, sempre, a resposta correta, ou seja, um resultado positivo nos indivíduos com a doença, e um resultado negativo nos indivíduos sem a doença. Além disso, deveria ser um teste rápido de ser executado, seguro, simples, inócuo, confiável e de baixo custo.[80]

Para reforçar esse conceito de que a TCFC não consegue diagnosticar regular e previsivelmente as FRV, será apresentado mais um caso clínico demonstrando tal incapacidade diagnóstica.

O paciente assintomático foi encaminhado para realização de um RE baseado somente no exame radiográfico (**FIG. 10.16 A**),

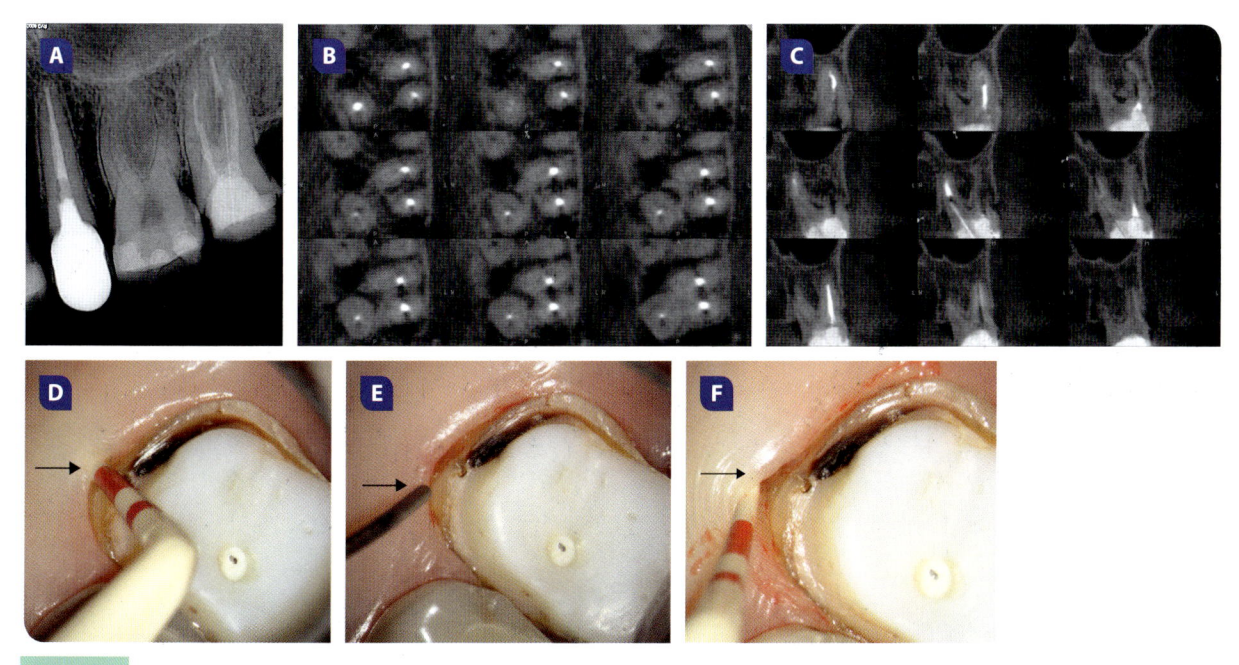

Figura 10.16

A. RPD do dente 27, com presença de um TE "insatisfatório" (canal mesial parcialmente obturado), sem maiores achados radiográficos.
B. Sequência de cortes axiais, evidenciando a presença de uma IHCL sugestiva de perda óssea palatina na raiz palatina (setas vermelhas) no dente 27. **C.** Sequência de cortes coronais evidenciando a presença de uma IHCL sugestiva de perda óssea palatina na raiz palatina (setas vermelhas) no dente 27. **D.** ICM com o detalhe da sondagem periodontal, sondagem anormal vermelha (seta branca) **E.** ICM com o detalhe da FVR (seta branca). **F.** ICM com o detalhe da sondagem periodontal afastando o tecido evidenciando a FVR (seta branca).

em que um TE "insatisfatório" havia sido detectado (sempre que um caso tratado endodonticamente há muitos anos agudizar repentinamente, deve-se pensar em FVR). Na sequência de cortes axiais e coronais, foi detectada a presença de uma IHCL na face palatina da raiz palatina, sugerindo uma bolsa periodontal isolada (FIG. 10.16 B-C, seta vermelha). Nota-se que nenhum indicativo claro (nem a mais leve evidência) da presença de FVR foi evidenciado pelo exame tomográfico, apesar de realizado com um equipamento de FOV limitado, que produz cortes com 76 µ de espessura (Carestream 9000 3D). Se esse equipamento, superespecífico para a endodontia, não conseguiu detectar a FVR, o que esperar de um equipamento com uma resolução espacial muito menor e com cortes de espessura muito maiores na faixa 200 a 400 µs? Scarfe e colaboradores[19] propuseram que os tomógrafos utilizados na endodontia deveriam ter uma resolução mínima de 200 µ, pois essa seria a dimensão média do ligamento periodontal.

Novamente a informação de uma possível bolsa periodontal isolada na raiz palatina foi preciosa para a busca e confirmação clínicas da presença de uma FVR (FIG. 10.16 D-F, setas brancas). O diagnóstico clínico, radiográfico e tomográfico foi realizado, e o paciente retornou para o indicador a fim de realizar a extração e a reabilitação com um IO. Espera-se que, de uma vez por todas, essa questão do diagnóstico tomográfico de FVR esteja esclarecida e que, de agora em diante, utilize-se esse valioso exame para orientação sobre possíveis fraturas, e não apenas para sua confirmação. Como dado complementar, vale ressaltar que, infelizmente, a busca por FVR da raiz deve ser a maior incidência dos exames tomográficos indicados por clínicos e/ou endodontistas aos centros radiológicos. Por isso a insistência nesse assunto polêmico certamente provocará reflexões nos leitores.

MOMENTO IDEAL DE INDICAÇÃO DA TCFC

O momento ideal para solicitar uma TCFC é de extrema importância, uma vez que na literatura ainda não existe um consenso sobre o momento adequado de sua utilização.[38] O diagnóstico é, sem dúvida, a fase mais importante do TE, uma vez que, se mal conduzido, pode levar a inúmeras intervenções clínicas e/ou cirúrgicas desnecessárias (FIG. 10.2). Essa recomendação baseia-se na experiência de um dos autores deste capítulo que, por dispor de um tomógrafo em sua clínica, faz uso deste recurso mais frequentemente do que a maioria dos endodontistas no Brasil. Vale ainda enfatizar que essa utilização frequente não decorre de motivações econômicas, uma vez que o exame tomográfico está incluso no valor do respectivo honorário profissional para uma consulta e diagnóstico.

A postura aqui defendida quanto a essa questão é muito clara: por que submeter os pacientes a tentativas de tratamentos infrutíferos, muitas vezes desnecessários, custosos, buscando por respostas que talvez não estejam disponíveis? Por que gastar incontáveis horas de trabalho e o tempo do paciente para buscar um canal calcificado sem se saber onde ele se localiza? Por isso, realizam-se as TCFC antes do diagnóstico final para que o profissional se prepare antes de iniciar qualquer caso mais complexo. Mais uma vez esses conceitos podem estar contra o fluxo das opiniões correntes, mas em uma situação como descrita aqui, todos perdem: profissional, paciente, a endodontia e a odontologia como um todo. Uma analogia perfeita seria um explorador sair sem um mapa, tentando chegar a um determinado destino, sem conhecer o caminho. Com certeza ninguém em sã consciência faria isso, pois ficaria perdido, sem rumo. Então, por que os endodontistas o fazem rotineiramente, quando não solicitam uma TCFC antes de iniciar um caso complexo? Será excesso de confiança ou falta de conhecimento sobre as possibilidades e/ou manuseio dos volumes tomográficos?

Assim sendo, devido à ausência de consenso na literatura a respeito de quando realizar uma TCFC, um dos autores do presente capítulo desenvolveu um protocolo próprio de utilização da TCFC, sempre respeitando o princípio ALARA, para mínima dose de radiação em exames que empregam radiação ionizante.[72] Enfatiza-se que esse é um critério estritamente pessoal, baseado na literatura,[6,7,39-48,50-57,58-67,73,74,78] na experiência da respectiva clínica, na utilização de um equipamento que emite baixa radiação ionizante[21,33] e na sua disponibilidade naquele estabelecimento.

Os autores deste capítulo defendem que as TCFC podem ser utilizadas em quatro momentos distintos na clínica: pré-operatório; transoperatório; pós-operatório imediato; e proservação.

Assim sendo, nas seguintes situações realiza-se TCFC:

- Indicação de realização de TCFC pré-operatória;
- Diagnóstico de lesões de origem não endodôntica;
- Diagnóstico em dentes com suspeita de anatomia complexa;
- Diagnóstico em casos com suspeita de envolvimentos de áreas anatômicas;
- Diagnóstico em dentes com lesões extensas;
- Diagnóstico para casos de trauma;
- Diagnóstico em casos de retratamento;
- Diagnóstico de fraturas radiculares;
- Diagnóstico em casos com iatrogenias;
- Diagnóstico de reabsorções externa e/ou internas;
- Diagnóstico em casos com indicação cirúrgica;
- Diagnóstico de canais calcificados;
- Diagnóstico para implantes;
- Diagnóstico e planejamento para acessos complexos e/ou AEMI;
- Indicação de realização de TCFC transoperatório;
- Canais calcificados;
- Localização de anatomia anômala;
- Ocorrência de iatrogenias;
- Verificação da diminuição de IHCL no período de troca de curativo;
- Verificação em casos de trauma no período de troca de curativo;

- Indicação de realização de TCFC no pós-operatório imediato;
- Verificação dos resultados obtidos em casos complexos;
- Verificação dos resultados obtidos em casos com iatrogenias;
- Indicação de realização de TCFC proservação;
- Proservação de casos com lesões extensas;
- Proservação de casos com anatomia complexa.

Como mencionado anteriormente, essa lista é apenas uma sugestão, pois ela é utilizada nos pacientes com base nos critérios já mencionados. O mais importante é constatar que existe uma variedade enorme de possibilidades clínicas de utilização da TCFC, que muito beneficiará profissionais e pacientes. Esse poderoso exame certamente auxiliará, e muito, a prática cotidiana do profissional, desde que utilizado de maneira adequada e com conhecimento científico.

Na **FIGURA 10.17** será apresentada mais uma série de casos clínicos em que a TCFC foi fundamental para o êxito do tratamento. Note-se que são casos de rotina no consultório deste autor, mas que foram diagnosticados e/ou tratados de maneira distinta devido às informações obtidas com a TCFC.

O caso a seguir ilustra muito bem a rotina dos endodontistas em seus consultórios quando recebem um paciente para realizar um RE em razão da ausência ou da presença de sintomas ou de algum achado radiográfico em exames rotineiros.

O paciente sintomático, com dor surda e intermitente, foi encaminhado para realização de um RE com base APENAS no exame radiográfico no dente 36 (**FIG. 10.17 B**), em que um TE "insatisfatório" havia sido detectado, com presença de IRSL. Certamente a maioria dos colegas acharia o caso "simples" e, com base nessa imagem radiográfica, daria o "orçamento" e marcaria o início do tratamento sem maiores problemas. Segundo o ditado popular: "é aí que mora o perigo". Na sequência, será visto como um caso "simples" pode se transformar em um pesadelo se o profissional não souber o que está fazendo.

O diagnóstico foi iniciado com um exame clínico acurado, em que foi possível visualizar os dentes posteriores com próteses fixas e, claramente, a ocorrência de inúmeras retrações gengivais (**FIG. 10.17 A**, seta vermelha). Isso é importante, pois é possível imaginar que esse paciente tenha uma oclusão traumática, uma musculatura potente ou hábitos noturnos parafuncionais.

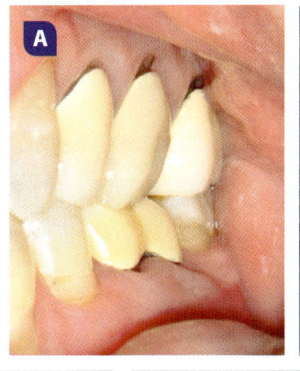

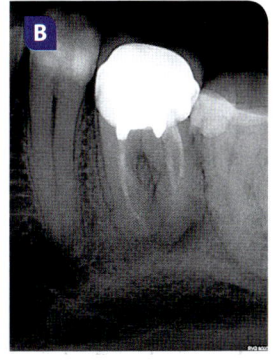

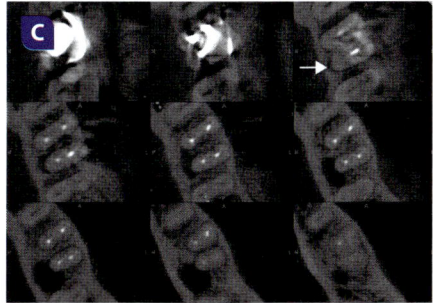

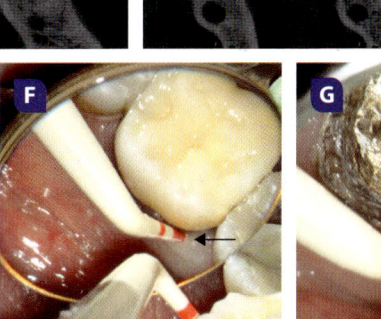

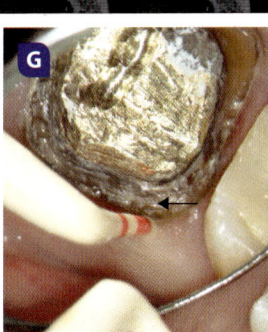

Figura 10.17

A. IC evidenciando a presença de coroas protéticas na região posterior e diversas retrações gengivais (seta vermelha). **B.** RPD do dente 36, com presença de um TE e IRSL na raiz distal. **C.** Sequência de cortes axiais evidenciando a presença de IHCL de perda óssea palatina na raiz distal, na face lingual no dente 36 (seta branca). **D.** Sequência de cortes coronais evidenciando a presença de IHCL de perda óssea palatina na raiz distal, na face lingual no dente 36 (seta branca). **E.** ICM com o detalhe da sondagem periodontal, sondagem normal verde (seta branca). **F.** ICM com o detalhe da sondagem periodontal, sondagem anormal vermelha (seta branca). **G.** ICM com o detalhe da sondagem periodontal, sondagem anormal vermelha, sem a coroa protética verificando a possível presença de uma FVR na margem (seta branca). **H.** ICM com o detalhe do interior da raiz distal evidenciando uma FVR (seta branca).

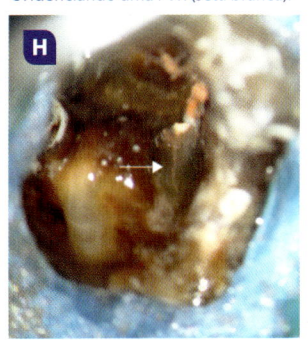

Na sequência de cortes axiais e coronais, foi detectada a presença de uma IHCL, sugestiva de perda óssea lingual na raiz distal, sugerindo uma bolsa periodontal isolada, que se comunicava com a área apical (FIG. 10.17 C-D). Nota-se, novamente, que a RP não sugeriu nenhum indicativo claro (nem a mais leve evidência) da presença de FVR. Foi o exame tomográfico que auxiliou a buscar essa patologia, exatamente como nos casos anteriores. Essas sequências de cortes são muito interessantes para realizar um segmento de toda a área avaliada e, principalmente, localizar o início da IHCL de perda óssea na face distolingual (FIG. 10.17 C-D, setas brancas). Também é digno de nota que o foco de interpretação do volume tomográfico deixou de ser a "lesão radiográfica", mas sim algo mais importante e premente de ser diagnosticado: a FVR.

Mais uma vez, destaca-se a informação primordial de uma possível bolsa periodontal isolada, pois agora a conversa com o paciente mudará radicalmente. Passou-se de um "simples retratamento" para um caso de possível FVR, que, se confirmado, exigirá a extração do elemento dental com possível instalação de um IO no futuro. Imagine-se se já houvessem sido apresentados os honorários, informado ao paciente o número de sessões previstas para o RE e, de repente, aparecesse uma FVR. Coisa horrível e inadequada, sem dúvida, mas, infelizmente, muito frequente nos consultórios, pois, com os sistemas de diagnóstico utilizados, a previsibilidade é muito baixa.

Retornando à justificativa de realizar a TCFC previamente ao início do tratamento, agora é explicado ao paciente que, tendo em vista as informações obtidas com o exame tomográfico, será necessário realizar algumas manobras para obtenção do diagnóstico de uma possível FVR. Sempre que possível, faz-se a comprovação da fratura clinicamente com a visualização direta magnificada (FIG. 10.17 F, seta), se não for possível, remove-se a coroa para buscar a verificação das margens (FIG. 10.17 G, seta) e, se mesmo assim, não for possível a visualização, remove-se o retentor intrarradicular (RI) (FIG. 10.17 H, seta).

Infelizmente, as suspeitas se confirmaram e o paciente recebeu o diagnóstico de FVR na raiz distal localizada na face lingual. Com surpresa, mas resignado com o diagnóstico, uma vez que tudo foi previamente explicado, documentado e teve um ordenamento dos exames clínicos. Um caso relativamente simples, quando se utiliza a tecnologia previamente ao início do RE, poderia ter sido altamente prejudicial para todos envolvidos caso o diagnóstico de FVR fosse feito tardiamente. Ou, ainda pior, se o caso fosse tratado sem o conhecimento da presença da FVR e, depois de pouco tempo, feita a confecção de nova prótese, o dente continuasse com os sintomas, o que acarretaria em uma extração. Com convicção, pode-se afirmar que esse tipo de ocorrência, infelizmente, é comum e, sem dúvida, denigre a imagem da odontologia.

Além das lesões de origem endodôntica, a TCFC também é muito útil para diagnosticar lesões de origem não endodôntica, como será apresentado no caso retratado na FIGURA 10.18. Paciente adulta do sexo feminino, assintomática, no transcorrer do seu tratamento ortodôntico, foi

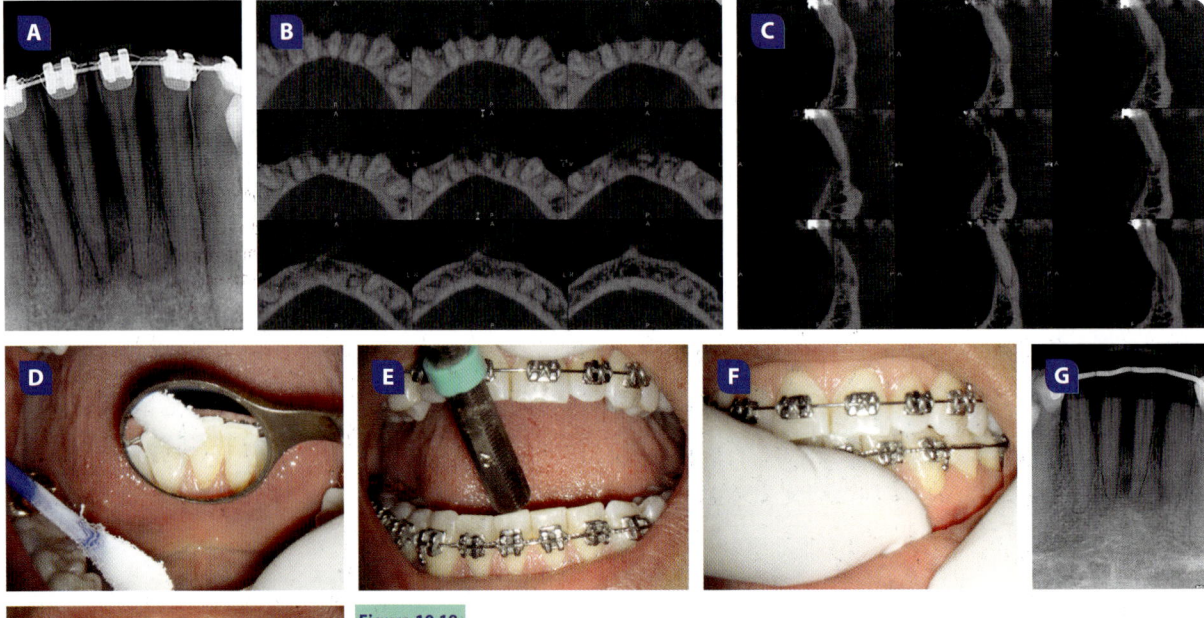

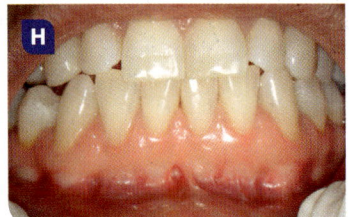

Figura 10.18
A. RPD dos dentes anteriores inferiores, com IRSL. B. Sequência de cortes axiais evidenciando a presença de IHCL de displasia cementária na região apical de diversos elementos dentais. C. Sequência de cortes sagitais evidenciando a presença de IHCL de displasia cementária na região apical de diversos elementos dentais. D. IC da realização do teste de vitalidade por lingual devido à presença de aparelho ortodôntico, com cotonete impregnado com Endo-Ice (Maquira). E. IC da realização de testes de percussão. F. IC da realização do teste de palpação. G. RPP após 3 anos apresentando aspectos radiográficos inalterados e IRSL de displasia cementária. H. IC demonstrando a normalidade dos tecidos gengivais em relação ao contorno, à forma e à coloração dos dentes anteriores inferiores.

encaminhada para diagnóstico e possível TE dos dentes anteriores inferiores em razão dos aspectos radiográficos sugestivos de lesão endodôntica (**FIG. 10.18 A**). Na sequência de cortes axiais e sagitais, foi detectada a presença de uma IHCL de displasia cementária, envolvendo vários dentes (**FIG. 10.18 B-C**). Para concluir o diagnóstico, realizaram-se todos os testes clínicos necessários e todos estavam dentro da normalidade (**FIG. 10.18 D-F**). Como já mencionado anteriormente, é função do endodontista realizar a preservação dos casos diagnosticados e tratados. Na RPP, após 3 anos da realização do diagnóstico, é possível ver a manutenção dos aspectos radiográficos iniciais (**FIG. 10.18 G**). Importante salientar que durante a consulta de proservação, deve-se realizar os testes indicados para cada caso e verificar a normalidade dos elementos dentais, bem como tecidos adjacentes (**FIG. 10.18 H**).

Em muitas situações clínicas, em que o RE é indicado e existe um RI muito volumoso e curto, há dúvidas quanto à existência de uma perfuração ou destruição periodontal interproximal e/ou vestibulolingual. Nesses casos, a TCFC é bem indicada, pois, com os cortes sagitais e coronais, é possível verificar esses contornos ósseos, como se verá no caso da **FIGURA 10.19**. O paciente foi indicado para a realização de diagnóstico e possível tratamento do dente 45, que se apresentava com sua coroa protética deslocada (**FIG. 10.19 A**, seta). Na RD, verificaram-se um RI curto e volumoso e uma área radiolúcida aparentemente na distal ou vestibular no terço cervical da raiz, bem como uma IRSL sob o periápice do dente 45 (**FIG. 10.19 B**, seta). Na sequência de cortes coronais, foi verificada a presença de osso vestibular e lingual, com aspectos compatíveis com a normalidade (**FIG. 10.19 C**, setas). Clinicamente, realizou-se uma sondagem periodontal nas proximais e foi constatada a ausência de bolsa periodontal (**FIG. 10.19 D**, seta).

Durante o RE, é muito importante utilizar a magnificação constantemente, mesmo que determinado instrumento "final" idealizado atinja o comprimento real de trabalho, para busca e remoção de todos os resquícios de materiais no interior do SCR (**FIG. 10.19 E**, seta). Também na fase de obturação

Figura 10.19

A. IC evidenciando a presença de coroa protética no dente 45 deslocada (seta). **B.** RPD do dente 45, com presença de um TE parcial, e IRSL na região apical, e área radiolúcida na porção cervical da raiz (seta). **C.** Sequência de cortes coronais evidenciando a presença de tábua óssea vestibular e lingual em nível compatível com a normalidade (setas). **D.** IC com o detalhe da sondagem periodontal, sondagem normal verde na distal (seta). **E.** ICM evidenciando restos de material obturador durante a fase de desobstruir do SCR (seta). **F.** ICM evidenciando a obturação do SCR. Nota-se a perfeita acomodação do material obturador. **G.** IC com alta magnificação evidenciando a reconstrução coronária para realização de posterior preparo e instalação de uma nova prótese fixa. **H.** RPP após 3 anos apresentando aspectos radiográficos normais da área periapical do dente 45 e normalidade do nível ósseo nas proximais.

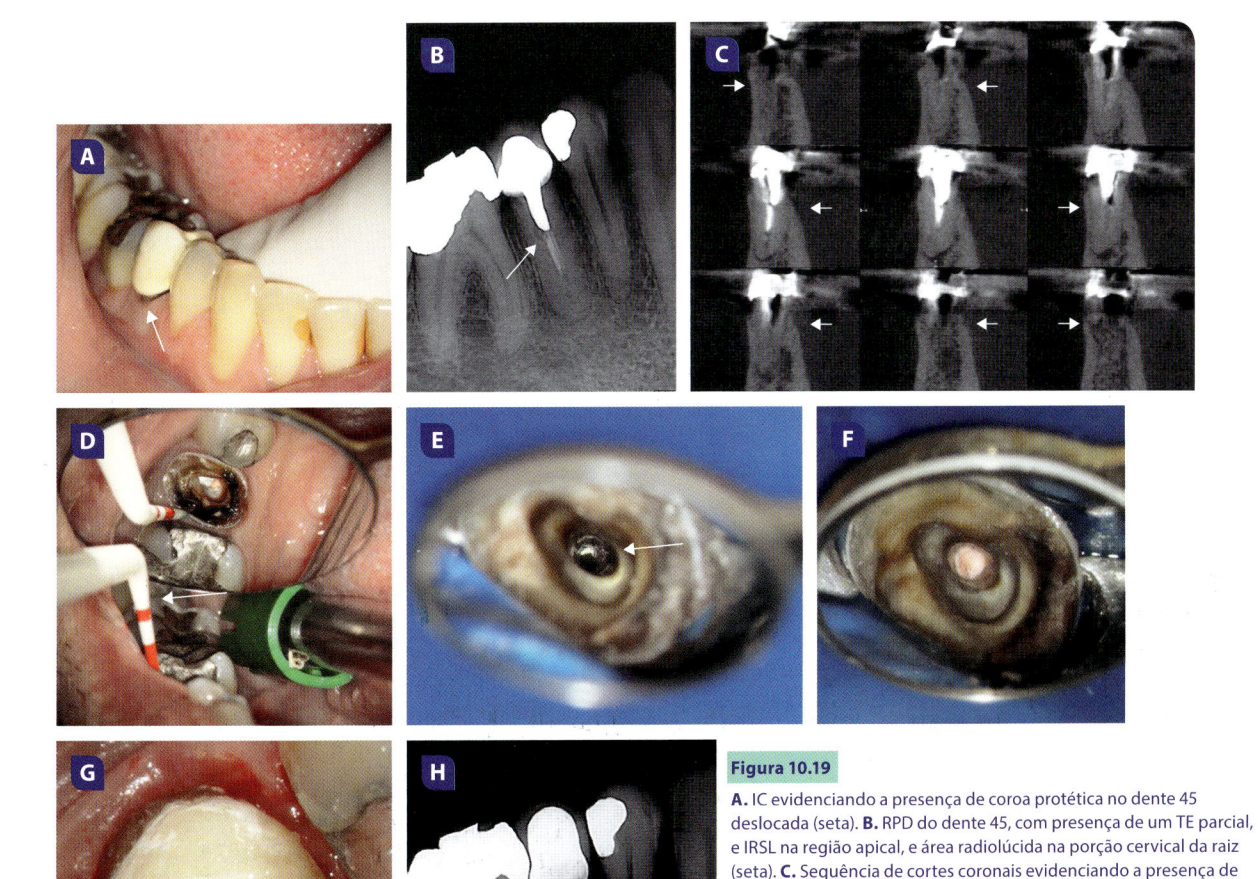

do SCR, é muito importante a magnificação para verificar a adaptação do material obturador e a limpeza das paredes dentinárias (**FIG. 10.19 F**). Nesse caso em particular, em virtude da excessiva destruição radicular cervical, optou-se pela instalação de um pino de fibra de vidro (Angelus) e reconstrução com resina LuxaCore® (DMG) a fim de assegurar uma melhor distribuição de forças oclusais durante a mastigação pelo módulo de elasticidade do RI (**FIG. 10.19 G**, seta). A RPP após 3 anos evidencia a regressão da IRSL apical e a ausência de sinais radiográficos nas áreas interproximais (**FIG. 10.19 G**).

Quanto mais se avança na complexidade dos casos tratados pelos endodontistas, mais a TCFC se torna indispensável para a realização correta do diagnóstico, do planejamento e do tratamento, que, antes, certamente resultariam em dentes extraídos e substituídos por um IO. O caso apresentado na **FIGURA 10.20** retrata bem essa realidade, pois, após poucos meses de receber uma linda reabilitação oral (**FIG. 10.20 A**), a paciente começou a apresentar sintomatologia dolorosa na região palatina do dente 12. Ela retornou ao especialista, que realizou este encantador trabalho restaurador e relatou que havia um problema com o dente. Infelizmente, a falta de planejamento e de levantamento das bases dentais, ósseas e periodontais, previamente às reabilitações orais, parece ser mais uma norma do que uma exceção (opinião do autor sem base científica, apenas observacional de sua casuística). Na RPD, ficou evidente um processo de reabsorção radicular, ficando a dúvida quanto a ser interna, externa ou ambas (**FIG. 10.20 B**). Essa informação é muito importante, pois pode alterar o plano e tratamento.

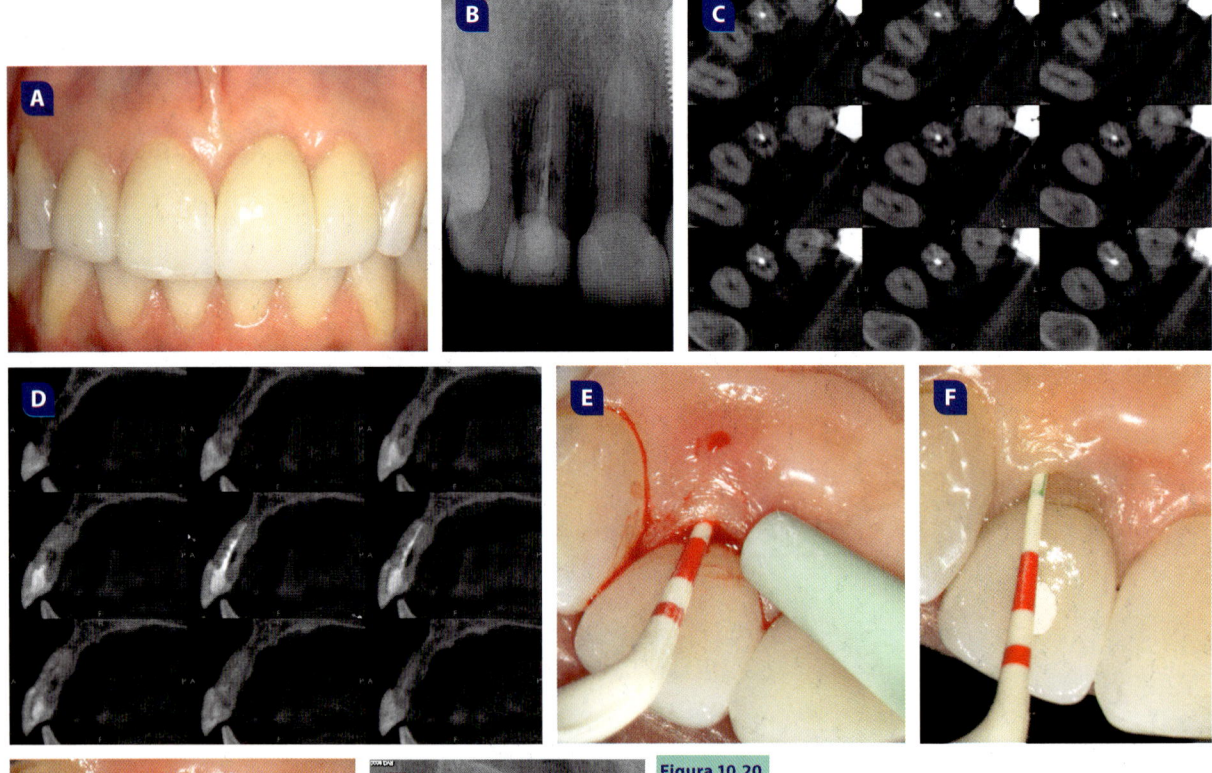

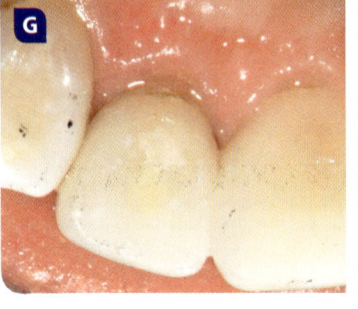

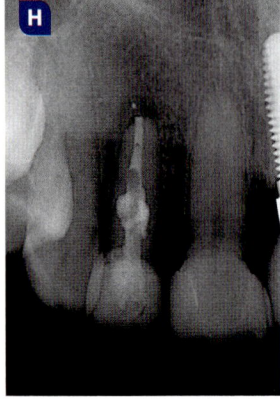

Figura 10.20

A. IC evidenciando a presença de coroas protéticas na bateria anterior superior. Notam-se a saúde gengival e a harmonia estética conseguidas. **B.** RPD do dente 12, com presença de um TE, e IRSL do tipo reabsorção radicular interna e/ou externa. **C.** Sequência de cortes axiais com IHCL sugerindo a presença de uma reabsorção interna no canal do dente 12 com comunicação com o periodonto na distal. **D.** Sequência de cortes sagitais com IHCL sugerindo a presença de uma reabsorção interna no canal do dente 12 com comunicação com o periodonto na distal. **E.** ICM com o detalhe da sondagem periodontal, sondagem anormal vermelho, e presença de fístula na palatina. **F.** ICM com o detalhe da sondagem periodontal, sondagem normal verde, e ausência de fístula na palatina. **G.** ICM com o detalhe da normalidade tecidual, ausência de fístula na palatina, e acesso restaurado definitivamente com resina LuxaCore (DMG). **H.** RPPOP, demonstrando a obturação do SCR um pouco além do desejável e com uma bolha (o ideal é o caminho a ser perseguido e nunca atingido), reparo da perfuração com Fast Set Putty™ (Brasseler), instalação e cimentação de núcleo de fibra de vidro (Angelus®) com resina LuxaCore (DMG) e restauração definitiva.

A sequência de cortes tomográficos axiais e sagitais com IHCL de uma reabsorção interna (interior maior que comunicação com exterior) que perfurou a parede radicular na distal do dente 12 é apresentada na **FIGURA 10.20 C-D**. Apesar do prognóstico desfavorável, a paciente estava motivada para receber o RTE não cirúrgico, e o planejamento contemplava a desobstrução do SCR e trocas sucessivas de Ca(OH)$_2$ tipo Calen (SS White) por 3 meses, até a remissão da sintomatologia e fístula.

Esta tem sido a nossa filosofia de trabalho em casos como esse e também com lesões extensas, com base nas pesquisas pioneiras do Prof. Mário Leonardo, que visa promover uma curetagem química do tecido granulomatoso e propiciar as condições para a reparação tecidual.[81] Foram acompanhados clinicamente três momentos distintos da face palatina do dente 12: momento inicial, com presença de bolsa periodontal e fístula na palatina (**FIG. 10.20 E**); momento intermediário, com diminuição da bolsa periodontal e ausência de fístula após 30 dias de Ca(OH)$_2$ (**FIG. 10.20 F**); e momento de finalização com a normalidade tecidual, com ausência de fístula após 90 dias de Ca(OH)$_2$ (**FIG. 10.20 G**).

Esse tipo de enfoque da endodontia contemporânea e biológica foge um pouco do atual momento tecnicista que se vive na endodontia brasileira, infelizmente caracterizado por um negligenciamento dos princípios biológicos, privilegiando a velocidade e as necessidades econômicas. Profissionais como os endodontistas hão de estar preocupados com a extinção das doenças perirradiculares (periodontite apical crônica ou aguda) e seus sinais e sintomas clínicos, e não apenas com a realização de uma linha branca na radiografia. A RPPOP mostra um complexo RTE, realizado via canal, através de um acesso endodôntico minimamente invasivo (AEMI), sem destruição da coroa de porcelana *metal free*, com debelação da infecção, reparo da perfuração com material biocerâmico BC RRM – Fast Set Putty (Brasseler), instalação de núcleo de fibra de vidro (Angelus), cimentado com resina LuxaCore (DMG) e acesso restaurado com a mesma resina (**FIG. 10.20 H**). Apesar de esse caso ainda não possuir uma preservação de longo prazo, os resultados iniciais animam quanto à previsão de um futuro duradouro e a manutenção do sorriso natural da paciente. Casos como esse motivam a estender e ultrapassar as fronteiras da endodontia tradicional, como se verá na **FIGURA 10.20**.

Continuando nessa linha da endodontia biológica,[81] será expandida ainda mais a utilização da TCFC para tratar casos complexos de RTE com lesões extensas, embora seja muito difícil diagnosticar tais lesões em dentes posteriores da maxila com as RP, tendo em vista a sobreposição das estruturas anatômicas presentes na região. Como se demonstrá neste próximo caso clínico, muitas vezes não se tem a menor ideia da dimensão da destruição óssea presente no momento do diagnóstico e, consequentemente, tais casos são tratados na mais simples escuridão. Se, por um lado, isso conforta dando uma ilusória sensação de segurança; por outro, impede de serem adotadas terapêuticas mais adequadas para casos com grandes destruições ósseas patológicas.

Ao se examinar a RPD (**FIG. 10.21 A**) dos dentes 26 e 27, usualmente a atenção se fixa em itens comuns à limitada percepção bidimensional que as RP oferece: perda óssea na mesial do 26; raiz mesial do 26 sem TE; presença de RI rosqueado na raiz palatina do 27; instrumento fraturado na raiz distal do 27; e IRSL na região distal do 27. Em linhas gerais, acredita-se que essa seria a avaliação "completa do caso" e logo se providenciaria o RTE, sem maiores planejamentos e/ou estratégias terapêuticas diferenciadas. Os profissionais simplesmente se acostumaram a ver poucos detalhes com as RP e a realizar diagnósticos aquém do ideal. Apenas como um exercício, imagine-se a medicina atual sem os diversos diagnósticos por imagens existentes na atualidade. Seria possível, seria desejável, seria benéfico para os pacientes?

Certamente, este mesmo caso à luz da TCFC e tendo acesso ao cortes tomográficos representados nas imagens (**FIG. 10.21 G, J e M**), seria completamente diferente se diagnosticado com a RP. Quanta diferença, não? Será que a técnica rápida e mecânica poderia debelar esta infecção? Será que o tecido ósseo se reparará? Será que se deve fazer este tratamento em sessão única e recomendar a restauração definitiva imediatamente? São tantas perguntas por responder que acaba sendo escolhida uma abordagem mais segura e biológica, contando com a resposta do organismo para finalizarmos o caso.

Assim como no caso anterior, após o resultado da TCFC, realização do diagnóstico e apresentação do caso, foi proposto ao paciente um tratamento expectante com CA(OH)$_2$ por no mínimo 3 meses, com trocas mensais do curativo intracanal. Após esse período, foi proposta a realização de uma nova TCFC para verificar se estaria ocorrendo o reparo desejado e, se afirmativo, finalizar-se-ia o caso. Esta é uma abordagem, no entender dos autores deste capítulo, muito mais racional e realista para manejo de casos com lesões extensas.

Do ponto de vista do paciente, ele sabe que seu caso é complexo e demanda mais tempo, sabe que não tem sentido pagar por um RTE se existe a grande possibilidade de insucesso devido à vasta destruição óssea presente. Sabe também que não faz sentido restaurar um dente definitivamente se ainda não existe a segurança do reparo, e assim por diante. Do ponto de vista do indicador, ele sabe que receberá um dente para restaurar apenas se estiver seguro do caminho da reparação; sabe que se o dente não responder favoravelmente, um IO deverá ser indicado; e, finalmente, sabe que o endodontista não é um "pintor" de linhas brancas nas RP, mas sim um promotor de saúde, que busca eliminar ou controlar a doença instalada na região perirradicular.

Esta é uma mudança de paradigmas que está sendo aqui apresentada a fim de se resgatar o respeito da endodontia perante pacientes e indicadores. Não se deve ter medo ou falar mal dos IO, mas resgatar e realizar uma endodontia previsível e de resultados biológicos. A proposta aqui é simples: nunca fechar um dente com sintomatologia dolorosa e nunca finalizar um caso com lesão extensa antes de se observarem sinais de reparo ósseo. Que as imagens deste caso sejam lembradas, pois elas não são exceção, mas a regra quando se lida com infecções de origem endodôntica.

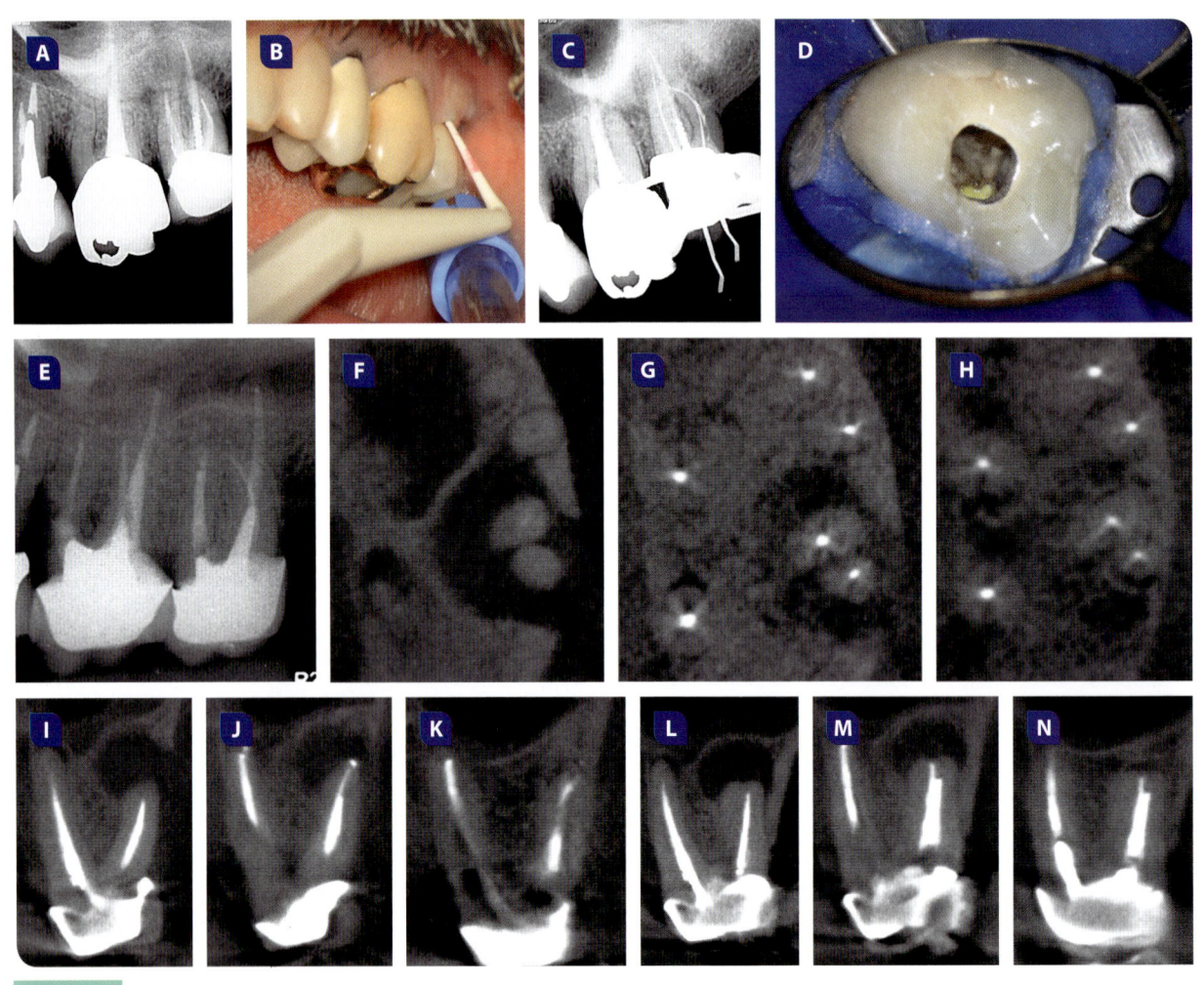

Figura 10.21

A. RPD dos dentes 25, 26 e 27, com uma série de achados radiográficos nos dentes presentes. Concentrando-se apenas no dente 27, verifica-se a presença de IRSL sobre a raiz distal e talvez a raiz mesial, instrumento fraturado na raiz distal, retentor pré-fabricado rosqueável na raiz palatina. **B.** ICM com o detalhe da sondagem periodontal, sondagem normal verde. **C.** Radiografia de trabalho sugerindo a passagem de instrumento fraturado na raiz distal com patência e patência do canal MV. **D.** ICM com o detalhe do acesso realizado através da coroa para manutenção desta durante as trocas sucessivas da medicação. **E.** RPP após 3 anos apresentando uma franca recuperação do tecido ósseo sobre os ápices do dente 27. **F.** Corte tomográfico axial pré-operatório com IHCL de grande perda óssea nas raízes vestibulares (com rompimento de cortical) e sugestão de discreta perda óssea na raiz palatina. **G.** Corte tomográfico axial, pós-operatório imediato sugerindo imagem sugestiva de reparo ósseo nas raízes vestibulares (ainda com rompimento de cortical) e sugestão de reparo ósseo quase total na raiz palatina. **H.** Corte tomográfico axial após 3 anos de preservação, com imagem sugestiva de reparo ósseo total nas raízes vestibulares (sem rompimento de cortical) e sugestão de reparo ósseo total na raiz palatina. **I.** Corte tomográfico coronal pré-operatório com IHCL de grande perda óssea na raiz distal (com rompimento de cortical) e sugestão de discreta perda óssea na raiz palatina. **J.** Corte tomográfico coronal, pós-operatório imediato com imagem sugestiva de reparo ósseo na raiz distal (sem rompimento de cortical) e sugestão de reparo ósseo quase total na raiz palatina. **K.** Corte tomográfico coronal após 3 anos de preservação, com imagem sugestiva de reparo ósseo total na raiz vestibular (sem rompimento de cortical) e sugestão de reparo ósseo total na raiz palatina. **L.** Corte tomográfico coronal pré-operatório com IHCL de grande perda óssea na raiz mesial e sugestão de discreta perda óssea na raiz palatina. **M.** Corte tomográfico coronal, pós-operatório imediato com imagem sugestiva de reparo ósseo parcial na raiz mesial e sugestão de reparo ósseo quase total na raiz palatina. **N.** Corte tomográfico coronal após 3 anos de preservação com imagem sugestiva de reparo ósseo total na raiz vestibular (pequeno espessamento apical) e sugestão de reparo ósseo total na raiz palatina.

A única diferença é que estas não são vistas quando se utilizam apenas as RP e, portanto, o trabalho é feito na escuridão. Este é um excelente exemplo da utilização da TCFC pré-operatoriamente e transoperatoriamente para verificação do reparo antes da finalização do caso.

Mudando um pouco o enfoque da casuística e abordando os traumatismos dentais, os quais são muito interessantes e necessitam de um diagnóstico muito acurado, uma das áreas que mais se beneficiam da utilização da TCFC é o trauma dental.[40,59,63] Em casos de traumatismos dentais e em dentes sem TE, a visualização das fraturas dentais e ósseas é excepcional e muito nítida. Com a TCFC, é possível diagnosticar, acompanhar e/ou realizar os tratamentos necessários em todos os casos de traumatismos dentais, como se verá na **FIGURA 10.22**.

Com a introdução do conceito da revascularização em dentes permanentes necróticos com ou sem fístula, possuidores de ápices abertos por Iwaya e colaboradoes, em 2001,[82]

Tratamento de canais radiculares 155

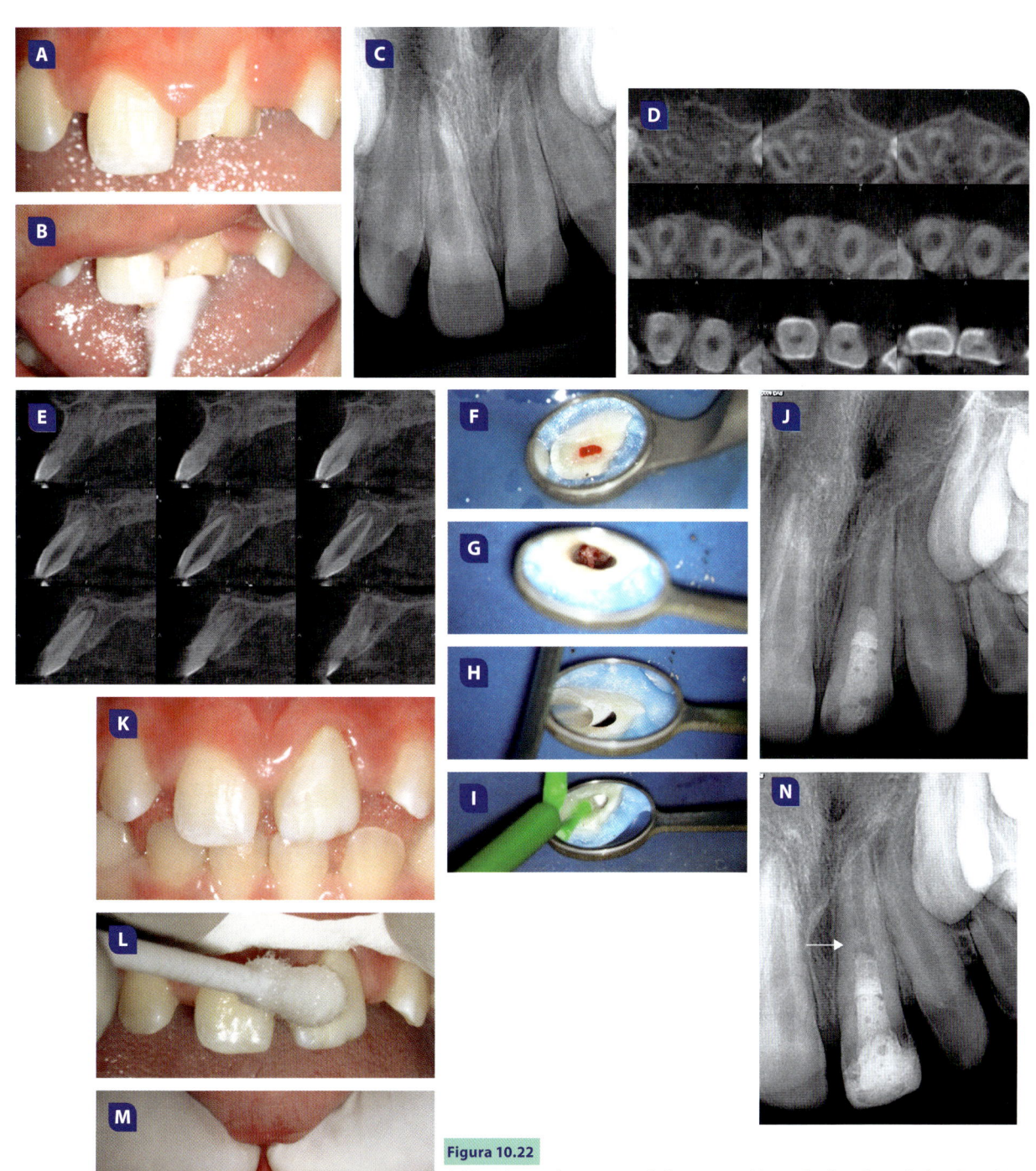

Figura 10.22
A. IC evidenciando a presença de fratura coronária em chanfro subgengival no dente 21. **B.** IC da realização do teste de vitalidade, realizado com cotonete impregnado com Endo-Ice (Maquira). **C.** RPD dos dentes 12, 11 e 21 sugerindo a presença de fratura coronária no dente 21. **D.** Sequência de cortes axiais evidenciando a presença da fratura coronária no dente 21 e integridade da tábua óssea vestibular na bateria anterior superior. **E.** Sequência de cortes sagitais evidenciando a integridade da raiz do dente 21, sua anatomia apical e a integridade do alvéolo dental. **F.** ICM com o detalhe da sondagem periodontal, sondagem anormal vermelho e presença de fístula na palatina. **G.** ICM com o detalhe da polpa exposta. **H.** ICM com o detalhe da pulpotomia profunda sem hemorragia pulpar. **I.** ICM com o detalhe da inserção do MTA branco (Angelus). **J.** RPPOP apresentando o MTA (Angelus) inserido até o terço médio radicular e selamento coronário com resina LuxaCore (DMG). **K.** IC para verificação dos tecidos bucais e coloração dental. **L.** IC da realização do teste de vitalidade, realizado com cotonete impregnado com Endo-Ice (Maquira). **M.** IC da realização do teste de palpação. **N.** RPP após 1 ano apresentando um aspecto radiográfico compatível com normalidade e imagem sugestiva de formação de barreira dentinária logo abaixo do MTA (seta).

ocorreu uma verdadeira revolução na maneira como são tratados esses eventos dentais.[83] A ideia central desse revolucionário conceito é promover a antisepsia do interior do SCR mediante o emprego de uma pasta poliantibiótica e promover a regeneração do tecido pulpar remanescente, aproveitando o potencial reparador do coágulo sanguíneo.[82-85] O caso da **FIGURA 10.22** representa não um exemplo clássico de revascularização, pois o tecido pulpar estava exposto e inflamado, portanto vital, mas sim uma pulpotomia profunda do tipo proposto por Cvek,[84] utilizando o MTA[85] em vez do Ca(OH)$_2$ como apresentado originalmente. Os procedimentos tecnicamente são semelhantes, mudando apenas o estado pulpar e os materiais empregados. A ideia, novamente, é mostrar os benefícios da TCFC nos traumatismos dentais, e não a técnica operatória.

Um paciente jovem sofreu traumatismo dental praticando esportes, fraturando a coroa na mesial e mais profundamente a distal (fratura em chanfro) do dente 21. O atendimento emergencial foi realizado pelo clínico geral, com proteção pulpar direta sobre a exposição pulpar na distal do dente 21 (proteção esta que caiu em seguida, conforme relato da mãe). Realizaram-se o exame clínico (**FIG. 10.22 A**) e os testes clínicos, verificando-se a presença e/ou ausência de vitalidade pulpar (**FIG. 10.21 B**). Radiograficamente, detectaram-se a imagem sugestiva da presença da fratura profunda em chanfro e o ápice parcialmente fechado no dente 21 (**FIG. 10.22 B**). A sequência de cortes tomográficos axiais e sagitais evidenciou a extensão da fratura coronária e a integridade do alvéolo dental do dente 21 (**FIG. 10.22 D-E**).

Realizaram-se a anestesia e o isolamento absoluto do campo operatório, sendo posssível visualizar a exposição pulpar com sangramento expontâneo (**FIG. 10.22 F**). Na sequência, fez-se a pulpotomia parcial com broca esférica de baixa rotação (**FIG. 10.22 G**) até a profundidade onde não havia mais hemorragia e o tecido pulpar foi selado com MTA branco (Angelus) para se prevenir descolamento dental (**FIG. 10.22 H**). Após essas etapas inicias, foram realizados um selamento coronário com resina LuxaCore (DMG) e a RPPOP (**FIG. 10.22 I**).

Em casos de trauma, são fundamentais as preservações periódicas, pois elas possibilitam averiguar o andamento do caso e a realização de possíveis intervenções pontuais se necessárias. No controle de 1 ano pós-trauma, avaliaram-se a normalidade dos tecidos bucais, a coloração dental e a ausência de fístula (**FIG. 10.22 J**). Realizaram-se os testes de vitalidade (**FIG. 10.22 K**) e os de palpação. Essas manobras são muito importantes para se verificar não apenas as imagens radiográficas, mas o paciente como um todo e a evolução do caso. Radiograficamente, decorrido 1 ano do trauma, foi possível verificar a aparência de normalidade radiográfica e uma imagem sugestiva de formação de uma barreira dentinária logo abaixo do MTA (**FIG. 10.22 M**, seta). Além do tratamento propriamente dito, em casos de trauma como esse, é muito importante que os pais dos pacientes afetados saibam exatamente o prognóstico do caso e as possíveis ocorrências tardias pós-traumatismos.

Em muitos casos de traumatismos dentais, o melhor tratamento é não realizar nenhum tratamento, apenas o diagnóstico, reposicionamento e/ou reimplante, contenção e acompanhamento. Apenas nos casos de reimplante ou necrose pulpar, em dentes com rizogênse completa, devem-se realizar o esvaziamento do SCR e trocas sucessivas de Ca(OH)$_2$, com posterior obturação definitiva do SCR.[86,87] Isso é bastante difícil para muitos profissionais, pois eles são treinados para intervir, e não para preservar, como se verá no caso da **FIGURA 10.23**.

Um paciente jovem, do sexo feminino, sofreu um traumatismo facial e bucal, enquanto praticava esportes aquáticos (**FIG. 10.23 A**). Imediatamente após o trauma, ela sentiu o dente 21 bem fora de posição (lingualizado, segundo ela) e reposicionou-o imediatamente com os dedos. No mesmo dia, recebeu atendimento emergencial em um pronto-socorro local, onde foi realizada uma contenção com fios metálicos (tipo ligadura). Quando a paciente esteve no nosso consultório, foi removida a contenção com os fios metálicos e realizada uma contenção ortodôntica. Após a troca da contenção, fez-se uma RPD, em que se pôde ver algo "estranho" no meio da raiz, talvez uma fratura no dente 21 (**FIG. 10.23 B**). Procedeu-se, então, ao exame clínico dos tecidos bucais em ambos os arcos e aos testes clínicos não só no dente afetado, mas em toda a bateria anterior superior e inferior (**FIG. 10.23 C-D**).[86,87]

A sequência de cortes tomográficos sagitais sugere a presença de IHC com fratura radicular completa no terço médio da raiz e a integridade do alvéolo dental do dente 21 (**FIG. 10.23 E**). Nesse momento, começaram os problemas, pois o clínico geral da família, ao ver o resultado da TCFC, queria, de qualquer maneira, extrair o dente 21 e realizar um IO. Foi uma batalha épica entre a endodontia biológica e a odontologia intervencionista. O colega ficou muito incomodado, com uma opinião diversa da dele, e foi muito resistente para aceitar o plano de tratamento então apresentado. Para o bem da paciente, a endodontia biológica ganhou a batalha e mostrar a literatura ao tratamento não invasivo, com resultados favoráveis em casos como aquele. Ganha a batalha, nas próximas sessões ao longo dos meses, foi feito apenas o que é recomendado na literatura: contenção (instalação e remoção); testes clínicos e acompanhamento clínico e radiográfico.[86,87] Casos como este reforçam a crença na endodontia biológica, contando com a inquestionável capacidade de regeneração do corpo humano.

A imagem radiográfica do controle de 2 anos evidencia a normalidade dos tecidos ósseos e dentais do dente 21, bem como a imagem sugestiva de fratura no terço médio da raiz consolidada (**FIG. 10.23 F**). Como mencionado anteriormente, nos casos de trauma, são muito importantes o acompanhamento e a realização dos testes clínicos, como se pode ver na **FIGURA 10.23 G-I**. Também vale ressaltar que se deve sempre realizar uma avaliação oclusal da área afetada (**FIG. 10.23 I**) para prevenir contatos prematuros, como o que está acontecendo entre os dentes 21 e 31. Esses contatos prematuros

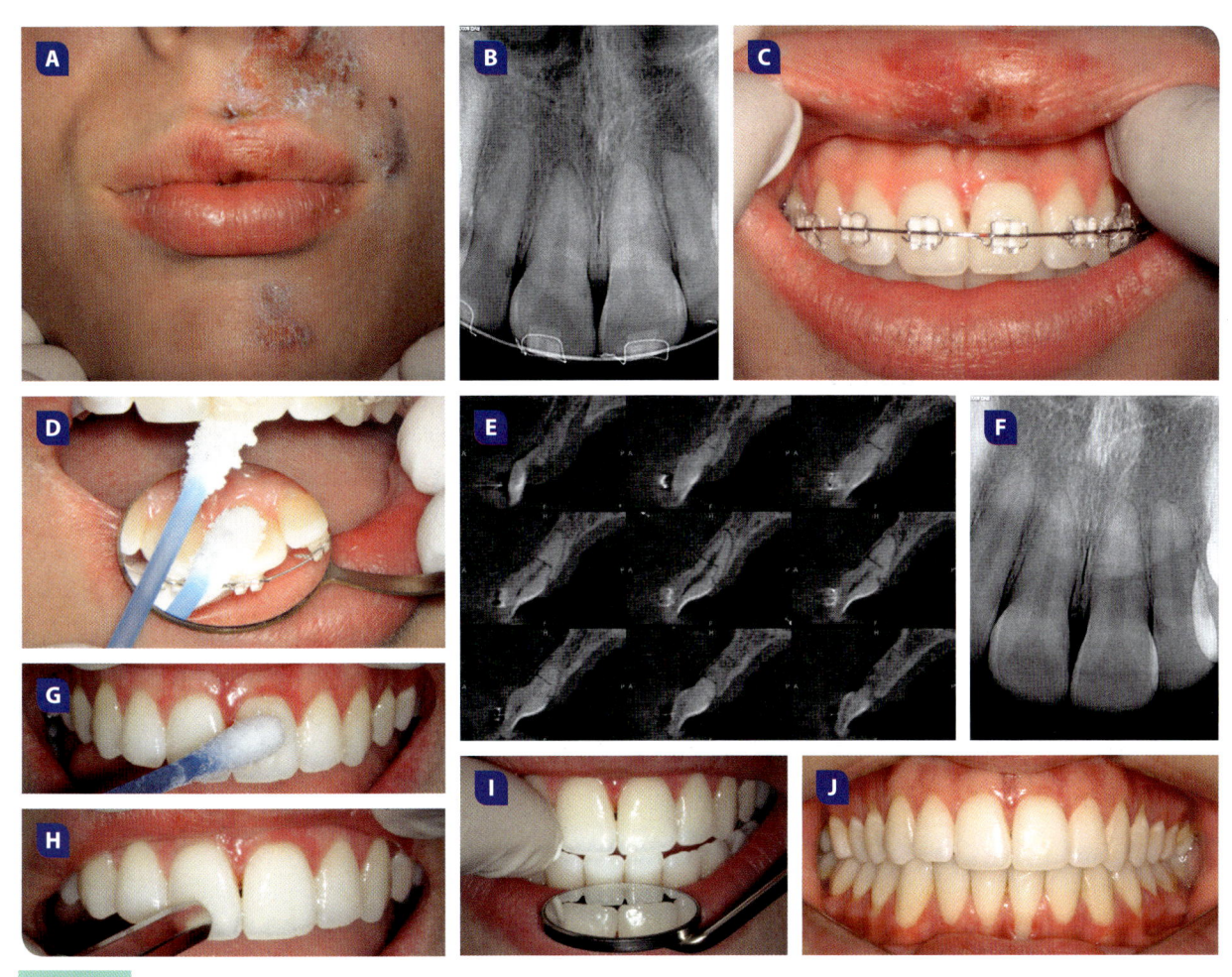

Figura 10.23

A. IC evidenciando o trauma facial sofrido. **B.** RPD dos dentes 12, 11, 21 e 22 sugerindo a suspeita de fratura radicular no dente 21. **C.** IC evidenciando a integridade dos tecidos bucais. **D.** IC da realização do teste de vitalidade, realizado por lingual devido à presença de aparelho ortodôntico, com cotonete impregnado com Endo-Ice (Maquira). **E.** Sequência de cortes sagitais com a presença de IHC sugestivo de fratura radicular completa no terço médio da raiz, no dente 21 e integridade da tábua óssea vestibular. **F.** RPP após 2 anos dos dentes 12, 11, 21 e 22 sugerindo a normalidade dos tecidos perirradiculares e imagem sugestiva de fratura radicular consolidada no dente 21. **G.** IC da realização do teste de vitalidade com cotonete impregnado com Endo-Ice (Maquira). **H.** IC da realização do teste de percussão. **I.** IC da realização do teste de oclusão (início protusão). **J.** IC demonstrando a normalidade tecidual, dental, de coloração dos dentes anteriores e especialmente do dente 21. Nota-se detalhe da ressecção gengival na vestibular do dente 31 devido à presença de trauma oclusal.

parafuncionais podem provocar problemas de desgaste dentais, sobrecargas e problemas no periodonto de sustentação, como a ressecção gengival no dente 31 (**FIG. 10.23 J**). A paciente foi informada em razão da necessidade de se realizar um tratamento ortodôntico, porém, ela mudou-se para o exterior para estudar e perdemos o contato.

Outra situação em que a TCFC é extremamente útil é quando, infelizmente, ocorrem iatrogenias no transcorrer dos TE.[72,73] Essas ocorrências desagradáveis, muitas vezes são de difícil diagnóstico, principalmente devido ao fato de as RP apresentarem imagens bidimensionais, com sobreposição de estruturas anatômicas.[2-7] No próximo caso, será visto claramente como a TCFC possibilita a realização de um diagnóstico preciso, a elaboração de um plano de tratamento factível e a execução do tratamento conforme o planejado.

Um paciente adulto, do sexo masculino, foi encaminhado para avaliar a razão da presença de sintomatologia dolorosa, após a instalação recente de um RI de fibra de vidro no dente 11. Clinicamente, notaram-se os tecidos bucais normais, com discreta elevação tecidual na vestibular do dente 11, além de uma oclusão traumática de topo na bateria anterior (**FIG. 10.24 A**). No exame periodontal, verificou-se a presença de uma bolsa periodontal profunda no centro da vestibular do dente 21 (**FIG. 10.24 B**). Radiograficamente, não foi possível verificar nada de anormal com o RI, apenas um pequeno desvio para a distal e um TE aquém do comprimento do trabalho (**FIG. 10.24 C**). Um detalhe intrigante foi o relato do paciente afirmando que, durante a instalação do RI, ele sentiu muita dor que persistiu por alguns dias, necessitando de terapêutica medicamentosa (analgésica e antimicrobiana). Essa informação já foi suficiente para suspeitar do que havia acontecido: perfuração da parede vestibular do canal, devido ao não acompanhamento da inclinação axial das raízes dos incisivos superiores.

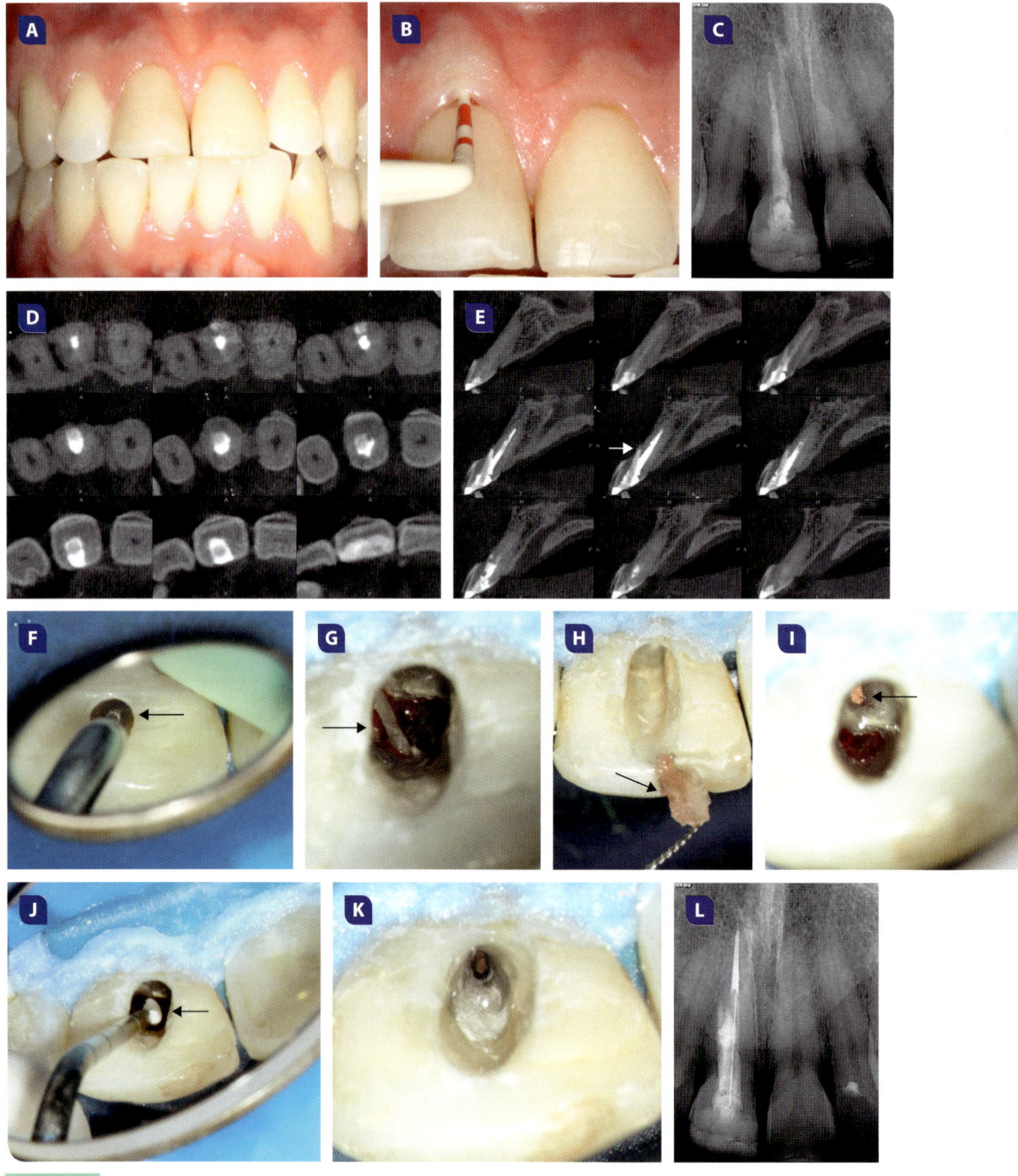

Figura 10.24

A. IC evidenciando o trauma oclusal, normalidade dos tecidos bucais e discreta elevação na vestibular do dente 11. **B.** ICM com o detalhe da sondagem periodontal, sondagem anormal vermelho. **C.** RPD dos dentes 12, 11, 21 e 22 sugerindo a presença de TE aquém do comprimento real de trabalho e imagem suspeita de desvio no terço médio da raiz no dente 11. **D.** Sequência de cortes tomográficos axiais sugerindo a presença de uma perfuração vestibular. Pode-se ainda notar o trajeto do RI desviado completamente do trajeto original do SCR do dente 11. **E.** Sequência de cortes tomográficos sagitais que evidenciam a presença de uma perfuração vestibular. Pode-se ainda notar a extrusão de material na região óssea vestibular, bem como o nível ósseo (seta). **F.** ICM evidenciando o uso de inserto ultrassônico (CT4D-EIE2) para realização da remoção do RI e de materiais restauradores. **G.** ICM evidenciando a presença de fragmento resinoso no interior do tecido granulomatoso (seta). **H.** ICM evidenciando o fragmento resinoso removido com o auxílio de instrumento do tipo Endopen (Helse). **I.** ICM evidenciando o acesso ao SCR (seta) e a perfuração por vestibular sem sangramento, após curetagem química com Ca(OH)$_2$ (Calen – SS White) por 30 dias. **J.** ICM evidenciando a inserção do material reparador da perfuração BC RRM-Fast Set Putty (Brasseler), com um condensador de guta-percha (seta). Nota-se ausência de hemorragia. **K.** RPPOP sugerindo o SCR retratado no comprimento real de trabalho adequado e a instalação de um RI de fibra de vidro (Angelus).

Essa hipótese, infelizmente, foi confirmada de pronto com a sequência de cortes tomográficos axiais que evidenciaram a presença de uma perfuração vestibular. Podendo-se ainda notar o trajeto do RI completamente desviado do trajeto original do SCR do dente 11 (FIG. 10.24 D). A sequência de cortes tomográficos sagitais confirmou a presença de uma perfuração vestibular. Foi possível ainda notar a extrusão de material (resinoso?) na região vestibular, bem como o nível ósseo (FIG. 10.24 E, seta). Com essas informações em mãos, a situação foi apresentada ao paciente e elaborou-se um plano de tratamento, a saber: acesso; remoção do material restaurador e RI; curativo de Ca(OH)$_2$ (Calen – SS White) por 30 dias para promover a "curetagem química" e eliminar o tecido granulomatoso; reparo da perfuração via canal; RE; instalação de RI; e fechamento do acesso com resina.

Certamente esse é um plano de tratamento ambicioso, mas seguro e conservador, uma vez que as opções alternativas seriam cirurgia para reparo da perfuração ou extração e instalação de IO. Com o advento do ultrassom, da magnificação, do desenvolvimento de novos materiais e da TCFC, com certeza, é possível atuar em casos complexos como este com total segurança.

Iniciou-se o trabalho com a remoção do RI e do material restaurador, sem a preocupação com a direção verdadeira do SCR. Para essa fase, utilizaram-se pontas de ultrassom diamantadas do tipo UT4D (EIE2), com muita parcimônia e magnificação constante (FIG. 10.24 E). Após a remoção do RI e demais materiais restauradores, removeram-se os fragmentos de resina (FIG. 10.24 G), que estavam na parte externa da raiz, conforme a TCFC mostrou (FIG. 10.24 E, seta). Para essa delicada remoção, foi empregado um instrumento engenhoso, que recebe limas tipo Hedströen de 31 mm, para as quais se transforma em um cabo (Endopen-Helse), facilitando o acesso visual com magnificação (FIG. 10.24 H, seta).

Após obtenção do acesso à perfuração, realizou-se a inserção do Ca(OH)$_2$ (Calen – SS White) sobre o tecido granulomatoso (curetagem química), com cuidado para não extravasar o material. Esta é hora da verdade, uma vez que, na próxima sessão, é necessária a remissão dos sintomas e/ou desaparecimento da fístula. Vale ressaltar que só se deve progredir para a fase seguinte do tratamento se atingido esse objetivo inicial. Caso contrário, repete-se a troca do curativo por mais 30 dias e, se não ocorrer a remissão dos sintomas e dos sinais clínicos, outra modalidade de tratamento será indicada. Dessa maneira, os pacientes sabem exatamente quais são os objetivos e se estão confortáveis com o andamento do caso.

O caso evoluiu muito bem e, então, realizou-se o acesso ao SCR da maneira convencional (FIG. 10.24 I, seta). Fez-se o reparo da perfuração com o material biocerâmico BC RRM-Fast Set Putty (Brasseler), inserido-o em incrementos com condensadores verticais sem muita pressão (FIG. 10.24 J, seta). Após o reparo da perfuração (FIG. 10.24 K, seta), o dente foi selado provisoriamente e, na semana seguinte, realizados o RTE, a instalação do RI e o selamento do acesso (FIG. 10.24 L). Casos assim desafiam e exigem o máximo dos profissionais, porém são extremamente gratificantes, para estes e para os pacientes. A endodontia, ajudando a preservar elementos dentais como esses, recuperará o seu prestígio e respeito das demais especialidades odontológicas e da comunidade em geral. Uma última observação sobre esse caso: a recomendação ao paciente de realizar uma consulta ortodôntica para avaliação de sua oclusão. Como mencionado anteriormente, o endodontista não é um pintor de linhas brancas em RP, mas sim um promotor de saúde bucal.

Em algumas situações clínicas, não se consegue obter os resultados necessários para restabelecer a normalidade do tecido ósseo em dentes tratados endodonticamente, tanto nos TE primários, como nos TE secundários.[88-91] Nessas ocasiões, a cirurgia perirradicular (CP) é uma opção viável de terapêutica endodôntica.[92-94] As TCFC têm sido indicadas como método preferencial para as fases de diagnóstico e planejamento cirúrgico, nas CP, por diversos autores na literatura.[7,47,50-53] Essa escolha parece um tanto óbvia pelas inúmeras vantagens que a TCFC apresenta sobre as RP, já discutidas anteriormente. Um planejamento cirúrgico adequado é a base para o sucesso, pois, dessa maneira, evitam-se surpresas desagradáveis no transoperatório.[95] No caso apresentado na FIGURA 10.25, será visto como o planejamento correto e, principalmente, o conhecimento da anatomia apical, obtido pela TCFC, propiciaram um ótimo resultado cirúrgico.

Uma paciente do sexo feminino, com sintomatologia dolorosa, foi encaminhada para avaliação e possível realização de uma CP; na verdade, esta seria a segunda CP a que a paciente se submeteria, tendo em vista o insucesso da primeira. É importante ressaltar que a CP é a última fronteira da terapêutica endodôntica e deve ser empregada apenas quando esgotados todos os recursos clínicos dos TE primários e secundários.[95] Na RPD, há uma IRSL apical no dente 21, presença de retentor RI metálico, possivelmente fundido (FIG. 10.25 A). Fez-se o protocolo da consulta, com magnificação constante, realizando a sondagem periodontal, remoção da coroa protética provisória e nova sondagem para verificação da integridade marginal, buscando pela possível presença de FVR (FIG. 10.25 B-D). A sequência de cortes tomográficos axiais e de cortes tomográficos sagitais evidenciou a presença de IHCL, sobre o dente 21, com fenestração óssea (FIG. 10.25 E). Cabe ainda ressaltar a acentuada inclinação axial do dente (FIG. 10.25 F).

Com as informações obtidas no exame clínico e na TCFC, planejou-se uma incisão em mucosa inserida, abaixo da cicatriz preexistente, e um retalho diminuto, com descolamento parcial (evitar cicatriz). Devido à inclinação axial do dente, detectada na TCFC, sabia-se de antemão que o ápice estaria vestibularizado, facilitando, assim, o acesso cirúrgico. Foi realizada uma apicectomia conservadora em virtude da dimensão do RI, retropreparo e obturação retrógrada (FIG. 10.25 G). A sutura foi realizada com fio 6-0 (Ethicon) e removida com 3 dias do pós-operatório. Nota-se excepcional resposta tecidual após a remoção, atentando para o detalhe de a nova incisão ter sido realizada abaixo da cicatriz anterior (FIG. 10.25 H, seta).

Figura 10.25
A. RPD do dente 21 sugerindo a IRSL sobre o ápice do dente 21, bem como presença de volumoso RI metálico fundido. B. ICM com o detalhe da sondagem periodontal, sondagem normal verde. C. ICM com o detalhe da remoção da coroa protética provisória. D. ICM com o detalhe da sondagem periodontal, sondagem normal verde. E. Sequência de cortes tomográficos axiais sugerindo a imagem sugestiva de uma lesão apical extensa com fenestração da tábua vestibular. F. Sequência de cortes tomográficos sagitais sugerindo a presença de IHCL extensa, com fenestração da tábua vestibular, inclinação axial para vestibular e remanescente apical pequeno. G. ICM com o detalhe da inspeção final da obturação retrógrada. H. ICM com o detalhe da remoção da sutura após 3 dias de pós-operatório. Notam-se a perfeita adaptação tecidual e a incisão realizada abaixo da cicatriz anterior. I. RPP após 1 ano com imagem radiográfica sugestiva de reparo ósseo total sobre o ápice do dente 21. J. IC com o detalhe da cicatrização tecidual perfeita, sem cicatrizes, a nova incisão foi realizada abaixo da cicatriz anterior (seta).

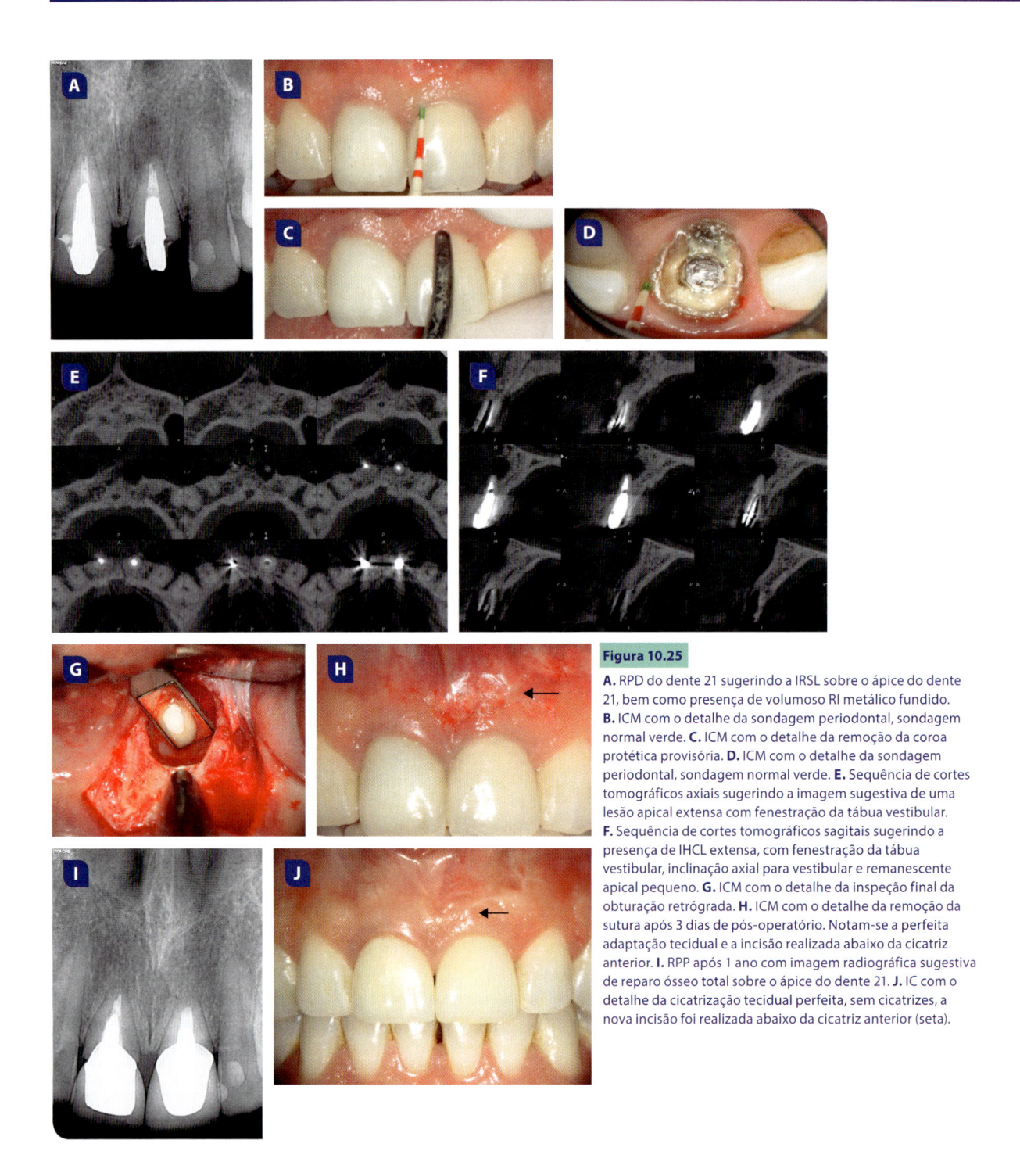

Na RPP após 1 ano, pode-se ver uma imagem sugestiva de um franco reparo tecidual na região apical do dente 21 (**FIG. 10.25 I**). Na IC, vê-se a saúde dos tecidos periodontais, as novas próteses instaladas com pontos de contado adequados, preservação das papilas e aspecto estético agradável. É possível ainda verificar que a nova incisão não deixou cicatrizes, restando apenas as cicatrizes da CP anterior (**FIG. 10.25 J**, seta). Com um planejamento adequado, auxiliado pela TCFC, técnica cirúrgica e conhecimento, foi possível realizar uma CP minimamente invasiva e que resgatou um pouco da credibilidade da endodontia quanto à viabilidade e ao sucesso das CP.

Essa série de casos clínicos aqui apresentada exemplificou o uso da TCFC na fase pré-operatória da endodontia, esses são apenas alguns exemplos clínicos das infinitas possibilidades dessa incrível tecnologia. Espera-se que sirvam de motivação para todos os leitores a buscarem a utilização mais frequente das TCFC. Deve ser lembrado que o mais importante é estudar para buscar o conhecimento necessário a fim de utilizar essa tecnologia na sua máxima potencialidade. Quando se iniciar um caso complexo, apenas utilizando as RP, deve-se ter em mente se realmente é desejável iniciá-lo sem um profundo conhecimento das respectivas complexidades e, se possível, o profissional deve solicitar uma TCFC para se preparar melhor, e não entrar em uma situação incômoda para ele, seus pacientes e indicadores. A melhor maneira de se tratar um caso complexo é se preparando para sua resolução, antes mesmo de iniciá-lo.

A próxima fase de utilização da TCFC é aquela realizada no período transoperatório, quando algo não está de acordo com o planejado, e são necessários mais informações para evitar uma iatrogenia. Nessa categoria, podem se apresentar diversas situações clínicas, como: diagnóstico de anatomia e morfologia radicular;[7,45-48] identificação de 2º canal MV;[47,49] diagnóstico de reabsorções internas e externas;[6,7,40,46,58-62] *dens invaginatus*;[66,67] complicações durante o TE.[72,73] Entre todas essas situações clínicas descritas, os autores deste capítulo acreditam que uma das mais frequentes é a busca por canais calcificados. Na respectiva experiência, essa é a manobra clínica que mais provoca iatrogenias durante os TE. No próximo caso clínico, a discussão do tema continua e é mostrado como a TCFC pode ajudar o profissional a não ficar procurando às cegas uma agulha no palheiro endodôntico da câmara pulpar.

No início, quando adquirimos um tomógrafo, os profissionais que ali trabalhavam não sabiam muito bem em que momento e situações clínicas realizar as TCFC. Era muito comum que os casos fossem iniciados com as RP e, depois, não se saber o que fazer e só então se recorria ao exame tomográfico. Com o caso apresentado na **FIGURA 10.26** não foi diferente, pois o paciente havia sido indicado para TE no dente 36 com aparência de calcificado (**FIG. 10.26 A**). Como já se trabalhava ali há muitos anos com a microscopia operatória, casos calcificados como esse não amedrontavam aqueles profissionais (na maioria das vezes, nós somos os nossos piores inimigos). O caso foi iniciado com aquela autoconfiança inabalável, até que, depois de três sessões, apenas o canal distal tinha sido encontrado (**FIG. 10.26 B**). Clinicamente, já se estava a mais de 12 mm de profundidade e nada

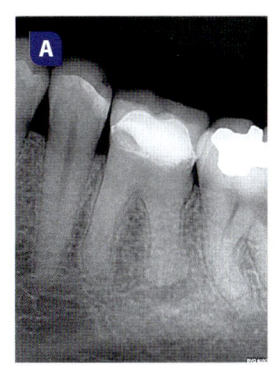

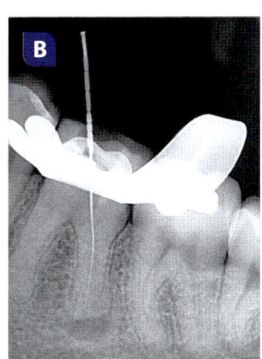

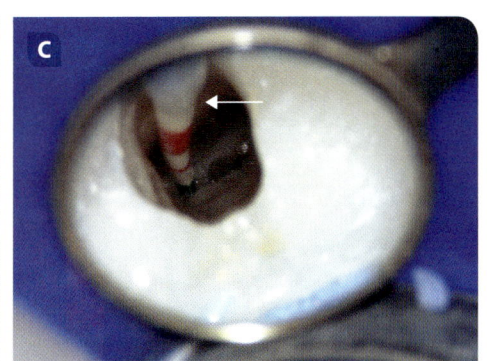

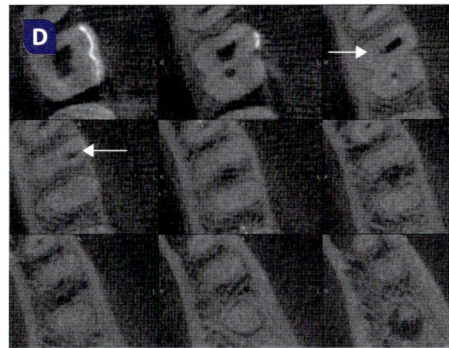

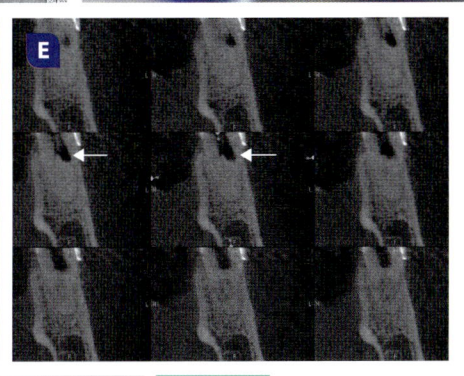

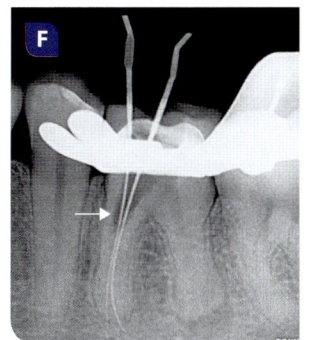

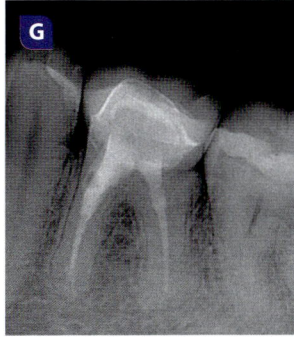

Figura 10.26
A. RPD do dente 36 sugerindo a IRSL sob a raiz distal e aparência de canais calcificados. **B.** RO sugerindo a localização apenas do canal distal. **C.** ICM com o detalhe da sonda periodontal, sugerindo a profundidade do desgaste (seta). **D.** Sequência de cortes tomográficos axiais sugerindo o deslocamento iatrogênico do acesso para a vestibular e em direção à furca (setas). **E.** Sequência de cortes tomográficos coronais sugerindo o deslocamento iatrogênico do acesso deslocado para a vestibular e presença dos canais mesiais (setas). **F.** RO sugerindo a localização dos dois canais mesiais, com forames independentes e o desgaste excessivo (seta). **G.** RPP após 5 anos demonstrando imagem sugestiva de reparo e revelando o desgaste excessivo na raiz mesial.

de encontrar os canais mesiais (**FIG. 10.26 C**, seta). O pior de tudo é que o tomógrafo estava na clínica à disposição, assim, era só sair da cadeira odontológica e realizar o exame. Relata-se essa passagem verdadeira para que os leitores não cometam os mesmos erros. Os pacientes merecem o melhor e os profissionais têm de colocar o ego de lado para poder fazer o que é melhor para todos.

Retornando ao relato desse interessante caso em questão, após a TCFC, verificou-se rapidamente, na série de cortes axiais, que se estava indo em direção à furca e também na direção vestibular, simples assim, rápido, seguro e indolor (**FIG. 10.26 D**, seta). A série de cortes coronais evidenciou a mesma informação, mas com uma perspectiva nunca antes visualizadas por endodontistas, apenas imaginada. Essa série de cortes também evidenciou, de maneira mais clara ainda, que se estava indo em direção à vestibular e que os canais estavam mais para lingual (**FIG. 10.26 E**, setas). Com essas informações, ou seja, com o "mapa da mina", ficou fácil localizar os canais e estabelecer a odontometria, como demonstra a RO (**FIG. 10.26 F**). Nota-se o desgaste excessivo na raiz mesial (seta). A RPP após 5 anos revela não apenas o êxito da terapêutica endodôntica, mas revela sobretudo o desgaste excessivo na raiz mesial (**FIG. 10.26 G**), causado primariamente pela incapacidade de os endodontistas reconhecerem suas limitações profissionais. Espera-se que esse caso ajude a todos na busca pela excelência e no descobrimento dos nossos próprios limites. O compromisso aqui não é trazer ou realizar casos espetaculares para mostrar aos colegas, mas sim efetuar os TE necessários de maneira minimamente invasiva para restabelecer a saúde dos pacientes.

Como diz o Prof. Gary Carr, San Diego, Estados Unidos, perca o caso, mas não perca a lição. E foi dessa maneira que se procedeu no próximo caso de calcificação severa, em que se realizou a TCFC antes de iniciar o caso. O paciente foi indicado para o nosso consultório, para avaliação e possível TE do dente 11. Clinicamente, verifica-se a presença de uma fístula no terço médio da raiz, com drenagem de secreção purulenta (**FIG. 10.27 A**, seta branca). Normalmente, quando se observa uma fístula mais baixa como essa em um dente com TE, automaticamente uma possível FVR é cogitada.

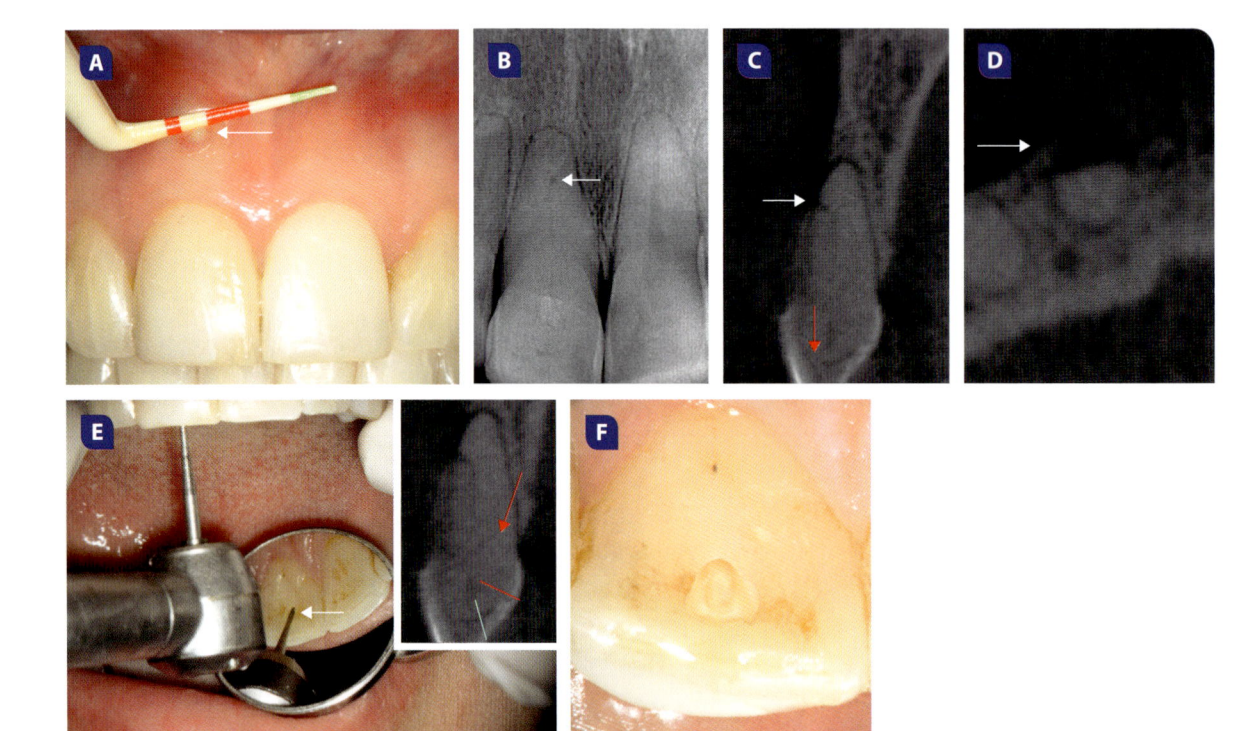

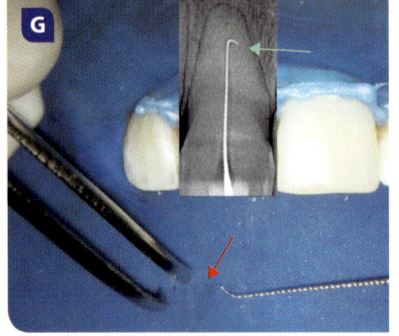

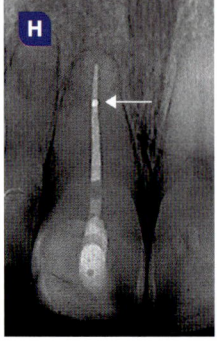

Figura 10.27
A. IC com o detalhe da presença de fístula com drenagem de coleção purulenta. **B.** RPD do dente 11 sugerindo a presença de um canal com aspecto de calcificação e um ponto radiolúcido no terço apical (seta branca). **C.** Corte tomográfico sagital sugerindo a IHC com canal acessório emergindo na vestibular (seta branca) e planejamento para o AEMI (seta vermelha). **D.** Corte tomográfico axial sugerindo a IHCL na face vestibular próximo à saída do canal acessório (seta branca). **E.** IC com o detalhe do AEMI, realizado inicialmente, sem isolamento absoluto e com magnificação baixa, para manter o alinhamento com o longo eixo radicular (seta branca). **F.** ICM com o AEMI inicial realizado. Nota-se maior proximidade com a incisal. **G.** IC com detalhe do pré-curvamento da lima nº 10 (Mani) (seta vermelha) e detalhe da RP confirmando. **H.** RPP após 2 anos demonstrando a normalidade dos tecidos perirradiculares e obturação do canal acessório vestibular.

Nesse caso, porém, ao se examinar a RPD, além da imagem compatível com uma calcificação generalizada do SCR, verificou-se um ponto radiolúcido no terço apical da raiz (FIG. 10.27 B, seta branca). Esse ponto radiolúcido sobre as raízes dos incisivos centrais superiores pode representar canais acessórios emergindo na vestibular. Esses detalhes são muito importantes, e devem ser observados com atenção, pois as variações anatômicas são muito comuns.

No corte tomográfico sagital, vê-se nitidamente, a IHC de um canal acessório volumoso desembocando na vestibular (FIG. 10.27 C, seta branca). Também com essa imagem tomográfica, foi possível iniciar o planejamento do AEMI invasivo, tendo em vista a posição do SCR (FIG. 10.27 C, seta vermelha). Dessa maneira, ele será realizado em uma posição mais próxima da incisal, promovendo, assim, um pequeno desgaste das estruturas dentais e um acesso direto aos SCR. No corte tomográfico axial, vê-se claramente a IHCL na face vestibular, próxima à saída do canal acessório (FIG. 10.27 D, seta vermelha). Para a realização dos AEMI, é necessário mudar paradigmas, usar magnificação constante e empregar instrumentos desenvolvidos especificamente para esse fim (FIG. 10.27 E, seta branca). Os AEMI são uma importante revolução em curso na endodontia moderna, pois visam basicamente preservar as estruturas dentárias (FIG. 10.27 F). Apesar de conceitualmente fazer sentido, eles, operacionalmente, são de efetivação muito mais trabalhosa e que necessita de magnificação constante.

Como já demonstrado anteriormente (FIG. 10.6), quando os canais acessórios são detectados na TCFC, buscam-se a sua localização e instrumentação com uma lima 15/.06. Esse conceito é empírico e arbitrário e visa, basicamente, promover uma antissepsia desses canais acessórios de maior volume. Essencialmente, realiza-se essa manobra com base nos resultados apresentados por Ricucci e Siqueira.[96] Com a informação das exatas profundidade e localização do canal acessório na TCFC, uma lima nº 10 (Mani) é pré-curvada (FIG. 10.27 G, seta vermelha) e introduzida no canal acessório para realizar uma RP de confirmação (FIG. 10.27 G, seta verde). Na RPP após 2 anos, é possível verificar o AEMI, o conservadorismo do preparo radicular e a obturação do canal acessório emergindo na vestibular (FIG. 10.27 H, seta branca).

PROSERVAÇÃO ENDODÔNTICA UTILIZANDO TCFC

No último tópico, porém não menos importante, quanto à utilização da TCFC na endodontia, diz respeito ao emprego dessa tecnologia para a proservação pós-TE.[74,78] Muito embora diversos autores já tenham demonstrado a eficácia do método na detecção de processos perirradiculares,[53-55] ainda não está claro como adotá-lo para esse fim. Na endodontia, geralmente, classificam-se os casos como sucesso e insucesso (sistema binário) com base apenas nas RP e em índices estabelecidos arbitrariamente há muitas décadas.[97-99] Recentemente, Estrela e colaboradores[53] sugeriram um novo índice para medir o sucesso ou insucesso dos TE utilizando a TCFC,

que é mais eficiente para detectar lesões de origem endodôntica e diagnosticá-las mais precocemente.[54,55] Na verdade, apesar de esse novo índice proposto ser muito eficiente, Wesselink[100] questiona a necessidade de se retratar dentes com TE assintomáticos, os quais foram diagnosticados em exames radiológicos, com aspectos de lesões endodônticas. Em uma diferente linha de raciocínio, Friedman e Mor[101] publicaram, em 2004, um artigo introduzindo o conceito de funcionalidade para os dentes tratados endodonticamente, diferente do critério anterior de sucesso ou insucesso. Muito embora ainda não exista um consenso sobre essa questão, deve-se estar alerta para novas possibilidades. A pergunta crucial é: o endodontista deve tratar imagens ou tartar os pacientes?

Uma coisa é certa, deve-se ter muito cuidado na interpretação das TCFC, pois nelas aparecerão muitas "lesões" não visíveis nas RP. Isso pode despertar a premência de se realizarem muitos tratamentos com base apenas nos resultados das tomografias, fato por si só temerário para a saúde dos pacientes. Como mencionado anteriormente, o diagnóstico é realizado com uma somatória de exames, testes, sinais, sintomas e principalmente interpretação dos resultados pelos profissionais. Talvez os cirurgiões-dentistas tenham de pensar mais no conceito de doenças crônicas,[102] como ocorre na medicina, e não apenas no conceito de cura ou doença (sistema binário) como há hoje na endodontia.

De qualquer forma, serão apresentados dois casos clínicos em que a TCFC foi utilizada para realizar a proservação em sistuações distintas. A descrição desses casos não se aterá às questões técnicas e operacionais, uma vez que a discussão estará centrada na utilização da TCFC para a proservação endodôntica e seus possíveis desdobramentos clínicos. Talvez este seja um dos temas mais importantes deste capítulo, uma vez que a interpretação equivocada das TCFC pode levar a uma incidência enorme de tratamentos desnecessários (sobretratamento muito comum na medicina e também na odontologia).

Camargo, em 2014,[103] em um corajoso editorial da Revista Brasileira de Mastologia, afirma: "Sabemos que diagnosticamos e tratamos cânceres que jamais se tornarão clínicos, respectivamente, sobrediagnóstico e sobretratamento. Confortamo-nos com o fato de que, sendo impossível distinguir os cânceres que não se desenvolverão clinicamente, está justificado tratar todos. Isso, porém, não significa que devamos nos acomodar dentro dessa situação". Terminando sua reflexão desta maneira: "Peço-lhes desculpas pelo tema desconfortável, mas eu considero que essas reflexões não podem faltar aos que se dedicam a oferecer o melhor de si em busca do verdadeiro benefício das nossas pacientes".

A questão fundamental, segundo os autores deste capítulo, é saber se se deve tratar indiscriminadamente as imagens produzidas pelos tomógrafos, ou tratar os pacientes levando em consideração os exames tomográficos, mas principalmente seus sinais e/ou sintomas clínicos. Essa é a questão de 1 milhão de dólares, como dizem os americanos, e que, infelizmente, não parece estar no foco central da comunidade endodôntica mundial.

Nesse primeiro caso (**FIG. 10.28**), realizou-se um RTE após 1 ano de uma TCFC de proservação. A paciente está assintomática e apresenta todos os parâmetros clínicos dentro da normalidade. Nos cortes tomográficos sagitais, comparativos entre pré e pós-RE, foi possível inferir uma involução significativa da IHCL apical sobre as raízes vestibulares, com a persistência de área sugestiva de um pequeno processo inflamatório crônico, possivelmente devido ao extravasamento do cone de guta-percha na região periapical (**FIG. 10.28 I-J**, setas). Nos cortes tomográficos coronais, comparativos entre pré e pós-RTE, pôde-se inferir a uma involução significativa da IHCL apical sobre a raiz vestibular mesiovestibular, com área sugestiva de um pequeno processo inflamatório crônico, possivelmente devido ao extravasamento do cone de guta-percha na região periapical do canal MV (**FIG. 10.28 K-L**, setas).

No próximo caso a ser apresentado na **FIGURA 10.29**, realizou-se uma TCFC para proservação após 5 anos do RTE, com reparo de perfuração utilizando MTA (Angelus). Novamente a paciente está assintomática, sem sinais e sintomas clínicos. Na radiografia inicial, percebe-se uma IRSL no terço médio da raiz (**FIG. 10.29 A**). Na RPP após 5 anos de finalização, pode-se ver uma discreta IRSL no terço médio da raiz (**FIG. 10.29 E**, seta branca). No corte coronal, vê-se nitidamente uma IHCL, com a possível presença de um processo inflamatório crônico na face palatina da raiz (**FIG. 10.29 G**,

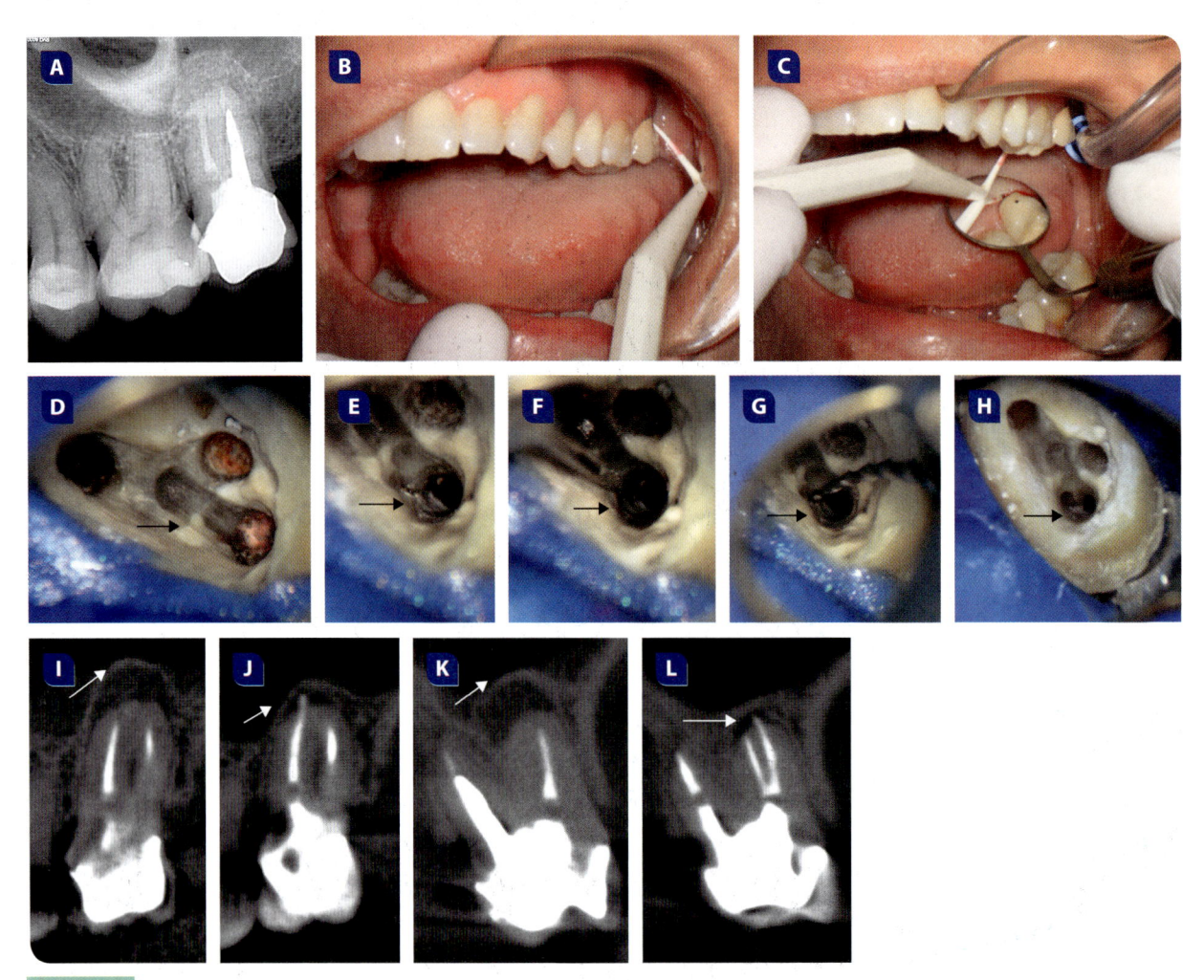

Figura 10.28

A. RPD do dente 27 sugerindo a IRSL apical sobre os ápices dentais e presença de volumoso RI fundido, provavelmente na raiz palatina. **B.** ICM com o detalhe da sondagem periodontal vestibular, sondagem normal verde. **C.** ICM com o detalhe da sondagem periodontal palatina, sondagem normal verde. **D.** ICM com o detalhe do desgaste produzido por inserto ultrassônico diamantado PearlD (EIE2). Nota-se o desgaste excessivo produzido pelo inserto realizado em local inadequado (seta). **E.** ICM com o detalhe da localização da entrada do 2º canal da raiz MV (seta). **F.** ICM com o detalhe do inserto ultrassônico diamantado CT4D (EIE2) atuando na entrada do 2º canal da raiz MV (seta). Nota-se a capacidade de ver e trabalhar simultaneamente (seta). **G.** ICM com o detalhe da lima endodôntica Reciproc® 25/.08 (WDV) atuando na entrada do 2º canal da raiz MV (seta). Nota-se a capacidade de ver e trabalhar simultaneamente (seta). **H.** ICM com o detalhe do 2º canal da raiz MV instrumentado (seta). **I.** Corte tomográfico sagital, pré-RTE sugerindo a presença de IHCL (seta). **J.** Corte tomográfico sagital, pós-RTE sugerindo a presença de IHCL sugestiva de um pequeno processo inflamatório crônico, possivelmente presente devido ao extravasamento do cone de guta-percha na região periapical. **K.** Corte tomográfico coronal, pré-RTE sugerindo a presença de IHCL (seta). **L.** Corte tomográfico coronal, pós-RTE sugerindo a presença de IHCL sugestiva de um pequeno processo inflamatório crônico, possivelmente presente devido ao extravasamento do cone de guta-percha na região periapical.

seta branca). Na sequência de cortes axiais, constata-se nitidamente uma IHCL, com a possível presença de um processo inflamatório crônico na face palatina da raiz (**FIG. 10.29 H**, setas brancas), bem como os artefatos (seta vermelha).

Como discutido anteriormente, ainda não se sabe o significado clínico de haver essas informações tão precisas disponíveis, uma vez que, quando os pacientes estão assintomáticos, teoricamente não haveria uma justificativa para uma nova intervenção clínica e/ou intervenção cirúrgica. Contudo, seria temerário esses mesmos pacientes serem avaliados por outros profissionais, que "diagnosticam" a presença de "lesões" tomográficas e indicam um novo RTE, uma CP, ou até mesmo uma extração com instalação de um IO. Indubitavelmente, essas questões são de extrema relevância e já estão aparecendo seus reflexos nos consultórios odontológicos pelo mundo afora. É certo que os profissionais ainda não estão preparados para lidar com essa avassaladora quantidade de informações disponíveis nas TCFC. Há muito a fazer para eliminar a prescrição indiscriminada de tratamentos invasivos e desnecessários baseados apenas em imagens sem conexão com a realidade clínica.

Seguramente, a medicina já está enfrentando esses problemas há mais tempo, pois a imagenologia está sendo utilizada intensamente há muitas décadas. Seria uma oportunidade de ouro a odontologia se debruçar sobre uma vasta literatura e não incorrer nos mesmos erros. A consciência dos problemas do sobrediagnóstico, do sobretratamento e da sobreintervenção deve motivar, no campo assistencial e da pesquisa, esforços para diminuir esses problemas. Isso levaria à diminuição dos riscos, dos desconfortos e dos custos impostos aos pacientes. Muito pode ser feito desde já com os dados científicos disponíveis. Muito depende de novas pesquisas e tecnologias.[103]

CONSIDERAÇÕES FINAIS

Viu-se neste capítulo que a TCFC pode e deve ser utilizada em inúmeras situações clínicas, na endodontia contemporânea,

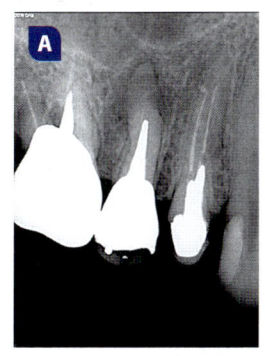

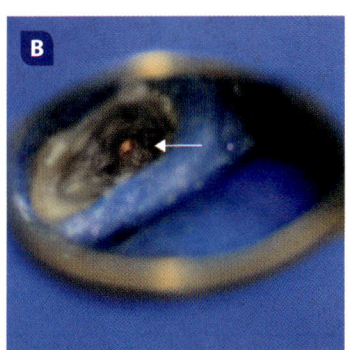

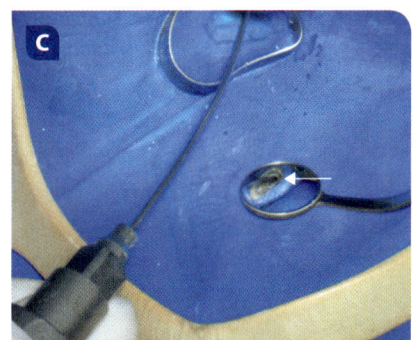

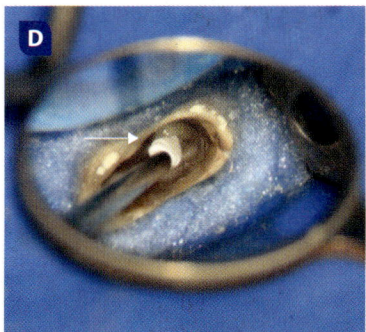

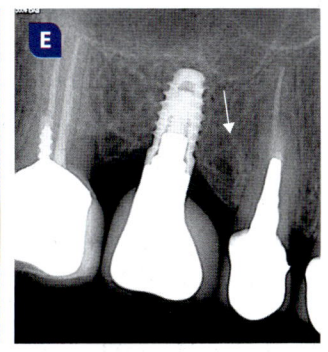

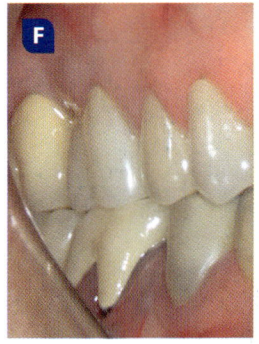

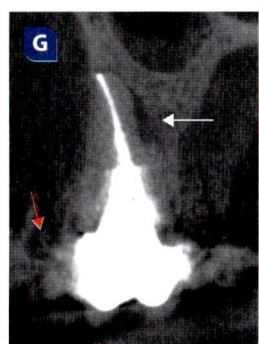

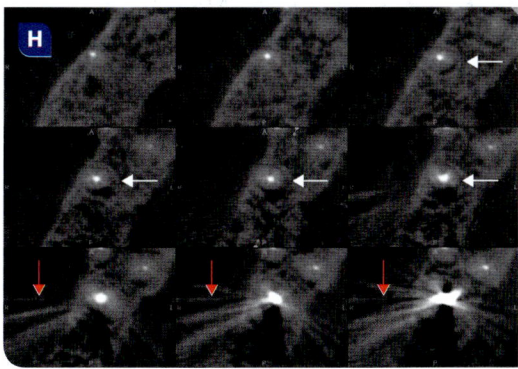

Figura 10.29

A. RPD do dente 15 sugerindo a IRSL sobre o ápice, sobre o terço médio da raiz, e presença de volumoso RI fundido. **B.** ICM com o detalhe da obturação do SCR com guta-percha. **C.** ICM com o detalhe do reparo da perfuração com MTA (Angelus). **D.** ICM com o detalhe do selamento do MTA, com Cavit™ (3M ESPE). **E.** RPP com 5 anos pós-RTE e reparo de perfuração. Nota-se pequeno espessamento no terço médio da raiz, sugerindo uma imagem compatível de lesão. **F.** ICM com o detalhe clínico do aspecto de normalidade dos tecidos. **G.** Corte coronal em que se pode ver IHCL, com a possível presença de um processo inflamatório crônico na face palatina da raiz. **H.** Corte coronal em que se vê IHCL, com a possível presença de um processo inflamatório crônico na face palatina da raiz.

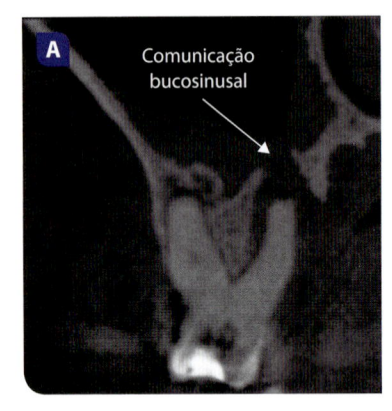

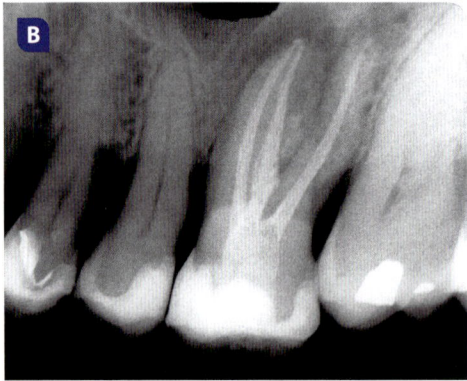

Figura 10.30

A. Corte tomográfico coronal com IHCL apicais nas raízes palatina e mesiovestibular. Nota-se a IHCL sobre a raiz mesiovestibular sugerindo invasão do seio maxilar e promovendo o rompimento do respectivo assoalho. **B.** RPPOP após terapêutica endodôntica biológica, sugerindo o término do TE, e uma "discreta" IRSL na região apical, muito diferente da significativa IHCL na imagem A.

Imagens gentilmente cedidas pelo Dr. Mario Roberto Leonardo.

(Comunicação bucosinusal)

com grandes benefícios para os clínicos, bem como para os pacientes. Na verdade, o que se procurou demonstrar aqui foi a sua grande capacidade de auxiliar em todas as fases dos TE: diagnóstico; planejamento; tratamento; e preservação. Não restam dúvidas na literatura de que essa tecnologia veio para ficar e de que não deve ser encarada como mais uma moda tecnológica passageira. A grande meta para os cirurgiões-dentistas deve ser a capacitação para tirar o máximo proveito desses exames tomográficos.

Como visto anteriormente, esses exames necessitam de uma responsável e cuidadosa interpretação. Isso é tão importante que existem diversos livros publicados na literatura médica, como *The Handbook of Medical Image Perception and Techniques*, editado por Samei e Krupinski em 2010,[104] abordando as grandes dificuldades de interpretação dos exames por imagens na medicina. Toda interpretação está sujeita a erros e discrepâncias interpessoais, portanto nenhum exame de imagenologia é absoluto, apenas sugere alguns achados. Cabem aos cirurgiões-dentistas a decisão diagnóstica e os possíveis desdobramentos terapêuticos necessários após a interpretação dos achados.

Encerra-se este capítulo conclamando-se os demais profissionais a solicitarem as TCFC em casos complexos, não se limitando apenas aos diagnósticos radiográficos. Dessa maneira, nunca mais será realizado um aparente "simples tratamento endodôntico" em um elemento dental como o mostrado na **FIGURA 10.30 A**, que envolve tanto a endodontia quanto a otorrinolaringologia. Se não houvesse o conhecimento prévio dessa séria doença, obtido por meio da TCFC, jamais seria possível aplicar as terapêuticas endodônticas e medicamentosas adequadas para o tratamento das sinusites de origem odontogênica. Apenas quando desenvolvido o foco na manutenção da saúde bucal e sistêmica dos pacientes, os cirurgiões-dentistas poderão se orgulhar da profissão e praticar uma endodontia biológica[81] (**FIG. 10.30 B**). Alguns podem achar esses conceitos um tanto utópicos, mas este capítulo foi escrito com a segurança de que somente será possível mudar o que está posto se o impossível for buscado e, dessa maneira, trabalhar as limitações e os preconceitos.

REFERÊNCIAS

1. Carter L, Farman AG, Geist J, Scarfe WC, Angelopoulos C, Nair MK, et al. American Academy of Oral and Maxillofacial Radiology executive opinion statement on performing and interpreting diagnostic cone beam computed tomography. Oral Surg Oral Med Oral Path Oral Radiol Endod. 2008;106(4):561-2.
2. Tamse A, Kaffe I, Fishel D. Zygomatic arch interference with correct radiographic diagnosis in maxillary molar endodontics. Oral Surg Oral Med Oral Pathol. 1980;50(6):563-6.
3. Goldman M, Pearson AH, Darzenta N. Endodontic success-who's reading the radiograph? Oral Surg Oral Med Oral Pathol. 1972;33(3):432-7.
4. Grondahl HG, Huumonen S. Radiographic manifestations of periapical inflammatory lesions. Endod Topics. 2004;8(1):55-67.
5. Goldman M, Pearson AH, Darzenta N. Reliability of radiographic interpretations. Oral Surg Oral Med Oral Pathol. 1974;38(2):287-93.
6. Patel S, Dawood A, Pitt Ford T, Whaites E. The potential applications of cone beam computed tomography in the management of endodontic problems. Int Endod J. 2007;40(10):818-30.
7. Cotton TP, Geisler TM, Holden DT, Schwartz SA, Schindler WG. Endodontic applications of cone-beam volumetric tomography. J Endod. 2007;33(9):1121-32.
8. Bender IB, Seltzer S. Roentgenographic and direct observation of experimental lesions in bone. Part I. J Am Dent Assoc. 1961;62(2):152-60.
9. Bender IB, Seltzer S. Roentgenographic and direct observation of experimental lesions in bone. Part II. J Am Dent Assoc. 1961;62(2):708-16.
10. Cotti E, Campisi G, Garau V, Puddu G. A new technique for the study of periapical bone lesions: ultrasound real time imaging. Int Endod J. 2002;35(2):148-52.
11. Brynolf I. Roentgenologic periapical diagnosis. When is one roentgenogram not sufficient. Sven Tandlak Tidskr. 1970;63(3):415-23.
12. Newton CW, Hoen MM, Goodis HE, Johnson BR, McClanahan SB. Identify and determine the metrics, hierarchy, and predictive value of all the parameters and/or methods used during endodontic diagnosis. J Endod. 2009;35(12):1635-44.
13. Deepak BS, Subash TS, Narmatha VJ, Anamika T, Snehil TK, Nandini BD. Imaging techniques in endodontics: an overview. J Clin Imaging Sci. 2012;2:13.
14. Danforth RA. Cone beam volume tomography: a new digital imaging option for dentistry. J Calif Dent Assoc. 2003;31(11):814-5.
15. Dailey B, Mines P, Anderson A, Sweet M. The use of cone beam computer tomography in endodontics: results of a questionnaire. In: AAE Annual Session abstract presentation. San Diego: AAE; 2010.
16. Feldkamp LA, Davis LC, Kress JW. Practical cone-beam algorithm. J Opt Soc Am A. 1984;1(6):612-9.

17. Pauwels R, Beinsberger J, Collaert B, Theodorakou C, Rogers J, Walker A, et al. The SEDENTEXCT Project Consortium (2010). Eur J Radiology. 2010.
18. Simonton JD, Trevino E, Azevedo B. Small v large volume CBCT in endodontics. Table clinic. Vancouver: AAE; 2008.
19. Scarfe WC, Levin MD, Gane D, Farman AG. Use of cone beam computed tomography in endodontics. Int J Dent. 2009:1-20.
20. Roberts JA, Drage NA, Davies J, Thomas DW. Effective dose from cone beam CT examinations in dentistry. Brit J Radiol. 2009;82(973):35-40.
21. Ludlow JB, Davies-Ludlow LE, Brooks SL, Howeron WR. Dosimetry of 3 CBCT devices for oral and maxillofacial radiology: CB Mercuray, NewTom, 3G and i-CAT. Dentomaxillofac Radiol. 2006;35(4):219-26.
22. Scarfe WC, Farman AG, Sukovic P. Clinical applications of cone-beam computed tomography in dental practice. J Can Dent Assoc. 2006;72(1):75-80.
23. Scarfe WC, Farman AG. What is cone-beam CT and how does it work? Dent Clin N Amer. 2008;52(4):707-30.
24. Ludlow JB, Lester WS, See M, Bailey LJ, Hershey HG. Accuracy of measurements of mandibular anatomy in cone beam computed tomography images. Oral Surg Oral Med Oral Path Oral Radiol Endod. 2007;103(4):534-42.
25. Strateman SA, Huang JC, Maki K, Miller AJ, Hatcher DC. Comparison of cone beam computed tomography imaging with physical measures. Dentomaxillofac Radiol. 2008;37(2):80-93.
26. Cevidanes LH, Bailey LJ, Tucker GR Jr, Styner MA, Mol A, Phillips CL, et al. Superimposition of 3D cone-beam CT models of orthognathic surgery patients. Dentomaxillofac Radiol. 2005;34(6):369-75.
27. Hilgers ML, Scarfe WC. Scheetz JP, Farman AG. Accuracy of linear temporomandibular joint measurements with cone beam computed tomography and digital cephalometric radiography. Am J Orthod Dentofacial Orthop. 2005;128(6):803-11.
28. Kobayashi K, Shimoda S, Nakagawa Y, Yamamoto A. Accuracy in measurement of distance using limited cone-beam computerized tomography. Int J Oral Maxillofac Implants. 2004;19(2):228-31.
29. Marmulla R, Wörtche R, Mühling J, Hassfeld S. Geometric accuracy of the NewTom 9000 Cone Beam CT. Dentomaxillofac Radiol. 2005;34(1):28-31.
30. Misch KA, Yi ES, Sarment DP. Accuracy of cone beam computed tomography for periodontal defect measurements. J Periodontol. 2006;77(7):1261-6.
31. Mozzo P, Procacci C, Tacconi A, Martini PT, Andreis IA. A new volumetric CT machine for dental imaging based on the cone-beam technique: preliminary results. Eur Radiol. 1998;8(9):1558-64.
32. Hashimoto K, Arai Y, Iwai K, Araki M, Kawashima S, Terakado M. A comparison of a new limited cone beam computed tomography machine for dental use with a multidetector row helical CT machine. Oral Surg Oral Med Oral Pathol Oral Radiol Endod. 2003;95(3):371-7.
33. White SC, Pharoah MJ. Oral radiology: principles and interpretation. St. Louis: Elsevier; 2009.
34. Holberg C, Steinhäuser S, Geis P, Rudzki-Janson I. Cone-beam computed tomography in orthodontics: benefits and limitations. J Orofac Orthop. 2005;66(6):434-44.
35. Mora MA, Mol A, Tyndall DA, Rivera E. In vitro assessment of local tomography for the detection of longitudinal tooth fractures. Oral Surg Oral Med Oral Path Oral Radiol Endod. 2007;103(6):825-9.
36. Katsumata A, Hirukawa A, Noujeim M, Okumura S, Naitoh M, Fujishita M, et al. Image artifact in dental cone beam CT. Oral Surg Oral Med Oral Path Oral Radiol Endod. 2006;101(5):652-7.
37. Barrett JF, Keat N. Artifacts in CT: recognition and avoidance. Radiographic. 2004;24(6):1679-91.
38. American Association of Endodontists. Endodontics: colleagues for excellence: cone beam-computed tomography in endodontics. Chicago: AAE; 2011.
39. Lofthag-Hansen S, Huumogen S, Grondahl K, Grondahl HG. Limited cone-beam CT and intraoral radiography for the diagnosis of periapical pathology. Oral Surg Oral Med Oral Path Oral Radiol Endod. 2007;103(1):114-9.
40. Cohenca N, Simon JH, Mathur A, Malfaz JM. Clinical indications for digital imaging in dentoalveolar trauma. Part 2: root resorption. Dent Traumatol. 2007;23(2):105-13.
41. Nair MK, Nair UP. Digital and advanced imaging in endodontics: a review. J Endod. 2007;33(1):1-6.
42. Low KMT, Dula K, Bürgin W, von Arx T. Comparison of periapical radiography and limited cone-beam tomography in posterior maxillary teeth referred for apical surgery. J Endod. 2008;34(5):557-62.
43. Noujeim M, Prihoda TJ, Langlais R, Nummikoski P. Evaluation of high-resolution cone beam computed tomography in the detection of simulated interradicular bone lesions. Dentomaxillofac Radiol. 2009;38(3):156-62.
44. Hassan B, Metska ME, Ozok AR, van der Stelt P, Wesslink PR. Detection of vertical root fractures in endodontically treated teeth by cone beam computed tomography scan. J Endod. 2009;35(5):719-22.
45. Tyndall DA, Rathore S. Cone-beam CT diagnostic applications: caries, periodontal bone assessment, and endodontic applications. Dent Clin North Am. 2008;52(4):825-41.
46. Tyndall DA, Kohltfarber H. Application of cone beam volumetric tomography in endodontics. Aust Dent J. 2012;57(1):72-81.
47. Matherne RP, Angelopoulos C, Kulild JC, Tira D. Use of CBCT to identify root canal systems in vitro. J Endod. 2008;34(1):87-9.
48. Patel S. New dimensions in endodontic imaging: Part 2. Cone beam computed tomography. Int Endod J. 2009;42(6):463-75.
49. Blattner TC, George N, Lee CC, Kumar V, Yelton CD. Efficacy of cone-beam computed tomography as a modality to accurately identify the presence of second mesiobuccal canals in maxillary first and second molars: a pilot study. J Endod. 2010;36(5):867-70.
50. Cotti E, Vargiu P, Dettori C, Mallarini G. Computerized tomography in the management and follow-up of extensive periapical lesion. Endod Dent Traumatol. 1999;15(4):186-9.
51. Velvart P, Hecker H, Tillinger G. Detection of the apical lesion and the mandibular canal in conventional radiography and computed tomography. Oral Surg Oral Med Oral Path Oral Radiol Endod. 2001;92(6):682-8.
52. Rigolone M, Pasqualini D, Bianchi L, Berutti E, Bianchi SD. Vestibular surgical access to the palatine root of the superior first molar: "low-does cone-beam" CT analysis of the pathway and its anatomic variations. J Endod. 2003; 29(11):773-5.
53. Estrela C, Bueno MR, Azevedo BC, Azevedo JR, Pécora JD. A New Periapical Index Based on Cone Beam Computed Tomography. J Endod. 2008;34(11):1325-31.
54. Garcia de Paula-Silva FW, Hassan B, Bezerra da Silva LA, Leonardo MR, Wu MK. Outcome of root canal treatment in dogs determined by periapical radiography and cone-beam computed tomography scans. J Endod. 2009;35(5):723-6.
55. Estrela C, Bueno MR, Leles CR, Azevedo B, Azevedo JR. Accuracy of cone beam computed tomography and panoramic radiography for the detection of apical periodontitis. J Endod. 2008;34(3):273-9.
56. Patel S, Dawood A, Mannocci F, Wilson R, Pitt Ford T. Detection of periapical defects in human jaws using cone beam computed tomography and intraoral radiography. Int Endod J. 2009;42(6):507-15.
57. Yoshioka T, Kikuchi I, Adorno CG, Suda H. Periapical bone defects of root filled teeth with persistent lesions evaluated by cone beam computed tomography. Int Endod J. 2011;44(3):245-52.
58. Ahangari Z, Nasser M, Mahdian M, Fedorowicz Z, Marchesan M. Interventions for the management of external root resorption. Cochrane Database Syst Rev. 2010;(6):CD008003.
59. Cohenca N, Simon JH, Roges R, Morag Y, Malfaz JM. Clinical indications for digital imaging in dento-alveolar trauma. Part 1: traumatic injuries. Dent Traumatol. 2007; 23(2):95-104.
60. Kamburoglu K, Kursun S, Yuksel S, Oztas B. Observer ability to detect ex vivo simulated internal or external cervical root resorption. J Endod. 2011;37(2):168-75.
61. Durack C, Patel S, Davies J, Wilson R, Mannocci F. Diagnostic accuracy of small volume cone beam computed tomography and intraoral periapical radiography for the detection of simulated external inflammatory root resorption. Int Endod J. 2011;44(2):136-47.
62. Bhuva B, Barnes JJ, Patel S. The use of limited cone beam computed tomography in the diagnosis and management of a case of perforating internal root resorption. Int Endod J. 2011;44(8):777-86.
63. Bernardes RA, de Moraes IG, Húngaro Duarte MA, Azevedo BC, de Azevedo JR, Bramante CM. Use of cone beam volumetric tomography in the diagnosis of root fractures. Oral Surg Oral Med Oral Pathol Oral Radiol Endod. 2009;108(2):270-7.

64. Simon JH, Enciso R, Malfaz J-M, Roges R, Bailey-Perry M, Patel A. Differential diagnosis of large periapical lesions using cone-beam computed tomography measurements and biopsy. J Endod. 2006;32(9):833-7.

65. Rosenberg PA, Frisbie J, Lee J, Lee K, Frommer H, Kottal S, et al. Evaluation of pathologists (histopathology) and radiologists (cone beam computed tomography) differentiating radicular cysts from granulomas. J Endod. 2010;36(3):423-8.

66. Patel S. The use of cone beam computed tomography in the conservative management of dens invaginatus: a case report. Int Endod J. 2010;43(8):707-13.

67. Durack C, Patel S. The use of cone beam computed tomography in the management of dens invaginatus affecting a strategic tooth in a patient affected by hypodontia: a case report. Int Endod J. 2011;44(5):474-83.

68. Edlund M, Nair MK, Nair UP. Detection of vertical root fractures by using cone-beam computed tomography: a clinical study. J Endod. 2011;37(6):768-72.

69. Khayat B, Michonneau JC. Cone beam in endodontics. Endod Practice. 2009;44-8.

70. Hannig C, Dullin C, Hülsmann M, Heidrich G. Three-dimensional, non-destructive visualization of vertical root fractures using flat panel volume detector computer tomography: an ex vivo in vitro case report. Int Endodd J. 2005;38(12):904-13.

71. Kositbowornchai S, Nuansakul R, Sikram S, Sinahawattana S, Saengmontri S. Root fracture detection: a comparison of direct digital radiography with conventional radiography. Dentomaxillofac Radiol. 2001;30(2):106-9.

72. American Association of Endodontists; American Academy of Oral and Maxillofacial Radiology. Use of cone-beam computed tomography in endodontics. Joint Position Statement of the American Association of Endodontists and the American Academy of Oral and Maxillofacial Radiology. Oral Surg Oral Med Oral Pathol Oral Radiol Endod. 2011;111(2):234-7.

73. Ball RL, Barbizam JV, Cohenca N. Intraoperative endodontic applications of cone-beam computed tomography. J Endod. 2013;39(4):548-57.

74. Liang YH, Li G, Wesselink PR, Wu MK. Endodontic outcome predictors identified with periapical radiographs and cone-beam computed tomography scans. J Endod. 2011;37(3):326-31.

75. Liang YH, Jiang LM, Jiang L, Chen XB, Liu YY, Tian FC, et al. Radiographic healing after a root canal treatment performed in single-rooted teeth with and without ultrasonic activation of the irrigant: a randomized controlled trial. J Endod. 2013;39(10):1218-25.

76. Metska ME, Parsa A, Aartman IH, Wesselink PR, Ozok AR. Volumetric changes in apical radiolucencies of endodontically treated teeth assessed by cone beam computed tomography 1 year after orthograde retreatment. J Endod. 2013;39(12):1504-9.

77. Patel S, Wilson R, Dawood A, Foschi F, Mannocci F. The detection of periodical pathosis using digital periapical radiography and cone beam computed tomography - part 2: a 1-year post-treatment follow-up. Int Endod J. 2012;45(8):711-23.

78. van der Borden WG, Wang X, Wu MK, Shemesh H. Area and 3-dimensional volumetric changes of periapical lesions after root canal treatments. J Endod. 2013;39(10):1245-9.

79. Worschech CC, Murgel CAF. Micro-odontologia: visão e precisão em tempo real. Londrina: Dental Press; 2008.

80. Avaliação de testes diagnósticos [Internet]. Goiânia: UFG; c2016 [capturado em 17 maio 2016]. Disponível em: https://posstrictosensu.iptsp.ufg.br/up/59/o/Modulo2-Avaliacaodetestesdiagnosticos.pdf.

81. Leonardo MR, Leonardo RT. Tratamento de canais radiculares: avanços tecnológicos de uma endodontia minimamente invasiva e reparadora. São Paulo: Artes Médicas; 2012.

82. Iwaya S, Ikawa M, Kubota M. Revascularization of an immature permanent tooth with apical periodontitis and sinus tract. Dent Traumatol. 2001;17(4):185-7.

83. Banchs F, Trope M. Revascularization of immature permanent teeth with apical periodontitis: new treatment protocol? J Endod. 2004;30(4):196-200.

84. Cvek M. Endodontic management and the use of calcium hydroxide in traumatized permanent teeth. In: Andreasen JO, Andreasen FM, Andersson L, editors. Textbook and color atlas of traumatic injuries to the teeth. 4th ed. Ames: Blackwell Munksgaard; 2007.

85. Clinical Affairs Committee. Guideline on pulp therapy for primary and immature permanent teeth. Pediatr Dent. 2014;37(6):244-52.

86. Andreasen JO, Andreasen FM, Mejare I, Cvek M. Healing of 400 intra-alveolar root fractures. 1. Effect of pre-injury and injury factors such as sex, age, stage of root development, fracture type, location of fracture and severity of dislocation. Dent Traumatol. 2004;20(4):192-202.

87. Andreasen JO, Andreasen FM, Mejare I, Cvek M. Healing of 400 intra-alveolar root fractures. 2. Effect of treatment factors such as treatment delay, repositioning, splinting type and period and antibiotics. Dent Traumatol. 2004;20(4):203-11.

88. Ng YL, Mann V, Rahbaran S, Lewsey J, Gulabivala K. Outcome of primary root canal treatment: systematic review of the literature - part 1. Effects of study characteristics on probability of success. Int Endod J. 2007;40(12):921-39.

89. Ng YL, Mann V, Rahbaran S, Lewsey J, Gulabivala K. Outcome of primary root canal treatment: systematic review of the literature - Part 2. Influence of clinical factors. Int Endod J. 2008;41(1):6-31.

90. Ng YL, Mann V, Gulabivala K. Outcome of secondary root canal treatment: a systematic review of the literature. Int Endod J. 2008;41(12):1026-46.

91. Bernabé PFE, Holland R. Cirurgia parendodôntica: quando indicar e como realizá-la. In: Gonçalves EA, Feller C, editores. Atualização na clínica odontológica. São Paulo: Artes Médicas; 1998.

92. Gutmann JL, Harrison JW. Surgical endodontics. Boston: Blackwell Scientific; 1991.

93. Leubke RG. Surgical endodontics. Dent Clin North Am. 1974;18(2):379-91.

94. Weine FS. Endodontic therapy. 4th ed. St Louis: CV Mosby; 1989.

95. Lopes H, Siqueira JF Jr. Endodontia: biologia e técnica 4. ed. Rio de Janeiro: Elsevier; 2015.

96. Ricucci D, Siqueira JF Jr. Fate of the tissue in lateral canals and apical ramifications in response to pathologic conditions and treatment procedures. J Endod. 2010;36(1):338-9.

97. Strindberg LZ. The dependence of the results of pulp therapy on certain factors. Acta Odontol Scand. 1956;14(Suppl 21):1-175.

98. Orstavik D, Kerekes K, Eriksen HM. The periapical index: a scoring system for radiographic assessment of apical periodontitis. Endod Dent Traumatol. 1986;2(1):20-34.

99. Bystrom A, Happonen R-P, Sjogren U, Sundqvist G. Healing of periapical lesions of pulpless teeth after endodontic treatment with controlled asepsis. Endod Dent Traumatol. 1987;3(2):58-63.

100. Wesselink PR. The incidental discovery of apical periodontitis. Endod Topics. 2014;30(1):23-8.

101. Friedman S, Mor C. The success of endodontic therapy--healing and functionality. J Calif Dent Assoc. 2004;32(6):493-503.

102. En.wikipedia.org [Internet]. Wikipédia; 2016 [capturado em 17 maio 2016]. Disponível em: https://en.wikipedia.org/wiki/Chronic_condition.

103. Camargo HA. Sobrediagnóstico, sobretratamento, sobreintervenção. Rev Bras Mast. 2014;24(1):1-3.

104. Samei E, Krupinski E, editors. The handbook of medical image perception and thecniques. Cambridge: Cambridge University; 2010.

LEITURA RECOMENDADA

Patel S, Ricucci D, Durak C, Tay F. Internal root resorption: a review. J Endod. 2010;36(7):1107-21.

Utilização do ultrassom na endodontia

Marco Aurélio Gagliardi Borges

Recentemente, houve grande avanço tecnológico com o objetivo de melhorar e facilitar o tratamento de canais radiculares, principalmente os atresiados e os curvos de molares.

Esses avanços contemplam:

- Novas técnicas de instrumentação;
- Instrumentos manuais em níquel-titânio;
- Instrumentos em níquel-titânio acionados a motor;
- Aparelhos localizadores eletrônicos foraminais;
- Aparelhos ultrassônicos;
- Sistemas rotatórios (rotação contínua);
- Sistemas oscilatórios;
- Sistemas recíprocos.

Entre esses recentes avanços na endodontia, destaca-se a reintrodução dos sistemas ultrassônicos pelas suas várias aplicabilidades. Trata-se de um equipamento altamente versátil e imprescindível na terapia endodôntica moderna,[1-9] recomendado desde a abertura coronária até a obturação dos sistemas de canais radiculares, inclusive após tratamentos endodônticos convencionais que necessitam de cirurgia parendodôntica.

O uso do ultrassom na endodontia é recomendado nas seguintes situações:

- Auxílio na abertura coronária;
- Localização dos canais radiculares;
- Auxílio nos desgastes, compensatório e anticurvatura;
- Irrigação da câmara pulpar e de canais radiculares;
- Obturação do sistema de canais radiculares;
- Reintervenções endodônticas;
- Remoção de núcleo intrarradicular;
- Remoção de instrumentos fraturados;
- Cirurgia parendodôntica.

AFINAL, O QUE É O ULTRASSOM?

Fenômeno ultrassônico é o nome atribuído às ondas acústicas de frequência maior do que aquelas perceptíveis pelo ouvido humano (20.000 ciclos/segundo).

Quais são os tipos de ultrassom que existem?

As ondas ultrassônicas podem ser produzidas por dois meios diferentes:

- **Magnetostrição:** a energia magnética é convertida em energia mecânica (vibrações). Hoje, esse método está em desuso;
- **Efeito piezelétrico:** a energia elétrica é convertida em energia mecânica. Pierre Curie, em 1880, descobriu que as ondas ultrassônicas são produzidas a partir de alguns cristais que apresentam a propriedade de serem percorridos por uma corrente elétrica quando comprimidos, sob pressão ou submetidos a uma tração. As vantagens desse fenômeno são:
    - Geração de pequena quantidade de calor;
    - Alta qualidade na produção das ondas ultrassônicas;
    - Alta frequência em torno de 40.000 ciclos/segundo.

Propriedades ultrassônicas

O sistema ultrassônico apresenta como principal vantagem a associação da ação energizante da lima endossônica, atuando no interior do canal radicular, com a potencialização da solução irrigadora.

Entre os fenômenos associados com a ativação ultrassônica do meio líquido utilizado no interior do canal radicular, devemos destacar o de **cavitação** que consiste no rompimento da tensão superficial da solução irrigadora, determinando como resultado milhares de cavidades transitórias na sua superfície. Essas cavidades geram ondas de choque em velocidades supersônicas que, ao se chocarem na parede do canal radicular, promovem uma ação solvente sobre essa superfície, deixando-a completamente limpa com a total remoção do magma dentinário sobre ela.[9-11]

Simultaneamente, há efeitos químicos, como a oxidação, a redução e a degradação de compostos orgânicos e inorgânicos que por ventura estejam em suspensão no meio aquoso.

Com as ondas ultrassônicas pode ocorrer o fenômeno da emulsificação do qual, pela ação do ultrassom, obtêm-se emulsões a partir da mistura de líquidos não miscíveis. Esse fenômeno é muito importante na endodontia em razão da possibilidade de remoção de materiais lipossolúveis e hidrossolúveis.[10,12]

Outro fenômeno importante associado à ativação ultrassônica, e de grande interesse na endodontia, é a formação da microcorrente acústica responsável pela degradação de proteínas e bactérias, ruptura de DNA, degradação das hemoglobinas e pela inativação de enzimas, favorecendo a desinfecção de todo sistema de canais radiculares; no entanto, para que ocorra a microcorrente acústica, é necessário que o espaçador ultrassônico esteja livre no interior do canal radicular.[9-11]

Em relação aos equipamentos ultrassônicos disponíveis no mercado atualmente, existem inúmeras possibilidades (FIGS. 11.1 a 11.3), mas devemos salientar que os piezelétricos são de qualidade superior e que todos os equipamentos devem apresentar como requisitos mínimos:[13]

- Controle de potência;
- Bomba peristáltica;
- Possibilidade de se utilizar qualquer solução irrigadora.

E, para complementar, devemos ter um conjunto de pontas específicas para cada atividade em que será aplicado o ultrassom:

- Suporte para lima ou espaçador. Cada fabricante tem o seu próprio modelo. Esta ponta será utilizada para irrigação e obturação dos canais radiculares, remoção de cones de prata, remoção de instrumentos fraturados e reintervenção endodôntica (FIG. 11.4);
- Ponta curva do tipo foice de periodontia. Cada fabricante tem o seu próprio modelo. Esta ponta está indicada para limpeza do assoalho da câmara pulpar e remoção de núcleos metálicos fundidos (FIG. 11.5).
- Pontas especiais da Helse Dental Technology:
    - Irrisonic para a irrigação dos canais radiculares (FIG. 11.6);

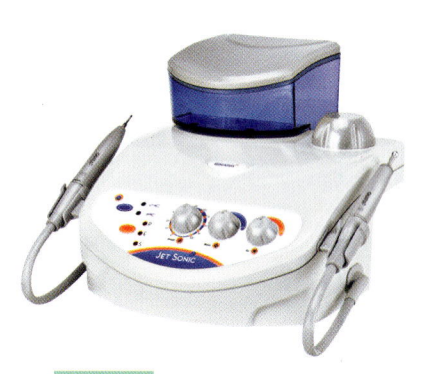

Figura 11.1
Aparelho de ultrassom Jet Sonic da Gnatus.
Gnatus – Ribeirão Preto, Brasil.

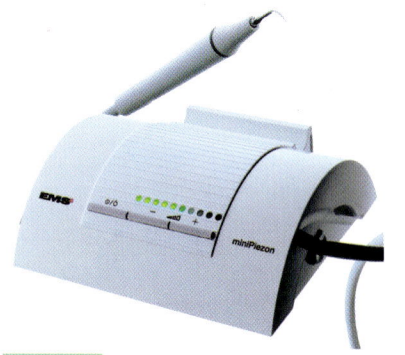

Figura 11.2
Aparelho de ultrassom Mini Piezon.
EMS – Suíça.

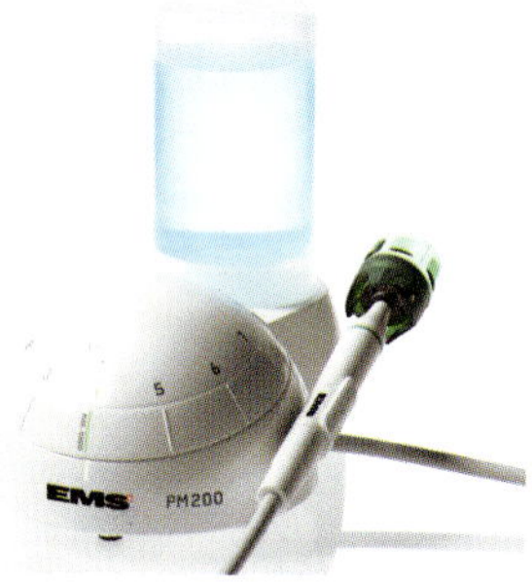

Figura 11.3
Aparelho de ultrassom Nac-Endo com motor para sistemas rotatórios de instrumentação do canal radicular.
Adiel – Ribeirão Preto, Brasil.

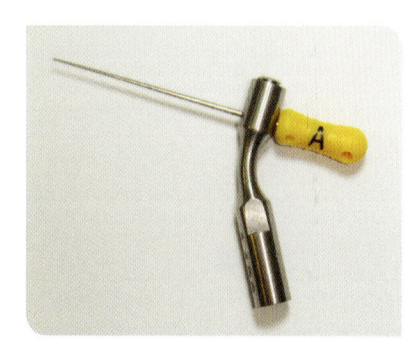

Figura 11.4
Suporte para lima ou espaçador.
Gnatus – Ribeirão Preto, Brasil.

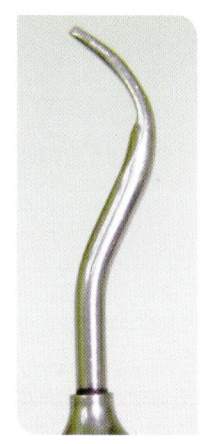

Figura 11.5
Ponta curva do tipo foice de periodontia.
Gnatus – Ribeirão Preto, Brasil.

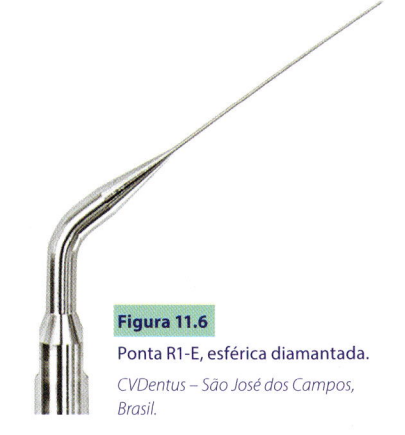

Figura 11.6
Ponta R1-E, esférica diamantada.
CVDentus – São José dos Campos, Brasil.

- E9 para remoção de nódulos pulpares (**FIG. 11.7**);
- E3D para localizar as entradas de canais radiculares, principalmente os atresiados (**FIG. 11.8**).
- Pontas especiais Start-X da Dentsply/Maillefer compostas por cinco modelos diferentes:
    - **Start-X nº 1:** tem como finalidade a limpeza da câmara pulpar e a complementação da abertura coronária. Apresenta ponta inativa, tornando segura a sua utilização (**FIG. 11.9**);
    - **Start-X nº 2:** tem como finalidade localizar as entradas de canais radiculares. Apresenta ponta ativa circular (**FIG. 11.10**);
    - **Start-X nº 3:** tem como finalidade preparar e alargar o terço médio dos canais radiculares, principalmente em molares. Apresenta ponta inativa, tornando segura a sua utilização e evitando degraus dentro do canal radicular (**FIG. 11.11**);
    - **Start-X nº 4:** utilizada na remoção de núcleos de fibra de vidro ou carbono, assim como pinos pré-fabricados. Apresenta ponta específica e inativa (**FIG. 11.12**);
    - **Start-X nº 5:** utilizada na remoção de nódulos pulpares e na limpeza da câmara pulpar. Apresenta ponta ativa plana (**FIG. 11.13**).

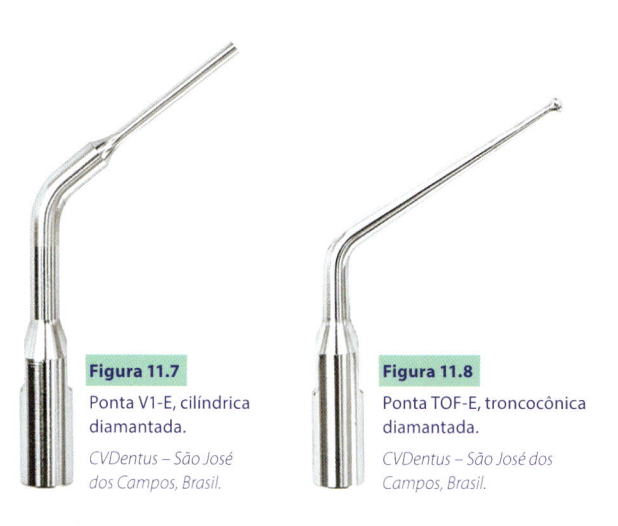

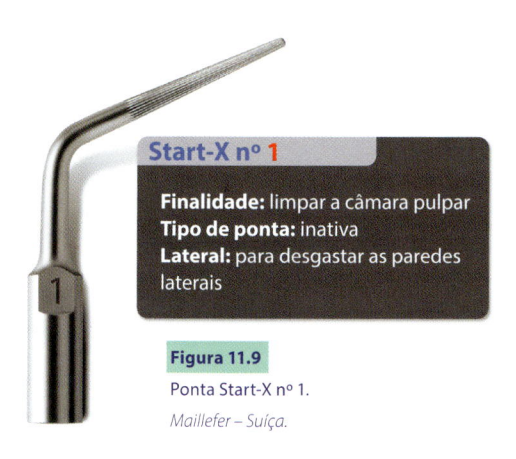

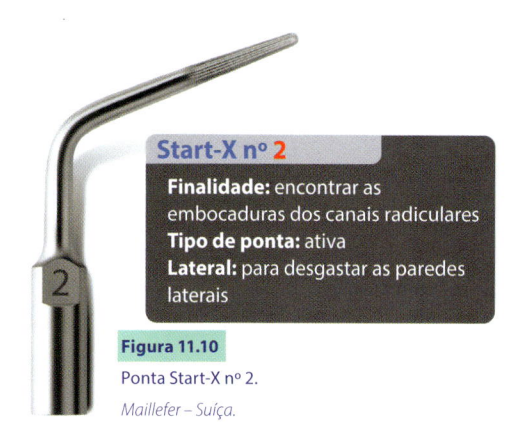

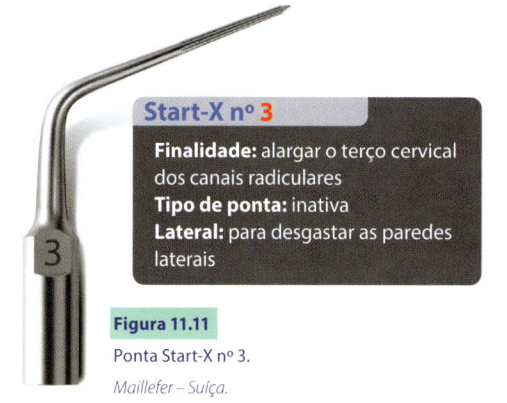

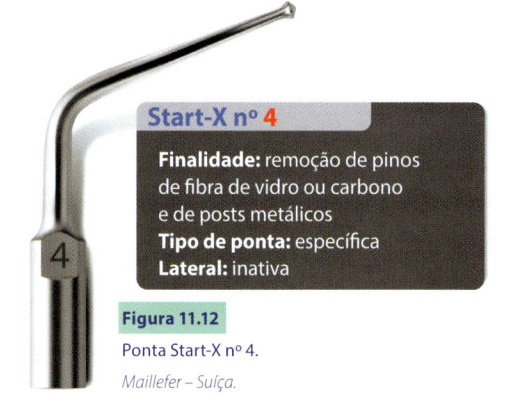

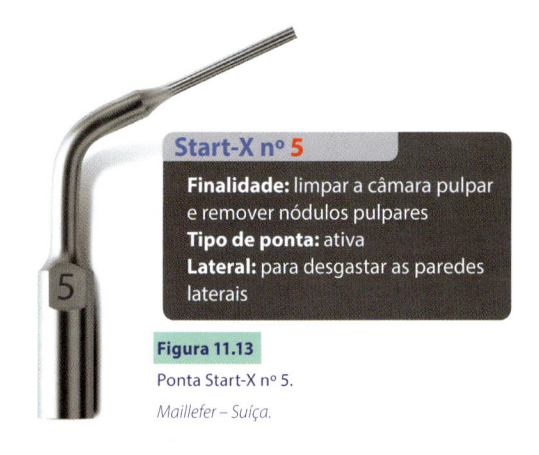

Figura 11.10
Ponta Start-X nº 2.
Maillefer – Suíça.

Start-X nº 2
Finalidade: encontrar as embocaduras dos canais radiculares
Tipo de ponta: ativa
Lateral: para desgastar as paredes laterais

Figura 11.11
Ponta Start-X nº 3.
Maillefer – Suíça.

Start-X nº 3
Finalidade: alargar o terço cervical dos canais radiculares
Tipo de ponta: inativa
Lateral: para desgastar as paredes laterais

Figura 11.7
Ponta V1-E, cilíndrica diamantada.
CVDentus – São José dos Campos, Brasil.

Figura 11.8
Ponta TOF-E, troncocônica diamantada.
CVDentus – São José dos Campos, Brasil.

Start-X nº 4
Finalidade: remoção de pinos de fibra de vidro ou carbono e de posts metálicos
Tipo de ponta: específica
Lateral: inativa

Figura 11.12
Ponta Start-X nº 4.
Maillefer – Suíça.

Start-X nº 1
Finalidade: limpar a câmara pulpar
Tipo de ponta: inativa
Lateral: para desgastar as paredes laterais

Figura 11.9
Ponta Start-X nº 1.
Maillefer – Suíça.

Start-X nº 5
Finalidade: limpar a câmara pulpar e remover nódulos pulpares
Tipo de ponta: ativa
Lateral: para desgastar as paredes laterais

Figura 11.13
Ponta Start-X nº 5.
Maillefer – Suíça.

Auxílio na abertura coronária

Após a abertura coronária com as pontas diamantadas esféricas em alta rotação, podemos realizar a ampliação e o alisamento das paredes da câmara pulpar. Para executar esse procedimento, devemos observar os seguintes itens:

- **Ponta indicada:** Start-X nº 1 ou Helse E10;
- **Potência do ultrassom:** 40%;
- **Tipo de solução irrigadora:** hipoclorito de sódio até 2,5%[13] ou água destilada;
- **Regulagem para irrigação:** máxima.

Para a sua execução, leva-se a ponta escolhida de encontro às paredes laterais com pouca pressão e com movimentos constantes até atingir a limpeza desejada.

Para a remoção de nódulos pulpares, é necessário observar os seguintes itens:

- **Ponta indicada:** Start-X nº 5 ou Helse E9;
- **Potência do ultrassom:** 40%;
- **Tipo de solução irrigadora:** hipoclorito de sódio até 2,5% ou água destilada;
- **Regulagem para irrigação:** média.

Com a ponta indicada, aplica-se uma pressão leve de encontro ao nódulo pulpar, principalmente sobre suas bordas, repetindo-se os movimentos até o nódulo se soltar da câmara pulpar. O desgaste é seletivo e de pouca efetividade de corte, tornando o procedimento seguro (**FIGS. 11.14 e 11.15**).

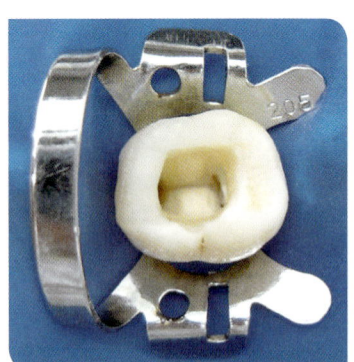

LOCALIZAÇÃO DAS ENTRADAS DOS CANAIS RADICULARES

Inúmeras vezes, deparamos com uma câmara pulpar atrésica, ou com as embocaduras dos canais radiculares calcificadas, dificultando ou até mesmo impossibilitando o acesso a estes. O ultrassom torna-se, portanto, um excelente auxiliar para pesquisar com segurança e precisão a câmara pulpar, sem riscos de perfurações que frequentemente ocorrem com a utilização de fresas.

Para facilitar essa localização, aplica-se no assoalho da câmara pulpar o corante verde de Malakita por 30 segundos. O corante evidenciará a possível embocadura dos canais radiculares para a posterior aplicação do ultrassom. Após o tempo decorrido, lava-se a câmara pulpar com água destilada, removendo-se o excesso e evidenciando-se as embocaduras dos canais radiculares. Para tanto, realiza-se o emprego do ultrassom com a seguinte configuração:

- **Ponta indicada:** Helse E3D;
- **Potência do ultrassom:** 30%;
- **Tipo de solução irrigadora:** hipoclorito de sódio até 2,5% ou água destilada;
- **Regulagem para irrigação:** mínima.

A ponta Helse E3D é aplicada na área evidenciada com o verde de Malakita, sob pressão apical moderada, sempre observando a remoção cautelosa da dentina depositada sobre a entrada do canal radicular. Preferencialmente, esta remoção deverá ser realizada com o auxílio do microscópio operatório ou com uma lupa de aumento (**FIGS. 11.16 e 11.17**).

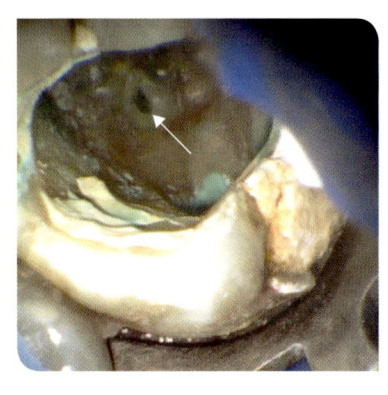

Figura 11.14
Dente 46 antes da limpeza ultrassônica da câmara pulpar e das embocaduras dos canais radiculares mesiais.

Figura 11.15
Dente 46 depois da limpeza ultrassônica da câmara pulpar e das embocaduras dos canais radiculares mesiais.

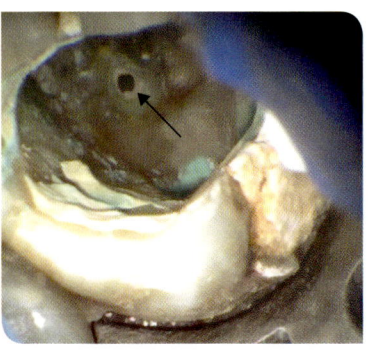

Figura 11.16
Embocadura evidenciada pelo Sable Seek.
Ultradente – Salt Lake – Estados Unidos, representada pela seta.

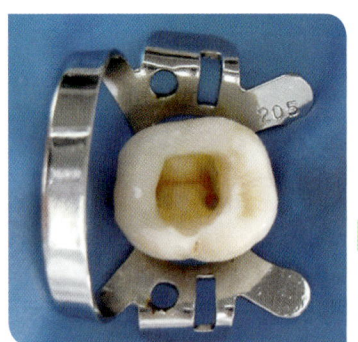

Figura 11.17
Entrada do canal radicular após a remoção da dentina depositada com o auxílio da ponta Start-X nº 2.
Maillefer – Suíça.

Desgaste anticurvatura ou ampliação do terço cervical e médio do canal radicular com o auxílio do ultrassom

O desgaste anticurvatura ou o preparo cervical também pode ser feito com o ultrassom de forma simples, rápida e segura. Para isso, é necessária a seguinte configuração:

- **Ponta indicada:** Start-X nº 3;
- **Potência do ultrassom:** 50%;
- **Tipo de solução irrigadora:** hipoclorito de sódio até 2,5% ou água destilada;
- **Regulagem para irrigação:** média.

Aplica-se a ponta selecionada na embocadura do canal e, com movimentos de "anticurvatura", ela é dirigida ao encontro da parede mesial do canal radicular mesiovestibular de molares superiores e mesiais de molares inferiores. Realizam-se movimentos de penetração e recuo, avançando milímetro por milímetro até atingir o terço médio, retificando e ampliando o terço cervical, principalmente em molares (**FIGS. 11.18** a **11.20**).

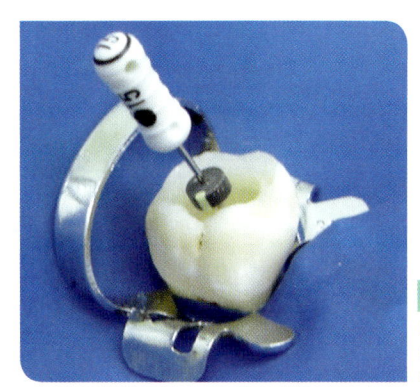

Poder de limpeza dos canais radiculares, com a aplicação do ultrassom-irrigação

Segundo pesquisas recentes, durante o processo de neutralização do sistema de canais radiculares pelas soluções irrigadoras, além do tipo e da concentração, é de suma importância o volume utilizado da solução.[2,3,9,10,14-18]

O ato de irrigar, aspirar e inundar, que consiste na circulação do líquido irrigador no interior do canal radicular e do volume da solução irrigadora usado no preparo biomecânico, representa uma das maiores vantagens na sua limpeza.[9-11,19,20]

Nos sistemas endossônicos aplicados na endodontia, cumpre destacar a possibilidade de utilização de qualquer solução irrigadora e, durante o seu uso, a liberação dessa solução na ordem de 33 mL por minuto que representaria, em um tratamento de molar, a utilização de 250 mL de solução irrigadora que corresponde ao conteúdo de 50 seringas de 5 mL.[9,10,21]

Com a circulação do líquido irrigador em torno do espaçador ativado no interior do canal radicular, o volume da solução irrigadora usado no preparo biomecânico constitui-se em uma das maiores vantagens do sistema ultrassônico, principalmente com tempo de utilização superiores a 30 segundos.

Para a correta utilização na irrigação, é necessária a seguinte configuração:

- **Ponta indicada:** suporte para lima com um espaçador nº 15 ou Helse Irrisonic;
- **Potência do ultrassom:** 10%;
- **Tipo de solução irrigadora:** hipoclorito de sódio até 2,5% ou água destilada;
- **Regulagem para irrigação:** máxima.

Deve-se utilizar um cursor em silicone que apenas envolve o espaçador e introduzi-lo no comprimento real de trabalho (CRT) e acionar o ultrassom, com movimentos de avanço e recuo para que as ondas de choque produzidas pela cavitação atuem uniformemente em toda a extensão do canal radicular. Quanto mais livre o espaçador estiver no interior, melhores serão as propriedades de limpeza.[15,21-23]

O uso da irrigação ultrassônica aplicada por 30 segundos a cada lima e por canal radicular dispensa o uso do ácido etilenodiaminotetracético (EDTA, do inglês *Ethylenediamine tetraacetic acid*) como toalete final, uma vez que as ondas de choque atuam simultaneamente sobre os produtos orgânicos e inorgânicos presentes no interior do canal radicular.[16,24-26]

Outra vantagem exclusiva da irrigação com o ultrassom é a limpeza de istmos entre os canais principais, muito frequentes em molares inferiores, permitindo uma limpeza eficiente de todo sistema de canais radiculares[10,27-29] (**FIG. 11.21**).

Figura 11.18
Dente 47 antes do desgaste anticurvatura com o ultrassom.

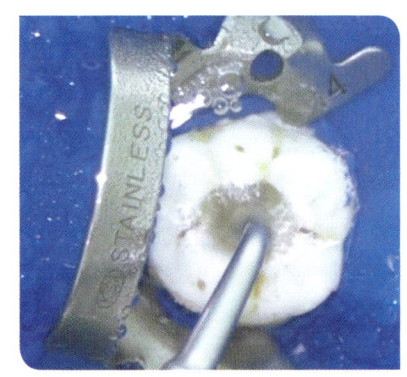

Figura 11.19
Dente 47 durante o desgaste anticurvatura com o ultrassom com a ponta Start-X nº 3.
Maillefer – Suíça.

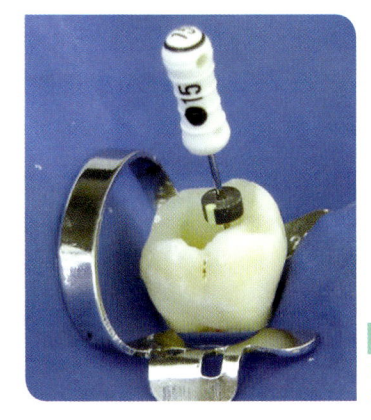

Figura 11.20
Dente 47 após o desgaste anticurvatura com o ultrassom.

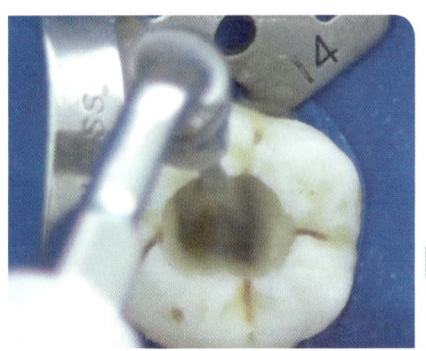

Figura 11.21
Irrigação do dente 47 com um espaçador nº 15.

Obturação dos canais radiculares com aplicação do ultrassom

Existem inúmeras técnicas de obturação, convencionais ou termoplastificadas. O uso do ultrassom permite realizar uma obturação termoplastificada, controlando-se a plastificação da guta-percha e, consequentemente, obtendo-se uma obturação mais hermética e uniforme em toda a extensão do canal radicular.[9,17,30] Para uma obturação eficiente, o ultrassom deve estar configurado:

- **Ponta indicada:** suporte para lima com um espaçador nº 15 para a condensação lateral e a ponta do tipo foice de periodontia para o corte dos excessos;
- **Potência do ultrassom:** 60%;
- **Tipo de solução irrigadora:** nenhuma;
- **Regulagem para irrigação:** fechada.

Nessa técnica, depois de colocar o cone de guta-percha principal, os cones auxiliares serão colocados nos espaços feitos por meio de espaçadores acionados pelo ultrassom, permitindo melhor condensação do material obturador.[31,32]

Após a colocação do cone principal, a sequência da técnica de condensação lateral ativa, empregando o espaçador ultrassônico, é a seguinte:

1. Introdução do espaçador ultrassônico lateralmente ao cone de guta-percha principal com pressão apical sem acionar o aparelho de ultrassom até que o instrumento atinja uma resistência à penetração próxima do batente apical (**FIG. 11.22**);
2. Acionamento do ultrassom por 10 segundos com movimentos laterais para ampliar progressivamente o espaço (**FIG. 11.23**);
3. Remoção do espaçador: desativa-se o ultrassom e remove-se o espaçador lentamente sem alterar o posicionamento do cone principal e dos auxiliares, quando do houver;
4. Levar ao espaço obtido um cone auxiliar de grande conicidade do tipo TP em volta do cimento obturador, procurando atingir a mesma profundidade de introdução do instrumento (**FIG. 11.24**).

Essas manobras são repetidas até que os cones auxiliares estejam chegando somente ao terço cervical. Nesse momento, uma radiografia deve ser tomada para análise do limite e

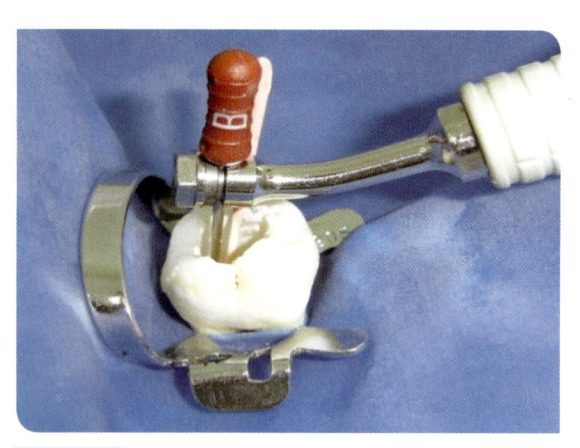

Figura 11.22
Condensação lateral sendo realizada com um espaçador nº 25 acoplado ao ultrassom.

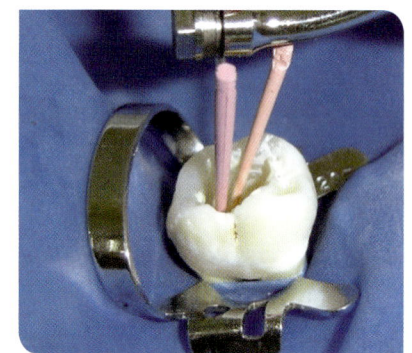

Figura 11.23
Condensação lateral sendo realizada com um espaçador nº 25 acoplado ao ultrassom e colocação de cones auxiliares de grande conicidade do tipo TP.

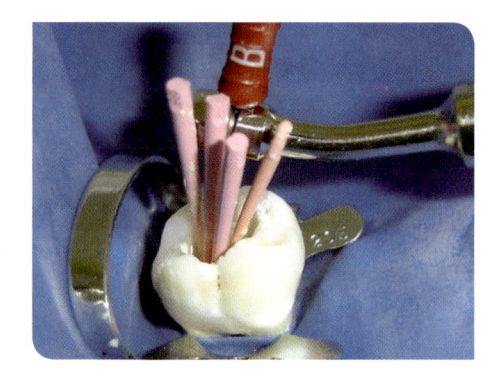

Figura 11.24
Terminada a condensação lateral com um espaçador acoplado ao ultrassom com a colocação de cones auxiliares do tipo TP, foram necessários apenas quatro cones auxiliares de grande conicidade.

característica da obturação. Falhas na massa obturadora podem ser corrigidas complementando-se a condensação lateral ultrassônica introduzindo-se mais cones auxiliares. Obturações aquém ou além do limite desejado deverão ser removidas e refeitas. Constatada a qualidade da obturação, realizam-se o corte e a condensação do material obturador na linha cervical, utilizando-se a ponta do tipo foice para periodontia também em 60% da potência e sem irrigação.

Aciona-se a ponta na entrada do canal radicular e corta-se lentamente os cones (**FIG. 11.25**). Após o corte, então, toma-se a radiografia final, realizando-se o selamento da cavidade e a remoção do isolamento absoluto (**FIGS. 11.26** e **11.27**).

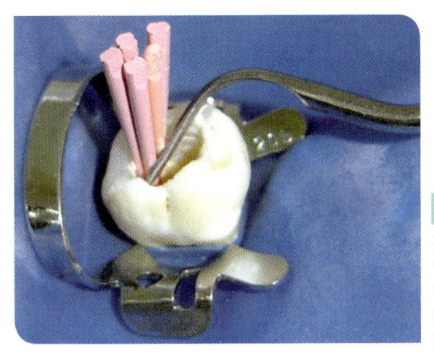

Figura 11.25
O corte do excesso dos cones é realizado com uma ponta curva do tipo foice para periodontia.

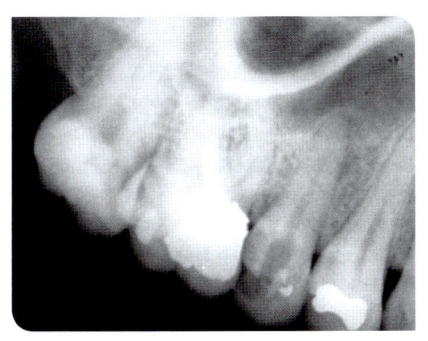

Figura 11.26
Radiografia inicial do segundo pré-molar superior.

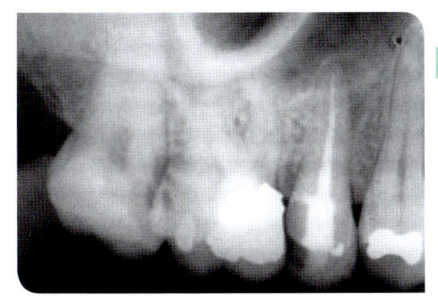

Figura 11.27
Radiografia final do segundo pré-molar superior, onde se observa que foi obturado um canal lateral devido à irrigação e obturação, com auxílio do ultrassom.

REINTERVENÇÃO ENDODÔNTICA

Em toda reintervenção endodôntica, sempre fica a preocupação do profissional quanto a ter sido possível a remoção de todo o material obturador presente no interior do canal radicular.[1,33,34] Nesse caso, o ultrassom é uma ferramenta indispensável que, mediante a cavitação e a microcorrente acústica, atuando no interior do canal radicular, consegue remover grande quantidade de material obturador das paredes dentinárias. Para a reintervenção endodôntica, utiliza-se a seguinte configuração:

- **Ponta indicada:** suporte para lima com um espaçador nº 15 e nº 25;
- **Potência do ultrassom:** 60%;
- **Tipo de solução irrigadora:** hipoclorito de sódio até 3% ou água destilada;
- **Regulagem para irrigação:** fechada na fase inicial e máxima nas demais fases.

No terço cervical, é utilizado o suporte para lima com o espaçador nº 25 em 60% da potência do ultrassom sem irrigação introduzindo-o no interior do canal radicular com o ultrassom acionado. O calor gerado pelo atrito plastifica a guta-percha facilitando a remoção desta.[2,3,10] (**FIG. 11.28**). Para o terço médio e apical, o canal radicular é inundado com um solvente, por exemplo, o eucaliptol e introduz-se o suporte para lima com espaçador nº 15, acionando o aparelho de ultrassom sem irrigação por 10 segundos.[19,35] Passado esse tempo, abre-se a irrigação do aparelho de ultrassom no máximo para aplicá-la dentro do canal radicular por 45 segundos, tempo durante o qual poderá ser observada a saída de gotículas de guta-percha devolvida.[31,36] Repete-se a operação até atingir 2 mm aquém do CRT, que devem ser removidos com instrumentos manuais (**FIGS. 11.29** e **11.30**).

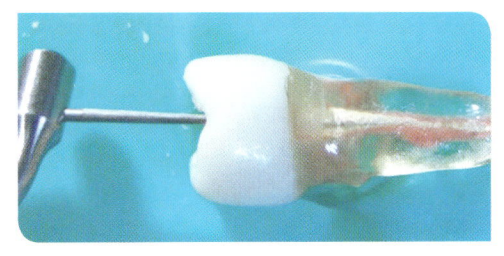

Figura 11.28
Simulação da remoção da guta-percha no terço cervical pelo ultrassom.

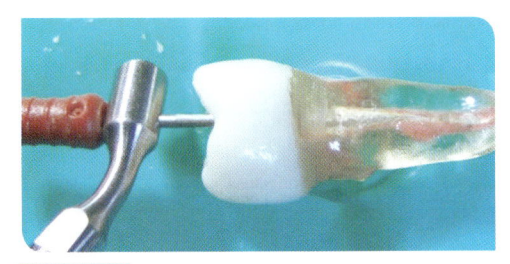

Figura 11.29
Simulação da remoção da guta-percha no terço médio e apical pelo ultrassom com auxílio de um solvente e sem irrigação.

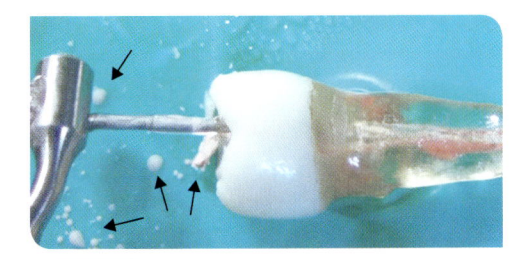

Figura 11.30
Simulação da remoção da guta-percha no terço médio e apical pelo ultrassom com auxílio de um solvente e com irrigação. Pode-se observar a guta-percha sendo removida em fragmentos ou dissolvida (setas).

Remoção de retentor intrarradicular com auxílio do ultrassom

Entre as aplicabilidades do uso do ultrassom na endodontia, a remoção de retentores intrarradiculares talvez seja a mais importante e a mais efetiva.

A sua utilização pode apresentar como vantagens:

- Praticidade na utilização;
- Diminuição de risco de fratura radiculares;
- Diminuição de risco de trepanação radicular;
- Técnica mais eficiente;
- Redução no tempo clínico;
- Diminuição do estresse do profissional;
- Praticamente não há contraindicação.

Assim como toda técnica, a sua aplicabilidade está associada a alguns aspectos que devem ser observados,[1] como:

- Tamanho do núcleo em extensão deve ter no máximo 4/5 da raiz remanescente;
- Tamanho do núcleo em diâmetro e o remanescente dental devem ter no mínimo 2 mm de estrutura dental;
- Tipo de material utilizado na confecção do núcleo. Núcleos em fibra de carbono ou vidro são de remoção mais difícil do que os núcleos metálicos fundidos;
- Tipo de cimento utilizado na cimentação do núcleo. Os cimentos resinosos (p. ex.: Enforce) apresentam a propriedade de absorver as ondas ultrassônicas, dificultando a remoção do núcleo, portanto requerendo uma potência maior.

TÉCNICA PARA A REMOÇÃO DE RETENTORES INTRARRADICULARES METÁLICOS

Materiais necessários para a remoção do retentor intrarradicular:

- Fresas 556 ou 557, podendo ser uma fresa transmetal cilíndrica da Maillefer;
- Fresas LN.

E a configuração do ultrassom deve ser:

- **Ponta indicada:** ponta do tipo foice de periodontia;
- **Potência do ultrassom:** 70 a 90%;
- **Tipo de solução irrigadora:** hipoclorito de sódio até a 3% ou água destilada;
- **Regulagem para irrigação:** mínima.

A técnica deverá observar os seguintes passos:

- Expor a linha de cimentação com uma fresa 556 ou 557. Geralmente o núcleo recobre toda a linha de cimentação, impossibilitando a sua eliminação do interior, mas depois do preparo do núcleo com as fresas 556, 557 ou transmetal, é possível expor claramente toda a linha de cimentação;
- Com uma fresa LN, remover o máximo possível de cimento que envolve o núcleo (**FIG. 11.31**);
- Realizar uma perfuração traspassando pelo interior da parte coronária do núcleo para que a ponta do tipo foice de periodontia do ultrassom traspasse pelo orifício (**FIG. 11.32**);
- Com a ponta do ultrassom traspassada pelo núcleo, acionar o ultrassom na potência 70 a 90%, com isso o núcleo entra em ressonância e começa a atuar diretamente sobre o cimento e com a área de escape criada pela remoção do cimento com a fresa LN, facilitando a sua remoção. A vibração deverá permanecer sobre o núcleo sempre tracionando para incisal até que ele se solte. Por questão de segurança, não se deve anestesiar o paciente para não realizar uma força excessiva que possa fraturar a raiz (**FIGS. 11.33** a **11.35**).

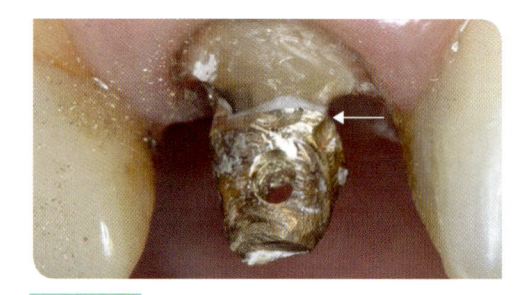

Figura 11.31
Preparo de um núcleo para a sua remoção com o ultrassom, expondo a linha de cimentação (seta).

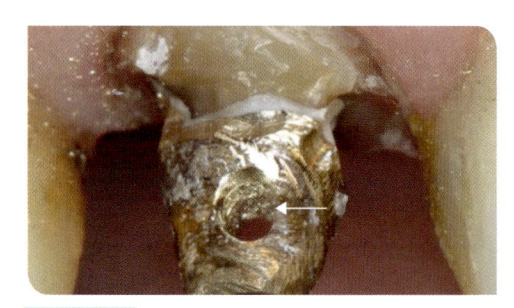

Figura 11.32
Realizando a perfuração no núcleo para acomodar a ponta curva do tipo foice para periodontia (seta).

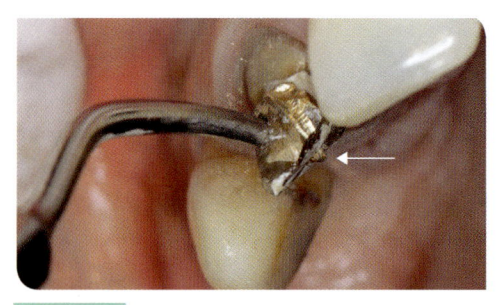

Figura 11.33
Acoplando a ponta curva do tipo foice para periodontia e realizando um pequeno tracionamento desta (seta).

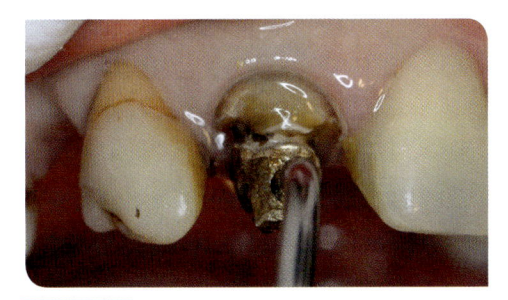

Figura 11.34
Núcleo se soltando do interior do canal radicular.

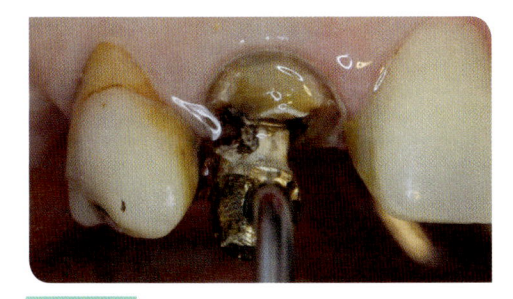

Figura 11.35
Removendo o núcleo com auxílio de uma pinça clínica.

Remoção de retentores intrarradiculares de fibra de vidro ou carbono

Materiais necessários para a remoção do retentor intrarradicular:

- Fresas esféricas convencionais;
- Ultrassom.

E a configuração para a utilização do ultrassom deve ser:

- **Ponta indicada:** suporte para lima com um espaçador nº 15 e a Start-X nº 4;
- **Potência do ultrassom:** 50 a 70%;
- **Tipo de solução irrigadora:** hipoclorito de sódio até a 3% ou água destilada;
- **Regulagem para irrigação:** fechada no início e mínima para limpeza.

A técnica deverá observar os seguintes passos:

1. Remoção da resina em volta do pino de fibra de vibro ou carbono sem tocar nele, expondo o máximo possível dele;
2. Com a ponta Start-X nº 4 no ultrassom na potência de 70% sem irrigação, inicia-se o contato do instrumento em toda a extensão do pino, o que promove um aquecimento deste, cuja ligação com o cimento que o prende será quebrada;
3. Após a soltura do pino, deve-se aplicar o ultrassom com o suporte para espaçador nº 15 com a irrigação no máximo no caminho deixado pelo pino para a remoção do cimento remanescente na parede radicular.

Remoção de instrumentos fraturados

Na endodontia moderna, está sedimentada a instrumentação rotatória, existindo no mercado mundial algumas dezenas de sistemas que ativam limas de níquel-titânio acionados a motor. São sistemas novos que ainda não estão completamente assimilados pelos profissionais, consequentemente, o índice de fraturas desses instrumentais é mais alto do que o das limas manuais. A remoção do interior do canal radicular nem sempre é possível, principalmente se as limas se quebrarem no terço apical. As limas que se fraturam no terço médio e cervical são, na maioria das vezes, removidas rapidamente com o ultrassom. Utilizam-se os seguintes itens:

- **Ponta indicada:** suporte para lima com um espaçador nº 15 e nº 25;
- **Potência do ultrassom:** 50 a 70%;
- **Tipo de solução irrigadora:** hipoclorito de sódio até 3% ou água destilada;
- **Regulagem para irrigação:** fechada na fase inicial e média nas demais fases.

Inicialmente, amplia-se o canal radicular, quando possível, com fresas de Gates Glidden até o início do instrumento fraturado.

Todo instrumento fraturado se prende no interior do canal radicular no sentido horário, pois é nesse sentido que ele está rotacionando. Com o suporte para lima com o espaçador nº 25 sem irrigação, lentamente abre-se um caminho em volta do instrumento fraturado, desgastando a dentina por atrito. Esta etapa deve ser conduzida lentamente para não causar nenhum tipo de acidente operatório. Quando já tiver desgastado pelo menos 1/3 da dentina em volta do instrumento fraturado, troca-se o espaçador nº 25 pelo de nº 15. Reduz-se a potência para 50% e abre-se a irrigação do ultrassom no fluxo médio e, com o espaçador, realizam-se movimentos anti-horários no espaço previamente aberto, até que a lima se solte. Convém sempre observar que, em dentes multirradiculares, deve-se obstruir a entrada dos outros canais radiculares para que a lima, ao sair de um canal, não caia em outro (**FIGS. 11.36** a **11.39**).

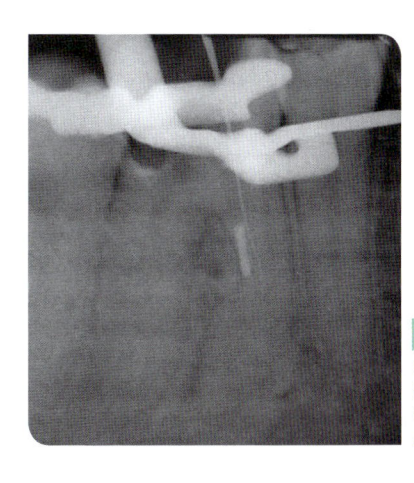

Figura 11.36
Radiografia com instrumento fraturado no interior do canal radicular.

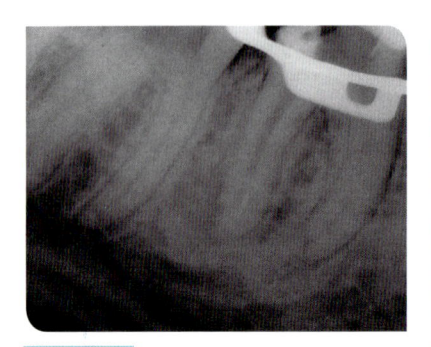

Figura 11.37
Radiografia após a remoção do instrumento fraturado pelo ultrassom.

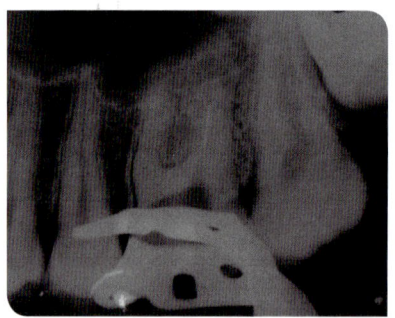

Figura 11.38
Radiografia com um fresa de Gates Glidden fraturada no canal distovestibular do dente 26.

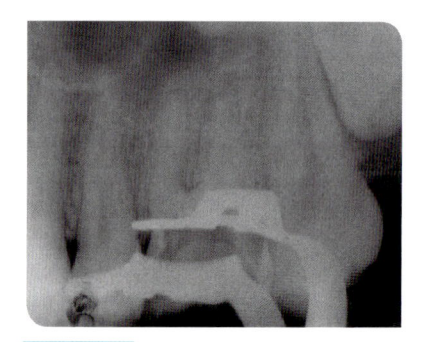

Figura 11.39
Radiografia após a remoção da Gates Glidden pelo ultrassom.

REFERÊNCIAS

1. Abbott PV. Incidence of root fractures and methods used for post removal. Int Endod J. 2002;35(1):63-7.
2. Berbert A, Bramante C, Bernadineli N. Endodontia prática. São Paulo: Sarvier; 1980.
3. Biffi JCG. O ultra-som em endodontia: avaliação quantitativa e histobacteriológica em dentes humanos [tese]. Araraquara: Faculdade de Odontologia de Araraquara; 1987.
4. Hampson EL, Atkinson AM. The relation between drugs used in root canal therapy and the permeability of the dentine. Brit Dent J. 1964;116:546-50.
5. Hand RE, Smith ML, Harrison JW. Analysis of the effect of dilution on the necrotic tissue dissolution property of sodium hypochlorite. J Endod. 1978;4(2):60-4.
6. Krell KV, Dang DA. Smear layer with sonic and ultrasonic endodontic instrumentation. J Endod. 1987;13:133.
7. Leonardo MR. Condições bacteriológicas do canal radicular: relação com o tratamento endodontico. Rev Bras Odont. 1967;25:489-9.
8. Lev R, Reader A, Beck M, Meyers W. An in vitro comparison of the step-back technique versus a step-back/ultrasonic technique for 1 and 3 minutes. J Endod. 1987;13(11):523-30.
9. Lin CP, Chou HG, Kuo JC, Lan WH. The quality of ultrasonic root-end preparation: a quantitative sutdy. J Endod. 1998;24(10):666-70.
10. Baker NA, Eleazer PD, Averbach RE, Seltzer S. Scanning electron microscopic study of the efficacy of various irrigating solutions. J Endod. 1975;1(4):127-35.
11. Marshall FJ, Massler M, Dute HL. Effects of endodontic treatments on permeability of root dentine. Oral Surg Oral Med Oral Pathol. 1960;13:208-23.
12. Leonardo MR. Avaliação comparativa dos efeitos de soluções irrigadoras utilizadas durante o preparo biomecânico dos canais radiculares. Rev Fac Farm Odont Araraquara. 1968;2(13):37-66.
13. Andrade S. Hipocloritos em endodontia. Rev Gaúcha Odontol. 1976;24(1):38-41.
14. Reader A. Efficacy of the step-back versus a step-back/ultrasonic technique. J Endod. 1986;12:129.
15. Sen BH, Wesselink PR, Türkün M. The smear layer: a phenomenon in root canal therapy. Int Endod J. 1995;28(3):141-8.
16. Stewart GG, Kapsimalas P, Rappaport H. EDTA and urea peroxide for root canal preparation. J Am Dent Assoc. 1969;78(2):335-8.
17. Weinreb MM, Meier E. The relative efficiency of EDTA, sulfuric acid, and mechanical instrumentation in the enlargement of root canals. Oral Surg Oral Med Oral Pathol. 1965;19:247-52.
18. Yamada RS, Armas A, Goldman M, Lin PS. A scanning electron microscopic comparison of a high volume final flush with several irrigating solutions: Part 3. J. Endod. 1983;9(4):137-42.
19. Martin H, Cunninghan W. Endosonic endodontics: the ultrasonic synergestic system. Int Dent J. 1984;34(3):198-203.
20. Martins JCR, Leonardo MR, Lia RCC, Leal JM. Avaliação biológica de soluções irrigadoras empregadas no tratamento de canal radicular: reparação de feridas cirúrgicas no tecido conjuntivo de ratos. Rev Farm Odont Rio de Janeiro. 1975;42:93-112.
21. Reynolds MA, Madison S, Walton RE, Krell KV, Rittman BR. An in vitro histological comparison of the step-back sonic, and ultrasonic instrumentation techniques in small, curved root canals. J Endod. 1987;13(7):307-14.
22. Rosenfeld EF, James GA, Burch BS. Vital pulp tissue response to sodium hypochlorite. J Endod. 1978;4(5):140-6.
23. Senia ES, Marshall FJ, Rosen S. The solvent action of sodium hypochlorite on pulp tissue of extracted teeth. Oral Surg Oral Med Oral Pathol. 1971;31(1):96-103.
24. Stamos DE, Sadeghi EM, Haasch GC, Gerstein H. An in vitro comparison study to quantitate the debridement ability of hand, sonic, and ultrasonic instrumentation. J Endod. 1987;13(9):434-40.
25. Stewart GG. The importance of chemomechanical preparation of the root canal. Oral Surg Oral Med Oral Pathol. 1955;8(9):993-7.
26. Stewart GG, Cobe HM, Rappapor H. A study of a new medicament in the chemomechanical preparation of infected root canals. J Amer Dent Ass. 1961;63(1):33-7.
27. Cameron JA. The synergistic relationship between ultrasound and sodium hypichlorite: a scanning electron microscope evaluation. J Endod. 1987;13(11):541-5.
28. Cameron JA. The use of ultrasonic in the removal of the smear layer: a scanning electron microscopy study. J Endod. 1983;9(7):289-292.
29. Costa WF, Watanabe L, Antoniazzi JH, Pecora JP, Nutti Sobrinho A, Lima FNM. Estudo comparativo, através do microscópio eletrônico de varredura, da limpeza de canais radiculares quando da instrumentação manual e ultra-sônica. Rev Paul Odontol. 1986;8:10-23.
30. Walmsley AD, Lumley PJ, Johnson WT, Walton RE. Breakage of ultrasonic root-end preparation tips. J Endod. 1996;22(6):287-9.
31. Friedman S, Moshonov J, Trope M. Residue of gutta-percha and a glass ionomer cement sealer following root canal retreatment. Int Endod J. 1993;26(3):169-72.
32. Gutiérrez JH, Garciá J. Microscopic and macroscopic investigation on results of mechanical preparation of root canals. Oral Surg Oral Med Oral Pathol. 1968;25(1):108-16.
33. Abou-Rass M, Oglesby SW. The effects of temperature, concetration, and tissue type on the sovent ability of sodium hypochloride. J Endod. 1981;7(8):376-7.
34. Ahmad M, Pitt Ford TR, Crum LA. Ultrasonic debridement of root canals: an insight into the mechanisms involved. J Endod. 1987;13(3):93-101.
35. Paiva JG, Antoniazzi JH. O uso de uma associação de peróxido de uréia e detergente (TWEEN 80) no preparo químico-mecânico dos canais radiculares. Rev Ass Paul Cir Dent. 1973;27(7):417-22.
36. Feller C, Antoniazzi JH, Costa WF, Zaitz F. Avaliação comparativa da permeabilidade dentinária radicular entre o preparo do canal efetuado manualmente e com auxílio do ultra-som. Rev Paul Odontol. 1986;8(5):2-10.

LEITURA RECOMENDADA

Fairbourn DR, McWalter GM, Montgomery S. The effect of four preparation techniques on the amount of apically extruded debris. J Endod. 1987;13(3):102-08.

CAPÍTULO 12

Instrumentação não convencional de canais radiculares: sistema TF® Adaptive

Marco Aurélio Gagliardi Borges

Fabricante: SybronEndo KaVo Kerr – México

A grande maioria das limas dos sistemas em NiTi é confeccionada em torno que desgasta e usina secções transversais e longitudinais de fios em NiTi, porém limita possíveis formas e *designs*, assim como cria microfraturas na porção ativa, as quais atuam como ponto de concentração de estresse.

O sistema TF Adaptive (FIG. 12.1) é uma evolução do Twisted® File a partir de uma liga torcida de NiTi. Isso é possível por meio de um tratamento térmico, obtendo-se uma fase intermediária de cristal, entre as fases Austenita e Martensita, denominada Rhombohedral (R). Essa fase R é estrutural e cristalina e, com ela, é possível torcer o instrumento, criando estrias e dentes de corte sem provocar as microfraturas. Assim, a fase R confere ao instrumento um ganho em flexibilidade e resistência à fadiga por torção.

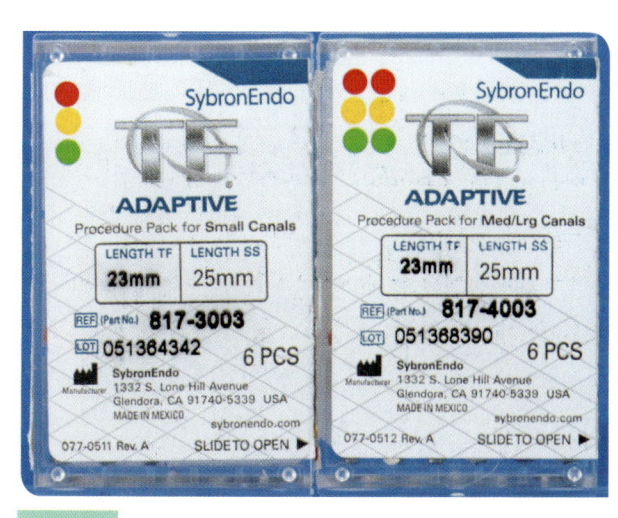

Figura 12.1
Limas TF Adaptive.

CARACTERÍSTICAS DAS LIMAS DO SISTEMA TF ADAPTIVE

- **Secção transversal:** triangular;
- **Padrão de conicidade:** fixa;
- **Sistema Single-file:** sim, mas pode ser Multi-file;
- **Ângulo helicoidal:** variável;
- **Tipo de ponta:** inativa;
- **Número máximo de lima no sistema:** 3;
- **Tipo de liga do NiTi:** fase R (Rhombohedral);
- **Precisa de motor especial:** sim, Elements – KaVo;
- **Tipo de movimento do motor:** oscilatório não recíproco.

TIPO DE SECÇÃO

As limas TF Adaptive apresentam uma secção transversal de forma triangular, sem a presença de *radial land* e totalmente simétrica. A secção triangular confere mais flexibilidade, pois tem pouca massa, ocupando apenas 32% de área dentro do canal radicular e a área de "CORE" da lima é de 62% da sua massa. O ângulo de corte é de –35°. Com uma secção simples, o movimento de instrumentação é de pincelamento.

PADRÃO DE CONICIDADE

No sistema TF Adaptive, todas as limas têm conicidade fixas que variam de 0,04 até 0,08 mm/mm, permitindo trabalhar com mais segurança em diferentes variações anatômicas. O sistema apresenta dois conjuntos: um para canais atrésicos e médios, SM (FIG. 12.2); e outros para canais médios e amplos, ML (FIG. 12.3).

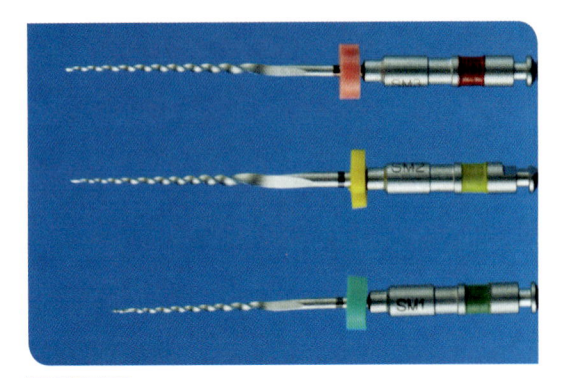

Figura 12.2
Sequência TF Adaptive SM (canais atrésicos e médios).

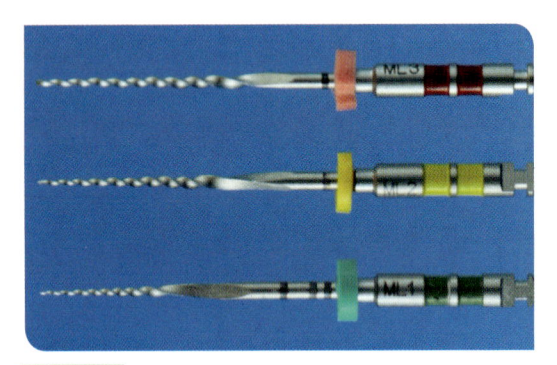

Figura 12.3
Sequência TF Adaptive ML (canais médios e amplos).

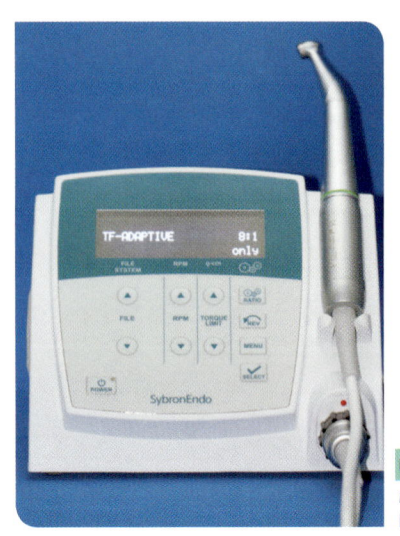

Figura 12.4
Motor Elements Kavo Kerr Group.

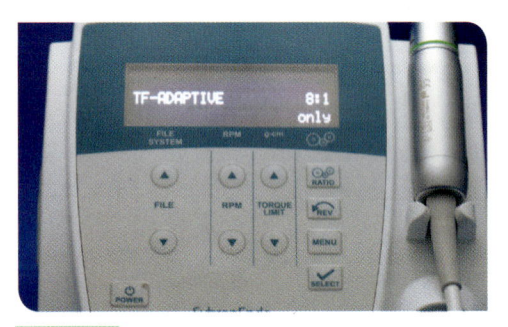

Figura 12.5
Configuração do motor Elements Kavo Kerr Group para TF Adaptive.

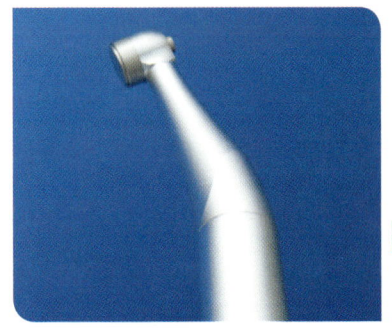

Figura 12.6
Contra-ângulo do motor Elements Kavo Kerr Group.

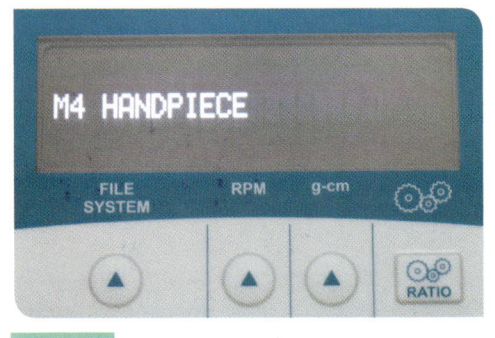

Figura 12.7
Configuração do motor Elements Kavo Kerr Group para M4.

TIPO DE PONTA

As limas TF Adaptive apresentam ponta inativa com um ângulo de transição curto que permite a instrumentação dos canais radiculares sem o risco de transporte ou desvio do canal radicular.

ROTATÓRIO OU OSCILATÓRIO NÃO RECÍPROCO?

O TF Adaptive é um sistema oscilatório não recíproco que deve ser utilizado com o motor Elements Kavo Kerr Group (**FIG. 12.4**) na função TF Adaptive (**FIG. 12.5**). Nessa função, quando a lima está trabalhando no interior do canal e a força aplicada é menor do que 1,5 N/cm, o motor faz movimento de 600° e faz uma pausa. Mas quando a força aplicada for maior do que 1,5 N/cm, o motor automaticamente muda de movimento rotatório para oscilatório não recíproco, fazendo a rotação de 370° no sentido horário e 50° no anti-horário, o que impede o travamento da lima no interior do canal radicular. Há outras vantagens do motor Elements Kavo Kerr Group: o contra-ângulo apresenta uma cabeça de apenas 11 mm (**FIG. 12.6**); o motor vem com programações de fábrica para os sistemas M4 (**FIG. 12.7**), K3™XF (**FIG. 12.8**), TF (**FIG. 12.9**) e Light Speed (**FIG. 12.10**); e permite até quatro configurações pessoais (**FIG. 12.11**).

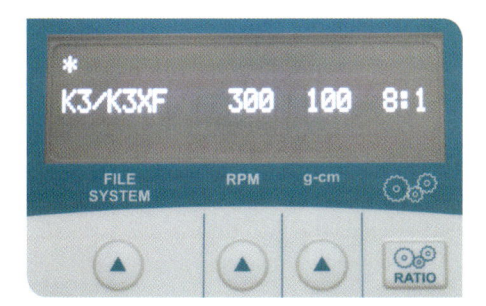

Figura 12.8
Configuração do motor Elements Kavo Kerr Group para K3XF.

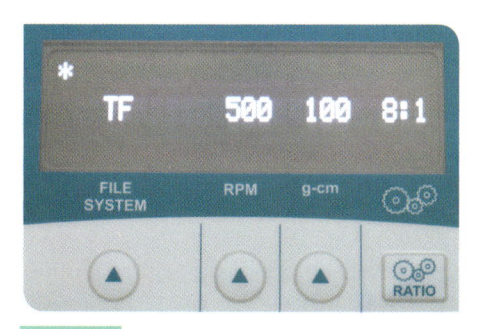

Figura 12.9
Configuração do motor Elements Kavo Kerr Group para TF.

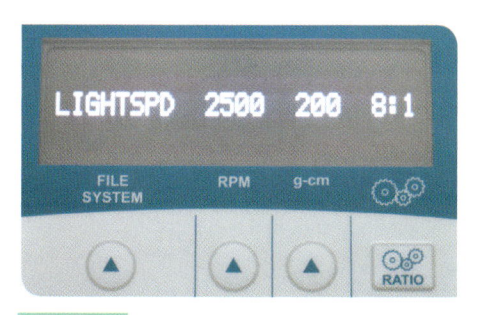

Figura 12.10
Configuração do motor Elements Kavo Kerr Group para Light Speed.

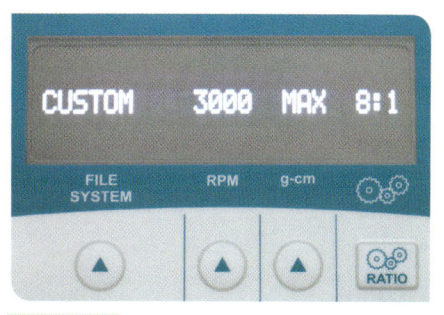

Figura 12.11
Configuração do motor Elements Kavo Kerr Group para configuração pessoal.

INDICAÇÕES

Para canais com as seguintes curvaturas:

- Retos;
- Suave;
- Moderada;
- Tipo S anterior;
- Tripla em molares; e
- Severa.

As contraindicações se devem à flexibilidade da lima, assim aplicam-se aos seguintes:

- Curvaturas extremas;
- Dentes com degraus;
- Dentina muito esclerosada.

Dentro do sistema da TF Adaptive, é possível selecionar duas sequências de instrumentação para diferentes diâmetros anatômicos de canais radiculares: uma para canais com diâmetros reduzidos como os radiculares de molares; e outra para aqueles de diâmetros mais amplos como os dos pré-molares, caninos e incisivos (**TAB. 12.1**).

Tabela 12.1

Tipo de anatomia

	Reta	Suave	Moderada	Severa	Extrema	Tipo S	Tripla curvatura	Atresiado	Degraus
	Oscilatório recíproco								
Endo-Eze®	AAA	X	X	X	X	X	X	A	X
TiLOS™	AAA	AAA	AA	X	X	X	A	X	X
	Oscilatório não recíproco								
Wave One™	AAA	AAA	AA	A	X	A	A	X	X
Recíproco	AAA	AAA	AA	A	X	A	A	X	X
TF® Adaptive	AAA	AAA	AA	A	X	AA	A	X	X

AAA, ideal; AA, adequado; A, no limite do sistema; X, contraindicado.

Para canais radiculares de molares

A sequência apresenta seis instrumentos: três limas manuais nº 8, 10 e 15 para a confecção do *Glide Path* manual; e três limas em níquel-titânio (**FIG. 12.12**).

A identificação do instrumento se dá pelo anel colorido no cabo, não seguindo o padrão ISO para o D_0, mas o padrão de cor adotado para o trânsito (**FIG. 12.13**).

O anel verde no cabo do instrumento SM1 significa que o D_0 é de 0,20 mm e a conicidade, de 0,04 mm/mm. A mesma cor no trânsito sinaliza que se pode ir em frente. Portanto, na endodontia, deve-se utilizar SM1 no preparo de canal radicular; entretanto, sem jamais parar na SM1, pois ela tem pouca atuação na região apical.

O instrumento SM2 tem um anel amarelo no cabo indicando que o D_0 é de 0,25 mm e a conicidade, de 0,06 mm/mm. A mesma cor no trânsito significa atenção para duas situações possíveis: seguir em frente ou parar. Portanto, na endodontia, nos canais radiculares vestibular de molares superiores e nos canais mesiais de molares inferiores, é possível parar na SM2; mas, nos canais distais e palatino de molares é necessário seguir para a lima SM3.

O anel que o instrumento SM3 traz no cabo é vermelho para indicar que o D_0 é de 0,35 mm e a conicidade, de 0,04 mm/mm.

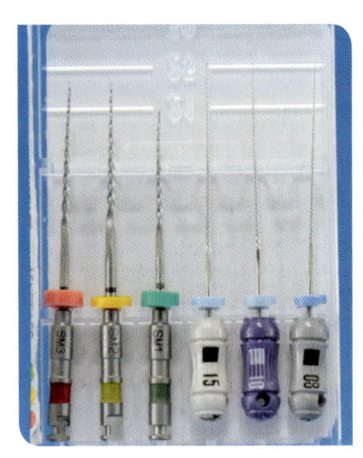

Figura 12.12
Instrumentos da sequência TF Adaptive SM.
Observação: a composição dessa sequência é demonstrada na **FIGURA 12.13**.

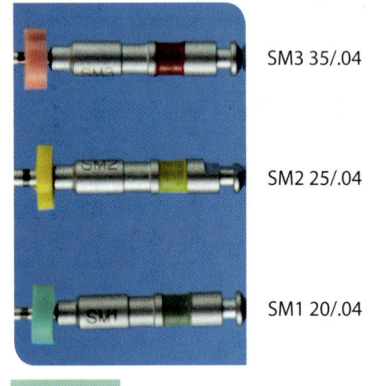

SM3 35/.04
SM2 25/.04
SM1 20/.04

Figura 12.13
Identificação na sequência TF Adaptive SM (atrésico e médio).

A mesma cor no trânsito significa "pare"; portanto, na endodontia, nos canais distal e palatino de molares, deve-se ir até a SM3.

O motor Elements Kavo Kerr Group deverá estar configurado no modo TF Adaptive para todas as limas (**FIG. 12.5**).

Protocolo de uso para o conjunto SM

I. Com a radiografia para o diagnóstico, determina-se, utilizando-se uma régua transparente sobre a radiografia, o comprimento provisório de trabalho (CPT). O CPT é o comprimento radiográfico do dente menos 2 mm.

II. Exploração dos canais com uma lima nº 10. Com o movimento de cateterismo, deve-se explorar o canal por terços sempre irrigando-os e aspirando-os com a solução indicada. É importante não tentar explorar mais de um terço por vez.
   A. Na eventualidade de não se conseguir chegar ao CPT, deve-se negociar o canal com uma lima nº 08 envolta com o gel File-Eze® (Ultradent).
      1. O File-Eze deve ser aplicado sobre a lima para lambuzar o interior do canal radicular e fazer um movimento de cateterismo forçando em direção ao ápice radicular. Em geral, são necessários de 2 a 5 minutos para o produto agir corretamente;
      2. O movimento deve ser repetido até se chegar ao CPT;
      3. O canal radicular deve ser ampliado com a lima nº 10.
   B. Atingindo o CPT, realiza-se a odontometria eletrônica.

III. Odontometria eletrônica com o localizador eletrônico foraminal até atingir o comprimento real de trabalho (CRT), respeitando-se os itens a seguir:
   A. Biopulpectomia e necropulpectomia I até 0,5 no localizador.
   B. Necropulpectomia II até o ponto "Over" no localizador para desbridar; depois, recuar até 0,5.

IV. Confecção do *Glide Path*.
   A. Se a lima utilizada for maior ou igual à lima nº 20, deve-se ir direto para instrumentação.
   B. Se a lima for uma nº 15 ou se a nº 10 chegar ao CRT sem muita resistência, devem-se utilizar estas limas para fazer o *Glide Path*:
      1. ProGlider;
      2. HyFlex® GPF™;
      3. PathFile®;
      4. Endo-Eze;
      5. Limas G®;
      6. Scout®.
   C. Se a lima nº 10 chegou com muita dificuldade, devem ser utilizadas estas limas para *Glide Path*:
      1. Scout;
      2. HyFlex GPF.

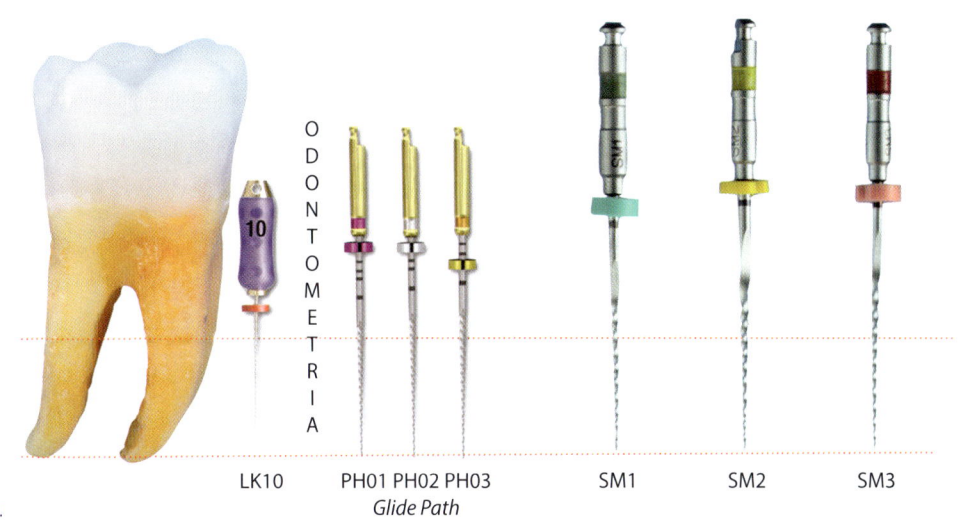

Figura 12.14
Esquema TF Adaptive SM.

V. Instrumentação para canais de molares e atresiados.
   A. Introduzir a lima SM1 até chegar ao CRT, avançando a cada milímetro com movimentos de pincelamento (introduzir o instrumento suavemente e retirá-lo levando-o de encontro às paredes do canal radicular).
   B. Introduzir a lima SM2 (raízes mesias de molares inferiores e vestibulares de molares superiores) até chegar ao CRT, avançando a cada milímetro com movimentos de pincelamento (introduzir o instrumento suavemente e retirá-lo levando-o de encontro às paredes do canal radicular).
   C. Introduzir a lima SM3 (raízes distal e palatina de molares) até chegar ao CRT, avançando a cada milímetro com movimentos de pincelamento (introduzir o instrumento suavemente e retirá-lo levando-o de encontro às paredes do canal radicular).

Na **FIGURA 12.15**, pode-se observar a área de atuação de cada lima TF Adaptive no interior do canal. Os espaços entre as linhas em vermelho indicam a região onde o instrumento apresenta uma flexibilidade ótima, portanto é a região na qual o instrumento pode vencer uma curvatura. Entretanto, toda vez que o instrumento sair dessa área, ele começa a perder a flexibilidade ótima aumentando a possibilidade do rompimento do mesmo.

Para canais radiculares dos demais dentes

A sequência apresenta seis instrumentos (**FIG. 12.16**): três limas manuais nº 8, 10 e 15 para a confecção do *Glide Path* manual; e três em níquel-titânio.

A identificação do instrumento se dá pelo anel colorido no cabo, não seguindo o padrão ISO para o D_0, mas o padrão de cor adotado para o trânsito (**FIG. 12.17**).

O instrumento ML1 tem dois anéis verdes no cabo, significando que o D_0 é de 0,25 mm e a conicidade, de 0,08 mm/mm. Essa cor no trânsito sinaliza que se pode ir em frente. Portanto, na endodontia, deve-se utilizar ML1 no preparo de canal radicular; entretanto, sem jamais parar na ML1, pois há pouca atuação na região apical.

Os dois anéis amarelo que o instrumento ML2 tem no cabo indicam que o D_0 é de 0,35 mm e a conicidade, de 0,06 mm/mm. A mesma cor no trânsito significa atenção, apontando duas alternativas: seguir em frente ou parar.

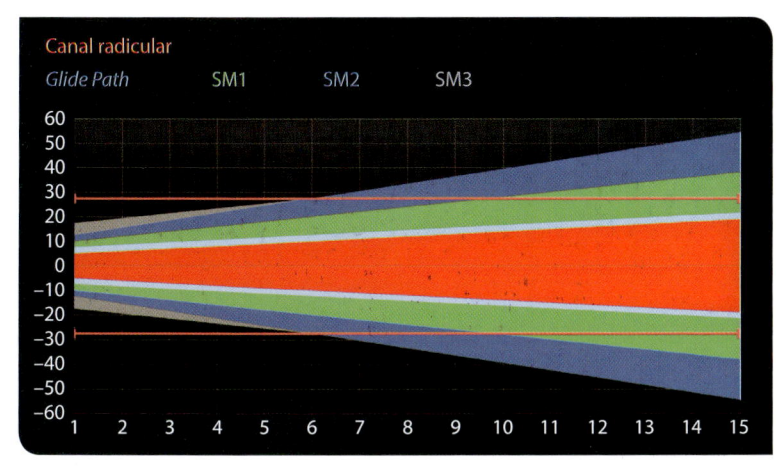

Figura 12.15
Área de atuação de cada lima TF Adaptive no interior do canal radicular.

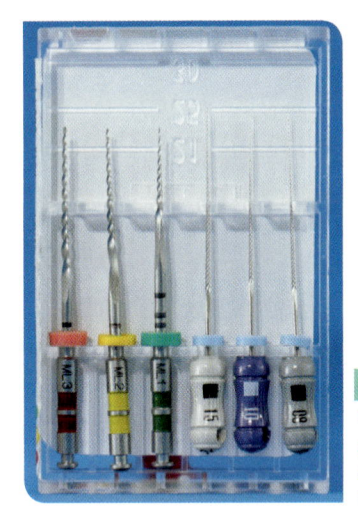

Figura 12.16
Sequência TF Adaptive ML.
Observação: a composição dessa sequência é demonstrada na **FIGURA 12.17**.

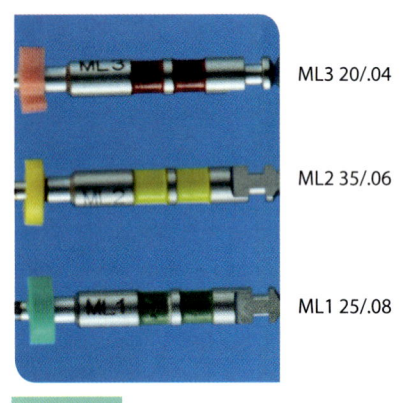

ML3 20/.04

ML2 35/.06

ML1 25/.08

Figura 12.17
Identificação da sequência TF Adaptive ML (médio e amplo).

Portanto, na endodontia, fica ao critério do profissional se deve parar ou seguir para a ML3.

O instrumento ML3 tem um anel vermelho no cabo, pois o D_0 é de 0,50 mm e a conicidade, de 0,04 mm/mm. A cor vermelha no trânsito significa "pare"; portanto, na endodontia, este é o limite do TF Adaptive.

O motor Elements Kavo Kerr Group deverá estar configurado no modo TF Adaptive para todas as limas (**FIG. 12.5**).

Protocolo de uso para o conjunto ML

I. Com a radiografia para o diagnóstico, determina-se, posicionando-se uma régua transparente sobre a radiografia, o CPT. O CPT é o comprimento radiográfico do dente menos 2 mm.

II. Exploração dos canais com uma lima que se ajuste ao canal de número superior à lima nº 25. Com o movimento de cateterismo, deve-se explorar o canal por terços, sempre irrigando-os e aspirando-os com a solução indicada. É importante não tentar explorar mais de um terço por vez.

III. Odontometria eletrônica com o localizador eletrônico foraminal até atingir o CRT, respeitando-se os itens a seguir:

    A. Biopulpectomia e necropulpectomia I até 0,5 no localizador.

    B. Necropulpectomia II até o ponto "Over" no localizador para desbridar; depois, recuar até 0,5.

IV. Instrumentação para canais amplos (lima apical inicial acima de nº 25).

    A. Introduzir a lima ML1 até chegar ao CRT, avançando a cada milímetro com movimentos de pincelamento (introduzir o instrumento suavemente e retirá-lo levando-o de encontro às paredes do canal radicular).

    B. Introduzir a lima ML2 até chegar ao CRT, avançando a cada milímetro com movimentos de pincelamento (introduzir o instrumento suavemente e retirá-lo levando-o de encontro às paredes do canal radicular).

    C. Introduzir a lima ML3 até chegar ao CRT, avançando a cada milímetro com movimentos de pincelamento (introduzir o instrumento suavemente

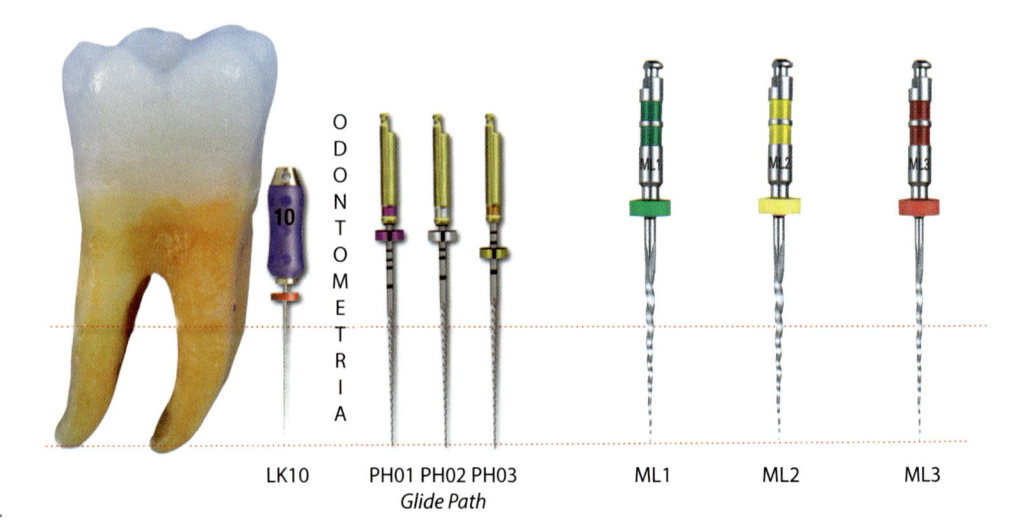

Figura 12.18
Esquema TF Adaptive ML.

LK10   PH01 PH02 PH03   ML1   ML2   ML3
Glide Path

ODONTOMETRIA

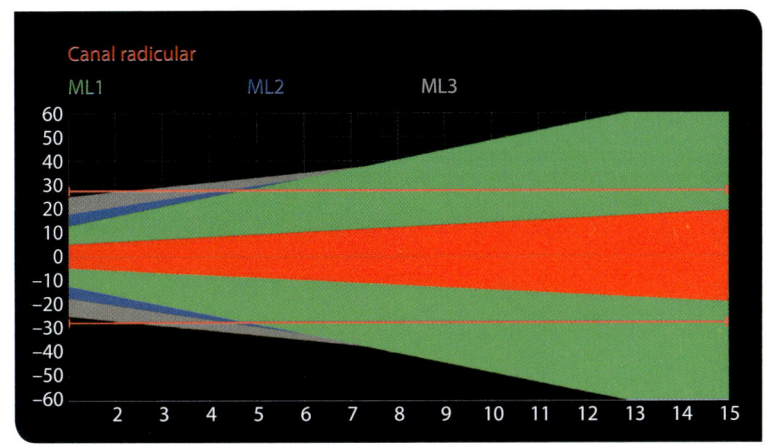

Figura 12.19
Área de atuação de cada lima TF Adaptive ML no interior do canal radicular.

e retirá-lo levando-o de encontro às paredes do canal radicular).

Na **FIGURA 12.19**, pode-se observar a área de atuação de cada lima TF Adaptive ML no interior do canal. Os espaços entre as linhas em vermelho indicam a região onde o instrumento apresenta uma flexibilidade ótima. Portanto, é a região na qual o instrumento pode vencer uma curvatura. Entretanto, toda vez que o instrumento sair dessa área, ele começa a ter dificuldade em vencer a curvatura, podendo se quebrar. Nessa sequência, há as limas ML1 e ML2 e os 4 mm apicais dentro da flexibilidade ótima, por isso a ML3 praticamente só pode ser utilizada em canais radiculares retos.

UTILIZAÇÃO DO SISTEMA TF ADAPTIVE COMO SINGLE-FILE

É possível utilizar o TF Adaptive no sistema de lima única bastando empregar a lima SM2 ou a ML2 após a confecção do *Glide Path*.

Protocolo de uso para sistema Single-file

I. Com a radiografia para o diagnóstico, utiliza-se uma régua transparente sobre a radiografia para se determinar o CPT. O CPT é o comprimento radiográfico do dente menos 2 mm.

II. Exploração dos canais com uma lima nº 10. Com o movimento de cateterismo, deve-se explorar o canal por terços sempre irrigando-os e aspirando-os com a solução indicada. É importante não tentar explorar mais de um terço por vez.

   A. Se o CPT não for alcançado, deve-se negociar o canal com uma lima nº 08 envolta com o gel File-Eze (Ultradent).
      1. Aplica-se o File-Eze sobre a lima para lambuzar o interior do canal radicular e fazer um movimento de cateterismo forçando em direção ao ápice radicular. Em geral, são necessários de 2 a 5 minutos para o produto agir corretamente.
      2. Repete-se o movimento até chegar ao CPT.
      3. Amplia-se o canal radicular com a lima nº 10.
   B. Se atingido o CPT, realiza-se a odontometria eletrônica.

III. Odontometria eletrônica com o localizador eletrônico foraminal até atingir o CRT, respeitando-se os itens a seguir:
   A. Biopulpectomia e necropulpectomia I até 0,5 no localizador.
   B. Necropulpectomia II até o ponto "Over" no localizador para desbridar; depois, recuar até 0,5.

IV. Confecção do *Glide Path*.
   A. Se a lima utilizada for maior ou igual à lima nº 20, deve-se ir direto para instrumentação.
   B. Se a lima for uma número nº 15 ou se a nº 10 chegar ao CRT sem muita resistência, devem-se utilizar estas limas para fazer o *Glide Path*:
      1. ProGlider;
      2. HyFlex GPF;
      3. PathFile;
      4. Endo-Eze;
      5. Limas G;
      6. Scout.
   C. Se a lima nº 10 chegou com muita dificuldade, devem ser utilizadas estas limas para o *Glide Path*:
      1. Scout;
      2. HyFlex GPF.

V. Instrumentação Single-file.
   A. Introduzir a lima SM2/ML2 até dois terços do CRT, avançando a cada milímetro com movimentos de pincelamento (introduzir o instrumento suavemente e retirá-lo levando-o de encontro às paredes do canal radicular).
   B. Introduzir a lima SM2/ML2 até chegar ao CRT, avançando a cada milímetro com movimentos de pincelamento (introduzir o instrumento suavemente e retirá-lo levando-o de encontro às paredes do canal radicular).

CASO CLÍNICO

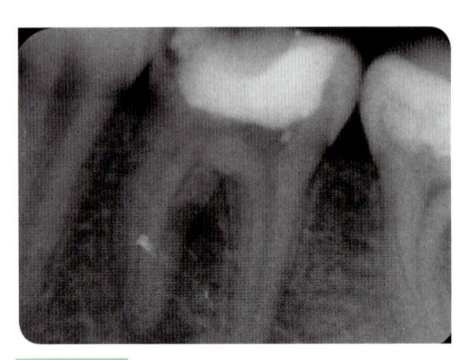

Figura 12.20
Radiografia inicial do elemento dental 36 com o quadro clínico de periodontite apical assintomática.

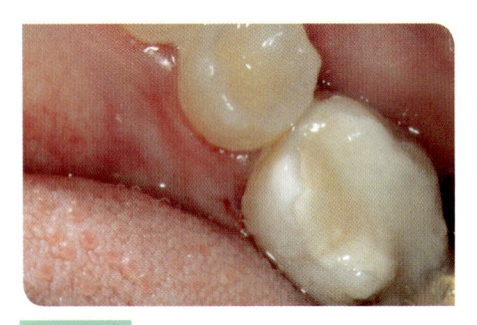

Figura 12.21
Aspecto clínico do dente 36.

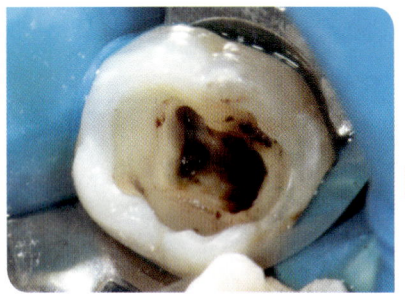

Figura 12.22
Câmara pulpar após a abertura coronária com muitos resíduos necróticos.

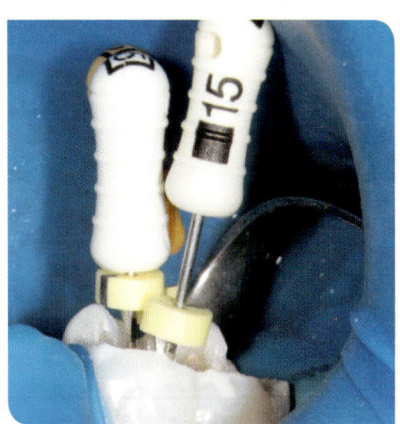

Figura 12.23
Odontometria.

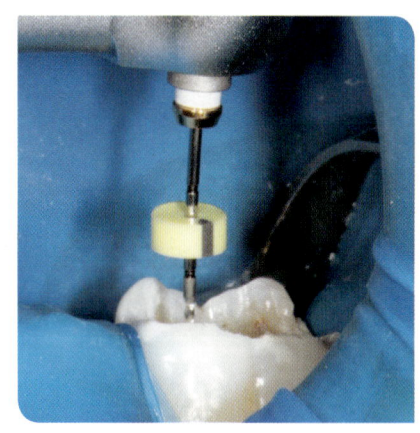

Figura 12.24
Confecção do *Glide Path* com a lima PathFile nº 02. Não foi necessário utilizar a PathFile nº 01, pois a lima que chegou ao CRT foi uma nº 15.

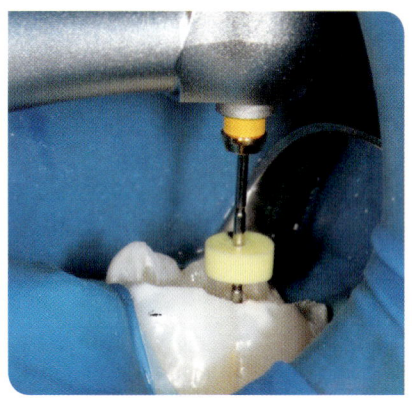

Figura 12.25
Confecção do *Glide Path* com a lima PathFile nº 03.

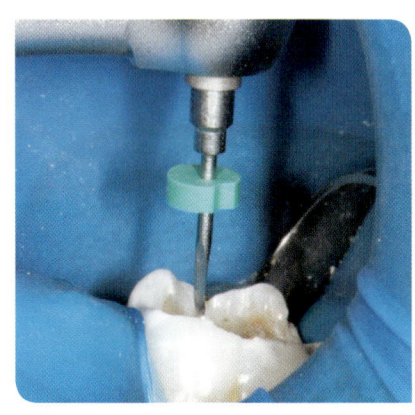

Figura 12.26
Utilização da SM1 – 20/.04.

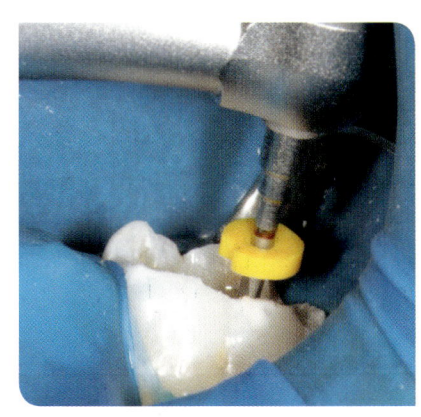

Figura 12.27
Utilização da SM2 – 25/.06.

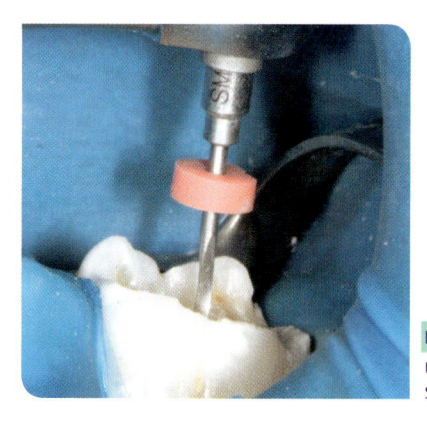

Figura 12.28
Utilização da SM3 – 35/.04.

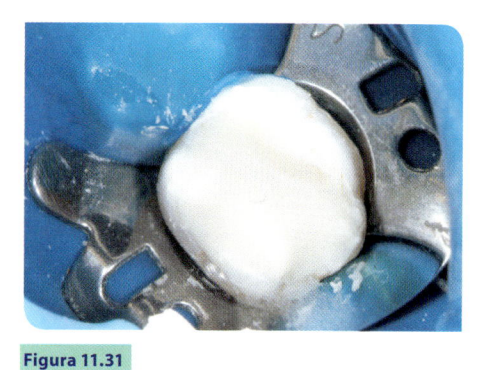

Figura 11.31
O dente selado com ionômero de vidro.

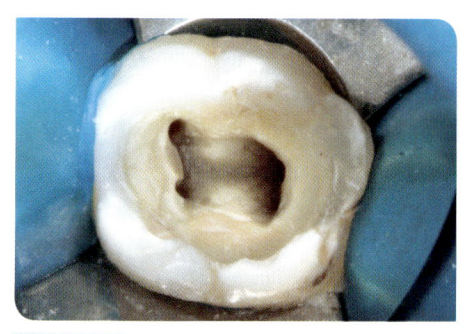

Figura 12.29
Aspecto da câmara pulpar após a instrumentação.

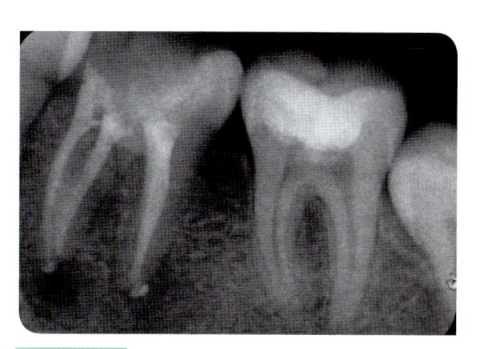

Figura 11.32
Radiografia final.

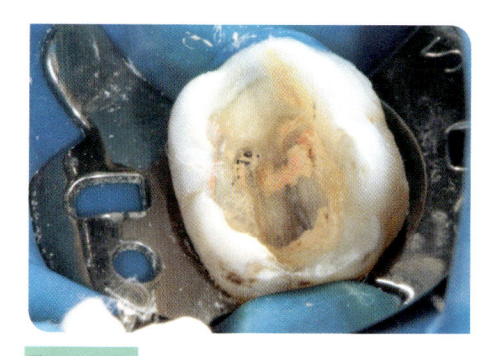

Figura 12.30
Aspecto da câmara pulpar após a obturação pelo sistema ADO – EndoREZ® (Ultradent).

LEITURAS RECOMENDADAS

Akbulut MB, Akman M, Terlemez A, Magat G, Sener S, Shetty H. Efficacy of twisted file adaptive, reciproc and ProTaper Universal Retreatment instruments for root-canal-filling removal: a cone-beam computed tomography study. Dent Mater J. 2016;35(1):126-31.

Gambarini G, Plotino G, Piasecki L, Al-Sudani D, Testarelli L, Sannino G. Deformations and cyclic fatigue resistance of nickel-titanium instruments inside a sequence. Ann Stomatol (Roma). 2015;6(1):6-9.

Gambarini G, Testarelli L, De Luca M, Milana V, Plotino G, Grande NM, et al. The influence of three different instrumentation techniques on the incidence of postoperative pain after endodontic treatment. Ann Stomatol (Roma). 2013;4(1):152-5.

Gergi R, Arbab-Chirani R, Osta N, Naaman A. Micro-computed tomographic evaluation of canal transportation instrumented by different kinematics rotary nickel-titanium instruments. J Endod. 2014;40(8):1223-7.

Higuera O, Plotino G, Tocci L, Carrillo G, Gambarini G, Jaramillo DE. Cyclic fatigue resistance of 3 different nickel-titanium reciprocating instruments in artificial canals. J Endod. 2015;41(6):913-5.

Karataş E, Gündüz HA, Kırıcı DÖ, Arslan H, Topçu MÇ, Yeter KY. Dentinal crack formation during root canal preparations by the twisted file adaptive, ProTaper Next, ProTaper Universal, and WaveOne instruments. J Endod. 2015;41(2):261-4.

Zhou X, Jiang S, Wang X, Wang S, Zhu X, Zhang C. Comparison of dentinal and apical crack formation caused by four different nickel-titanium rotary and reciprocating systems in large and small canals. Dent Mater J. 2015;34(6):903-9.

CAPÍTULO 13

Instrumentação não convencional de canais radiculares: sistema oscilatório Wave One™*

Fabricante: Dentsply/Maillefer – Suíça

Renata Pardini Hussne
Alexandre Sandri Câmara

Na endodontia, a adequada e perfeita limpeza e a modelagem do sistema de canais radiculares, combinadas a uma obturação tridimensional, são fatores imprescindíveis para o sucesso do tratamento.[1] O conhecimento da biologia endodôntica e o domínio de novas tecnologias contribuem para melhorar a qualidade dessa terapia e facilitam, sobremaneira, o dia a dia clínico do profissional, permitindo, assim, maior agilidade e segurança nos tratamentos e possibilitando resultados mais previsíveis.

A etapa de preparo biomecânico que compreende instrumentação associada à irrigação, inundação e sucção é uma das mais dispendiosas do tratamento de canais radiculares, além de ser a fase sujeita a maior ocorrência de acidentes e complicações, principalmente em canais curvos. Em virtude disso, constatou-se a necessidade de aprimoramento dos instrumentos endodônticos para aperfeiçoar suas propriedades físicas e mecânicas e melhorar seu desempenho.

Uma nova geração de limas endodônticas surgiu em 1988, quando Walia e colaboradores[2] empregaram a liga NiTiNol proveniente de fios ortodônticos para a fabricação de instrumentos a serem utilizados no interior dos canais radiculares, cujos resultados experimentais indicaram que as propriedades mecânicas do NiTi se mostraram bem superiores quando comparadas às dos instrumentos fabricados em aço inoxidável. Com o passar do tempo e o conhecimento mais aprimorado sobre a alta flexibilidade associada à superelasticidade para se buscar novas alternativas para a fabricação desses instrumentos, a pesquisa passou a ser norteada para instrumentos de NiTi que pudessem trabalhar em todo o canal radicular de modo automatizado. A possibilidade de utilização de motores para o acionamento desses instrumentos baseou-se no aumento da segurança durante a formatação de canais radiculares curvos, minimizando erros durante os procedimentos de instrumentação, além de possibilitar um tratamento mais rápido se comparado ao que emprega instrumentos convencionais de aço inoxidável.

Atualmente, existem no mercado vários sistemas de instrumentos de níquel-titânio acionados a motor, que vêm ganhando crescente aceitação e popularidade entre clínicos e especialistas. Entretanto, uma grande preocupação entre os profissionais é a fratura desses instrumentos, que pode ocorrer sem qualquer sinal prévio de deformação plástica.[3] Os instrumentos de NiTi acionados a motor foram desenhados para uso com movimento de rotação contínua em baixa velocidade, no entanto, pesquisas científicas começaram a empregar tais instrumentos com equipamentos oscilatórios.

Em 2002, Malentacca e Lalli[4] observaram que os instrumentos de NiTi se tornaram significativamente mais seguros quando utilizados com movimentos oscilatórios do que com rotação contínua. A diminuição da fadiga dos instrumentos pelo uso repetido foi outro dado observado quando do emprego com movimentos alternados.

Dando sequência a essa linha de pesquisa, em 2008, Yared[5] publicou uma nova abordagem, sugerindo o preparo do canal com um único instrumento de NiTi ProTaper® F2 (Dentsply/Maillefer – Ballaigues, Suíça) associado à movimentação oscilatória. De acordo com o autor, o clínico se depara com duas grandes preocupações quando trabalha com instrumentos rotatórios de NiTi: a fratura dos instrumentos por causa da fadiga quando são usados por repetidas vezes e a possibilidade de contaminação cruzada pela incapacidade do profissional de limpar e esterilizar adequadamente os instrumentos endodônticos.

O emprego dessa técnica que utiliza apenas um instrumento de NiTi para preparar todo o canal radicular é muito

---
*Os autores agradecem ao prof. Dr. Sergio Kuttler pela importante colaboração para a produção deste capítulo.

vantajoso, pois a curva de aprendizado pode ser consideravelmente reduzida com a diminuição do arsenal endodôntico. Além disso, essa técnica tende a ser mais rentável do que as que empregam sistemas com múltiplos instrumentos de níquel-titânio.[6]

Em 2011, a Dentsply/Maillefer lançou um novo sistema oscilatório empregando uma única lima para formatação do canal radicular. O sistema de NiTi Wave One foi desenvolvido por sete pesquisadores de relevância internacional (William Ben Johnson, Clifford J. Ruddle, Sergio Kuttler, John West, Pierre Machtou, Julian Webber e Willhelm Pertot), criadores de uma categoria de instrumentos endodônticos de uso único que possibilita o preparo de todo o canal com apenas um instrumento.

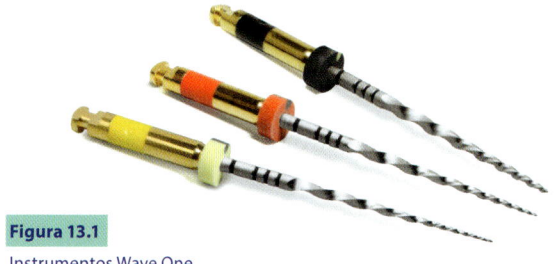

Os instrumentos Wave One são fabricados com uma liga de NiTi, introduzida no mercado em 2007, utilizada na fabricação dos instrumentos GT série X (Dentsply Tulsa Dental Specialties – Tulsa, Oklahoma), da última geração do sistema ProFILE®, denominada ProFILE® Vortex™ (Dentsply Tulsa Dental Specialties – Tulsa, Oklahoma) e também do sistema oscilatório Reciproc® (VDW GmbH – Munique, Alemanha). O fio de NiTi, submetido a um processamento termomecânico específico, resulta em uma quantidade substancial de martensita estável em condições clínicas. Essa tecnologia denominada NiTi M-Wire® (Dentsply Tulsa Dental Specialties – Tulsa, Oklahoma) gera um aumento na flexibilidade dos instrumentos e os torna até quatro vezes mais resistentes à fadiga quando comparados aos outros instrumentos rotatórios de NiTi de estrutura austenítica.[7]

Buscando saber a razão da melhoria nas propriedades mecânicas, Alapati e colaboradores,[7] em 2009, estudaram a liga NiTi M-Wire e constataram que seu processamento produz uma estrutura contendo martensita, que as proporções das fases NiTi dependem das condições de processamento e que a microestrutura apresenta evidências pronunciadas de fortalecimento da liga.

Pereira e colaboradores,[8] em 2012, procuraram comparar as propriedades físicas e mecânicas do fio de NiTi convencional com o fio de NiTi tratado termomecanicamente (M-Wire), ambos empregados na fabricação de instrumentos rotatórios. Para tanto, a composição química foi determinada pela espectroscopia de energia dispersiva de raios X, a constituição da fase por difração de raios X e as temperaturas de transformação por calorimetria diferencial de varredura. Testes de tração de carga/descarga e de microdureza Vickers foram realizados para avaliar o comportamento mecânico dos fios. Os resultados encontrados mostraram, aproximadamente, a mesma composição química para ambos os fios com razão atômica próxima de 1:1. O fio M-Wire apresentou 50% de Ni e 50% de Ti; e o NiTi convencional, 50,3% de Ni e 49,7% de Ti. A austenita, designada como fase β nos sistemas de NiTi, foi a fase predominante em ambos os fios. Martensita B19' e a fase R foram identificadas no M-Wire, em acordo com as temperaturas de transformação mais altas encontradas nesse fio quando comparadas às do NiTi convencional, cujas temperaturas de transformação estavam abaixo da temperatura ambiente. Os valores médios de microdureza Vickers foram similares para NiTi M-Wire e NiTi convencional, mas com módulo de elasticidade aparente mais baixo, menor tensão de transformação e histerese mecânica. Essas propriedades físicas e mecânicas podem tornar instrumentos endodônticos feitos com essa liga mais flexíveis e resistentes à fadiga do que aqueles fabricados pelo processo convencional.

O sistema Wave One consiste em três instrumentos (**FIG. 13.1**) para o preparo do canal radicular, pontas de papel absorvente, cones de guta-percha e obturadores com diâmetros correspondentes aos das limas (**FIG. 13.2**).

Na maioria dos casos, a técnica exige apenas uma lima manual seguida de uma lima Wave One para instrumentar completamente o canal. Os instrumentos trabalham com um movimento similar ao de "força balanceada", utilizando, para esse fim, um motor pré-programado que executa movimentos recíprocos.

Os três instrumentos que compõem o sistema são denominados *Small* (amarela), *Primary* (vermelha) e *Large* (preta), disponíveis nos comprimentos 21, 25 e 31 mm e pré-esterilizados por radiação de cobalto. São encontrados em blisters

Figura 13.1
Instrumentos Wave One.
Fonte: Imagem gentilmente cedida pela Dentsply/Maillefer.

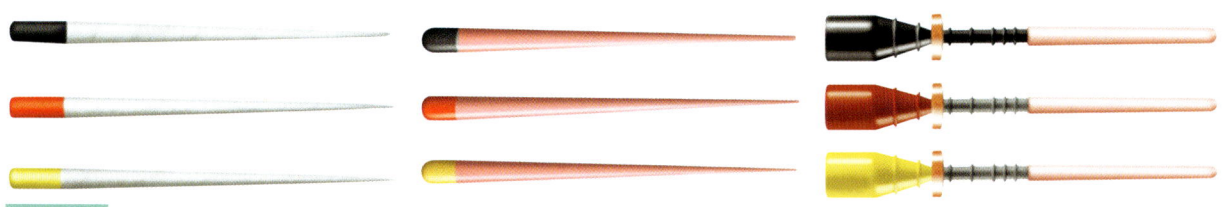

Figura 13.2
Pontas de papel absorvente, cones de guta-percha e obturadores do sistema Wave One.
Fonte: Imagem gentilmente cedida pela Dentsply/Maillefer.

com três instrumentos apresentados de forma individual (**FIG. 13.3**) ou sortida (**FIG. 13.4**).

O instrumento Wave One Small é indicado para o preparo de canais mais finos ou atresiados, tem diâmetro de ponta 0,21 mm e conicidade constante de 6% ao longo de toda a lâmina. Esse é o único dos três instrumentos que apresenta conicidade fixa. O instrumento Wave One Primary apresenta diâmetro de ponta de 0,25 mm e conicidade apical de 8%, que diminui em direção coronária. Essa lima, pelo seu diâmetro e pela sua conicidade (25/.08), é o instrumento que será empregado no preparo da maior parte dos canais radiculares. Já o instrumento Wave One Large será empregado apenas em canais amplos, pois tem, em seu D_0, 0,40 mm de diâmetro e conicidade apical de 8%, que também diminui em direção coronária (**FIG. 13.5**).

Dos três instrumentos que compõem o sistema, apenas a lima *Small* apresenta conicidade fixa. Como tem menor quantidade de massa metálica, garantindo, assim, um aumento de flexibilidade, a conicidade constante proporciona mais segurança, diminuindo a possibilidade de fratura durante o uso. Os diâmetros e conicidades distribuídos pela lâmina ativa do instrumento estão descritos na **FIGURA 13.6**.

Já os instrumentos *Primary* e *Large* foram desenvolvidos com conicidades variáveis, porém decrescentes, pois, com a redução da massa metálica em função da diminuição da

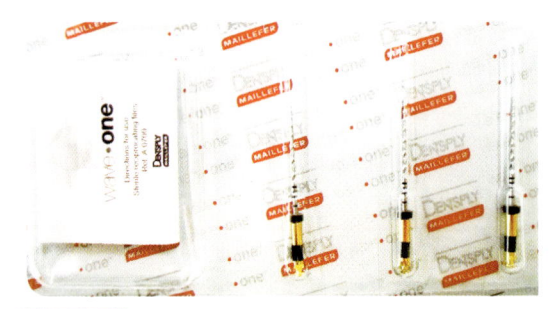

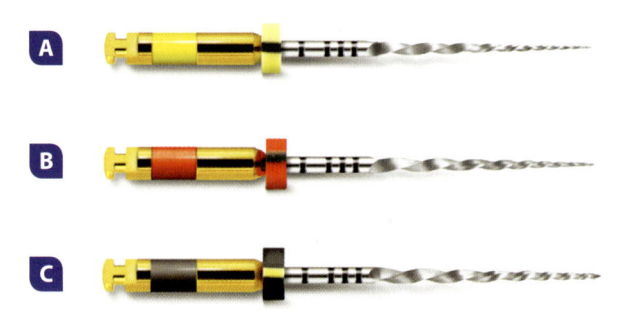

Figura 13.5
Instrumentos Wave One com seus respectivos diâmetros de ponta e conicidades. **A.** *Small*. **B.** *Primary*. **C.** *Large*.
Fonte: Imagem gentilmente cedida pela Dentsply/Maillefer.

Wave One 21 Small	
Distância da ponta do instrumento – mm	Diâmetro e conicidade
	0.06
D_0	0.21
D_1	0.27
D_2	0.33
D_3	0.39
D_4	0.45
D_5	0.51
D_6	0.57
D_7	0.63
D_8	0.69
D_9	0.75
D_{10}	0.81
D_{11}	0.87
D_{12}	0.93
D_{13}	0.99
D_{14}	1.05
D_{15}	1.11
D_{16}	1.17

Figura 13.6
Diâmetros e conicidades presentes na lâmina ativa do instrumento Wave One Small.

Figura 13.3
Instrumentos previamente esterilizados e prontos para uso clínico – modelo *Large*.

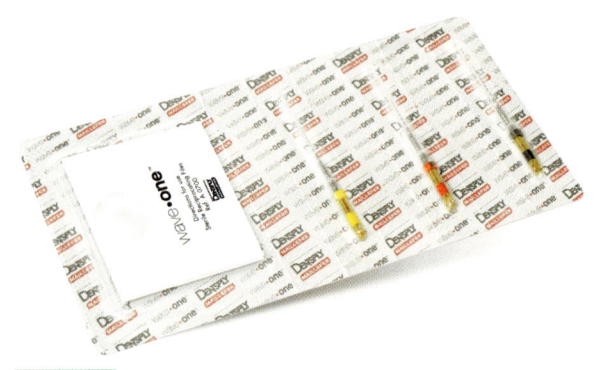

Figura 13.4
Instrumentos sortidos esterilizados e prontos para uso clínico.
Fonte: Imagem gentilmente cedida pela Dentsply/Maillefer.

conicidade, eles têm a sua flexibilidade melhorada, detalhe importante para a adequada formatação de canais curvos. Os respectivos diâmetros e conicidades ao longo da parte ativa dos instrumentos são exibidos nas **FIGURAS 13.7** e **13.8**.

Os instrumentos foram projetados para trabalhar com uma ação de corte reverso. Todos têm uma secção transversal triangular convexa modificada de D_1 a D_8. De D_9 a D_{16}, a secção torna-se triangular convexa (**FIG. 13.9**).

Apresentam ângulo de ponta de 50°, inativa e modificada (**FIGS. 13.10** a **13.12**) para que possa acompanhar as curvaturas dos canais com precisão, sendo que o comprimento do *pitch* (distância entre as estrias cortantes) é menor na porção apical e maior na porção cervical, melhorando, assim, consideravelmente, a segurança no emprego do instrumento (**FIG. 13.13**).

Um resumo com as principais informações dos instrumentos pode ser observado na **TABELA 13.1**.

Tratamento de canais radiculares

Wave One 25 Primary	
Distância da ponta do instrumento – mm	Diâmetro e conicidade
	0.08 – 0.055
D_0	0.25
D_1	0.33
D_2	0.41 — 0.08
D_3	0.49
D_4	0.55 — 0.065
D_5	0.61 — 0.06
D_6	0.67
D_7	0.72
D_8	0.78
D_9	0.83
D_{10}	0.89
D_{11}	0.94 — 0.055
D_{12}	1.00
D_{13}	1.05
D_{14}	1.11
D_{15}	1.16
D_{16}	1.20

Figura 13.7
Diâmetros e conicidades decrescentes presentes na lâmina ativa do instrumento Wave One Primary.

Wave One 40 Large	
Distância da ponta do instrumento – mm	Diâmetro e conicidade
	0.08 – 0.045
D_0	0.40
D_1	0.48
D_2	0.56 — 0.08
D_3	0.64
D_4	0.70 — 0.06
D_5	0.74
D_6	0.79
D_7	0.83
D_8	0.88
D_9	0.92
D_{10}	0.97
D_{11}	1.01 — 0.045
D_{12}	1.06
D_{13}	1.10
D_{14}	1.15
D_{15}	1.19
D_{16}	1.20

Figura 13.8
Diâmetros e conicidades decrescentes presentes na lâmina ativa do instrumento Wave One Large.

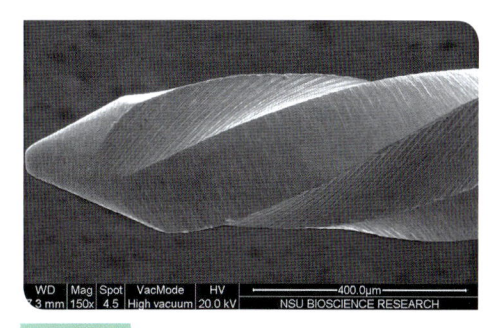

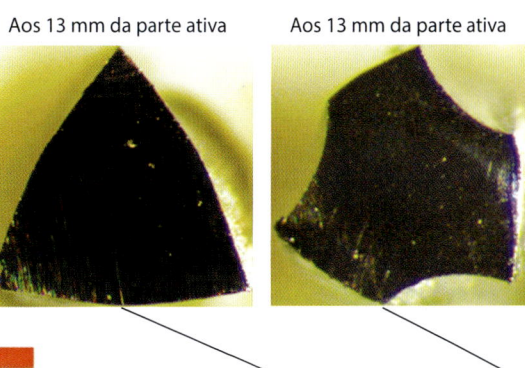

Figura 13.9
Secções transversais do instrumento Wave One.
Fonte: Imagem gentilmente cedida pela Dentsply/Maillefer.

Figura 13.10
MEV da ponta do instrumento Wave One. Aumento de 150X.
Fonte: Imagem gentilmente cedida pelo Prof. Dr. Sergio Kuttler – Nova Southeastern University – Flórida, Estados Unidos.

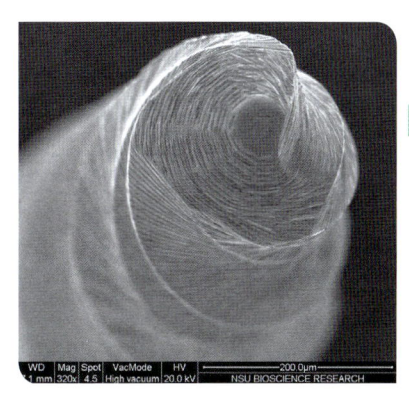

Figura 13.11
Microscopia eletrônica de varredura (MEV) da ponta-guia modificada do instrumento. Aumento de 320X.
Fonte: Imagem gentilmente cedida pelo Prof. Dr. Sergio Kuttler – Nova Southeastern University – Flórida, Estados Unidos.

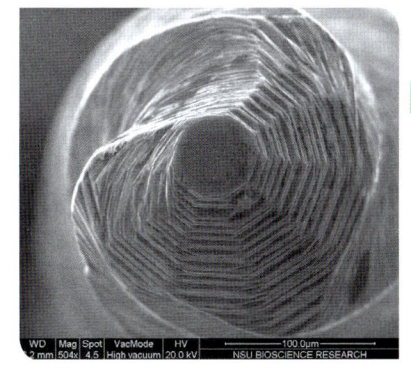

Figura 13.12
MEV da ponta-guia modificada do instrumento. Aumento de 504X.
Fonte: Imagem gentilmente cedida pelo Prof. Dr. Sergio Kuttler – Nova Southeastern University – Flórida, Estados Unidos.

Aos 13 mm da parte ativa   Aos 13 mm da parte ativa

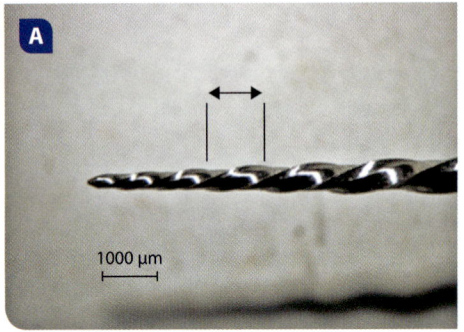

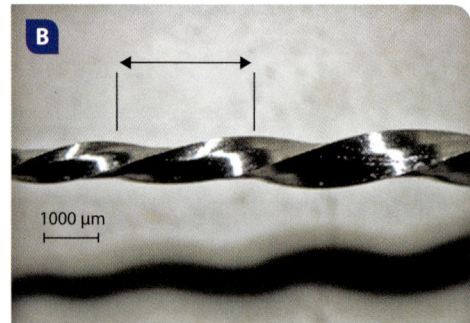

Figura 13.13
Imagens obtidas por estereomicroscopia das porções apical e do corpo do instrumento Wave One Primary, em que se nota a variação no comprimento do *pitch* na parte ativa da lima.

Fonte: Imagens gentilmente cedidas pelo Prof. Dr. Marco Antônio Húngaro Duarte – FOB-USP/Bauru.

Tabela 13.1
Características do instrumento Wave One

Instrumentos por jogo	1
Uso/aplicação	Coroa/ápice. Movimento oscilatório automatizado
Forma de emprego	Motor oscilatório com força aplicada
Ângulos/CPMs (ciclos por minuto)	< grau sentido horário > grau sentido anti-horário 350 CPM
Diâmetro dos instrumentos em D0	0,21 mm; 0,25 mm; 0,40 mm
Conicidade dos instrumentos	nº 21/.06, nº 25/.08-0.55; nº 40/0.8-0.45
Ponta do instrumento	Ponta-guia modificada
Superfície cortante	3 lâminas
Ângulo helicoidal e *pitch*	Variável
Secção transversal	D_1-D_8 triangular convexa modificada D_9-D_{16} triangular convexa
Comprimento dos instrumentos	21, 25 e 31 mm

Mesmo trabalhando de forma recíproca, o sistema Wave One executa um movimento rotatório de 360º à esquerda (anti-horário) a cada três ciclos de oscilação horário – anti-horário, o que caracteriza a ideia de movimento de força balanceada automatizada. Ao ser acionado a uma velocidade de 350 ciclos por minuto, o instrumento inicia a sua cinemática em sentido horário e, logo em seguida, inverte o sentido de rotação para anti-horário, e a quantidade de graus girados neste é maior do que naquele. Esse "saldo positivo" em graus no sentido anti-horário, por meio da cinemática, se fosse aplicado nos instrumentos rotatórios de NiTi tradicionais, permitiria que as raspas de dentina excisadas fossem compactadas em direção apical. Entretanto, quando se trabalha com o sistema Wave One, o que ocorre é exatamente o oposto, ou seja, é possível verificar que a dentina excisada é removida em sentido cervical. Isso se deve ao fato de as lâminas cortantes dos instrumentos desse sistema estarem dispostas no sentido inverso ao dos instrumentos rotatórios convencionais de NiTi (**FIGS. 13.14** e **13.15**), evitando, assim, a impacção destas no interior dos condutos radiculares.

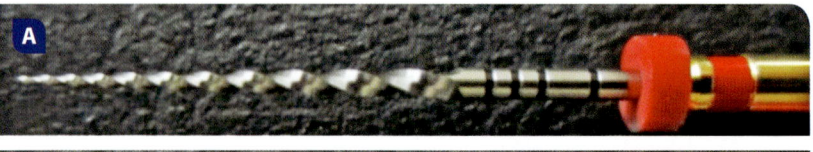

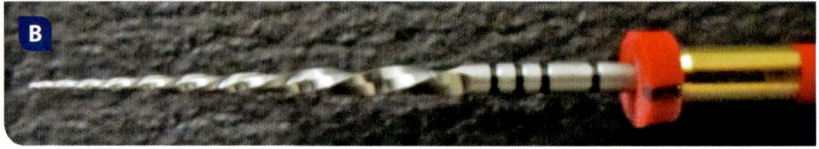

Figura 13.14
A. Instrumento ProTaper F2. **B.** Instrumento Wave One Primary. Detalhe da disposição das lâminas em sentidos opostos.

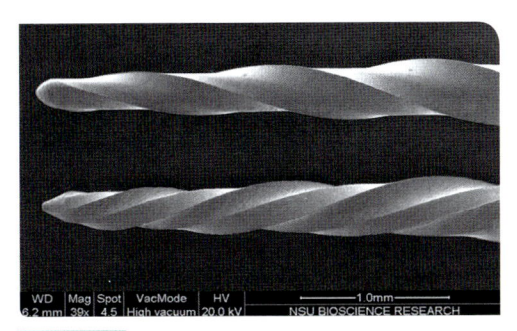

Figura 13.15
Imagem em MEV dos instrumentos ProTaper F2 e Wave One Primary. Detalhe da disposição das lâminas em sentidos opostos.
Fonte: Imagem gentilmente cedida pelo Prof. Dr. Sergio Kuttler – Nova Southeastern University – Flórida, Estados Unidos.

Figura 13.17
Nítida alteração de forma sofrida pelo anel plástico à esquerda, após esterilização convencional, quando comparado ao outro instrumento Wave One Primary esterilizado de fábrica.
Fonte: Imagem gentilmente cedida pelo Prof. Dr. Sergio Kuttler – Nova Southeastern University – Flórida, Estados Unidos.

Em virtude da possibilidade de contaminação cruzada e da dificuldade em promover uma limpeza efetiva da parte ativa dos instrumentos endodônticos, comprometendo sua esterilização, o sistema Wave One foi desenvolvido para ser instrumento de uso único. No Reino Unido, o Departamento de Saúde[9] regulamentou único uso para todos os instrumentos que entram em contato com tecido pulpar e, seguindo essa tendência, até o final de 2012, o órgão regulador norte-americano deve impor essa mesma condição para os tratamentos de canal radicular realizados nos Estados Unidos.

Para garantir que sejam utilizados apenas uma vez, os instrumentos Wave One apresentam um anel plástico colorido no mandril, que serve também para identificação. A garantia de uso único se dá porque, ao ser esterilizado, o anel se deforma e impede a adaptação do instrumento no contra-ângulo (**FIGS. 13.16** a **13.18**). A remoção do anel colorido deformado na tentativa de reutilização do instrumento deve ser desencorajada, pois, sem ele, o instrumento não mantém o movimento oscilatório idealmente preconizado, o que poderia acarretar a fratura da lima.

Os instrumentos Wave One oferecem um novo conceito nesse padrão de cuidado com a saúde, pois são designados para serem empregados no preparo e limpeza dos canais radiculares de um único paciente e desprezados em seguida. Outra vantagem associada ao único uso do instrumento é a redução de sua fadiga, além da diminuição no tempo para formatação do canal, já que apenas com uma lima pode-se obter a conicidade adequada. Nos demais sistemas rotatórios

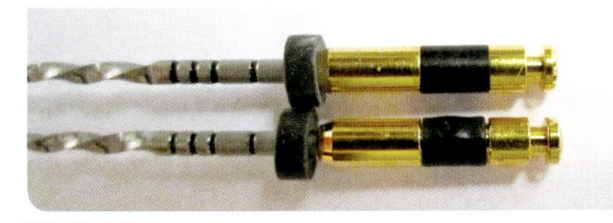

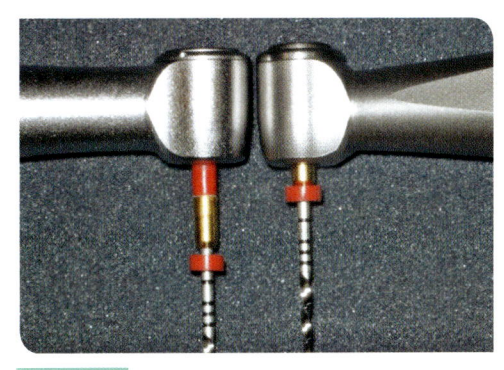

Figura 13.18
Impossibilidade de adaptação da lima ao contra-ângulo por causa da deformação do anel colorido, o que não ocorre no instrumento retirado do blister e esterilizado em fábrica.
Fonte: Imagem gentilmente cedida pelo Prof. Dr. Sergio Kuttler – Nova Southeastern University – Flórida, Estados Unidos.

de níquel-titânio, isso só se conseguiria após o emprego de, no mínimo, três ou quatro instrumentos.[10]

Para o emprego dos instrumentos, faz-se necessário o uso de um motor específico. O motor Wave One (Dentsply/Maillefer – Ballaigues, Suíça) (**FIG. 13.19**) permite movimentos oscilatórios e rotatórios, funciona com bateria recarregável e tem um contra-ângulo redutor de 6:1 (**FIG. 13.20**).

Como mencionado anteriormente, o motor Wave One trabalha com rotação alternada, mudando, continuamente, o sentido de rotação durante a formatação do canal. Este é pré-programado, tem pré-estabelecidos a velocidade para os instrumentos do sistema e os ângulos para o movimento oscilatório de forma otimizada, reduzindo, assim, o risco de aparafusamento do instrumento, minimizando, dessa forma, a fratura da lima. Ao iniciar o movimento no sentido horário, o motor permite ao instrumento "buscar" a luz do canal e, em seguida, em movimento anti-horário, garante que tal instrumento "corte" a dentina. Ao repetir a cinemática, o movimento horário libera o instrumento da parede dentinária, impedindo o seu travamento no canal radicular. Dessa

Figura 13.16
Instrumento Wave One Large identificado por um anel negro no mandril. Quando a lima oscilatória é submetida ao processo de esterilização, o anel plástico se deforma.

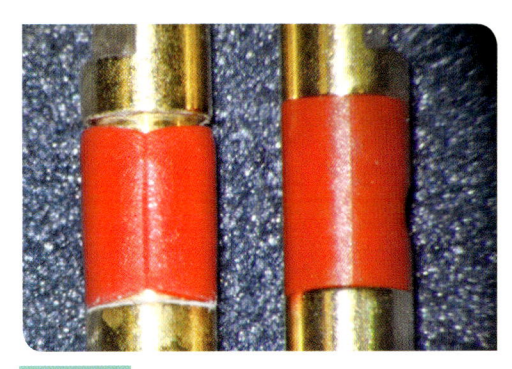

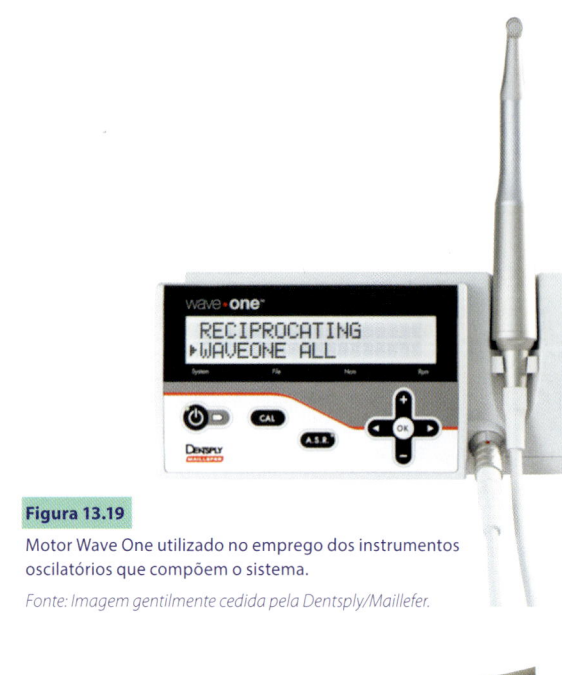

Figura 13.19
Motor Wave One utilizado no emprego dos instrumentos oscilatórios que compõem o sistema.
Fonte: Imagem gentilmente cedida pela Dentsply/Maillefer.

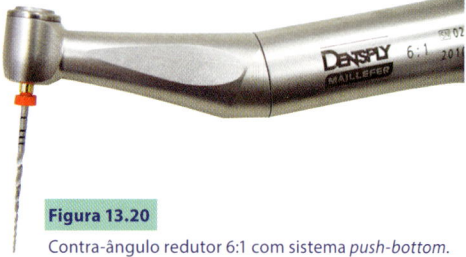

Figura 13.20
Contra-ângulo redutor 6:1 com sistema *push-bottom*.

PathFile (Dentsply/Maillefer – Ballaigues, Suíça), ProTaper Universal (**FIGS. 13.22** e **13.23**), ProFILE, GT Series X e brocas de Gates Glidden (Dentsply/Maillefer – Ballaigues, Suíça) de aço inoxidável, além de oferecer a possibilidade de acrescentar programas individuais de rotação contínua de acordo com a vontade do usuário.

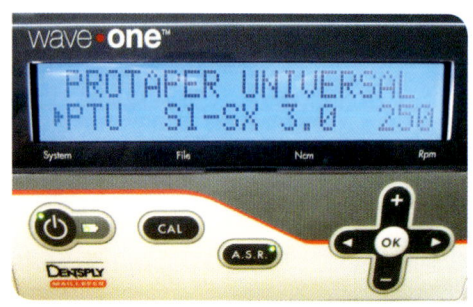

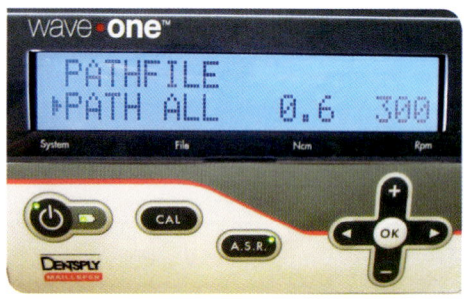

Figuras 13.22 e 13.23
Motor Wave One pré-programado para uso dos sistemas rotatórios ProTaper Universal e PathFile®.

forma, o instrumento avança gradualmente para o interior do canal, exigindo apenas uma pequena pressão apical.

Todas as marcas de limas rotatórias de NiTi podem ser utilizadas no motor Wave One, que apresenta como função adicional a rotação contínua. No entanto, o inverso não é verdadeiro, ou seja, as limas Wave One só podem ser utilizadas em um motor específico capaz de executar movimentos recíprocos.

O motor contém, em sua memória, alguns sistemas pré-ajustados, como os sistemas oscilatórios de NiTi Wave One e Reciproc (**FIG. 13.21**); sistemas de NiTi rotatórios, como

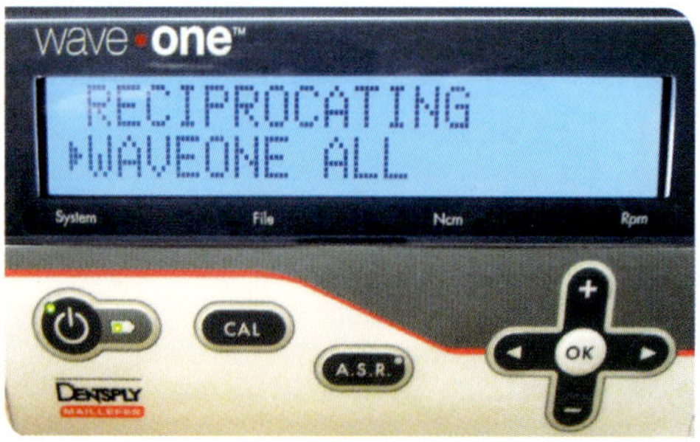

Figura 13.21
Motor Wave One pré-programado para uso dos instrumentos oscilatórios.

CONSIDERAÇÕES CLÍNICAS PARA O EMPREGO DO SISTEMA OSCILATÓRIO WAVE ONE

Avaliação radiográfica pré-operatória

Com o auxílio de radiografias periapicais bem processadas, devem-se observar o número de canais e a anatomia do canal radicular levando-se em conta sua amplitude, seu comprimento e presença de curvaturas radiculares.

Abertura coronária

Deve-se criar um acesso o mais direto possível às embocaduras dos canais radiculares, removendo teto e projeções dentinárias que possam interferir no preparo dos canais radiculares.

Seleção da lima Wave One

Faz-se necessário o emprego de uma lima manual para ajudar na seleção do instrumento Wave One mais indicado para o caso:

- Se uma lima tipo K nº 10 encontrar muita resistência em penetrar no canal, pode-se selecionar o instrumento

Wave One Small (21/.06). Com esse instrumento, por exemplo, poderão ser preparados os canais mais atresiados, como incisivos inferiores, o quarto canal ou mesiopalatino nos molares superiores e os canais com curvaturas apicais;

- Se uma lima tipo K nº 10 atinge facilmente dois terços do comprimento do canal radicular, ficando solta das paredes radiculares, deve-se empregar o instrumento Wave One Primary (25/.08). Dos três instrumentos que compõem o sistema, esse é o mais utilizado em virtude de seu diâmetro e de sua conicidade. A lima *Primary* pode ser empregada no preparo da maioria dos canais radiculares;
- Se uma lima tipo K nº 20 ou superior alcançar dois terços do comprimento do canal radicular, deve-se optar pelo emprego do instrumento Wave One Large (40/.08). Nesta situação, enquadram-se os incisivos superiores, os pré-molares com canal único e outros canais mais amplos.

PROTOCOLO DE EMPREGO DO SISTEMA WAVE ONE (FIG. 13.24)

1. Após abertura coronária e acesso às embocaduras dos canais radiculares, estima-se o comprimento de trabalho provisório (CTP) por meio de radiografias convencionais ou digitalizadas;
2. Utilizam-se limas de aço inoxidável nº 06, 08 ou 10 para fazer a exploração do canal radicular e verificar se esta penetra livremente ou há algum tipo de resistência nos terços cervical e médio do canal;
3. Recomenda-se criar uma via de permeabilidade (*Glide Path*) antes do emprego dos instrumentos Wave One. É possível obter essa via de acessibilidade utilizando-se instrumentos tipo K nº 10, 15 ou 20 dependendo do diâmetro do canal, usando-se as limas C+, ou ainda realizar esse acesso com instrumentos rotatórios de NiTi, como as PathFiles nº 13, 16 e 19 (FIG. 13.25);
4. Escolhe-se a lima Wave One ideal para o caso e prepara-se o motor selecionando o programa oscilatório;
5. Irriga-se abundante e frequentemente o canal com hipoclorito de sódio para evitar o depósito de raspas dentinárias. Ao final do preparo, recomenda-se o uso de EDTA. Jamais se utiliza o instrumento Wave One em um canal seco;
6. Com o canal repleto de solução irrigadora, inicia-se o preparo com o instrumento Wave One por movimentos curtos de entrada e saída. Avança-se suavemente em direção apical com penetrações de 2 a 3 mm de profundidade, até que a lima Wave One prossiga de forma passiva;
7. Remove-se a lima Wave One do interior do canal, eliminam-se raspas de dentina aderidas às espiras e analisa-se se existem distorções na parte ativa do instrumento;
8. Toda vez que o instrumento Wave One for removido do canal, deve-se proceder à limpeza das espiras e utilizar uma lima manual tipo K nº 10 para confirmar o comprimento;
9. Continua-se a conformação do canal preparando os terços cervical e médio;

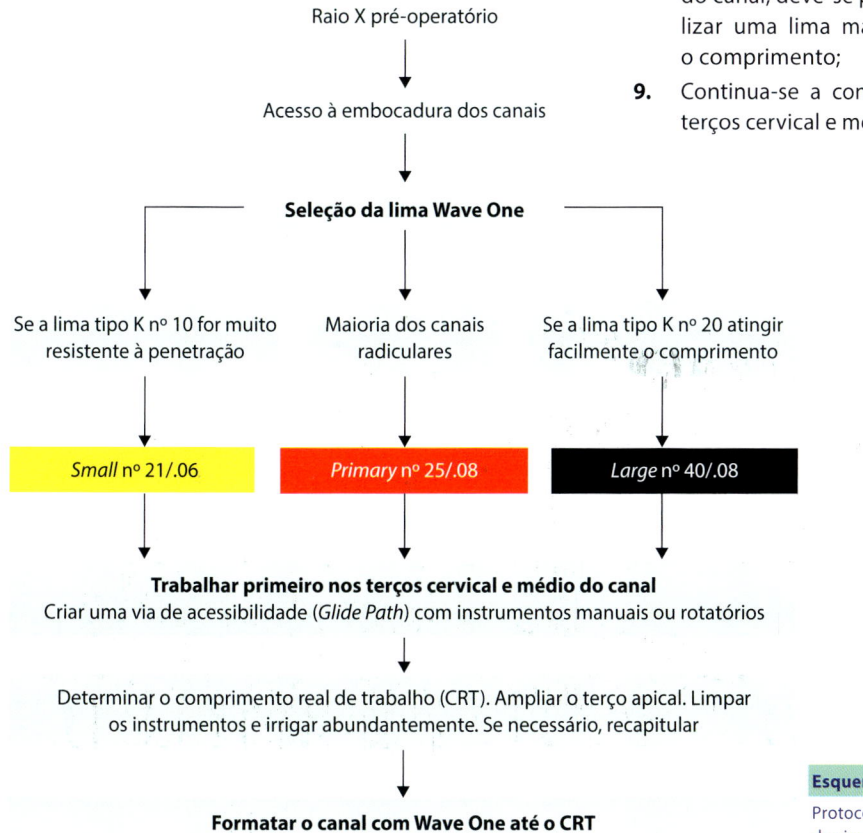

Raio X pré-operatório
↓
Acesso à embocadura dos canais
↓
Seleção da lima Wave One

Se a lima tipo K nº 10 for muito resistente à penetração	Maioria dos canais radiculares	Se a lima tipo K nº 20 atingir facilmente o comprimento
Small nº 21/.06	*Primary* nº 25/.08	*Large* nº 40/.08

↓
Trabalhar primeiro nos terços cervical e médio do canal
Criar uma via de acessibilidade (*Glide Path*) com instrumentos manuais ou rotatórios

↓
Determinar o comprimento real de trabalho (CRT). Ampliar o terço apical. Limpar os instrumentos e irrigar abundantemente. Se necessário, recapitular

↓
Formatar o canal com Wave One até o CRT

Esquema 13.24
Protocolo clínico para emprego dos instrumentos Wave One.

Figura 13.25

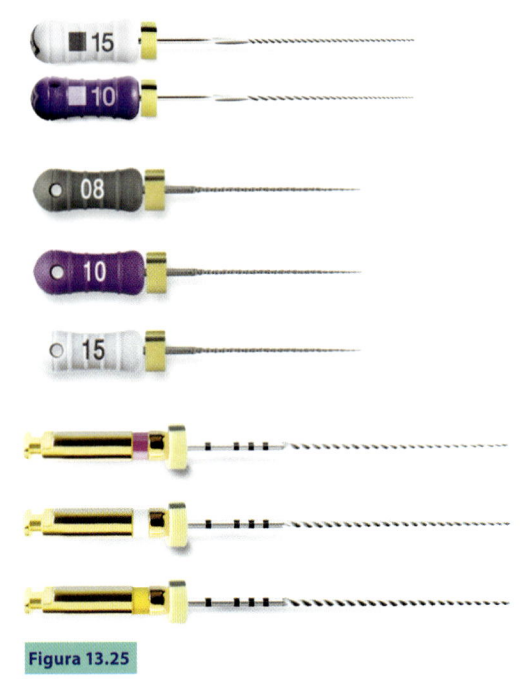

Limas nº 10 e 15 tipo K, limas C+ nº 08, 10 e 15 e limas rotatórias em NiTi PathFiles nº 13, 16 e 19. Instrumentos que podem ser utilizados para criar um *Glide Path* (caminho pavimentado) antes do emprego do sistema Wave One.

10. Amplia-se o terço apical do canal com uma lima manual tipo K nº 10 até que esta fique solta. Realiza-se a odontometria por meio de localizadores foraminais ou radiografias a fim de definir o CRT;
11. Utiliza-se a lima Wave One até o CRT. Procede-se à irrigação do canal, recapitula-se e irriga-se novamente;
12. Calibra-se o preparo apical com uma lima manual ISO do mesmo diâmetro que a lima Wave One que atingiu o CRT. Por exemplo, se o preparo apical foi realizado com a lima Wave One Primary (25/.08), deve-se confirmar o preparo com uma lima manual ISO 25. Se houver justeza do instrumento manual na porção apical, o preparo está concluído. Se a lima manual ficar folgada no comprimento de trabalho, recomenda-se o uso de uma lima Wave One mais calibrosa para concluir o preparo.

OBTURAÇÃO DOS CANAIS RADICULARES

A etapa final do tratamento endodôntico é a obturação do sistema de canais radiculares. Para facilitar essa fase, o sistema Wave One inclui pontas de papel absorvente, cones de guta-percha e obturadores, tendo todos as mesmas conicidades e diâmetros apresentados pelas limas oscilatórias. Todos são identificados pelas cores correspondentes aos instrumentos: amarela *(Small)*; vermelha *(Primary)*; e preta *(Large)*.

Tanto as pontas de papel absorvente (**FIG. 13.26**), encontradas em embalagem *cell pack*, como os cones de guta-percha (**FIG. 13.27 A**), são comercializados em caixas individuais ou sortidas. Já os obturadores são encontrados somente em caixas individuais com 6 ou 20 unidades (**FIG. 13.27 B**).

A obturação dos canais pelo sistema Wave One pode ser realizada com cones de guta-percha correspondentes ao diâmetro dos canais preparados com limas Wave One. Um único cone se adapta às paredes do canal preparado pelo sistema e permite uma obturação rápida e precisa. O cone deve preencher o canal em associação com um agente cimentante e, se possível, aliado a algum tipo de instrumento ou aparelho que promova a termoplastificação da guta-percha, favorecendo a penetração do material obturador pelo sistema de canais radiculares.

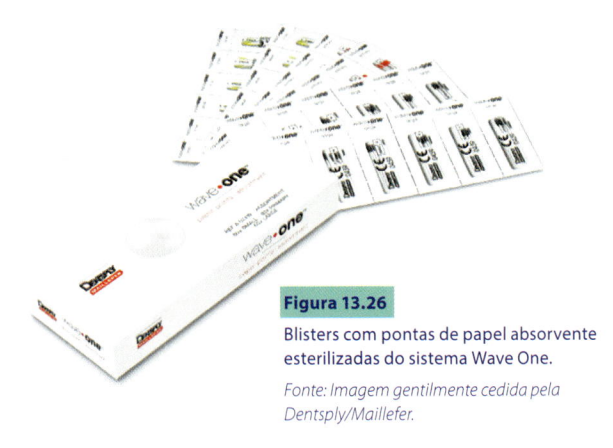

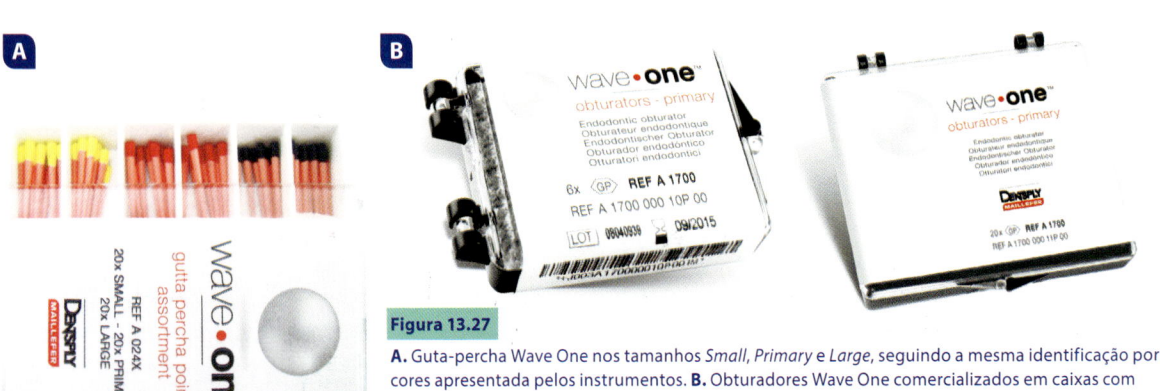

Figura 13.26

Blisters com pontas de papel absorvente esterilizadas do sistema Wave One.

Fonte: Imagem gentilmente cedida pela Dentsply/Maillefer.

Figura 13.27

A. Guta-percha Wave One nos tamanhos *Small*, *Primary* e *Large*, seguindo a mesma identificação por cores apresentada pelos instrumentos. **B.** Obturadores Wave One comercializados em caixas com 6 ou 20 unidades de mesmo modelo.

Fonte: Imagens gentilmente cedidas pela Dentsply/Maillefer.

Na etapa de obturação, há ainda a possibilidade de realizá-la com obturadores Wave One estilo Thermafil®: uma maneira rápida de se realizar uma obturação tridimensional do canal com guta-percha aquecida. São três tamanhos de obturadores que seguem os mesmos padrões das limas 21/.06, 25/.08 e 40/.08. A guta-percha aquecida combinada com o carreador central de plástico permite uma excelente obturação tanto do terço apical como das ramificações do sistema de canais radiculares. Para o emprego dos obturadores, faz-se necessário o uso de um forno específico chamado Thermaprep® (Dentsply Tulsa Dental Specialties – Tulsa, Oklahoma) (FIG. 13.28). O forno plastifica a guta-percha em 20 a 49 segundos dependendo do diâmetro do obturador escolhido. Quando o material atinge a temperatura ideal de plastificação, um som é emitido pelo aparelho. O operador deve retirar o obturador do forno e levá-lo ao canal (que já deve estar previamente seco e com as paredes besuntadas por uma fina camada de cimento obturador), introduzindo-o até o CRT com um único movimento. O obturador mantém a temperatura ideal de plastificação da guta-percha por 90 segundos. Ao final da obturação, o carreador plástico pode ser cortado com uma broca esférica em alta rotação.

Outro sistema de obturação que pode ser utilizado para preencher canais preparados com Wave One é o sistema de obturadores GuttaCore™ (Dentsply Tulsa Dental Specialties – Tulsa, Oklahoma). Para minimizar acidentes ou dificuldades na remoção de carreadores plásticos durante o retratamento endodôntico ou preparo para pino, foi desenvolvido recentemente um carreador constituído de guta-percha (FIG. 13.29).

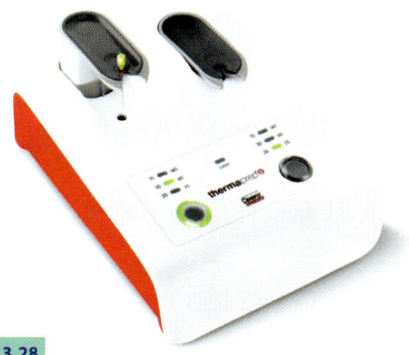

Figura 13.28
Forno Thermaprep utilizado para plastificação dos obturadores do sistema Wave One.
Fonte: Imagem gentilmente cedida pela Dentsply/Maillefer.

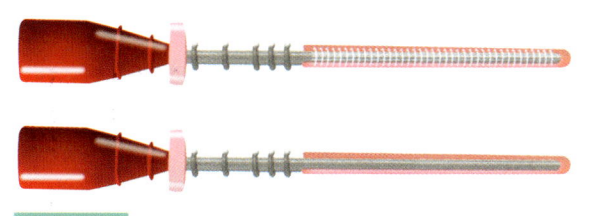

Figura 13.29
Obturador GuttaCore, cujo núcleo é constituído por um reticulado de guta-percha.
Fonte: Imagem gentilmente cedida pela Dentsply/Maillefer.

Os avanços na ciência dos materiais e na química de polímeros permitiu a fabricação de um núcleo forte confeccionado em elastômero reticulado de guta-percha. Antes do desenvolvimento do GuttaCore, a guta-percha foi considerada imprópria para uso como carreador porque, quando aquecida, derretia. A reticulação da guta-percha com a tecnologia *cross-linking* conecta as cadeias poliméricas e transforma a guta-percha, deixando-a mais forte. O núcleo reticulado de guta-percha altera o material obturador fazendo o carreador manter a sua forma sem derreter pelo calor do forno. Os carreadores contêm radiopacificadores cinza para facilitar a visualização nas tomadas radiográficas e, como são constituídos de guta-percha, são facilmente removidos do interior do canal se houver a necessidade de reintervenção.[10] Como requer um mínimo tempo de aquecimento, faz-se necessário o emprego de um forno específico para a plastificação da guta-percha. Os obturadores GuttaCore são comercializados nos diâmetros 20 a 90.

GuttaCore apresenta algumas diferenças na seleção do carreador quando comparado aos outros obturadores. Os canais devem ser preparados apicalmente por um instrumento 25/.06 ou superior para que se obtenha espaço suficiente para a guta-percha fluir para o sistema de canais radiculares. Ao usar um instrumento rotatório ou oscilatório com conicidade igual ou superior a 0,06, o obturador a ser selecionado deve ter o mesmo diâmetro apical do último instrumento usado no comprimento de trabalho. Por exemplo, um canal formatado com Wave One Primary (25/.08) deverá ser obturado com GuttaCore 25, por apresentarem um mesmo diâmetro de ponta. No entanto, ao usar um instrumento rotatório com conicidade 0,04, o obturador a ser escolhido deve ser um número menor do que o último instrumento utilizado no CRT.[11]

Embora a etapa final do tratamento endodôntico seja a de obturação do sistema de canais radiculares, é importante salientar a necessidade de um selamento coronário efetivo, seja ele determinado por uma restauração definitiva, seja por um trabalho protético bem adaptado. O tratamento endodôntico, na verdade, só é finalizado quando o dente que apresenta seus canais tratados recebe um selamento coronário adequado, impedindo a penetração de fluidos, a solubilização do material obturador e a recontaminação dos canais radiculares. Esse vedamento adequado contribuirá sobremaneira para o reparo ou a manutenção da sanidade dos tecidos periapicais, promovendo a elevação dos índices de sucesso do tratamento endodôntico.

OBSERVAÇÕES IMPORTANTES

- Nunca se deve penetrar com o instrumento Wave One com um único movimento até o ápice. Sempre realiza-se a penetração por terços, evitando, dessa forma, acúmulo e extrusão de raspas de dentina em direção apical;
- Em casos que apresentem curvaturas apicais severas, em que não se possa obter uma via de acessibilidade, recomenda-se o preparo da porção apical com instrumentos

manuais, diminuindo, assim, a possibilidade de fratura do instrumento oscilatório;[10]

- Em raras situações em que a lima Wave One Primary (25/.08) não atinja o CRT desejado, deve-se empregar a lima Wave One Small (21/.06) para iniciar o preparo apical ou até mesmo concluí-lo, dependendo da anatomia do canal radicular;
- Como o tempo gasto na formatação do canal é curto, recomenda-se a ativação das soluções irrigadoras para aumentar o poder de limpeza destas, empregando-se para isso aparelhos ultrassônicos ou sônicos, como o sistema EndoActivator® (Dentsply/Maillefer/Dentsply Tulsa Dental Specialties – Tulsa, Oklahoma).[10]

ENDOACTIVATOR

O sistema EndoActivator, desenvolvido pelo Prof. Clifford J. Ruddle, é composto por um aparelho para aplicação de energia sônica (FIG. 13.30) e por três pontas inativas confeccionadas em polímero com 22 mm de comprimento e diâmetros e conicidades variadas: *Small* (15/.02); *Medium* (25/.04); e *Large* (35/.04) (FIGS. 13.31 e 13.32). As pontas são utilizadas em conjunto com a peça de mão que fornece energia em forma de oscilação e vibração para elas.[12] As pontas são de uso único e devem ser descartadas após o emprego clínico. Quando utilizadas em canais curvos, o material polimérico permite um pré-curvamento da ponta com auxílio de um alicate ortodôntico. O sistema tem ainda uma barreira plástica (FIG. 13.33) utilizada para encapar o aparelho, evitando, dessa forma, a contaminação cruzada, já que ele não pode ser autoclavado. O aparelho funciona com uma pilha "AA" e apresenta três velocidades de trabalho (10.000, 6.000 e 2.000 ciclos por minuto) e sua indicação principal está na agitação de soluções irrigadoras, potencializando a ação destas com relação à limpeza do sistema de canais radiculares. A ponta selecionada, de acordo com o diâmetro do canal, deve agitar a solução irrigadora por 30 a 60 segundos. Quando se empregam instrumentos oscilatórios no preparo de canais radiculares, há a necessidade de uma intensificação na irrigação, pois a produção de raspas dentinárias é significativa. O emprego de aparelhos sônicos ou ultrassônicos como adjuvantes da irrigação dos canais favorece a limpeza das ramificações e dos túbulos dentinários (FIG. 13.34 A-C).[13] A maior vantagem no uso do EndoActivator está na sua segurança, pois, como a ponta é inativa, não há a possibilidade de desvio da luz original do canal, perfurações, fratura de instrumento ou mesmo desgaste das paredes dentinárias por excesso de uso, o que, eventualmente, pode acontecer quando se trabalha com ultrassom. Na impossibilidade de se utilizar um aparelho sônico ou ultrassônico para ativação da solução irrigadora, recomenda-se que um cone de guta-percha seja movimentado rapidamente no interior do canal, provocando, assim, a agitação do irrigante. Vale ressaltar que qualquer agitação é melhor do que nenhuma.

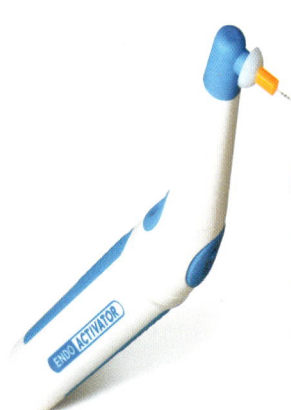

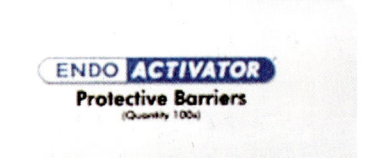

Figura 13.30
Aparelho sônico EndoActivator utilizado como adjuvante no preparo dos canais com instrumentos Wave One. A agitação que ele imprime à solução irrigadora potencializa o poder de limpeza, desobstruindo os túbulos dentinários.
Fonte: Imagem gentilmente cedida pela Dentsply/Maillefer.

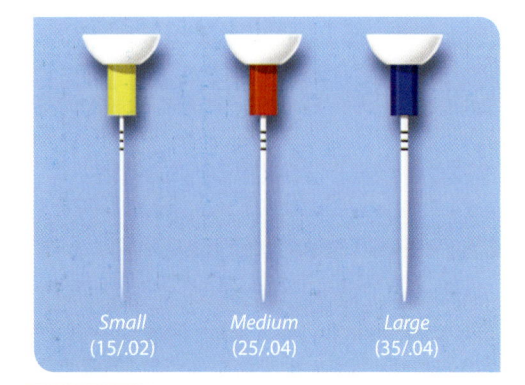

Figura 13.31
Pontas poliméricas, descartáveis, em três diferentes diâmetros que compõem o sistema EndoActivator.
Fonte: Imagem gentilmente cedida pela Dentsply/Maillefer.

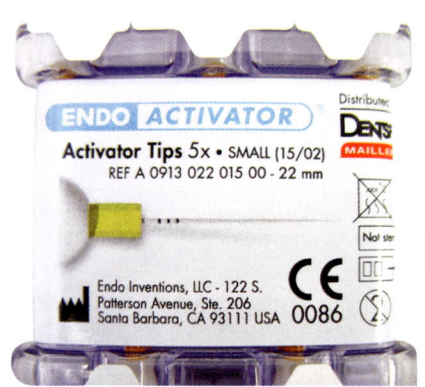

Figura 13.32
Pontas EndoActivator comercializadas em caixas contendo cinco pontas de um mesmo diâmetro.

Figura 13.33
Barreiras protetoras para recobrir o aparelho EndoActivator antes do uso clínico.

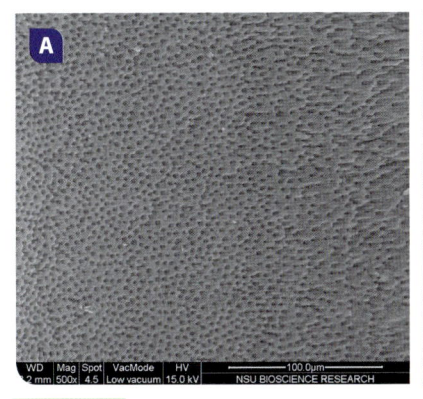

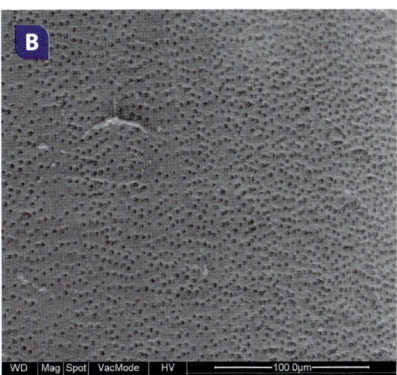

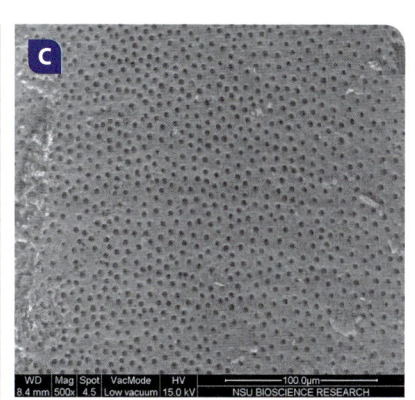

Figura 13.34

MEV com aumento de 500X de uma amostra dos terços cervical **(A)**, médio **(B)** e apical **(C)** da parede do canal radicular, cujo preparo foi realizado com a lima Wave One Primary e auxiliado pelo EndoActivator para agitação da solução irrigadora (hipoclorito de sódio e QMix®). Pode-se observar a limpeza e abertura dos túbulos dentinários nos três terços do canal radicular.

Fonte: Imagens gentilmente cedidas pelo Prof. Dr. Sergio Kuttler – Nova Southeastern University – Flórida, Estados Unidos.

PESQUISAS CIENTÍFICAS COM WAVE ONE

Por ser um produto introduzido no mercado recentemente, muitas pesquisas científicas estão em desenvolvimento. Poucos são os artigos encontrados na literatura atual, mas a Nova Southeastern University College of Dental Medicine em Fort Lauderdale, Flórida, Estados Unidos, tem conduzido diversos níveis de pesquisa com Wave One e, provavelmente, dentro de pouco tempo, será possível acessar os resultados dos trabalhos concluídos. As seguintes áreas de pesquisa estão sendo contempladas:

- Limpeza das paredes dentinárias com o Sistema Wave One;
- Avaliação da flexibilidade dos instrumentos de NiTi rotatórios e oscilatórios;
- Comparação da extrusão de debris provocada por oito sistemas rotatórios e o sistema Wave One;
- Incidência de fratura dos instrumentos Wave One utilizados no preparo de canais por endodontistas e alunos de pós-graduação;
- Emprego de microtomografia computadorizada para avaliar a capacidade de centralização do canal com os instrumentos Wave One e o remanescente dentinário após a utilização desses instrumentos.

Emprego da microtomografia nas pesquisas endodônticas

Uma nova era nas pesquisas endodônticas tem sido caracterizada pelo emprego da microtomografia computadorizada como método de avaliação do preparo de canais radiculares, sendo possível observar a manutenção ou não do trajeto do canal após a instrumentação, bem como o remanescente de paredes dentinárias após o preparo radicular.[14]

A microtomografia computadorizada é igual à tomografia computadorizada utilizada pelos médicos para obtenção de imagens. A diferença entre uma e outra consiste na digitalização ou escaneamento dos incrementos. Enquanto a tomografia computadorizada digitaliza em incrementos de 1 mm, a espessura dos cortes obtidos na microtomografia é tão pequena quanto 1 µm (um milésimo de milímetro). Uma fonte de raios X cria esses cortes com um feixe de energia, que são então reconstruídos em uma imagem tridimensional (**FIG. 13.35**). As imagens reconstruídas permitem a visualização espacial, resolução da densidade, bem como a medição precisa de certos parâmetros, além de ser um processo de escaneamento não destrutivo.[14]

Tal dispositivo tem sido empregado nas pesquisas com Wave One. Nas imagens obtidas pela microtomografia, pode-se observar resultados preliminares que têm comprovado a eficiência do sistema (**FIG. 13.36**).

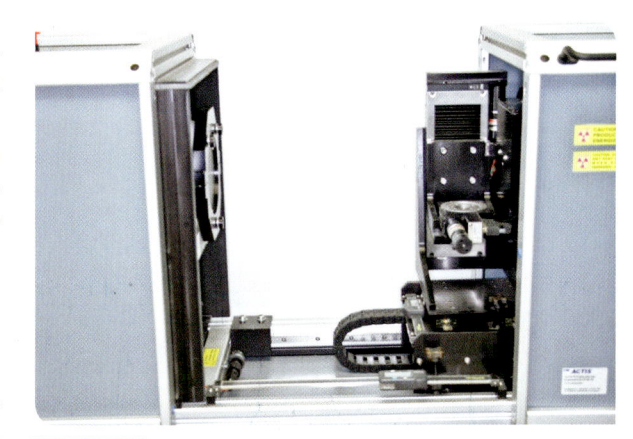

Figura 13.35

Micro Focus CT Scanner do departamento de Endodontia da Nova Southeastern University College of Dental Medicine em Fort Lauderdale – Flórida, Estados Unidos.

Fonte: Imagem gentilmente cedida pelo Prof. Dr. Sergio Kuttler.

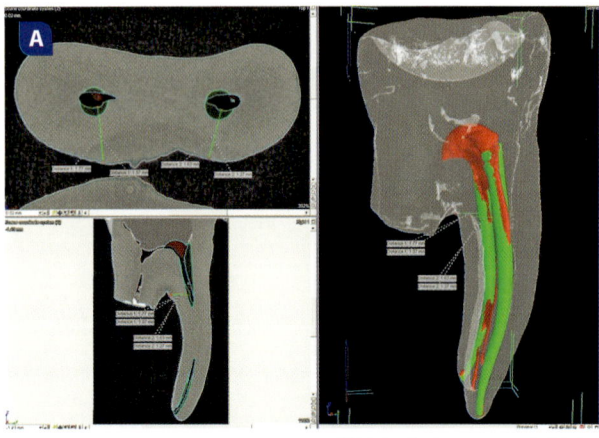

Figura 13.36
Microtomografia computadorizada dos terços cervical (**A**), médio (**B**) e apical (**C**) dos canais mesiais de um primeiro molar inferior, mostrando a centralização dos canais e a capacidade de formatação da lima Wave One Primary.

Fonte: Imagens gentilmente cedidas pelo Prof. Dr. Sergio Kuttler – Nova Southeastern University – Flórida, Estados Unidos.

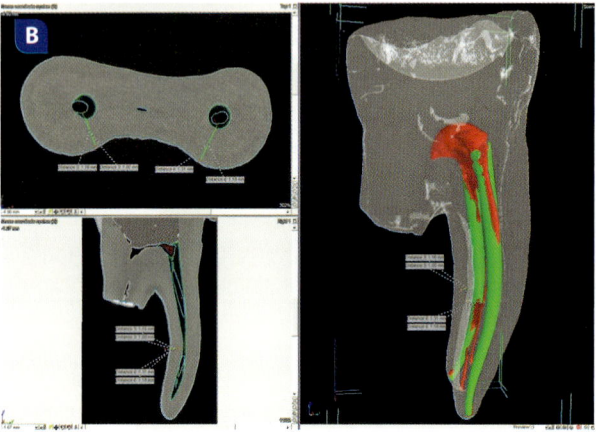

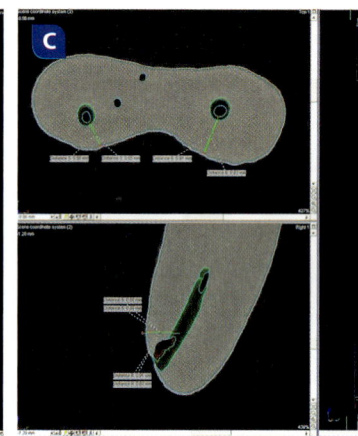

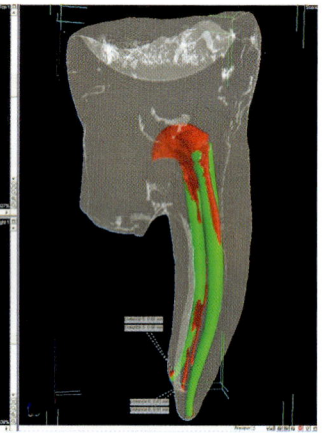

CASOS CLÍNICOS

As **FIGURAS 13.37** a **13.39** mostram três distintos casos clínicos.

Caso clínico 1

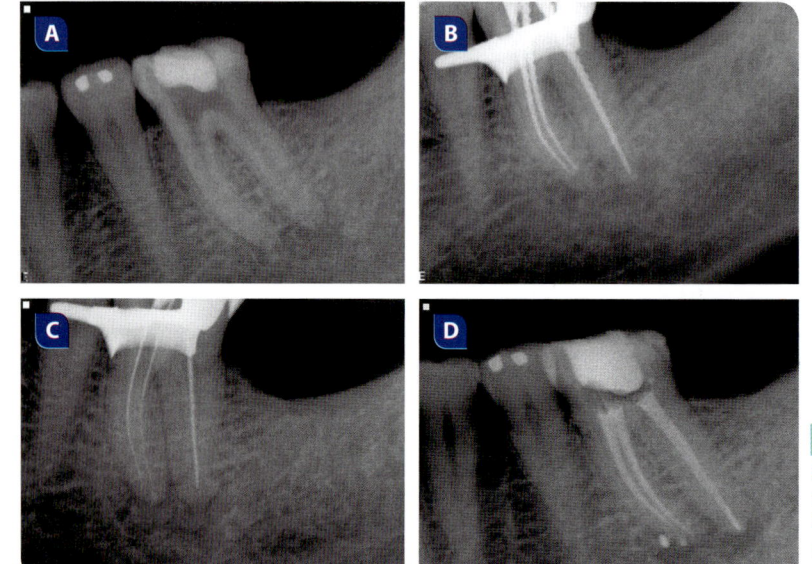

Figura 13.37
Sequência de tratamento clínico de um primeiro molar inferior instrumentado com o sistema Wave One e obturado com obturadores GuttaCore.

Fonte: Imagens gentilmente cedidas pelo Prof. Dr. Rigoberto Perez.

Caso clínico 2

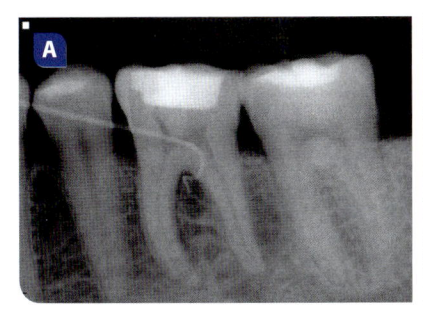

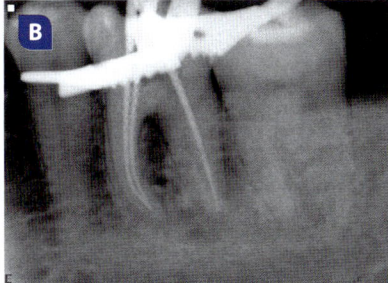

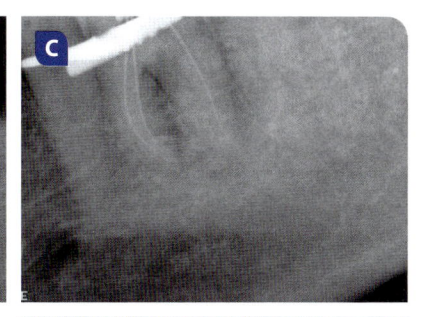

Figura 13.38
Sequência de tratamento de um primeiro molar inferior instrumentado com o sistema Wave One e obturado com obturadores GuttaCore.

Fonte: Imagens gentilmente cedidas pelo Prof. Dr. Sergio Kuttler.

Caso clínico 3

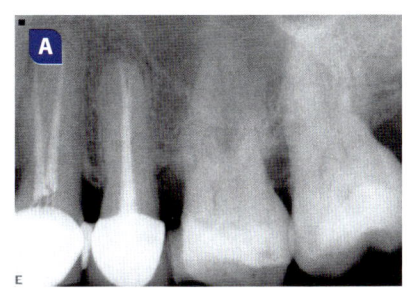

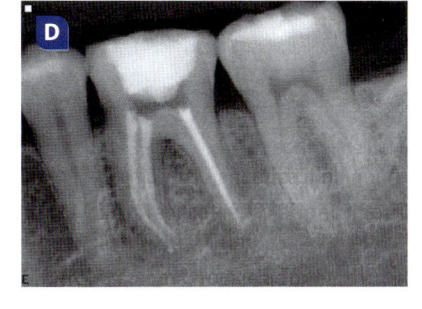

Figura 13.39
Sequência de tratamento de um primeiro molar superior instrumentado com o sistema Wave One e obturado com obturadores GuttaCore.

Fonte: Imagens gentilmente cedidas pelo Prof. Dr. Sergio Kuttler.

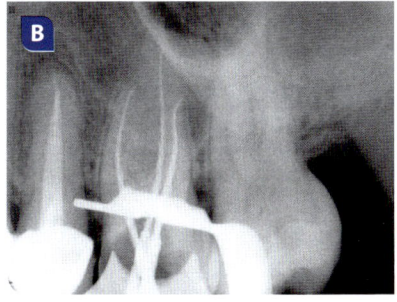

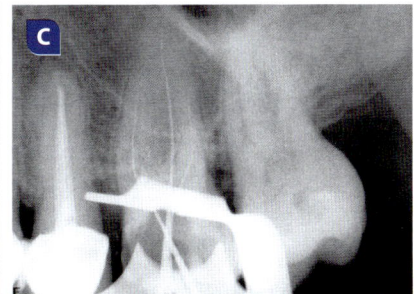

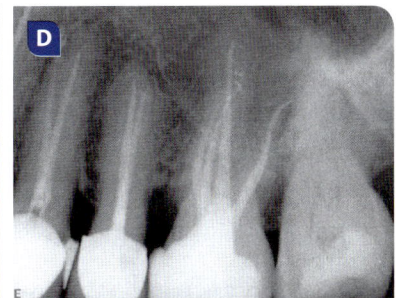

REFERÊNCIAS

1. Schilder H. Cleaning and shaping the root canal. Dent Clin N Am. 1974;18(2):269-96.
2. Walia HT, Brantley WA, Gerstein H. An initial investigation of the bending and torcional properties of nitinol root canal files. J Endod. 1988;14(7):346-51.
3. Johnson E, Lloyd A, Kuttler S, Namerow K. Comparison between a novel nickel titanium alloy and 508 Nitinol on the cyclic fatigue life of Profile 25/.04 rotary instruments. J Endod. 2008;34(11):1406-9.
4. Malentacca A, Lalli F. Rotazione alternata nell uso degli instrumenti in nichel titanio. G Ital Endod. 2002;16:79-84.
5. Yared G. Canal preparation using only one NiTi rotary instrument: preliminary observations. Int Endod J. 2008;41(4):339-44.
6. De-Deus G, Brandão MC, Barino B, Di Giorgi K, Fidel RA, Luna AS. Assessment of apically extruded debris produced by the single file ProTaper F2 technique under reciprocating movement. Oral Surg Oral Med Oral Pathol Oral Radiol Endod. 2010;110(3):390-4.
7. Alapati SB, Brantley WA, Iijima M, Clark WA, Kovarick L, Buie C, et al. Metallurgical characterization of a new nickel-titanium wire for rotary endodontic instruments. J Endod. 2009;35(11):1589-93.
8. Pereira ES, Peixoto IF, Viana AC, Oliveira II, Gonzalez BM, Buono VT, et al. Physical and mechanical properties of a thermomechanically treated NiTi wire used in the manufacture of rotary endodontic instruments. Int Endod J. 2012;45(5):469-74.
9. Department of Health (UK). Advice for dentists on the re-use of endodontic instruments and variant Creutzfeldt-Jacob Disease (vCJD). [S. l.: s. n.]; 2007.
10. Webber J, Machtou P, Pertot W, Kuttler S, West J. The WaveOne single file reciprocating system. Endo Prac. 2011;1(4):28-33.
11. Gutmann JL. The future of root canal obturation. Dent Today. 2011;30(11):128.
12. Ruddle C. Endodontic desinfection: tsunami irrigation. Endo Prac. 2008;5(1):7-16.
13. Machtou P, Kuttler S, Bonilla C, Pertot W, Perez R, Hardigan P. Evaluation of canal wall cleanliness after instrumentation with four nickel titanium rotary file systems and one reciprocation system. 2011. No prelo.
14. Kuttler S, Bonilla C, Perez R, Hardigan P. Evaluation of remaining canal wall thickness and center ability after instrumentation with a new reciprocating system. 2011. No prelo.

14 CAPÍTULO

Instrumentação não convencional de canais radiculares: sistema não recíproco Reciproc® (One File Endo)

Fabricante: VDW Dental – Alemanha

Mario Tanomaru Filho
Renato de Toledo Leonardo

O preparo biomecânico visa à limpeza e conformação do canal radicular por meio de técnicas de instrumentação, associado ao emprego de soluções irrigadoras. Entre os conceitos utilizados para o preparo dos canais radiculares, o da força balanceada, com o emprego de movimentos nos sentidos horário e anti-horário alternados, foi introduzido por Roane e colaboradores,[1] em 1985, com o objetivo de diminuir as dificuldades proporcionadas pela presença das curvaturas.

O desenvolvimento do preparo rotatório contínuo com instrumentos de níquel-titânio (NiTi) auxilia na resolução desses problemas. Porém, essas técnicas utilizam diferentes instrumentos manuais e rotatórios nas diversas etapas, sendo necessária curva de aprendizado longa até a obtenção de excelentes resultados.

Na tentativa de obtenção rápida e segura do alargamento dos canais radiculares, entre as alternativas de cinemáticas propostas, atualmente tem merecido destaque a instrumentação mecanizada por movimentos recíproco e não recíproco.

O emprego da oscilação não recíproca, de aproximadamente 120° para um lado e 30° para o lado inverso, foi descrito por Yared, destacando-se a eficácia desse tipo de cinemática utilizando um instrumento de NiTi do sistema ProTaper®. Nesse mesmo modelo de cinemática, a Dentsply (Maillefer, Suíça) lançou no mercado o sistema Wave One™ e a Dentsply (VDW, Alemanha) lançou o Reciproc®. Ambos apresentam movimento não recíproco, com ângulos de movimento próximos a 120° em um sentido e de 30° no sentido oposto.

Assim, com o objetivo de tornar mais simples e seguro o preparo dos canais radiculares, Yared, da Universidade de Toronto, iniciou o uso e a avaliação do movimento não recíproco com instrumentos de NiTi. Em 2008, os primeiros casos foram divulgados empregando um único instrumento em movimento não recíproco no preparo dos canais radiculares.

Entre a literatura existente, podemos citar Yared,[2] em 2008, que descreveu técnica de preparo do canal radicular usando apenas um instrumento de NiTi. Nessa nova técnica, o canal é explorado até o comprimento real de trabalho (CRT) com um instrumento manual n° 8. Em seguida, o preparo do canal radicular é realizado com um único instrumento ProTaper F2 usado em movimento não recíproco. Em canais amplos, o uso de limas manuais adicionais pode ser necessário para completar a dilatação apical. Essa nova técnica de preparo do canal destaca o uso de apenas um instrumento de NiTi em movimento não recíproco. As vantagens descritas para a técnica incluem um número reduzido de instrumentos, menor custo, fadiga reduzida do instrumento e eliminação de possível contaminação cruzada em função do seu uso único.

Varela-Patiño e colaboradores,[3] em 2010, avaliaram a influência da cinemática do instrumento sobre a frequência de fraturas e deformações, em canais radiculares de molares com ângulo de curvatura maior do que 30° usando movimento não recíproco (grupo A: 60° sentido horário e 45° no sentido anti-horário) e rotação contínua (grupo B). Os resultados indicaram que os instrumentos usados com rotação oscilatória não recíproca apresentaram maior número de usos, quando comparados com o grupo em rotação contínua. Os instrumentos ProTaper S1 e S2 apresentaram maior resistência quando usados com instrumentação não recíproca.

Wan e colaboradores,[4] em 2010, estudaram a eficiência de corte de três instrumentos endodônticos de aço inoxidável usados em movimento não recíproco. Canais radiculares de dentes anteriores foram instrumentados com peça de mão oscilatória a 2.500 rpm durante 5 segundos com força aproximada de 500 g: grupo 1, SafeSider®; grupo 2, limas tipo K Dentsply; grupo 3: alargador Dentsply. O instrumento SafeSider produziu maior quantidade de detritos que K-files e alargadores. O número de lâminas não afetou a eficiência de corte. A área da secção transversal parece ser um fator determinante sobre a eficiência de corte.

De Deus e colaboradores[5] avaliaram a resistência à fratura e à fadiga cíclica dos instrumentos ProTaper F2 quando submetidos a movimento recíproco, empregando canal artificial em tubo de aço inoxidável. Instrumentos do primeiro grupo (G1) foram rotacionados à velocidade de 250 rpm até a fratura, ao passo que os instrumentos do segundo grupo (G2) foram rotacionados a 400 rpm. No terceiro grupo (G3), as limas foram utilizadas em movimento oscilatório recíproco. A cinemática foi fator determinante da resistência dos instrumentos rotatórios de NiTi à fratura cíclica, e o movimento recíproco promoveu maior tempo de vida em fadiga cíclica do instrumento ProTaper F2 em comparação à rotação convencional.

MOVIMENTO NÃO RECÍPROCO

Em movimento não recíproco, o instrumento é forçado primeiro na direção de corte e, então, em movimento reverso para liberação do instrumento. Uma rotação completa de 360° é completada por vários movimentos recíprocos (FIG. 14.1). O instrumento Reciproc apresenta dois ângulos de corte (FIG. 14.2) e ponta inativa (FIG. 14.3). O ângulo na direção de corte é maior que o ângulo na direção reversa, resultando em progressão contínua do instrumento em direção ao ápice. Os ângulos da parte ativa do instrumento Reciproc apresentam desenho idealizado para que o seu limite elástico não seja atingido durante o movimento, minimizando o seu risco de fratura.

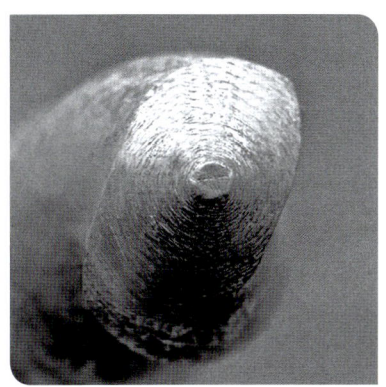

Figura 14.3
Ponta não cortante do instrumento Reciproc.

INSTRUMENTOS RECIPROC

Os instrumentos Reciproc são identificados por coloração ISO de acordo com a ponta de cada instrumento (FIG. 14.4).

- Instrumento R25 (FIG. 14.5) apresenta ponta ISO de tamanho 25 com conicidade 0,08 nos primeiros milímetros apicais (FIG. 14.6);
- Instrumento R40 (FIG. 14.7) apresenta ponta ISO de tamanho 40 com conicidade 0,06 nos primeiros milímetros apicais (FIG. 14.8);
- Instrumento R50 (FIG. 14.9) apresenta ponta ISO de tamanho 50 com conicidade 0,05 nos primeiros milímetros apicais (FIG. 14.10).

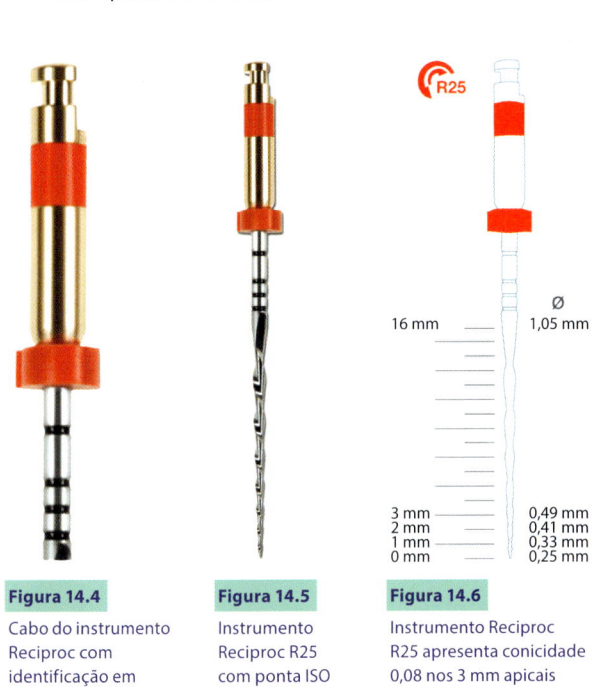

Figura 14.1
Representação esquemática do movimento recíproco no sistema Reciproc.

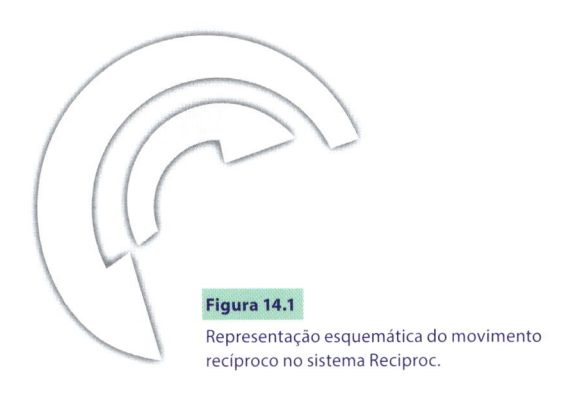

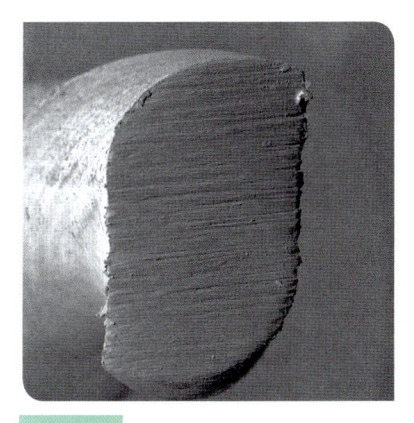

Figura 14.2
Secção transversal do instrumento Reciproc em forma de S com dois ângulos de corte.

Figura 14.4
Cabo do instrumento Reciproc com identificação em coloração ISO segundo o diâmetro de sua ponta.

Figura 14.5
Instrumento Reciproc R25 com ponta ISO tamanho 25.

Figura 14.6
Instrumento Reciproc R25 apresenta conicidade 0,08 nos 3 mm apicais e conicidade constante de 0,04 no restante da parte ativa.

Figura 14.7
Instrumento Reciproc R40 com ponta ISO tamanho 40.

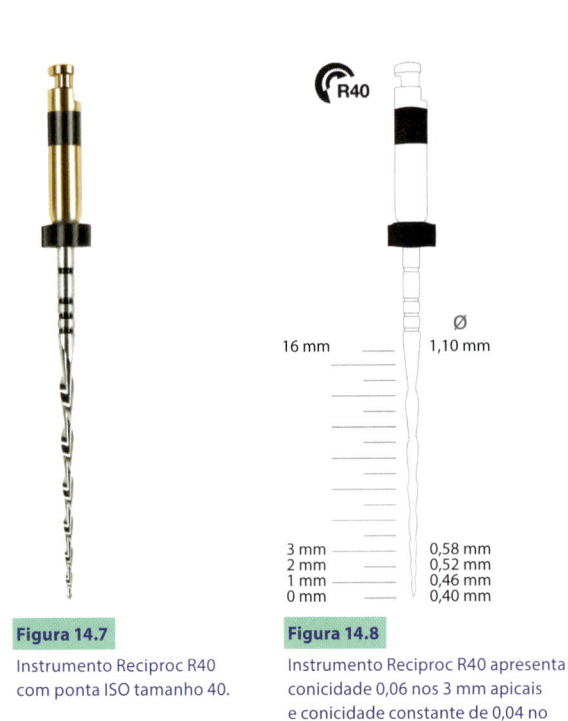

Figura 14.8
Instrumento Reciproc R40 apresenta conicidade 0,06 nos 3 mm apicais e conicidade constante de 0,04 no restante da parte ativa.

Figura 14.9
Instrumento Reciproc R50 com ponta ISO tamanho 50.

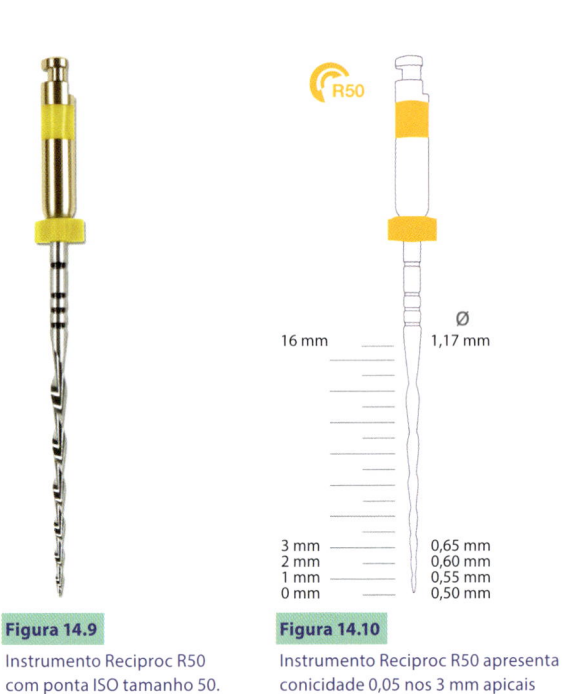

Figura 14.10
Instrumento Reciproc R50 apresenta conicidade 0,05 nos 3 mm apicais e conicidade constante de 0,04 no restante da parte ativa.

Desenho do instrumento

Os instrumentos Reciproc foram desenhados especificamente para uso em movimento não recíproco e não apresentam ponta cortante. O Reciproc é produzido com liga de NiTi M-Wire®. O aumento da resistência à fadiga cíclica é obtido por meio da sua forma de produção e tratamento térmico. O M-Wire apresenta maior resistência à fadiga cíclica e maior flexibilidade que o NiTi tradicional.

Os instrumentos Reciproc são desenhados para uso como um instrumento único, o que significa que somente um instrumento é necessário para o preparo do canal radicular.

Identificação do instrumento: tope (cursor) de silicone

O tope de silicone de cor estabelecida pela ISO permite identificação do instrumento Reciproc, e os três pontos desse tope representam três movimentos necessários para uma rotação completa de 360° em movimento recíproco.

Haste

Instrumentos Reciproc apresentam pequena haste de 11 mm facilitando o acesso no preparo de molares, quando comparados a muitos instrumentos com haste de 13 mm ou maior.

Marcações de comprimento

Instrumentos Reciproc têm marcações de comprimento radiograficamente visíveis (**FIG. 14.11**) de acordo com o que segue.

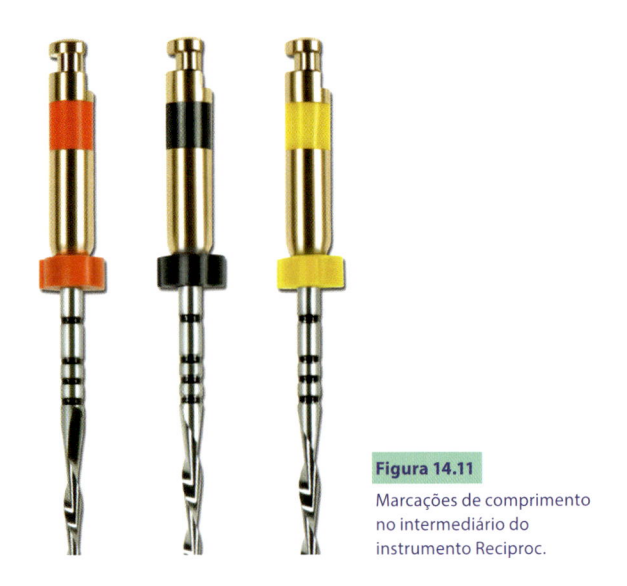

Figura 14.11
Marcações de comprimento no intermediário do instrumento Reciproc.

Comprimento do instrumento: profundidade das marcações

- 21 mm: 18, 19 e 20 mm;
- 25 mm: 18, 19, 20 e 22 mm;
- 31 mm: 18, 19, 20, 22 e 24 mm.

Frequência de uso

Um instrumento Reciproc é desenhado para uso único no máximo para um tratamento endodôntico de molar. Assim como todos os instrumentos de NiTi, ele deve ser examinado durante o tratamento e descartado quando sinais de distorções são observados.

O sistema Reciproc é desenhado para conveniência e segurança. Os instrumentos estão disponíveis prontos para uso, pré-esterilizados e devem ser descartados após uso, eliminando a necessidade das respectivas limpeza e esterilização. O instrumento Reciproc não pode ser autoclavado, uma vez que sua haste não possibilita esse processo, o qual assegura a prevenção de fraturas sobre a fadiga do material após muitos usos.

Cones de papel Reciproc

Os cones de papel absorvente Reciproc correspondem aos tamanhos R25, R40 e R50 (FIG. 14.12). Por conveniência de utilização e controle da infecção esses cones de papel são embalados em conjuntos de quatro cones esterilizados industrialmente. Marcações de 18, 20 e 22 mm são visíveis para auxiliar o controle de comprimento.

Cones de guta-percha Reciproc

Os canais radiculares preparados com instrumentos Reciproc têm uma conformação que possibilita o uso de todas as técnicas de obturação. O sistema Reciproc inclui guta-percha da mesma marca para uso com técnica de obturação com cone único ou condensação lateral, ou como cone principal para condensação vertical aquecida. Os cones de guta-percha Reciproc têm maior conicidade que corresponde ao formato individual dos instrumentos R25, R40 e R50 (FIG. 14.13).

Motor VDW.Silver® Reciproc

É um motor endodôntico para sistemas de NiTi rotatório contínuo e que apresenta atualmente a opção de movimento recíproco (FIG. 14.14). Ele oferece programações para o sistema oscilatório Reciproc e Wave One e para os sistemas rotatórios contínuos como Mtwo® programação individual, com mais 15 combinações de torque e velocidade ajustadas e armazenadas para uso com outros sistemas rotatórios de NiTi. Para os sistemas rotatórios, o motor oferece rotação reversa automática quando o limite do torque configurado é alcançado e um sinal de aviso acústico ocorre quando a rotação está em direção reversa e quando alcança 75% do valor do torque estabelecido. O motor VDW.Silver Reciproc opera por bateria e pode ser utilizado durante o carregamento.

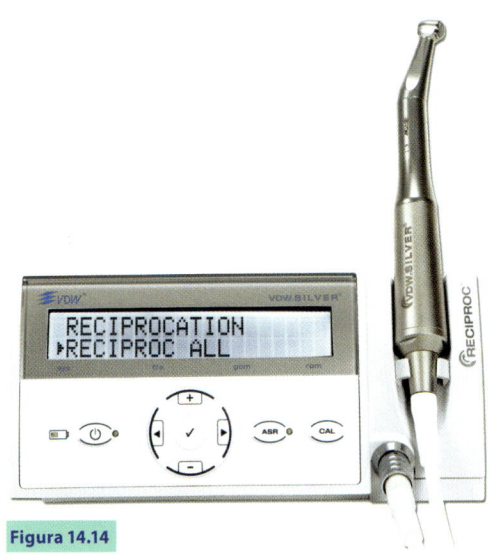

Figura 14.14
Motor VDW.Silver Reciproc, que apresenta atualmente a opção de movimento recíproco.

TÉCNICA DE PREPARO RECIPROC

Existem duas formas de utilizar o Reciproc: com ou sem uso de instrumento manual inicial para exploração do caminho de penetração. Para o uso de instrumentos rotatórios contínuos de NiTi, é necessária a obtenção de caminho inicial (caminho pavimentado – *Glide Path*) para minimizar o risco de fratura durante o emprego do instrumento. Durante o uso do instrumento rotatório, sua ponta pode se prender ao canal radicular. Por essa razão, é necessária a obtenção de caminho inicial, ou mínima dilatação apical, antes do uso dos instrumentos rotatórios contínuos.

Assim como nos sistemas rotatórios de NiTi, é possível o uso dos instrumentos Reciproc após exploração inicial com limas manuais K nº 10 ou 15. Contudo, os instrumentos Reciproc e o movimento recíproco criam uma nova possibilidade de utilização sem preparo inicial manual na maioria dos casos.

Segundo Yared,[2] "[...] o conceito de usar um instrumento rotatório sem primeiro criar um caminho com instrumentos manuais ou mecânicos cria um pensamento completamente novo".

Em movimento recíproco, a cinemática no sentido horário e anti-horário determina a amplitude de oscilação e das rotações. Essas amplitudes são significativamente menores do que aquelas nas quais o instrumento Reciproc poderia se fraturar. Quando um instrumento Reciproc fica preso no interior do canal radicular, apresenta menor risco de fratura, uma vez que não terá rotação além do seu ângulo específico de fratura.

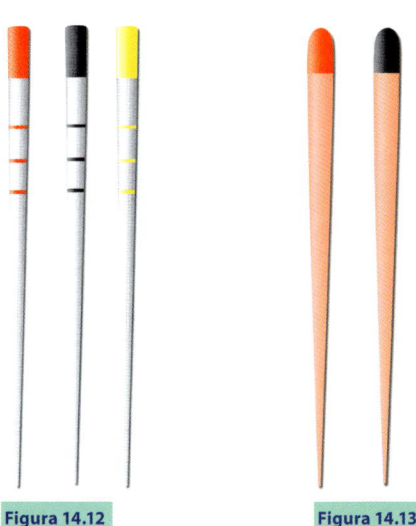

Figura 14.12
Cones de papel absorvente Reciproc correspondentes aos tamanhos R25, R40 e R50.

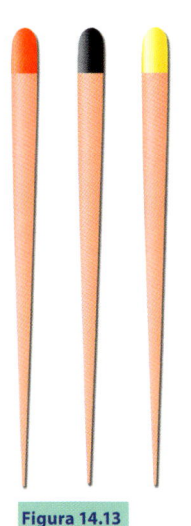

Figura 14.13
Cones de guta-percha Reciproc correspondentes aos tamanhos R25, R40 e R50.

Dessa forma, a criação de um caminho para minimizar a resistência não é necessária durante o uso desses instrumentos.

Primeiro passo

A realização de abertura coronária e desgaste compensatório para obter acesso em linha reta à entrada do canal radicular é essencial. Não é necessária a ampliação da entrada do canal radicular com brocas Gates Glidden ou abridor de orifício, podendo esse procedimento ser opcional. O desenho do instrumento Reciproc permite que obstruções no terço coronário sejam removidas durante sua cinemática.

Seleção do correto instrumento Reciproc

Na maioria dos casos, o R25 é o instrumento apropriado para o tratamento endodôntico. Após exame da radiografia pré-operatória, o canal radicular será classificado como atresiado, médio ou amplo:

- Se o canal radicular não é visível parcial ou completamente na radiografia, ele será considerado atresiado, sendo indicado o R25;
- Se o canal é completamente visível na radiografia, podem ocorrer as seguintes situações:
    a. Se um instrumento nº 30 pode ser inserido passivamente ao canal radicular alcançando o comprimento de trabalho provisório (CTP – radiográfico menos 2-3 mm), o canal é considerado amplo e está indicado o R50;
    b. Se um instrumento nº 30 não atinge passivamente o CTP, e somente o nº 20 atinge esse comprimento, o canal radicular é considerado médio e está indicado o R40;
    c. Se a lima manual nº 20 não atinge passivamente o CTP, usa-se o R25.

A introdução passiva do instrumento significa que o instrumento alcança diretamente o CTP com leve pressão (pequenas rotações para a esquerda e para a direita) sem ação de limagem.

Preparo não recíproco passo a passo

Deve-se avaliar ou determinar o CTP observando-se a radiografia inicial e classificando-se o canal radicular como atresiado, médio ou largo.

1. Irrigação/sucção/inundação do canal radicular, mantendo-se a solução irrigadora na cavidade de acesso do canal (**FIG. 14.15**);
2. Seleção de um instrumento Reciproc apropriado;
3. Verificação da configuração adequada do motor;
4. Introdução do instrumento Reciproc no canal radicular. Aciona-se o motor quando o instrumento estiver na entrada do canal (**FIG. 14.16**);
5. Introdução do instrumento em movimento lento de introdução e remoção, com amplitude máxima de 3 mm. Somente leve pressão pode ser aplicada. O instrumento avançará no interior do canal radicular (**FIG. 14.17**);
6. Após três movimentos de introdução e avanço, remove-se o instrumento do canal radicular. Limpam-se as raspas de dentina da parte ativa e faz-se irrigação abundante do canal (**FIG. 14.18**);
7. Verificação quanto ao canal radicular estar livre aproximadamente 3 mm além do terço médio com lima manual nº 10 (**FIG. 14.19**);
8. Neste caminho, continua-se com o instrumento Reciproc até aproximadamente dois terços do CTP. Quando se usa a R25, deve-se explorar até o CTP usando lima manual nº 10. Quando se usa R40 ou R50, o CTP deve ser explorado com lima nº 15;

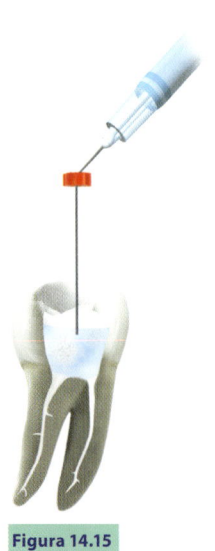

Figura 14.15
Solução irrigadora mantida na cavidade de acesso do canal radicular.

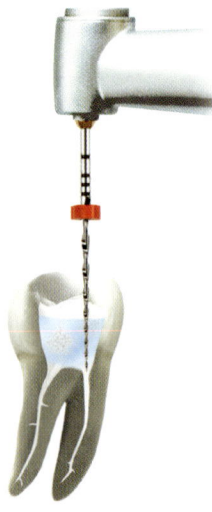

Figura 14.16
Posição do instrumento Reciproc para acionamento do motor.

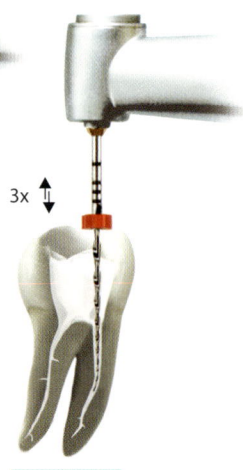

Figura 14.17
Introdução do instrumento Reciproc em movimento de introdução e remoção, com amplitude máxima de 3 mm.

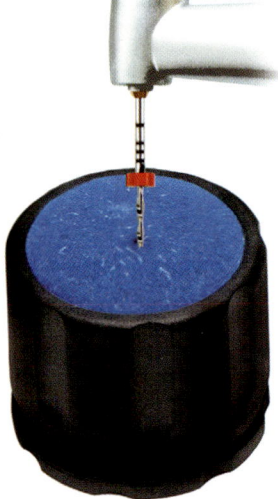

Figura 14.18
Limpeza das raspas de dentina da parte ativa com instrumento Reciproc em tamborel.

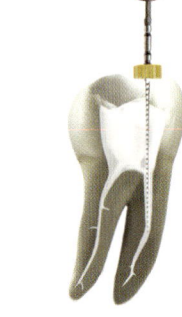

Figura 14.19
Exploração com lima manual nº 10 no terço apical radicular.

9. Continua-se com instrumento Reciproc até o CTP ser alcançado. Nesse momento, realiza-se a odontometria radiográfica ou por meio de localizador foraminal eletrônico;
10. Após odontometria e determinação dos comprimentos, avança-se com o instrumento Reciproc até o CRT e retira-se o instrumento do canal radicular.

PROCEDIMENTOS IMPORTANTES NA UTILIZAÇÃO DOS INSTRUMENTOS RECIPROC

Em alguns canais radiculares, o instrumento Reciproc pode parar de avançar no interior do canal radicular, provocando dificuldade de penetração. Nesses casos:

1. Não se deve exercer pressão sobre o instrumento, mas removê-lo do canal e limpar os detritos que estão sobre o instrumento. Realiza-se irrigação dos canais radiculares;
2. Continua-se com o instrumento Reciproc. Se ainda houver dificuldade em avançar ou se não avançar, remove-se o instrumento do canal e limpam-se os detritos que estão sobre o instrumento. Deve fazer nova irrigação;
3. Usa-se lima K nº 10 ou 15 para criar um caminho de penetração até o CRT;
4. Continua-se com o instrumento Reciproc até o CRT ser atingido.

UTILIZAÇÃO DE LIMAS MANUAIS PARA FINALIZAR O PREPARO APICAL

Em alguns casos, quando a lima K nº 10 apresenta dificuldade de exploração até o CTP (após o instrumento Reciproc ter alcançado dois terços do CTP estimado), deve ser realizado pré-curvamento desta, podendo indicar presença de uma curvatura apical abrupta. O uso do instrumento Reciproc é contraindicado nessa situação e o preparo do canal deve ser finalizado com lima manual. Essa limitação também se aplica a instrumentos rotatórios contínuos. Nessas situações, a observação a cada passo diante da dificuldade de exploração, além da avaliação radiográfica, auxilia na tomada de decisão.

OBTURAÇÃO COM RECIPROC

Canais radiculares preparados com instrumentos Reciproc têm formato adequado para todas as técnicas obturadoras. A guta-percha Reciproc pode ser usada para técnicas de obturação com cone único ou técnica de condensação lateral. O cone da guta Reciproc é definido de acordo com o tamanho do instrumento.

Para condensação vertical aquecida, após seleção do cone principal de guta-percha Reciproc ou similar, a condensação vertical apical pode ser realizada com equipamentos apropriados. Essa técnica pode ser complementada por técnicas de injeção e condensação do material termoplastificado, obturando os terços médio e cervical do canal radicular (*downpack* e *backfill*).

CONSIDERAÇÕES FINAIS

Alguns aspectos a respeito da proposta de preparo com instrumento de NiTi, empregando movimento não recíproco, devem ser considerados por ser uma técnica recente e com necessidade de mais estudos científicos que possibilitem conhecê-la melhor.

A ausência de instrumento de exploração e de dilatação inicial apical, segundo a proposta da técnica, diminui a possibilidade de inclusão de erros e desvios causados pelo instrumento manual. No entanto, a necessidade clínica de dilatação apical após exploração inicial com lima manual nº 10 ou mesmo nº 15 deve ser considerada em função das condições anatômicas de cada caso clínico.

A proposta da técnica não inclui preparo específico para a porção cervical, no entanto, preparos adicionais dos terços coronários podem ser importantes para a obtenção do acesso apical. Segundo a técnica, esse preparo é realizado simultaneamente ao preparo coroa/ápice. Para isso, considerando-se a presença de interferência existente, os movimentos de pincelamento ou limagem anticurvatura devem ser estudados e mais bem definidos para uso na técnica.

O uso de um único instrumento para todo o preparo consiste em uma proposta principal da técnica. Segundo a literatura existente, o emprego da cinemática não recíproca possibilita maior resistência do instrumento. No entanto, cada caso clínico e sua condição anatômica devem determinar a necessidade de exploração adicional com lima manual, evitando pressão excessiva durante a progressão. A possibilidade de associação com instrumentos de NiTi nas fases de preparo cervical ou durante a dilatação apical ainda deverá ser proposta em função da maior difusão da técnica e experiência clínica proporcionada pelo seu uso frequente.

Enfim, a cinemática e os instrumentos a serem utilizados em movimento não recíproco mostram-se promissores, com grande possibilidade de emprego no tratamento endodôntico.

REFERÊNCIAS

1. Roane JB, Sabala SL, Duncanson MG. The "Balanced Forced" concept for instrumentation of curved canals. J Endod. 1985;11(5):203-11.
2. Yared G. Canal preparation using only one Ni-Ti rotary instrument: preliminary observations. Int Endod J. 2008;41(4):339-44.
3. Varela-Patiño P, Ibañez-Párraga A, Rivas-Mundiña B, Cantatore G, Otero XL, Martin-Biedma B. Alternating versus continuous rotation: a comparative study of the effect on instrument life. J Endod. 2010;36(1):157-9.
4. Wan J, Rasimick BJ, Musikant BL, Deutsch AS. Cutting efficiency of 3 different instrument designs used in reciprocation. Oral Surg Oral Med Oral Pathol Oral Radiol Endod. 2010;109(5):82-5.
5. De-Deus G, Moreira EJ, Lopes HP, Elias CN. Extended cyclic fatigue life of F2 ProTaper instruments used in reciprocating movement. Int Endod J. 2010;43(12):1063-8.

15 CAPÍTULO

Instrumentação não convencional de canais radiculares: sistema oscilatório TiLOS™

Fabricante: Ultradent, Products Inc.
– Estados Unidos

Renato de Toledo Leonardo
Fábio Luiz Camargo Villela Berbert
Renato Miotto Palo
Arturo Javier Aranda Garcia

Entre os avanços experimentados pela endodontia contemporânea, um dos fatores relevantes, que mais personificam essa vanguarda, é o instrumento confeccionado com liga de níquel-titânio (NiTi).[1]

No entanto, a constante e contínua necessidade de limas tipo K associadas à instrumentação rotatória com NiTi confirma a restrição exclusiva quanto ao uso desses instrumentos singulares para um preparo de canal radicular de maneira segura e eficiente. É muito comum ouvir, mesmo daqueles que defendem a instrumentação rotatória, que, apesar das vantagens dos sistemas rotatórios, a fratura dos instrumentos é tanto frustrante quanto frequente.[2]

Além disso, alguns fabricantes, incorretamente e por propósitos mercadológicos e financeiros, recomendam a utilização de uma sequência de instrumentos de NiTi para um único caso, ou seja, para um único dente. A indústria chega a ponto de indicar também o uso de um só instrumento rotatório de NiTi para cada canal radicular, como se isso culminasse em um preparo efetivo e seguro. Quando se analisa a literatura sobre o tema, ou seja, quantas vezes se pode utilizar um mesmo instrumento, verifica-se que mesmo entre especialistas, nos países mais ricos do mundo, esses instrumentos são usados em média para três pacientes. Isso, invariavelmente, contribui para o elevado número de ocorrências de fraturas.[3] Levando-se em consideração que o tratamento de canal radicular é uma sequência de passos clínicos composta de diagnóstico, isolamento absoluto com dique de borracha, abertura coronária, acesso ao canal radicular, preparo biomecânico, curativo de demora, obturação, restauração coronária e preservação, atenção especial deve ser dada à etapa denominada preparo biomecânico. Os principais objetivos dessa etapa são a limpeza e a modelagem do canal radicular para facilitar a irrigação, a aplicação do curativo de demora, quando necessária, e a obturação.[4] Essa fase do tratamento endodôntico é de grande relevância, uma vez que determina a eficácia e êxito de todos os procedimentos subsequentes. Ela inclui limpeza mecânica, criando espaço para o uso de soluções irrigadoras, condições apropriadas para a melhor atuação de medicamentos entre sessões, ou curativo de demora (quando indicados) e a conformação de morfologia cirurgicoanatômica ideal do canal radicular para a sua adequada obturação.

Quando se efetua o tratamento endodôntico, é importante ter em mente que, em pelo menos um dos seus três terços, o canal radicular encontra-se com sua secção transversal em forma achatada ou em forma de V, as zonas V, especialmente nos terços coronário e médio, em que geralmente é raro se observar canais com formas arredondadas (FIG. 15.1).

Quando se utilizam sistemas rotatórios no preparo dos canais radiculares, temos como resultado morfológico a configuração cônica de apical para cervical. No entanto, por não ser essa a verdadeira e original morfologia do canal radicular, não é atingido o objetivo primário de limpeza, corte e desinfecção. É com base nesses achados anatômicos que o sistema AET (Anatomic Endodontic Tecnology) Endo-Eze® foi desenvolvido pela Ultradent Products. O AET é um sistema de instrumentação oscilatória recíproca de 30°, composto de instrumentos de aço inoxidável semelhantes a limas tipo K com ponta ativa de pequeno diâmetro (0,10; 0,13 e 0,13 mm) e conicidades de 0,025; 0,045 e 0,060 mm/mm, respectivamente, movidas por contra-ângulo AET Endo-Eze com redução de 4:1, oferecendo uma velocidade em torno de 5 mil movimentos oscilatórios por minuto. Em virtude do pequeno diâmetro desses instrumentos, de sua rápida oscilação e da pressão contra as zonas V, torna-se possível eliminar as interferências anatômicas nos três terços do canal radicular.

Por causa do pequeno diâmetro da ponta ativa e da diminuta massa metálica total, esses instrumentos são muito flexíveis e permitem um preparo sem a ocorrência de acidentes, como desvios, degraus ou *zips*, especialmente em canais

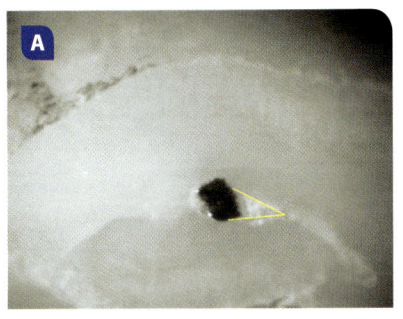

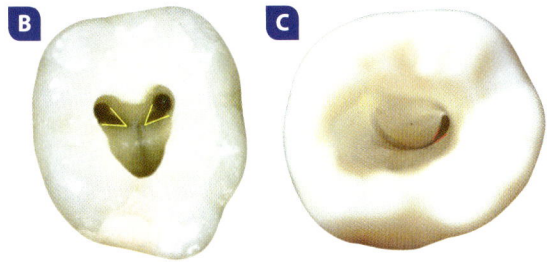

Figura 15.1

A. Imagem de raiz cortada no sentido transversal mostrando lima fraturada. Nota-se que a lima está ajustada às paredes do canal, sugerindo que ela se prendeu na zona de achatamento – zona V. **B.** Imagem mostrando nitidamente a zona V na entrada dos canais radiculares. **C.** Imagem mostrando anatomias complexas, como canais em C. Notam-se nitidamente o achatamento e, consequentemente, a zona V.

Imagens A e B gentilmente cedidas pelo Prof. Dr. Carlos Henrique Ribeiro Camargo.

curvos e atrésicos. Além disso, o pequeno diâmetro e o diminuto ângulo helicoidal mais agudo também aumentam a capacidade de limpeza por causa do maior número de pontos de contato com as paredes do canal radicular. É importante salientar que, na maioria dos dentes, as raízes têm forma transversal achatada, ovoide e, com o pequeno diâmetro desses instrumentos, evita-se o desgaste excessivo de áreas específicas do canal radicular, diminuindo o enfraquecimento desnecessário do dente.[5] Desde o início da década de 1990 até os dias atuais, o interesse por instrumentos rotatórios de níquel-titânio (NiTi) vem crescendo e representa uma mudança considerável na terapia endodôntica.

A cinemática, a alta elasticidade e a constante centricidade na luz do canal radicular, próprias dos instrumentos rotatórios de NiTi, resultam em um preparo com ação de corte não seletivo circular ao longo de toda a extensão do canal radicular.

Consequentemente, em vez de se criar um alargamento que segue a anatomia achatada do canal, produz-se um preparo de conformação anatômica com modelagem final igual à forma do instrumento, isto é, cônica com base circular.

Como mencionado anteriormente, o mais comum é observar a anatomia com morfologia plana ou em forma de fita, achatada, principalmente nos terços cervical e médio dos canais radiculares. Como resultado, o conceito de preparo de canais achatados com sistemas rotatórios é ineficaz e pode ser prejudicial para o resultado final em função da criação de áreas de fraqueza decorrentes do excesso de corte/instrumentação nos pontos onde a dentina é delgada (áreas de risco), e a permanência de tecido necrosado e infectado em áreas internas do canal radicular (zonas V) que permanecem ainda intactas mesmo após a conclusão do preparo biomecânico. Salienta-se que limpeza e modelagem inadequadas são algumas das principais razões para o fracasso do tratamento endodôntico.

Outra questão de grande preocupação com relação à instrumentação rotatória NiTi é a fratura ou "separação dos instrumentos".[6] Muitos dos problemas associados à instrumentação, como a formação de degraus, desvios, *zips*, etc., especialmente em canais curvos, parecem ser diminuídos com o uso de NiTi, em função da alta elasticidade e conformação eclética dos instrumentos. No entanto, mesmo com o compromisso da indústria de oferecer uma ampla gama de instrumentos de NiTi com desenhos diversos da parte ativa, ainda não é possível evitar as fraturas destes. Infelizmente, não há nenhuma evidência confiável, concreta, para prever e prevenir tais acidentes. Um instrumento rotatório de NiTi pode fraturar-se sem prévias deformações visíveis, portanto, a inspeção visual não é um método seguro para avaliar a sua condição de operacionalidade.

Uma das principais características dos sistemas rotatórios de NiTi é a velocidade da instrumentação. No entanto, a velocidade, invariavelmente, resulta em aumento do estresse, que pode levar os instrumentos à elevada fadiga e, consequentemente, à fratura.[7] Outro ponto importante refere-se à ponta do instrumento rotatório, que, ao se prender no interior do canal radicular, e mantendo-se o torque ou a força necessária para o instrumento rotacionar, promove sua excessiva torção e termina fraturando.[8] A maioria das informações existentes sobre o uso correto de instrumentos rotatórios NiTi vem de fabricantes ou "líderes de opinião" que tentam convencer o profissional a usar um único *kit*, composto por alguns instrumentos[3-6] para todas as situações clínicas. Além disso, também é difícil extrapolar testes, experimentos e pesquisas *in vitro* para situações clínicas reais. As normas existentes não refletem as situações clínicas e dinâmicas relacionadas aos instrumentos rotatórios. Assim, a situação clínica afeta a instrumentação rotatória dos canais radiculares e está baseada em incertezas e incógnitas, que, invariavelmente, levam à fratura do instrumento.

Separação do instrumento ou fratura é talvez o problema mais comum e temido quando se utilizam instrumentos rotatórios de NiTi. Isso pode ocorrer como uma surpresa para o profissional que, na ânsia de melhorar a qualidade do preparo biomecânico, é confrontado com uma tarefa difícil e, às vezes, impossível, que é remover um instrumento fraturado do interior do canal radicular. Para diminuir o risco dessa ocorrência, recomenda-se iniciar o preparo com instrumentos manuais ou oscilatórios recíprocos, para alargar previamente os canais radiculares a diâmetros maiores que os diâmetros das pontas dos rotatórios, a fim de evitar que a ponta do instrumento se prenda e também evitar permanecer com o instrumento rotatório em um mesmo comprimento por mais de um segundo, diminuindo a fadiga, principalmente nas porções curvas do canal radicular. Apesar dessas considerações, os benefícios associados ao uso de instrumentos rotatórios de NiTi geralmente são previsíveis (preparo cônico e preparo apical centrado no ápice em forma transversal circular), com alargamentos cervicais marcantes que permitem uma irrigação bastante eficaz.

Idealmente, para a otimização do preparo biomecânico, tem-se como escopo produzir um sistema ou ferramentas que incluam os benefícios de ambos os tipos de instrumentação, ou seja, instrumentação oscilatória, que cria seguramente um preparo ou caminho livre de interferências, alargando o canal radicular até diâmetros iguais ou maiores do que os de um instrumento nº 20 ou 25, bem como a instrumentação com limas de NiTi de maior conicidade que mantêm o preparo centrado, cônico e desgaste com grandes diâmetros nos terços cervical e médio, facilitando o alargamento apical, sem desvios, zips e degraus.

Dessa maneira, a Ultradent desenvolveu o sistema oscilatório (TiLOS) (FIG. 15.2),[9] que oferece o melhor das duas modalidades de instrumentação. O padrão de hibridização desses conceitos reúne a cinemática ideal no momento certo com a liga metálica mais indicada para esse momento, ou seja, a correta cinemática aplicada ao instrumento, com a mais adequada liga, em uma área específica, durante cada etapa do preparo, visando a um preparo mais efetivo e seguro. Essa hibridização também concilia a rapidez da instrumentação mecânica com a peça de mão originária do sistema Endo-Eze, maximizando o ganho de sensibilidade tátil dos instrumentos de aço inoxidável. Ela oferece confiabilidade, simplicidade e rentabilidade, promovendo os melhores resultados com menos riscos, independentemente de variações anatômicas e condições patológicas. Complicações frequentemente experimentadas com outros sistemas, como formação de degraus, zips, transporte apical, limpeza ineficaz e fratura são praticamente eliminadas.

O sistema TiLOS consiste em três limas oscilatórias mecânicas de aço inoxidável nas cores roxa, branca e amarela, com respectivos diâmetros de início da porção ativa (0,10; 0,13 e 0,13 mm) e respectivas conicidades (0,02; 0,03 e 0,04 mm/mm); duas limas manuais tipo K de aço inoxidável, usinadas, de nº 15 e 20, e três limas mecanizadas de NiTi, com um diâmetro de início de porção ativa de 0,25 mm e conicidades de 0,08; 0,04 e 0,02 mm/mm.

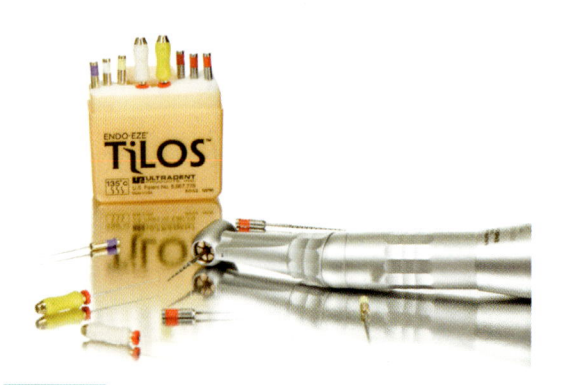

Por causa da alta elasticidade, da cinemática oscilatória recíproca de 30º e do preparo prévio com limas de aço inoxidável (Glide Path), os instrumentos de NiTi TiLOS possibilitam o preparo adequado da porção apical do canal radicular, mesmo na presença de curvaturas severas e significativas.

Antes de o tratamento do canal radicular com o sistema TiLOS ser iniciado, as seguintes observações devem ser consideradas:

- O instrumento apical inicial (IAI), primeiro instrumento manual a atingir o comprimento do dente, variará dependendo das dimensões iniciais do canal no terço apical;
- Os canais radiculares devem ser instrumentados no comprimento real de trabalho até pelo menos um instrumento nº 15 (FIG. 15.3),[10] para estabelecer a permeabilidade (acessibilidade), antes de usar as limas de aço inoxidável acionadas por motor (roxa, branca, amarela);
- O preparo apical deve ser confeccionado com instrumentos manuais de NiTi, até o 5º instrumento subsequente ao instrumento apical, ou seja, se o instrumento apical é uma lima nº 15, o último instrumento utilizado no preparo apical deve ser uma lima nº 40. O preparo apical é feito com limas manuais de NiTi, apresentadas em um kit separado (FIG. 15.4),[10] que vão do nº 25 ao 80 e são reutilizáveis;
- Confirmação do comprimento real de trabalho proveniente preferencialmente de um localizador apical foraminal eletrônico (FIG. 15.5) ou com o uso de raios X;
- Todos os canais radiculares apresentam zonas críticas V em pelo menos um dos terços, que exigem a utilização inicial de limas manuais e mecanizadas de aço inoxidável para evitar fraturas de instrumentos de NiTi;
- Canais curvos exigem frequentemente a utilização de instrumentos de NiTi.

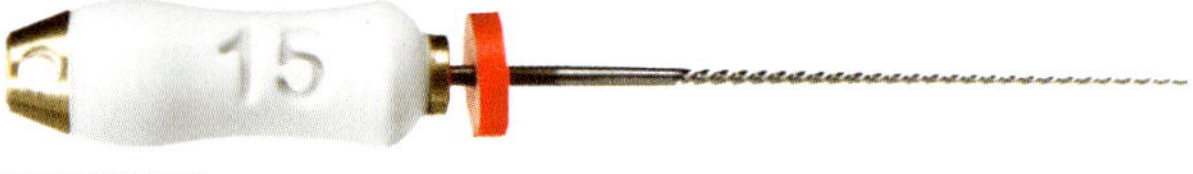

Figura 15.3
Lima manual tipo K nº 15, usinada, da Ultradent.
Fonte: Ultradent Products Inc.[10]

Figura 15.2
Sistema TiLOS de oscilação recíproca.
Fonte: Zmener e colaboradores.[9]

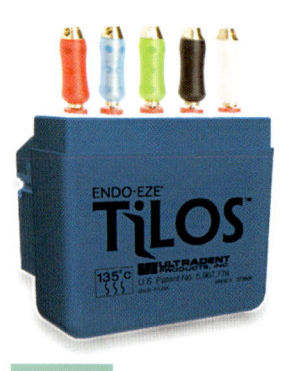

Figura 15.4
Limas manuais tipo K de NiTi que vão do nº 25 ao 80.
Fonte: Ultradent Products Inc.[10]

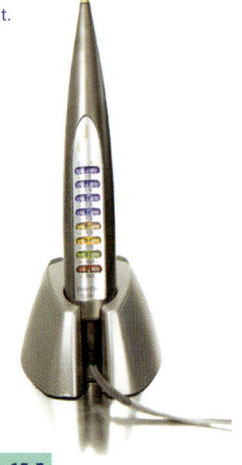

Figura 15.5
Localizador foraminal eletrônico Endo-Eze Quill da Ultradent.
Fonte: Ultradent Products Inc.[10]

SEQUÊNCIA DE PREPARO

1. Após abertura e localização dos canais, proceder com irrigação da câmara coronária com hipoclorito de sódio concentrado, cateterismo com lubrificante (FIG. 15.7) e limas manuais de aço inoxidável, de diâmetro compatível com a anatomia do canal radicular. Em casos de necrose pulpar, esse cateterismo deve ser feito aos terços e com irrigação abundante de hipoclorito de sódio;
2. Estabelecimento do IAI e do comprimento real de trabalho;
3. Instrumentação do canal radicular até o comprimento real de trabalho, com instrumentos manuais de aço inoxidável até o instrumento nº 15;
4. Irrigação com 5 mL de solução de hipoclorito de sódio;
5. Instrumentação oscilatória mecanizada com a lima 10/.02 (roxa) até o comprimento real de trabalho, forçando o movimento de limagem contra as paredes, de preferência contra as zonas V;
6. Irrigação com 5 mL de solução de hipoclorito de sódio;
7. Instrumentação mecanizada com a lima 13/.03 (branca) com a mesma cinemática empregada da lima roxa;
8. Irrigação com 5 mL de solução de hipoclorito de sódio;
9. Instrumentação mecanizada com lima 13/.04 (amarela) com a mesma cinemática da lima roxa;
10. Irrigação com 5 mL de solução de hipoclorito de sódio;
11. Instrumentação manual com lima nº 20 até o comprimento real de trabalho;
12. Irrigação com 5 mL de solução de hipoclorito de sódio;
13. Instrumentação mecanizada com lima de NiTi 25/.08, até ser percebida uma resistência em direção ao ápice, com movimentos de lateralidade;
14. Irrigação com 5 mL de solução de hipoclorito de sódio;
15. Instrumentação mecanizada com lima de NiTi 25/.04 até ser percebida uma resistência em direção ao ápice, com movimentos de lateralidade;
16. Irrigação com 5 mL de solução de hipoclorito de sódio;
17. Instrumentação mecanizada com lima de NiTi 25/.02 até o comprimento real de trabalho contra todas as paredes.

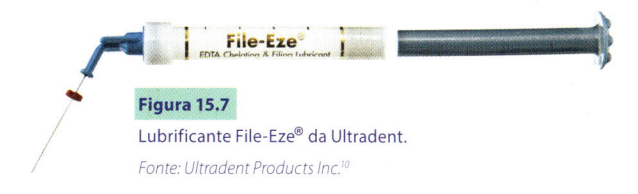

Figura 15.7
Lubrificante File-Eze® da Ultradent.
Fonte: Ultradent Products Inc.[10]

PREPARO APICAL

É feito com limas manuais de NiTi até a lima com diâmetro de cinco instrumentos subsequentes ao instrumento inicial. Essa sequência é utilizada em casos de grande complexidade anatômica. Obviamente, canais não tão curvos nem atresiados podem ser feitos com um número menor de instrumentos, eliminando-se as limas mecanizadas, roxa e amarela, assim como a mecanizada de NiTi 25/.02. Para esses exemplos, que representam a maioria dos casos, pode-se utilizar o *kit* reduzido RediPack (FIG. 15.8) na sequência visualizada na FIGURA 15.9.

Por fim, cabe salientar que a terapia endodôntica é um processo bastante complexo, no qual devem ser considerados diversos fatores inerentes às condições orgânicas locais e sistêmicas de cada paciente, ainda levando-se em conta as condições microbiológicas e de resposta orgânica próprias de cada caso, que devem ser individualmente ponderadas para que assim, mediante o correto diagnóstico, o clínico possa extrapolar os conhecimentos adquiridos por meio de estudos, experiência e literatura, no que diz respeito às características dimensionais e anatômicas particulares de cada elemento

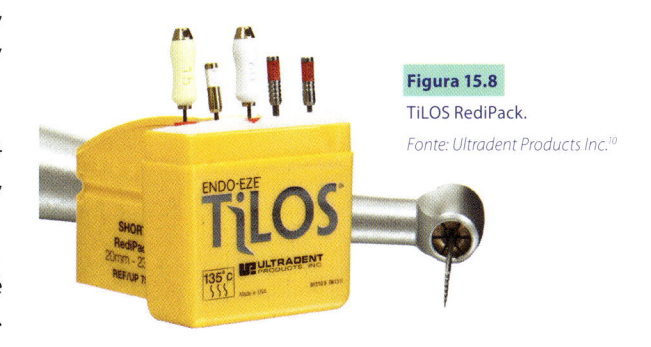

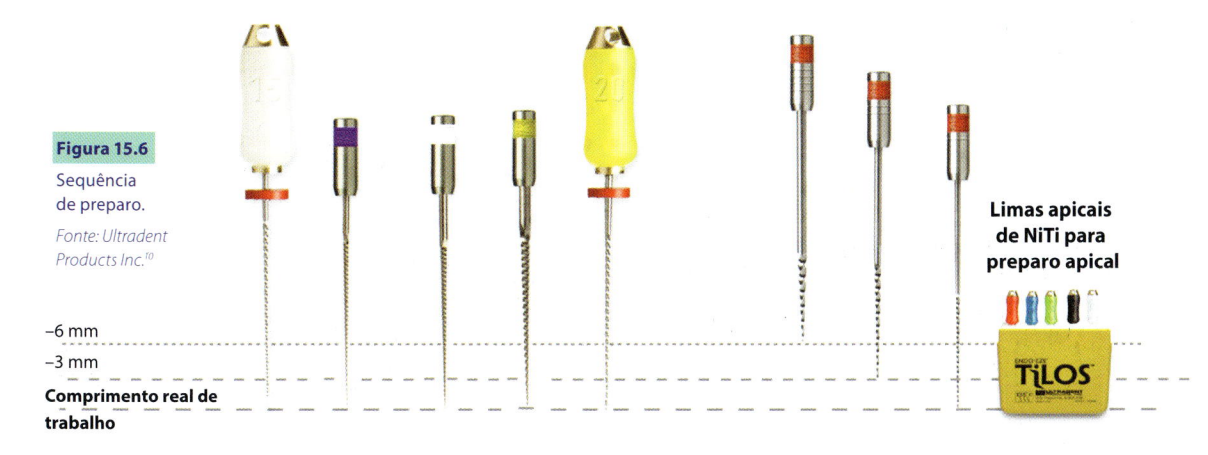

Figura 15.8
TiLOS RediPack.
Fonte: Ultradent Products Inc.[10]

Figura 15.6
Sequência de preparo.
Fonte: Ultradent Products Inc.[10]

−6 mm
−3 mm
Comprimento real de trabalho

Limas apicais de NiTi para preparo apical

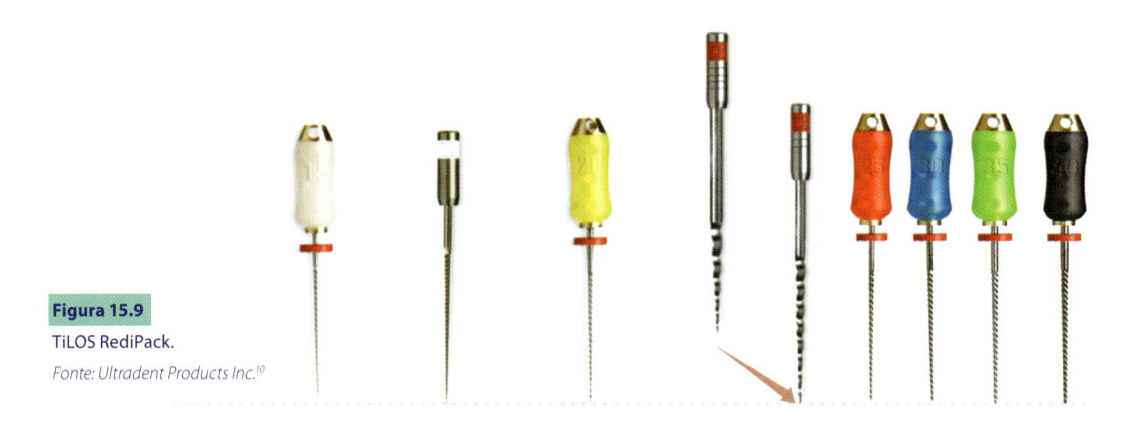

Figura 15.9
TiLOS RediPack.
Fonte: Ultradent Products Inc.[10]

dentário, porém ainda pouco vistas por um ângulo de maior especificidade, no qual íntimas particularidades do sistema de canais radiculares, singulares de um elemento para outro, como seu achatamento, bifurcações e ramificações, jamais serão totalmente vislumbradas pelo clínico, mesmo que este lance mão de todos os recursos hoje disponíveis em seu ambiente de trabalho. O hiato entre o conceito atual de anatomia do sistema de canais radiculares e o ainda considerado e utilizado pelo endodontista, de modo geral, o limita à escolha de um único sistema ante o que há de melhor em recursos tecnológicos para o preparo dos canais radiculares, empregando-o para todos os casos vistos como de maior complexidade anatômica, focando sua indicação unicamente para essa classificação como se ela não representasse uma enorme gama de variações, usando critérios clínicos de avaliação dessa complexidade que ainda estão fundamentados exclusivamente em parâmetros bidimensionais. Destarte, de que valerá a radiografia final de um caso, ilustrando uma perfeita obturação, com adequado limite apical e uma conformação cônica perfeita, se o clínico não tiver a certeza de que o preparo foi realmente efetivo na perfeita limpeza do canal radicular em suas mais íntimas estruturas? Todavia, o êxito do preparo biomecânico será obtido a partir do momento em que o endodontista considerar que essa etapa deve alcançar um maior espectro das nuances anatômicas individuais e implícitas em cada caso, caracterizado simplesmente como de maior complexidade anatômica, independentemente da possibilidade de conhecê-las em sua totalidade. Assim, o uso de correto senso clínico ao avaliar a possibilidade da aplicação de associações entre determinados recursos tecnológicos pode oferecer resultados bastante positivos desde que cada um seja realmente empregado em seu momento oportuno, facilitando todo o processo de preparo e limpeza, e diminuindo o índice de falhas que podem vir a comprometer o resultado final do tratamento endodôntico. Diante desse conceito, a hibridização proposta neste capítulo foca a otimização do processo de preparo biomecânico dos canais radiculares visando extrair o melhor proveito dos benefícios oferecidos pelos instrumentos manuais de aço inoxidável e dos instrumentos oscilatórios também de aço inoxidável, empregados em seu momento mais oportuno, no início do preparo, e envolvendo todo o comprimento real de trabalho, no qual seu contato íntimo e seletivo com paredes dentinárias pouco acessíveis atua mais efetivamente, desbridando o conteúdo orgânico presente nesses istmos, favorecendo as condições de acesso e coadjuvância da solução irrigadora e abrindo progressivamente espaço de segurança para que, de igual forma, os benefícios trazidos pelo preparo com limas de liga NiTi possam ser mais bem aproveitados, ainda oferecendo riscos significativamente menores durante a busca de maior conicidade do preparo. Logo, o melhor resultado é determinado por um sinergismo técnico, no qual os efeitos de uma modalidade de preparo realçam os aspectos positivos da outra, muitas vezes revertendo suas limitações e eliminando o risco de grande parte das incidências desfavoráveis que podem ocorrer durante o uso isolado de cada uma delas. O fruto desse cuidado é a garantia de sucesso nas demais fases do tratamento, confirmado por uma proservação clínica e radiográfica, com manutenção funcional saudável do elemento dentário, ao menos no tocante aos seus parâmetros endodônticos.

REFERÊNCIAS

1. Walia HM, Brantley WA, Gerstein H. An initial investigation of the bending and torsional properties of Nitinol root canal files. J Endod. 1988;14(7):346-5.
2. McSpadden J, Mounce R. Rotary instrumentation: asking the right questions, part 1. Dent Today. 2004;23(7):88,90-1.
3. Bird DC, Chambers D, Peters OA. Usage parameters of nickel-titanium rotary instruments: a survey of endodontists in the United States. J Endod. 2009;35(9):1193-7.
4. Schilder H. Cleaning and shaping the root canal. Dent Clin North Am. 1974;18(2):269-96.
5. Fischer D. Root canal preparation with Endo-Eze AET: changes in root canal shape assessed by micro-computed tomography. Int Endod J. 2006;39(4):332.
6. Plotino G, Grande NM, Melo MC, Bahia MG, Testarelli L, Gambarini G. Cyclic fatigue of NiTi rotary instruments in a simulated apical abrupt curvature. Int Endod J. 2010;43(3):226-30.
7. Plotino G, Grande NM, Cordaro M, Testarelli L, Gambarini G. A review of cyclic fatigue testing of nickel-titanium rotary instruments. Int Endod J. 2009;35(11):1469-76.
8. Bahia MG, Melo MC, Buono VT. Influence of cyclic torsional loading on the fatigue resistance of K3 instruments. Int Endod J. 2008;41(10):883-91.
9. Zmener O, Pameijer CH, Alvarez Serrano S, Hernandez SR. Cleaning efficacy using two engine-driven systems versus manual instrumentation in curved root canals: a scanning electron microscopic study. J Endod. 2011;37(9):1279-82.
10. Ultradent Products Inc [Internet]. Ultradent; c2016 [capturado em 23 maio 2016]. Disponível em: https://www.ultradent.com/en-us/Pages/default.aspx

CAPÍTULO 16

Instrumentação não convencional de canais radiculares: sistema Genius®

Renato de Toledo Leonardo
Carlos Alberto Spironelli Ramos
Renato Miotto Palo
Bernardo Cesar Costa

Fabricante: Ultradent – Estados Unidos

À etapa do tratamento endodôntico, responsável pela formatação e limpeza do sistema de canais radiculares, denomina-se **preparo biomecânico**. Constituída de instrumentos e instrumentação, soluções irrigadoras e irrigação/aspiração, tal etapa demanda conhecimento do diagnóstico, da anatomia do canal radicular, dos instrumentos endodônticos, da cinemática operatória, etc.[1]

Assim, o domínio da técnica aliado a informações de cunho biológico é requisito básico para a eficácia e a previsibilidade do preparo biomecânico. Desde o fim do século XIX, utilizam-se instrumentos (limas) de variadas ligas metálicas e cinemáticas para se formatar o canal radicular de forma adequada. No entanto, quando se dá forma ao canal radicular, ocorre também uma produção indesejável de resíduos que, somados à infecção preexistente, podem prejudicar ou mesmo comprometer a reparação periapical pós-tratamento.[2] Em clássico artigo publicado em 1974, Herbert Schilder denomina a etapa "preparo biomecânico" de *cleaning & shaping* (limpar e formatar).[3] Sem demérito a tal artigo, hoje poderíamos complementá-lo com o título *shaping to clean*, ou seja, formatar para limpar, lembrando que, ao se dar forma, também se criam mais debris, resíduos tóxicos que precisam ser removidos do canal radicular.

Os instrumentos usados nos primórdios da endodontia eram de aço carbono, confeccionados a partir de haste metálica torcida e base piramidal. Esses instrumentos, inicialmente fabricados pela casa Kerr, tornaram-se ao longo do tempo, conhecidos como limas tipo K e, desde então, são utilizados manualmente.[4] Com o passar dos anos, essa liga se aperfeiçoou, variando-se o tratamento térmico e a composição do aço. Esses instrumentos ainda são imprescindíveis no cateterismo e patência dos canais radiculares, assim como na sua formatação. Assim, além das limas tipo Kerr, as limas tipo Hedströen e as flexíveis tipo K formam o tripé da instrumentação manual não rotatória.[5] Desde 1885, principalmente nas áreas menos curvas dos canais radiculares, também são muito utilizados instrumentos rotatórios denominados Gates Glidden, também confeccionados em aço, mas com parte ativa de apenas 2 mm, em média, no início desta.[6] Além dos instrumentos Gates Glidden, durante muitos anos também se utilizaram instrumentos tipo K com menos espiras na parte ativa denominados alargadores, com cinemática rotatória. Tanto os instrumentos Gates Glidden como os alargadores de aço tinham limitações, uma vez que ao serem utilizados na porção curva dos canais, geralmente na porção apical, sofriam fratura, o que limitava seu uso. O problema, então, residia na falta de flexibilidade, uma vez que instrumentos, mesmo os de diâmetros maiores, podiam ser utilizados na porção reta do canal radicular, sem risco de fratura.

Os instrumentos, para rotacionarem em curvaturas sem risco de fratura, necessitam de flexibilidade. Por isso, aqueles de diâmetro diminuto suportam melhor o uso em curvaturas, porém ao se diminuir o diâmetro, esses instrumentos tornam-se mais frágeis. Esse dualismo só foi solucionado em parte, muitos anos mais tarde (década de 1990) com instrumentos confeccionados em ligas de níquel-titânio, mais flexíveis.[7] Desde então, mais de 65 sistemas rotatórios para instrumentar o canal radicular surgiram no mercado. Desde 1992, com o NT System, já causava preocupação a fratura dos instrumentos com pouco uso. Além disso, com a primazia da cinemática, pouca importância se dava à deficiente limpeza dos canais radiculares achatados, salientando-se que a maioria dos canais radiculares não é redonda. Logo, com o uso difundido, aprimorou-se a técnica de instrumentação. É dessa época a famosa **regra da casa da sogra** que, metaforicamente, orienta a não pressionar (o instrumento em direção ao ápice), a ficar pouco tempo no interior (do canal radicular) e, uma vez realizada a tarefa (instrumentar o canal até o comprimento real de trabalho [CRT]), a retirá-lo de dentro rapidamente.

Na realidade, o que se procurava fazer era não pressionar o instrumento com muita intensidade em direção ao ápice, evitando, dessa forma, que o início da ponta ativa se prendesse nas paredes e se quebrasse; assim como não rotacionar os instrumentos principalmente nas curvaturas por mais de pouquíssimos segundos, diminuindo sua fadiga, prevenindo também a fratura por fadiga cíclica e, finalmente, quando chegar ao CRT, rapidamente retirar o instrumento do canal radicular para evitar torção e fadiga simultaneamente. Com esses cuidados e com o tempo de utilização, os profissionais se aperfeiçoaram na técnica e diminuiu-se a frequência das fraturas instrumentais.[8] A esse aumento de conhecimento, somou-se o aprimoramento das ligas de NiTi na confecção de vários instrumentos, com diferentes desenhos e conicidades. Logicamente, o domínio dessas técnicas passou a demandar maiores curva e tempo de aprendizado. De modo sumário, entre todas essas considerações, a que talvez tenha maior relevância na prevenção de fraturas é o instrumento permanecer o menor tempo possível no interior dos canais radiculares, mormente nas respectivas porções curvas.[9] Desta feita, os fabricantes de sistemas rotatórios passaram a advogar o uso desses instrumentos em um só dente. Considerando-se o preço no fabrico desses artefatos, mais as despesas com patentes, o que os torna caros, pedir para utilizá-los em um só dente assemelha-se a um insulto em países menos favorecidos economicamente. O resultado nefasto dessas constatações é verificado no enorme número de casos de uso repetido e fratura de instrumento no interior do canal radicular, principalmente nos terços apicais, onde a remoção do mesmo é quase impossível.[10]

Mesmo nos Estados Unidos, país mais rico do mundo, os especialistas utilizam tais instrumentos geralmente para três dentes. Não é de se estranhar que a maior queixa dos profissionais seja quanto ao preço e à fratura do instrumento.[11] Mesmo assim, com forte apelo de vanguarda, os sistemas rotatórios seguem, há muito tempo, sendo utilizados. Para isso, algumas considerações e precauções podem otimizar o uso desses instrumentos de maneira previsível, segura e eficiente. Se forem utilizados os instrumentos rotatórios de NiTi em porções retas do canal radicular, o risco de fratura por fadiga cíclica simplesmente desaparece, e o mesmo instrumento pode ser reutilizado com segurança. Isso melhora ainda mais quando se considera que o instrumento a ser utilizado na porção reta tem bastante massa metálica, ou seja, com diâmetro de parte ativa maior do que 0,25 mm e conicidade acima de 0,025 mm/mm. Ainda, se utilizados esses instrumentos após a realização do *Glide Path* do canal radicular, dificilmente haverá episódios de fratura. Saliente-se que esses instrumentos de maior massa metálica na porção reta dos canais, geralmente os terços cervical e médio, em virtude da cinemática rotatória e desenho da porção ativa, cortam bastante dentina infectada, expulsam esses debris para a porção coronária. Lembrando que em dentes sem vitalidade pulpar, a porção mais infectada é a coronária. Assim, nos terços cervical e médio do canal radicular, ao se utilizar um instrumento rotatório de grande massa metálica, remove-se uma grande quantidade de material contaminado, além de se facilitar o acesso ao terço apical, sem interferências. Tudo isso com elevada segurança e pequeno risco de fratura. No caso de se utilizarem instrumentos de NiTi rotatórios, na porção curva dos canais radiculares, eles devem ser de pequeno diâmetro e conicidade, e por um espaço de tempo muito pequeno.[12]

No final da década de 1990 e início dos anos 2000, já havia no mercado motores elétricos que acionavam as limas, rotacionando nos sentidos horário e anti-horário e alguns deles já se apresentavam também com cinemática oscilatória não simétrica, ou seja, rotacionavam 150° em um sentido e 35° no sentido oposto. Não demorou para vários endodontistas experimentarem essa cinemática com as limas rotatórias de NiTi. Obviamente, a fadiga cíclica sofreu uma drástica redução. Apesar de haver uma diminuição na rapidez para se efetuar os 360°, a perda de tempo era compensada pela segurança em se evitar a fratura dos instrumentos, mormente nas porções curvas do canal radicular. Essas constatações logo chegaram à indústria, que prontamente lançou no mercado vários sistemas oscilatórios não simétricos, erroneamente denominados sistemas reciprocantes. Instrumentos de NiTi utilizados com essa cinemática são bastante seguros, principalmente nas porções curvas do canal radicular; eles diminuem o risco de fratura, mantendo a efetividade na formatação e, por conseguinte, podem ser reutilizados. Tais aspectos reduzem o custo do tratamento endodôntico, ampliam o alcance ao tratamento por parte da população e tornam os instrumentos mais acessíveis em países de menor potencial econômico. Ainda há controvérsia quanto à capacidade de esses instrumentos serem tão efetivos na remoção de debris em direção coronária. De qualquer forma, em caso de dúvida, para se evitar tal problema, aconselha-se irrigação abundante no uso de cinemática oscilatória (recíproca). Em resumo, os instrumentos "recíprocos" são efetivos e bastante seguros, principalmente nas porções curvas dos canais radiculares, podendo ser reutilizados, o que diminui o custo do tratamento endodôntico.

Conciliando todos esses tópicos, de maneira racional e otimizada, o prof. Carlos Spironelli Ramos e equipe desenvolveram, na Ultradent (South Jordan, Utah, Estados Unidos), o Sistema Genius de Instrumentação de Canais Radiculares. O sistema consiste em um motor elétrico EVOS (**FIG. 16.1**),

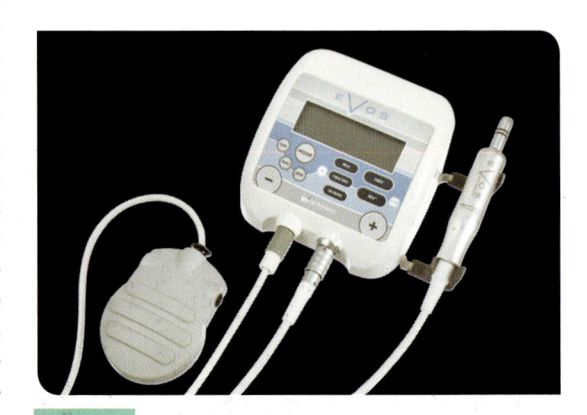

Figura 16.1
Motor elétrico Genius.

cuja configuração permite que os instrumentos sejam rotacionados em ambos sentidos, com controle de velocidade e torque. Podem também ser acionados em movimentos oscilatórios, com ajuste de ângulo. Assim, o operador pode usar qualquer sistema "recíproco", além de utilizar o mesmo motor, em cinemática rotatória. É o que nós, autores denominamos *be free*, ou seja, com esse motor utiliza-se a cinemática desejada, seja ela recíproca, seja rotatória, ao simples toque de um botão.

Os instrumentos utilizados no sistema são apresentados a seguir e ilustrados na **FIGURA 16.2**:

- NiTi 30/.08;
- NiTi 25/.04;
- NiTi 30/.04;
- NiTi 35/.04;
- NiTi 40/.04;
- NiTi 50/.04.

O desenho da secção transversal é de duplo S, forma que, nos estudos de avaliação da Ultradent, foi a que se mostrou mais eficaz e segura. Tal desenho também constitui um núcleo metálico de pequeno diâmetro, portanto confere maior flexibilidade. Esse desenho foi desenvolvido por Malanino para a Indústria Martina Sweden, daí o 2M, ou Mtwo® (**FIGS. 16.3** e **16.4**).

Esses instrumentos têm ponta inativa, evitando que o instrumento se prenda no canal radicular, com consequente fratura, também evitando desvios na anatomia original do dente (**FIG. 16.5**).

SEQUÊNCIA DE INSTRUMENTAÇÃO

1. Após correto diagnóstico e estipulado o plano de tratamento, providenciam-se a anestesia e o isolamento absoluto do dente; faz-se abertura coronária e localizam-se os canais radiculares; procede-se ao cateterismo e, concomitante, à irrigação dos canais radiculares com lima manual tipo K de aço inoxidável até o CRT, confirmado com localizador apical Find™;
2. Instrumentação rotatória com instrumento 30/.08 até o terço médio com 300 rpm (**FIG. 16.6**);
3. Irrigação abundante com hipoclorito de sódio usando Navi Tips DS®;
4. Confirmação da odontometria com Find;
5. Utilização dos instrumentos S1 e S2 do sistema TiLOS™ para a confecção do *Glide Path*, ou uso das limas manuais tipo K nº 15 e 20 (**FIG. 16.7**);
6. Irrigação abundante com hipoclorito de sódio usando Navi Tips DS;
7. Instrumentação "recíproca" até o CRT com limas 25/.04 do sistema Genius, oscilando 90º e 30º (**FIG. 16.8**);
8. Irrigação abundante com hipoclorito de sódio usando Navi Tips DS;
9. Utilização do instrumento recíproco 30, 35, 40 ou 50 do sistema Genius até o CRT (**FIG. 16.9**), dependendo da anatomia do canal radicular;
10. Irrigação abundante com hipoclorito de sódio usando Navi Tips DS;
11. O último instrumento recíproco deve ser utilizado novamente, porém, agora, em cinemática rotatória, por 2 segundos, até o CRT (**FIG. 16.10**).

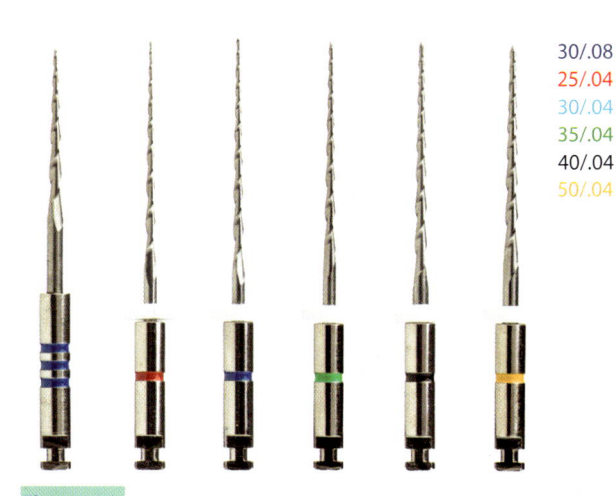

30/.08
25/.04
30/.04
35/.04
40/.04
50/.04

Figura 16.2
Instrumentos utilizados no sistema Genius.

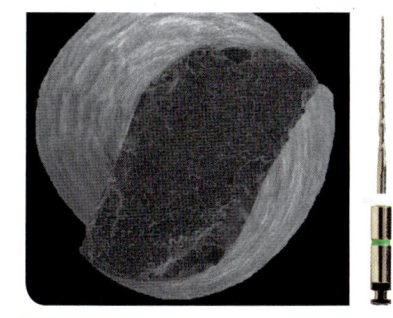

Figura 16.3
Secção transversal – sistema Genius: duplo "S".

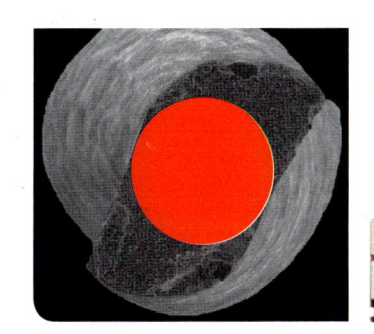

Figura 16.4
Secção transversal – sistema Genius: núcleo diminuto.

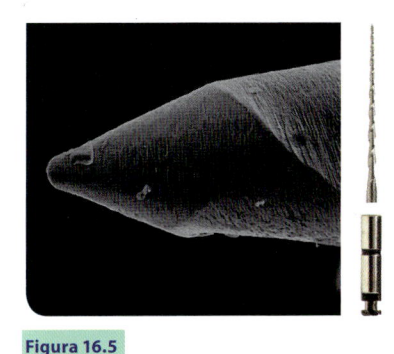

Figura 16.5
Os instrumentos Genius apresentam ponta inativa.

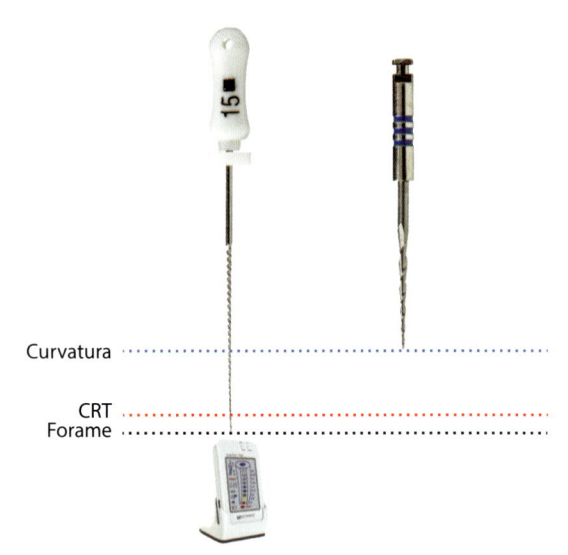

Figura 16.6
Instrumentação rotatória (lima 30/.08).

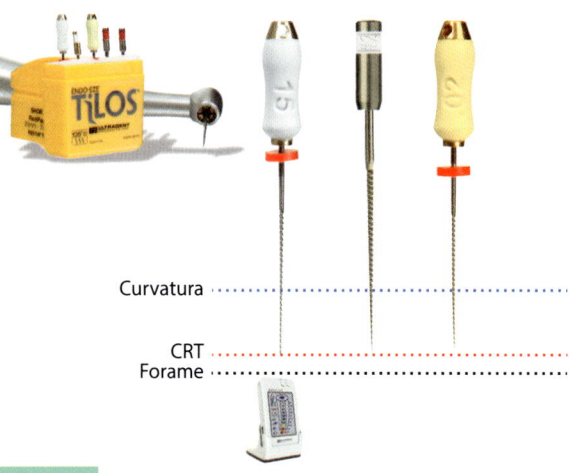

Figura 16.7
Sistema TiLOS para confecção do *Glide Path* (limas manuais K nº 15 e 20).

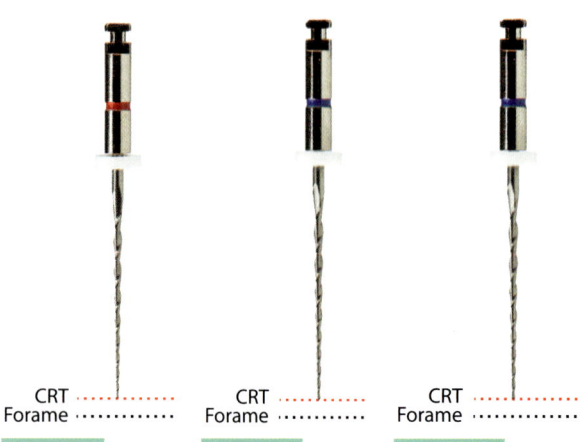

Figura 16.8
Instrumento "recíproco" (lima 25/.04).

Figura 16.9
Instrumento recíproco (lima 30/.04).

Figura 16.10
O último instrumento recíproco deve ser utilizado em cinemática rotatória (lima 30/.04).

CASO CLÍNICO

As **FIGURAS 16.11** a **16.25** apresentam um caso clínico de tratamento de dente sem vitalidade pulpar.

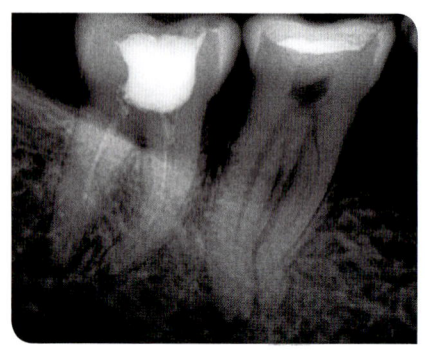

Figura 16.11
Primeiro molar inferior direito, sem vitalidade pulpar.

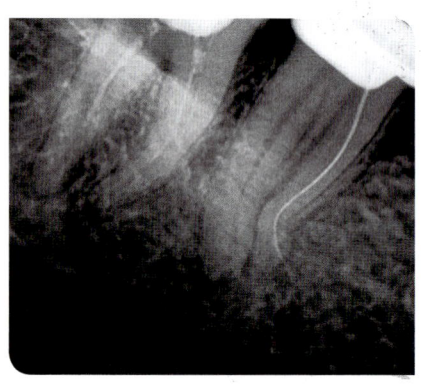

Figura 16.12
Cateterismo e negociação com lima tipo K de aço inoxidável.

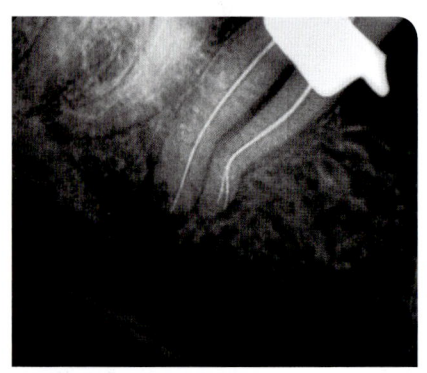

Figura 16.13
Determinação e confirmação do CRT com Find.

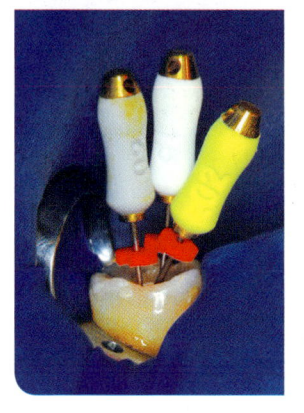

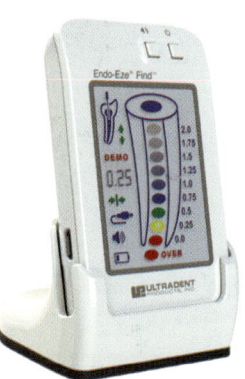

Tratamento de canais radiculares 217

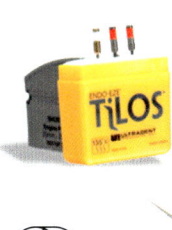

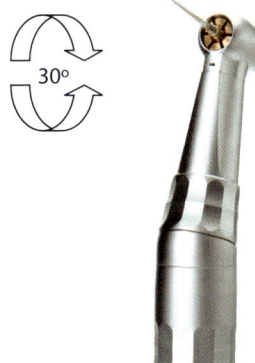

Figura 16.14
Glide Path utilizando sistema TiLOS até o CRT.

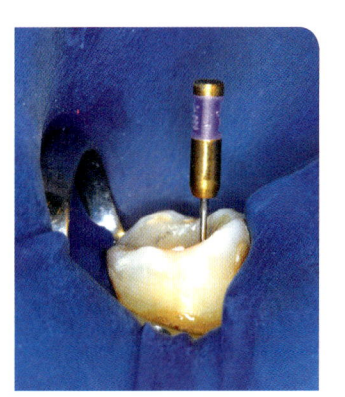

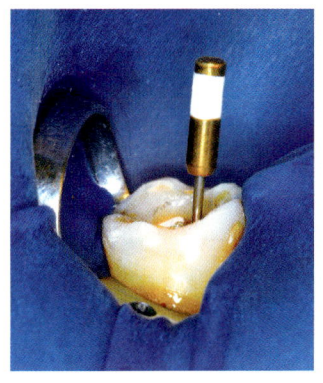

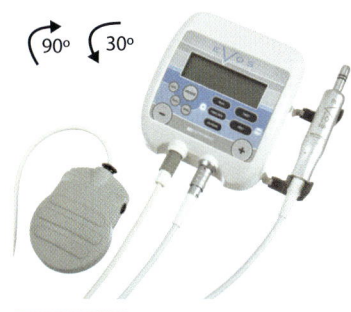

Figura 16.17
Instrumentação recíproca com Genius 30/.04 até o CRT.

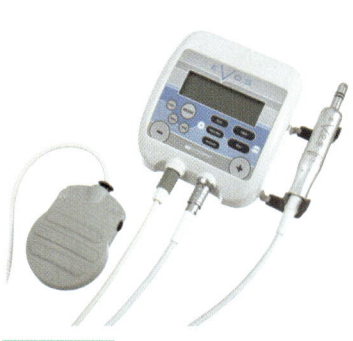

Figura 16.15
Instrumentação rotatória com Genius 30/.08 até o terço médio.

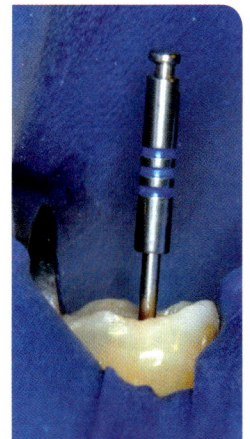

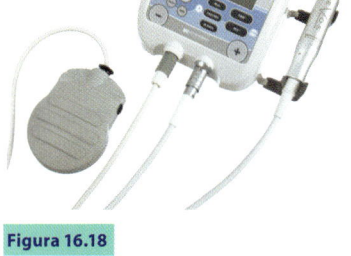

Figura 16.18
Instrumentação rotatória com Genius 30/.04 até o CRT.

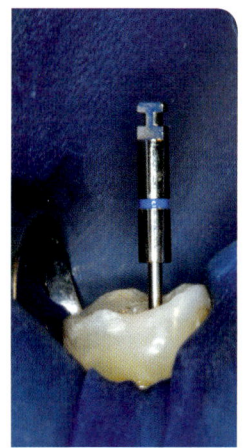

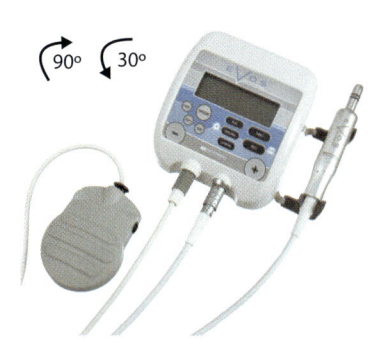

Figura 16.16
Instrumentação recíproca com Genius 25/.04 até o CRT.

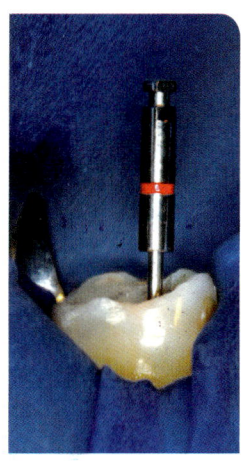

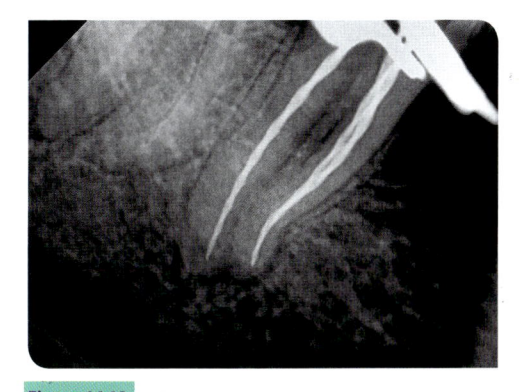

Figura 16.19
Radiografia com as limas Genius inseridas nos canais radiculares.

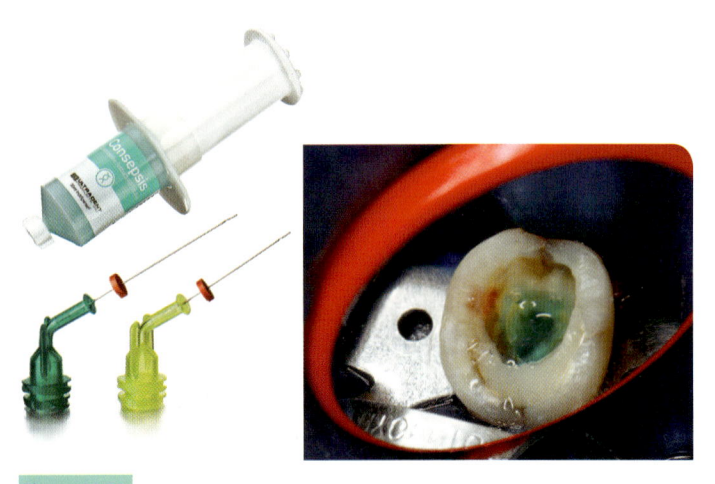

Figura 16.20
Após uso de ácido etilenodiaminotetracético (EDTA) por 3 minutos; irrigação com Consepsis® (5 mL) por 2 minutos.

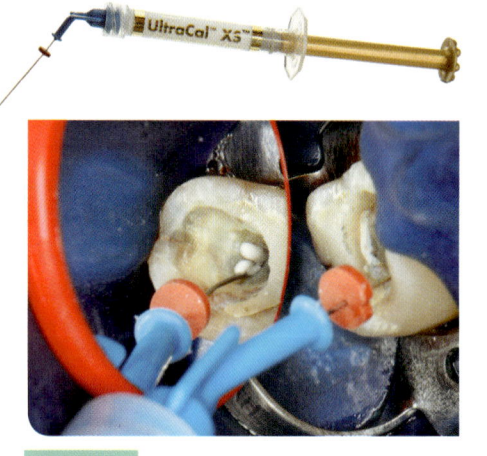

Figura 16.21
Inserção de UltraCal™ por 2 semanas.

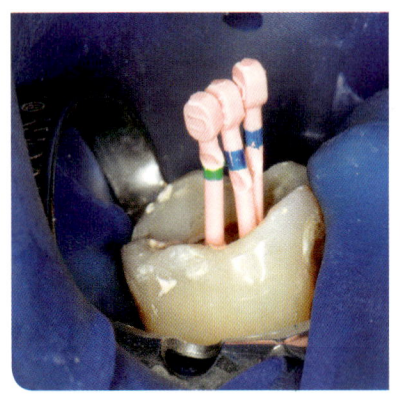

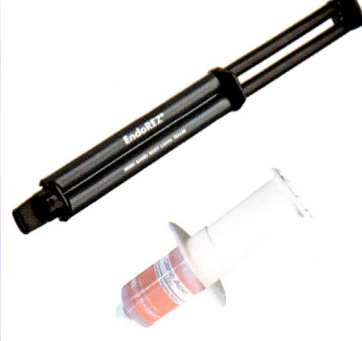

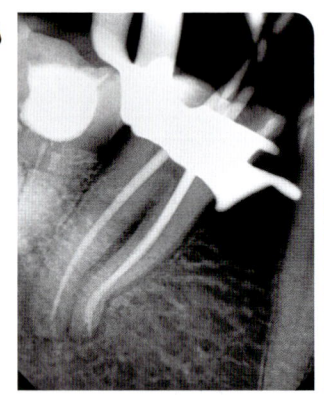

Figura 16.22
Remoção do UltraCal na segunda sessão, com ácido cítrico; irrigação com Consepsis e prova do cone.

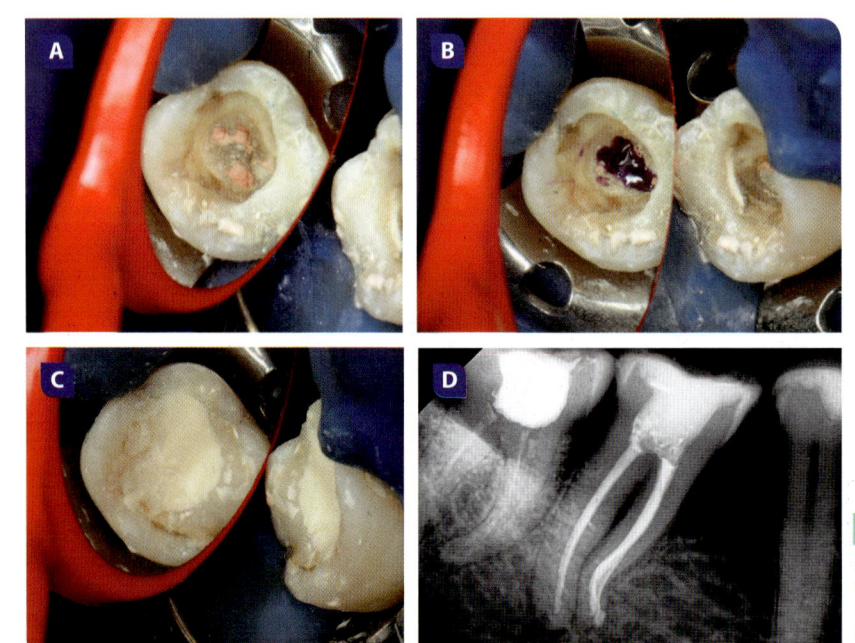

Figura 16.23
A. Dente obturado com cones de guta-percha e cimento EndoREZ®. **B.** Após o corte do material, inserção de compósito PermaFlo® Purple.
C. Selamento coronário provisório.
D. Radiografia final.

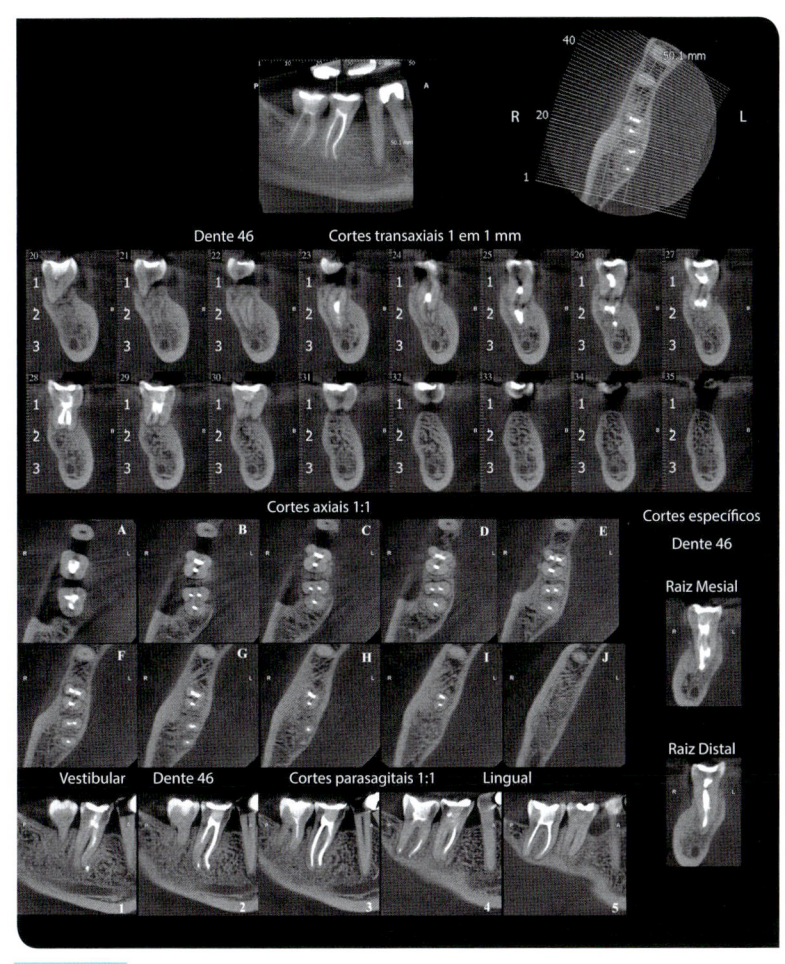

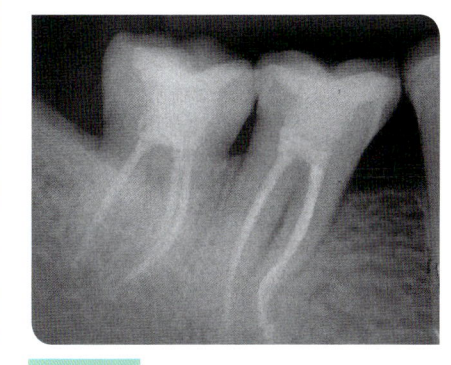

Figura 16.24
Tomografia final.

Figura 16.25
Radiografia final.

REFERÊNCIAS

1. Tanomaru-Filho M, Miano LM, Chávez-Andrade GM, Esteves Torres FF, Leonardo Rde T, Guerreiro-Tanomaru JM. Cleaning of root canal system by different irrigation methods. J Contemp Dent Pract. 2015;16(11):859-63.
2. Leonardo Rde T, Puente CG, Jaime A, Jent C. Mechanized instrumentation of root canals oscillating systems. J Contemp Dent Pract. 2013;14(1):149-52.
3. Schilder H. Cleaning and shaping the root canal. Dent Clin North Am. 1974;18(2):269-96.
4. Camps JJ, Pertot WJ. Relationship between file size and stiffness of stainless steel instruments. Endod Dent Traumatol. 1994;10(6):260-3.
5. Saunders WP, Saunders EM. Comparison of three instruments in the preparation of the curved root canal using the modified double-flared technique. J Endod. 1994;20(9):440-4.
6. Taintor JF. Use of the Gates Glidden bur in endodontics. J Nebr Dent Assoc. 1978;54(3):10-2.
7. Walia HM, Brantley WA, Gerstein H. An initial investigation of the bending and torsional properties of Nitinol root canal files. J Endod. 1988;14(7):346-51.
8. McSpadden J, Mounce R. Rotary instrumentation: asking the right questions, part 1. Dent Today. 2004;23(7):88, 90-1.
9. Leonardo MR, Leonardo RT. Trattamento dei canali radicolari. Padova: Piccin; 2015.
10. Paqué F, Zehnder M, De-Deus G. Microtomography-based comparison of reciprocating single-file F2 ProTaper technique versus rotary full sequence. J Endod. 2011;37(10):1394-7.
11. Bird DC, Chambers D, Peters OA. Usage parameters of nickel-titanium rotary instruments: a survey of endodontists in the United States. J Endod. 2009;35(9):1193-7.
12. Leonardo MR, Leonardo RT. Sistemas rotatórios em endodontia: instrumentos de níquel-titânio. São Paulo: Artes Médicas; 2002. v. 4.

CAPÍTULO 17

Sistemas rotatórios e oscilatórios que utilizam instrumentos endodônticos fabricados com liga de níquel-titânio (NiTi)

Considerações gerais, sistemas utilizados e novas gerações

Mario Roberto Leonardo
Thales Sobral

A liga de níquel-titânio foi desenvolvida pela marinha norte-americana pelos metalurgistas Bueheler e Wang[1] em 1963. Denominada NiTiNol em razão das iniciais dos elementos da liga: níquel (Ni), titânio (Ti) e nome do laboratório (Nol) onde foi produzida, Naval Ordenance Laboratory, em White Oak, Maryland, Estados Unidos.

Os Drs. Bueheler e Wang[1] a desenvolveram em 1950 e demonstraram que a liga de níquel-titânio é **única**, uma vez que é considerada **a mais útil** de todas as ligas de memória de forma (SMas) porque tem tal plasticidade a ponto de retornar à sua forma anterior ou a propriedades prévias, quando submetida a procedimentos térmicos adequados (tratamento). É única também em virtude de sua resistência à corrosão, de sua biocompatibilidade e da fabricação a custo razoável.

Essa liga (NiTiNol), quando foi submetida inicialmente a tratamentos térmicos apropriados, deu origem a uma nova liga com duas propriedades especiais: **superelasticidade** (pseudoelasticidade, na ciência dos materiais) e **memória de forma**.

Embora desenvolvida na década de 1950, somente 21 anos depois é que essa liga foi pela primeira vez utilizada na odontologia, mais precisamente na ortodontia, por Andreasen e Hilleman[2] para a confecção de fios ortodônticos em razão do seu baixo módulo de elasticidade e com memória de forma.

Em 1988, Walia e colaboradores[3] publicaram um trabalho em que avaliaram comparativamente os seguintes instrumentos endodônticos: limas tipo K nº 15 fabricadas com a liga de níquel-titânio com as limas tipo K nº 15 de aço inoxidável. Os dados obtidos com essas limas em testes de torção nos dois sentidos, como também em testes analisando a flexibilidade desses instrumentos e de acordo com as normas da especificação nº 28 da ANSI/ADA (1992/1994), mostraram que os instrumentos fabricados com a liga de níquel-titânio eram duas a três vezes superiores.

McSpadden,[4] visualizando a possibilidade de utilizar instrumentos endodônticos fabricados com essa liga de níquel-titânio com superelasticidade e memória de forma, mas principalmente, com a possibilidade de utilizá-los girando 360º no interior do canal radicular, criou o primeiro sistema automatizado (hoje rotatório), publicando-o na *Revista Francesa de Endodontia*, em 1993.[4]

Já em 1998, portanto, apenas 5 anos depois da criação do primeiro sistema rotatório, Leonardo e Leal[5] consideraram o advento desse sistema na endodontia **a maior evolução tecnológica no conceito de preparo de canais radiculares de molares**.

Com base nos conhecimentos do autor deste capítulo, além da idealização do uso da liga de níquel-titânio (NiTiNol) na fabricação dos instrumentos endodônticos rotatórios, talvez a maior contribuição de McSpadden[4] tenha sido a de fabricar esses instrumentos com **variações de conicidade**: 0,02; 0,03; 0,04; 0,05 e 0,06 mm/mm (**FIGS. 17.1** e **17.2**). Essa idealização é demonstrada nas grandes novidades quanto aos sistemas rotatórios e/ou oscilatórios disponíveis atualmente pelas indústrias correlatas que estão fabricando instrumentos com **novas gerações** da liga de níquel-titânio e, principalmente, apresentando diferentes conicidades:

- Crescente;
- Decrescente;
- Progressiva;
- Dupla;
- Tripla;
- Múltipla;
- Variável;
- Invertida.

A partir da criação do primeiro sistema rotatório, utilizando a liga de níquel-titânio com superelasticidade e memória de

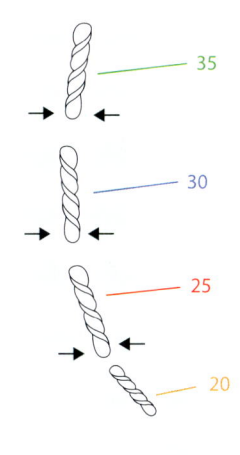

Figura 17.1

Limas estandardizadas. Instrumentos manuais estandardizados com conicidade única (padrão) de 0,02 mm/mm, de acordo com as normas ISO/FDI 3630-1 de 1992/1994. Quando utilizados em canais radiculares atresiados de molares, geram um atrito dessas limas sobre as paredes dentinárias, tornando a instrumentação de molar extremamente demorada e ineficiente. A lima tipo K nº 20, por exemplo, atribui inicialmente ao canal uma conicidade de 0,02 mm/mm, a lima a ser utilizada a seguir de nº 25, também com a mesma conicidade padrão de 0,02 mm/mm, penetrará forçada no canal radicular, gerando grande atrito sobre as paredes dentinárias, dificultando em muito a instrumentação.

Fonte: Imagem gentilmente cedida pelo Dr. John T. McSpadden.

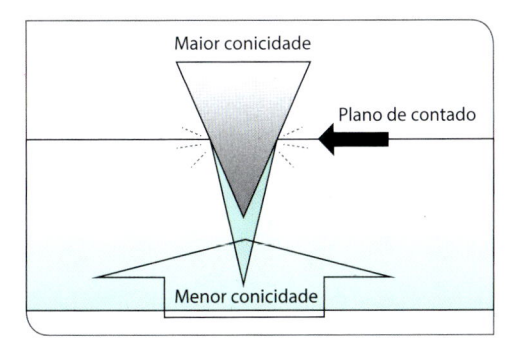

Figura 17.2

O conceito de maximizar a eficiência do **alargamento** por minimizar a superfície do instrumento em contato com as paredes do canal radicular, mediante variações de conicidade do instrumento, faz com que todas as forças se concentrem em uma área (ponto/plano/circunferência de contato) determinando, quando acionada a lima no interior do canal radicular, um preparo (alargamento) no sentido coroa/ápice.

Fonte: Imagem gentilmente cedida pelo Dr. John T. McSpadden.

forma, as maiores indústrias do mundo relacionadas com a evolução tecnológica endodôntica passaram a oferecer uma gama de **sistemas rotatórios considerados pelo autor deste capítulo como de 1ª geração** (QUADRO 17.1) que provocaram grande impacto entre os endodontistas, pois esses sistemas vieram facilitar e atribuir maior rapidez à instrumentação de canais radiculares atresiados, retos e/ou curvos de molares, os quais, até então, ofereciam grandes dificuldades técnico-anatômicas para a plena instrumentação.

A **FIGURA 17.3** apresenta uma linha do tempo sobre os avanços tecnológicos da instrumentação endodôntica.

SISTEMAS ROTATÓRIOS

Por que rotatório?

Nesses sistemas, hoje com as mais variadas gerações, os instrumentos são fabricados com a liga de NiTi e levados ao canal radicular girando (360º) em torno de seu próprio eixo, isto é, dando uma volta completa por giro. A velocidade de rotação é representada por rpm variável para cada sistema oferecido no mercado correlato.

COMO MINIMIZAR O RISCO DE FRATURA DA LIMA DE NiTi (ROTATÓRIA) NO INTERIOR DO CANAL RADICULAR

Apesar das grandes vantagens (QUADRO 17.2) oferecidas pelos sistemas rotatórios da 1ª geração que acionam limas fabricadas com a liga de NiTi com superelasticidade e com memória de forma (limas usinadas), oferecendo superior qualidade quanto principalmente à flexibilidade e à resistência,

Quadro 17.1

Sistemas rotatórios da 1ª geração

INSTRUMENTOS FABRICADOS COM LIGA DE NiTi COM SUPERELASTICIDADE E COM MEMÓRIA DE FORMA (LIMAS USINADAS)

- Sistema Quantec (Tycon/Analytic Endod./Kerr – Estados Unidos);
- Sistema Lightspeed (Wildey & Senia – Estados Unidos);
- Sistema Pow-R (Moyco Union Brouch – Estados Unidos);
- Sistema ProFILE® 04/.06 (Dentsply/Maillefer – Suíça);
- Sistema ProFILE Series 29 (Dentsply –Tulsa, Estados Unidos);
- Sistema K3 Endo (SDS Kerr-SybronEndo – Estados Unidos);
- Sistema Mtwo® (VDW Dental – Áustria);
- Sistema EEndoWave (J. Morita – Japão);
- Sistema EndoSequence (Brasseler – Estados Unidos);
- Sistema GT Rotatório "Great Tapers" (Dentsply/Maillefer – Suíça);
- Hero 642 (Micro Mega® – França);
- Hero Shaper (Micro Mega – França);
- Easy Endo System (Bassi – Minas Gerais, Brasil);
- ProTaper® Original (Dentsply/Maillefer – Suíça);
- ProTaper Universal (Dentsply/Maillefer – Suíça);
- FKG Race (FKG Dentaire – Suíça);
- NiTi Tee (Sendoline – Estados Unidos);
- NaviFlex® NT (Brasseler – Estados Unidos);
- Liberator (Miltex – Estados Unidos);
- One Shape (Micro Mega – França).

1838	Maynard (mola de relógio – primeiro instrumento endodôntico)
1885	Rollins (brocas Gattes Glidden)
1929	Grove (junção cemento/dentina/canal [limite CDC])
1930 a 1950	Indústrias especializadas na fabricação de instrumentos: Antaeos (1869), Kerr (1880), Maillefer (1890), Betelrock, Neos, etc.
1958	John Ingle (padronização dos instrumentos endodônticos – 1/6-7/12)
1959	Zerlotti Filho (aumento padronizado dos instrumentos endodônticos)
1964	American Association of Endodontics (Comités/estandardização)
1965	Leonardo M.R. (batente apical)
1969	Clen (preparo escalonado - *step back preparation*)
1974	Herbert Schilder *(cleaning and shaping)*
1974	Howard Martin (Sistema Endossonic)
1980	Marshall & Pappin (técnica de Oregon)
1980	Abou-Rass e colaboradores (limagem [desgaste] anticurvatura)
1985	Roane e colaboradores (força balanceada)
1988	Walia e colaboradores (lima tipo K de NiTi)
1989	Yamaoka e colaboradores (localizadores eletrônicos foraminais [3ª geração])
1992	Gary Carr/Carlos Murgel (microscópio operatório/EUA)
1992	ISO FDI (estandardização dos instrumentos endodônticos [06/08/10])
1993	Mcspadden J.T. (sistemas rotatórios)
1993	Leonardo M.R. & Leonardo R.T. (desbridamento foraminal)
2002	Goldberg & Massone (pré-curvatura com lima tipo K nº 10)
2008	Yared (sistemas oscilatórios)
2009	DiVito, E. e colaboradores (PIPS Corrente foto/acústica e foto/dinâmica - *laser*)
2010	Jonh West *(glide path)*
2014	Lima ProGlider
2015	X-Smart Iq (motor endodôntico sem fio conectado a iPad)
2015	XP-Endo – FKG Swiss Endo (lima de acabamento)
2016	Endodontia contemporânea – técnico/biológica

(62 anos)

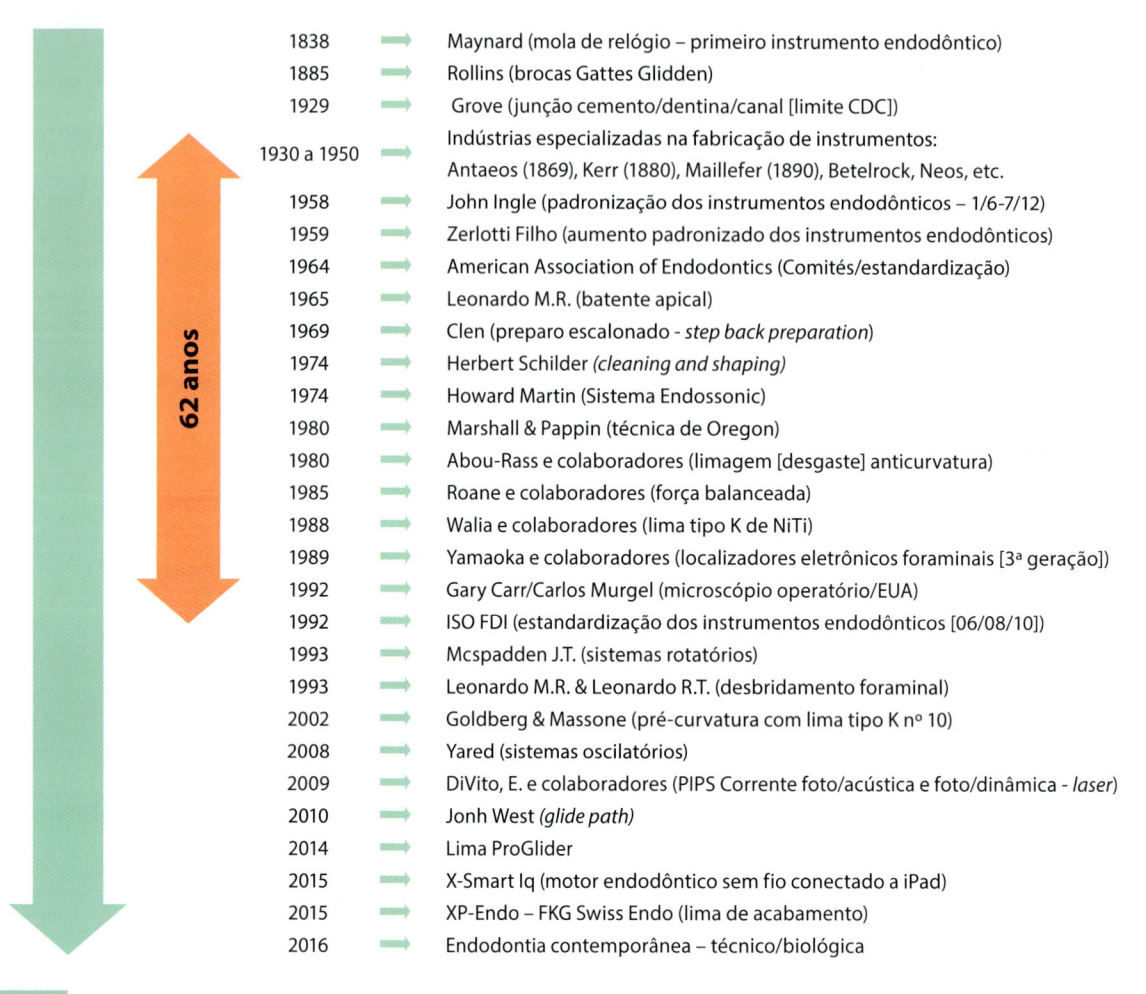

Figura 17.3
Avanços tecnológicos da instrumentação endodôntica: acontecimentos que marcaram e contribuíram para essa evolução.

Quadro 17.2

Vantagens dos sistemas rotatórios da 1ª geração

INSTRUMENTOS ENDODÔNTICOS CONFECCIONADOS COM LIGA DE NiTi COM SUPERELASTICIDADE E COM MEMÓRIA DE FORMA (LIMAS USINADAS)

- Flexibilidade ótima* até a lima nº 40/.45;
- Eficiência de corte (alargamento do canal);
- Tempo de trabalho reduzido, proporcionando:
  - Redução do estresse profissional;
  - Melhor qualidade de vida para o profissional;
  - Maior conforto para o paciente;
  - Menor incidência de dor pós-operatória.

* Flexibilidade ótima é a capacidade do instrumento (da ponta do instrumento) de acompanhar a curvatura de um canal radicular atresiado e curvo, isto é, o instrumento é passível de condução, pela dureza da dentina desse canal, até a saída foraminal. Instrumento sem flexibilidade ótima tem a tendência de formar degrau ou, mesmo, de trepanar (perfurar) o canal radicular no nível apical.

---

esses sistemas apresentam também uma grande desvantagem (**QUADROS 17.3** e **17.4**) e a mais temida de todas – a **fratura** da lima intracanal quando usada mais de uma vez –, que é de difícil remoção.

Para minimizar o risco de fratura da lima de NiTi (rotatória) no interior do canal radicular, é importante:

A. Conhecer a lima rotatória que será utilizada;

B. Lembrar sempre da "regra da sogra" de McSpadden,[4] constituída por três itens:
   1. **Não pressionar** a lima rotacionando-a no sentido apical;
   2. Rotacionar a lima no interior do canal radicular (**apenas por alguns segundos**);
   3. **Fazer o que tem de ser feito e ir embora** ("saia do inferno", retire o instrumento do interior do canal radicular imediatamente após sua função);

C. Usar sistemas (novas gerações) que empregam instrumentos com ligas obtidas com novos processos térmicos de fabricação que melhoraram as propriedades da liga para uso endodôntico, reduzindo fraturas;

> **Quadro 17.3**
> **Desvantagens dos sistemas rotatórios da 1ª geração**
>
> **INSTRUMENTOS CONFECCIONADOS COM LIGA DE NiTi COM SUPERELASTICIDADE/CONVENCIONAL E COM MEMÓRIA DE FORMA (LIMAS USINADAS)**
> - **Geram custos para o profissional:** de acordo com os fabricantes, essas limas devem ser usadas somente uma vez;
> - **Possibilidade de fratura do instrumento:** existem 47 razões clínicas que levam esses instrumentos fabricados com liga de NiTi da 1ª geração à fratura quando usadas mais do que uma vez. O autor deste capítulo conseguiu reunir essas razões por meio da observação de casos de fratura em cursos de graduação, aperfeiçoamento e pós-graduação nos níveis de especialização, mestrado e doutorado, e também com base em relatos de casos de fratura observados na literatura endodôntica correlata. Essa lista de razões de fratura é distribuída para seus alunos com o objetivo de evitar esse grave acidente operatório: a fratura da lima intracanal;
> - **Limpeza deficiente em canais radiculares achatados:** a ação dos instrumentos rotatórios incide mais no centro do canal, sendo de pouco alcance nos ângulos de achamento, o que exige uma instrumentação híbrida (ver **FIG. 17.4**).

> **Quadro 17.4**
> **Atenção ao uso de instrumentos de níquel-titânio**
> O maior e mais importante problema clínico (acidente operatório) passível de ocorrer com o uso de instrumentos de níquel-titânio (rotatórios) acionados à motor é sua fratura no interior do canal radicular.

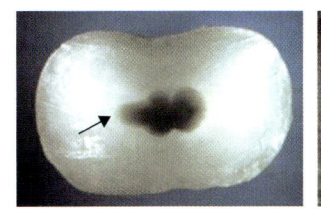

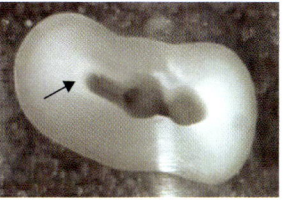

Figura 17.4
Instrumentação rotatória. As setas mostram ângulos de achatamento do canal radicular, exigindo, além do uso das limas do sistema rotatório, uma instrumentação híbrida complementar, com instrumentos manuais ou com sistemas oscilatórios.

D. Reduzir o número de instrumentos da sequência;
E. Reduzir o número de vezes de utilização das limas;
F. Realizar o desgaste anticurvatura (*flaring*) antes de fazer a odontometria;
G. Realizar o *Glide Path* antes de usar as limas rotatórias;
H. Em alguns sistemas rotatórios, como o Mtwo, as limas tendem ao **parafusamento**. Para evitar a fratura, nesses casos, a lima deve ser acionada no interior do canal radicular, sempre com movimentos de vaivém;
I. Utilizar técnicas que aplicam o princípio coroa/ápice sem pressão, ampliando-se os dois terços coronários antes do terço apical;
J. Registrar (confirmar) a patência, após o uso de cada lima rotatória e/ou oscilatória, prevenindo, assim, acidentes operatórios como degraus, desvio de canal, etc.;
K. Dar preferência a sistemas mecânicos alternativos (oscilatórios) que fraturam menos que os rotatórios;
L. Combinar o uso de sistema rotatório com o emprego de limas manuais, ou mesmo com o sistema oscilatório, aproveitando as vantagens de cada um dos sistemas e compensando as desvantagens.

Sonntag e colaboradores, em 2003,[6] em estudo comparativo entre índices de fratura de limas manuais de aço inoxidável e limas de NiTi rotatórias, utilizadas por estudantes, demonstraram taxa significantemente mais elevada de fratura intracanal com as limas rotatórias de NiTi.

De Deus e colaboradores em 2010,[7] avaliaram a resistência à fratura por fadiga cíclica do instrumento de acabamento F2 do sistema ProTaper Universal (Dentsply/Maillefer – Ballaigues, Suíça), utilizado, porém, com movimento não recíproco (reciprocante), comparando-o com o uso desse mesmo instrumento, dessa vez com movimento rotatório. Realizaram esse estudo *in vitro* em canais artificiais em aço inoxidável que permitiam que os instrumentos se movimentassem livremente em seu interior. Os autores concluíram que a cinemática de movimento está entre as razões que determinam a resistência dos instrumentos de níquel-titânio rotatórios à fadiga cíclica que leva à fratura. Ainda, de acordo com esses autores, o movimento não recíproco promoveu uma vida útil do instrumento (F2 ProTaper Universal) mais prolongada quando comparada àquela obtida com o movimento contínuo (rotatório).

Arias e colaboradores,[8] em 2012, compararam a resistência à fadiga cíclica dos instrumentos de NiTi *(Primary)* do sistema oscilatório não recíproco Wave One™ (Dentsply/Maillefer – Ballaigues, Suíça) com o Reciproc® R-25 (VDW GmbH – Munique, Alemanha) em dois níveis, a 5 e a 13 mm da ponta do instrumento. Os testes *in vitro* foram realizados em canais em aço inoxidável com um raio de 3 mm e ângulo de curvatura de 60°. Os autores concluíram que os instrumentos do sistema Reciproc foram mais resistentes à fratura por fadiga cíclica do que os instrumentos Wave One em ambos os níveis. Os dois sistemas ofereceram maior resistência à fadiga cíclica a 5 mm do que a 13 mm da ponta dos instrumentos.

Em 2012, Gambarini e colaboradores,[9] mediante estudo *in vitro*, avaliaram a resistência à fratura por fadiga cíclica de limas K3™XF (SybronEndo Kavo/Kerr – Orange, CA, Estados Unidos) utilizadas, porém, com movimento oscilatório não recíproco (reciprocante). Os autores concluíram que a cinemática de movimento reciprocante, em vários ângulos, teve uma influência significativa na diminuição do tempo de fratura por fadiga cíclica da lima quando comparada à cinemática de uso de instrumentos com a rotação contínua (rotatórios).

Pedullà e colaboradores,[10] em 2013, estudaram *in vitro* a resistência à fratura por fadiga cíclica dos instrumentos dos sistemas oscilatórios não recíprocos Reciproc R-25 e dos instrumentos *Primary* do sistema Wave One, dos sistemas rotatórios Mtwo e Twisted® File. Os autores concluíram que os instrumentos com cinemática de movimentos não recíprocos (reciprocantes) ofereceram maior resistência à fratura por fadiga cíclica quando comparados aos instrumentos dos sistemas rotatórios.

Também em 2013, Lopes e colaboradores,[11] avaliaram *in vitro* a influência da flexibilidade e movimentos reciprocantes, na fratura por fadiga cíclica de instrumentos endodônticos de NiTi, submetidos a testes estáticos e dinâmicos. Foram utilizados instrumentos do sistema Reciproc, utilizando movimento alternado, comparando-o com o sistema rotatório Mtwo, com movimento contínuo. Os autores concluíram que os instrumentos com maior flexibilidade utilizados no movimento reciprocante têm maior resistência à fratura cíclica do que os instrumentos utilizados com movimentos contínuos (rotatório/Mtwo).

Estudando *in vitro* a resistência à fratura por fadiga cíclica de limas do sistema rotatório Race (FKG Dentária – La Chaux-de-Fonds, Suíça) comparada ao Mtwo (VDW – Munique, Alemanha) (lima nº 25/.06 de 25 mm), Vadhana e colaboradores[12] concluíram que essas limas, quando usadas com movimento oscilatório, ofereceram significativamente maior resistência à fadiga cíclica quando comparadas ao serem usadas com movimento de rotação contínua (rotatória).

Ainda em 2014, Dagna e colaboradores[13] estudaram também *in vitro* a resistência à fratura por fadiga cíclica, instrumentos de NiTi usados com movimentos não recíprocos do sistema Reciproc (R-25) e Wave One *(Primary)* e instrumentos do sistema rotatório ProTaper Universal (F2). Foram utilizados canais artificiais curvos com diferentes ângulos e raios de curvatura. Esses autores concluíram que os dois sistemas não recíprocos (reciprocantes) com movimento alternado ofereceram propriedades mecânicas superiores às dos sistemas rotatórios.

Sousa e colaboradores,[14] em 2015, realizaram um estudo *in vitro* com o objetivo de fazer uma avaliação comparativa de fadiga cíclica de limas de três sistemas rotatórios diferentes: ProTaper Next™ (lima 25/.06), ProTaper Universal (lima F1), ambos da Dentsply/Maillefer (Ballaigues, Suíça), e Sistem HyFlex® CM™ (lima 25/.06) da Coltene® Whaledent (Allstatten, Suíça). Utilizaram também canal artificial em aço carbono com 45º de arco e 5 mm de raio. Os instrumentos foram acionados no canal artificial até que se fraturassem. O tempo foi cronometrado e, consequentemente, registrado o número de ciclos. Os autores concluíram que as fraturas ocorreram aproximadamente a 4 mm da ponta dos instrumentos. Concluíram também que a lima do sistema HyFlex foi a que mais tempo resistiu à fadiga cíclica, seguida pela lima do ProTaper Next e, por último, pela lima ProTaper Universal.

Com o objetivo de melhorar as propriedades da liga de NiTi, aumentando a flexibilidade e reduzindo o risco de fratura e com base na história termomecânica da liga de níquel-titânio, surgiram os instrumentos de NiTi com superelasticidade e com memória de forma, mas que podiam ser torcidos. Até então, eles eram obtidos, industrialmente, por usinagem. **Essa nova liga, denominada fase R (Rhombohedral), representa para o autor deste capítulo, a 2ª geração de sistemas rotatórios com liga de níquel-titânio.**

Vários sistemas rotatórios foram lançados comercialmente com essa nova liga (QUADROS 17.5 a 17.7).

De acordo com as informações e pesquisas anteriormente citadas (história termomecânica), surgiram a partir de 2007 os instrumentos de NiTi fabricados com um

---

Quadro 17.5

Sistemas rotatórios da 2ª geração

INSTRUMENTOS FABRICADOS COM LIGA DE NiTi FASE R (RHOMBOHEDRAL)

- 2007 – ProFILE® Vortex™ – Liga R – Usinadas (Dentsply Tulsa/ Dental – Estados Unidos);
- 2008 – Sistema Twisted File – Liga R – Torcidos (SybronEndo – Kavo/Kerr – México);
- 2009 – EasyShaper – Fase R (Easy Equipamentos Odontógicos – Belo Horizonte, MG, Brasil);
- 2011 – K3XF (SybronEndo – Kavo/Kerr) Fase R/usinados;
- 2013 – One Endo – Fase R – Idealizada por John T. McSpadden.

Quadro 17.6

Vantagens dos sistemas rotatórios da 2ª geração

INSTRUMENTOS FABRICADOS COM LIGA DE NiTi FASE R (RHOMBOHEDRAL)

- Alta resistência à fadiga cíclica e torcional;
- Menor índice de fratura;
- Maior eficiência de corte;
- Menor tempo de trabalho, proporcionando:
  - Redução do estresse profissional;
  - Melhor qualidade de vida do profissional;
  - Menor incidência de dor pós-operatória;
  - Maior conforto para o paciente.

Quadro 17.7

Desvantagens dos sistemas rotatórios da 2ª geração

INSTRUMENTOS FABRICADOS COM LIGA DE NiTi FASE R (RHOMBOHEDRAL)
(Podem ser torcidos)

- **Geram custos:** de acordo com os fabricantes, essas limas devem ser usadas somente uma vez;
- **Possibilidade de fratura do instrumento**, porém com menor incidência quando comparada com os instrumentos da 1ª geração.

tratamento térmico patenteado M-Wire® (segredo de fabricação), pela Dentsply/Tulsa Dental (Estados Unidos), constituindo para o autor deste capítulo a 3ª geração de sistemas rotatórios com essa liga de níquel-titânio utilizada na fabricação dos instrumentos de novos sistemas rotatórios endodônticos (QUADROS 17.8 a 17.10).

Quadro 17.8
Sistemas rotatórios da 3ª geração

INSTRUMENTOS DE NiTi COM TRATAMENTO M-WIRE

- 2007 – ProFILE® GT (Great Tapers) Series X (NiTi M-Wire) (Dentsply/Maillefer – Suíça);
- 2009 – ProFILE Vortex (NiTi M-Wire) (Dentsply Tulsa/Dental – Estados Unidos);
- 2013 – ProTaper Next (NiTi M-Wire) (Dentsply Tulsa/Dental – Estados Unidos);
- 2010 – Vortex™ Blue (NiTi M-Wire) (Dentsply – Estados Unidos).

Quadro 17.9
Vantagens dos sistemas rotatórios da 3ª geração

INSTRUMENTOS DE NiTi COM TRATAMENTO TÉRMICO M-WIRE

- Alta resistência à fadiga cíclica e torcional;
- Menor índice de fratura, quando usado mais que uma vez;
- Maior eficiência de corte;
- Maior flexibilidade em relação aos da 1ª geração (convencional): **15% mais flexíveis**;
- Menor tempo de trabalho, proporcionando:
  - Redução do estresse profissional;
  - Melhor qualidade de vida do profissional;
  - Maior conforto para o paciente;
  - Menor incidência de dor pós-operatória.

Quadro 17.10
Desvantagens dos sistemas rotatórios da 3ª geração

INSTRUMENTOS FABRICADOS COM LIGA DE NiTi COM TRATAMENTO TÉRMICO M-WIRE

- **Geram custos:** de acordo com os fabricantes, devem ser usados somente uma vez;
- **Possibilidade de fratura do instrumento quando usado mais de uma vez**, porém com menor incidência do que a da geração anterior.

Essa mesma liga passou a ser utilizada também, por intermédio da fabricação de instrumentos de níquel-titânio M-Wire, nas técnicas endodônticas de sistemas oscilatórios não recíprocos (assimétricos), erroneamente chamados reciprocantes.

SISTEMAS OSCILATÓRIOS

Oscilar significa mover ou fazer mover, alternadamente, de um lado para o outro lado. **Oscilação** significa ato ou efeito de oscilar.[15,16] **Oscilatório** é adjetivo de oscilar.[17] No sistema oscilatório endodôntico o instrumento oscila no sentido horário e anti-horário. Esse movimento pode ser **simétrico** ou **recíproco** quando a oscilação ocorrer em um mesmo número de graus, tanto no sentido horário quanto no anti-horário. Quando o número de graus for diferente para o sentido horário em relação ao anti-horário, esse movimento oscilatório passa a ser **assimétrico** ou **não recíproco**. Esse último movimento tem sido chamado erroneamente, na endodontia, de **reciprocante**.

O termo **recíproco** significa "alternar movimento periódico em sentidos opostos" e **simétrico** significa "proporção correta das partes de um corpo quanto ao tamanho e forma".[17]

SISTEMA OSCILATÓRIO RECÍPROCO OU SIMÉTRICO (FIG. 17.5)

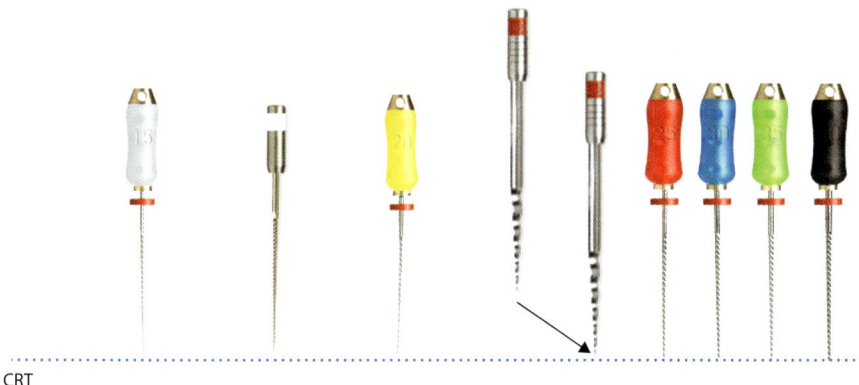

Procedimento	Glide Path	Crown-down (coroa/ápice) até o CRT	Alargamento do batente apical
CRT			

Figura 17.5
Sistema oscilatório recíproco – TiLOS™ (pacote rápido) (Ultradent – Estados Unidos).

SISTEMAS OSCILATÓRIOS NÃO RECÍPROCOS OU ASSIMÉTRICOS (RECIPROCANTES)
(QUADRO 17.11)

> **Quadro 17.11**
> **Sistemas oscilatórios não recíprocos/ assimétricos (reciprocantes)**
> INSTRUMENTOS FABRICADOS COM LIGA DE NITI COM TRATAMENTO M-WIRE
> - 2011 – Wave One (Dentsply/Maillefer – Suíça);
> - 2011 – Reciproc (Dentsply/VDW – Alemanha).

SISTEMA OSCILATÓRIO NÃO RECÍPROCO OU ASSIMÉTRICO (RECIPROCANTE)
Wave One (Dentsply/Mailleffer – Suíça)
(FIGS. 17.6 e 17.7)

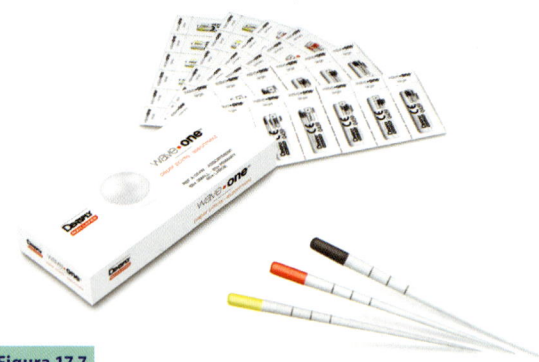

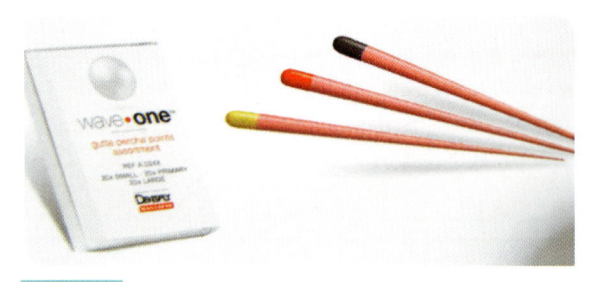

Figura 17.7
Pontas de papel absorvente esterilizadas que correspondem às cores dos instrumentos Wave One.
Imagens gentilmente cedidas por Dentsply/Maillefer – Ballaigues, Suíça.

Figura 17.8
Cones de guta-percha esterilizados com cores que correspondem às cores dos instrumentos Wave One.
Imagens gentilmente cedidas por Dentsply/Maillefer – Ballaigues, Suíça.

SISTEMA OSCILATÓRIO NÃO RECÍPROCO (RECIPROCANTE)
Reciproc (Dentsply/VDW – Alemanha)
(FIGS. 17.9 e 17.10)

O **QUADRO 17.12** apresenta as diferenças entre as limas dos sistemas Reciproc e Wave One.

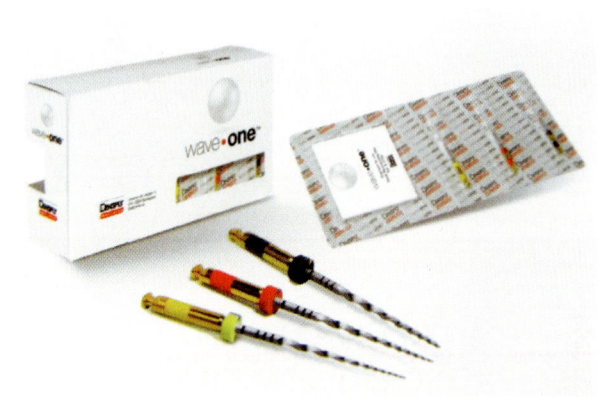

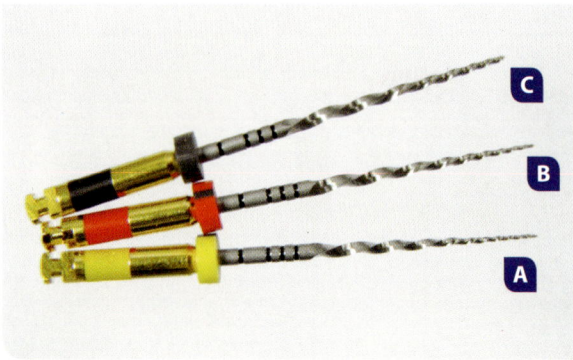

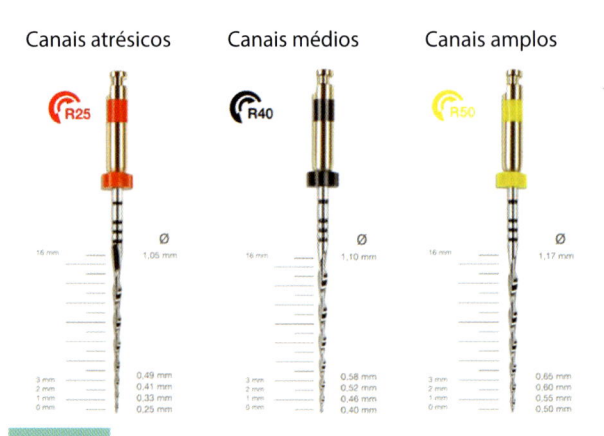

Figura 17.6
Limas do sistema oscilatório não recíproco Wave One. **A.** *Small.* **B.** *Primary.* **C.** *Large.*
Imagens gentilmente cedidas por Dentsply/Maillefer – Ballaigues, Suíça.

Figura 17.9
Limas do sistema oscilatório não recíproco Reciproc (Dentsply/VDW – Alemanha).

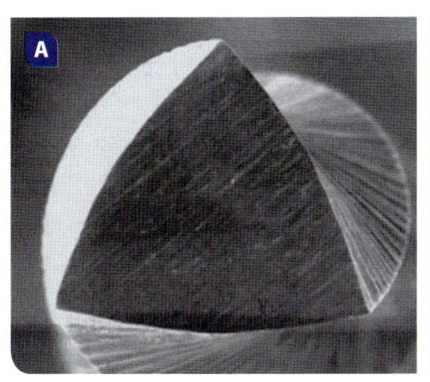

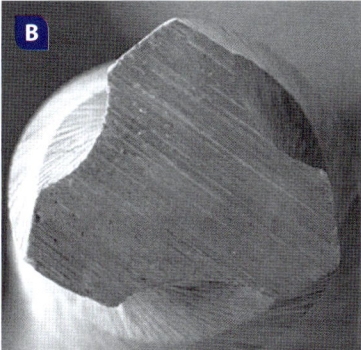

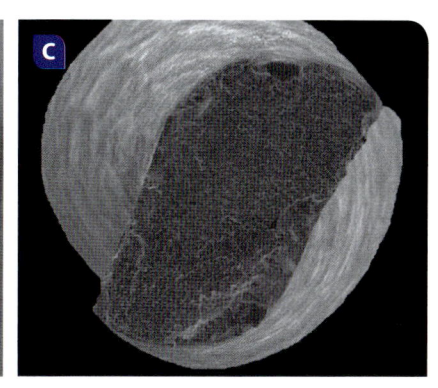

Figura 17.10
Sistema oscilatório não recíproco Wave One. **A.** Secção transversal triangular convexa D_1-D_8. **B.** Secção transversa triangular convexa modificada D_9-D_{16}. **C.** Secção transversal: duplo S atribuindo à lima maior atividade de corte.

Quadro 17.12
Diferenças entre as limas dos sistemas Reciproc e Wave One

RECIPROC	WAVE ONE
• 170° no sentido anti-horário (corte) e 50° no sentido horário (alívio);	• 150° no sentido anti-horário (corte) e 30° no sentido horário (alívio);
• Duas lâminas de corte;	• Três lâminas de corte;
• **R25 (25/.08);**	• *Small* (21/.06);
• R40 (40/.06);	• ***Primary* (25/.08);**
• R50 (50/.05);	• *Large* (40/.08);
• Maior eficiência de corte;	• Secção tranversal:
• Secção transversal: duplo S;	– D_1-D_8 – triangular convexa;
• Instrumentos com maior massa metálica;	– D_9-D_{16} – triangular convexa modificada.

A liga de níquel-titânio com o tratamento **M-Wire** foi utilizada também na fabricação de um instrumento rotatório (único) para a realização do *Glide Path*, denominado **ProGlider®** (Dentsply – Tulsa, Estados Unidos) (**FIGS. 17.11** e **17.12** e **QUADROS 17.13** a **17.16**), constituindo-se em um dos maiores avanços tecnológicos para o preparo prévio do canal radicular atresiado curvo e/ou reto de molares para a posterior instrumentação mediante sistemas rotatórios e/ou oscilatórios. Esse preparo, *Glide Path*, era realizado por meio das limas tipo K (K-File), até que a de n° 15 ficasse completamente folgada. Na sequência, surgiram as limas PathFile®, que podem ser consideradas limas K-File modificadas e fabricadas com liga de níquel-titânio M-Wire. As PathFile se constituem por três limas e realizam o *Glide Path* mesmo em canais radiculares anatomicamente difíceis. Além da necessidade de usar três instrumentos, elas também não realizavam satisfatoriamente o desgaste anticurvatura (*flaring*).

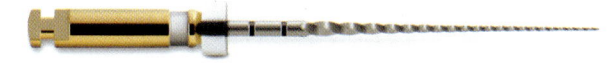

Quadro 17.13
Definição de *Glide Path*

**EM INGLÊS, *GLIDE PATH*;
EM PORTUGUÊS, CAMINHO PAVIMENTADO**

De acordo com West,[18] em trabalho publicado em 2010, *Glide Path* **é um preparo prévio dos canais radiculares, particularmente os atresiados, retos e/ou curvos de molares, para,** depois, receberem o preparo biomecânico mediante instrumentação manual, como com as limas Flexofile® (Dentsply/Maillefer) e/ou por meio das limas dos sistemas rotatórios (ProTaper Universal –Dentsply/Maillefer – Suíça; BioRace™ – FKG – França), K3XF (Sybron Endo Kavo/Kerr – México), etc. ou recíprocos/reciprocantes (Wave One original ou Wave One Gold Dentsply/Maillefer – Suíça; Reciproc-Dentsply/VDW – Alemanha; TF® Adaptive – SybronEndo Kavo/Kerr – México).

Após o *Glide Path*, os canais radiculares atresiados curvos e/ou retos de molares estarão plenamente acessíveis, com as paredes dentinárias livres de interferências, lisas, ininterruptas e sem ondulações.

Figura 17.11
Lima única ProGlider indicada para a realização do *Glide Path* (caminho pavimentado).

Para superar essas dificuldades técnicas, surgiu a lima única **ProGlider**, atingindo três objetivos: pré-alargamento; desgaste anticurvatura e realização do *Glide Path*. Passados 54 anos do desenvolvimento da liga NiTiNol, hoje também denominada "Controled Memory NiTi – CM", a Coltene (Estados Unidos) a utilizou na fabricação de instrumentos rotatórios e distribuiu no mercado correlato, em 2012, o sistema **HyFlex**, **sistema rotatório da 4ª geração de acordo com a classificação do autor deste capítulo**. Em 2014, a

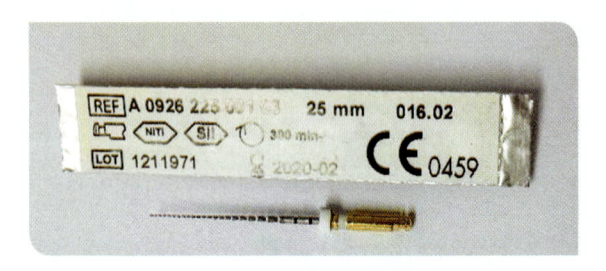

D_0	0,16 mm (diâmetro da ponta)	
D_1	0,18 mm	
D_2	0,20 mm	0,02 mm/mm
D_3	0,22 mm	
D_4	0,245 mm	0,025 mm/mm
D_5	0,270 mm	
D_6	0,300 mm	0,03 mm/mm
D_7	0,330 mm	0,03 mm/mm
D_8	0,365 mm	0,035 mm/mm
D_9	0,405 mm	0,04 mm/mm
D_{10}	0,450 mm	0,045 mm/mm
D_{11}	0,500 mm	0,05 mm/mm
D_{12}	0,555 mm	0,055 mm/mm
D_{13}	0,615 mm	0,06 mm/mm
D_{14}	0,680 mm	0,065 mm/mm
D_{15}	0,750 mm	0,07 mm/mm
D_{16}	0,825 mm	0,075 mm/mm
D_{17}	0,905 mm	0,08 mm/mm
D_{18}	0,990 mm	0,085 mm/mm (diâmetro da base da parte ativa)

Parte ativa: 18 mm de comprimento

Múltiplas conicidades: (crescentes)

Liga de NiTi:
- Tratamento M-Wire
- Pode ser usada várias vezes

Velocidade: 300 rpm

Torque: 2 N/cm

Figura 17.12
Características da lima ProGlider.

Quadro 17.14

Lima ProGlider

GLIDE PATH COM A UTILIZAÇÃO DA LIMA ROTATÓRIA ÚNICA ProGlider

CARACTERÍSTICAS TÉCNICAS

- Velocidade: 300 rpm;
- Conicidade: 16/.02;
- Torque: 2 N/cm.

CARACTERÍSTICAS CLÍNICAS

- Esta lima apresenta, nos 3 mm finais da sua parte ativa, uma conicidade pequena, de 2 mm/mm;
- Considerando que o seu diâmetro D_0 é de 0,16 mm e o diâmetro D_0 da lima tipo K (K-File) nº 10 é de 0,10 mm, usada para explorar o canal radicular até o CTP para posterior utilização da lima ProGlider, para não ocorrer a fratura dessa lima no nível apical, deve-se utilizar essa lima tipo K (K-File) nº 10 até que ela fique completamente folgada para posterior utilização da lima ProGlider;
- A lima ProGlider pode ser reutilizada cinco ou seis vezes.

Quadro 17.15

Protocolo para realização do *Glide Path*

UTILIZAÇÃO DA LIMA ROTATÓRIA ProGlider (LIMA ÚNICA) PARA A REALIZAÇÃO DO GLIDE PATH EM CANAIS RADICULARES ATRESIADOS RETOS E OU CURVOS DE MOLARES

Após a exploração dos canais radiculares com uma lima tipo K (K-file) nº 10 ou C+ nº 10 (pré-curvadas), que devem ficar completamente folgadas até o comprimento de trabalho provisório (CTP), utilizar a lima SX do sistema ProTaper Universal ou outra de sua preferência, como as brocas Gates Glidden, com o objetivo de realizar o desgaste anticurvatura, para somente depois realizar a odontometria. Obtido o comprimento real de trabalho (CRT), utiliza-se a lima tipo K (K-file) nº 10 ou C+, do CTP até o CRT que devem ficar completamente folgadas nesse nível e, a seguir, utilizar a lima ProGlider ativada e com movimentos de bicada, até que ela alcance o CRT. Com a lima única ProGlider, realiza-se o *Glide Path* até o CRT. Dessa forma, os canais radiculares estarão em condições de receber o preparo biomecânico, quer empregando-se a instrumentação manual, como com as limas tipo K-Flexofile, quer utilizando-se as limas dos sistemas rotatórios e/ou oscilatórios não recíprocos (reciprocantes), como com o sistema oscilatório Wave One ou Wave One Gold.

Observação: todas as limas Flexofile ou as dos sistemas rotatório e/ou oscilatório deverão ser levadas até o CRT.

> **Quadro 17.16**
>
> ### Protocolo para realização do *Glide Path*
>
> **EMPREGO DA LIMA ROTATÓRIA ProGlider (LIMA ÚNICA) PARA A REALIZAÇÃO DO *GLIDE PATH* EM MOLARES, FAZENDO-SE O DESGASTE ANTICURVATURA AO MESMO TEMPO COM ESSA MESMA LIMA ProGlider**
>
> Após a exploração dos canais radiculares com uma lima tipo K (K-File) nº 10 ou C+ nº 10 (pré-curvadas), que deverão ficar completamente folgadas até o CTP, o "desgaste anticurvatura" pode ser realizado diretamente com a própria lima rotatória única ProGlider/Dentsply/Tulsa Dental – Estados Unidos. Ativada esta lima, o desgaste anticurvatura é realizado com movimentos de bicada, inicialmente por meio do instrumento nos terços cervical e médio do canal radicular, com movimentos de pincelamento sobre a área de segurança até que ele alcance o CTP. Realizado o desgaste anticurvatura com a mesma lima ProGlider, faz-se a odontometria e, consequentemente, obtém-se o CRT. Ainda com a lima ProGlider, realiza-se o *Glide Path* do CTP até o CRT, utilizando-se antes a lima tipo K ou C+ nº 10 até o CRT. Dessa forma, os canais radiculares estarão em condições de receber o preparo biomecânico até o CRT, quer empregando-se a instrumentação manual, como com as limas tipo K-Flexofile, quer utilizando-se as limas dos sistemas rotatórios e/ou oscilatórios não recíprocos (reciprocantes), como com os sistemas oscilatórios Reciproc, Wave One ou Wave One Gold.
>
> **Observação:** todas as limas e as limas dos sistemas rotatórios e/ou oscilatórios deverão ser levadas até o CRT.

> **Quadro 17.17**
>
> ### Vantagens e desvantagem dos sistemas rotatórios da 4ª geração HyFlex
>
> **LIGAS DE NiTi CM-495 (USINADAS)**
> **VANTAGENS**
>
> - Indicação para canais radiculares com complexidade anatômica severa;
> - Alta resistência à fadiga cíclica;
> - Menor índice de fratura (300% mais resistentes);
> - Maior eficiência de corte;
> - Maior flexibilidade: 80% mais flexíveis do que os instrumentos convencionais;
> - Menor tempo de trabalho:
>   - Redução do estresse profissional;
>   - Melhor qualidade de vida para o profissional;
>   - Menor incidência de dor pós-operatória;
>   - Maior conforto para o paciente.
>
> **DESVANTAGEM**
>
> - Contraindicadas para canais radiculares amplos e retos ou relativamente amplos.

> **Quadro 17.18**
>
> ### Sistemas rotatórios da 4ª geração – NiTi CM-495 e NiTi CM-500
>
> **INSTRUMENTOS FABRICADOS COM LIGA DE NiTi CM-495 (USINADAS)**
>
> - 2012 – Sistema HyFlex®/Coltene (Estados Unidos);
> - 2014 – Sistema Easy ProDesign (Brasil).
>
> **INSTRUMENTOS FABRICADOS COM LIGA DE NiTi-CM-495 EDM**
>
> - 2015 – Sistema HyFlex® EDM.
>
> **INSTRUMENTOS FABRICADOS COM LIGA DE NiTi-CM-500**
>
> - 2015 – XP – Endo (FKG Dentaire – Suíça) (lima de acabamento).

Easy Equipamentos Odontológicos (Belo Horizonte, MG, Brasil), utilizando essa mesma liga, introduziu no mercado o sistema **Easy ProDesign Logic**.

Essas limas são extremamente flexíveis e por isso indicadas para canais radiculares excessivamente curvos, desempenhando ação de "serpentear" através de luz do canal radicular (QUADRO 17.17).

Recentemente, a Coltene (Estados Unidos) lançou no mercado endodôntico o sistema HyFlex EDM NiTi Files (***E**letrical **D**ischarge **M**achining*).

Essas limas, fabricadas com liga de NiTi CM-495, obtidas por eletroerosão (HyFlex EDM), são 700% mais resistentes do que as limas fabricadas com a liga de NiTi dos sistemas rotatórios da 1ª geração (QUADRO 17.18).

INSTRUMENTOS ENDODÔNTICOS CONFECCIONADOS COM LIGA DE NiTi COM TRATAMENTO GOLD

Estes instrumentos (QUADRO 17.19) têm as seguintes vantagens:

- Flexibilidade 80% maior do que a das limas dos sistemas rotatórios convencionais;
- Resistência 50% maior à fadiga cíclica do que os instrumentos Wave One e 150% maior do que os instrumentos ProTaper Universal;

Quadro 17.19
Sistemas oscilatórios

INSTRUMENTOS DE NiTi COM TRATAMENTO GOLD

- Wave One® Gold (Dentsply/Maillefer – Suíça): oscilatório;
- ProTaper Gold™ (Dentsply Tulsa/Dental – Estados Unidos): rotatório.

- Menor tempo de trabalho:
  - Redução do estresse profissional;
  - Melhor qualidade de vida para o profissional;
  - Maior conforto para o paciente.

Sistema oscilatório não recíproco ou assimétrico (reciprocante) Wave One Gold

A descrição dos instrumentos Wave One Gold e as diferenças entre o Wave Onde Gold e o Wave One Original são apresentadas nas FIGURAS 17.13 e 17.14, TABELA 17.1 e QUADRO 17.20.

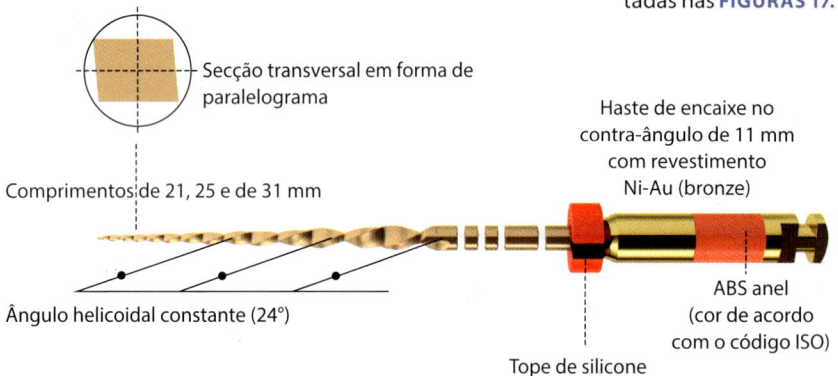

Figura 17.13 Descrição dos instrumentos Wave One Gold.
Fonte: Imagens gentilmente cedidas por Dentsply/Maillefer – Ballaigues, Suíça.

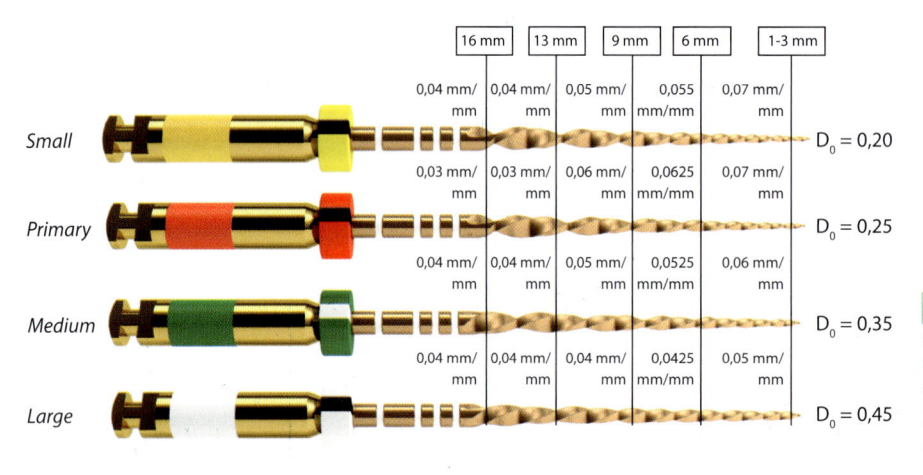

Secção transversal em forma de paralelograma
Comprimentos de 21, 25 e de 31 mm
Ângulo helicoidal constante (24°)
Comprimento da parte ativa: 16 mm conicidade variável
Haste de encaixe no contra-ângulo de 11 mm com revestimento Ni-Au (bronze)
ABS anel (cor de acordo com o código ISO)
Tope de silicone colorido (cor de acordo com o código ISO)

Figura 17.14 Descrição dos instrumentos – conicidades crescentes da ponta (D_0) à base da parte ativa.
Fonte: Informações gentilmente cedidas por Dentsply/Maillefer – Ballaigues, Suíça.

Small: 0,04 mm/mm (16 mm), 0,04 mm/mm (13 mm), 0,05 mm/mm (9 mm), 0,055 mm/mm (6 mm), 0,07 mm/mm (1-3 mm), $D_0 = 0,20$

Primary: 0,03 mm/mm, 0,03 mm/mm, 0,06 mm/mm, 0,0625 mm/mm, 0,07 mm/mm, $D_0 = 0,25$

Medium: 0,04 mm/mm, 0,04 mm/mm, 0,05 mm/mm, 0,0525 mm/mm, 0,06 mm/mm, $D_0 = 0,35$

Large: 0,04 mm/mm, 0,04 mm/mm, 0,04 mm/mm, 0,0425 mm/mm, 0,05 mm/mm, $D_0 = 0,45$

Tabela 17.1
Diferenças de dimensões entre o Wave One Gold e o Wave One Original

	WAVE ONE		WAVE ONE GOLD	
	DIMENSÕES			
	Diâmetro da ponta	Conicidade na ponta	Diâmetro da ponta	Conicidade na ponta
Small	021	0,06 mm/mm	020	0,07 mm/mm
Primary	025	0,08 mm/mm	025	0,07 mm/mm
Medium	–	–	035	0,06 mm/mm
Large	040	0,08 mm/mm	045	0,05 mm/mm

Informações gentilmente cedidas por Dentsply/Maillefer – Ballaigues, Suíça.

> **Quadro 17.20**
> **Diferenças principais entre o Wave One Original e o Wave One Gold**
>
> **WAVE ONE ORIGINAL**
> - 150º no sentido anti-horário (corte) e 30º no sentido horário (alívio);
> - Três lâminas de corte (secção transversal cordiforme);
> - Blister (sortidos e esterilizados com três limas):
>   - *Small* (21/.06);
>   - *Primary* (25/.08);
>   - *Large* (40/.08).
>
> **WAVE ONE GOLD**
> - 150º no sentido anti-horário (corte) e 30º no sentido horário (alívio);
> - Um e dois pontos de corte alternados (secção transversal retangular);
> - Blister (sortidos e esterilizados com quatro limas):
>   - *Small* (20/.07);
>   - *Primary* (25/.07);
>   - *Medium* (35/.06);
>   - *Large* (45/.05).

Protocolo de uso clínico do sistema Wave One Gold

Após os passos iniciais inerentes ao tratamento de canais radiculares de molares (biopulpectomia) deve-se seguir o seguinte protocolo:

1. **Abertura coronária (cirurgia de acesso):**
   - 1.1 Desgaste compensatório;
   - 1.2 Forma de conveniência;
   - 1.3 Contorno final.
2. **Remoção da polpa coronária;**
3. **Irrigar de forma abundante e limpar a câmara pulpar com ultrassom;**
4. **Localizar e acessar diretamente as entradas dos canais radiculares com sondas exploradoras endodônticas:**
   - 4.1 Mentalização (registro) das entradas dos canais radiculares.
5. **Explorar (cateterismo) os canais radiculares** inundados com a solução irrigadora indicada para o caso, empregando-se lima manual tipo K (K-File) ou C+, nº 10, pré-curvadas. Essas limas devem ser usadas até que fiquem completamente folgadas, com o objetivo de abrir caminho no canal radicular, promovendo uma conformação inicial e permitindo o deslizamento dos próximos instrumentos a serem utilizados;
6. O **desgaste anticurvatura** é etapa do tratamento;
7. **Odontometria:** obter o CRT e determinar o tipo de lima do instrumento apical inicial (IAI) a ser utilizada:
   - 7.1 Se o IAI for a lima tipo K (K-File) nº 10, realizar o *Glide Path* com a lima ProGlider seguida da Wave One Gold Primary (25/.07 – vermelha);
   - 7.2 Se o IAI for a lima tipo K (K-File) nº 15 ou 20, realizar o *Glide Path* com a lima ProGlider seguida da Wave One Gold Medium (35/.06 – verde);
   - 7.3 Se o IAI for a lima tipo K (K-File) nº 25 ou 30 utilizar direto a lima Wave One Gold Large (45/.05 – branca).
8. Realizar o *Glide Path* utilizando a lima ProGlider até o CRT. Essa lima é utilizada com movimentos de vaivém, porém com maiores amplitudes, seguindo-se o trajeto anteriormente aberto pela lima tipo K (K-File) nº 10;
9. **Iniciar o processo de modelagem usando, por exemplo, a lima Wave Onde Gold Primary:** inundar abundantemente o canal radicular com a solução irrigadora indicada para o caso:
   - 9.1 **Cinemática de uso do instrumento:** o canal radicular deve ser instrumentado com a lima reciprocante ativada Wave Onde Gold Primary, sendo levada passivamente em direção ao ápice por passos de 3 a 4 mm ou terços do canal, com movimentos de "bicada", suaves, com pressão interna de tração, sobre as paredes dentinárias. Essa divisão para a modelagem por passos (terços do canal radicular) é de fundamental importância, pois a cada terço de uso da lima, ela deverá ser retirada para ser submetida à ação de limpeza no tamborel em razão de sua elevada capacidade de corte, seguido de irrigação abundante e inundação. **Após a irrigação, recapitule o CRT com a lima tipo K (K-File) ou C+ nº 10.**
10. **Com as orientações referenciadas no item 7.1,** devem ser aplicados os passos da modelagem até ampliar os terços cervical e médio do canal radicular, sempre irrigando de forma abundante.

    Nos canais radiculares atresiados retos e/ou curvos de molares, após a modelagem dos terços cervical e médio, reutilize a lima tipo K nº 10 (K-File) ou C+ até o CRT para checar a acessibilidade do canal;
11. **Continuar com o processo de modelagem com a lima Wave Onde Gold Primary até o CRT**, quando ela deve ser removida imediatamente para evitar alargamento excessivo a nível;

12. **Inspecionar a parte mais apical da lima Wave Onde Gold Primary:** se ela estiver carregada de raspas de dentina, o processo de modelagem estará concluído;
13. **Irrigar de forma abundante o canal radicular, aspirá-lo e completar o tratamento.**

Considerações importantes:

- Se a lima Wave Onde Gold Primary não progredir até o CRT, utilize a lima Wave Onde Gold Small (20/.07 – amarela), com os mesmos passos descritos anteriormente. Atingido o CRT com a lima Wave One Gold Small, utilize novamente a Wave Onde Gold Primary para completar a modelagem do canal radicular, observado pela presença de raspas de destina nas suas espirais;
- Se a lima Wave Onde Gold Primary estiver com poucas ou sem nenhuma raspa de dentina nas suas espirais, deve-se dar continuidade à modelagem do canal radicular utilizando-se a lima Wave Onde Gold Medium (35/.06 – verde), ou mesmo a lima Wave Onde Gold Large (45/.05 – branca), até que, após o emprego das mesmas, as espirais dessas limas estejam carregadas de raspas de dentina, considerando-se, assim, que o processo de modelagem está terminado;
- Quando o processo de modelagem estiver terminado, deve-se concluir ao tratamento.

Durante todo o seguimento do protocolo, deve-se estar atento aos seguintes aspectos:

- Irrigar de forma abundante o canal radicular com 5 mL de solução irrigadora após o uso de cada instrumento em cada terço do canal radicular;
- Para melhor progressão das limas Wave One Gold em direção ao ápice, são recomendados movimentos de vaivém curtos, de 2 a 3 mm de amplitude, para um avanço passivo das limas, garantindo, dessa forma, um acesso reprodutível e suave;
- Quando a lima Wave One Gold não avançar com facilidade, deve-se retirá-la imediatamente do canal radicular para remover as raspas de dentina aderidas em suas espirais e irrigar de forma abundante o canal radicular. A partir disso, deve-se recapitular o trajeto do canal radicular com o instrumento memória ou com a lima tipo K (K-File) ou C+ nº 10, seguidos de nova irrigação;
- É de fundamental importância que sejam respeitadas as configurações pré-programadas para o uso dessa lima, como o uso de motores endodônticos já programados para a sua uilização.

SISTEMA OSCILATÓRIO NÃO RECÍPROCO OU ASSIMÉTRICO TF ADAPTIVE (2013)

Instrumentos fabricados com liga de NiTi (Fase R – Rhombohedral) (**FIG. 17.15**).

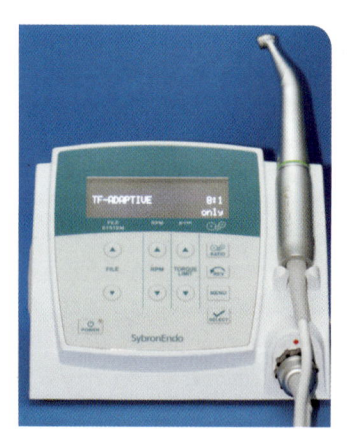

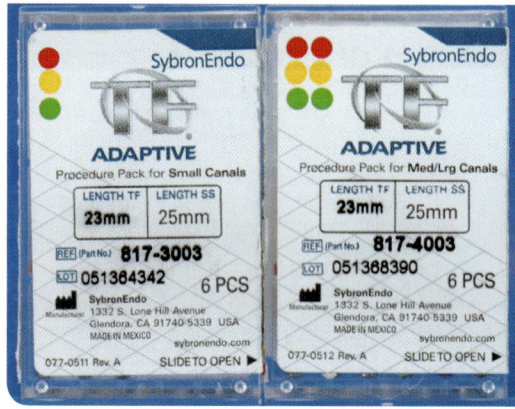

Figura 17.15
Sistema oscilatório não recíproco ou assimétrico TF Adaptive.
Fonte: Imagens gentilmente cedidas por SybronEndo Kavo Kerr Group.

SISTEMA ROTATÓRIO DA 5ª GERAÇÃO FABRICADOS COM LIGA DE NiTi COM TRATAMENTO GOLD – ProTaper GOLD

As limas do sistema rotatório ProTaper Gold e suas vantagens de utilização estão no **QUADRO 17.21** e na **FIGURA 17.16**.

Protocolo de uso clínico

Após os passos iniciais inerentes ao tratamento de canais radiculares de molares deve-se seguir o seguinte protocolo:

1. **Abertura coronária (cirurgia de acesso):**
    1.1 Desgaste compensatório;
    1.2 Forma de conveniência;
    1.3 Contorno final.
2. **Localizar e acessar diretamente as entradas dos canais radiculares com sondas exploradoras endodônticas:**
    2.1 Mentalização (registro) das entradas dos canais radiculares.
3. **Explorar (cateterismo) os canais radiculares** inundados com a solução irrigadora indicada para o caso,

> **Quadro 17.21**
> **Vantagens dos sistemas rotatórios da 5ª geração**
>
> **INSTRUMENTOS ENDODÔNTICOS CONFECCIONADOS COM LIGA DE NITI COM TRATAMENTO GOLD**
>
> - **80%** mais flexíveis do que as limas dos sistemas rotatórios convencionais;
> - **150% mais resistentes à fadiga cíclica quando comparados aos do sistema ProTaper Universal;**
> - Menor tempo de trabalho:
>   - Redução do estresse profissional;
>   - Melhor qualidade de vida para o profissional;
>   - Maior conforto para o paciente.

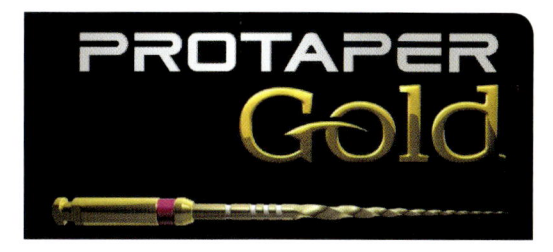

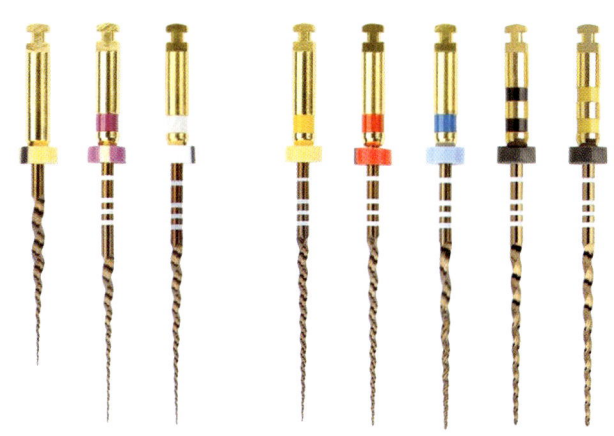

Figura 17.16
Limas do sistema rotatório ProTaper Gold.
Fonte: Imagens gentilmente cedidas por Dentsply/Tulsa Dental – Estados Unidos.

empregando-se lima manual tipo K (K-File) ou C+, nº 10, pré-curvadas. Essas limas devem ser usadas até que fiquem completamente folgadas, com o objetivo de abrir caminho no canal radicular, promovendo uma conformação inicial e permitindo o deslizamento dos próximos instrumentos a serem utilizados;

4. **Utilizar a lima ProTaper Gold S1,** identificada por apresentar uma estria roxa. Essa lima deve ser introduzida no canal radicular em direção apical, passivamente, com movimentos de vaivém (bicada), com pequenas amplitudes, até o CTP, abrindo espaço e garantindo a passagem livre do próximo instrumento a ser utilizado;

5. **Utilizar a lima ProTaper Gold SX,** identificada por não apresentar estrias. Com essa lima, realiza-se o desgaste anticurvatura.

    Com o canal radicular devidamente irrigado com a solução irrigadora indicada para o caso, a lima **ProTaper Gold SX** deve ser levada passivamente até o comprimento que corresponde à área de segurança, ou até a metade da raiz do dente, com o intuito de remover a primeira curvatura da dupla curvatura observada nos canais radiculares curvos de molares. Esse ato operatório garantirá acesso livre e direto à segunda curvatura (apical) do canal radicular:

    5.1 **Cinemática de uso clínico da lima ProTaper Gold SX.** Essa lima, levada ao canal radicular até o comprimento que corresponde à área de segurança, é ativada com movimentos de vaivém, agindo principalmente sobre a área de segurança.

6. **Odontometria:** obter o CRT;
7. **Realizar** *Glide Path* **com a lima ProGlider.**
8. **Reutilizar a lima ProTaper Gold S1.** Com essa lima, inicia-se o processo de modelagem do canal radicular até o CRT, levando-a, ativada, com movimentos manuais de vaivém de pequenas amplitudes, tracionando-a sobre as paredes do canal radicular (pincelamento). Recomenda-se retirar o instrumento do canal radicular a cada terço de sua penetração para limpeza do instrumento e irrigação abundante do canal radicular;

9. **Utilizar a lima ProTaper Gold S2,** identificada por apresentar uma estria branca. Deve-se introduzir a lima dentro do canal radicular sem acionar o motor até encontrar resistência; se faltar 2 mm ou menos, pode-se continuar a instrumentação, mas se a lima ficar a mais de 2 mm do CRT, deve-se voltar à lima anterior. Esta operação deverá ser repetida a cada mudança de instrumento. Repete-se com essa lima o passo 8, terminando-se, assim, o processo de modelagem do canal radicular;

10. **Acabamento:**

    10.1 Com o canal radicular inundado com a solução irrigadora indicada para o caso, **introduzir no canal, passivamente, a primeira lima de acabamento desse sistema**, ProTaper Gold F1 **(20/.07)**, identificada por apresentar uma estria amarela. Essa lima também é levada ao canal radicular em direção apical, com movimentos manuais de vaivém de pequena amplitude e com leve pressão apical até atingir o CRT, quando deve ser retirada imediatamente;

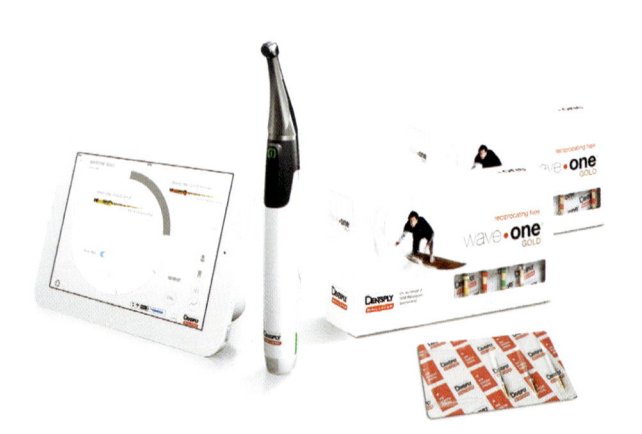

Figura 17.17
Motor X-Smart iQ com iPad.

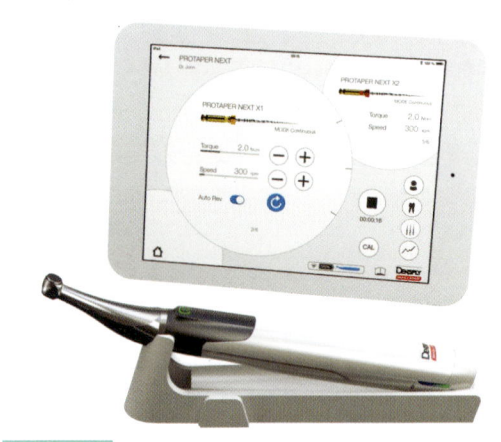

Figura 17.18
A peça de mão sem cabo e a facilidade de ativação do motor com um simples toque na tela são algumas das vantagens do motor X-Smart IQ.

10.2 **Utilizar a lima ProTaper Gold F2 (25/.08)**, identificada por apresentar uma estria vermelha. Repetir com essa lima o mesmo processo descrito no item 10.1, preparando-se o canal radicular passivamente até o CRT. Recomenda-se recapitular o caminho do canal radicular com instrumentos manuais;

10.3 **Utilizar o instrumento ProTaper Gold F3 (30/.09)**, identificado por apresentar uma estria azul. Se o instrumento **ProTaper Gold F2** encontrar muita facilidade para alcançar o CRT, ou mesmo ficar folgado nesse nível, deve-se dar continuidade ao processo de acabamento com os instrumentos seguintes: F3, F4 (40/.06) identificado com duas estrias pretas, ou F5 (50/.06), identificado por apresentar duas estrias amarelas. Repetir com essas limas o mesmo processo descrito no item 10.1.

MOTORES ELÉTRICOS, COMPUTADORES E APARELHOS QUE ACIONAM OS INSTRUMENTOS DE NiTi UTILIZADOS NOS SISTEMAS ROTATÓRIOS E RECIPROCANTES

Recentemente lançado no mercado pela Dentsply/Sirona (Endodontics), o motor X-Smart iQ (FIG. 17.17) (ainda não disponível no Brasil), constitui o mais recente avanço tecnológico para a aplicação dos sistemas rotatórios e/ou reciprocantes na endodontia.

Considerado como único e inovador, esse motor é controlado por uma aplicação IQ, desenvolvida pela Dentsply/Maillefer e controlado por um iPad com uma tela multitoque, na qual a programação é ativada por um simples e delicado toque. **A peça de mão (FIG. 17.18) do aparelho apresenta as seguintes características e diferentes benefícios:**

- A peça de mão não tem cabo de extensão;
- A cabeça do contra-ângulo é de tamanho reduzido, favorecendo o fácil acesso durante o tratamento de molares e proporcionando excelente visibilidade;
- O motor é ativado por um simples e delicado toque na tecla de ativação da peça de mão;
- Oferece movimento dual – rotatório e reciprocante;
- Velocidade: 250 a 850 rpm;
- Torque: 0,5 a 5 N/cm.

Aplicação do motor X-Smart iQ

Usando o aplicativo IQ, o motor pode ser ajustado para o Wave One (reciprocante), o ProTaper Next (rotatório) ou outras funções, como para ser utilizada a lima ProGlider, sistema HyFlex entre outros.

Quanto ao uso de energia, é recarregável durante o tratamento e sua bateria tem autonomia para dois dias ou 16 tratamentos.

Quanto à programação, é simples, podendo ser criada (selecionada) uma sequência de limas rapidamente.

As TABELAS 17.2 e 17.3 sintetizam as informações quanto às indicações dos diferentes sistemas de acordo com a anatomia dos canais radiculares.

> Segundo Giuseppe Cantatore, professor de endodontia da Universidade Vita-Salute San Raffaele, Milão, Itália, o preparo ideal dos canais radiculares atresiados retos e/ou curvos de molares ainda é um grande desafio.

Tabela 17.2

Indicações relacionadas com a anatomia dos canais radiculares

CURVATURA	RETAS/AMPLAS	SUAVES	MODERADAS	SEVERAS	EXTREMAS (BRUSCA)	TIPO S	TRIPLA CURVATURA	ATRESIADOS (CALCIFICADOS)	DEGRAU
				Oscilatório recíproco (simétrico)					
Endo-Eze®	AAA	X	X	X	X	X	X	A	X
TiLOS	AAA	AAA	AA	X	X	X	A	X	X
				Oscilatório não recíproco (assimétrico) (reciprocantes)					
Wave One	AAA	AAA	AA	X	X	X	X	X	X
Reciproc	AAA	AAA	AA	X	X	X	X	X	X
Wave One™ Gold	AAA	AAA	AA	X	X	X	X	X	X
TF Adaptive	AAA	AAA	AA	A	X	X	X	X	X

AAA, ideal; AA, adequado; A, no limite do sistema; X, contraindicado.
Tabela gentilmente cedida pelo Dr. Marco Aurélio G. Borges, seu idealizador.

Tabela 17.3

Sistemas rotatórios – Indicações relacionadas com a anatomia dos canais radiculares

CURVATURA	RETOS	SUAVES	MODERADOS	SEVEROS	EXTREMOS (BRUSCOS)	TIPO S	TRIPLA CURVATURA	ATRESIADOS	DEGRAU
ProTaper Universal	AAA	AAA	AA	X	X	X	X	X	X
ProTaper Next	X	AAA	AAA	AA	X	X	A	X	X
ProTaper Gold	X	X	AAA	AAA	AA	AA	AA	X	X
Race	AAA	AAA	AAA	AA	A	A	A	X	X
One Shape	AAA	AAA	AA	A	X	X	X	X	X
Mtwo	AAA	AAA	AA	A	X	X	A	X	X
K3XF	AAA	AAA	AAA	AA	A	X	X	X	X
HyFlex	X	X	AAA	AAA	AAA	AAA	AAA	X	A
HyFlex EDM	AAA	AAA	AAA	A	X	X	X	X	X
Easy Logic	X	X	AAA	AA	AA	A	A	X	A

AAA, ideal; AA, adequado; A, no limite do sistema; X, contraindicado.
Tabela gentilmente cedida pelo Dr. Marco Aurélio G. Borges, seu idealizador.

REFERÊNCIAS

1. Bueheler WJ, Wang F. Effect of low temperature phase on the mechanical properties of alloy new composition NiTi. J Appl Phys. 1963;34(5):1475-7.
2. Andreasen GF, Hilleman JB. An evaluation of 55cobalt substituted Nitinol wire for use in Orthodontics. J Am Dent Assoc. 1971;82(6):1373-5.
3. Walia H, Brantley WA, Gerstein H. An initial investigation of the bending and torsional properties of nitinol root canal files. J Endod. 1988;14(7):346-51.
4. McSpadden JT. Une nouvelle approche pour la preparation et obturation canalaire: les instruments mechanises en nikel/titane et la gutta-percha multphases. Rev Fr Endod.1993;12(1):9-19.
5. Leonardo MR, Leal JM. Endodontia: tratamento de canais radiculares. 3. ed. São Paulo: Panamericana, 1998.
6. Sonntag D, Guntermann A, Kim SK, Stachniss V. Root canal shaping with manual stainless steel files and rotary Ni-Ti files performed by students. Int Endod J. 2003;36(4):246-55.
7. De-Deus G, Moreira EJ, Lopes HP, Elias CN. Extended cyclic fatigue life of F2 ProTaper instruments used in reciprocating movement. Int Endod J. 2010;43(12):1063-8.
8. Arias A, Perez-Higueras JJ, de La Macorra JC. Differences in cyclic fatigue resistance at apical and coronal levels of Reciproc and WaveOne new files. J Endod. 2012;38(9):1244-8.
9. Gambarini G, Rubini AG, Al Sudani D, Gergi R, Culla A, De Angelis F, et al. Influence of different angles of reciprocation on the cycllic fatigue of nickel-titaniun endodontic instrument. J Endod. 2012;38(10):1408-11.
10. Pedullà E, Grande NM, Plotino G, Gambarini G, Rapisarda E. Influence of continuous or reciprocating motion on cyclic fatigue resistance of 4 different nickel-titanium rotary instruments. J Endod. 2013;39(2):258-61.
11. Lopes HP, Elias CN, Vieira MV, Siqueira JF Jr, Mangelli M, Lopes WS, et al. Fatigue life of reciproc and Mtwoo instruments subjected to static and dynamic tests. J Endod. 2013;39(5):693-6.
12. Vadhana S, SaravanaKarthikeyan B, Nandini S, Velmurugan N. Cyclic fatigue resistance of RaCe and Mtwo rotary files in continuous rotation and reciprocating motion. J Endod. 2014;40(7):995-9.
13. Dagna A, Poggio C, Beltrami R, Colombo M, Chiesa M, Bianchi S. Cyclic fatigue resistance of one shape, reciproc, and WaveOne: an in vitro comparative study. J Conserv Dent. 2014;17(3):250-4.
14. Sousa J, Basto J, Roseiro L, Messias A, Santos JM, Palma P. Avaliação da fadiga cíclica cíclica de 3 sistemas de limas utilizadas em instrumentação mecanizada. Rev Port Estomatol Med Dent Cir Maxilofac. 2015;56(4):239-45.
15. Ferreira AB de H. Dicionário da língua portuguesa. 3. ed. Rio de Janeiro: Nova Fronteira; 1999.
16. Houaiss A, Villar MS. Dicionário Houaiss da língua portuguesa. Rio de Janeiro: Objetivo; 2001.
17. Novo Dicionário Brasileiro. 4. ed. São Paulo: Melhoramentos; 1998.
18. West, J. The endodontic glide path: secrets to rotary safety. Dentistry Today. 2010;29(9):86-8, 90-394.

LEITURA RECOMENDADA

Sales Furtado ML. Análise comparativa de fratura cíclica entre instrumentos rotatórios e reciprocantes: uma revisão de literatura [monografia]. João Pessoa: Núcleo de Especialização e Aperfeiçoamento em Odontologia; 2016.

CAPÍTULO 18

Instrumentação não convencional de canais radiculares: sistema rotatório ProTaper® Universal

Idomeo Bonetti-Filho

Fabricante: Dentsply/Maillefer – Suíça

ProTaper Universal (Dentsply/Maillefer – Ballaigues, Suíça) é uma nova versão de sistema rotatório endodôntico, oferecida em três apresentações: ProTaper Tratamento, ProTaper Obturação e ProTaper Retratamento.[1]

O **ProTaper Tratamento** é composto por oito instrumentos de níquel-titânio com conicidade variável (**FIG. 18.1**), apresentado nas versões rotatória (necessidade de motor elétrico ou computadorizado) e manual (**FIGS. 18.2** e **18.3**).

São oferecidos três instrumentos, rotatórios e/ou manuais, designados *shaping files*, indicados para a modelagem do canal radicular, denominados SX, S1 e S2 (**FIG. 18.4**). Esses instrumentos caracterizam-se por apresentar a parte ativa com conicidade variável (formato da torre Eiffel), tendo a porção final da parte ativa menor diâmetro e a base maior, e são indicados para alargar a parte cervical e média dos canais radiculares (**FIG. 18.5**).[2]

O instrumento SX, considerado acessório pelo fabricante, tem comprimento total de 19 mm, com 14 mm de parte ativa, conicidade inicial de 0,035 mm/mm, diâmetro de ponta (D_0) de 0,19 mm e diâmetro final de base da parte ativa (D_{14}) de 1,10 mm. Não apresenta anel colorido de identificação em sua haste metálica (cabo), e é utilizado logo após a exploração do canal radicular com uma lima tipo K, manual, para alargar a entrada do canal, retificando-o e permitindo acesso mais direto. Deve ser empregado com movimentos de pincelamento, forçado ligeiramente de encontro às paredes do canal radicular (**FIG. 18.4**).[2]

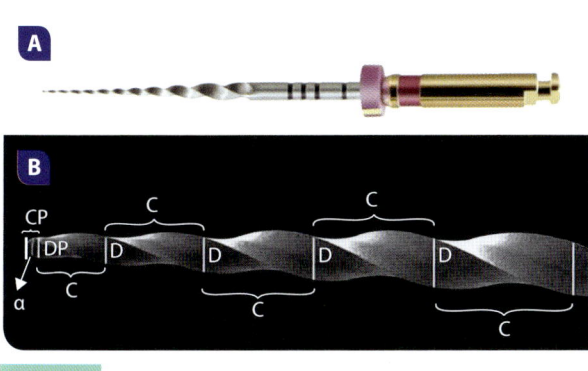

Figura 18.1

A. Parte ativa do instrumento S1, com diferentes conicidades.
B. (α) Fotomicroscopia mostrando o ângulo da ponta; (CP) comprimento da ponta; (DP) diâmetro da ponta; (C) comprimento de cada passo (*pitch*) ao longo da haste cortante; e (D) diâmetros do instrumento a cada milímetro da parte ativa.

Imagens gentilmente cedidas pelo Dr. Alexandre Câmara.

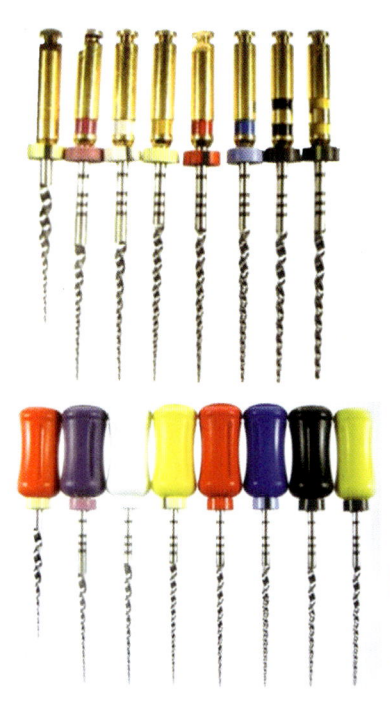

Figuras 18.2 e 18.3

Sequência de instrumentos rotatórios e manuais – SX, S1, S2, F1, F2, F3, F4 e F5.

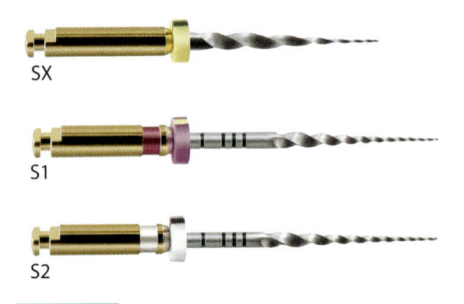

Figura 18.4
Instrumentos rotatórios *shaping files* (modelagem) SX, S1 e S2 com D_0 respectivamente de 0,19; 0,18; e 0,20 mm.
Imagem gentilmente cedida pela Dentsply/Maillefer – Baillagues, Suíça.

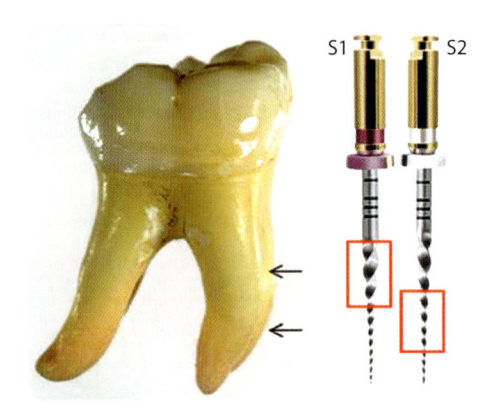

Figura 18.5
Instrumentos S1 e S2 com suas áreas de atuação demarcadas no interior do canal radicular (setas).
Fonte: Dentsply Maillefer.[2]

Figura 18.6
Instrumentos de acabamento (*finishing files*) (F) F1, F2, e F3 com anéis coloridos de identificação em amarelo, vermelho e azul, diâmetro da ponta de 0,20; 0,25; e 0,30 mm, e conicidades de 0,07; 0,08; e 0,09 mm/mm nos 3 mm apicais, respectivamente. F4 e F5 com dois anéis coloridos de identificação, preto e amarelo, com diâmetro da ponta de 0,40 e 0,50 mm e com 0,06 e 0,05 mm/mm de conicidade, nos 3 mm apicais, respectivamente.
Imagem gentilmente cedida pela Dentsply/Maillefer – Baillagues, Suíça.

O instrumento S1 tem comprimentos totais de 21, 25 e 31 mm, com 14 mm de parte ativa e diâmetro da ponta da parte ativa (D_0) de 0,18 mm, com conicidade inicial de 0,02 mm/mm, chegando em D_{14} aproximadamente com 1,10 mm. Apresenta um anel de identificação roxo em sua haste metálica (cabo) (FIG. 18.4).[2]

O instrumento S2 tem comprimentos totais de 21, 25 e 31 mm, com 14 mm de parte ativa e diâmetro da ponta da parte ativa (D_0) de 0,20 mm, com conicidade inicial de 0,04 mm/mm, chegando em D_{14} com diâmetro aproximado de 1,10 mm. Apresenta um anel de identificação branco em sua haste metálica (cabo) (FIG. 18.4).

Ferramentas de acabamento, designados *finishing files*, rotatórias ou manuais, são compostas por cinco instrumentos, denominados F1, F2, F3, F4 e F5 (FIG. 18.6) e caracterizam-se por apresentarem a parte ativa com conicidade variável decrescente, permitindo que cortem especificamente mais na parte apical do canal radicular.[2]

O instrumento de acabamento F1, cujo cabo tem um anel de identificação amarelo, apresenta diâmetro de ponta (D_0) de 0,20 mm, com conicidade nos 3 mm apicais de 0,07 mm/mm (FIG. 18.6).

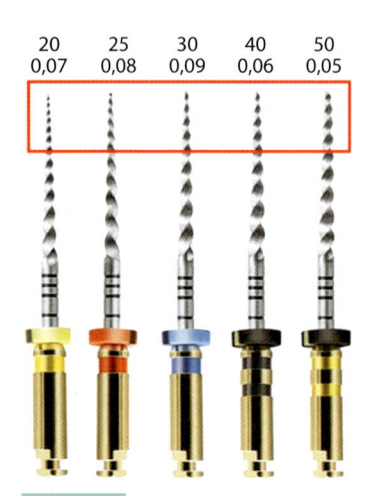

O instrumento de acabamento F2, cujo cabo tem um anel de identificação vermelho, apresenta diâmetro de ponta (D_0) de 0,25 mm, com uma conicidade nos 3 mm apicais de 0,08 mm/mm (FIG. 18.6).

O instrumento de acabamento F3, cujo cabo tem um anel de identificação azul, apresenta diâmetro de ponta (D_0) de 0,30 mm, com uma conicidade nos 3 mm apicais de 0,09 mm/mm (FIG. 18.6).

O instrumento de acabamento F4, com haste metálica de fixação (cabo) e dois anéis de identificação pretos, apresenta diâmetro de ponta (D_0) de 0,40 mm, com uma conicidade nos 3 mm apicais de 0,06 mm/mm (FIG. 18.6).

O instrumento de acabamento F5, com haste metálica de fixação (cabo) e dois anéis de identificação amarelos, apresenta diâmetro de ponta (D_0) de 0,50 mm, com uma conicidade nos 3 mm apicais de 0,05 mm/mm (FIG. 18.6).

Os instrumentos de modelagem (S) apresentam a parte ativa em forma de torre Eiffel, possibilitando bom alargamento da parte cervical e média do canal radicular com a extremidade apical flexível. Após o uso deles, o instrumento de acabamento (F) com formato de obelisco atuará mais na parte apical, diminuindo, dessa forma, a quantidade de superfície com que cada instrumento desse grupo terá sobre as paredes coronárias do canal radicular, bem como a ação de travamento (instrumentação de conicidade variável) (FIG. 18.7).[2]

Todos os instrumentos desse sistema apresentam-se com lâminas cortantes, aumentando a eficiência de corte sem *radial land* (superfície radial) como os instrumentos ProFILE® (FIG. 18.8).

Os instrumentos S1, S2, F1 e F2 têm uma secção transversal convexa triangular com a finalidade de aumentar a resistência à fratura; e os instrumentos F3, F4 e F5 apresentam uma

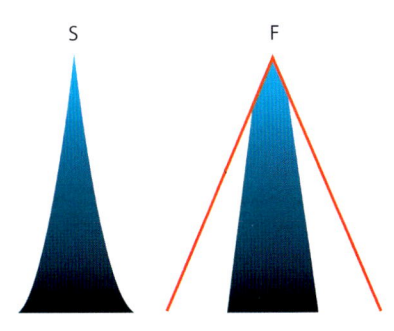

Figura 18.7
(S) Imagem representativa dos instrumentos, em forma de torre Eiffel, e (F) dos instrumentos de acabamento, em forma de obelisco.
Imagem gentilmente cedida pela Dentsply/ Maillefer – Baillagues, Suíça.

concavidade na secção transversal triangular para aumentar a flexibilidade (**FIG. 18.9**).[2]

Os instrumentos ProTaper apresentam uma ponta não cortante, que serve como um guia no interior do canal radicular, diminuindo a formação de zip ou degraus (**FIG. 18.10**).[2]

O **ProTaper Obturação** é composto por cones de guta-percha com conicidade variável como os instrumentos de acabamento F1, F2, F3, F4 e F5 (**FIG. 18.11**). Esses cones de guta-percha são usados para a obturação do canal radicular, com

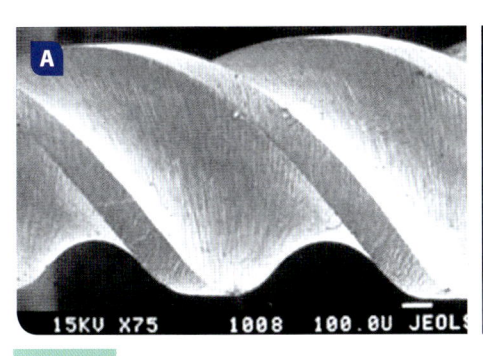

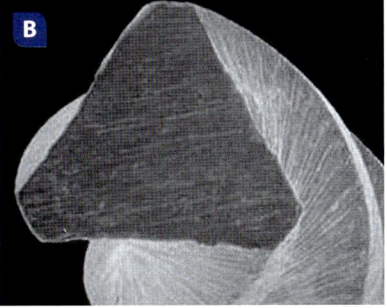

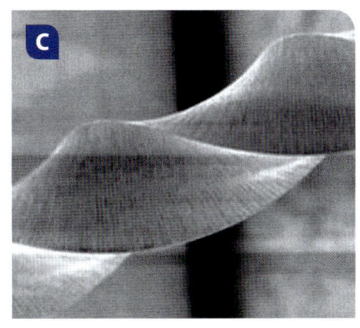

Figura 18.8
Fotomicroscopias. **A.** Instrumento ProFILE com área de corte apresentando *radial land*. **B.** Corte transversal do mesmo instrumento. **C.** Instrumento ProTaper com lâminas cortantes sem *radial land*.
Imagens gentilmente cedidas pela Dentsply/Maillefer – Baillagues, Suíça.

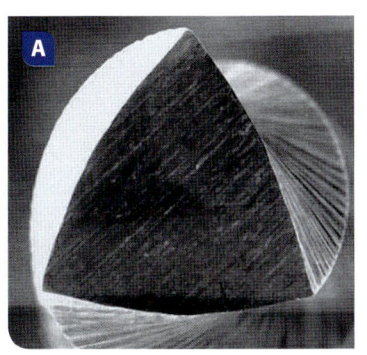

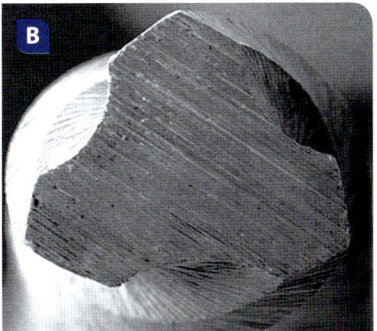

Figura 18.9
Fotomicroscopia do instrumento ProTaper® Universal. **A.** Instrumentos S1, S2, F1 e F2 com secção transversal convexa triangular. **B.** Instrumentos F3, F4 e F5 com secção transversal cônica triangular.
Imagens gentilmente cedidas pela Dentsply/Maillefer – Baillagues, Suíça.

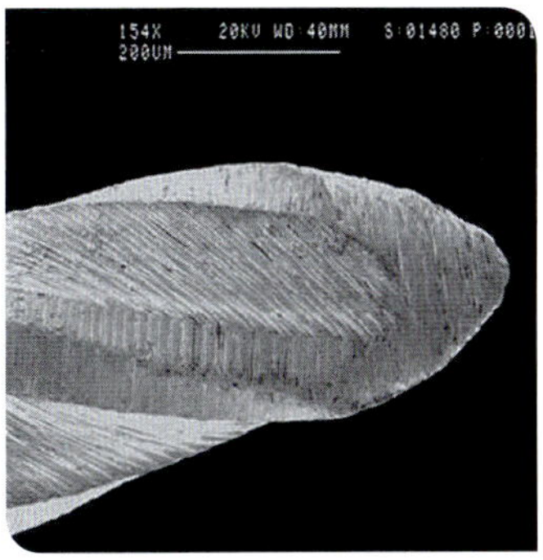

Figura 18.10
Ponta não cortante do instrumento ProTaper em MEV.
Imagem gentilmente cedida pela Dentsply/Maillefer – Baillagues, Suíça.

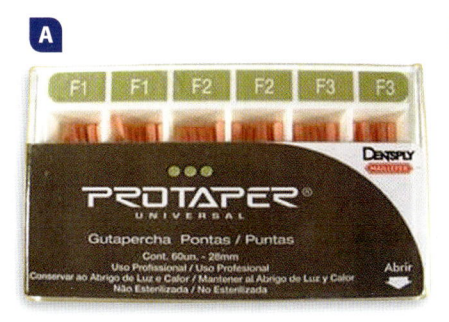

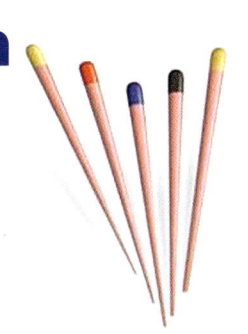

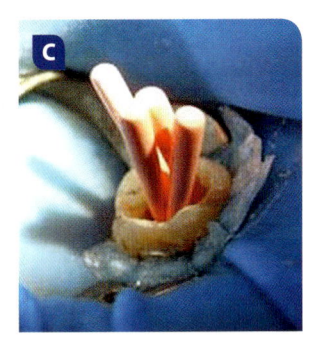

Figura 18.11
A. Caixa com os cones de guta-percha F1, F2 e F3. **B.** Cones de guta-percha com conicidades e com cores representativas dos instrumentos estandardizados (ISO). **C.** Cones de guta-percha com conicidades, no interior dos canais radiculares.

a técnica de cone único ou aquecido, de acordo com o sistema escolhido, ou pelo sistema Thermafil®,[2] com um único passo operatório (FIG. 18.12).

Para secar o canal radicular, existem cones de papel absorvente previamente esterilizados, com os mesmos diâmetros e as conicidades dos instrumentos (FIG. 18.13).

O **ProTaper Retratamento** é composto por três instrumentos denominados D1, D2 e D3 (D de *desobturation*) (FIG. 18.14).[2]

O instrumento D1 tem uma haste metálica de fixação (cabo) de 11 mm, com um anel de identificação branco e comprimento total de 16 mm, com diâmetro de 0,30 mm de ponta e conicidade contínua de 0,09 mm/mm, e é indicado para abrir e remover o material obturador da porção cervical do canal radicular. Esse instrumento é o único que apresenta ponta ativa cortante, para facilitar sua penetração inicial no material obturador (FIG. 18.15).

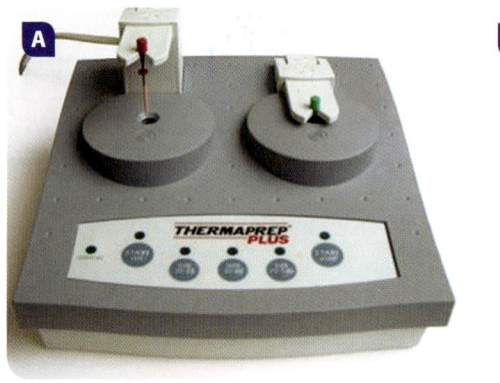

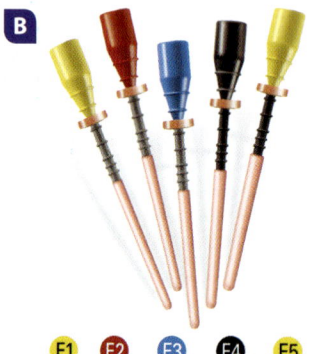

Figura 18.12

A. Aparelho Thermaprep® Plus para aquecer e plastificar os carregadores. **B.** Carregadores com as cores correspondentes aos instrumentos F1, F2, F3, F4 e F5.

Imagens gentilmente cedidas pela Dentsply/Maillefer – Baillagues, Suíça.

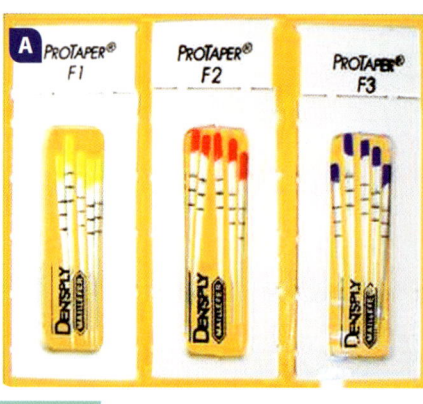

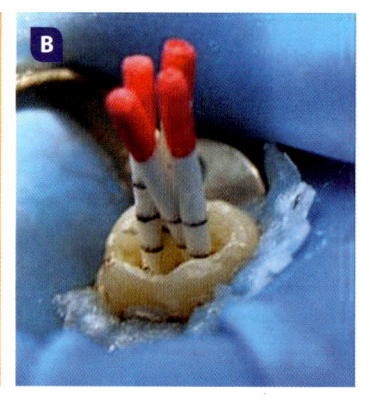

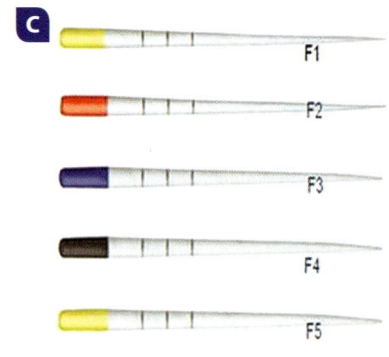

Figura 18.13

A. Cones de papel absorvente esterilizados com os mesmos diâmetros e conicidades dos instrumentos. **B.** Aspecto clínico com cones de papel secando o canal radicular. **C.** Cones de papel absorvente com as cores correspondentes ao código de cores dos instrumentos estandardizados (ISO).

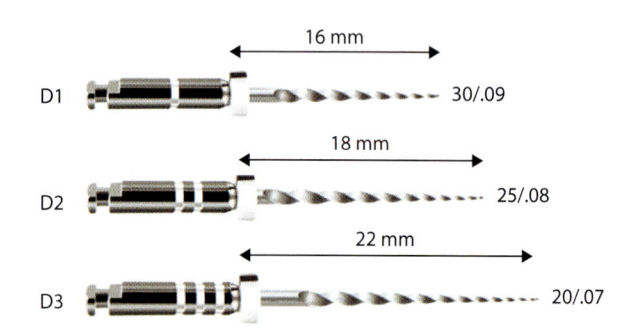

Figura 18.14

Instrumentos ProTaper para retratamento com medidas, diferentes diâmetros da ponta ativa e conicidades.
Imagem gentilmente cedida pela Dentsply/Maillefer – Baillagues, Suíça.

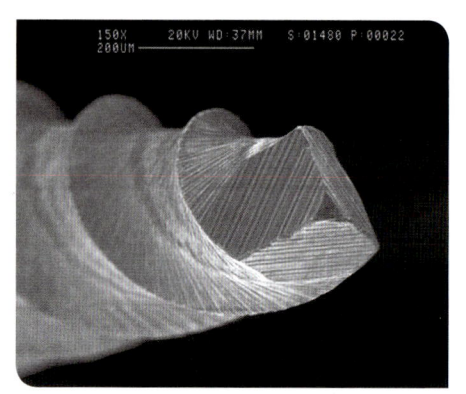

Figura 18.15

Fotomicroscopia da ponta ativa do instrumento D1.
Imagem gentilmente cedida pela Dentsply/Maillefer – Baillagues, Suíça.

O instrumento D2 tem uma haste metálica de fixação (cabo) de 11 mm, com dois anéis de identificação brancos e comprimento total de 18 mm, com diâmetro da ponta da parte ativa de 0,25 mm e conicidade contínua de 0,08 mm/mm. É usado para remover o material obturador mais profundamente, na porção média do canal radicular, e não apresenta ponta ativa (**FIG. 18.14**).

O instrumento D3 tem uma haste metálica de fixação (cabo) de 11 mm, com três anéis de identificação brancos e comprimento total medindo 22 mm, com diâmetro da ponta da parte ativa de 0,20 mm e conicidade contínua de 0,07 mm/mm. É usado para remover o material obturador mais profundamente, além do que penetrou o instrumento D2, na porção mais apical do canal radicular, e não apresenta ponta ativa (**FIG. 18.14**).[2]

Os instrumentos D apresentam diâmetro de ponta e conicidade decrescentes, D1 = 30/.09, D2 = 25/.08 e D3 = 20/.07 (**FIG. 18.14**). Isso torna o instrumento D1 mais resistente e mais cônico, pois iniciará a remoção do material obturador, abrindo espaço para que os instrumentos seguintes (D2 e D3) penetrem mais facilmente no interior do canal radicular, agindo mais em suas porções apicais e diminuindo a área de atuação, com segurança e eficiência,[2] como mostra a **FIGURA 18.16**.

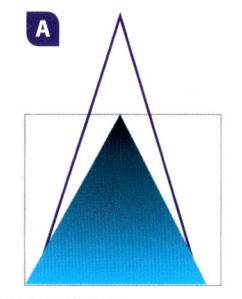

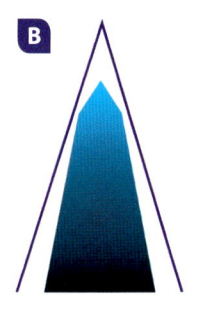

Figura 18.16
A. Desenho esquemático representativo da atuação dos instrumentos D1 com maior diâmetro e conicidade. **B.** Desenho esquemático representativo da ação dos instrumentos D2 e D3 com diâmetros menores e mais longos, penetrando mais profundamente no interior do canal radicular e atuando em pequenas áreas, no interior do canal.
Imagem gentilmente cedida pela Dentsply/Maillefer – Baillagues, Suíça.

CONSIDERAÇÕES INICIAIS PARA A INSTRUMENTAÇÃO DO CANAL RADICULAR COM O SISTEMA ProTaper UNIVERSAL

Todos os canais radiculares devem ser sempre explorados, inicialmente, com limas manuais Tipo K até a de nº 20, a fim de estabelecer um caminho *Glide Path* que transmita ao profissional as reais condições do canal radicular (amplo, atresiado, etc.), evitando um travamento muito agressivo com o uso direto dos instrumentos rotatórios. As limas manuais devem, inicialmente, penetrar na porção cervical e média do canal radicular, sem pressão apical, respeitando-se sua forma anatômica, sem nunca ultrapassar o comprimento de trabalho provisório (CTP). Uma vez estabelecido um caminho, deve-se empregar o instrumento S1, mas sem ultrapassar a profundidade alcançada pela lima tipo K nº 20, garantindo, assim, uma ampliação cervical sem que a ponta fique travada no canal radicular (**FIG. 18.17**). Sabendo que o diâmetro da ponta da parte ativa (D_0) do instrumento S1 é de aproximadamente 0,18 mm e que o canal foi instrumentado até a lima tipo K nº 20, deve-se lembrar que esse instrumento (S1) atuará somente na região cervical, ampliando-a em razão de sua forma cônica.

Para se utilizar os instrumentos rotatórios, é preciso escolher o equipamento que os acionará. Pode-se utilizar um contra-ângulo redutor com controle de torque acoplado diretamente ao micromotor do equipo odontológico (**FIG. 18.18**) ou adquirir, preferencialmente, um motor elétrico endodôntico especial, com controle de velocidade e de torque e com programações (**FIG. 18.19**).

Ao iniciar o uso da instrumentação rotatória, surgem dúvidas sobre a velocidade e o torque que devem ser empregados para os diferentes instrumentos e as diferentes regiões do canal radicular.

Uma das maiores preocupações com relação ao uso dos sistemas rotatórios é a fratura do instrumento no interior do canal radicular. Para evitar ou reduzir essa ocorrência, pode-se utilizar uma velocidade e um torque maiores para os

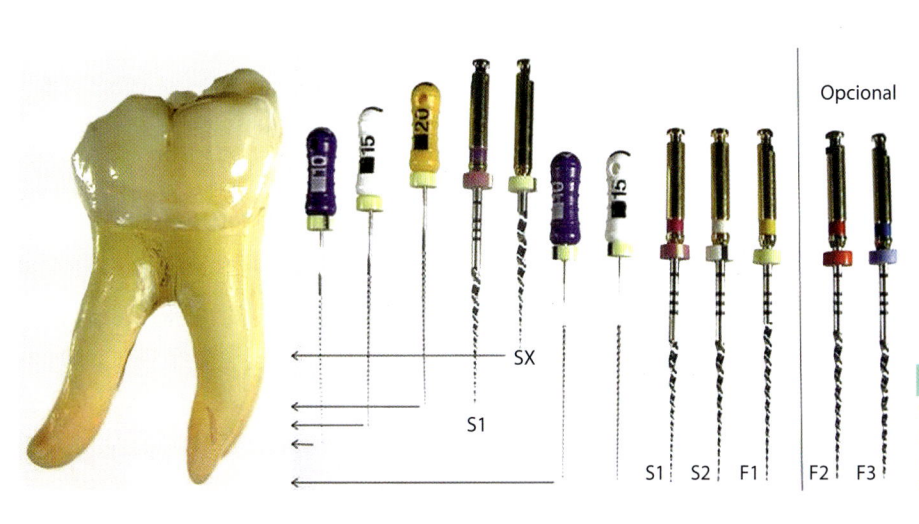

Figura 18.17
Sequência esquemática da instrumentação rotatória com os limites de penetração, tanto das limas manuais como dos instrumentos rotatórios.

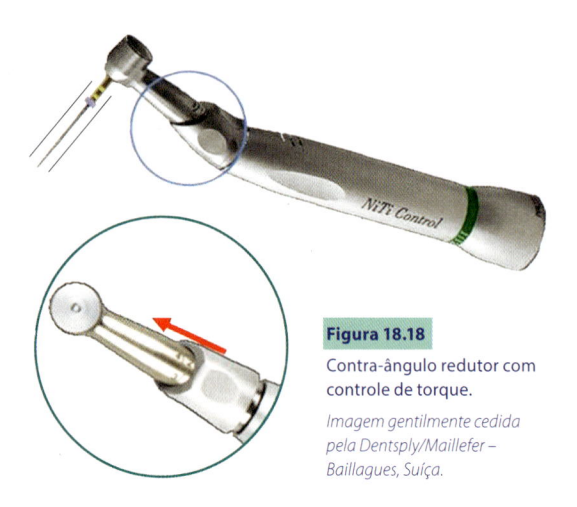

Figura 18.18
Contra-ângulo redutor com controle de torque.
Imagem gentilmente cedida pela Dentsply/Maillefer – Baillagues, Suíça.

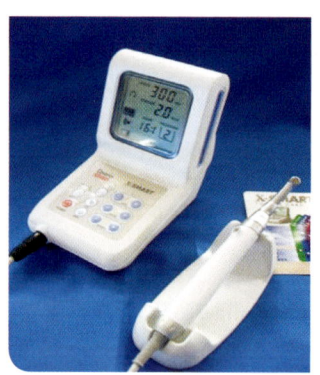

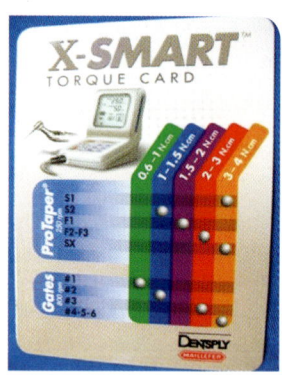

Figura 18.19
Aparelho X-Smart e cartela de torques.
Imagem gentilmente cedida pela Dentsply/Maillefer – Baillagues, Suíça.

instrumentos que serão empregados na região cervical e uma velocidade e um torque menores para os instrumentos que trabalharão na região apical. De forma geral, pode-se trabalhar com uma velocidade de 250 a 300 rpm e um torque de 2-3 N/cm nas regiões cervical e média e de 1 N/cm na região apical do canal radicular. O aparelho X-Smart™ é acompanhado de um cartão indicativo de torques com velocidade constante e diferentes torques para os diferentes instrumentos (**FIGS. 18.19** e **18.20**).

É muito importante que o profissional preste atenção caso o instrumento esteja travando com frequência; deve-se, então, proceder da seguinte forma:

- Repassar as limas tipo K iniciais, para se certificar de que o caminho inicial (*Glide Path*) foi bem executado;
- Utilizar os instrumentos rotatórios manuais para aumentar a sensação tátil do canal radicular;
- Aumentar o torque e a velocidade do motor elétrico, para evitar acidentes;
- O profissional poderá utilizar a sequência de instrumentação rotatória ou a instrumentação manual, como demonstrado nas **FIGURAS 18.17** e **18.21**.

A hibridização das duas sequências de instrumentação manual e rotatória dará ao profissional maior segurança e destreza para a perfeita instrumentação do canal radicular (**FIG. 18.27**).

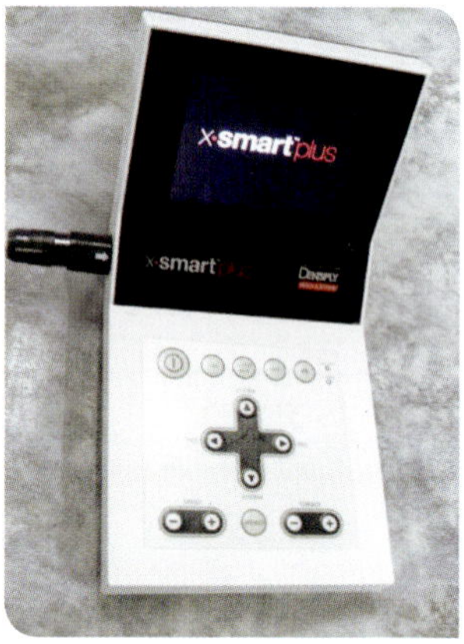

A tese de doutorado desenvolvida por Aguirre Balseca[3] na Faculdade de Odontologia de Araraquara – Unesp, SP, que avalia microscopicamente o preparo apical de canais radiculares curvos com instrumentação rotatória, manual e oscilatória pela ação do sistema ProTaper Universal, demonstrou a eficiência e a segurança da instrumentação rotatória manual,

Figura 18.20
Aparelho X-Smart® Plus.
Fonte: Aguirre Balseca.[3]

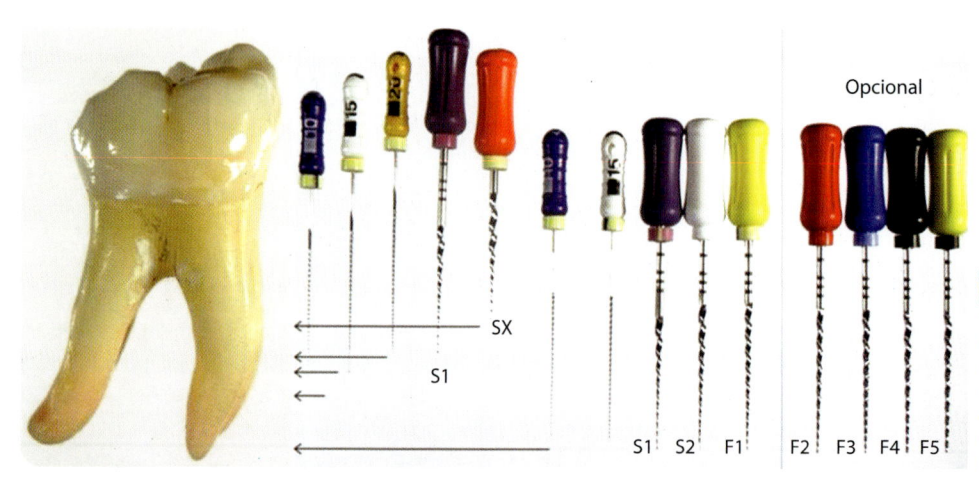

Figura 18.21
Sequência esquemática da instrumentação rotatória associada à manual com os limites de penetração das limas de aço inoxidável e instrumentos ProTaper Tratamento.

seguida da rotatória, quando comparada à instrumentação oscilatória, quanto à área desgastada e ao deslocamento do centro do canal radicular (FIGS. 18.22, 18.23 e 18.24).

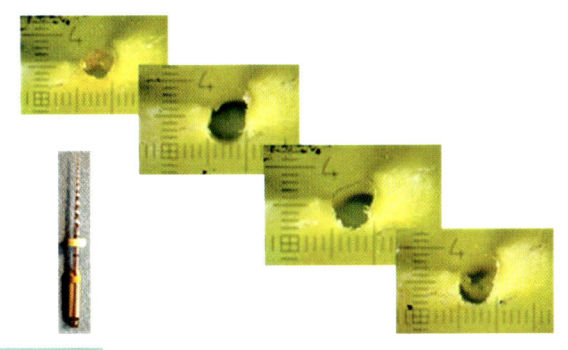

Figura 18.22
Sequência de atuação dos instrumentos rotatórios F1, F2 e F3 no terço apical de canais radiculares mesiais de molares inferiores. Observam-se as áreas e o deslocamento que os instrumentos determinaram.

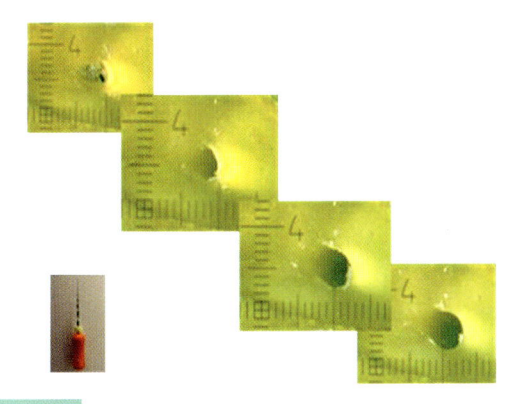

Figura 18.23
Sequência de atuação dos instrumentos rotatórios manuais F1, F2 e F3 no terço apical de canais radiculares mesiais de molares inferiores. Observam-se a área e o deslocamento que os instrumentos determinaram.

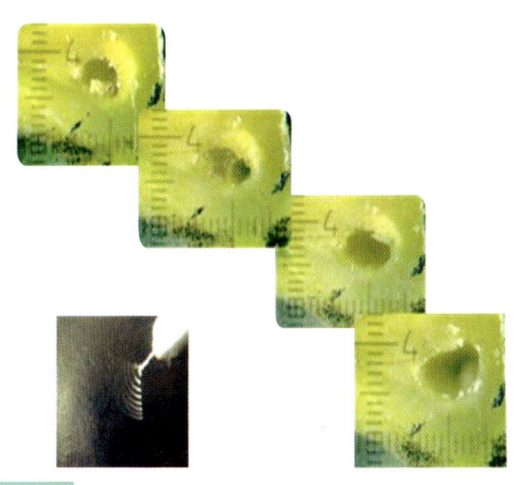

Figura 18.24
Sequência de atuação dos instrumentos rotatórios com movimento oscilatório F1, F2 e F3 no terço apical de canais radiculares mesiais de molares inferiores. Observam-se a área e o deslocamento que os instrumentos determinaram.

Observando-se a FIGURA 18.25, nota-se que a instrumentação manual desgastou uma área estatisticamente igual à da instrumentação rotatória. Na FIGURA 18.26, vê-se que o deslocamento do centro do canal (desvio do canal natural, degrau) com o instrumento rotatório usado manualmente foi menor, estatisticamente superior ao da instrumentação oscilatória no F3. Diante dos resultados apresentados por esse e outros trabalhos, além da experiência clínica, sugere-se a instrumentação do canal radicular associando-se a instrumentação rotatória à manual.

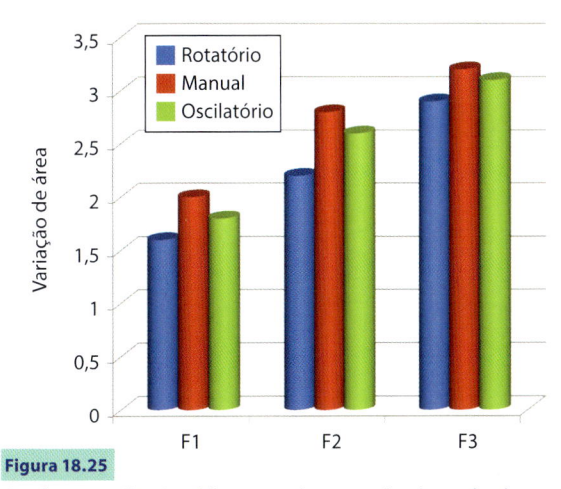

Figura 18.25
Quadro que evidencia médias amostrais e respectivos intervalos de confiança da variação de área após a utilização dos instrumentos F1, F2 e F3.

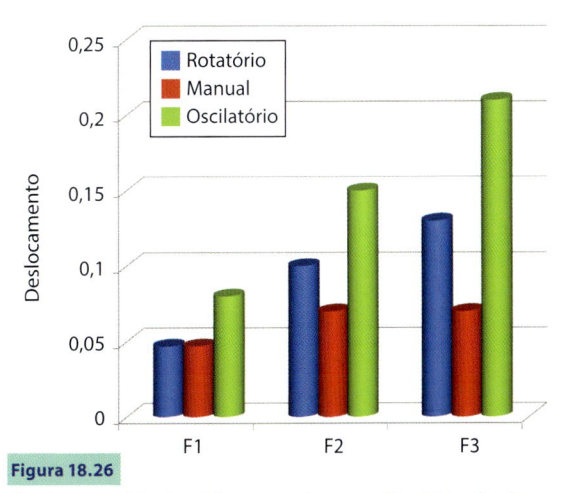

Figura 18.26
Quadro que evidencia médias amostrais e respectivos intervalos de confiança da variação de deslocamento do centro do canal radicular após a utilização dos instrumentos F1, F2 e F3.

Sequência de instrumentação híbrida associando-se os instrumentos ProTaper, rotatórios e manuais, com obturação com cone único de guta-percha

Nesta sequência (FIG. 18.27), os instrumentos movidos mecanicamente receberão uma letra (**m** de mecânico) abaixo do instrumento, como S1-**m**. Já os instrumentos

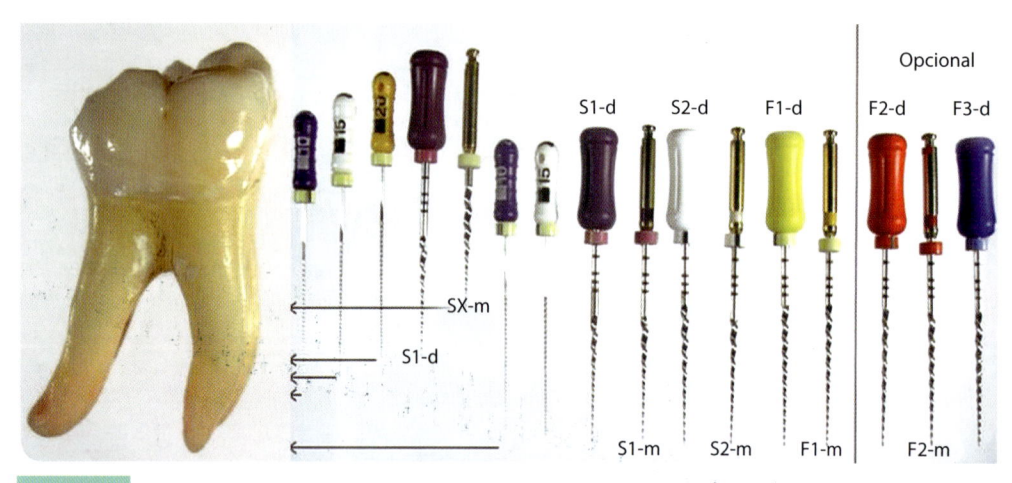

Figura 18.27
Sequência esquemática da instrumentação híbrida rotatória e manual, com os limites de penetração das limas de aço inoxidável e dos instrumentos ProTaper Tratamento.

movidos manualmente receberão uma letra (**d** de digital) acima do instrumento, como S1-**d**.

Por meio de radiografia para diagnóstico (**FIG. 18.28**), o CTP deverá ser determinado e as medidas transferidas para as limas tipo K nº 10, 15 e 20, ou C+ para iniciar-se o cateterismo (exploração), ampliação e conhecimento da forma anatômica do canal radicular (**FIGS. 18.29** e **18.30**).

Todos os procedimentos realizados no canal radicular devem ser precedidos de irrigação, sucção e inundação com solução de hipoclorito de sódio.

As limas manuais devem penetrar no interior do canal radicular anatomicamente, sem pressão apical, com movimentos oscilatórios, ampliando-se e desgastando-se com pressão maior a parede oposta à região de furca, por exemplo, a parede mesial do canal radicular de molar inferior. O nível de penetração das limas deve ser medido – esse passo é muito fácil de realizar. Todas as limas usadas anteriormente estavam com o tope de silicone no CTP; ao término do cateterismo, esse tope foi levado para um ponto de referência oclusal, determinando-se, assim, o CTP do instrumento rotatório (**FIGS. 18.31** e **18.33**).

O instrumento S1-d deve ser introduzido no canal radicular com movimentos rotatórios no sentido horário, sem muita pressão apical. Ocorrendo travamento, deve-se girar no sentido anti-horário, o que o fará soltar-se do canal radicular. O processo deve ser repetido até que o comprimento predeterminado seja alcançado (**FIGS. 18.31** e **18.32**).

Com o instrumento SX-m acoplado ao contra-ângulo, com velocidade de 300 rpm e torque de 2 N/cm, e um CTP pouco menor do que aquele alcançado com o instrumento S1-d (**FIG. 18.27**), inicia-se a instrumentação, com movimentos de introdução e retirada e pressão nas paredes laterais opostas à furca. Esse pincelamento deve ser aplicado somente na retirada do instrumento, até que o comprimento seja preestabelecido.

O instrumento SX nunca deverá ser usado além do nível de penetração do instrumento S1 ou das limas manuais tipo K, de aço inox. O canal radicular deverá ser frequentemente irrigado, aspirado e inundado para eliminar raspas dentinárias, e, com o auxílio do Clean-Stand, devem ser removidas as raspas de dentina do instrumento.

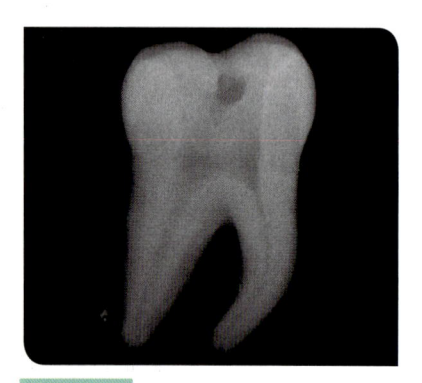

Figura 18.28
Radiografia para diagnóstico de molar inferior.

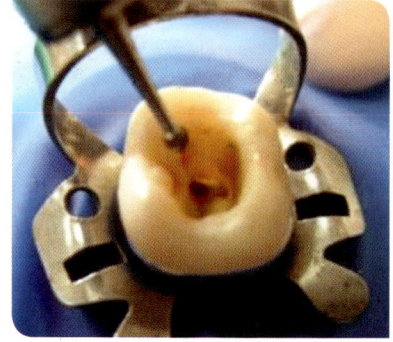

Figura 18.29
Aspecto clínico evidenciando abertura coronária de molar inferior.

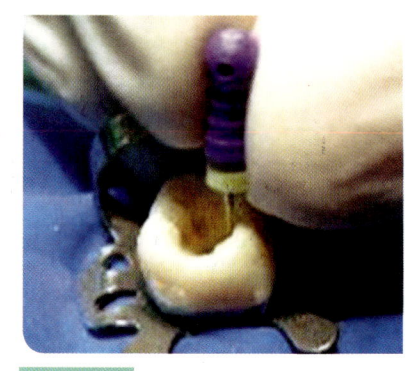

Figura 18.30
Aspecto clínico do cateterismo com as limas C+ (nº 10) na entrada dos canais radiculares.

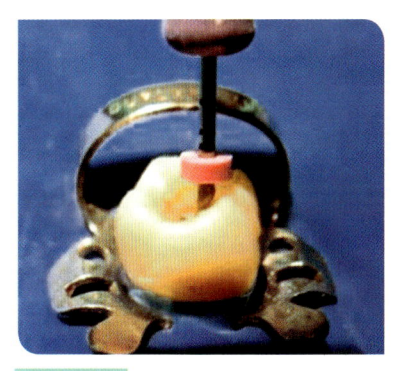

Figura 18.31
Aspecto clínico do instrumento S1-d penetrando no interior do canal radicular, no comprimento da lima tipo K nº 20 (tope de silicone).

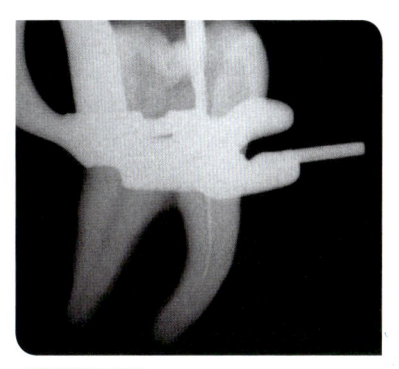

Figura 18.32
Radiografia que mostra a profundidade de penetração do instrumento S1-d.

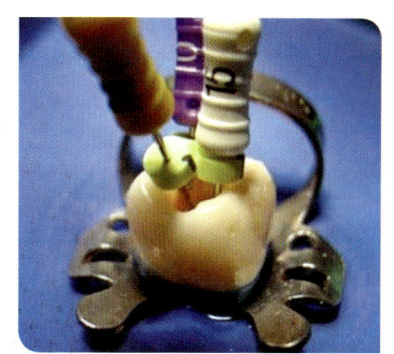

Figura 18.33
Aspecto clínico que mostra a profundidade de penetração dos instrumentos utilizados no cateterismo.

ODONTOMETRIA

Após o alargamento do terço cervical e médio do canal radicular, realiza-se a odontometria, com as limas tipo K, pré-curvadas, a fim de se obter os comprimentos reais de trabalho (CRT) para cada canal radicular (**FIGS. 18.34** a **18.36**).

Instrumenta-se, no CRT, com as limas tipo K, de aço inoxidável, até que a nº 15 fique folgada (**FIG. 18.37**).

Após o canal ter sido instrumentado com a lima tipo K nº 15, o instrumento rotatório manual S1-d penetrará no canal radicular com movimentos giratórios curtos, sem muita pressão apical, até atingir o CRT. Em seguida, utiliza-se o instrumento S1-m, com velocidade de 250 rpm e torque de 1 N/cm, com movimentos de introdução e retirada do canal radicular (bicada) e pressão nas paredes laterais somente na retirada do instrumento (pincelamento), até que o CRT seja atingido (**FIGS. 18.38** e **18.39**).

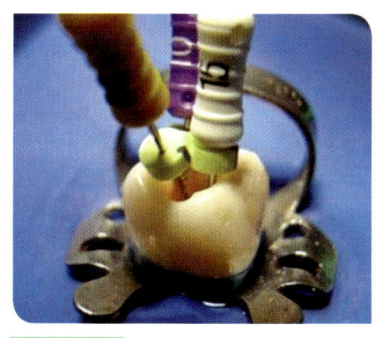

Figura 18.34
Aspecto clínico do momento da realização da odontometria, realizada com as limas tipo K, de aço inoxidável.

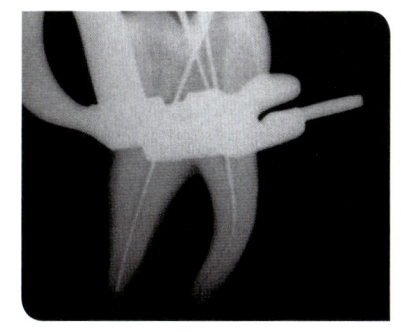

Figura 18.35
Radiografia com as limas tipo K no interior dos canais radiculares para determinar o CRT.

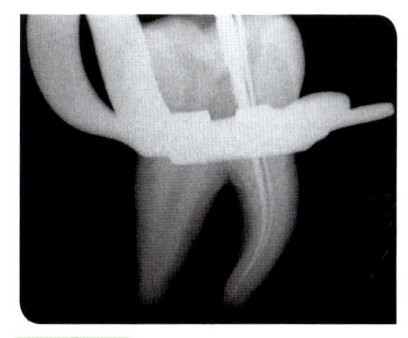

Figura 18.36
Radiografia com as limas tipo K no interior dos canais radiculares para confirmar o CRT.

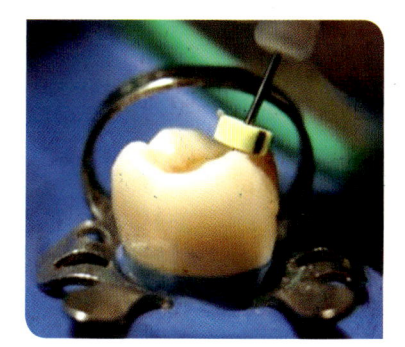

Figura 18.37
Aspecto clínico da instrumentação dos canais radiculares até lima tipo K nº 15.

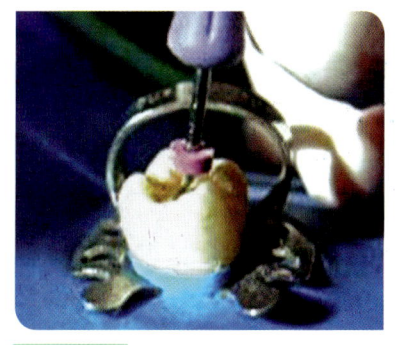

Figura 18.38
Aspecto clínico do instrumento S1-d sendo girado no CRT.

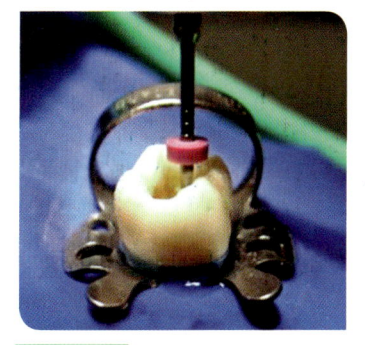

Figura 18.39
Aspecto clínico do instrumento S1-m ativado no CRT, com movimentos de introdução e retirada com ligeira pressão nas paredes laterais do canal radicular.

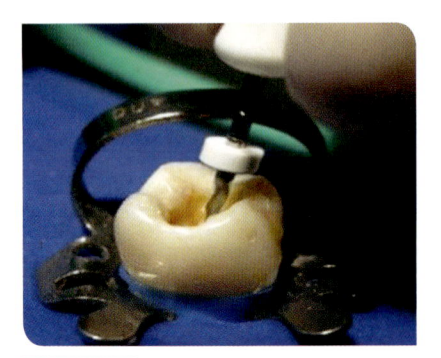

Figura 18.40
Aspecto clínico do instrumento S2-d atuando no CRT.

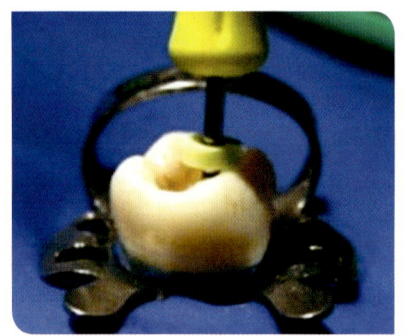

Figura 18.41
Aspecto clínico do instrumento F1-d atuando no CRT.

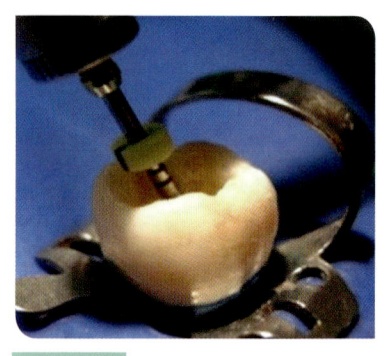

Figura 18.42
Aspecto clínico do instrumento F1-m, ativado no CRT, com movimentos de introdução e retirada (bicada).

Na sequência, utilizam-se os instrumentos S2-d e S2-m, com os mesmos cuidados observados com S1-d e S1-m, ampliando-se a parte apical e média do canal radicular (**FIG. 18.40**). Se houver qualquer dificuldade, retorna-se ao instrumento anterior, repassando as limas tipo K de aço inoxidável, quando necessário, sem perder o CRT.

Depois de utilizados, os instrumentos S1 e S2 determinam uma forma cônica nos dois terços coronários do canal radicular, com ampliação apical de 0,20 mm, deixando-os preparados para receber os instrumentos de acabamento (F).

Cuidado: nunca devem ser feitos movimentos de pincelamento com os instrumentos de acabamento *finishing files*. Eles devem entrar e sair do canal radicular seguindo seu longo eixo.

Os instrumentos da série (F), rotatórios, devem ser imediatamente removidos quando alcançarem o CRT. Introduzindo-se e removendo-se o instrumento (bicada) no máximo três vezes, certifica-se que o tope de silicone está tocando a referência oclusal previamente demarcada para cada canal radicular.

Dando sequência à instrumentação híbrida, usa-se o instrumento F1-d, de cabo amarelo, com os mesmos movimentos do instrumento S1-d (rotação no sentido horário e anti-horário), até que o CRT seja atingido (**FIG. 18.41**) e, em seguida, o instrumento F1-m, com os cuidados citados anteriormente (**FIG. 18.42**), ampliando a região apical do canal com conicidade de 0,07 mm/mm.

Observação: nota-se, na **FIGURA 18.43**, que há raspas de dentina na porção média da parte ativa do instrumento F1-m, e não na porção coronária e apical. O fato demonstra que a região apical do canal radicular já foi instrumentada com o instrumento S2, que tem diâmetro apical de 0,20 mm, igual ao diâmetro apical do instrumento F1, e a região cervical alargada com os instrumentos SX e S1, demonstrando eficiência de corte em menor área do canal radicular, sem travamento e acidentes.

O fabricante do sistema ProTaper Universal indica a medição do diâmetro apical do canal radicular com uma lima

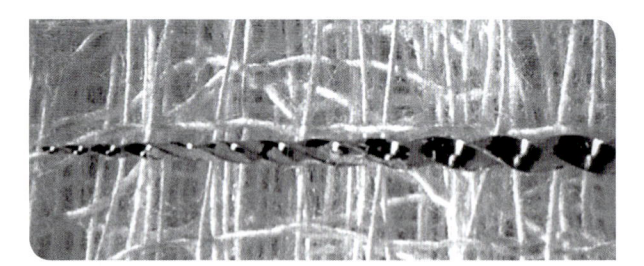

Figura 18.43
Instrumento F1-m com raspas de dentina na porção mais central da parte ativa.

tipo K de aço inoxidável nº 20. Caso a lima esteja ajustada nesse comprimento, isso significa que o diâmetro do batente apical é de 0,20 mm, estando o canal radicular preparado para obturação. Já caso a lima tipo K nº 20 esteja solta, deve-se continuar o preparo com os outros instrumentos, F2 e F3, podendo-se usar, nos canais mais amplos, os instrumentos F4 e F5.

É importante decidir até que número deve-se alargar um canal radicular. Pode-se determinar, a partir do instrumento apical inicial (IAI), que é a primeira lima tipo K, de aço inoxidável, que penetrou no CRT e se prendeu nessa região. Por exemplo, se a lima tipo K nº 10 ou 15, no CRT, não estiver solta e tiver função de limagem e ampliação, a instrumentação até F1 é apropriada. Caso isso não ocorra, pode-se continuar com a instrumentação até F2 e/ou F3.

Outro fator importante é o raio de curvatura do canal radicular. Caso o canal radicular apresente curvatura muito acentuada e raio pequeno, muitas vezes haverá risco de fratura com o uso de instrumentos rotatórios mecânicos. Assim, são necessárias boa avaliação e utilização da instrumentação convencional prévia ou a associação da instrumentação rotatória/manual.

No caso apresentado nas **FIGURAS 18.44**, **18.45** e **18.46**, os canais radiculares mesiais foram instrumentados até o instrumento F2-d e F2-m (**FIG. 18.44**) e o canal distal, até o instrumento F3, digital e rotatório (**FIGS. 18.45** e **18.46**).

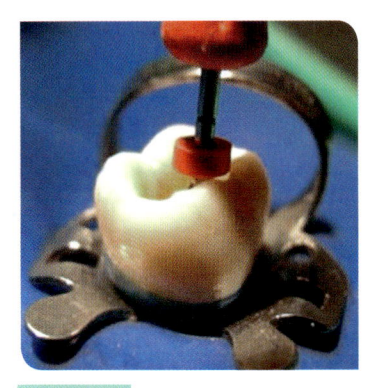

Figura 18.44
Aspecto clínico do instrumento F2-d atuando no CRT (canais radiculares mesiais).

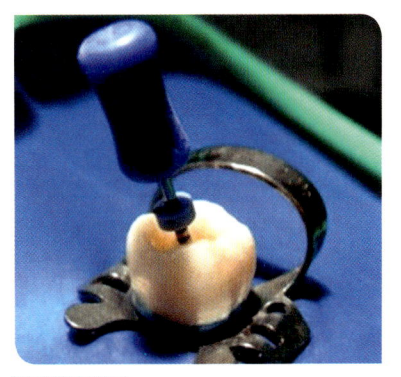

Figura 18.45
Aspecto clínico do instrumento F3-d atuando no CRT (canal distal).

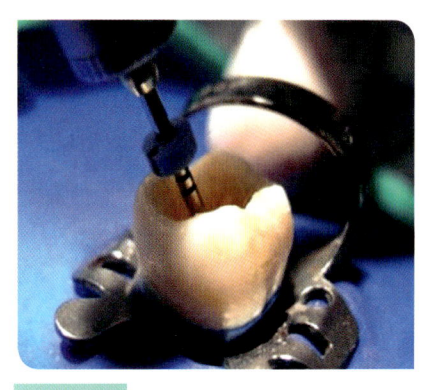

Figura 18.46
Aspecto clínico do instrumento F3-m, ativado no CRT, com movimentos de introdução e retirada (bicada).

OBTURAÇÃO

Após a instrumentação, sucção e inundação com solução de EDTA para remover o *smear layer*, ou camada residual, os canais radiculares foram submetidos à secagem com pontas de papel absorvente, pontas esterilizadas e compatíveis com o último instrumento utilizado. Foram selecionados, para os dois canais radiculares mesiais, os cones de papel absorvente F2 e, para o distal, o F3 (**FIG. 18.13**). Os cones de papel com conicidades semelhantes às dos instrumentos conferem excelente adaptação e secagem a todo o canal radicular.

O passo seguinte foi a prova dos cones de guta-percha, observando-se sua adaptação ao canal radicular visual e radiograficamente, como mostram as **FIGURAS 18.47**, **18.48** e **18.49**.

Dependendo da instrumentação realizada e da experiência com a técnica, o cone de guta-percha pode não chegar ao CRT. Observa-se que, em um dos canais mesiais mostrados na **FIGURA 18.49**, o cone poderia penetrar um pouco mais. Assim, com o auxílio de uma pinça clínica, deve-se segurar o cone na sua referência oclusal, retirá-lo e levá-lo a uma régua milimetrada para confirmar o comprimento atingido (**FIG. 18.50**). Corrigida a nova medida, reinstrumenta-se o canal radicular com os instrumentos manuais ProTaper ou com as limas tipo K, de aço inoxidável (pré-curvadas), repetindo-se a radiografia.

Dúvidas e perguntas

Deve-se obturar com cone único de guta-percha ou com a técnica da condensação lateral? A obturação do canal radicular com cone único é melhor, igual ou pior do que a técnica da condensação lateral?

Obturando-se o canal radicular com a técnica da condensação lateral, na realidade obtura-se apenas com o cone principal a região apical (**FIG. 18.51**). Em canais radiculares curvos, os cones auxiliares ficam mais distantes do comprimento de travamento (ajuste) do cone de guta-percha principal. A **FIGURA 18.52** evidencia que o espaçador digital está com o tope de silicone aquém do CRT.

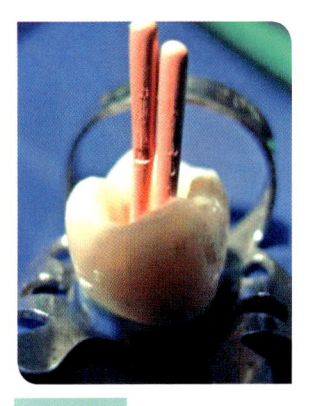

Figura 18.47
Prova clínica de cones de guta-percha com conicidades nos canais radiculares mesiais.

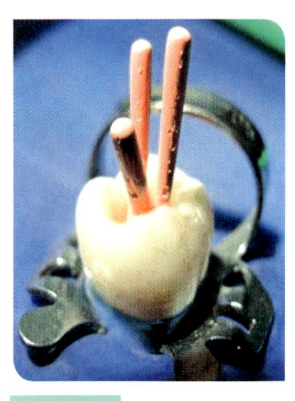

Figura 18.48
Prova clínica de cones de guta-percha com conicidades em todos os canais radiculares.

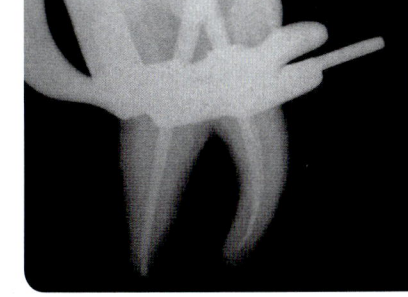

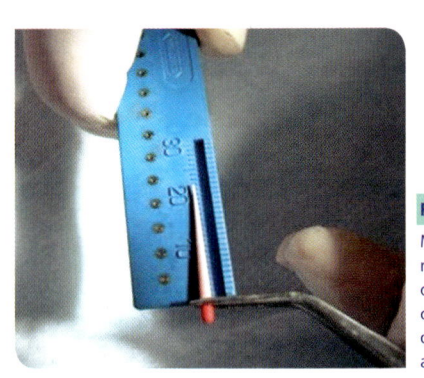

Figura 18.49
Comprovação radiográfica da prova clínica de cones de guta-percha.

Figura 18.50
Medida em régua milimetrada, com o objetivo de confirmar se o cone de guta-percha alcançou o CRT.

Ao se instrumentar e obturar os canais radiculares com cones de guta-percha com conicidades, a região apical terá uma quantidade igual ou maior de guta-percha do que na instrumentação e obturação convencional (**FIG. 18.53**).

Em canais radiculares de formato ovalado (distal dos molares inferiores, palatino dos molares superiores, etc.), pode-se realizar uma condensação lateral suave, complementando-se com a colocação de cones auxiliares, travando-se também o cone de guta-percha principal (**FIG. 18.54**).

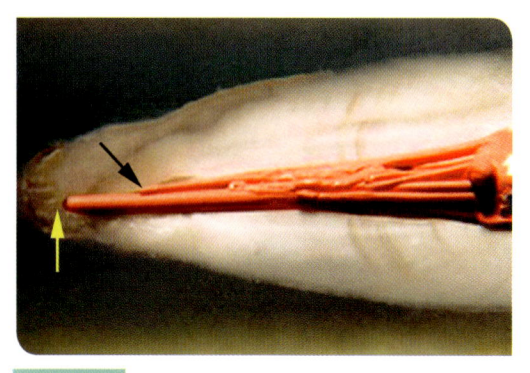

Figura 18.51
Amostragem de trabalho de laboratório *ex vivo* evidenciando a diferença de penetração do cone de guta-percha principal em relação aos cones auxiliares, no interior do canal radicular (setas).

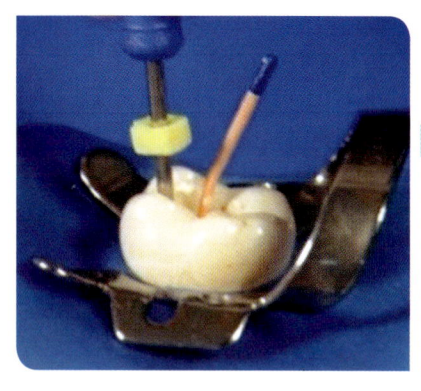

Figura 18.54
Aspecto clínico, abrindo espaço com espaçador digital para colocação de cones de guta-percha auxiliares.

Escolha do cimento obturador

O AH Plus™ resinoso, comercializado pela Dentsply/DeTrey, Suíça, vem mostrando ser excelente cimento obturador, tanto com relação às suas propriedades físico-químicas, como biológicas. Um trabalho[4] mostra a boa capacidade de penetração desse cimento nos túbulos dentinários, como se pode verificar nas **FIGURAS 18.55** e **18.56**.

Um cimento endodôntico em desenvolvimento, derivado do polímero da mamona, um poliéster trifuncional para

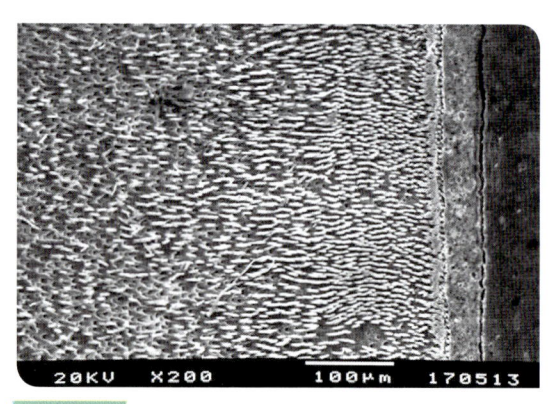

Figura 18.52
Espaçador digital com tope de silicone mostrando a que distância os cones auxiliares ficarão no interior do canal radicular em relação ao cone de guta-percha principal.

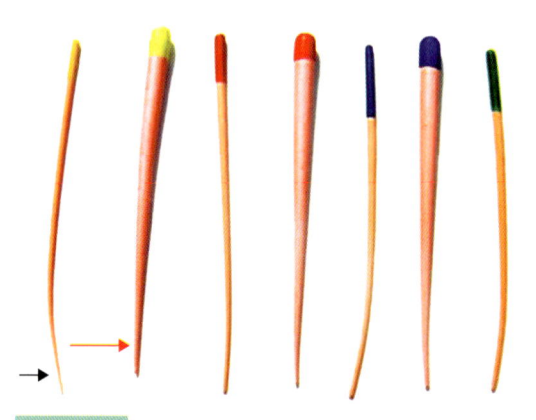

Figura 18.55
Imagem obtida pela microscopia eletrônica de varredura (MEV), evidenciando a penetração do cimento AH Plus nos túbulos dentinários.

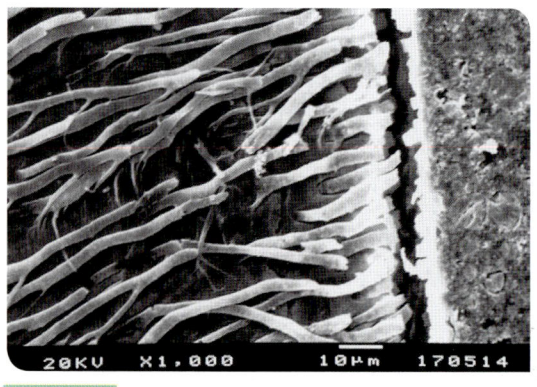

Figura 18.53
Diferença de diâmetro entre cones de guta-percha convencionais em relação aos cones com conicidades.

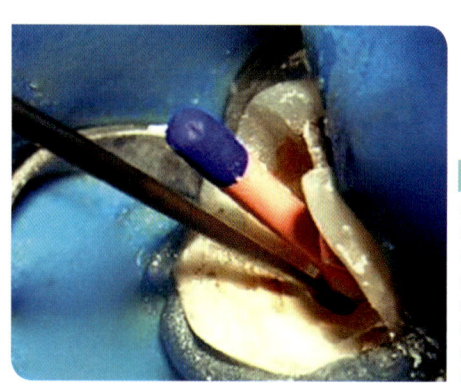

Figura 18.56
Imagem obtida pela MEV, evidenciando a penetração do cimento AH Plus nas ramificações dos túbulos dentinários.

obturação com a técnica do cone único, parece ser bastante promissor. Apresenta boa biocompatibilidade,[5] citotoxicidade,[6] capacidade seladora[7] e expansão durante o endurecimento e tempo de trabalho curto, em torno de 15 a 25 minutos (FIG. 18.57). Isso favorece a obturação com a técnica do cone único, uma vez que, no momento do corte com espátula aquecida (FIG. 18.61), o cimento já iniciou a expansão, travando levemente o cone e impedindo seu deslocamento.

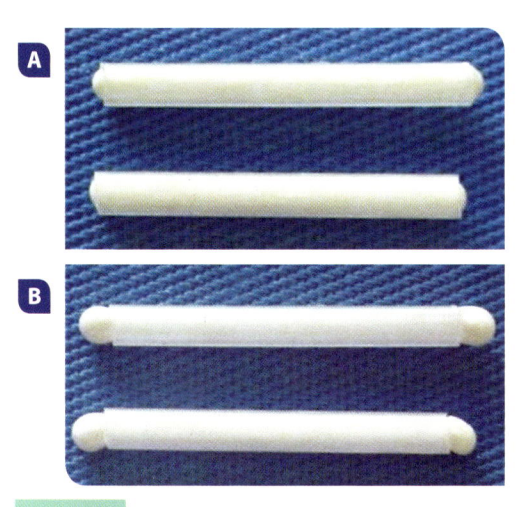

Como levar o cimento obturador ao canal radicular

É importante levar o cimento endodôntico ao canal radicular, em princípio, com o último instrumento utilizado; em seguida, envolver com ele o cone de guta-percha e levar o conjunto (cone de guta-percha e cimento) ao interior do canal radicular. Dessa forma, o cimento será pressionado de encontro às paredes do canal radicular sem deixar falhas na obturação (FIGS. 18.58, 18.59 e 18.60).

Os cones de guta-percha deverão ser cortados com uma espátula aquecida e, em seguida, removidos com os condensadores verticais, condensando-se verticalmente a guta-percha no interior do canal radicular.

Cuidado: com uma espátula bem aquecida, deve-se cortar o excesso de cones de guta-percha sem deslocá-los do interior do canal radicular (FIG. 18.61).

Observação: a instrumentação **híbrida** com o sistema ProTaper manteve a curvatura do canal radicular com forma cônica; a obturação de cone único, vista radiograficamente, preencheu todo o canal radicular de forma simples, rápida e segura.

A FIGURA 18.62 mostra a radiografia final com os canais radiculares obturados.

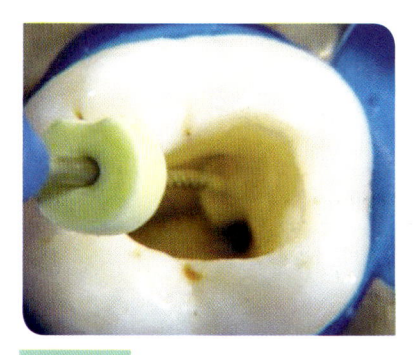

Figura 18.57
A. Cimento endodôntico experimental (poliéster trifuncional) logo após a manipulação, preenchendo totalmente o interior de tubos de polietileno.
B. Cimento endodôntico experimental (poliéster trifuncional) 20 minutos após a manipulação, preenchendo totalmente o interior de tubos de polietileno. Observa-se a expansão durante a presa do cimento.

Figura 18.58
Aspecto clínico, evidenciando o cimento sendo levado ao interior do canal radicular por um instrumento.

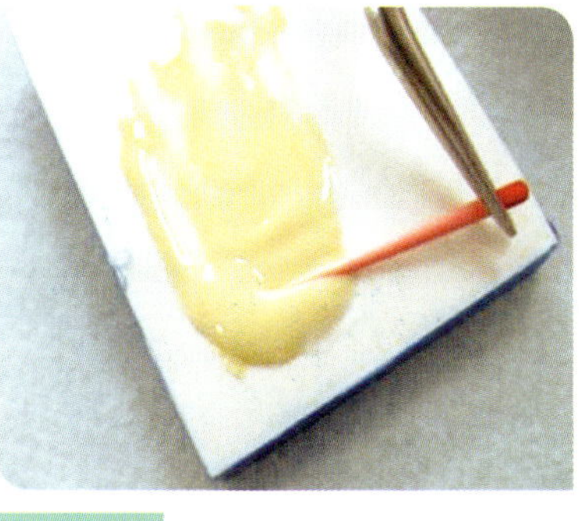

Figura 18.59
Aspecto clínico, evidenciando o envolvimento do cone de guta-percha F2 com o cimento experimental (poliéster trifuncional).

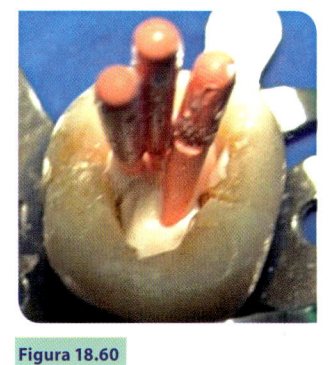

Figura 18.60
Aspecto clínico, evidenciando os cones de guta-percha com cimento experimental no interior dos canais radiculares.

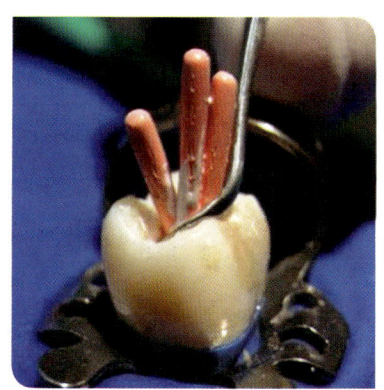

Figura 18.61
Aspecto clínico que evidencia o corte dos cones de guta-percha com uma espátula bem aquecida.

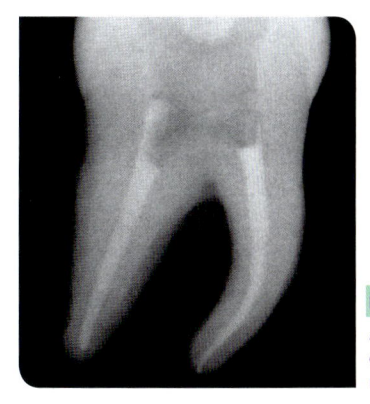

Figura 18.62
Aspecto radiográfico da obturação dos canais radiculares do molar inferior.

CASOS CLÍNICOS INSTRUMENTADOS E OBTURADOS PELO SISTEMA ProTaper UNIVERSAL

Os alunos da Faculdade de Odontologia da Unesp de Araraquara, São Paulo, estão utilizando as técnicas convencionais e o sistema ProTaper para instrumentação e obturação dos canais radiculares, com ótimo desempenho quanto à qualidade em laboratório ou em clínica.

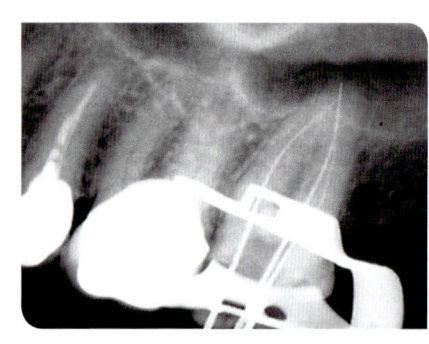

Figura 18.63
Radiografia para realização da odontometria em molar superior.

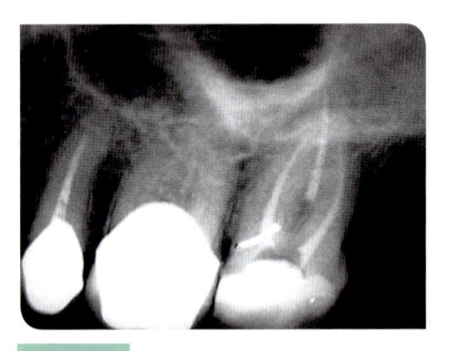

Figura 18.64
Radiografia final de obturação de molar superior. Observa-se a manutenção da curvatura dos canais radiculares.

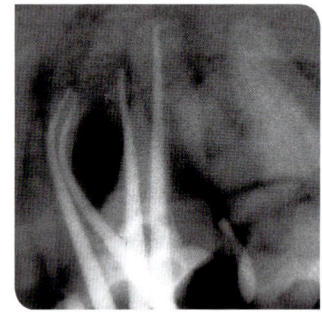

Figura 18.65
Radiografia da prova dos cones de guta-percha com conicidades nos quatro canais radiculares de molar superior.

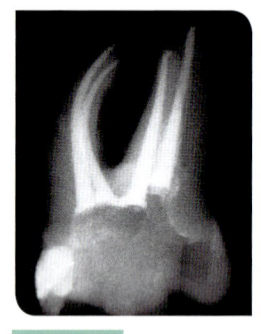

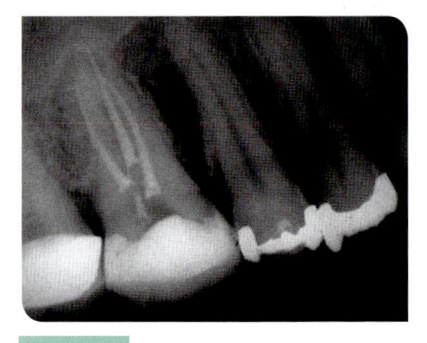

Figura 18.66
Radiografia final de obturação dos quatro canais radiculares do molar superior da FIGURA 18.56. Observa-se a manutenção das curvaturas.

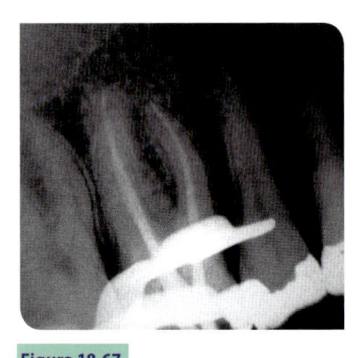

Figura 18.67
Radiografia da prova clínica de cones de guta-percha com conicidades nos três canais radiculares de molar superior.

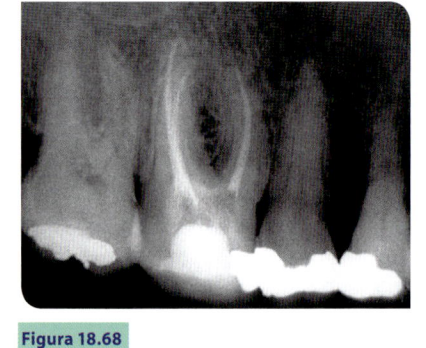

Figura 18.68
Radiografia final da obturação dos três canais radiculares de molar superior, mantendo-se as curvaturas.

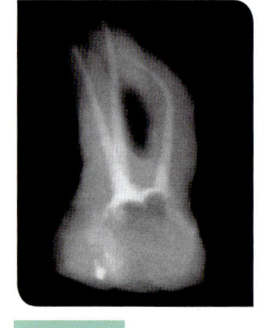

Figura 18.69
Radiografia final de molar superior com grande curvatura do canal mesiovestibular, obturado em laboratório por aluno de graduação.

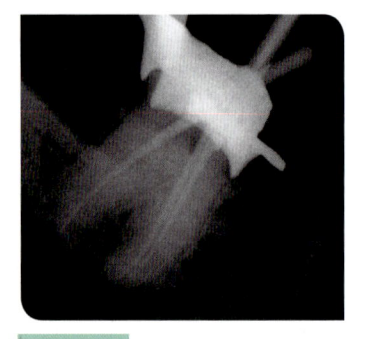

Figura 18.70
Radiografia da prova clínica de cones de guta-percha com conicidades nos três canais radiculares de molar inferior.

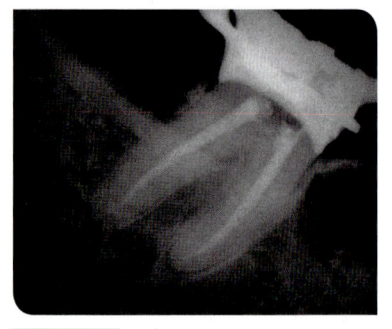

Figura 18.71
Radiografia final de obturação dos três canais radiculares de molar inferior, mantendo-se as curvaturas.

Figura 18.72
Radiografia final de obturação dos canais radiculares de molar superior.

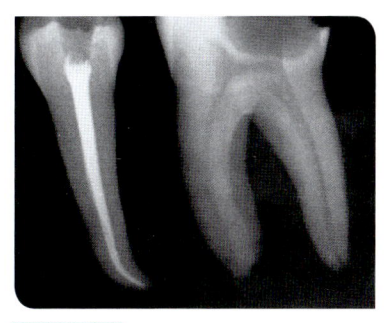

Tratamento de canais radiculares 251

Figura 18.73
Radiografia final de obturação do canal radicular de pré-molar inferior, mantendo-se a curvatura (laboratório).
Imagem gentilmente cedida pela Dra. Gisselle Moraima Chavez Andrade.

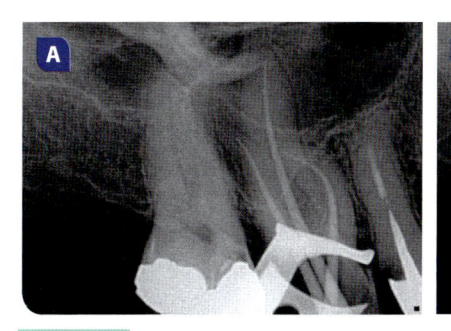

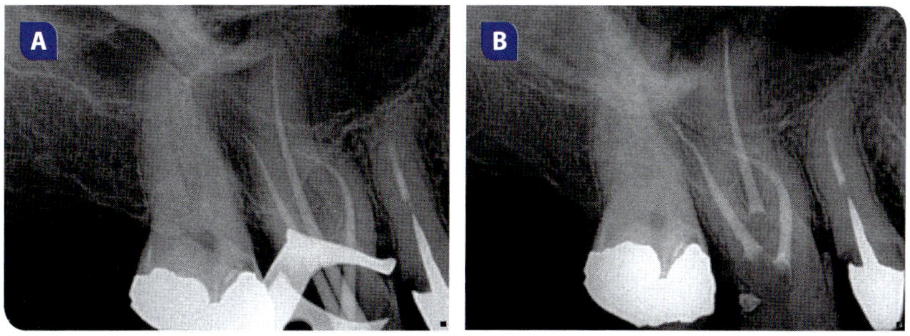

Figura 18.74
A. Radiografia da prova de cone. **B.** Radiografia final de obturação do canal radicular do 2º molar superior mantendo-se a curvatura.
Imagens gentilmente cedidas pelo Dr. Derik Damasceno Barbosa.

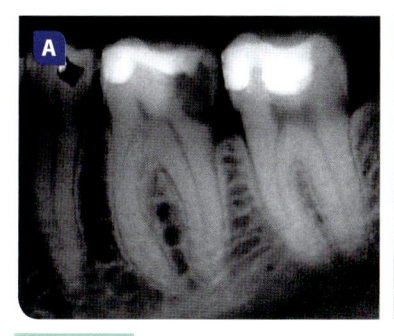

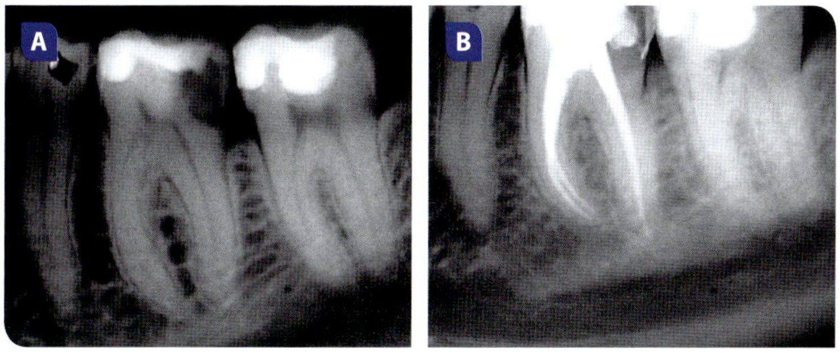

Figuras 18.75
A. Radiografia de diagnóstico. **B.** Radiografia final de obturação do canal radicular do 1 molar inferior.

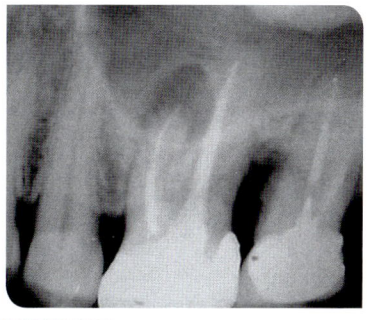

Figura 18.76
Radiografia de diagnóstico observando uma lesão apical da raiz mesiovestibular e rizectomia da raiz distovestibular.

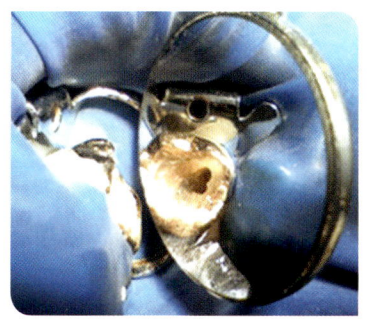

Figura 18.77
Abertura coronária e localização do canal mesiovestibular e do 4º canal. Importante o conhecimento da anatomia e da quantidade de canais radiculares que cada elemento dental pode apresentar.

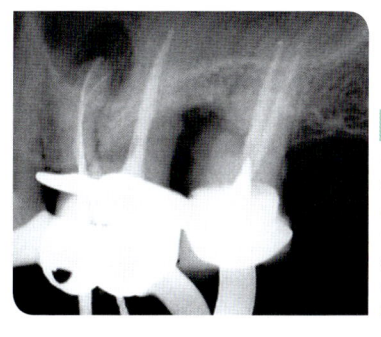

Figura 18.78
Localização do 4º canal e odontometria.
Observação: o paciente relatou que há 20 anos sentia um abaulamento na região do ápice da raiz mesiovestibular.

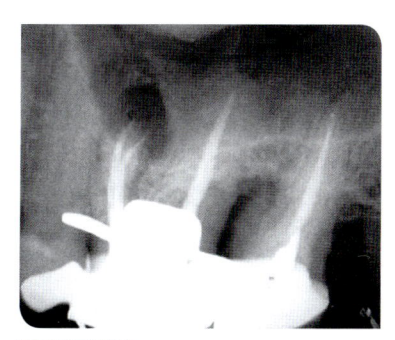

Figura 18.79
Radiografia logo após a obturação. Canal mesiovestibular e o 4º canal instrumentados até o instrumento F2.

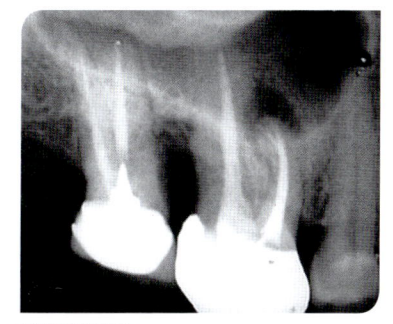

Figura 18.80
Radiografia de 1º mês de preservação.

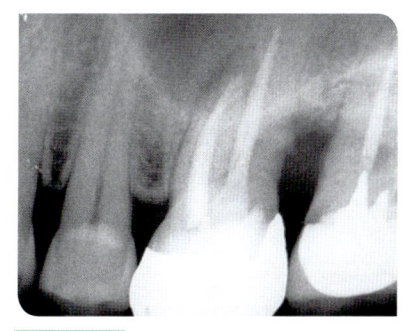

Figura 18.81
Radiografia de 1 ano de preservação. Diminuição da lesão com desaparecimento do abaulamento vestibular na região apical da raiz mesiovestibular.

Problemas e soluções

P: Para evitar a fratura dos instrumentos

S:
- Seguem-se os passos indicados para cada tipo de instrumentação;
- Trabalha-se com os instrumentos ProTaper sempre após determinar um caminho *Glide Path* com limas tipo K, de aço inoxidável;
- Utilizam-se motores ou contra-ângulos com controle de torque e velocidade;
- Após e durante o uso dos instrumentos, se possível, deve-se examiná-los com lupa para verificar deformações;
- Utiliza-se, de preferência, a sequência híbrida, ou seja, associando a instrumentação rotatória manual à mecânica.

P: Após a instrumentação, os cones guta-percha com conicidades F1, F2 ou F3 não chegam ao CRT

S:
- Normalmente, quando isso ocorre, os cones com conicidades travam no corpo do canal radicular em razão da conicidade;
- Deve-se verificar se os instrumentos de acabamento estão penetrando no CRT determinado e comparar essa medida com a de penetração dos cones guta-percha. Caso isso não tenha ocorrido, reinstrumenta-se o canal radicular, tentando chegar ao CRT;
- Os instrumentos rotatórios mecânicos para modelagem devem ser usados com movimento de pincelamento (na retirada, devem ser pressionados contra as paredes do canal radicular, dilatando-se mais as regiões cervical e média);
- Quando se usa somente a instrumentação rotatória manual (sem possibilidade de usar movimento de pincelamento), no final da sequência deve-se empregar o instrumento SX novamente para melhor dilatar a região cervical do canal radicular.

P: Falhas na obturação

Na prova clínica do cone de guta-percha, quando este é retirado do canal radicular, observa-se que sua ponta está torta, na forma da letra S.

S: O canal radicular foi mais dilatado do que o diâmetro do cone ou se utilizou um cone de guta-percha menor. Deve-se tentar levar um cone de diâmetro maior, verificando se este retorna ao CRT.

P: Radiograficamente, observa-se falta de cimento obturador no terço médio do canal radicular

S: Alguns canais radiculares, na região média, apresentam diâmetro maior do que o da região cervical. Na técnica de obturação com o cone único com conicidade, é importante levar cimento ao interior do canal radicular antes do cone de guta-percha, para que este preencha todo o canal.

Deve-se fazer uma condensação lateral suave com cones de guta-percha auxiliares. Caso esse não seja o caso, é possível usar os compactadores guta-condensors, plastificando-se os cones para corrigir as falhas.

Observação: o material que tem a capacidade de selar o canal radicular é o cimento obturador. A guta-percha faz o preenchimento, possibilitando futuro retratamento ou facilitando a abertura de um espaço para colocação de pino intrarradicular.

Pode-se realizar em todos os canais uma tentativa de condensação lateral suave com os cones de guta-percha auxiliares, travando-se o cone de guta-percha principal de preferência nos canais distais e palatinos dos molares e canais muito amplos.

Perguntas e respostas

P: Qual é a diferença entre os sistemas ProTaper e ProTaper Universal?

R:
- O sistema ProTaper Universal apresenta-se com mais dois instrumentos adicionais de acabamento (F4 e F5) para ápices mais amplos (tamanhos ISO: 0,40 e 0,50 mm de diâmetro de ponta D_0);
- Os instrumentos F3, F4 e F5 sofreram diminuição da massa metálica e têm concavidades na parte ativa, o que lhes atribui maior flexibilidade (**FIG. 18.9**). Kim e colaboradores,[8] em 2008, compararam as forças geradas durante o preparo do canal radicular e a tensão residual, determinando que esta fosse maior nos instrumentos do sistema ProTaper, seguido pelo ProTaper Universal e pelo ProFILE;
- Os instrumentos manuais ProTaper Universal são fabricados com cabos de silicone, oferecendo mais conforto ao profissional;
- Apresentam-se com nova ponta-guia, não cortante (**FIG. 18.10**);
- Podem ser encontrados também no comprimento total de 31 mm.

P: Os instrumentos manuais ProTaper têm a mesma eficiência dos ProTaper mecânicos?

R:
- Em canais radiculares simulados, Pasqualini e colaboradores[9] realizaram uma comparação do tempo de trabalho efetivo necessário para instrumentar completamente o canal radicular e o número de rotações necessárias entre a instrumentação rotatória mecânica e a manual. Concluíram que o ProTaper manual exigiu significativamente menor número de rotações do que o ProTaper rotatório, ao passo que o tempo de trabalho efetivo para instrumentar completamente o canal radicular foi notadamente maior com o ProTaper manual;
- Observa-se que a instrumentação manual exige um tempo de trabalho maior, mas é eficiente, desde que se seguindo os passos da **FIGURA 18.20**,

como demonstrado no trabalho de Aguirre Balseca (**FIGS. 18.21** a **18.25**);[3]

- Constata-se, pela experiência clínica e laboratorial, que a soma das duas instrumentações, como demonstra a **FIGURA 18.26**, reduz o tempo da instrumentação e melhora a segurança quanto à fratura do instrumento e ao transporte (degrau).

P: Para usar o instrumento ProTaper mecânico ou manual, é necessário treinamento prévio?

R: Antes de empregar uma nova técnica, é fundamental fazer um treino para ter domínio e conhecimento da técnica, diminuindo, assim, falhas e acidentes. Deve-se trabalhar em canais radiculares simulados, de preferência em dentes extraídos, para familiarização com o motor (torque e velocidade), introduzindo-se e retirando-se o instrumento do interior do canal radicular sem que ele se prenda ou trave. Na instrumentação manual, deve-se sentir e dominar a força (pressão) empregada para girar ou não o instrumento no interior do canal radicular, indo da esquerda para a direita e retornando da direita para esquerda, até conseguir um giro de 360°, sem que trave, até atingir o CRT.

P: Quantas vezes os instrumentos ProTaper podem ser utilizados?

R: O ideal seria utilizá-los uma única vez, mas com treinamento e conhecimento da sequência dos instrumentos e da anatomia do canal radicular, pode-se empregá-los em média de 5 a 8 molares. Vieira e colaboradores,[10] em 2008, em um estudo sobre a resistência à fadiga dos instrumentos ProTaper, realizado em pacientes cujos canais radiculares foram instrumentados por um endodontista experiente e por estudantes não graduados, sem nenhuma experiência, concluíram que, com a experiência de emprego, a resistência à fadiga foi reduzida, mas nenhuma mudança significante foi observada entre os instrumentos utilizados para o preparo dos canais radiculares de 5 a 8 molares.

P: Pode-se utilizar fresas (brocas) de Gates Glidden e limas tipo K, de aço inoxidável, com os instrumentos ProTaper?

R: Os instrumentos rotatórios mecânicos e manuais de níquel-titânio devem ser usados apenas após o canal radicular ter sido preparado, inicialmente, com limas tipo K, de aço inoxidável (n° 10 e 15). As fresas de Gates Glidden podem auxiliar na ampliação cervical e média do canal radicular, quando necessário.

P: A obturação com um cone único com conicidade é melhor do que a técnica da condensação lateral?

R: Na literatura, são poucos os trabalhos que comparam a eficiência da capacidade seladora de canais radiculares obturados com cone único de guta-percha com conicidade e condensação lateral. Alguns trabalhos demonstram, estatisticamente, que não há diferença significante.[11-14] Em trabalho recente, Souza e colaboradores,[15] em 2008, demonstraram que os procedimentos de condensação lateral não são padronizados, alcançando uma densidade de guta-percha na região apical de 71 a 87%, além da possibilidade de os espaçadores poderem deixar defeitos na massa da guta-percha. Pode-se utilizar com facilidade a técnica de obturação com cone único com conicidade empregando-se uma condensação lateral suave, quando o canal radicular assim o exigir (amplos e ovalados).

REFERÊNCIAS

1. Dentsply Maillefer. ProTaper Universal: a melhor performance em qualquer circunstância. Petrópolis; 2007. Folder.
2. Dentsply Maillefer. ProTaper Universal. Ballaigues; 2007. Folder.
3. Aguirre Balseca GM. Avaliação microscópica do preparo apical de canais radiculares curvos pela instrumentação manual rotatória e mecanizada rotatória e oscilatória utilizando o sistema ProTaper Universal [tese]. Araraquara: Faculdade de Odontologia de Araraquara; 2008.
4. Bonetti Filho I, Farac RV, Gutierrez JC, Góes MF. Avaliação microscópica da adaptação e penetração de diferentes cimentos endodônticos nas paredes e túbulos dentinários de dentes bovinos. Braz Oral Res. 2008;22:243.
5. Perassi FT, Pappen FG, Bonetti Filho I, Leonardo RT, Ykeda F, Ramalho LT. Estudo morfológico da resposta tecidual a quatro cimentos endodônticos. Rev Odont Unesp. 2008;37(2):117-24.
6. Silva PT, Leonardo RT, Carlos IZ, Bonetti Filho I. Avaliação da citotoxicidade de cimentos endodônticos em relação aos reativos intermediários do oxigênio e do nitrogênio em culturas de macrófagos peritoneais de camundongos. Rev Odontol Unesp. 2005;34(1):17-23.
7. Souza EM, Wu MK, Shemesh H, Bonetti Filho I, Wesselink PR. Comparability of results from two leakage models. Oral Surg Oral Med Oral Pathol Oral Radiol Endod. 2008;106(2):309-13.
8. Kim HC, Cheung GS, Lee C, Kim BM, Park JK, Kang SI. Comparison of forces generated during root canal shaping and residual stresses of three nickel-titanium rotary files by using a three-dimensional finite-element analysis. J Endod. 2008;34(6):743-7.
9. Pasqualini D, Scotti N, Tamagnone L, Ellena F, Berutti E. Hand-operated and rotary Pro-Taper instruments: a comparison of working time and number of rotations in simulated root canals. J Endod. 2008;34(3):314-7.
10. Vieira E, França EC, Martins RC, Buono VT, Bahia MG. Influence of multiple clinical use on fatigue resistance of ProTaper rotary nickel-titanium instruments. Int Endod J. 2008;41(2):163-72.
11. Wu MK, van der Sluis LW, Ardila CN, Wesselink PR. Fluid movement along the coronal two-thirds of root fillings placed by three different gutta-percha techniques. Int Endod J. 2003;36(8):533-40.
12. Zmener O, Pameijer CH, Macri E. Evaluation of the apical in root canals prepared with a new rotary system and obturated with a methacrylate based endodontic sealer: an in vitro study. J Endod. 2005;31(5):392-5.
13. Sagsen B, Ozgür E, Kahraman Y, Rucoblu H. Evaluation of microleakage of roots filled with different techniques with a computerized fluid filtration technique. J Endod. 2006;32(12):1168-70.
14. Monticelli F, Sword J, Martin RL, Schuster GS, Weller RN, Ferrari M, et al. Sealing properties of two contemporary single-cone obturation systems. Int Endod J. 2007;40(5):374-85.
15. Souza EM, Wu MK, van der Sluis LW, Leonardo RT, Bonetti Filho I, Wesselink PR. Effects of different techniques and area on the quality of laterally compacted root fillings. Int Endod J. 2008;42(8):719-26.

19 CAPÍTULO

Instrumentação não convencional de canais radiculares: sistema rotatório Mtwo®

Fabricante: VDW Dental – Alemanha

Mario Tanomaru Filho

SISTEMA ROTATÓRIO DE NiTi Mtwo

O sistema rotatório de níquel-titânio Mtwo (VDW – Munique, Alemanha) foi introduzido no mercado europeu em 2005. Os instrumentos Mtwo são utilizados com contato mínimo radial e sua parte ativa apresenta ampla área de escape para contínua remoção de raspas de dentina. A secção transversal desse instrumento apresenta a forma de "S itálico", com duas lâminas de corte (**FIG. 19.1**); foi desenhado para apresentar flexibilidade, sem comprometimento de sua resistência. Os instrumentos com maior diâmetro ISO e conicidade apresentam secção transversal reduzida para proporcionar flexibilidade.

O ângulo de corte é formado pela aresta de corte e a secção transversal perpendicular ao longo do eixo do instrumento.[1] Além de proporcionar boa eficiência de corte (**FIG. 19.2**), sua ponta não é cortante (**FIG. 19.3**).

O ângulo helicoidal é definido como aquele formado pela superfície de corte do instrumento, observado ao longo de sua secção longitudinal.[2,3] Trata-se de um importante parâmetro para determinar não somente a eficiência de corte do instrumento, mas também a resistência mecânica e suas características dinâmicas. O ângulo helicoidal dos instrumentos Mtwo é variável e específico para os diferentes instrumentos (**FIG. 19.4**).

O ângulo helicoidal é aberto (maior) para instrumentos maiores (menor superfície de corte para o comprimento do instrumento) e diminui para os instrumentos menores (maior superfície de corte). Isso determina uma maior eficiência de corte para instrumentos grandes e maior resistência mecânica e tendência de avanço no interior do canal radicular para os menores instrumentos. As lâminas são mais profundas e se deslocam da ponta para o cabo, aumentando a capacidade de remover os debris coronariamente. Além disso, para os instrumentos de maior diâmetro (20/.06, 25/.06), o ângulo helicoidal varia no mesmo instrumento, aumentando a espiral da ponta para o cabo, ao passo que

Figura 19.1
Representação esquemática da secção transversal do instrumento Mtwo.

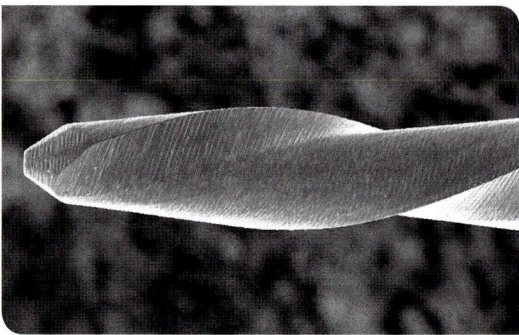

Figura 19.2
Parte ativa do instrumento Mtwo com distribuição de suas lâminas de corte.

Figura 19.3
Ponta não cortante do instrumento Mtwo.

ele é constante para instrumentos menores, especialmente para o 10/.04, o primeiro instrumento rotatório que é introduzido no canal radicular. O ângulo helicoidal variável reduz a tendência do instrumento a ser puxado para dentro do canal no sentido apical.

A tendência de avançar espontaneamente no interior do canal radicular para os instrumentos de menor diâmetro auxilia a primeira fase do tratamento. O operador deve realizar movimento de tração de dentro para fora do canal radicular, mantendo o instrumento em rotação, o que melhora a característica de remoção de detritos e de eficiência de corte.

O padrão estabelecido para esse sistema inclui um primeiro conjunto com quatro instrumentos com tamanhos de ponta variável de 10 a 25, e conicidades variando de 0,04 a 0,06 (10/.04, 15/.05, 20/.06, 25/.06 – **FIGS. 19.5** e **19.6**).

Após essa sequência básica, que proporciona ao canal radicular conformação 25/.06, o sistema possibilita três formas de abordagem para o preparo final do canal radicular, descritas a seguir.

A primeira opção utiliza um segundo conjunto de instrumentos (**FIGS. 19.7** e **19.8**) e permite maior dilatação do batente apical, escolhido de acordo com as condições anatômicas, patológicas e microbiológicas do canal radicular. Para o alargamento do diâmetro apical, podem ser usados os instrumentos 30/.05, 35/.04 ou 40/.04 (**FIG. 19.9**).

Esse segundo conjunto de instrumentos apresenta ainda um instrumento com conicidade 0,07 (25/.07) (**FIG. 19.10**), utilizado opcionalmente para proporcionar maior conicidade, facilitando técnicas de obturação que empregam a condensação vertical da guta-percha. Também pode ser utilizado para o preparo cervical até dois terços do canal radicular em movimento anticurvatura antes do início da sequência anterior de instrumentos.

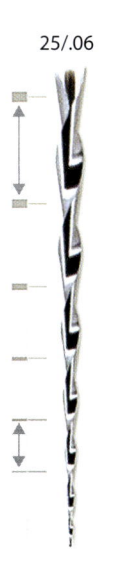

Figura 19.6
Kit de instrumentos da sequência básica Mtwo.

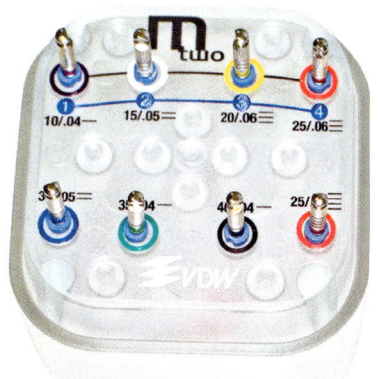

Figura 19.7
Sequência complementar de instrumentos composta pelos instrumentos 30/.05, 35/.04, 40/.04 e 25/.07.

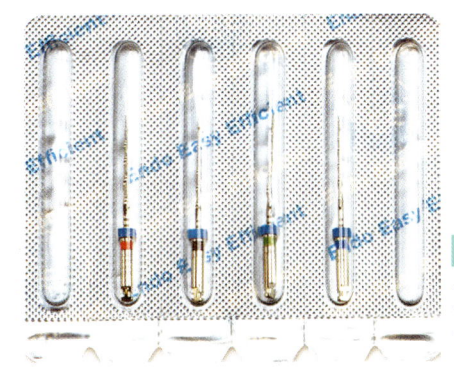

Figura 19.8
Kit de instrumentos da sequência complementar Mtwo.

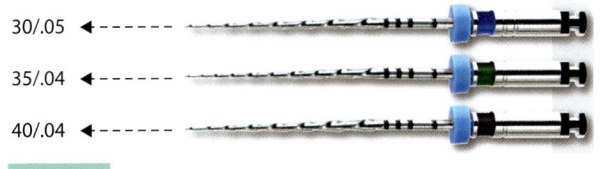

Figura 19.4
Variação do ângulo helicoidal ao longo do instrumento Mtwo.

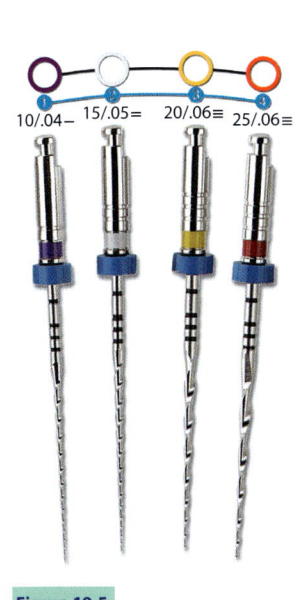

Figura 19.5
Sequência básica de instrumentos composta pelos instrumentos 10/.04, 15/.05, 20/.06 e 25/.06.

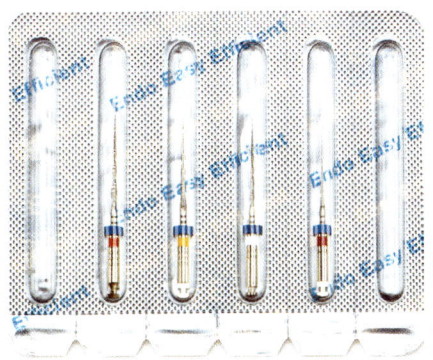

Figura 19.9
Instrumentos para alargamento do diâmetro apical (batente apical) – 30/.05, 35/.04 ou 40/.04.

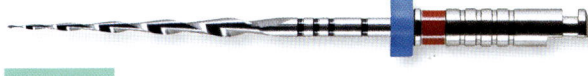

Figura 19.10
Instrumento Mtwo com conicidade 0,07 (25/.07) usado para proporcionar maior conicidade ao preparo.

A terceira opção implica o uso de limas apicais Mtwo que serão descritas a seguir.

Características morfológicas

O anel colorido no cabo do instrumento identifica o tamanho, de acordo com os padrões ISO. O número de anéis gravados no cabo identifica a conicidade do instrumento: um anel significa conicidade 0,04; dois correspondem à conicidade 0,05; três, à conicidade 0,06; e quatro, à conicidade 0,07 (**FIG. 19.11**). Os instrumentos estão disponíveis nos comprimentos de 21, 25 e 31 mm. Esses instrumentos também são produzidos com uma parte ativa cortante longa com 21 mm, bem como os convencionais 16 mm de parte cortante. O instrumento com maior porção cortante permite que o corte ocorra nas paredes do terço cervical radicular, onde as interferências dentinárias são frequentemente localizadas (**FIG. 19.12**).

Entre a literatura existente, é possível citar Schäfer e colaboradores,[4] que compararam a eficácia da limpeza e a capacidade de modelagem dos instrumentos rotatórios de níquel-titânio Mtwo, K3 e Race durante o preparo de canais radiculares curvos em dentes extraídos de humanos. A instrumentação com limas Mtwo foi significativamente mais rápida do que com K3 ou Race. Os instrumentos Mtwo resultaram em melhores limpeza e manutenção da curvatura original do que as limas K3 ou Race.

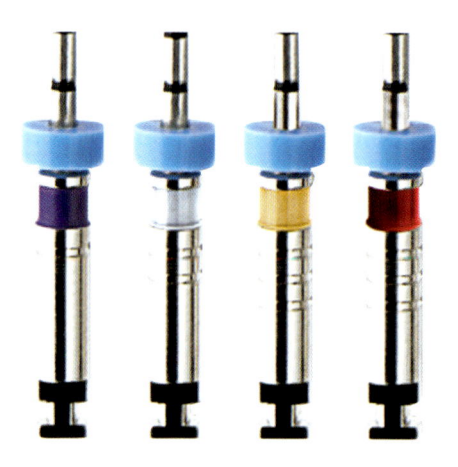

Schäfer e Oitzinger,[5] em 2008, compararam a eficiência de corte dos seguintes instrumentos rotatórios de níquel-titânio: Alpha-File® (Komet – Lemgo, Alemanha); FlexMaster® (VDW – Munique, Alemanha); Mtwo (VDW – Munique, Alemanha); ProFile® (Dentsply/Maillefer – Ballaigues, Suíça); e Race (FKG, La-Chaux-de-Fonds, Suíça). Os resultados revelaram os valores significativamente mais baixos de corte para o ProFile, ao passo que Mtwo e Race produziram maior eficiência de corte.

Plotino e colaboradores,[6] em 2010, avaliaram a resistência à fadiga cíclica de cinco sistemas rotatórios de NiTi com curvatura apical abrupta. O teste de fadiga cíclica foi realizado em canais artificiais de aço inoxidável com instrumentos ProTaper® Universal F2 (Dentsply/Maillefer – Ballaigues, Suíça); FlexMaster® 25 e conicidade 0,06 (VDW – Munique, Alemanha); Mtwo 25 e conicidade 0,06 (Suécia e Martina – Padova, Itália); ProFILE® da Dentsply/Maillefer 25 e conicidade 0,06 (Ballaigues, Suíça); e ProFILE® 25 e conicidade 0,06, da Dentsply/Tulsa (Tulsa – Oklahoma, Estados Unidos). O Mtwo apresentou maior resistência à fadiga em comparação aos outros instrumentos. De modo geral, os resultados possibilitaram a classificação: Mtwo > ProFILE da Maillefer > ProFile da Tulsa > FlexMaster > ProTaper.

Mtwo A e Mtwo R

O sistema Mtwo apresenta ainda, de forma complementar, três instrumentos rotatórios especificamente designados para o preparo apical, as limas Mtwo A (**FIG. 19.13**) e dois instrumentos com *design* próprio para a realização do retratamento, as limas Mtwo R (**FIG. 19.14**).

Os instrumentos apicais Mtwo A1, A2 e A3 variam quanto ao diâmetro da ponta e conicidade. A inovação desse instrumento é o aumento da conicidade no último milímetro apical, ao passo que o restante da porção coronária apresenta conicidade indicada pela ISO, de 2%. O instrumento A1

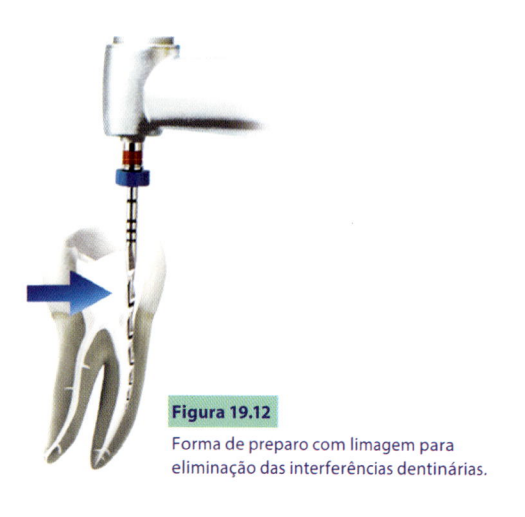

Figura 19.11
Identificação da conicidade do instrumento por meio do número de anéis gravados no cabo: um anel significa conicidade 0,04; dois, correspondem à conicidade 0,05; três, à conicidade 0,06; e quatro, à conicidade 0,07.

Figura 19.12
Forma de preparo com limagem para eliminação das interferências dentinárias.

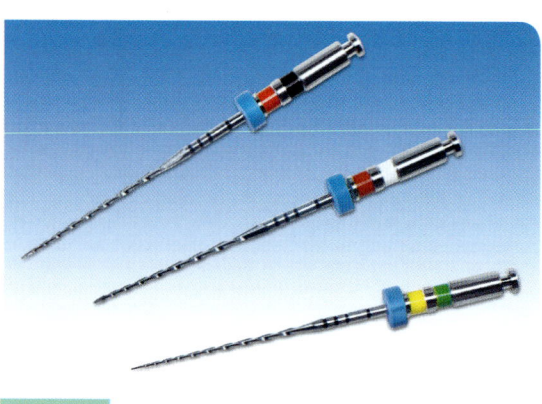

Figura 19.13
Instrumentos Mtwo A designados para o preparo apical – A1, A2 e A3.

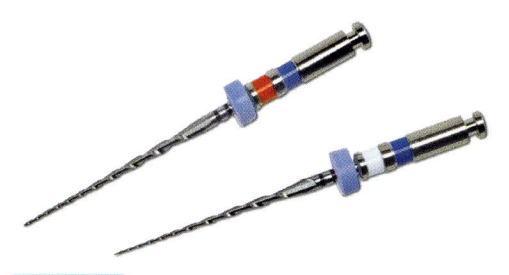

Figura 19.14
Instrumentos com *design* próprio para a realização do retratamento – Mtwo R15/.05 e Mtwo R25/.05.

apresenta 0,20 mm de diâmetro na ponta e conicidade de 15% no primeiro milímetro, dessa forma, com 0,35 mm em D_1. Os instrumentos A2 apresentam 0,25 mm de diâmetro na ponta e conicidade de 15% no primeiro milímetro, ou seja, 0,40 mm em D_1. O instrumento A3 apresenta 0,25 mm de diâmetro na ponta e conicidade de 20% no primeiro milímetro, dessa forma, com 0,45 mm em D_1. A porção remanescente desses instrumentos, de D_1 a D_{16}, apresenta conicidade de 2%. Para obter esse desenho, o milímetro apical do instrumento não é produzido em espiral, apresentando duas lâminas retas (**FIG. 19.15**). O desenho foi desenvolvido para obtenção de maior diâmetro no preparo da porção apical dos canais radiculares, mantendo a anatomia do forame apical, de acordo com a evidência científica na qual o diâmetro do canal radicular na porção apical é maior do que a média dos preparos dos canais radiculares normalmente realizados.[7-10] A conicidade conhecida na porção apical busca maior resistência diante pressão da condensação durante a obturação do canal radicular, prevenindo a extrusão do material obturador.[11,12]

Os instrumentos Mtwo R são especificamente indicados para o retratamento. As limas para retratamento são Mtwo R15/.05 e Mtwo R25/.05. Elas apresentam ponta ativa que facilita a penetração no material obturador durante a fase de acesso e a respectiva remoção do canal radicular (**FIG. 19.16**).

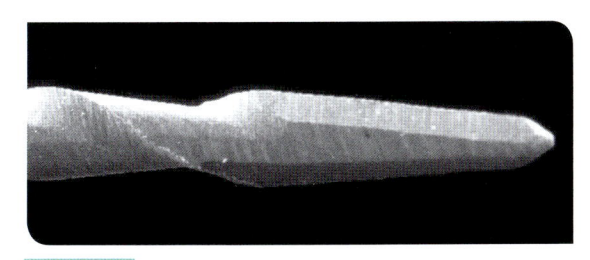

Figura 19.15
Ponta do instrumento Mtwo A apresentando duas lâminas retas.

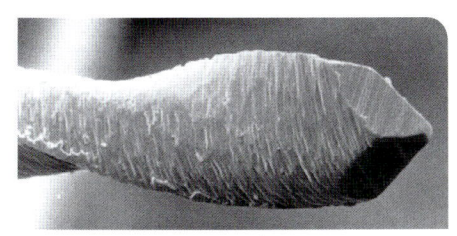

Figura 19.16
Ponta ativa para penetração no material obturador do instrumento Mtwo R.

Lopes e colaboradores,[13] em 2011, compararam a resistência à torção de duas marcas de instrumentos rotatórios de níquel-titânio (NiTi) indicadas para o retratamento endodôntico: R15 e R25 do Mtwo (VDW – Munique, Alemanha) e ProTaper Universal D2 e D3 (Maillefer/Dentsply – Ballaigues, Suíça). Os instrumentos analisados apresentaram diferente comportamento torsional e os de retratamento Mtwo mostraram significativamente melhores resultados.

Sequência operatória

Os instrumentos rotatórios de NiTi Mtwo são utilizados a aproximadamente 300 rpm, sequencialmente, e, segundo o fabricante, não há necessidade de realização do alargamento coronário antes de seu uso.[14] No entanto, a realização opcional de preparo cervical pode ser considerada. Dessa forma, preparos coronários por meio de instrumentos rotatórios específicos para o preparo cervical, incluindo uso de brocas Gates Glidden, podem ser realizados. Outra opção para o preparo cervical é o instrumento 25/.07, utilizado nos dois terços coronários do canal radicular em ação anticurvatura. Após preparo com a sequência básica do Mtwo, canais radiculares mais amplos podem ser dilatados com instrumentos Mtwo de maior diâmetro, que estão disponíveis até a numeração ISO 60 (**FIG. 19.17**).

Após exploração inicial estabelecida por meio do instrumento manual tipo K nº 10, os instrumentos do sistema poderão ser introduzidos até a porção apical com leve pressão. Considerando-se a utilização de preparo coroa/ápice, deve ser determinado um comprimento de trabalho provisório (CTP) baseado na radiografia para diagnóstico reduzindo-se de 2 a 3 mm. Atingido esse comprimento, será realizada a odontometria, depois da qual todos os instrumentos são empregados até o comprimento real de trabalho (CRT) estabelecido. Os instrumentos devem ser introduzidos passivamente, de 1 a 2 mm em direção apical, associando-se movimento de pincelamento ou limagem de encontro às paredes, especialmente no sentido anticurvatura (**FIG. 19.18**), removendo as interferências e avançando até atingir o ápice. Os instrumentos são usados com movimento de pressão lateral durante a tração para maior efetividade de corte e limpeza, somente sendo permitida a manutenção do instrumento em um mesmo comprimento por poucos segundos.

A sequência operatória sugerida para esses instrumentos é considerada técnica coroa/ápice, uma vez que, durante o avanço de cada instrumento no canal radicular, o movimento

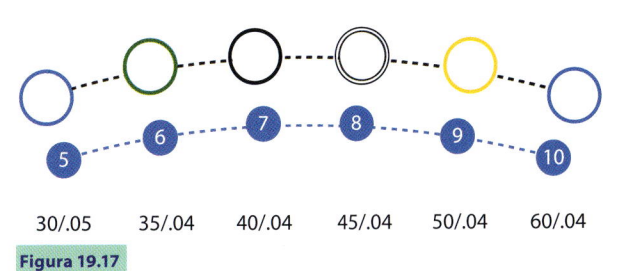

Figura 19.17
Instrumentos Mtwo apresentam opções de diâmetro até numeração ISO 60.
(5) 30/.05 — (6) 35/.04 — (7) 40/.04 — (8) 45/.04 — (9) 50/.04 — (10) 60/.04

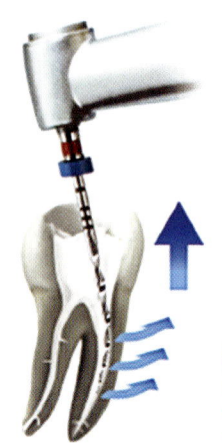

Figura 19.18
Movimento de limagem de encontro às paredes, especialmente no sentido anticurvatura.

de limagem das paredes na cinemática de tração proporciona preparo simultâneo ao avanço no sentido apical. Isso significa que essa é uma técnica que inicia no preparo cervical para apical, sendo a região apical alcançada por cada instrumento – o fabricante a define como "técnica simultânea", uma vez que todos os terços do canal radicular são preparados ao mesmo tempo. O instrumento não precisa ser forçado; seu avanço de 1 a 2 mm ocorre de forma passiva após a criação de espaço necessário para o acesso apical. Usando-se os instrumentos com movimento de pressão lateral, a tendência de progredir automaticamente no interior do canal aumenta sua efetividade. A alta flexibilidade e resistência à fadiga[15-17] dos instrumentos Mtwo permitem seu uso adequado em canais radiculares que apresentam curvaturas de forma eficiente e segura.[4,18,19] No entanto, a sensibilidade quanto à dificuldade de progressão e a necessidade de exploração adicional durante a sequência de emprego dos instrumentos nos casos mais complexos devem sempre ser avaliadas.

Uso dos instrumentos Mtwo para retratamento

Os instrumentos para retratamento Mtwo são especificamente desenhados para remoção de material obturador do canal radicular. O instrumento apresenta ponta cortante e ângulo helicoidal constante que facilitam sua progressão na guta-percha da obturação, sem necessidade de exercer pressão. Durante a remoção da guta-percha, pode ser realizado movimento de limagem contra as paredes do canal radicular, com leve pressão lateral. Esse instrumento oferece as seguintes opções: R15/.05 para canais radiculares estreitos e R25/.05 para canais radiculares médios e amplos.

Recomendações para uso do Mtwo R

- Remove-se a guta-percha do terço coronal usando-se brocas Gates Glidden ou, se necessário, com o auxílio de solvente;
- Coloca-se a ponta do instrumento na guta-percha da obturação para removê-la em rotação, com movimentos de limagem. Não se deve levar o instrumento até o comprimento apical;
- Alarga-se manualmente a porção apical com um instrumento manual ISO nº 15. Então, prepara-se o canal radicular com um instrumento Mtwo de diâmetro apropriado.

Benefícios do preparo simultâneo

1. O instrumento progride suavemente até o ápice. O preparo lateral da parede do canal em movimento de limagem facilita o avanço automático, proporcionando preparo cônico contínuo do canal radicular até o preparo apical;
2. O preparo gradual e contínuo do canal radicular mantém a sua anatomia original. A forma de atuação do instrumento prepara o caminho para o instrumento seguinte, promovendo preparo com forma cônica;
3. A técnica coroa/ápice de preparo simultâneo preserva a estrutura dentária, removendo apenas o necessário para a progressão em direção ao ápice.

Recomendações para uso adequado

- Se o instrumento não avança no interior do canal radicular, deve-se recuar de 1 a 2 mm e trabalhar com movimentos de limagem nas paredes do canal para ampliá-lo. O instrumento poderá, então, avançar sem exercer pressão;
- Irriga-se o canal radicular de acordo com o protocolo de irrigação apropriado;
- Não se deve forçar o instrumento para alcançar o CRT;
- Ao ser alcançado o CRT, utiliza-se o instrumento somente uma vez e passa-se para o próximo instrumento da sequência.

RECOMENDAÇÕES

1. O número de vezes que o instrumento pode ser usado depende da tensão exercida durante o preparo do canal radicular. Deve-se examinar visualmente o instrumento Mtwo após uso; lupas e microscópios são bastante úteis nesse momento. Descarta-se o instrumento imediatamente caso apresente os seguintes defeitos:
   - Deformação plástica;
   - Deformação das espirais;
   - Danos nas bordas da ponta do instrumento;
   - Perda da coloração ISO;
   - Corrosão.
2. Recomenda-se remover os detritos acumulados no instrumento durante o preparo usando-se um tamborel (**FIG. 19.19**) – sua simples inserção limpa o instrumento.
3. O movimento de limagem e o eficiente corte lateral do Mtwo removem obstruções do terço cervical, promovendo preparo a cada instrumento usado. Um alargamento extra, portanto, não é necessário. No entanto, pode-se usar o instrumento Mtwo 25/.07 para o preparo cervical, por exemplo. Preparos cervicais com outros instrumentos rotatórios incluindo brocas Gates Glidden podem ser opcionais.
4. Para um preparo fácil e seguro com Mtwo, é recomendada a utilização de motor endodôntico com controle

de torque. A média da velocidade deve ser de 250 a 350 rpm. Os motores VDW.Gold e VDW.Silver são programados para o Mtwo em velocidade de 280 rpm com rotação constante (FIG. 19.20).

Cada instrumento apresenta seu pré-programa com torque limitado. Geralmente, o limite do torque aumenta a segurança do instrumento e o protege de sobrecarga, possibilitando que seja utilizado apropriadamente. O motor permite que os instrumentos trabalhem de forma precisa e confiável, de acordo com seus valores mecânicos específicos.

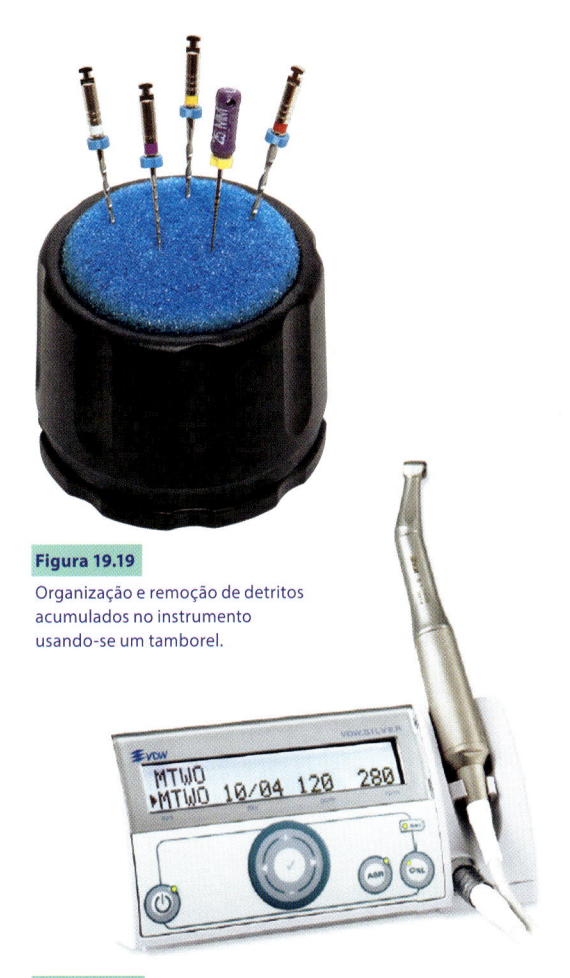

Figura 19.19
Organização e remoção de detritos acumulados no instrumento usando-se um tamborel.

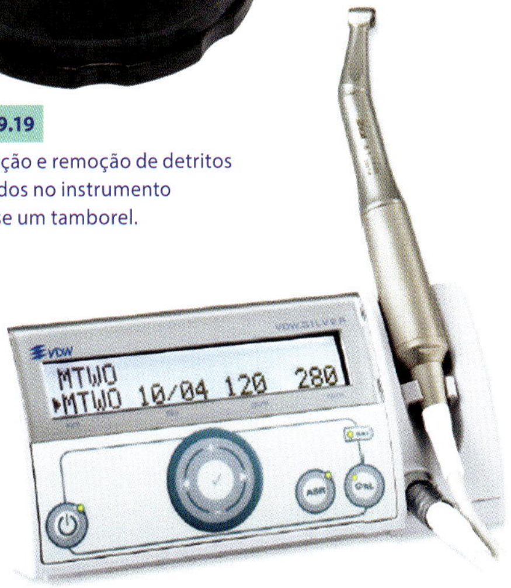

Figura 19.20
Motor VDW.Silver programado para uso do instrumento 10/.04 do sistema Mtwo, com torque e velocidade correspondentes.

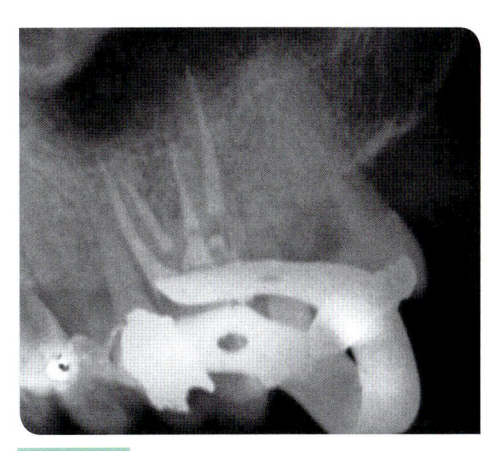

Figura 19.21
Caso clínico de molar superior cujo preparo foi realizado com instrumentos Mtwo (realizado pelo aluno de especialização Rodrigo Colturato Chagas).

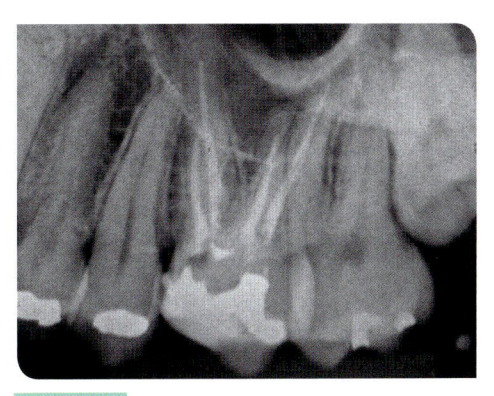

Figura 19.22
Caso clínico de molar superior cujo preparo foi realizado com instrumentos Mtwo (realizado pelo aluno de especialização Rodrigo Colturato Chagas).

CASOS CLÍNICOS

Alguns casos clínicos são apresentados (FIGS. 19.21 e 19.22) destacando-se a possibilidade de atribuir conformação cônica ao canal radicular e boa capacidade de manutenção da anatomia original. Segundo planejamento inicial em função de interferências cervicais, preparo adicional à técnica original pode ser realizado incluindo o uso de brocas Gates Glidden. Casos que apresentavam necrose pulpar foram realizados sempre em duas sessões, com utilização de medicação intracanal à base de hidróxido de cálcio antes da obturação do canal radicular, realizada por meio de técnica de condensação lateral ativa ou compactação termomecânica com emprego de compactador de Mc Spadden.

CONSIDERAÇÕES FINAIS

A proposta da abordagem simultânea usando instrumentos rotatórios Mtwo difere do conceito tradicional da técnica coroa/ápice. Na técnica simultânea Mtwo, a porção coronária é preparada antes da apical, a cada uso dos instrumentos, mesmo com os de menor diâmetro. O conceito de preparo coroa/ápice está associado ao uso de instrumentos maiores (diâmetro da ponta e conicidade) para modelar a porção coronária, seguido por instrumentos menores que avançam até o ápice.[20] A técnica Mtwo também é considerada coroa/ápice por preparar o canal inicialmente na porção cervical e, depois, avançar apicalmente. Considerações adicionais sobre variações da técnica no preparo cervical podem ser realizadas segundo preferências individuais e experiência clínica desde que os princípios de eliminação de interferências, cinemática e condições anatômicas sejam respeitados.

REFERÊNCIAS

1. Senia SE, Johnson B, McSpaddwn J. The crown-down technique: a paradigm shift. Interview by Donald E. Arens. Dent Today.1996;15(8):38-47.

2. Buchanan LS. The art of endodontics: files of greater taper. Dent Today. 1996;15(2):42.

3. Buchanan LS. The standardized-taper root canal preparation, Part 1. Concept for variably tapered shaping instruments. Int Endod J. 2000;33(6):516-29.

4. Schäfer E, Erler M, Dammaschke T. Comparative study on the shaping ability and cleaning efficiency of rotary mtwo instruments. Part 2. Cleaning effectiveness and shaping ability in severely curved root canals of extracted teeth. Int Endod J. 2006;39(3):203-12.

5. Schäfer E, Oitzinger M. Cutting efficiency of five different types of rotary nickel-titanium instruments. J Endod. 2008;34(2):198-200.

6. Plotino G, Grande NM, Melo MC, Bahia MG, Testarelli L, Gambarini G. Cyclic fatigue of niti rotary instruments in a simulated apical abrupt curvature. Int Endod J. 2010;43(3):226-30.

7. Card SJ, Sigurdsson A, Orstavik D, Trope M. The effectiveness of increased apical enlargement in reducing intracanal bacteria. J Endod. 2002;28(11):779-83.

8. Orstavik D, Kerekes K, Molven O. Effects of extensive apical reaming and calcium hydroxide dressing on bacterial infection during treatment of apical periodontitis: a pilot study. Int Endod J. 1991;24(1):1-7.

9. Pecora JD, Capelli A, Guerisoli DM, Spanó JC, Estrela C. Influence of cervical preflaring on apical file size determination. Int Endod J. 2005;38(7):430-5.

10. Wu MK, R'oris A, Barkis D, Wesselink PR. Prevalence and extent of long oval canals in the apical third. Oral Surg Oral Med Oral Pathol Oral Radiol Endod. 2000;89(6):739-43.

11. Ng Yl, Mann V, Gulabivala K. A prospective study of the factors affecting outcomes of nonsurgical root canal treatment: part 1: periapical health. Int Endod J. 2011;44(7):583-609.

12. Serota KS, Nahmias Y, Barnett F, Brock M, Senia ES. Predictable endodontic success: the apical control zone. Dent Today. 2003;22(5):90-7.

13. Lopes HP, Elias CN, Vedovello GA, Bueno CE, Mangelli M, Siqueira JF Jr. Torsional resistance of retreatment instruments. J Endod. 2011;37(10):1442-5.

14. Foschi F, Nucci C, Montebugnoli L, Marchionni S, Breschi L, Malagnino VA, et al. SEM evaluation of canal wall dentine following use of mtwo and protaper niti rotary instruments. Int Endod J. 2004;37(12):832-9.

15. Grande NM, Plotino G, Butti A, Messina F, Pameijer CH, Somma F. Cross-sectional analysis of root canals prepared with niti rotary instruments and stainless steel reciprocating files. Oral Surg Oral Med Oral Pathol Oral Radiol Endod. 2007;103(1):120-6.

16. Grande NM, Plotino G, Pecci R, Bedini R, Malagnino VA, Somma F. Cyclic fatigue resistance and three-dimensional analysis of instruments from two nickel-titanium rotary systems. Int Endod J. 2006;39(10):755-63.

17. Plotino G, Grande NM, Sorci E, Malagnino VA, Somma F. A comparison of cyclic fatigue between used and new mtwo ni-ti rotary instruments. Int Endod J. 2006;39(9):716-23.

18. Schäfer E, Erler M, Dammaschke T. Comparative study on the shaping ability and cleaning efficiency of rotary mtwo instruments. Part 1. Shaping ability in simulated curved canals. Int Endod J. 2006;39(3):196-202.

19. Veltri M, Mollo A, Mantovani L, Pini P, Balleri P, Grandini S. A comparative study of endoflare-hero shaper and mtwo niti instruments in the preparation of curved root canals. Int Endod J. 2005;38(9):610-6.

20. Ruddle CJ. Cleaning and shaping the root canal system. In: Cohen S, Burns RC. Pathways of the pulp. 8th ed. St. Louis: Mosby; 2002.

CAPÍTULO 20

Instrumentação não convencional de canais radiculares: sistemas rotatórios NiTi – BioRace™, iRace™, BT-Race™, ScoutRace™, BT-Apisafe™ e XP-endo Finisher®

Fabricante: FKG Dentaire SA – Suíça

Kleber K. T. Carvalho

A instrumentação rotatória com instrumentos de níquel-titânio (NiTi) tornou-se uma realidade no dia a dia do clínico. Nos últimos anos, os fabricantes, pesquisadores e clínicos têm apurado as abordagens de uso desses instrumentos nas diferentes situações clínicas. Entretanto, uma geração inteira de endodontistas, por muito tempo, desenvolveu inúmeras técnicas para o preparo do canal usando o mesmo tipo de instrumento, a lima tipo K. Dessa maneira, a única variável era a sequência a ser utilizada e, por esse motivo, ficaram enraizadas, na cultura do clínico, a busca pela melhor sequência e até mesmo uma certa comparação e competição entre elas.

Hoje com tantas possibilidades de criar sequências por conta de diferentes desenhos, calibres, conicidades e outros, o diferencial recai no instrumento. Ou seja, se é possível e permitido reproduzir uma determinada "sequência mágica" com quaisquer dos instrumentos disponíveis no mercado, a sequência fica em segundo plano e destaca-se a performance do instrumento.

Nesse sentido, o instrumento Race, desde seu lançamento, tem alcançado um lugar de destaque em razão do equilíbrio entre segurança, eficiência, facilidade de uso e, por que não dizer, em respeito às diferentes abordagens endodônticas e suas sequências preferidas.

INSTRUMENTO Race

O instrumento Race (**R**eamer with **A**lternating **C**utting **E**dges) – foi desenvolvido pela empresa suíça FKG Dentaire SA (FKG).* O instrumento utilizado nesse sistema apresenta um desenho inovador em sua parte ativa, na forma de lâminas de corte com ângulos helicoidais alternados (**FIG. 20.1**),

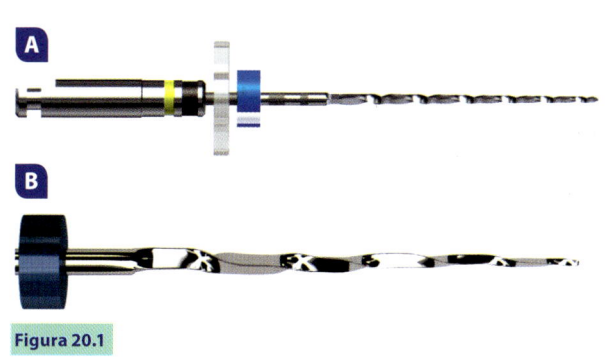

Figura 20.1
Instrumento Race. **A.** A parte ativa apresenta um exclusivo desenho com ângulos helicoidais variáveis. **B.** No detalhe, percebe-se a disposição alternada das lâminas, a principal característica desse instrumento.

característica que praticamente elimina o efeito de "rosqueamento" do instrumento quando em rotação no interior do canal radicular.

Quanto à secção transversal, o Race apresenta um desenho triangular que oferece ao instrumento excelente poder de corte e, em virtude de seu menor núcleo metálico, maior flexibilidade.

A secção transversal triangular também apresenta a maior área de escape (estria), facilitando o trânsito das raspas de dentina cortada em direção à câmara pulpar.

O desenho antirrosqueamento permite o emprego desse instrumento com o menor torque disponível nos diferentes modelos de motores elétricos utilizados. Pela mesma razão, permite maior velocidade de trabalho. Dessa maneira, esse sistema oferece ótima relação segurança/eficiência.

Outro item de segurança está no formato da ponta (**FIG. 20.3**) que, por ser arredondada, desliza pelas paredes do canal e acompanha melhor as curvaturas.

---

*Importador exclusivo no Brasil – Labordental. Moema, São Paulo – SP.

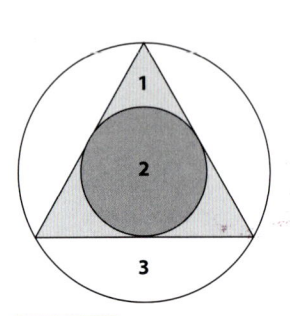

Figura 20.2
A forma geométrica triangular da secção transversal dos instrumentos Race oferece, ao mesmo tempo, grande eficiência de corte (1), mais flexibilidade (2) e maior área de escape (3).

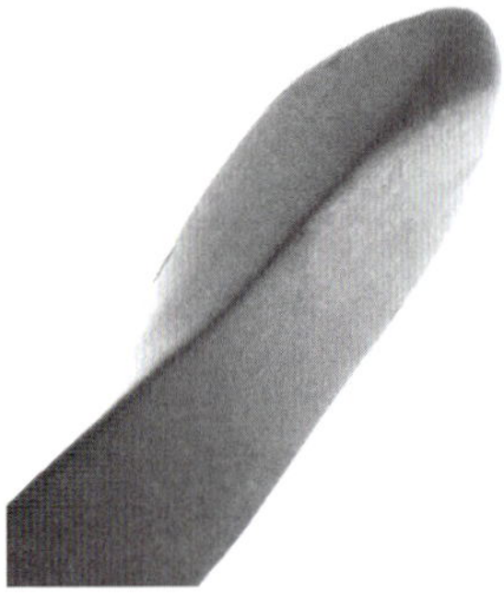

Figura 20.3
O formato arredondado da ponta é um fator de segurança importante na medida em que permite uma passagem mais suave pela curvatura do canal, minimizando acidentes.

A ausência do rosqueamento possibilita cinemática mais suave e extensa nos movimentos de penetração e de retirada do instrumento (amplitude), ou seja, não há necessidade do movimento de "bicada".

O sistema Race apresenta também uma forma de auxiliar o clínico no controle da fadiga do instrumento por meio do SafetyMemoDisc® (SMD), um cursor de silicone com "pétalas" removíveis (**FIG. 20.4**). A remoção das "pétalas" obedece a um critério pragmático, relacionado à complexidade da curvatura do canal radicular em que o instrumento será utilizado, o calibre e a conicidade do instrumento.

Os instrumentos Race são submetidos a um exclusivo processo de tratamento superficial – um polimento eletroquímico – que elimina as ranhuras do processo de usinagem e torna a superfície do instrumento lisa e suave. Esse polimento dificulta a adesão de resíduos, facilita a limpeza e aumenta a resistência à corrosão e à fadiga.

A identificação de calibre e conicidade dos instrumentos se faz de maneira simples e visual por dois anéis coloridos no cabo (**FIG. 20.6**). O anel mais largo identifica o diâmetro da ponta, segundo a norma ISO para instrumentos endodônticos, enquanto o anel mais estreito identifica a conicidade .02 (amarelo); .04 (vermelho); .06 (azul); .08 (verde); e .10 (preto).

Foram adicionadas "marcas de profundidade" no intermediário para ajudar no controle do comprimento de trabalho. Nos instrumentos de 21 mm, as marcas estão nos milímetros 19 e 20; enquanto nos de 25 mm, estão a 19, 20, 21 e 22 mm da ponta do instrumento (**FIG. 20.6**).

A FKG oferece uma disponibilidade de instrumentos que permite ao clínico criar sua própria sequência ou, ainda, reproduzir praticamente qualquer sequência de sua preferência.

A **FIGURA 20.7** mostra toda a gama de instrumentos disponíveis.

Os instrumentos de maior conicidade e diâmetro são chamados de Pre-RaCe (**FIG. 20.8**). São instrumentos que atuam apenas nos terços cervical e médio do canal radicular e por essa razão têm comprimentos total e de parte ativa menores. Os Pre-RaCe 40/.10 e 35/.08 são oferecidos em níquel-titânio ou aço inoxidável.

Os instrumentos de menor calibre (10/.02, 15/.02 e 20/.02) são chamados de ScoutRace (**FIG. 20.9**). São instrumentos para uso em canais com curvatura muito significativa e/ou estreitos, fazendo uma exploração e ampliação prévia ao uso de qualquer outra sequência. Esses instrumentos têm secção transversal quadrangular o que lhes confere maior resistência. As informações sobre estes instrumentos serão vistas com mais detalhes adiante neste capítulo.

A associação entre a eficiência de corte, efeito antirrosqueamento e flexibilidade permite que esses instrumentos trabalhem com valores de torque abaixo daqueles recomendados para a maioria dos sistemas, o que lhes confere segurança. O torque recomendado pelo fabricante é de 1,5 N/cm. Entretanto, o clínico pode trabalhar com valores de torque ainda menor.

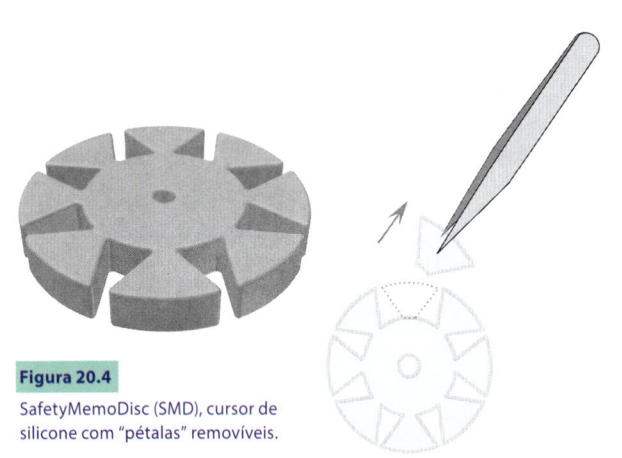

Figura 20.4
SafetyMemoDisc (SMD), cursor de silicone com "pétalas" removíveis.

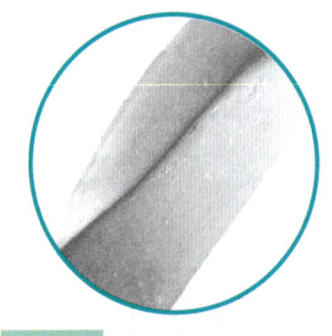

Figura 20.5
Superfície do instrumento submetido ao polimento eletroquímico.

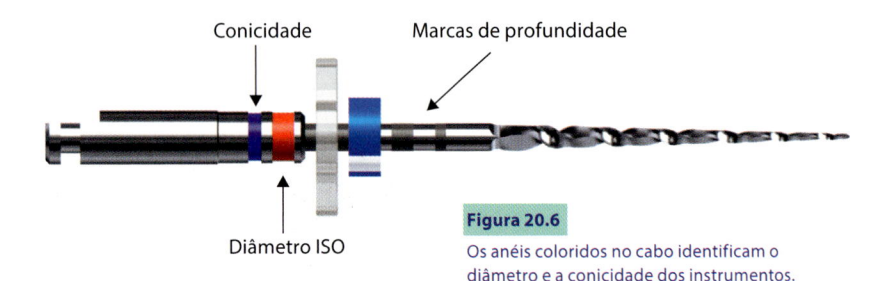

Figura 20.6
Os anéis coloridos no cabo identificam o diâmetro e a conicidade dos instrumentos.

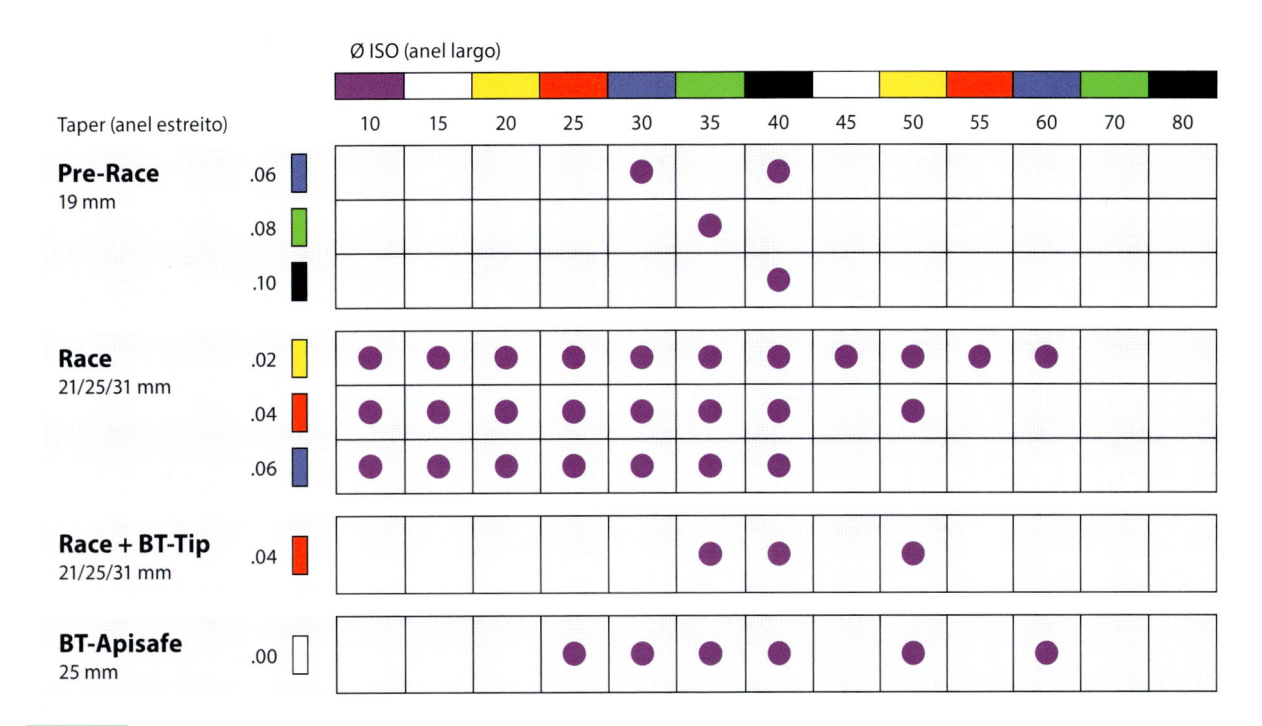

Taper (anel estreito)		Ø ISO (anel largo) 10	15	20	25	30	35	40	45	50	55	60	70	80
Pre-Race 19 mm	.06					●		●						
	.08						●							
	.10							●						
Race 21/25/31 mm	.02	●	●	●	●	●	●	●	●	●	●	●		
	.04	●	●	●	●	●	●	●		●				
	.06	●	●	●	●	●	●	●						
Race + BT-Tip 21/25/31 mm	.04						●	●		●				
BT-Apisafe 25 mm	.00				●	●	●	●		●		●		

Figura 20.7
Instrumentos KFG disponíveis no mercado.

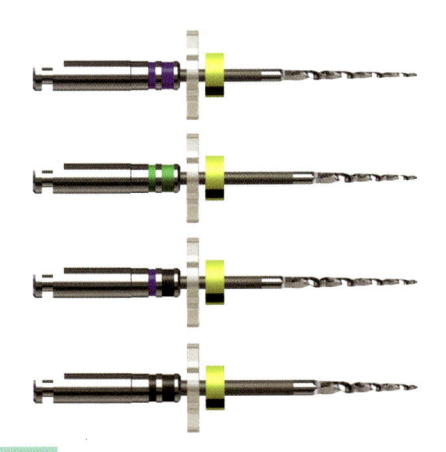

Figura 20.8
Instrumentos Pre-RaCe. Ao todo são quatro tamanhos, e os maiores podem ser de níquel-titânio ou de aço inoxidável.

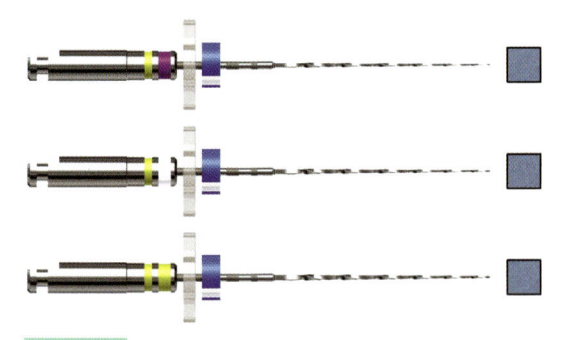

Figura 20.9
Instrumentos ScoutRace.

A velocidade recomendada para os instrumentos Race é entre 600 e 800 rpm. Esses instrumentos podem ser acionados por qualquer motor para instrumentação rotatória disponível no mercado, do mais simples ao mais completo, bastando que seja possível estabelecer uma velocidade entre 600 e 800 rpm e um torque entre 0,5 e 1,5 N/cm.

A cinemática desses instrumentos é mais suave, não exige o movimento de "bicada", podendo ser mais prolongado na penetração e retirada, sempre tomando o cuidado de não forçar o instrumento. O clínico deve se familiarizar com o comportamento do instrumento em sua ação de remoção de dentina, ou seja, o instrumento deve desgastar a dentina por sua capacidade de corte e não por estar sendo forçado no canal.

Nos casos de canais achatados ou elípticos, o pincelamento contra as paredes do canal é indicado, de preferência, no movimento de retirada do instrumento.

Apesar de a gama de possibilidades na escolha dos instrumentos respeitar diferentes filosofias ou preferências individuais, a FKG oferece sequências prontas que facilitam o aprendizado e o uso desses instrumentos.

Ademais, o desenvolvimento de novos desenhos de instrumentos e de tecnologias referentes à liga NiTi permitiram criar ideias inovadoras para o auxílio do preparo e da limpeza dos canais radiculares, por exemplo, os BT-Apisafe e o XP-endo Finisher, descritos adiante neste capítulo.

As atuais sequências prontas são: BioRace, iRace e BT-Race.

A seguir, serão apresentadas cada sequência, orientando, didaticamente, o *modus operandi* da sua aplicação clínica.

Cabe salientar que todos os cuidados relativos aos procedimentos inerentes à técnica endodôntica devem ser respeitados. As orientações sobre o uso dos instrumentos, para

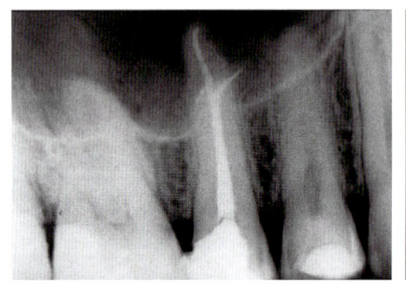

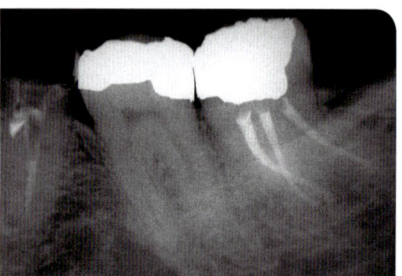

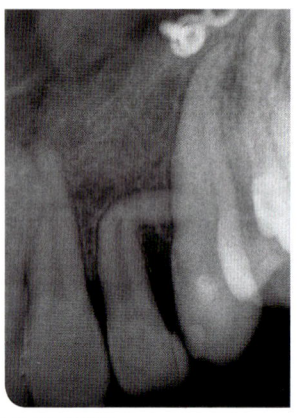

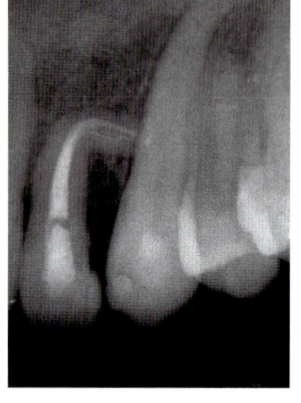

Figura 20.10
As radiografias ilustram a versatilidade dos instrumentos Race, em virtude da possibilidade de escolher diâmetros e conicidades (quadro de disponibilidade) mais indicados em função da anatomia dos canais.

fluidez do texto, podem omitir a repetição das regras básicas como diagnóstico, medidas preliminares, isolamento absoluto, abertura coronária, exploração, delimitação do comprimento de trabalho, uso de substâncias químicas auxiliares e mais.

Sequência BioRace

Lançada comercialmente em 2008 e proposta por Debelian e Trope,[1] pode ser considerada um conjunto de ideias que buscam um equilíbrio entre segurança, eficiência, praticidade e respeito aos atuais requisitos biológicos no preparo do canal radicular com instrumentos rotatórios de níquel-titânio.

A **FIGURA 20.11** mostra as ampliações apicais recomendadas para alcançar a limpeza e consequente desinfecção nos diferentes grupos dentais.

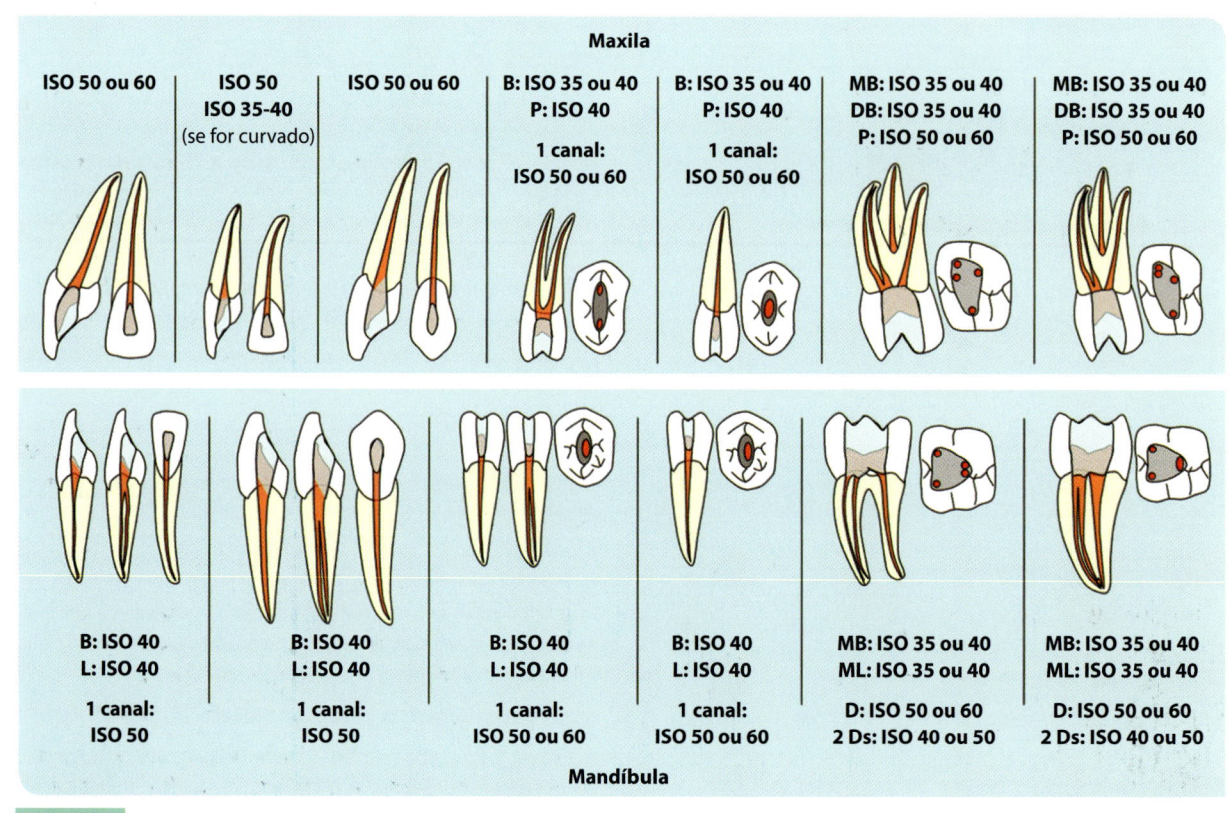

Maxila

| ISO 50 ou 60 | ISO 50
ISO 35-40
(se for curvado) | ISO 50 ou 60 | B: ISO 35 ou 40
P: ISO 40
1 canal:
ISO 50 ou 60 | B: ISO 35 ou 40
P: ISO 40
1 canal:
ISO 50 ou 60 | MB: ISO 35 ou 40
DB: ISO 35 ou 40
P: ISO 50 ou 60 | MB: ISO 35 ou 40
DB: ISO 35 ou 40
P: ISO 50 ou 60 |

| B: ISO 40
L: ISO 40
1 canal:
ISO 50 | B: ISO 40
L: ISO 40
1 canal:
ISO 50 | B: ISO 40
L: ISO 40
1 canal:
ISO 50 ou 60 | B: ISO 40
L: ISO 40
1 canal:
ISO 50 ou 60 | MB: ISO 35 ou 40
ML: ISO 35 ou 40
D: ISO 50 ou 60
2 Ds: ISO 40 ou 50 | MB: ISO 35 ou 40
ML: ISO 35 ou 40
D: ISO 50 ou 60
2 Ds: ISO 40 ou 50 |

Mandíbula

Figura 20.11
Ampliações apicais para limpeza e desinfecção nos diferentes grupos dentais.
Imagem gentilmente cedida pelo Dr. Gilberto Debelian.

Cabe lembrar que o aumento do diâmetro nos milímetros apicais do canal não se faz vantajoso somente pela simples remoção de dentina, mas por permitir, simultaneamente, melhor atuação em profundidade das soluções irrigadoras dentro do canal radicular.

Ademais, esse maior espaço apical facilita a colocação da medicação intracanal e permite que o canal receba maior volume desta, o que favorece a sua eficiência entre sessões e sua remoção antes da obturação.

A obturação, por sua vez, pode ser realizada por qualquer técnica de preferência do clínico, tendo em vista a conicidade no corpo do canal e a ampliação apical obtidas.

Para a maioria das sequências alcançar essa ampliação apical, exige-se maior número de instrumentos e de manobras clínicas. A sequência BioRace se propõe a alcançar essa ampliação com menos instrumentos.

No que se refere à segurança e à eficiência, os instrumentos da sequência BioRace têm as mesmas características dos instrumentos Race, uma vez que a parte ativa dos instrumentos é exatamente igual. Portanto, a segurança oferecida pelo efeito "antirrosqueamento", eficiência de corte e outros aspectos já apresentados anteriormente está presente em cada um dos instrumentos BioRace.

Foram desenvolvidos dois instrumentos que não fazem parte da disponibilidade Race: 15/.05 e 25/.08.

Outra diferença evidente está na identificação dos instrumentos BioRace. Cada um recebe um nome e não há, no instrumento, nenhuma informação de diâmetro ou conicidade, o que prioriza a sequência, reforçada pela cor dos cursores (topes) de silicone.

Os instrumentos recebem os nomes de BR0 (25/.08 – cursor branco); BR1 (15/.05 – cursor amarelo); BR2 (25/.04 – cursor vermelho); BR3 (25/.06 – cursor azul); BR4 (35/.04 – cursor verde); e BR5 (40/.04 – cursor preto). Esses instrumentos fazem parte da sequência básica – Basic Set (**FIG. 20.12**).

Os instrumentos da sequência de extensão – Extended Set (**FIG. 20.13**) – são: BR6 (50/.04 – cursor amarelo); BR7 (60/.02 – cursor azul); BR4C (35/.02 – cursor verde); e BR5C (40/.02 – cursor preto).

Para a maioria dos casos clínicos de rotina, será usado o *kit* básico, que permite a ampliação apical com o BR4 ou BR5. Os instrumentos do *kit* de extensão serão usados em casos de canais com curvatura mais acentuada – BR4C e, eventualmente, BR5C ou canais mais retos e amplos – BR6 e BR7.

A proposta BioRace apresenta ainda um detalhe facilitador para sua aplicação clínica. Enquanto as técnicas mais comuns de preparo *Crown-down* trabalham dentro de uma subjetividade no quanto penetrar com cada instrumento, a sequência BioRace permite ter uma referência objetiva: o comprimento de trabalho.

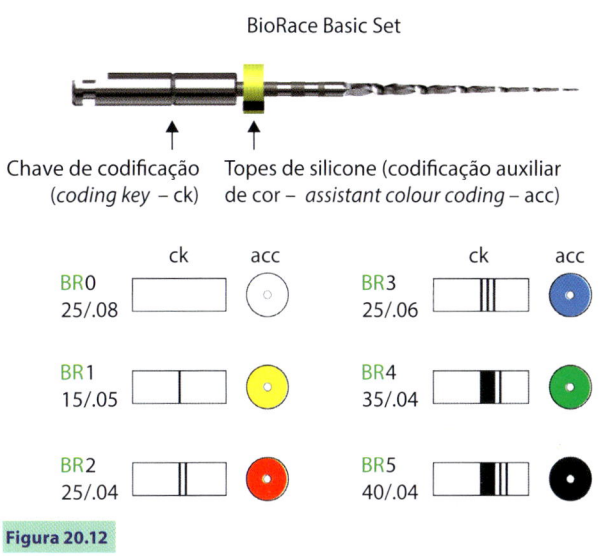

Figura 20.12
A identificação dos instrumentos é feita pelas ranhuras no cabo e pela cor dos cursores (topes) de silicone.

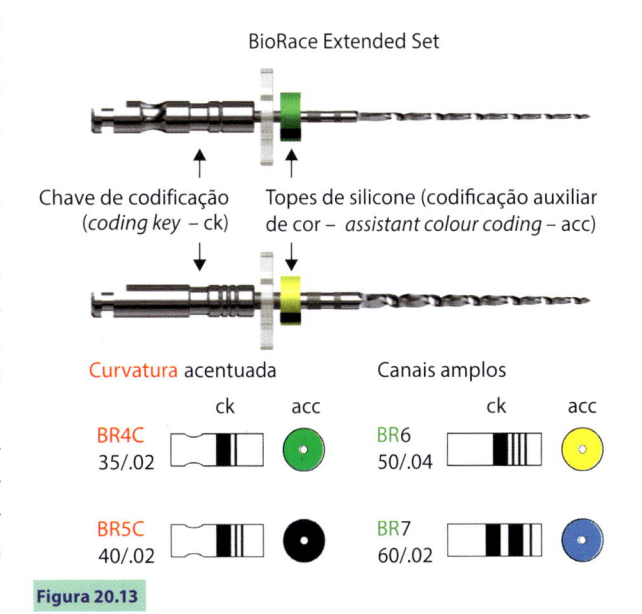

Figura 20.13
O *kit* de extensão tem instrumentos para ampliar o leque de alcance da sequência básica. Dois instrumentos para canais mais amplos e dois instrumentos para curvaturas mais acentuadas.

Em outras palavras, o único instrumento que não atuará no comprimento de trabalho é o BR0 que, por seu tamanho, diâmetro e conicidade, já se apresenta como o instrumento com função de trabalhar no terço cervical. A partir da BR1, todos os instrumentos devem ter o objetivo de atingir o comprimento real do trabalho (CRT). A variação entre diâmetros e conicidades dessa sequência diminui a área de contato de cada instrumento com as paredes do canal, minimizando o estresse e permitindo alcançar o CRT de forma segura.

A **FIGURA 20.14** ilustra, didaticamente, a sequência BioRace e as áreas de contato de cada instrumento com as paredes do canal.

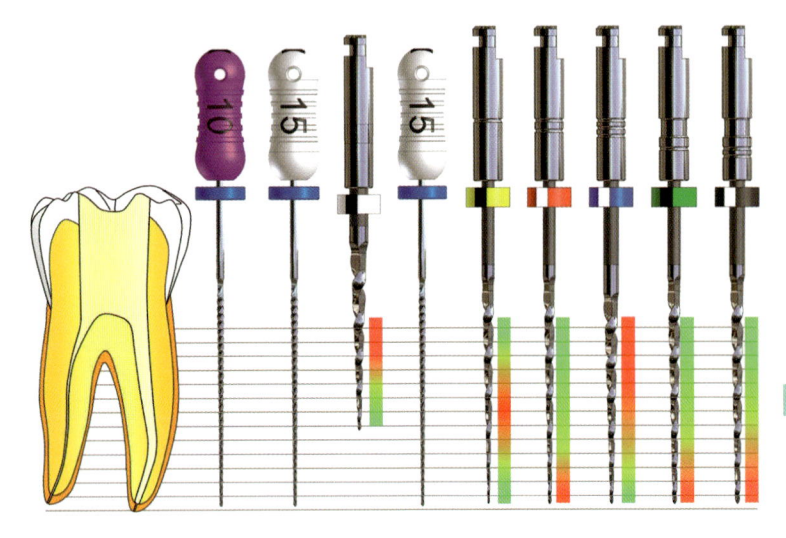

Figura 20.14
A variação entre diâmetro e conicidade da sequência dos instrumentos permite que as áreas de contato sejam distribuídas na parte ativa dos instrumentos, diminuindo o estresse.

Sequência técnica BioRace – *kit* básico

1) Exploração do canal e acesso ao terço apical (CAD – 2 mm)
- Limas tipo K 08/.10. CTP;
- Cateterismo/exploração.

2) Odontometria
- Usar uma lima tipo K que fique justa no CTP;
- Estabelecer o CRT.

Nesse momento, é fundamental que se faça o *Glide Path*, manual ou rotatório, até que o instrumento nº 15 alcance o CRT sem interferências. Esse procedimento permitirá o desenvolvimento tranquilo da sequência BioRace.

3) Terço cervical – BR0 (25/.08)
- Trabalhar com 600 rpm de velocidade e 1,5 N/cm de torque;
- Utilizar o instrumento BR0.

Esse instrumento atua na porção cervical do canal. Se nesse momento sua penetração for até 6 ou no máximo 5 mm aquém do CRT, a área de contato de suas lâminas com as paredes do canal será no terço cervical e sua ponta não sofrerá estresse.

Essa orientação serve também para canais de curvatura mediana, desde que esta tenha início no terço médio, o que ocorre na maioria dos casos. Para curvaturas muito cervicais, a penetração de instrumentos com conicidade acentuada é contraindicada.

Um detalhe importante e aplicável a todos os instrumentos é a cinemática. Os instrumentos devem entrar e sair do canal em rotação e devem-se fazer somente quatro suaves movimentos de entrada e saída. Caso o instrumento não alcance o comprimento desejado nesses quatro movimentos, ele não deve ser forçado. O mais prudente é retirar o instrumento, limpá-lo, repassar a lima manual nº 15 e voltar ao canal para outros quatro movimentos de entrada e saída.

- Irrigação/sucção.

4) Recapitulação

Usar a lima tipo K nº 15 até o CRT e farta irrigação/aspiração.

Em alguns casos ou por preferência do clínico, esse pode ser o momento de confirmação da odontometria ou de pequenos ajustes. Se o ajuste for para um CRT um pouco maior, pode-se voltar a usar a BR0 mais profundamente, guardando a medida de no máximo 5 mm aquém do CRT.

A confirmação de que a lima 15 penetra até o CRT livremente e sem interferências credencia a continuação da sequência.

5) Terço médio – BR1 (15/.05)
- Trabalhar com 600 rpm de velocidade e 1,5 N/cm de torque;
- Utilizar o instrumento BR1.

O instrumento BR1 deve ser utilizado na sequência diretamente no comprimento de trabalho. Uma vez que a BR0 atuou no terço cervical e a lima manual nº 15 no CRT, a área de contato da BR1 ocorrerá apenas no seu terço médio.

- Irrigação/sucção.

6) Terço apical – BR2 (25/.04)
- Trabalhar com 600 rpm de velocidade e 1,5 N/cm de torque;
- Utilizar o instrumento BR2.

O instrumento BR2 entra em contato com as paredes do canal principalmente na região apical, uma vez que o instrumento anterior tem conicidade .05.

- Irrigação/sucção.

7) Terços médio e cervical – BR3 (25/.06)
- Trabalhar com 600 rpm de velocidade e 1,5 N/cm de torque;
- Utilizar o instrumento BR3.

O instrumento BR3 tem o mesmo diâmetro que o BR2 na ponta, mas apresenta maior conicidade. Dessa forma, a área de contato do instrumento volta a ocorrer nos terços médio e cervical do canal radicular e a ponta do instrumento trabalhará livremente.

Esse instrumento finaliza o preparo da conicidade do canal, o que permitirá o acesso seguro dos próximos instrumentos aos milímetros apicais do canal.

- Irrigação/sucção.

8) Ampliação apical – BR4 (35/.04) e BR5 (40/.04)

Os instrumentos seguintes, BR4 e BR5, apresentam menor conicidade do que o BR3. Dessa maneira, cortam apenas no terço apical do canal radicular e possibilitam ampliação segura até diâmetros biológicos.

É importante salientar que todos os instrumentos a partir do BR1 devem atuar no CRT. O protocolo clínico da sequência do *kit* básico BioRace está demonstrado na **FIGURA 20.14**.

BioRace – *KIT* DE EXTENSÃO

O *kit* básico alcança grande parte dos casos do dia a dia do clínico. Pode ser usado em canais com curvaturas simples e medianas. Entretanto, duas outras situações clínicas podem exigir complementação da instrumentação ou maior flexibilidade do instrumento: os canais originalmente mais amplos; e aqueles com curvatura mais acentuada. Para esses casos, foi desenvolvido o *kit* de extensão, composto por quatro instrumentos. Os instrumentos BR4C e BR5C são destinados aos canais com curvatura um pouco mais acentuada e os instrumentos BR6 e BR7 para trabalhar em canais mais amplos e retos.

Os instrumentos BR4C e BR5C têm, respectivamente, diâmetros nº 35 e nº 40 e conicidade .02. Esses instrumentos devem ser utilizados quando o BR3 apresentar dificuldade em atingir o comprimento de trabalho (normalmente, após duas tentativas da cinemática de quatro entradas e saídas suaves). Essa ocorrência é um indicativo de que as limas do *kit* básico de conicidade .04 sofrerão estresse demasiado para atingir o CRT. Como os instrumentos BR4C e BR5C apresentam conicidade .02, atingirão o comprimento de trabalho com menor estresse.

Os instrumentos BR6 (50/.04) e BR7 (60/.02) serão utilizados nos casos em que a BR5 (40/.04) não for suficientemente ampla para atingir a instrumentação radicular necessária.

A **FIGURA 20.15** ilustra a proposta BioRace que permite o preparo rotatório na grande maioria dos canais radiculares.

A sequência alternada de diâmetros e conicidades do sistema BioRace tem permitido que a ampliação apical necessária seja atingida sem aumento no número de instrumentos utilizados.

Isso ocorre porque a sequência BioRace não progride de maneira uniforme sequencial, ao contrário de outros sistemas rotatórios de níquel-titânio (alargamento do terço apical a cada 0,05 mm – nº 15, nº 20, nº 25, nº 30, etc.). O estresse desnecessário e perigoso, causado na ponta do instrumento nessas sequências, é evitado na sequência BioRace ainda que a instrumentação ocorra no comprimento de trabalho. Isso é possível porque a alternância entre instrumentos com diâmetros e conicidades diferentes minimiza os pontos de contato (e, consequentemente, de estresse) da lima, o que garante a segurança da sequência.

As **FIGURAS 20.16** a **20.20** mostram casos clínicos com radiografias realizadas com a sequência BioRaCe.

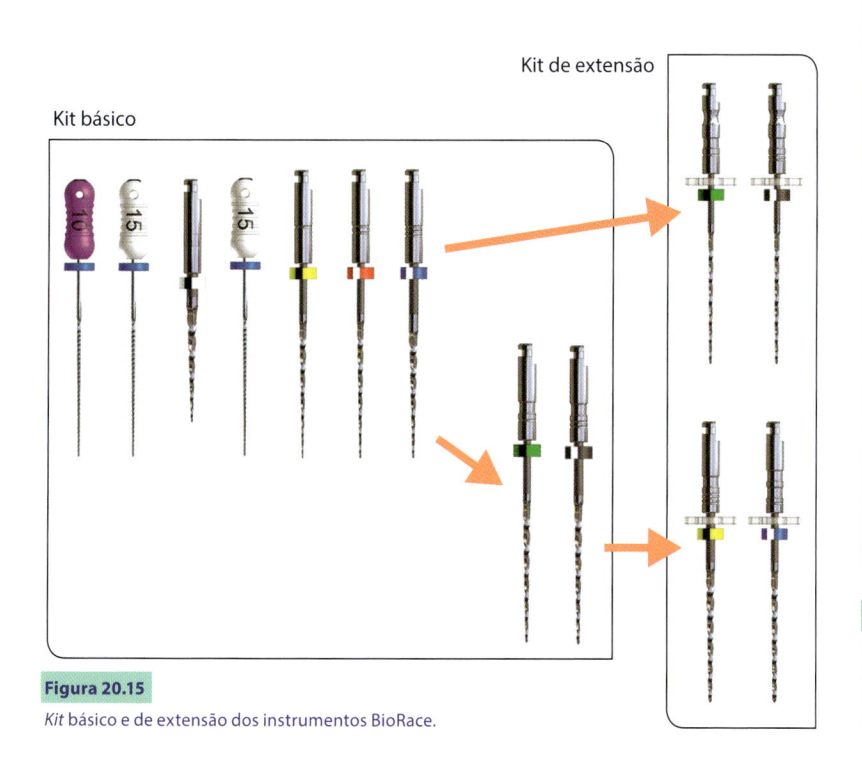

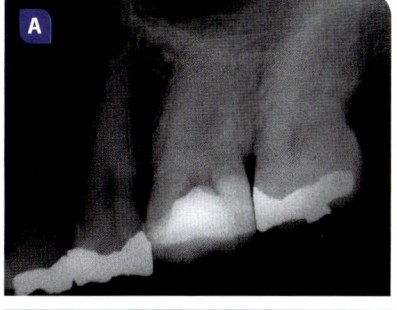

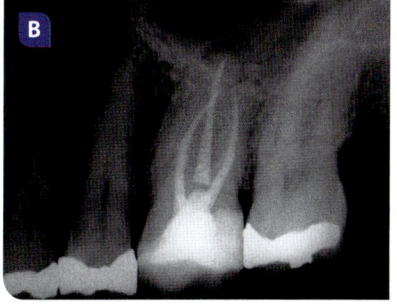

Figura 20.15
Kit básico e de extensão dos instrumentos BioRace.

Figura 20.16
Radiografias inicial (**A**) e final (**B**) do dente 26 com indicação para biopulpectomia. O preparo apical foi realizado até o BR6 no canal palatino e BR5 nos canais vestibulares.

Figura 20.17
Radiografias inicial (**A**) e final (**B**) do dente 36 com indicação para necropulpectomia. O preparo apical foi realizado até o BR6 no canal distal e BR5 nos canais vestibulares.

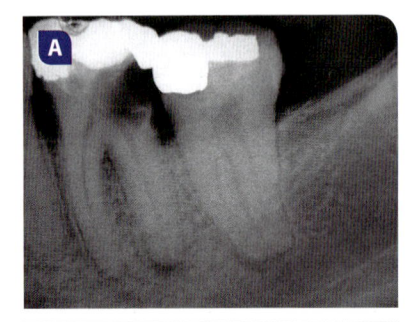

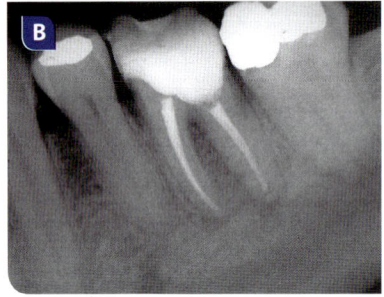

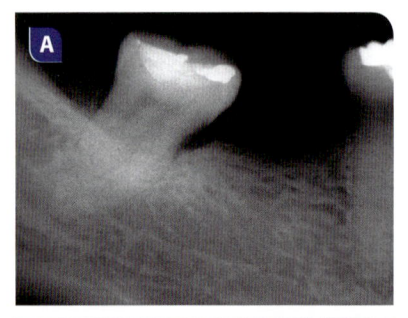

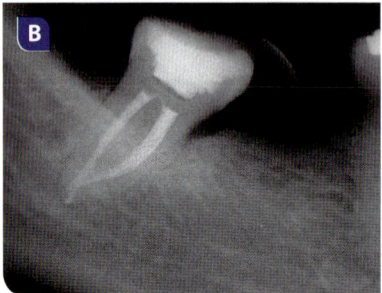

Figura 20.18
Radiografias inicial (**A**) e final (**B**) do dente 47 com indicação para biopulpectomia. O preparo apical foi realizado até o BR6 no canal distal e BR5 nos canais mesiais.

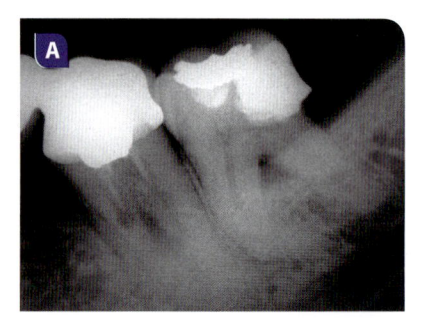

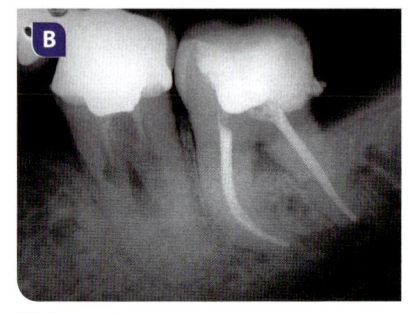

Figura 20.19
Radiografias inicial (**A**) e final (**B**) do dente 37 com indicação para biopulpectomia. O preparo apical foi realizado até o BR6 no canal distal e BR4 nos canais mesiais.

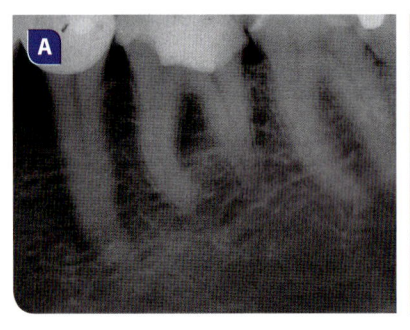

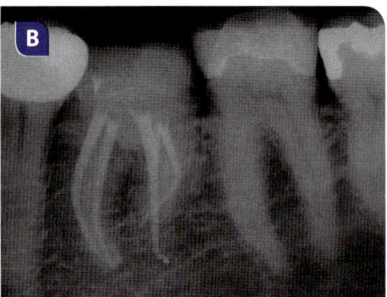

Figura 20.20
Radiografias inicial (**A**) e final (**B**) do dente 36 com indicação para biopulpectomia. O preparo apical foi realizado até o BR5 nos canais mesiais e BR6 no canal distovestibular. O canal distolingual apresentava uma curvatura no terço médio que exigia uma abordagem mais cuidadosa, e foi preparado até 35/.02

SEQUÊNCIA iRace

Essa é uma sequência da FKG com a clara proposta de facilitar o uso de rotatórios para o clínico geral sem deixar de contemplar o especialista, permitindo o preparo de um grande número de casos clínicos com um número ainda menor de instrumentos. A sequência iRace, lançada comercialmente em 2011, aproveita todos os benefícios do instrumento Race em um protocolo de fácil aplicação que propicia resultados muito positivos.

O iRace é apresentado em blisters com três instrumentos: R1 (15/.06), R2 (25/.04) e R3 (30/.04).

Para casos mais difíceis, com curvaturas ou canais estreitos estão disponíveis dois instrumentos adicionais: R1a (20/.02) e R1b (25/.02), em blisters com dois instrumentos de cada, chamado de iRace Plus™.

A **FIGURA 20.21** mostra a sequência iRace, cujo protocolo de utilização será descrito em seguida.

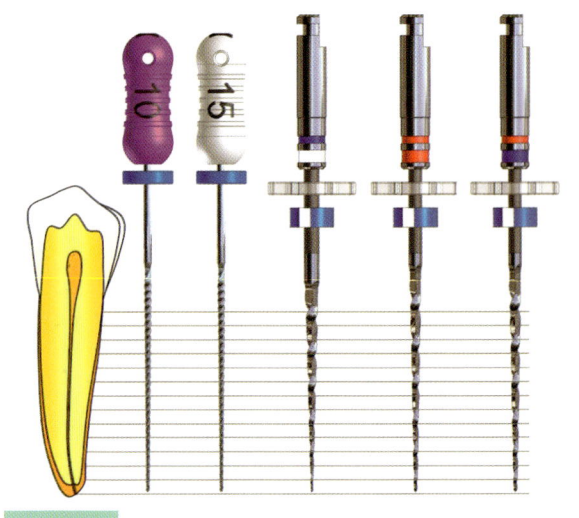

Figura 20.21
Sequência iRace.
R1 – 15/.06   R2 – 25/.04   R3 – 30/.04

PROTOCOLO iRace

1) Exploração do canal e acesso ao terço apical (CAD – 2 mm)

- Limas tipo K 08/.10. CTP;
- Cateterismo/exploração.

2) Terço cervical

As manobras particulares de ampliação do terço cervical, anteriores à odontometria e de preferência do clínico, podem ser aplicadas nesse momento.

Se houver preferência por usar imediatamente o instrumento R1 (15/.06), a profundidade de penetração deve ser limitada à alcançada por uma lima de calibre nº 15, ou seja, antes da odontometria, até o CTP. Dessa forma, a atuação do R1 fica restrita ao terço cervical e médio, sua ponta não sofre estresse e a ampliação cervical obtida facilita a colocação de um instrumento mais adequado para a odontometria.

3) Odontometria

- Usar uma lima tipo K que fique justa no CTP;
- Estabelecer o CRT.

Se após as manobras para estabelecer o CRT forem feitos ajustes de medida, é fundamental que o preparo manual seja realizado até que o instrumento nº 15 alcance o CRT sem interferências. Esse procedimento permitirá o desenvolvimento tranquilo da sequência iRace.

Após o preparo manual com a lima nº 15, o uso sequencial dos iRace deve procurar atingir o CRT a partir do primeiro instrumento (R1).

4) R1 (15/.06)

- Trabalhar com 600 rpm de velocidade e 1,5 N/cm de torque.

O objetivo desse instrumento é penetrar até o CRT. Para tanto, devem ser realizados somente quatro suaves movimentos de entrada e saída. Caso o instrumento não alcance o comprimento desejado em quatro movimentos, ele não deve ser forçado. Recomenda-se retirar o instrumento, limpá-lo e repassar a lima manual nº 15 para que os quatro movimentos de entrada e saída possam ser repetidos.

As áreas de contato desse instrumento com as paredes do canal ocorrem no terço cervical e médio e sua ponta trabalhará sem estresse.

- Irrigação/sucção.

5) R2 (25/.04)

- Trabalhar com 600 rpm de velocidade e 1,5 N/cm de torque.

O instrumento R2 entra em contato com as paredes do canal principalmente na região apical, uma vez que o instrumento anterior tem conicidade .06.

- Irrigação/sucção.

6) R3 (30/.04)

- Trabalhar com 600 rpm de velocidade e 1,5 N/cm de torque.

O instrumento R3 deve ser utilizado no comprimento de trabalho.

- Irrigação/sucção.

Após o uso desses três instrumentos, o canal terá uma conicidade adequada nos terços médio e cervical promovida pelo R1 e ampliação apical adequada para um bom percentual de casos clínicos. Quando houver necessidade de maior ampliação apical, fica ao critério do profissional utilizar instrumentos manuais que criem um nicho apical para adaptação do cone de guta-percha ou instrumentos rotatórios da disponibilidade Race e que façam parte do seu arsenal clínico.

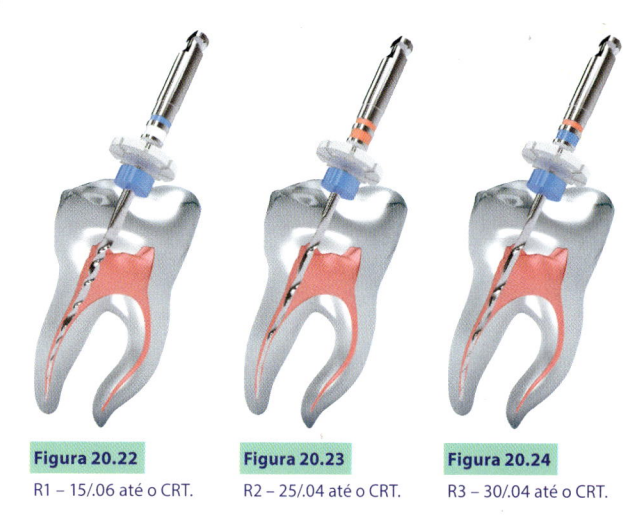

Figura 20.22
R1 – 15/.06 até o CRT.

Figura 20.23
R2 – 25/.04 até o CRT.

Figura 20.24
R3 – 30/.04 até o CRT.

iRace Plus

Para os casos em que a anatomia oferece maior dificuldade, canais com maior curvatura ou mais estreitos, recomenda-se o uso dos instrumentos iRace Plus.

As manobras do protocolo anterior são mantidas nos passos de 1 a 4. Nesse último passo, o R1 pode apresentar dificuldades para chegar ao CRT.

Dessa forma, quando após duas tentativas de alcançar o CRT, o instrumento R1 ficar um pouco aquém (máximo de 3 mm), ou ainda nos casos em que o CRT foi alcançado, mas a prudência indicar um maior cuidado frente à anatomia mais complexa, entram os iRace Plus:

5) R1a (20/.02) e R1b (25/.02)

- Trabalhar com 600 rpm de velocidade e 1,5 N/cm de torque.

Os instrumentos R1a e R1b têm atuação maior no terço apical e preparam os milímetros finais para receber de forma segura a ponta do R1 e R2.

- Irrigação/sucção.

6) R1 (15/.06) ou R2 (25/.04)

- Trabalhar com 600 rpm de velocidade e 1,5 N/cm de torque.

Depois dos iRace Plus, o clínico pode optar ir ao CRT com o R1 (**FIG. 20.22**), que atuará com a ponta livre, ou passar para o R2 (**FIG. 20.28**), que também trabalha com alívio nos milímetros apicais.

- Irrigação/sucção.

7) R3 (30/.04)

- Trabalhar com 600 rpm de velocidade e 1,5 N/cm de torque.

O instrumento R3 deve ser utilizado na sequência diretamente no comprimento de trabalho (**FIG. 20.29**).

- Irrigação/sucção.

Os casos clínicos apresentados nas **FIGURAS 20.30** a **20.34** foram realizados com a sequência iRace.

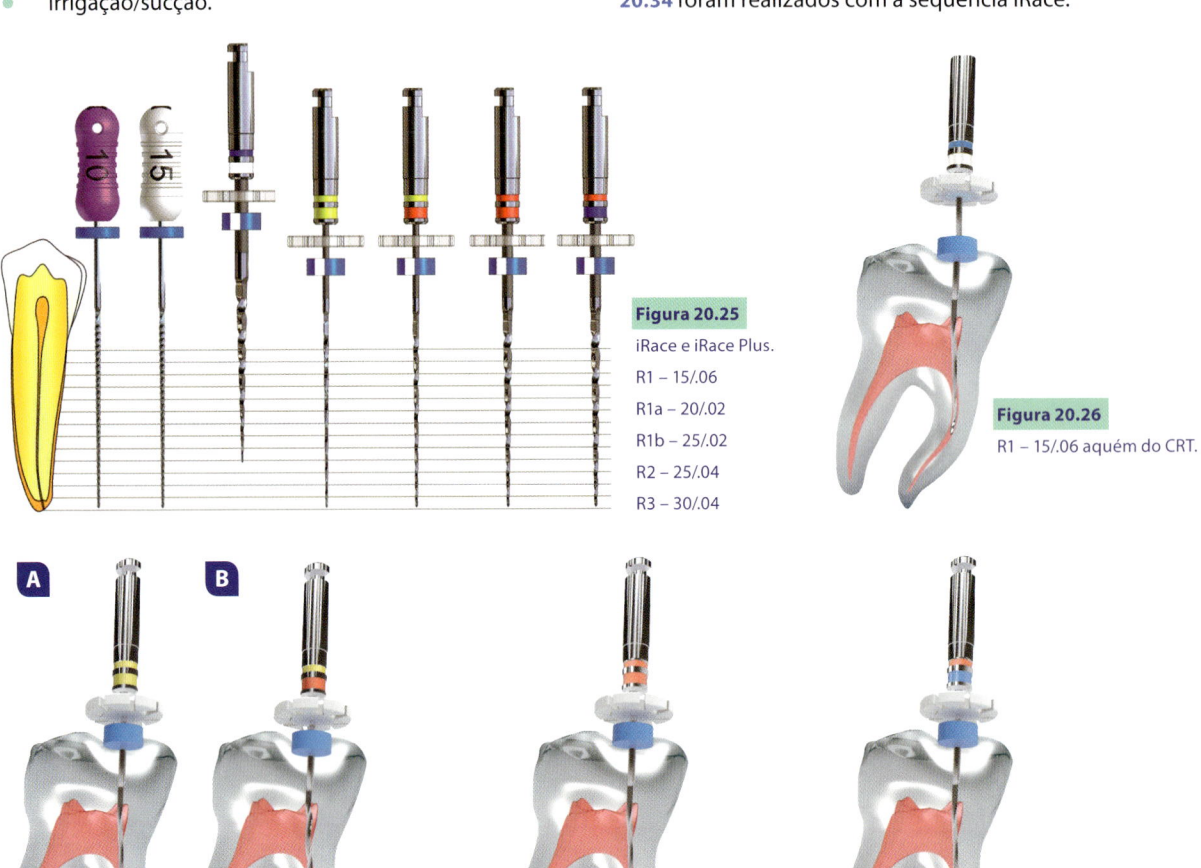

Figura 20.25
iRace e iRace Plus.
R1 – 15/.06
R1a – 20/.02
R1b – 25/.02
R2 – 25/.04
R3 – 30/.04

Figura 20.26
R1 – 15/.06 aquém do CRT.

Figura 20.27
A. R1a – 20/.02. **B.** R1b – 25/.02. Estes instrumentos devem ir até o CRT.

Figura 20.28
R2 – 25/.04. Após o R1 e os R1a e R1b, a ação desse instrumento ocorrerá principalmente no terço médio. A ponta e o terço cervical de sua parte ativa atuam sem estresse.

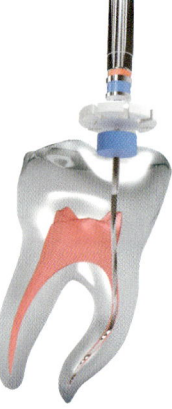

Figura 20.29
R3 – 30/.04. Após o R2 a ação desse instrumento será apenas nos milímetros apicais. Terços médio e cervical de sua parte ativa atuam sem estresse.

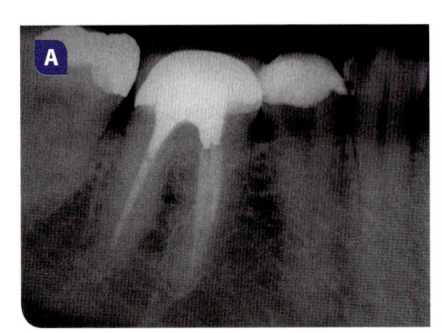

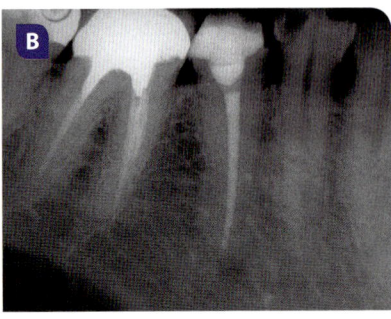

Figura 20.30
Radiografias inicial (**A**) e final (**B**) do dente 45 com indicação para biopulpectomia.

Imagens gentilmente cedidas pelo Dr. Luís Henrique Godeguez da Silva.

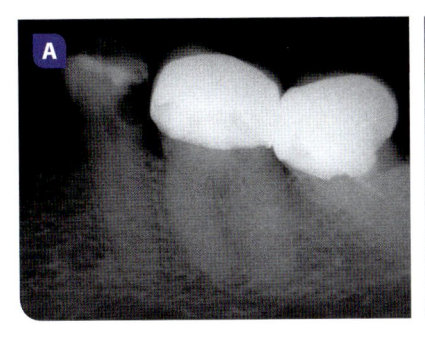

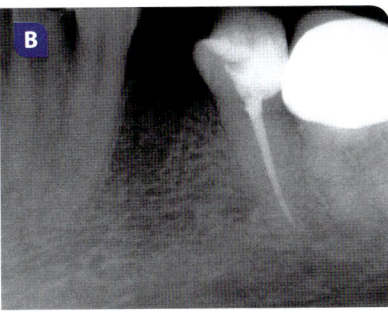

Figura 20.31
Radiografias inicial (**A**) e final (**B**) do dente 35 com indicação para biopulpectomia.
Imagens gentilmente cedidas pelo Dr. Luís Henrique Godeguez da Silva.

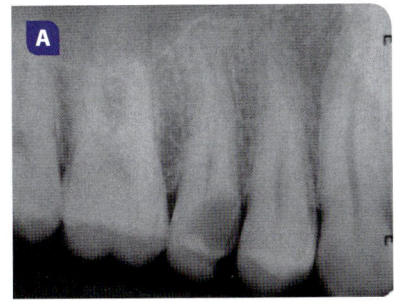

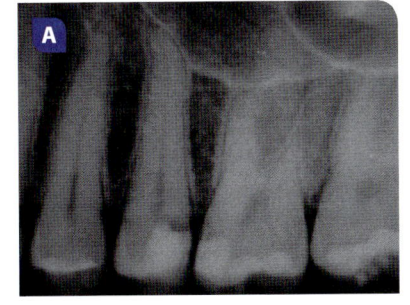

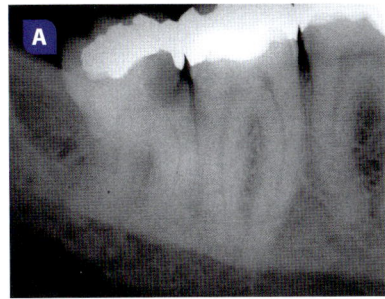

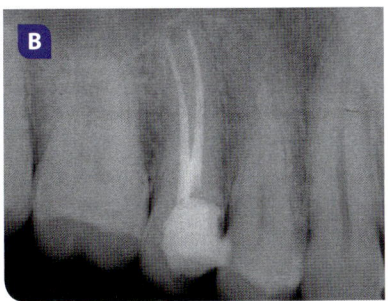

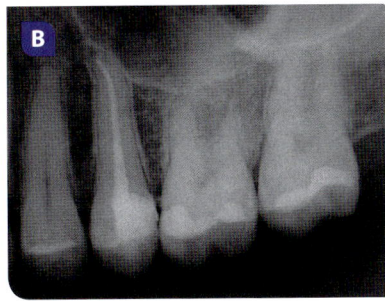

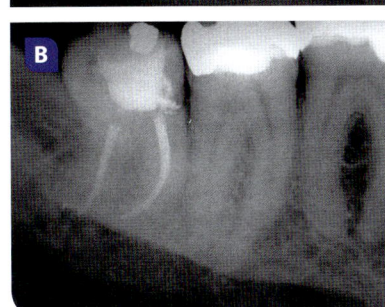

Figura 20.32
Radiografias inicial (**A**) e final (**B**) do dente 15 com indicação para biopulpectomia.
Imagens gentilmente cedidas pelo Dr. Luís Henrique Godeguez da Silva.

Figura 20.33
Radiografias inicial (**A**) e final (**B**) do dente 25 com indicação para biopulpectomia.
Imagens gentilmente cedidas pelo Dr. Luís Henrique Godeguez da Silva.

Figura 20.34
Radiografias inicial (**A**) e final (**B**) do dente 47 com indicação para biopulpectomia. Nesse caso foram usados os iRace Plus. No canal distal, houve uma complementação até o Race 40/.04.

INSTRUMENTOS ScoutRace

Os instrumentos ScoutRace (**FIG. 20.35**) e Race ISO 10 (**FIG. 20.36**) têm se mostrado muito eficientes em casos clínicos que apresentam dificuldade extrema desde a sua exploração inicial por conta de curvaturas muito acentuadas ou de um grande estreitamento.

ScoutRace é o nome que os instrumentos de conicidade .02 de calibres 10, 15 e 20 recebem. São oferecidos em caixas sortidas e são os únicos instrumentos da disponibilidade Race que apresentam secção transversal quadrangular (ver **FIG. 20.9**). Por terem diâmetro muito pequeno, a secção quadrangular garante maior resistência sem comprometer a flexibilidade do instrumento. O instrumento ScoutRace 10/.02 é o menor instrumento rotatório de níquel-titânio disponível no mercado.

Esse instrumento apresenta melhor desempenho quando acionado a 800-900 rpm com baixo torque (0,5 N/cm).

Os demais obedecem à orientação dos instrumentos Race, ou seja, 600 rpm e torque entre 0,5 e 1,5 N/cm.

Os instrumentos Race 10/.04 e 10/.06 colaboram na ampliação dos terços médio e cervical em canais estreitos, facilitando o uso subsequente de demais sequências.

De fato, é essa a principal função desses instrumentos e dos ScoutRace: preparar o caminho do canal radicular de maneira a facilitar a aplicação da sequência preferida do clínico.

Isso pode ser realizado de duas maneiras: primeiro ampliar os milímetros apicais ou os terços médio e cervical, previamente ao uso dos demais instrumentos de uma sequência estabelecida.

Para a ampliação apical prévia em canais com severa curvatura, associados ou não a estreitamentos, é indicado o uso sequencial dos ScoutRace – 10/.02, 15/.02 e 20/.02 – preferencialmente até o CRT.

Para a prévia ampliação cervical e média nos canais retos ou com curvaturas medianas, mas muito atresiados, está indicado o uso sequencial da série 10 – 10/.02, 10/.04 e 10/.06 – preferencialmente até o CRT. Após o preparo realizado pelo instrumento 10/.02, os demais instrumentos atuam somente nos terços médio e cervical, com ponta livre.

Os casos clínicos das **FIGURAS 20.37** a **20.46** foram realizados com diferentes sequências, mas com o auxílio prévio das ScoutRace ou das Race ISO 10.

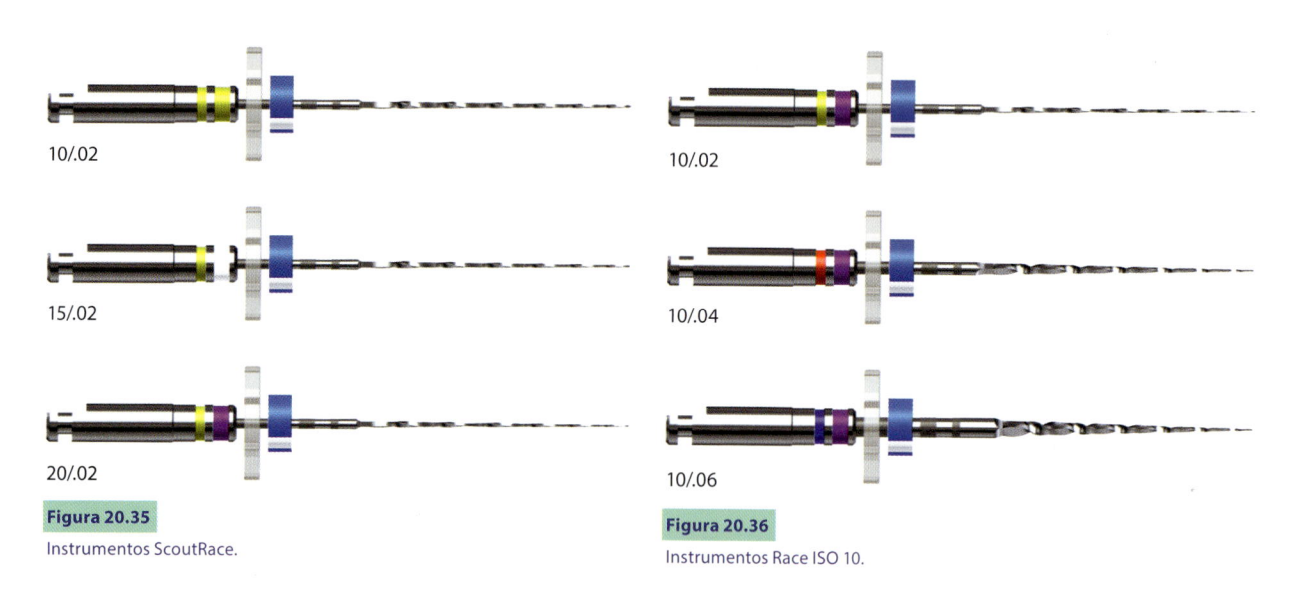

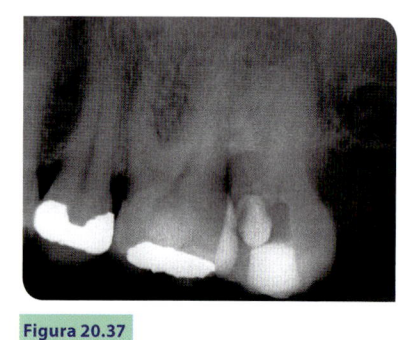

10/.02

15/.02

20/.02

Figura 20.35
Instrumentos ScoutRace.

10/.02

10/.04

10/.06

Figura 20.36
Instrumentos Race ISO 10.

Figura 20.37
Radiografia inicial do dente 27 com indicação para biopulpectomia. Todos os canais apresentavam estreitamento, mas no canal mesiovestibular era mais acentuado, além da severa curvatura.

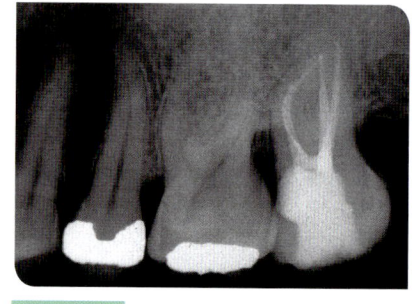

Figura 20.38
Radiografia final do dente 27. As ScoutRace foram usadas em todos os canais até o CRT. Depois, os canais distovestibular e palatino foram ampliados com a sequência iRace até o R3 (30/.04) e o canal mesiovestibular foi preparado até a R2 (25/.04).

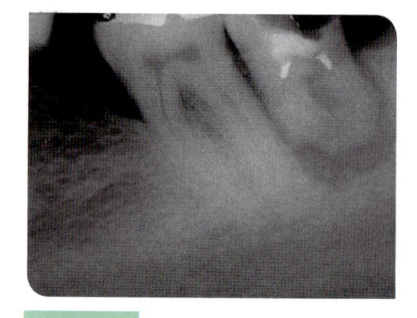

Figura 20.39
Radiografia inicial do dente 37. Os canais mesiais apresentavam estreitamento e curvatura nas porções mais apicais e terminavam em forame único. O canal distal não oferecia dificuldade.

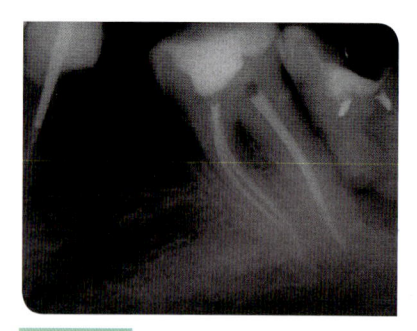

Figura 20.40
Radiografia final do dente 37. Os canais mesiais foram instrumentados até Race 30/.02 após o uso das ScoutRace. O canal distal foi ampliado até 40/.04.

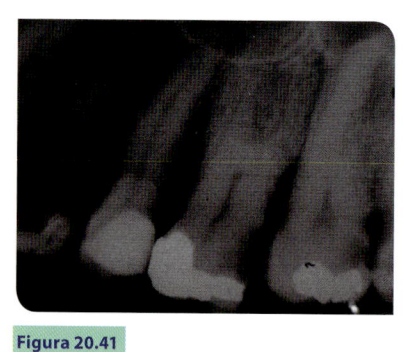

Figura 20.41
Radiografia inicial do dente 26. Esse dente apresentava uma câmara pulpar estreita e profunda, com grande dificuldade no acesso às entradas dos canais vestibulares. O canal palatino também apresentava um volume menor.

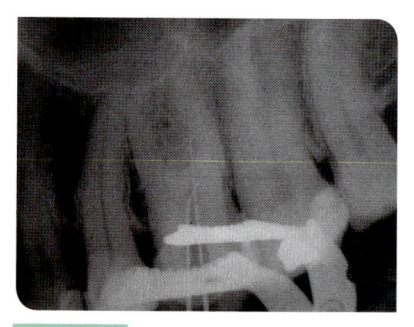

Figura 20.42
Radiografia confirmando o acesso ao canal distovestibular e palatino.

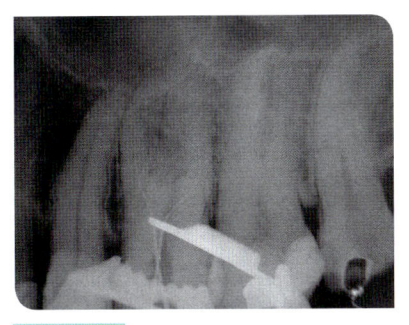

Figura 20.43
Radiografia confirmando o acesso ao canal distovestibular e mesiovestibular.
Os instrumentos manuais de pequeno diâmetro não conseguiam penetrar mais que esse limite, aquém do desejado. O ScoutRace 10/.02 usado em 900 rpm penetrou no comprimento desejado e permitiu a inserção de outros instrumentos.

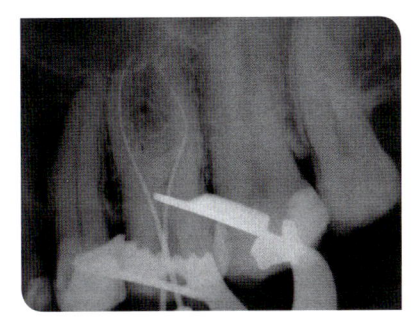

Figura 20.44
Radiografia de confirmação do CRT. Após o uso do ScoutRace 10/.02 e dos instrumentos 10/.04 e 10/.06 que ampliaram os terços médio e cervical, os instrumentos ScoutRace 15/.02 e 20/.02 foram utilizados para ampliação apical e permitiram a inserção de instrumentos mais adequados para a confirmação da odontometria.

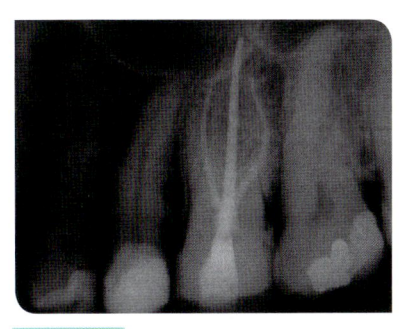

Figura 20.45
Radiografia final do dente 26. O canal palatino foi ampliado até o Race 50/.04 e os vestibulares até o 30/.02.

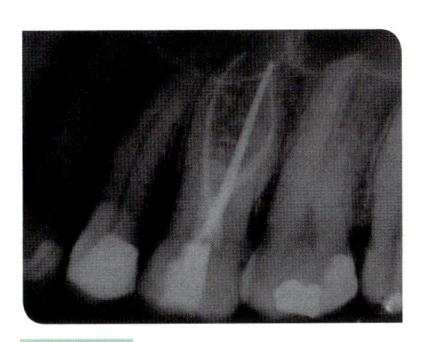

Figura 20.46
Radiografia final do dente 26 em outra angulação. O uso prévio dos instrumentos ScoutRace e Race série 10 permitiu preparo e resultado final muito satisfatórios em uma anatomia original desafiadora.

A IDEIA S-Apex™

Apesar das inovações tecnológicas no desenho dos instrumentos, dispositivos de segurança, motores para endodontia e no desenvolvimento de técnicas que visam trabalhar com o mínimo de estresse sobre os instrumentos, a ocorrência de fraturas não está totalmente eliminada. As causas desse imprevisto podem estar associadas ao uso incorreto do instrumento de níquel-titânio, erro na sequência técnica entre outros fatores. Cabe lembrar que todas essas variáveis estão relacionadas diretamente com a anatomia do canal radicular, que exige do clínico grande atenção e bom senso na seleção de uma abordagem de tratamento, além, claro, do conhecimento inerente à sua atividade.

Um detalhe clínico que chama a atenção é o de que os casos de fratura de instrumentos rotatórios de níquel-titânio durante o preparo do canal radicular, na grande maioria das vezes, ocorrem na ponta do instrumento, ou melhor, entre 2 e 3 mm de sua extremidade.

Essa particularidade levou a FKG a desenvolver um instrumento com um desenho peculiar: o S-Apex.

Esse instrumento tinha como característica principal uma conicidade invertida. A conicidade diminui da ponta para o final da parte ativa, ou seja, $D_{16} < D_0$ (**FIG. 20.47**).

O objetivo desse instrumento seria "proteger" a ponta dos demais instrumentos rotatórios de conicidade .02, .04, .06, usados no preparo do canal, independentemente da técnica ou sistema escolhido. O S-Apex ampliava o canal apenas nos milímetros apicais e criando um espaço para a rotação livre da ponta dos instrumentos com conicidade regular.

Recentemente, esse instrumento passou por um *up-grade* graças ao desenvolvimento de um singular desenho de ponta – a Booster Tip™.

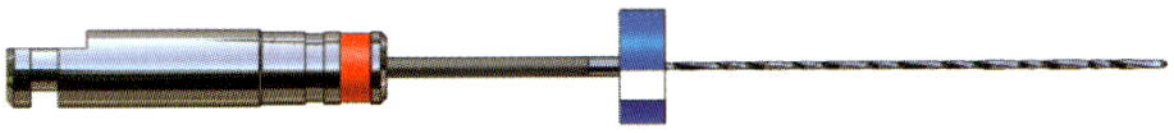

Figura 20.47
Instrumento S-Apex.

Booster Tip

Essa ponta foi originalmente elaborada para a sequência BT-Race que será descrita adiante. Entretanto, devido ao seu comportamento e desempenho clínico, permitiu a incrementação do S-Apex.

A **FIGURA 20.48** ilustra a ponta convencional dos instrumentos. Normalmente arredondada, a extremidade do instrumento dista, em média, 0,25 mm do real diâmetro ISO (D_0).

A configuração da Booster Tip (**FIG. 20.49**) apresenta um diâmetro intermediário entre a extremidade do instrumento e seu diâmetro ISO. Esse diâmetro intermediário equivale aproximadamente à metade do diâmetro ISO.

Nesse diâmetro intermediário, o formato é um hexágono. A partir desse primeiro diâmetro, no sentido do diâmetro ISO, a forma hexagonal vai dando lugar a uma secção transversal triangular – característica dos instrumentos Race.

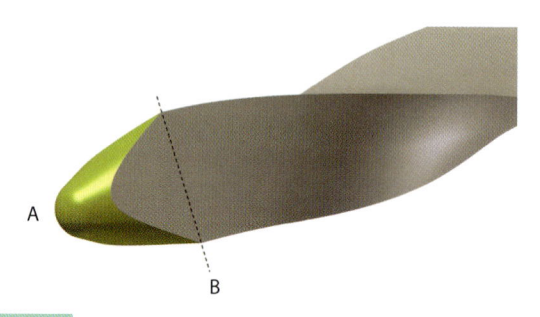

Figura 20.48
Instrumento com ponta convencional: a linha tracejada aponta o diâmetro real (B), aproximadamente 25 centésimos de milímetro de sua extremidade (A).

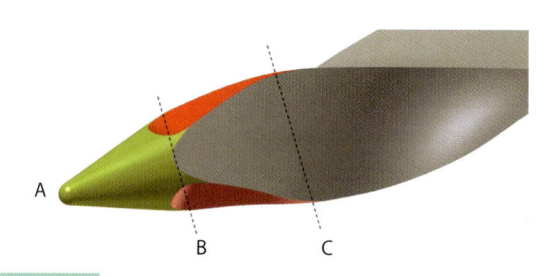

Figura 20.49
Booster Tip. **A.** Extremidade da ponta do instrumento. **B.** Diâmetro intermediário de forma hexagonal. **C.** Diâmetro ISO. A medida do diâmetro intermediário equivale à metade do diâmetro ISO do instrumento.

Esse desenho de ponta facilita a inserção do instrumento no canal de maneira segura e sem a necessidade de maiores ampliações prévias. A Booster Tip entra no canal e a parte ativa do instrumento a acompanha.

Por conta do bom desempenho da Booster Tip, a conicidade invertida do S-Apex foi substituída por uma conicidade nula, dando origem a outro instrumento: o BT-Apisafe.

BT-Apisafe

São instrumentos com ponta Booster Tip e parte ativa com conicidade zero.

Os BT-Apisafe estão disponíveis nos diâmetros 25, 30, 40, 50 e 60 (**FIG. 20.50**).

Nos BT-Apisafe de diâmetro menor, ou seja, 25 e 30, o diâmetro intermediário é de aproximadamente 0,12 e 0,15 mm, respectivamente. Isso significa que após as manobras de *Glide Path*, manual ou rotatória, até um instrumento de diâmetro 15, já é possível entrar com um BT-Apisafe 25 ou 30 até o comprimento de trabalho, considerando o caso clínico.

Nos demais BT-Apisafe o diâmetro intermediário aumenta proporcionalmente. Por exemplo, no BT-Apisafe 40 o diâmetro intermediário é 0,20 mm, enquanto no BT-Apisafe 50 o diâmetro intermediário é 0,25 mm. Lembrando que esses instrumentos seriam usados apenas para maior ampliação apical em que instrumentos de calibre 20 ou 25 já alcançaram previamente o comprimento de trabalho.

A velocidade recomendada é de 800 rpm e torque 1 N/cm para todos os BT-Apisafe.

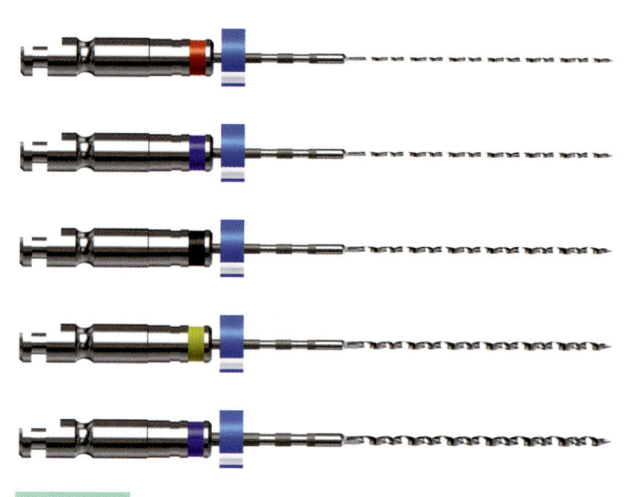

Figura 20.50
BT-Apisafe, instrumentos sem conicidade com Booster Tip.

Um detalhe importante a ser considerado é que os BT-Apisafe são instrumentos auxiliares que devem ser utilizados principalmente naqueles casos em que o clínico, por experiência em instrumentação rotatória com instrumentos de níquel-titânio, suspeita de um risco iminente de fratura dos instrumentos convencionais, ou para facilitar a passagem entre um instrumento de preparo e outro, da sequência de eleição.

Os BT-Apisafe podem ser utilizados com as mais diferentes técnicas de preparo do canal radicular: *Crown-down*; *Step-down*; *Step-back*, etc. É importante lembrar que a escolha dos diâmetros e conicidades dos instrumentos de preparo dependem da habilidade e domínio do clínico sobre a técnica de sua preferência e, principalmente, da anatomia do canal.

Os casos clínicos apresentados nas **FIGURAS 20.51** a **20.53** foram realizados com diversas sequências, mas com auxílio de instrumentos BT-Apisafe.

BT-Race

Aceita-se que a ampliação do diâmetro anatômico do canal, desestruturando e removendo seu conteúdo, seja biofilme bacteriano ou tecido pulpar, é uma das principais condições para garantir o sucesso da terapia endodôntica. Entretanto, tal manobra deve buscar uma coerência entre a ampliação apical e a conicidade no corpo do canal, de maneira que não fragilize a estrutura radicular e promova um preparo apical adequado para favorecer um bom protocolo de irrigação, colocação de medicação tópica intracanal e obturação.

As características do instrumento Race aliadas ao desenho de ponta Booster Tip (**FIG. 20.54**) permitiram o desenvolvimento de uma sequência que alcança uma apropriada combinação entre ampliação apical, conicidade conservadora e com menos instrumentos.

Como nas sequências apresentadas anteriormente, os instrumentos finais de preparo são de conicidade .04. O diâmetro do último instrumento é 35 para a maioria dos casos e 40 ou 50 quando for indicada uma maior ampliação.

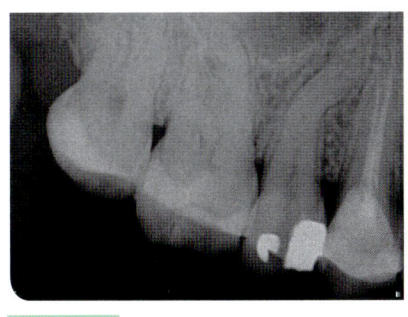

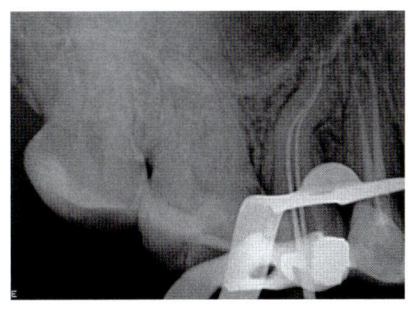

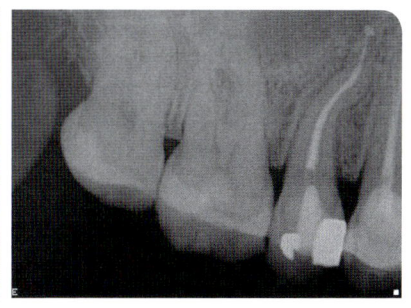

Figura 20.51
Radiografias do dente 15 com indicação para biopulpectomia. A forma em baioneta é um desafio para a instrumentação mecanizada. O instrumento final foi um Race 35/.02. A passagem segura entre um instrumento e outro da sequência teve a ajuda dos BT-Apisafe.

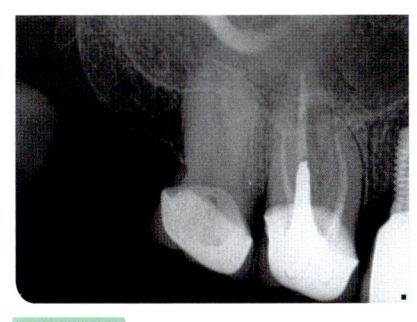

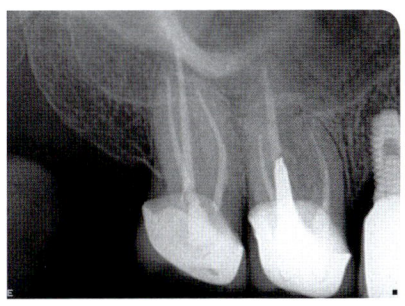

Figura 20.52
Radiografias do dente 17 com indicação para biopulpectomia. Os canais, originalmente muito estreitos foram ampliados até 35/.04 (vestibulares) e 40/.04 (palatino).

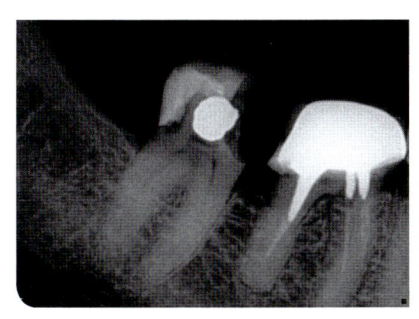

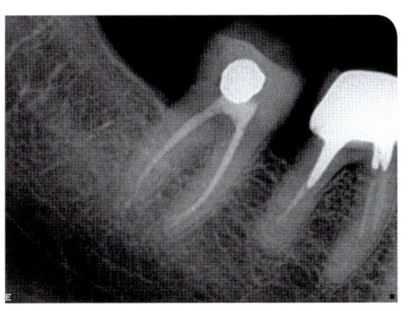

Figura 20.53
Radiografias do dente 37 com indicação para biopulpectomia. Os canais, originalmente muito estreitos, foram ampliados até 30/.04 (mesiais) e 35/.04 (distal).

Figura 20.54
Detalhe da parte ativa do BT3 mostrando o *design* já conhecido do Race e a Booster Tip.

Ainda na mesma filosofia de trabalho, os instrumentos da sequência BT-Race atuam em diferentes segmentos do canal, distribuindo e diminuindo o estresse, tanto sobre o instrumento quanto sobre a parede do canal radicular.

Os instrumentos BT-Race (**FIG. 20.55**) são embalados individualmente e oferecidos em blister estéril. Cada blister tem duas sequências completas.

Outra vez obedecendo os critérios das sequências propostas pela FKG, somente se inicia o uso do primeiro instrumento após um prévio *Glide Path*. Essa manobra pode ser realizada de acordo com a preferência do clínico, manual ou mecanizada com instrumentos ScoutRace, por exemplo, até o diâmetro nº 15.

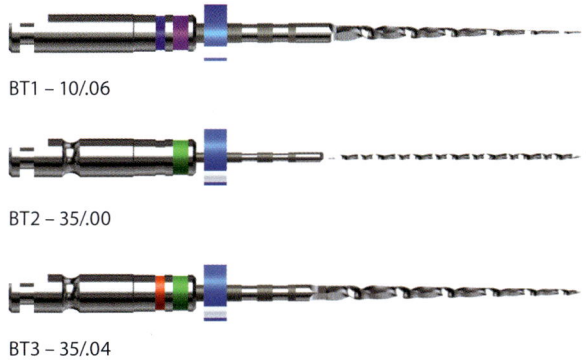

BT1 – 10/.06

BT2 – 35/.00

BT3 – 35/.04

Figura 20.55
Instrumentos da sequência BT-Race.

Protocolo BT-Race

1) Exploração do canal e acesso ao terço apical (CAD – 2 mm)
- Limas tipo K 08/.10. CTP;
- Cateterismo/exploração.

2) Terço cervical

As manobras particulares de ampliação do terço cervical, anteriores à odontometria e de preferência do clínico, podem ser aplicadas nesse momento.

Cabe lembrar que o instrumento BT1, quando alcança o comprimento de trabalho, por sua conicidade, oferece uma conservadora, mas suficiente, ampliação do terço cervical.

Se houver preferência por usar imediatamente o instrumento BT1 (10/.06), a profundidade de penetração deve ser limitada à alcançada por uma lima de diâmetro 15, ou seja, antes da odontometria, até o CTP. Dessa forma, a atuação do BT1 fica restrita ao terço cervical e médio, sua ponta não sofre estresse e a ampliação cervical obtida facilita a colocação de um instrumento mais adequado para a odontometria.

3) Odontometria
- Usar uma lima tipo K que fique justa no CTP;
- Estabelecer o CRT.

Se após as manobras para estabelecer o CRT forem feitos ajustes de medida, é fundamental que o *Glide Path* seja realizado até que um instrumento 15 alcance o CRT sem interferências. Esse procedimento permitirá o desenvolver tranquilo da sequência BT-Race.

Após o *Glide Path* todos os instrumentos BT-Race devem procurar atingir o CRT.

4) BT1 (10/.06)
- Trabalhar com 600-800 rpm de velocidade e 1,5 N/cm de torque.

O objetivo desse instrumento é penetrar até o CRT estabelecendo o *Glide Path* final e criando conicidade e alívio de contato para os instrumentos seguintes. Para tanto, devem ser realizados somente quatro suaves movimentos de entrada e saída. Caso o instrumento não alcance o comprimento desejado em quatro movimentos, ele não deve ser forçado. Recomenda-se retirar o instrumento, limpá-lo e repassar o instrumento nº 15 para que os quatro movimentos de entrada e saída possam ser repetidos.

O BT1 não tem ponta Booster Tip porque seu diâmetro D_0 é menor do que 15.

As áreas de contato desse instrumento com as paredes do canal ocorrem no terço cervical e médio e sua ponta trabalhará sem estresse.

- Irrigação/sucção.

5) BT2 (35/.00)
- Trabalhar com 600-800 rpm de velocidade e 1,5 N/cm de torque.

A partir desse instrumento, todos os demais têm a Booster Tip.

Por ser cilíndrico, esse instrumento penetra profundamente no canal previamente modelado de forma cônica, encontrando resistência apenas nos milímetros finais do comprimento de trabalho.

Cabe lembrar que o BT1 (10/.06) apresenta um diâmetro de 0,16 a 1 mm de sua ponta. Um diâmetro já quase equivalente ao da Booster Tip do BT2.

É nesse momento que se percebe o desempenho da Booster Tip. Apesar de ter diâmetro D_0 35, o BT2 consegue atingir o comprimento de trabalho guiado pelo desenho da ponta.

A cinemática desse instrumento é de sutil pressão apical com ligeiros movimentos de bicada.

- Irrigação/sucção.

6) BT3 (35/.04)
- Trabalhar com 600-800 rpm de velocidade e 1,5 N/cm de torque.

O instrumento BT3 deve ser utilizado no CRT.

Esse instrumento finaliza a modelagem do canal de maneira uniforme e com equilíbrio entre ampliação apical e conicidade conservadora suficiente para permitir uma irrigação e obturação eficientes.

O instrumento alcança o CRT com mínimo estresse uma vez que o terço coronário foi preparado pelo BT1 e os milímetros apicais pelo BT2.

- Irrigação/sucção.

A **FIGURA 20.56** ilustra a distribuição das áreas de contato dos instrumentos com as paredes do canal radicular.

Quando for conveniente ou necessária maior ampliação apical, estão disponíveis os instrumentos BT4 (40/.04) e BT5 (50/.04) (**FIG. 20.57**).

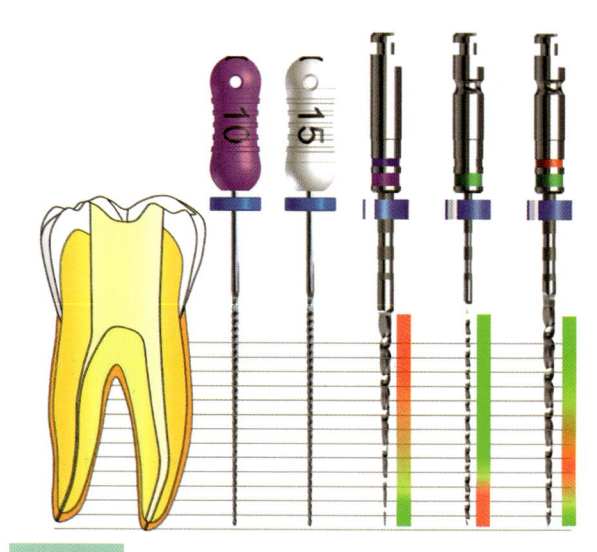

Figura 20.56

Distribuição das áreas de contato/ação dos instrumentos com as paredes dos canais, na sequência BT-Race.

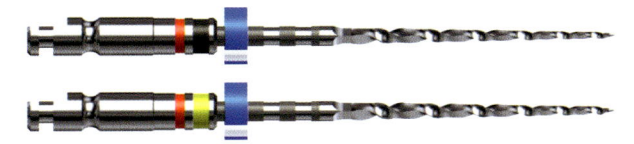

Tratamento de canais radiculares

Figura 20.57
Instrumentos BT-Race para maior ampliação apical.

Para a ampliação apical, é interessante perceber que, pela ausência de conicidade, o BT2 pode agir como um instrumento de "verificação", como que auxiliando a determinar o instrumento final de preparo (FIG. 20.58).

Ou seja, após o uso da BT1, um canal originalmente estreito terá uma ampliação de 0,34 a 4 mm do CRT. Isso indica que a BT2 atuará nesses últimos 4 mm e a BT3 será suficiente como ampliação apical final.

Nos casos em que o canal não for estreito, o BT2 deve chegar mais próximo do CRT imediatamente depois do BT1. Se a BT2 encontrar resistência somente a 1 ou 2 mm do CRT, parece conveniente usar a BT4 como instrumento final. Se o BT2 alcançar o CTR sem resistência, o BR5 poderá ser o último instrumento.

Nas **FIGURAS 20.59** a **20.62** são apresentados casos clínicos realizados com a sequência BT-Race.

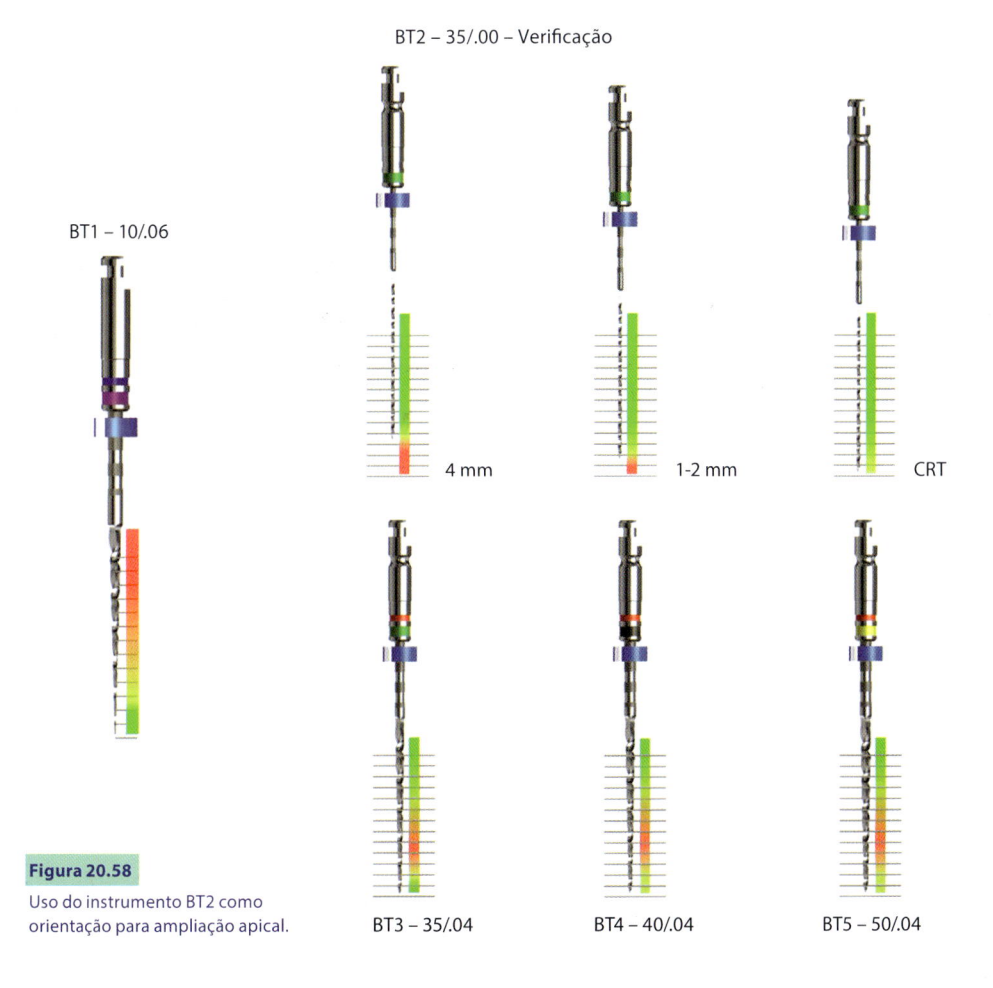

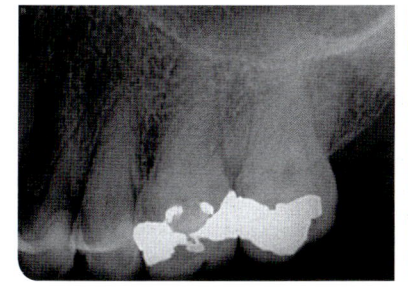

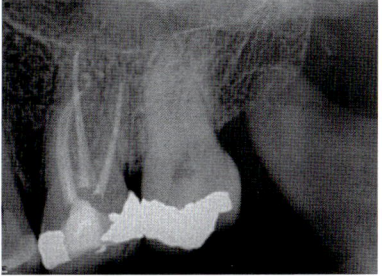

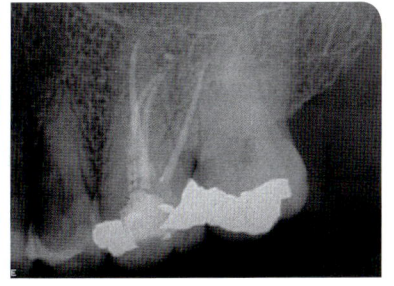

BT1 – 10/.06

BT2 – 35/.00 – Verificação

4 mm   1-2 mm   CRT

Figura 20.58
Uso do instrumento BT2 como orientação para ampliação apical.

BT3 – 35/.04   BT4 – 40/.04   BT5 – 50/.04

Figura 20.59
Radiografias do dente 26 com indicação para biopulpectomia. Canais vestibulares instrumentados até o BT3 e o canal palatino até o BT4.

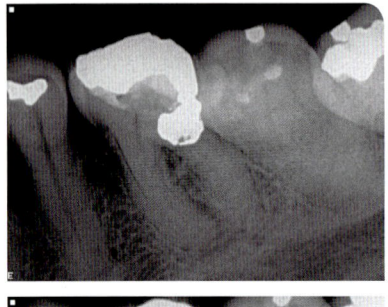

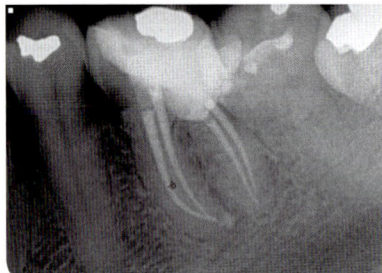

Figura 20.60
Radiografias do dente 36 com indicação para biopulpectomia. Originalmente muito estreitos, todos os canais foram instrumentados até o BT3.

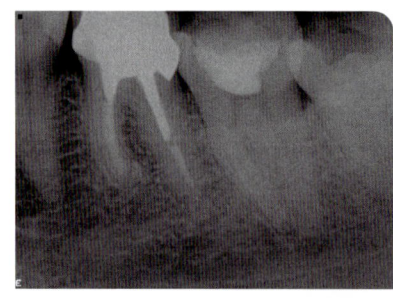

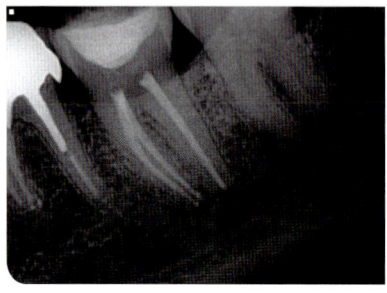

Figura 20.61
Radiografias do dente 37 com indicação para necropulpectomia. Os canais mesiais foram instrumentados até o BT3 e o canal distal até o BT4.

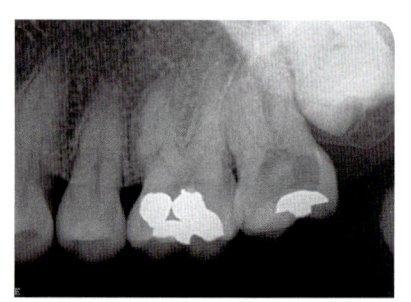

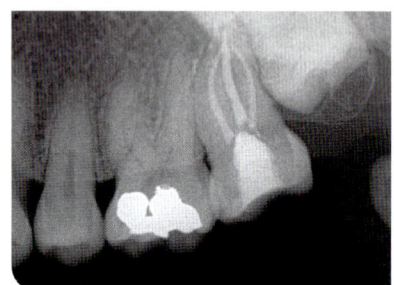

Figura 20.62
Radiografias do dente 27 com indicação para biopulpectomia. Canais vestibulares instrumentados até o BT3 e o canal palatino até o BT4.

O peculiar XP-endo Finisher

Os instrumentos para o preparo de canais radiculares conseguem criar uma forma cônica com uma apropriada ampliação em diâmetro e conicidade, entretanto, a grande complexidade anatômica, na forma de curvaturas, estreitamentos, irregularidades, istmos e tantos formatos limitam a ação mecânica desses instrumentos sobre grande parte das paredes do canal (**FIG. 20.63**).

É uma unanimidade entre clínicos e pesquisadores que nenhum sistema ou cinemática consegue tocar em todas as paredes, deixando um alto percentual de áreas onde não houve a ação do instrumento, como mostra a **FIGURA 20.64**.

Essa complexidade anatômica institui grandes desafios na limpeza dos canais, mais precisamente naqueles casos em que se instala uma infecção intrarradicular com consequente adesão de biofilme às paredes do canal radicular (**FIG. 20.65**).

É fácil perceber que há uma discrepância entre o formato anatômico e o desenho dos instrumentos, uma vez que o desgaste criado pelos instrumentos rotatórios ou suas variáveis de cinemática é arredondado.

A **FIGURA 20.66** mostra em **A** um diâmetro mínimo de instrumento com contato nas paredes do canal. Insuficiente para tocar em todas as paredes. Em **B** um diâmetro máximo, que englobaria todas as dimensões do canal. Inviável por conta do dano provocado.

A **FIGURA 20.67** mostra um diâmetro equilibrado no que se refere à ampliação, mas, ainda assim, limitado no alcance e limpeza mecânica das paredes.

Vários recursos auxiliares têm sido usados para compensar essa limitação, como aumento de concentração do hipoclorito de sódio, diferentes substâncias auxiliares, ativação ultrassônica, *laser*, entre outros, uma vez que, nos casos de

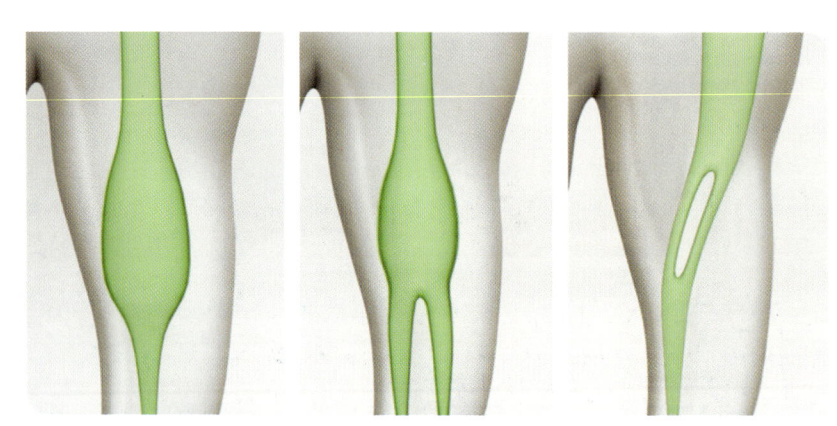

Figura 20.63
A complexidade dos canais radiculares é um grande desafio para a limpeza e a modelagem desses canais.

infecção intrarradicular, o biofilme aderido a essas paredes não será removido pela ação dos instrumentos.

Visto que o biofilme é mais bem removido por ação mecânica e por conta do desenvolvimento de uma nova liga de níquel-titânio, a FKG Dentaire criou um instrumento, ao mesmo tempo, distinto e inovador, cujo propósito principal é aumentar as chances de alcançar as áreas não tocadas durante o preparo do canal com os instrumentos convencionais. Esse instrumento chama-se XP-endo Finisher.

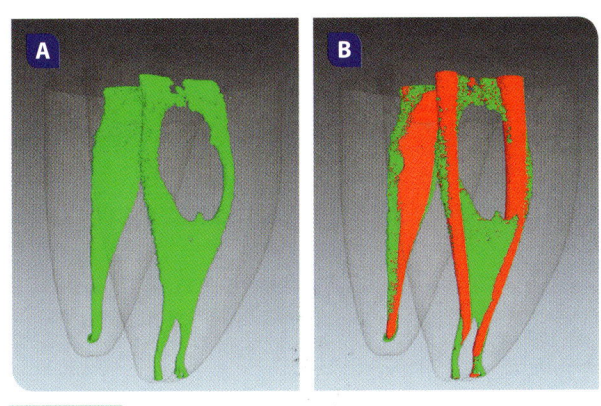

O XP-endo Finisher é um instrumento de diâmetro nº 25, sem conicidade e feito com uma liga exclusiva, desenvolvida e patenteada pela empresa, a MaxWire (**M**artensit – **A**ustenit – Electropolish – fle**X**).

A propriedade que caracteriza o comportamento desse instrumento é a memória de forma da liga NiTi. Enquanto em outras ligas NiTi, a mudança de fase ocorre em temperaturas mais altas, a memória de forma na MaxWire se efetua com temperaturas entre 30° e 35°.

Em temperaturas mais baixas, o XP-endo Finisher está em uma fase martensítica (**FIG. 20.68**). Nessa fase, ele pode ter sua forma modificada e é muito maleável. É possível, inclusive, deixá-lo totalmente reto, se resfriado.

Quando exposta a uma temperatura entre 30° e 35°, a liga passa para a fase autenítica e, nesse processo, "lembra" de seu formato original (**FIG. 20.69**).

Na fase austenítica os últimos 10 mm da parte ativa do instrumento se encolhe, criando uma saliência, quase na forma de uma semicircunferência. Quando em rotação, essa forma atua como uma "bolha", cuja expansão chega a 3 mm (**FIGS. 20.70** e **20.71**).

Se no arsenal endodôntico existisse um instrumento com 3 mm de diâmetro na ponta, seria um instrumento nº 300 (**FIG. 20.71**).

O XP-endo Finisher não é um instrumento para o preparo do canal, mas sim para trabalhar depois da ampliação realizada pelos instrumentos e sequência preferida pelo clínico.

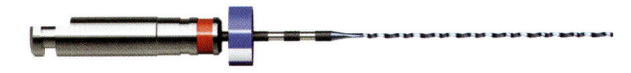

Figura 20.64
A. Canal antes da instrumentação. **B.** Após a instrumentação com as áreas verdes mostrando ausência de contato dos instrumentos com as paredes do canal.
Imagem gentilmente cedida pelo Dr. Frank Paqué.

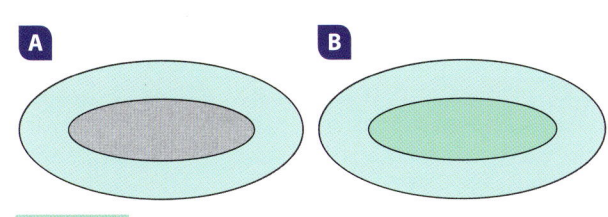

Figura 20.65
A. Representação de um canal elíptico contaminado. **B.** Representação de uma limpeza ideal em três dimensões.

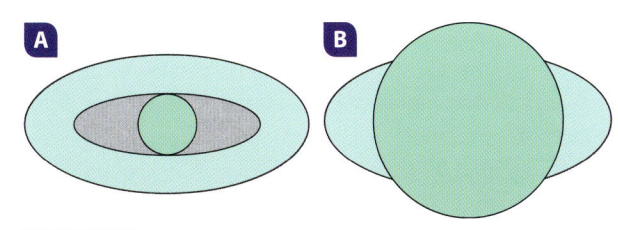

Figura 20.66
A. Representação de um instrumento com diâmetro mínimo de contato com as paredes do canal elíptico contaminado. **B.** Representação de uma ampliação que envolveria todo o canal.

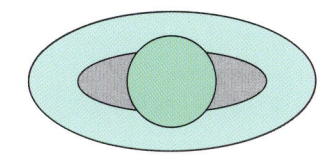

Figura 20.67
Diâmetro equilibrado no que se refere à ampliação, mas ainda assim, limitado no alcance e limpeza mecânica das paredes.

Figura 20.68
XP-endo Finisher – fase martensítica.

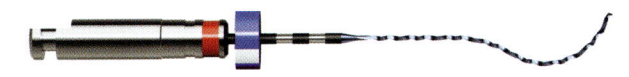

Figura 20.69
XP-endo Finisher – fase austenítica.

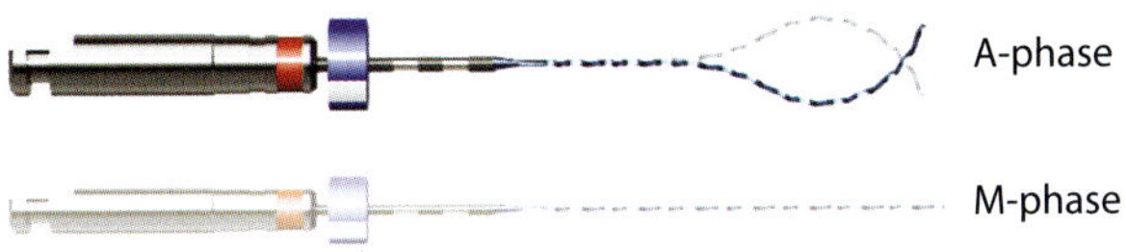

Figura 20.70
Representação da "bolha" formada pelo XP-endo Finisher em rotação na fase austenítica.

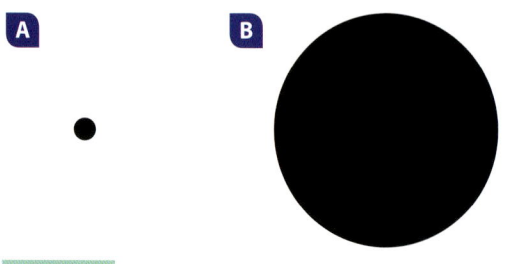

Figura 20.71
A. Representação de um instrumento com diâmetro 0,25 mm.
B. Representação de um diâmetro 3 mm, a expansão e o alcance do XP-endo Finisher quando em rotação na fase austenítica.

É imperativo que a ampliação mínima do preparo seja até um instrumento nº 25, de preferência com conicidade .04. O XP-endo Finisher deve trabalhar livremente, com movimentos suaves e amplos de entrada e saída, sem ser totalmente removido do canal, mas sim atuando em toda sua extensão. O canal deve estar todo tempo inundado pela substância química. O tempo de atuação total do XP-endo Finisher em cada canal é de 1 minuto, podendo ser dividido em três atos de 20 segundos. Nos intervalos, uma farta irrigação/sucção é recomendada.

Uma vez que a origem da "bolha de expansão" é um fio altamente flexível de diâmetro 0,25 mm, após uma ampliação conservadora do canal radicular o XP-endo Finisher entrará livre, contraindo nas partes estreitas e expandindo à medida que encontra áreas amplas ou irregulares dentro do canal (FIG. 20.72). Por ser um fio muito flexível e fino, o XP-endo Finisher não tem capacidade de desgastar a dentina.

Cabe salientar que O XP-endo Finisher deve ser usado até o CRT, entretanto, quando o instrumento está em sua fase austenítica, há um encurtamento de 1 mm de sua parte ativa, então ressalta-se que, quando o caso clínico for de um canal amplo, deve-se marcar e inserir o XP-endo Finisher exatamente no CRT. Nos casos de canais mais estreitos, desde que previamente instrumentados até o diâmetro 25, recomenda-se trabalhar em um comprimento 1 mm menor do que o CRT. Assim, por não expandir em sua totalidade dentro do canal, o comprimento final do XP-endo Finisher alcança o CRT.

A velocidade recomendada para trabalhar com o XP-endo Finisher é entre 800 e 1.000 rpm. O torque de 1 N/cm, nesse caso, deve ficar em segundo plano, deve ser suficiente apenas para fazer o instrumento girar. Pode-se trabalhar com o menor torque do motor endodôntico.

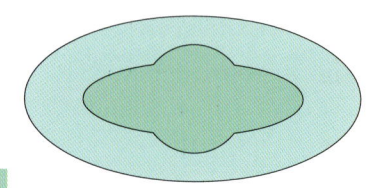

Não é necessário qualquer outro recurso ou equipamento para usar esse instrumento. Quando inserido no canal, a temperatura corpórea é suficiente para provocar a expansão e qualquer motor endodôntico que ofereça a velocidade e torque mencionados está indicado.

O clínico não precisa mudar nenhum protocolo de sua preferência, quanto à substância irrigadora, limite apical, momento de obturação, uso de medicação tópica intracanal, entre outros procedimentos.

Da mesma forma, a somatória de recursos ou tecnologias que possam contribuir para elevar o percentual de sucesso da terapia endodôntica é aplicável com o XP-endo Finisher. A FIGURA 20.73 ilustra as situações antes e depois do preparo do canal, bem como após o uso do XP-endo Finisher.

O XP-endo Finisher é apresentado em comprimentos de 25 ou 21 mm, embalado individualmente em blister estéril e protegido por um tubo plástico que o mantém reto e auxilia na recuperação de sua forma, além de possuir marcações que ajudam a marcação do CRT (FIG. 20.74).

Em algumas situações, a inserção do XP-endo Finisher dentro do canal pode ser dificultada. Nesses casos, o resfriamento do instrumento, com *spray* refrigerante, dentro do próprio tubo ou com auxílio de uma gaze, pode ajudar o clínico a retificar o instrumento, facilitando sua inserção. Uma vez dentro do canal, a temperatura corpórea provoca sua expansão.

As entusiasmantes percepções clínicas do desempenho desse instrumento imediatamente levaram muitos profissionais a usá-lo para procedimentos que, originalmente, não estariam entre seus objetivos. Todavia, nos casos de retratamentos, o uso do XP-endo Finisher após a nova instrumentação tem provocado a remoção de pequenos resíduos de guta-percha ou cimento que ainda estavam aderidos às irregularidades do canal.

Essas ocorrências incentivaram a FKG Dentaire a criar um XP-endo Finisher para tal finalidade, quer dizer, para atuar no canal após a completa desobturação e novo preparo (FIG. 20.75).

Esse instrumento tem as mesmas características do XP-endo Finisher original no que tange ao seu comportamento de mudança de forma, velocidade, torque, apresentação, comprimentos, recomendações em geral. A diferença está em seu diâmetro. É um instrumento de diâmetro 30, conicidade zero.

Desse maneira, ganha-se um pouco de massa metálica no corpo do instrumento, aumentando a capacidade de remover material mais sólido aderido às paredes do canal.

Figura 20.72
A ação do XP-endo Finisher aumenta a chance de uma limpeza em três dimensões, sem modificar a forma desenvolvida pelos instrumentos de preparo.

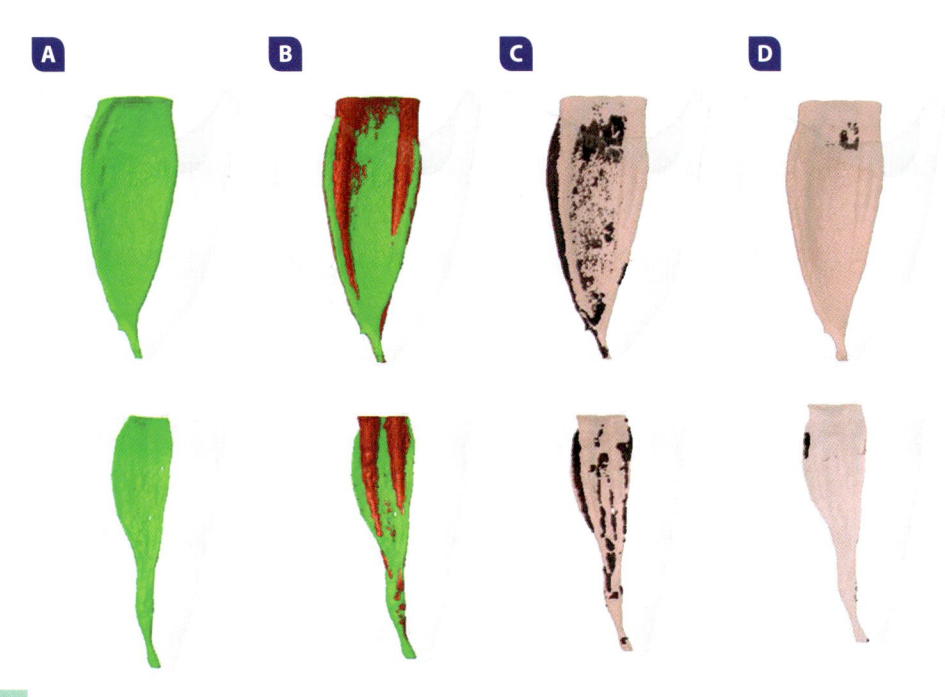

Figura 20.73
A ação do XP-endo Finisher aumenta a chance de uma limpeza em três dimensões. **A.** Antes do preparo do canal. **B-C.** Depois do preparo do canal. **D.** Depois do uso do XP-endo Finisher.
Imagem gentilmente cedida por Graziela B. Leoni, Marco Versiani e Manoel D. Sousa-Neto.

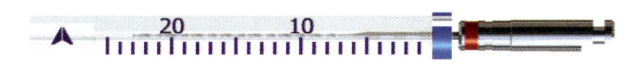

Figura 20.74
O XP-endo Finisher possui marcações que ajudam na marcação do CRT.

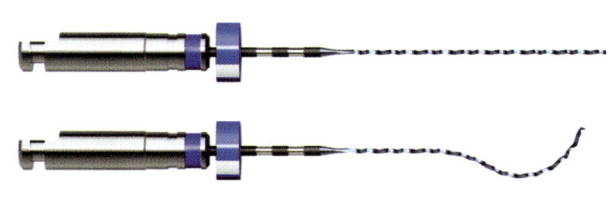

Figura 20.75
XP-endo Finisher de diâmetro nº 30 para auxiliar nas reintervenções endodônticas removendo resíduos do material de obturação.

Em conclusão, o conceito XP-endo Finisher, pelas características apresentadas, não se propõe a substituir escolhas particulares, mas sim a colaborar como uma grande ferramenta auxiliar no processo de limpeza dos canais radiculares e, assim, está indicado para uso em uma grande gama de situações clínicas, como: após o preparo de qualquer tipo de canal, mas principalmente aqueles irregulares, amplos, elípticos ou em forma de C; istmos; reabsorsões internas, ápices abertos de dentes imaturos; ápices irregulares associados a lesões periapicais, remoção de medicação intracanal, remoção de resíduos de guta-percha ou cimento nos retratamentos, entre outras.

Alguns casos clínicos realizados com auxílio do XP-endo Finisher são apresentados nas **FIGURAS 20.76** a **20.82**.

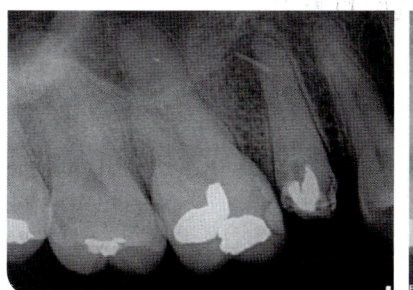

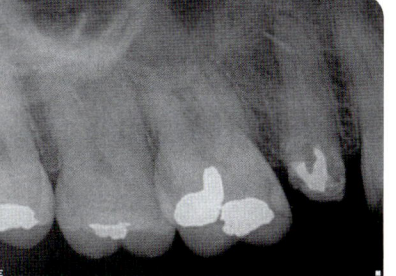

Figura 20.76
Radiografias iniciais do dente 15. Esse dente apresentava um material de obturação, além dos limites do canal e terço apical totalmente irregular.

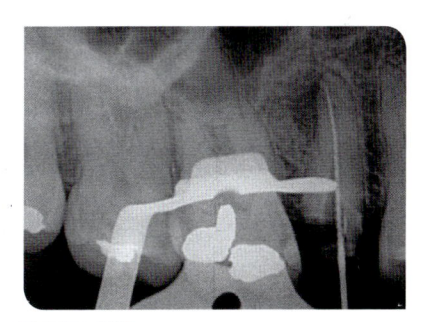

Figura 20.77
Radiografia confirmando a total remoção do material de obturação e confirmação da odontometria.

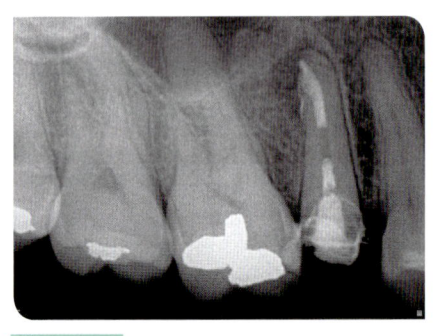

Figura 20.78
Radiografia final. O XP-endo Finisher contribuiu para a limpeza nas áreas de irregularidade do canal no terço apical.

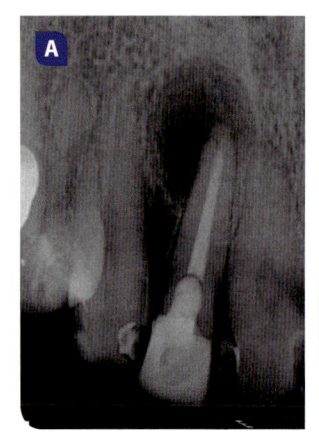

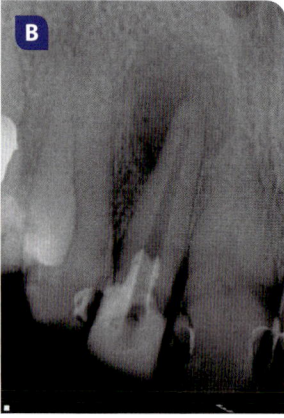

Figura 20.79
A. Radiografia inicial do dente 12. **B.** Confirmação da total remoção do material obturador. Pela fragilidade desse dente, o isolamento absoluto foi realizado com os grampos apoiados nos premolares.

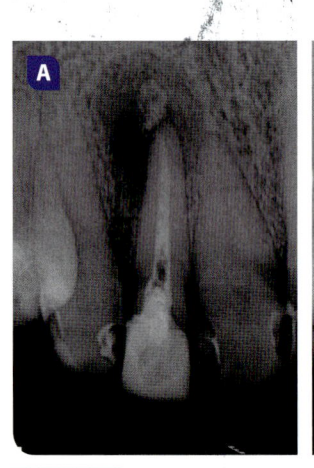

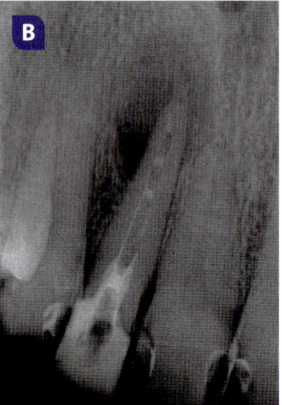

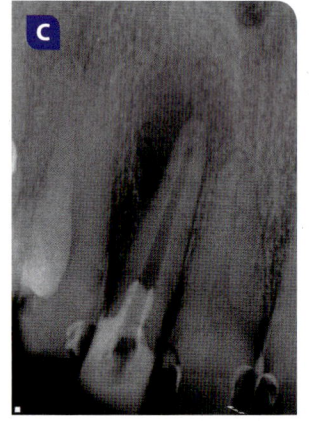

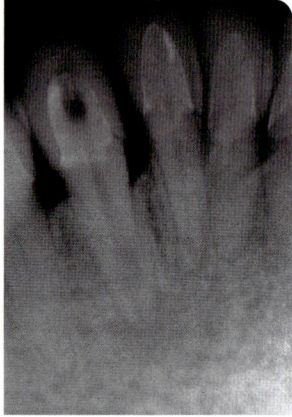

Figura 20.80
A. Pasta de hidróxido de cálcio preenchendo todo o canal radicular. **B.** Após as manobras de irrigação convencional. Percebe-se a presença da pasta no interior do canal. **C.** Após o protocolo de 1 minuto com a atuação do XP-endo Finisher, pode-se notar a remoção total do conteúdo do canal.

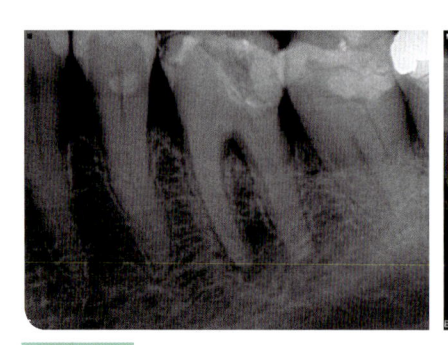

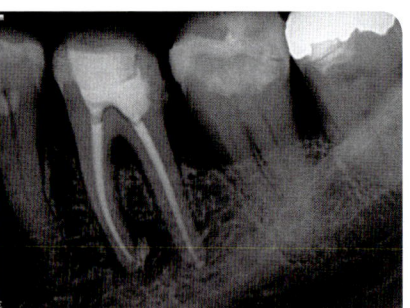

Figura 20.81
Radiografias do dente 36 com indicação para necropulpectomia. Os canais mesiais foram instrumentados até o BT3 e o canal distal até o BT4. Irregularidades no terço apical dos mesiais foram alcançadas com a ação do XP-endo Finisher.

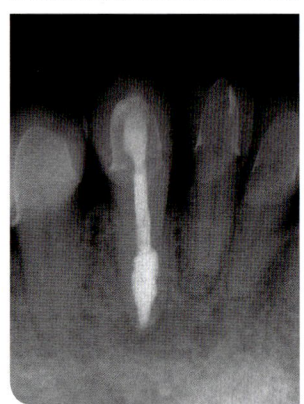

Figura 20.82
Radiografias do dente 43 com indicação para necropulpectomia. A presença de uma reabsorção interna no terço apical anuncia a indicação do XP-endo Finisher. Sem necessidade de grandes aumentos no terço cervical e médio, o instrumento, através de sua expansão, atuou nas paredes da reabsorção de maneira tridimensional.

REFERÊNCIAS

1. Debelian G, Trope M. BioRace: efficient, safe and biological based sequence files. Roots. 2008;1:20-5.

LEITURAS RECOMENDADAS

Antúnez RM. Race, un nuevo sistema rotatorio. Canal Abierto. 2004;10:2-3.

Arancibia YN. XP-endo finisher: desbridamiento 3D. Canal Abierto. 2015;32:49-50.

Bartha T, Kalwitzki M, Löst C, Weiger R. Extended apical enlargement with hand files versus NiTi files. Part II. Oral Surg Oral Med Oral Pathol Oral Radiol Endod. 2006;102(5):692-7.

Baugh D, Wallace J. The role of apical instrumentation in root canal treatment: a review of the literature. J Endod. 2005;31(5):333-40.

Baumann MA. Reamer with alternating cutting edges – concept and clinical application. Endod Topics. 2005;10(1):176-8.

Card SJ, Sigurdsson A, Orstavik D, Trope M. The effectiveness of increased apical enlargement in reducing intracanal bacteria. J Endod. 2002;28(11):779-83.

Carvalho KKT, Morini BAM. Sistema Race. In: Reis F. Tecnologias endodônticas. Rio de Janeiro: Santos; 2015.

Carvalho KKT. Preparación de canales radiculares con instrumentos rotatorios de níquel-titânio. Dental Tribune. 2007: 9-10.

Dalton BC, Ørstavik D, Phillips C, Pettiette M, Trope M. Bacterial reduction with nickel-titanium rotary instrumentation. J Endod. 1998;24(11):763-7.

Debelian G, Carvalho, KKT. FKG-Dentaire: race y secuencias. In: Machado MEL. Endodoncia: ciencia y tecnologia. Mexico: Amolca; 2016.

Debelian G, Trope M. Cleaning the third dimension. Endod Prac. 2015:18-21.

Elemam RF, Capelas JA, Vaz M, Viriato N, Pereira, MLFL, Azevedo, A. In vitro evaluation of root canal transportation after use of BT-Race files. Rev Port Estomatol Med Dent Cir Maxilofac. 2016;57(2):87-93.

Green D. A stereomicroscopic study of the root apices of 400 maxillary and mandibular anterior teeth. Oral Surg Oral Med Oral Pathol. 1956; 9(11):1224-31.

Guelzow A, Stamm O, Martus P, Kielbassa AM. Comparative study of six rotary nickel-titanium systems and hand instrumentation for root canal preparation. Int Endod J. 2005;38(10):743-52.

Leonardo MR, Carvalho KKT, Souza EM, Esberard RR, Tanomaru JMG. Avanço tecnológico no tratamento de canais radiculares de molares: apresentação de técnica. Rev Assoc Paul Cir Dent. 2005;59(1):59-64.

Leoni GB, Versiani MA, Silva-Sousa YT, Bruniera JFB, Pécora JD, Sousa-Neto MD. Ex vivo evaluation of four final irrigation protocols on the removal of hard-tissue debris from the mesial root canal system of mandibular first molars. Int Endod J. 2016;[Epub ahead of print].

Lopes HP, Elias CN, Vieira VTL, Moreira EJL, Marques RVL, Oliveira JCM, et al. Effects o eletropolishing surface treatment on the cyclic fatigue resistance of BioRaCe nickel-titanium rotary instruments. J Endod. 2010;36(10):1653-7.

McGurkin-Smith R, Trope M, Caplan D, Sigurdsson A. Reduction of intracanal bacteria using GT rotary instrumentation, 5. 25% NaOCl, EDTA, and Ca(OH)2. J Endod. 2005;31(5):359-63.

Mickel AK, Chogle S, Liddle J, Huffaker K, Jones JJ. The role of apical determination and enlargement in the reduction of intracanal bacteria. J Endod. 2007;33(1):21-3.

Olguín CC, Antúnez RM. BioRace: sistema níquel titanio rotatorio seguro y eficiente. Canal Abierto. 2012; 26:32-5.

Olguín CC, Antúnez RM. BT-Race: biológico y conservador. Canal Abierto. 2014;30:10-1.

Paqué F, Musch U, Hülsmann M. Comparison of root canal preparation using RaCe and ProTaper rotary instruments. Int Endod J. 2005;38(1):8-16.

Pasternak-Júnior B, Sousa-Neto MD, Silva RG. Canal transportation and centring ability of RaCe rotary instruments. Int Endod J. 2009;42(6):499-506.

Rangel S, Cremonese R, Bryant S, Dummer P. Shaping ability of RaCe rotary nickel-titanium instruments in simulated root canals. J Endod. 2005;31(6):460-3.

Schäfer E, Dzepina A, Danesh G. Bending properties of rotary nickel-titanium instruments. Oral Surg Oral Med Oral Pathol Oral Radiol Endod. 2003; 96(6):757-63.

Schäfer E, Vlassis M. Comparative investigation of two rotary nickel-titanium instruments : ProTaper versus RaCe. Part 1. Shaping ability in simulated curved canals. Int Endod J. 2004;37(4):229-38.

Schäfer E, Vlassis M. Comparative investigation of two rotary nickel-titanium instruments: ProTaper versus RaCe. Part 2. Cleaning effectiveness and shaping ability in severely curved root canals of extracted teeth. Int Endod J. 2004;37(4):239-48.

Shuping GB, Ørstavik D, Sigurdsson A, Trope M. Reduction of intracanal bacteria using nickel- titanium rotary instrumentation and various medications. J Endod. 2000;26(12):751-5.

Silva FM, Kobayashi C, Suda H. Analysis of forces developed during mechanical preparation of extracted teeth using RaCe rotary instruments and Profiles. Int Endod J. 2005;38(1):17-21.

Trope M, Debelian G. BioRaCe NiTi System: biologically desirable apical sizes – safely and efficiently. Serbian Dental Journal. 2011;58(1).

Trope M, Debelian G. Endodontic treatment of apical periodontitis. In: Ørstavik D, Pitt Ford T. Essential endodontology. 2nd ed. Munksgaard: Blackwell; 2007.

Trope M, Debelian G. Endodontics manual for the general dentists. New Malden: Quintessence; 2005.

Weiger R, Bartha T, Kalwitzki M, Löst C. A clinical method to determine the optimal apical preparation size. Part I. Oral Surg Oral Med Oral Pathol Oral Radiol Endod. 2006;102(5):686-91.

Wu M, R'oris A, Barkis D, Wesselink PR. Prevalence and extent of long oval canals in the apical third. Oral Surg Oral Med Oral Pathol. 2000;89(6):739-43.

Yoshimine Y, Ono M, Akamine A. The shaping effects of three nickel-titanium rotary instruments in simulated s-shaped canals. J Endod. 2005;31(5):373-5.

Živković S, Nešković J, Jovanović-Medojević M, Popović-Bajić M, Živković-Sandić M. XP-endo Finisher: A New Solution for Smear Layer Removal. Serbian Dental Journal. 2015;6(3):122-9.

21 CAPÍTULO

Instrumentação não convencional de canais radiculares: sistema rotatório K3™XF

SybronEndo SDS Kerr – Estados Unidos

Marco Aurélio Gagliardi Borges

O papel dos microrganismos no desenvolvimento das patologias já está amplamente documentado. Não há dúvidas de que o combate à microbiota e a remoção dos restos necróticos do canal radicular são indispensáveis para o sucesso do tratamento endodôntico. Dentro do arsenal endodôntico, poucas técnicas mantiveram a característica de movimento *Crown-down*. No sistema K3XF (**FIG. 21.1**), uma evolução do K3 √Endo, adotou-se a mesma liga da TF e TF Adaptive, ou seja, o uso da liga em NiTi em fase R, conferindo ao instrumento um ganho em flexibilidade e resistência à fadiga por torção.

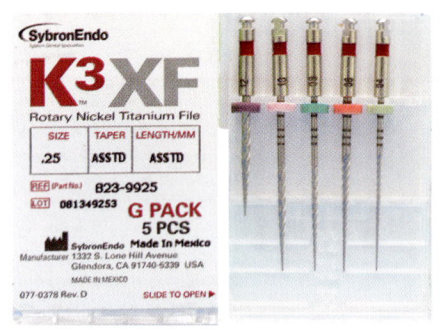

Figura 21.1
Limas K3XF G Pack.

CARACTERÍSTICAS DO SISTEMA
- **Secção transversal:** específica;
- **Padrão de conicidade:** fixa;
- **Sistema Single-file:** não;
- **Ângulo helicoidal:** variável;
- **Tipo de ponta:** inativa;
- **Número máximo de lima no sistema:** 6;
- **Tipo de liga do NiTi:** fase R – Rhombohedral;
- **Precisa de motor especial:** não;
- **Tipo de movimento do motor:** rotatório.

TIPO DE SECÇÃO

As limas K3XF apresentam uma tríplice hélice (**FIG. 21.2**) e resistem mais à fratura porque a tensão é menor e mais bem distribuída. Apresentam uma ampla superfície radial na qual confere à cinemática de atuação o movimento de bicada (propulsão/alívio). O *design* único apresenta três superfícies radiais, das quais duas são amplas e de descanso, maximizando sua força, enquanto a terceira é uma superfície estreita e que mantém contato com a superfície dentinária em toda a sua extensão, minimizando a sua força de corte.

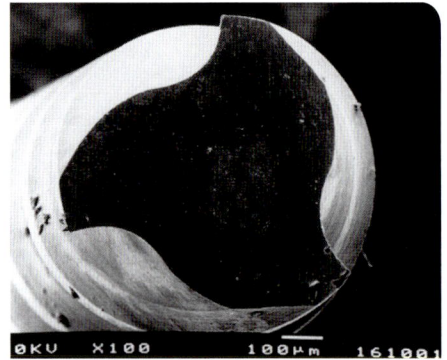

Figura 21.2
Secção transversal da K3XF.

PADRÃO DE CONICIDADE

Todas as limas do sistema K3XF têm conicidades fixas que variam de 0,04 até 0,12 mm/mm, proporcionando mais segurança para trabalhar em diferentes variações anatômicas. O sistema apresenta diversos conjuntos ou mesmo limas individuais que permitem ao profissional criar a própria sequência clínica.

TIPO DE PONTA

As limas K3XF apresentam ponta inativa com um ângulo de transição curto, que permite a instrumentação dos canais radiculares sem o risco de transporte do desvio do canal radicular.

INDICAÇÕES

As limas K3XF são indicadas para canais com as seguintes curvaturas:

- Retas;
- Suave;
- Moderada;
- Severa;
- Tripla em molares;
- Extrema.

Além das indicações pela anatomia dos canais radiculares (**TAB. 21.1**), o sistema K3 Endo, por ser uma técnica *Crown-down*, é muito indicado nos seguintes diagnósticos:

- Abscesso apical;
- Abscesso fênix;
- Abscesso *flare up*.

Contraindicações

Por dependerem da flexibilidade da lima, os sistemas K3FX são contraindicados para canais:

- Curvaturas tipo "S" em dentes anteriores;
- Dentes com degraus;
- Dentina muito esclerosada.

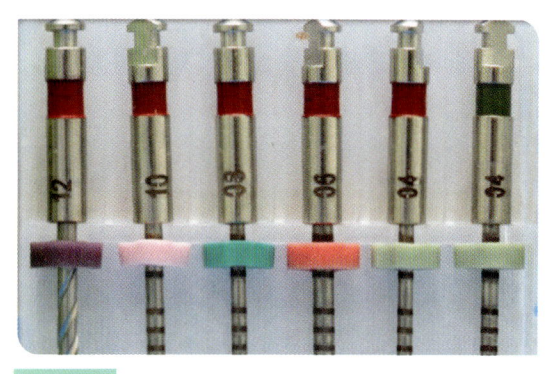

Figura 21.3
Close dos cabos das limas K3XF.

A identificação do instrumento se dá pelo anel colorido no cabo, seguindo o padrão ISO para o D_0 e a conicidade está gravada em relevo no próprio cabo.

Sequência G Pack modificada

Existem inúmeras sequências do sistema K3XF à venda pelo mundo, entre as mais comercializadas está a G Pack, composta por cinco limas (**FIG. 21.4**), cujas especificações são:

- 25/.12;
- 25/.10;
- 25/.08;
- 25/.06;
- 25/.04.

Existe a sequência batizada de G Pack modificada (**FIG. 21.5**), em que foi acrescentada a lima 35/.04 com a finalidade de ampliar a região apical em canais mais amplos, como o distal e o palatino dos molares.

O motor deverá estar configurado conforme mostrado na **TABELA 21.2**.

Tabela 21.1

Tipo de anatomia

	Reta	Suave	Moderada	Severa	Extrema	Tipo S	Tripla curvatura	Atresiado	Degraus
ProTaper®	AAA	AAA	AA	X	X	X	X	X	X
ProTaper® Next™	AAA	AAA	AAA	AA	AA	X	A	X	X
ProTaper® Gold™	AAA	AAA	AAA	A	X	X	X	X	X
One Shape	AAA	AAA	AA	A	AA	A	A	X	X
Mtwo®	AAA	AAA	AAA	AA	X	AA	A	X	X
Race	AAA	AAA	AAA	AA	A	AA	A	X	X
K3XF	AAA	AAA	AAA	AA	A	X	AA	X	X
HyFlex® EDM™	AAA	AAA	AAA	AA	X	A	X	X	X
HyFlex® CM™	X	X	AAA	AAA	AAA	AAA	AAA	X	A

AAA, ideal; AA, adequado; A, no limite do sistema; X, contraindicado.

Figura 21.4 Limas K3XF G Pack.

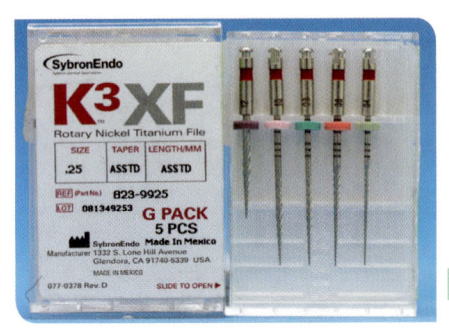

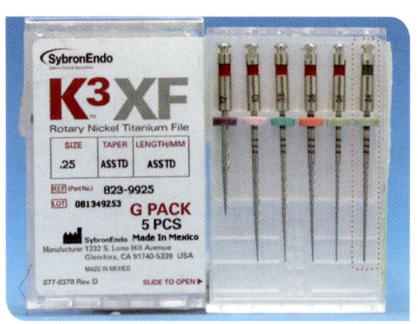

Figura 21.5 Limas K3XF G Pack modificado.

Tabela 21.2

Configurações de torque e velocidade das limas

LIMA	FUNÇÃO	CONICIDADE	TORQUE	VELOCIDADE
25/.12	Cervical	25/.12	3 N/cm	300 rpm
25/.10	Cervical/médio	25/.10	3 N/cm	300 rpm
25/.08	Médio	25/.08	3 N/cm	300 rpm
25/.06	Apical	25/.06	2 N/cm	300 rpm
25/.04	Apical	25/.04	1,4 N/cm	300 rpm
35/.04	Apical	35/.04	2 N/cm	300 rpm

Protocolo de uso para o conjunto G Pack modificado

1. Com uma régua transparente sobre a radiografia para o diagnóstico, determina-se o comprimento provisório de trabalho (CPT). O CPT é o comprimento radiográfico do dente menos 2 mm.
2. Exploração dos canais com uma lima nº 10. Como o movimento de cateterismo, explora-se o canal por terços sempre os irrigando e aspirando-os com a solução indicada. É importante não tentar explorar mais de um terço por vez.
   - **A.** Se o CPT não for alcançado, deve-se negociar o canal com uma lima nº 08 envolto com o gel File-Eze® (Ultradent).
     - a. Aplica-se o File-Eze sobre a lima para lambuzar o interior do canal radicular e fazer um movimento de cateterismo forçando em direção ao ápice radicular. Em geral, são necessários de 2 a 5 minutos para o produto agir corretamente;
     - b. Repete-se o movimento até que se chegue ao CPT;
     - c. Amplia-se o canal radicular com a lima nº 10.
   - **B.** Se atingido o CPT, deve-se continuar.
3. Instrumentação para os canais mesiais de molares inferiores e vestibular de molares superiores.
   - **A.** Introduzir a lima 25/.12 até encontrar resistência, avançando-se a cada milímetro com movimento de bicada (avanço/recuo, levando-se o instrumento delicadamente contra as paredes).
   - **B.** Introduzir a lima 25/.10 até encontrar resistência, avançando-se a cada milímetro com movimento de bicada (avanço/recuo, levando-se o instrumento delicadamente contra as paredes).
   - **C.** Introduzir a lima 25/.08 até encontrar resistência, avançando-se a cada milímetro com movimento de bicada (avanço/recuo, levando-se o instrumento delicadamente contra as paredes). Neste ponto, a lima já está 3/4 do CPT.
   - **D.** Introduzir a lima 25/.06 até encontrar resistência, avançando-se a cada milímetro com movimento de bicada (avanço/recuo, levando-se o instrumento delicadamente contra as paredes). Se atingido o CPT nos canais mesiais de molares inferiores e vestibular de molares superiores, concluiu-se a instrumentação.
   - **E.** Odontometria eletrônica com o localizador eletrônico foraminal: com uma lima justa, deve-se avançar até atingir o CRT, respeitando-se os itens a seguir:
     - a. Biopulpectomia e necropulpectomia I até 0,5 no localizador;
     - b. Necropulpectomia II até o ponto "Over" no localizador para desbridar; depois, recuar até 0,5.
   - **F.** Introduzir a lima 25/.04 até encontrar resistência, avançando-se a cada milímetro com movimento

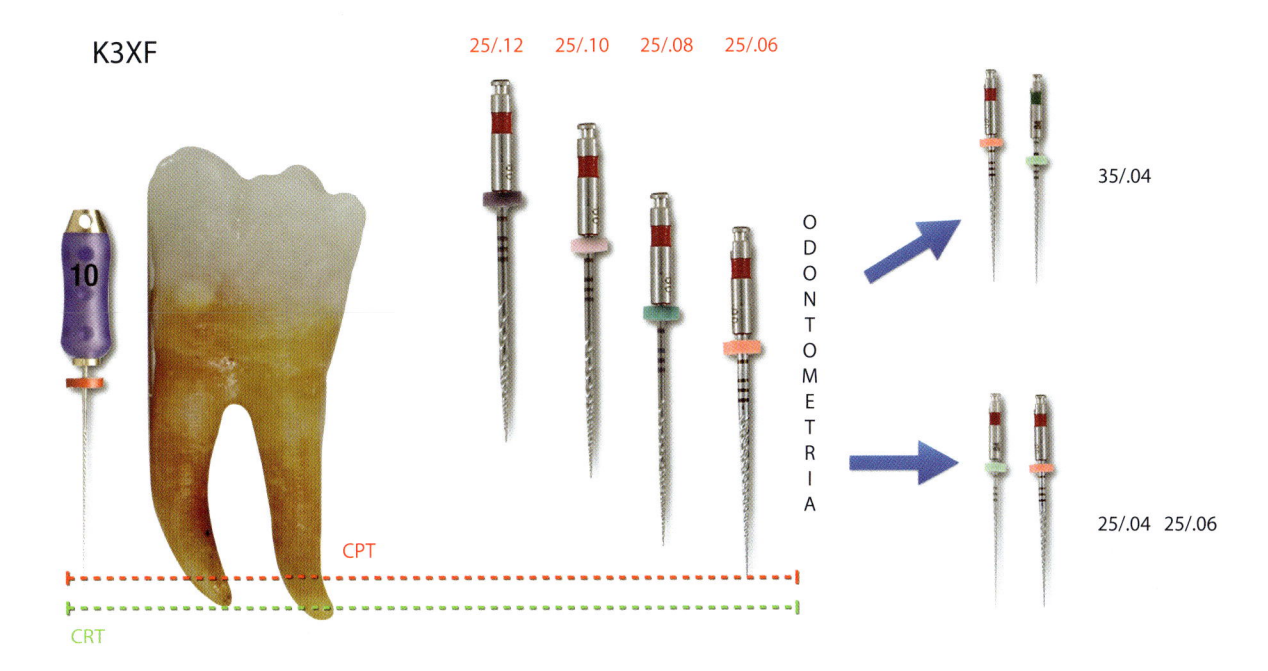

Figura 21.6
Esquema K3XF.

de bicada (avanço/recuo, levando-se o instrumento delicadamente contra as paredes), até o CRT.

G. Retoma-se a lima 25/.06 até CRT que, nos canais mesiais de molares inferiores e vestibular de molares superiores, estará concluído.

4. Instrumentação dos canais palatinos e distal.
   A. Introduzir a lima 25/.12 até encontrar resistência, avançando-se a cada milímetro com movimento de bicada (avanço/recuo, levando-se o instrumento delicadamente contra as paredes);
   B. Introduzir a lima 25/.10 até encontrar resistência, avançando-se a cada milímetro com movimento de bicada (avanço/recuo, levando-se o instrumento delicadamente contra as paredes);
   C. Entrar com a lima 25/.08 até encontrar resistência, avançando-se a cada milímetro com movimento de bicada (avanço/recuo, levando-se o instrumento delicadamente contra as paredes). Neste ponto, a lima já está 3/4 do CPT;
   D. Introduzir a lima 25/.06 até encontrar resistência, avança-se a cada milímetro com movimento de bicada (avanço/recuo, levando-se o instrumento delicadamente contra as paredes), provavelmente atingindo o CPT;
   E. Odontometria eletrônica com o localizador eletrônico foraminal: com uma lima justa, avança-se até atingir o CRT, respeitando-se os itens a seguir:
      1. Biopulpectomia e necropulpectomia I até 0,5 no localizador;
      2. Necropulpectomia II até o ponto "Over" no localizador para desbridar; depois, recuar até 0,5.
   F. Retoma-se a lima 25/.06 até o CRT, avançando-se a cada milímetro com movimento de bicada (avanço/recuo, levando-se o instrumento delicadamente contra as paredes);
   G. Introduzir a lima 35/.04 até o CRT, avançando-se a cada milímetro com movimento de bicada (avanço/recuo, levando-se o instrumento delicadamente contra as paredes).

Na **FIGURA 21.7** para mesiais de molares inferiores e vestibular de molares superiores, pode ser observada a área de atuação de cada lima K3XF no interior do canal. Os espaços entre as linhas em amarelo indicam a região onde o instrumento apresenta uma flexibilidade ótima; portanto, é a região na qual o instrumento pode vencer uma curvatura. Mas toda vez que o instrumento sair dessa área, ele perde a flexibilidade ótima podendo romper a partir desta área. Nesta sequência somente os 5 mm apicais estão dentro da zona de flexibilidade ótima que diminui a possibilidade de fratura do instrumento.

Na **FIGURA 21.8** para distal e palatino de molares inferiores, é possível observar a área de atuação de cada lima K3XF no interior do canal. Nessa sequência, há os 4,5 mm apicais dentro da flexibilidade ótima, o que diminui a possibilidade de fratura do instrumento.

CASO CLÍNICO

As **FIGURAS 21.9** a **21.23** apresentam um caso clínico de tratamento de canal radicular de dente 45 utilizando o sistema K3XF.

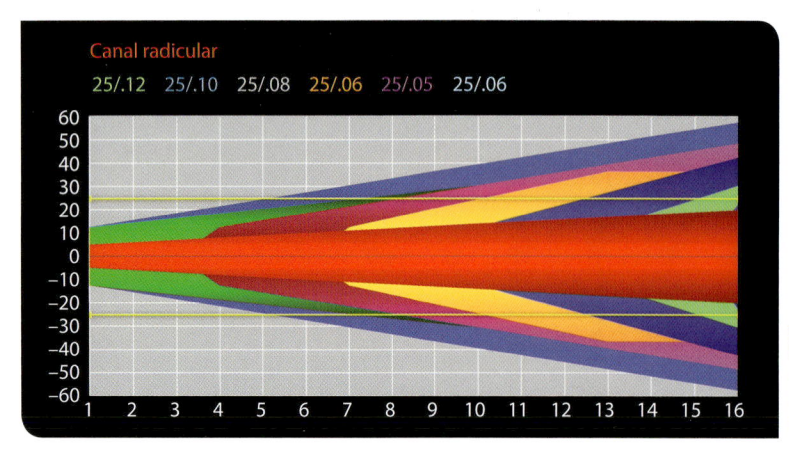

Figura 21.7
Área de atuação de cada lima K3XF no interior do canal em mesiais de molares inferiores e vestibular de molares superiores.

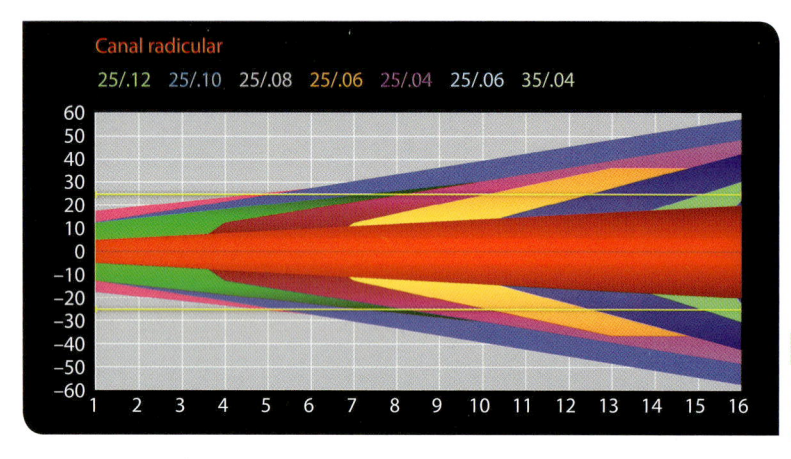

Figura 21.8
Área de atuação de cada lima K3XF no interior do canal em distal e palatino de molares inferiores.

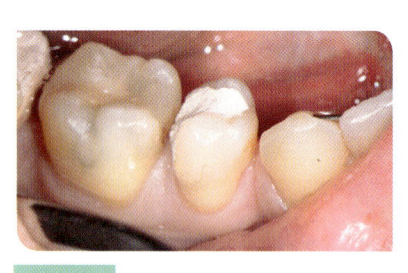

Figura 21.9
Aspecto clínico do dente 45.

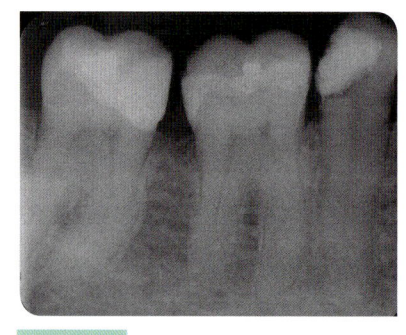

Figura 21.10
Radiografia inicial.

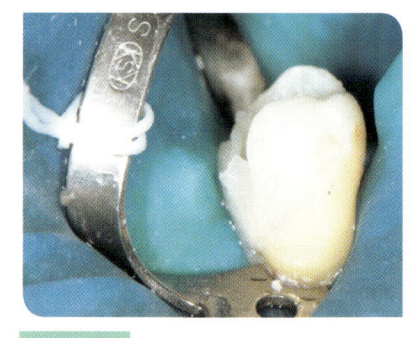

Figura 21.11
Abertura coronária do dente 45.

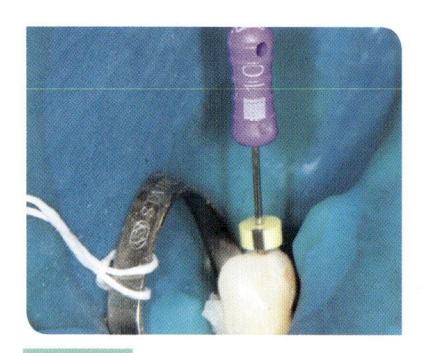

Figura 21.12
Exploração do canal até o CPT.

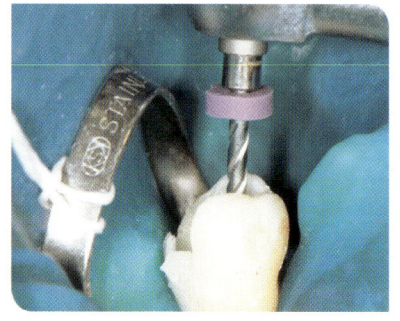

Figura 21.13
Lima K3XF 25/.12 até encontrar resistência.

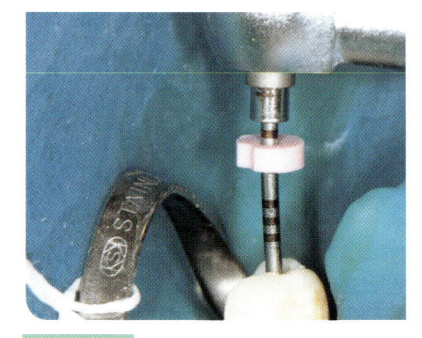

Figura 21.14
Lima K3XF 25/.10 até encontrar resistência.

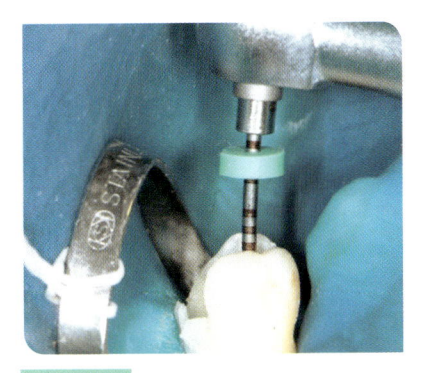

Figura 21.15
Lima K3XF 25/.08 até encontrar resistência.

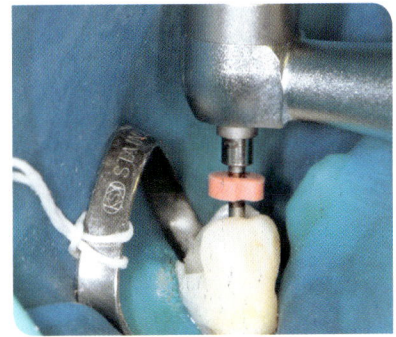

Figura 21.16
Lima K3XF 25/.06 até o CPT.

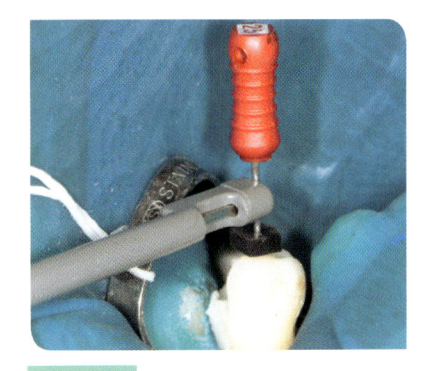

Figura 21.17
Odontometria eletrônica com uma lima nº 25 justa no interior do canal radicular.

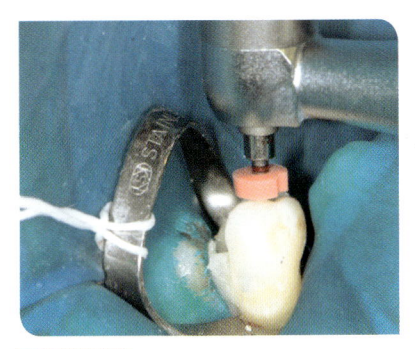

Figura 21.18
Lima K3XF 25/.06 até o CRT.

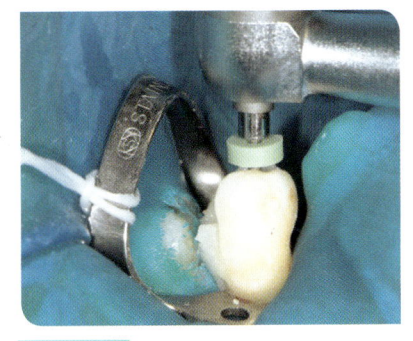

Figura 21.19
Lima K3XF 35/.04 até o CRT.

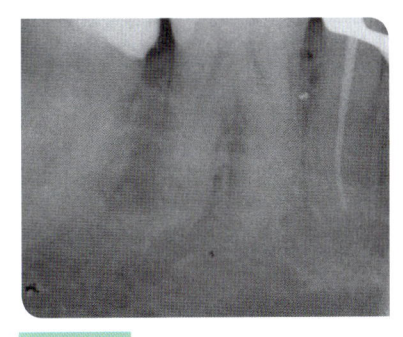

Figura 21.20
Radiografia da prova do cone.

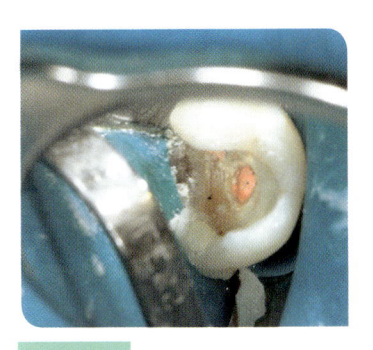

Figura 21.21
Canal radicular obturado pelo sistema ADO-EndoREZ® (Ultradent, Inc.).

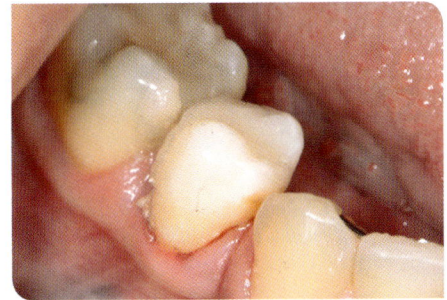

Figura 21.22
Dente 45 com a restauração provisória com ionômero de vidro.

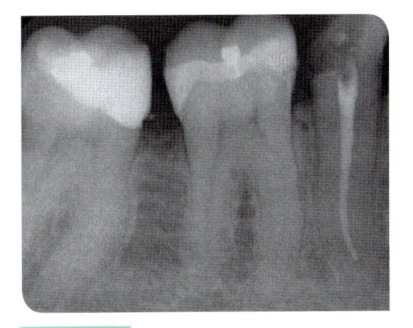

Figura 21.23
Radiografia final.

LEITURAS RECOMENDADAS

Ghogre P, Chourasia HR, Agarwal M, Singh MP, Gurav S, Ghogre R. Quantitative evaluation of apical extrusion of intracanal bacteria using rotary ProTaper, K3XF, twisted and hand K-file system: an ex vivo study. Indian J Dent Res. 2015;26(4):406-10.

Pérez-Higueras JJ, Arias A, de la Macorra JC. Cyclic fatigue resistance of K3, K3XF, and twisted file nickel-titanium files under continuous rotation or reciprocating motion. J Endod. 2013;39(12):1585-8.

Shen Y, Riyahi AM, Campbell L, Zhou H, Du T, Wang Z, et al. Effect of a combination of torsional and cyclic fatigue preloading on the fracture behavior of K3 and K3XF instruments. J Endod. 2015;41(4):526-30.

Shen Y, Zhou H, Campbell L, Wang Z, Wang R, Du T, et al. Fatigue and nanomechanical properties of K3XF nickel-titanium instruments. Int Endod J. 2014;47(12):1160-7.

Shen Y, Zhou HM, Wang Z, Campbell L, Zheng YF, Haapasalo M. Phase transformation behavior and mechanical properties of thermomechanically treated K3XF nickel-titanium instruments. J Endod. 2013;39(7):919-23.

Tewari RK, Ali S, Mishra SK, Kumar A, Andrabi SM, Zoya A, et al. Mechanical reduction of the intracanal Enterococcus faecalis population by Hyflex CM, K3XF, ProTaper Next, and two manual instrument systems: an in vitro comparative study. J Investig Clin Dent. 2016;7(2):168-73.

Topçuoğlu HS, Zan R, Akpek F, Topçuoğlu G, Ulusan Ö, Aktı A, et al. Apically extruded debris during root canal preparation using Vortex Blue, K3XF, ProTaper Next, and Reciproc instruments. Int Endod J. 2015;[Epub ahead of print].

CAPÍTULO 22

Instrumentação não convencional de canais radiculares: sistema HyFlex®

Fabricante: Coltene – Estados Unidos

Marco Aurélio Gagliardi Borges

Nos últimos anos, houve uma corrida para lançamentos de sistemas automatizados de instrumentação do sistemas de canais radiculares. Em janeiro de 2012, a Coltene® lançou no mercado mundial um sistema de instrumentação automatizado com uma liga de NiTi sem superelasticidade, com isso a liga ganhou mais flexibilidade para se moldar ao interior do canal radicular até mesmo o pré-curvamento da lima (FIG. 22.1). Essa liga deriva diretamente do NiTiNol 495 e foi denominada de níquel-titânio *control memory* (NiTi CM).

Tipo de liga em NiTi e suas características

O NiTiNol exibe duas propriedades únicas que são relacionadas: (1) efeito térmico de memória; e (2) superelasticidade (também chamada de pseudoelasticidade). O efeito térmico de memória é a capacidade do NiTiNol de sofrer deformação em certa temperatura e, então, recuperar sua forma original após ser aquecido acima de sua "temperatura de transformação". A superelasticidade é um efeito obtido em um intervalo de temperaturas mais estrito, logo acima da temperatura de transformação. Nesse caso, não é necessário aquecimento para a recuperação da forma original e o material exibe enorme elasticidade, cerca de 10 a 30 vezes a de um metal comum. Como a HyFlex® CM™ não apresenta superelasticidade, a lima, ao se deformar em qualquer eixo, necessita de uma elevação de temperatura para voltar à forma original.

Clinicamente, quando uma lima HyFlex CM é submetida a forças de instrumentação dentro do canal radicular, ela apresenta deformações. Assim, podem ocorrer duas situações com a lima em relação ao efeito térmico de memória:

1. Voltar à forma original. Neste caso, não há deformação plástica e a lima pode ser utilizada normalmente (FIG. 22.2);
2. Não voltar à forma original. Neste caso, há deformação plástica e a lima deve ser descartada (FIG. 22.3).

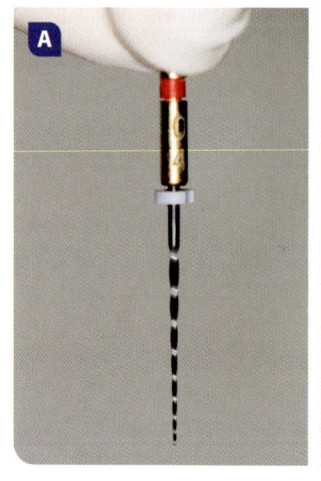

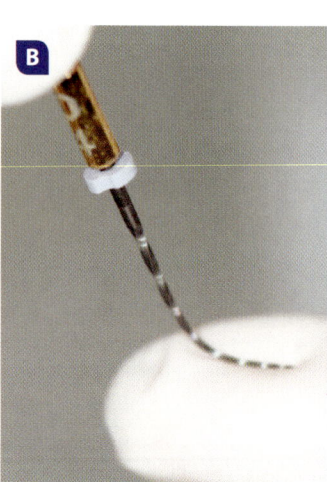

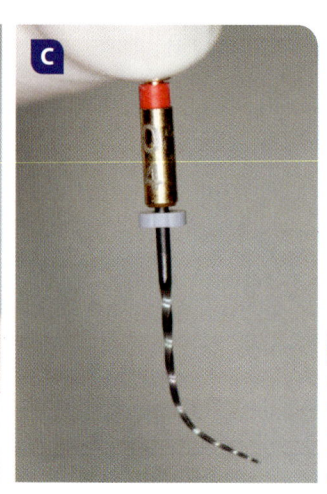

Figura 22.1

A. Lima HyFlex CM na posição original. **B.** Lima HyFlex CM se deformando sobre pressão. **C.** Lima HyFlex CM permanece na forma curva.

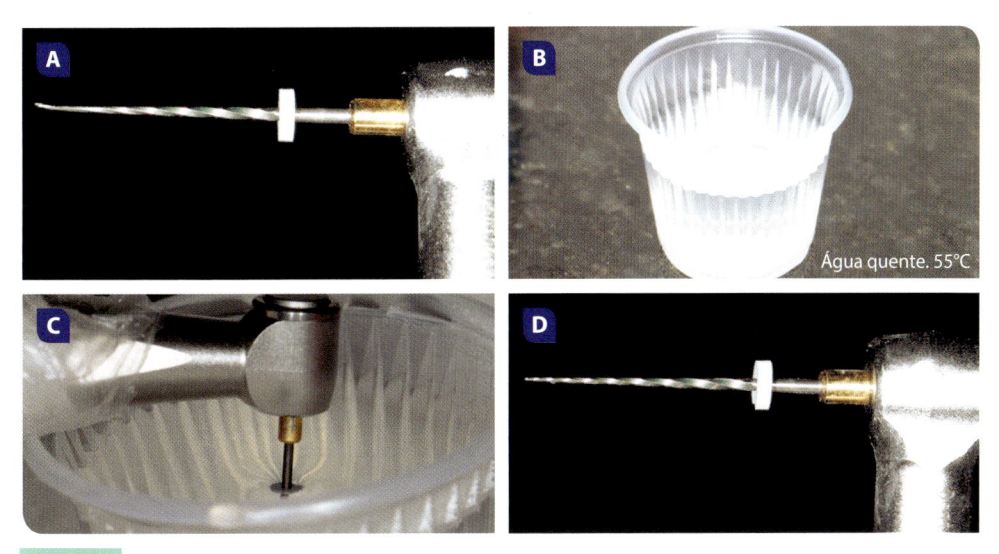

Tratamento de canais radiculares 291

Figura 22.2
A. Lima HyFlex CM deformada. **B.** Água aquecida a 55 °C. **C.** Lima HyFlex CM sendo mergulhada na água aquecida. **D.** Lima HyFlex CM 20/.04 voltando à posição original (depois da água quente).

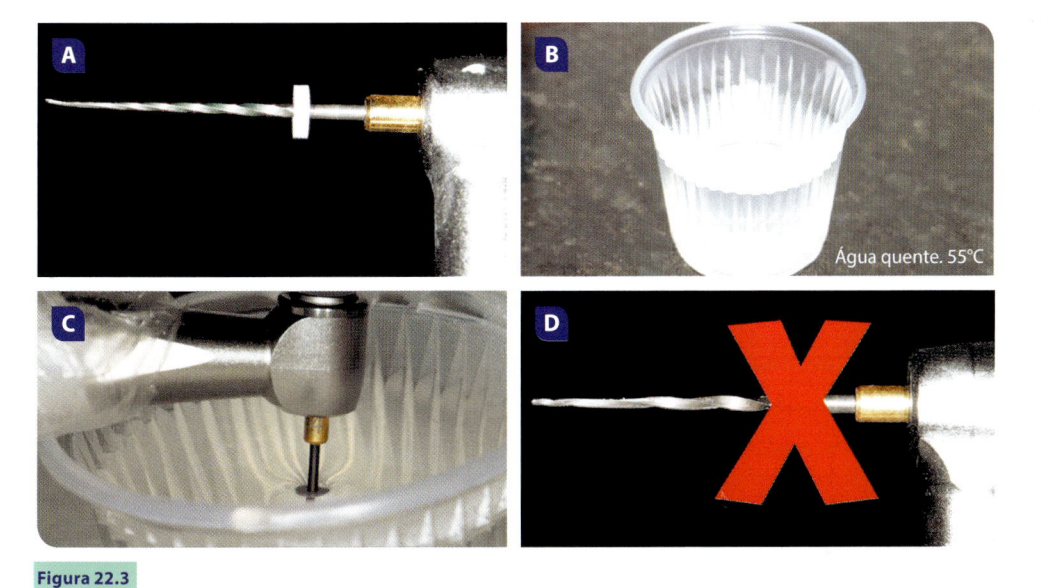

Figura 22.3
A. Lima HyFlex CM deformada. **B.** Água aquecida a 55 °C. **C.** Lima HyFlex CM sendo mergulhada na água aquecida. **D.** Lima HyFlex CM não volta à posição original, ou seja, houve deformação plástica.

A liga NiTi CM apresenta uma flexibilidade ótima de 0,70 mm (**FIG. 22.1**) que confere ao sistema HyFlex CM uma resistência à fratura cíclica maior do que qualquer outro sistema de instrumentação, permitindo a instrumentação e a ampliação de canais com extrema curvatura e com baixo risco de fratura da lima, porém a fadiga por torção é baixa, sendo necessário um pico de torque de 1,93 N/cm para o rompimento do instrumental.

A liga HyFlex CM é a que apresenta maior resistência à fadiga cíclica entre diferentes sistemas de diferentes ligas de NiTi (**FIG. 22.5**). Com isso, o tempo para a fratura em uma curvatura é maior, tornando a instrumentação mais segura.

CARACTERÍSTICAS DO SISTEMA HYFLEX CM

Um resumo com as principais características dos instrumentos pode ser observado na **TABELA 22.1**.

Tipo de secção

As limas HyFlex CM apresentam uma secção transversal de forma triangular, sem a presença de *radial land* e totalmente simétrica. A secção triangular confere mais flexibilidade, pois tem pouca massa, ocupando apenas 32% de área dentro do canal radicular e a área de "CORE" da lima

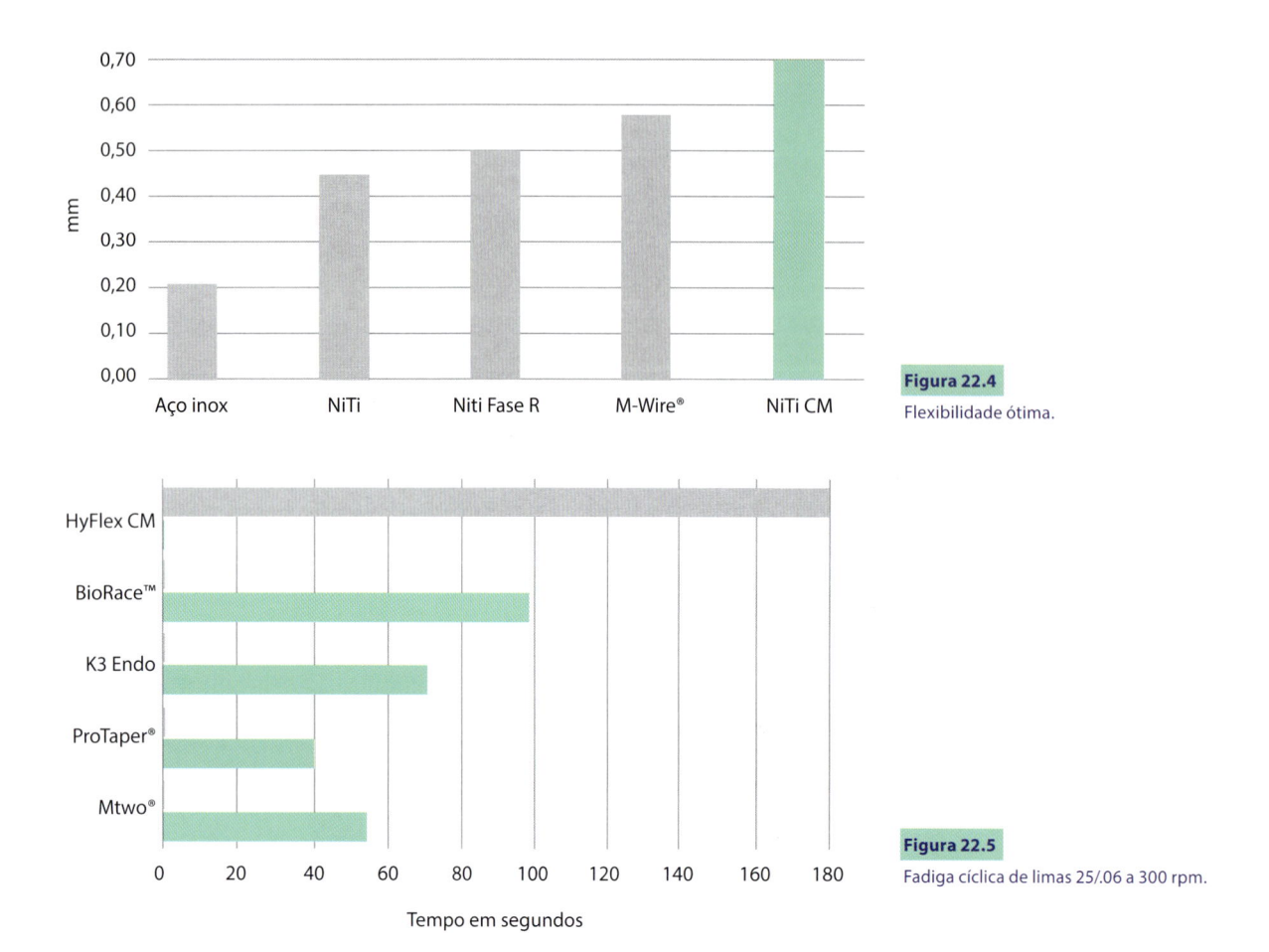

Figura 22.4 Flexibilidade ótima.

Figura 22.5 Fadiga cíclica de limas 25/.06 a 300 rpm.

Tabela 22.1
Características do sistema HyFlex CM

Secção transversal	Triangular
Padrão de conicidade	Fixa
Sistema Single-file	Não
Ângulo helicoidal	Variável
Tipo de ponta	Inativa
Número máximo de lima no sistema	6
Tipo de liga do NiTi	NiTiNol 495
Precisa de motor especial	Não
Tipo de movimento do motor	Rotatório/oscilatório não recíproco

é de 62% da sua massa. O ângulo de corte é de –35°. Com uma secção simples, o movimento de instrumentação nos terços cervical e médio é de pincelamento, mas devido à alta flexibilidade da liga no terço apical, o movimento é de bicada (propulsão/recuo), com avanços milímetro por milímetro.

Padrão de conicidade

No sistema HyFlex CM todas as limas têm conicidade fixas que variam de 0,04 a 0,08 mm/mm permitindo trabalhar com mais segurança em diferentes variações anatômicas.

Tipo de ponta

As limas HyFlex CM apresentam ponta inativa com um ângulo de transição curto, que permite a instrumentação dos canais radiculares sem o risco de transporte para o desvio do canal radicular.

Rotatório ou oscilatório não recíproco?

A HyFlex CM permite o seu uso em dois sistemas.

Primeira opção

Ao utilizar a HyFlex CM no movimento oscilatório não recíproco, deve-se utilizar o motor Elements (Kavo Kerr Group) na função TF Adaptive (**FIG. 22.6**). Nela, quando a lima está trabalhando no interior do canal e a força aplicada é menor do que 1,5 N/cm, o motor faz movimentos de 600° e dá uma pausa; mas quando a força aplicada for maior do que 1,5 N/cm, automaticamente o motor muda de movimento rotatório para movimento oscilatório não recíproco com rotação de 370° no sentido horário e 50° no sentido anti-horário, impedindo o travamento da lima no interior do canal radicular.

Tratamento de canais radiculares

Então, as contraindicações são para canais:

1. Retos;
2. Com pouca curvatura;
3. Com dentina muito esclerosada.

Muitas das limas HyFlex CM têm as mais variadas conicidades e diâmetros iniciais e algumas sequências clínicas, mas, para o mercado brasileiro, a Coltene trouxe duas sequências clínicas de limas HyFlex CM e outra para o *Glide Path*.

HyFlex® GPF™

Em 2010, West descreveu *Glide Path* como um caminho suave do canal radicular que se inicia na embocadura do canal e que termina fisiologicamente na constrição apical, que deve ser regularizado removendo as zonas "V" críticas do terço cervical e médio e as imperfeições da região apical, o que reduz a possibilidade de fraturas dos sistemas automatizados.[1] Para esse procedimento clínico, há as limas HyFlex GPF (FIG. 22.7).

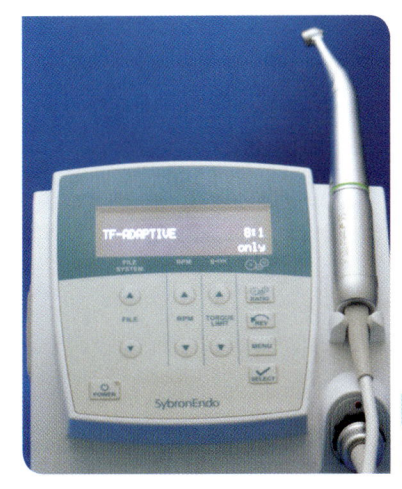

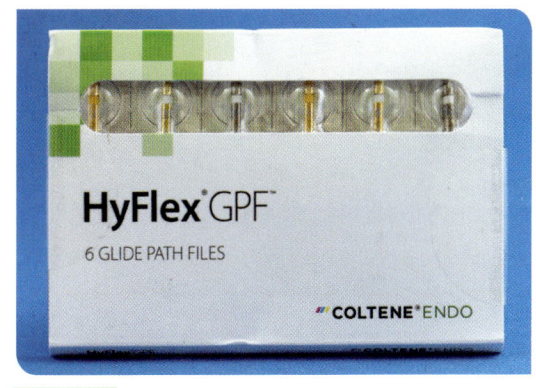

Figura 22.6
Motor Elements Kavo Kerr Group.

Segunda opção

Qualquer motor de rotação contínua entre 300 e 500 rpm que permite o ajuste de torque 1,5 N/cm.

Indicações

Quanto mais complexa a anatomia radicular, melhor a sua atuação, portanto indica-se para canais com curvatura:

- Moderada;
- Severa;
- Extrema;
- Tipo "S" anterior;
- Tripla curvatura em molares.

Contraindicações

Devem-se à flexibilidade da lima, ou seja, as limas não atuam muito bem em canais com pouca curvatura.

Figura 22.7
Embalagem das limas HyFlex GPF.

Tabela 22.2
Tipo de anatomia

	Reta	Suave	Moderada	Severa	Extrema	Tipo S	Tripla curvatura	Atresiado	Degraus
ProTaper	AAA	AAA	AA	X	X	X	X	X	X
ProTaper Next™	AAA	AAA	AAA	AA	AA	X	A	X	X
ProTaper Gold™	AAA	AAA	AAA	A	X	X	X	X	X
One Shape	AAA	AAA	AA	A	AA	A	A	X	X
Mtwo	AAA	AAA	AAA	AA	X	AA	A	X	X
Race	AAA	AAA	AAA	AA	A	AA	A	X	X
K3™XF	AAA	AAA	AAA	A	X	A	AA	X	X
HyFlex® EDM	AAA	AAA	AAA	AA	X	A	X	X	X
HyFlex CM	X	X	AAA	AAA	AAA	AAA	AAA	X	A

AAA, ideal; AA, adequado; A, no limite do sistema; X, contraindicado.

A HyFlex GPF é apresentada em blister contendo os seguintes itens:

1. Duas limas HyFlex GPF 15/.01 (**FIG. 22.8**);
2. Duas limas HyFlex GPF 15/.02 (**FIG. 22.9**);
3. Duas limas HyFlex GPF 20/.02.

As características são muitos semelhantes às das limas HyFlex CM, porém somente a HyFlex GPF 15/.01 é confeccionada em uma liga de NiTi convencional. Essa liga apresenta superelasticidade e propriedades semelhantes aos outros sistemas de NiTi (**TAB. 22.3**).

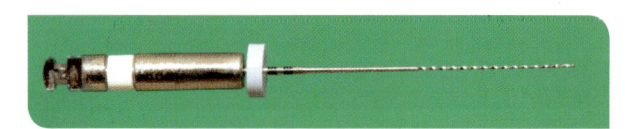

Figura 22.8
Lima HyFlex GPF 15/.01, NiTi convencional.

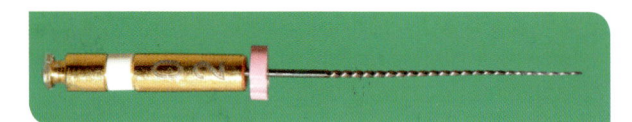

Figura 22.9
Lima HyFlex GPF 15/.02, NiTi CM.

Tabela 22.3
Características do sistema HyFlex GPF

Secção transversal	Triangular
Padrão de conicidade	Fixa
Sistema Single-file	Não
Ângulo helicoidal	Fixa
Tipo de ponta	Inativa
Número máximo de lima no sistema	3
Tipo de liga do NiTi	NiTi convencional e NiTi CM
Precisa de motor especial	Não
Tipo de movimento do motor	Rotatório

A identificação do instrumento se dá pelo anel colorido no cabo, seguindo o padrão ISO para o D_0 e a conicidade está gravada em relevo no próprio cabo.

Indicação

Grau de atuação

Confecção de *Glide Path* para canais com constrição no terço médio e atresiados.

O motor deverá estar configurado conforme informações da **TABELA 22.4**.

Protocolo de uso

I. Com a radiografia para o diagnóstico, determina-se, com uma régua transparente sobre a radiografia, o comprimento provisório de trabalho (CPT). O CPT é o comprimento radiográfico do dente menos 2 mm.

II. Exploração dos canais com uma lima nº 10. Com o movimento de cateterismo, deve-se explorar o canal por terços sempre os irrigando e aspirando-os com a solução indicada. É importante não tentar explorar mais de um terço por vez.

    A. Se o CPT não for alcançado, deve-se negociar o canal com uma lima nº 08 envolta com o gel File-Eze® (Ultradent):

        1. Aplica-se o gel File-Eze sobre a lima, lambuza-se o interior do canal radicular e faz-se um movimento de cateterismo forçando apicalmente. Em geral, produto leva de 2 a 5 minutos para agir corretamente;

        2. Repete-se o movimento até chegar ao CPT;

        3. Amplia-se o canal radicular com a lima nº 10.

    B. Atingido o CPT, realiza-se a odontometria eletrônica.

III. Odontometria eletrônica com o localizador eletrônico foraminal até se atingir o comprimento real de trabalho (CRT), respeitando-se os itens a seguir:

    A. Biopulpectomia e necropulpectomia I até 0,5 no localizador;

    B. Necropulpectomia II até o ponto "Over" no localizador para desbridar; depois, recua-se até 0,5.

Tabela 22.4
Configurações de torque e velocidade

LIMA	FUNÇÃO	CONICIDADE	TORQUE	VELOCIDADE
HyFlex 15/.01	*Glide Path*	15/.01	0,6 N/cm	300 rpm
HyFlex 15/.02	*Glide Path*	15/.02	0,6 N/cm	300 rpm
HyFlex 20/.02	*Glide Path*	20/.02	0,6 N/cm	300 rpm

IV. Confecção de *Glide Path*.
   A. Se a lima utilizada for maior ou igual à lima nº 20, deve-se ir direto para instrumentação.
   B. Se a lima for uma nº 15 ou se a lima nº 10 chegar ao CRT sem muita resistência, deve-se utilizá-las para fazer o *Glide Path*.
      1. HyFlex GPF 15/.02 até CRT com pequenos movimentos de avanços e recuos, apenas sentindo a anatomia interna do canal radicular sem forçar o instrumento de encontro às paredes;
      2. HyFlex GPF 20/.02 até CRT com o mesmo movimento da HyFlex GPF anterior.
   C. Se a lima for uma nº 10, chega-se ao CRT com muita resistência, então devemos utilizar esta lima para fazer o *Glide Path*.
      1. HyFlex GPF 15/.01 até CRT com pequenos movimentos de avanços e recuos, apenas sentindo a anatomia interna do canal radicular sem forçar o instrumento de encontro às paredes;
      2. HyFlex GPF 15/.02 até CRT com o mesmo movimento da HyFlex GPF anterior;
      3. HyFlex GPF 20/.02 até CRT com o mesmo movimento da HyFlex GPF anterior.

Observação: sempre irrigar os canais e aspirá-los a cada troca de instrumento.

No **FIGURA 22.10**, pode-se observar a área de atuação de cada lima HyFlex GPF no interior do canal. Os espaços entre as linhas em vermelho indicam a região onde o instrumento apresenta uma flexibilidade ótima, portanto, é a região na qual o instrumento pode vencer uma curvatura. No entanto, toda vez que o instrumento sai dessa área, ele começa a ter dificuldade em vencer a curvatura, podendo se fraturar.

HyFlex CM – Coltene

Dentro do sistema da HyFlex CM, pode-se selecionar duas sequências de instrumentação para diferentes tipos anatômicos de canais radiculares: (1) sequência para canais com curvatura severa, tripla curvatura em molares inferiores e dupla curvatura em dentes anteriores; e (2) sequência para canais com curvaturas extremas principalmente em curvaturas acentuadas nos últimos 5 mm apicais.

Instrumentação para canais com curvatura severa, tripla curvatura em molar inferior e dupla curvatura em dentes anteriores

Nessa sequência são apresentados seis instrumentos: um de atuação exclusiva de terço cervical; um de atuação no terço médio; e os demais de atuação na região apical (**FIG. 22.11**).

A composição da sequência é demonstrada na **FIGURA 22.12**.

A identificação do instrumento se dá pelo anel colorido no cabo, seguindo o padrão ISO para o D_0 e a conicidade está gravada em relevo no próprio cabo.

O motor deverá estar configurado conforme a **TABELA 22.5**.

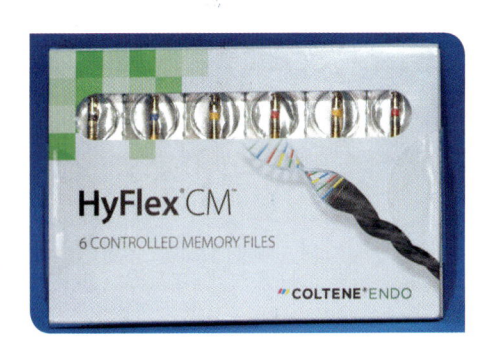

Figura 22.11
Embalagem das limas HyFlex CM.

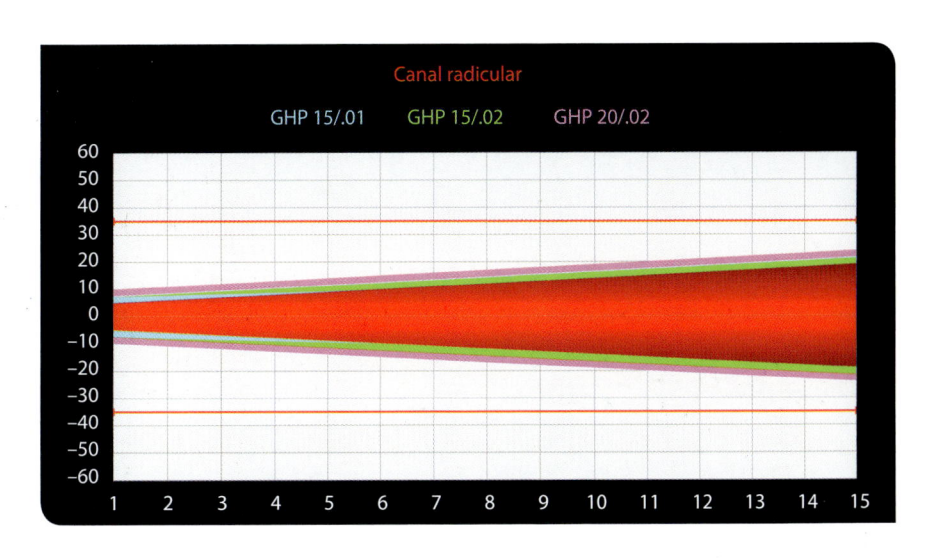

Figura 22.10
Área de atuação de cada lima HyFlex GPF no interior do canal radicular.

Figura 22.12
Sequência das limas HyFlex CM.

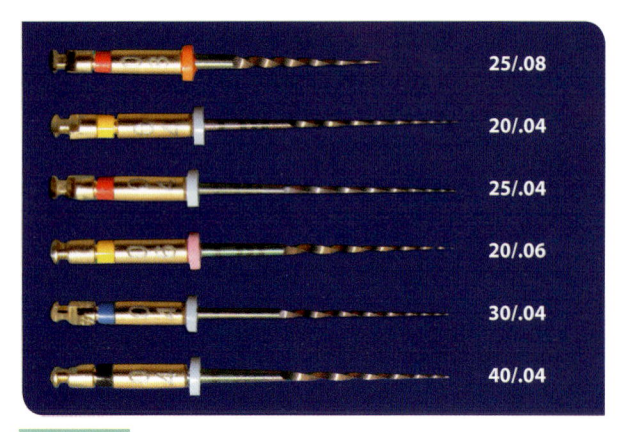

Protocolo de uso

I. Com a radiografia para o diagnóstico, determina-se, com uma régua transparente sobre a radiografia, o CPT. O CPT é o comprimento radiográfico do dente menos 2 mm.

II. Exploração dos canais com uma lima nº 10. Com o movimento de cateterismo, deve-se explorar o canal por terços sempre os irrigando e aspirando-os com a solução indicada. É importante não tentar explorar mais de um terço por vez.
   A. Se o CPT não for alcançado, deve-se negociar o canal com uma lima nº 08 envolta com o gel File-Eze (Ultradent):
      1. Aplica-se o gel File-Eze sobre a lima, lambuza-se o interior do canal radicular com movimento de cateterismo, forçando apicalmente. Normalmente leva 2 a 5 minutos para o produto agir corretamente;
      2. Repete-se o movimento sempre até se chegar ao CPT;
      3. Amplia-se o canal radicular com a lima nº 10.
   B. Se atingir o CPT, realizar a odontometria eletrônica.

III. Odontometria eletrônica com o localizador eletrônico foraminal até atingir o CRT respeitando os itens a seguir:
   A. Biopulpectomia e necropulpectomia I – ir até 0,5 no localizador;
   B. Necropulpectomia II – ir ao "Over" no localizador para desbridar depois recuar até 0,5.

IV. Confecção do *Glide Path*.
   A. Se a lima utilizada for maior ou igual a lima nº 20 devemos ir direto para instrumentação.
   B. Se a lima for uma nº 15 ou se a lima nº 10 chegar ao CRT sem muita resistência, devemos utilizar estas limas para fazer o *Glide Path*.
      1. HyFlex GPF 15/.02 até CRT com pequenos movimentos de avanços e recuos apenas sentindo a anatomia interna do canal radicular sem forçar de encontro as paredes;
      2. HyFlex GPF 20/.02 até CRT com o mesmo movimento da HyFlex GPF anterior.
   C. Se a lima for uma nº 10 e chegar ao CRT com muita resistência, devemos utilizar esta lima para fazer o *Glide Path*.
      1. HyFlex GPF 15/.01 até CRT com pequenos movimentos de avanços e recuos apenas sentindo a anatomia interna do canal radicular sem forçar o instrumento de encontro às paredes;
      2. HyFlex GPF 15/.02 até CRT com o mesmo movimento da HyFlex GPF anterior;
      3. HyFlexGPF 20/.02 até CRT com o mesmo movimento da HyFlex GPF anterior.

Observação: sempre irrigar os canais e aspirá-los a cada troca de instrumento.

VIII. Instrumentação para molares.
   A. Introduzir a lima 25/.08 até encontrar resistência, avançando-se a cada milímetro com movimentos de pincelamento (introduzir o instrumento suavemente e retirá-lo levando-o de encontro às paredes do canal radicular);
   B. Introduzir a lima 20/.04 até o CRT, avançando-se a cada milímetro com movimentos de pincelamento (introduzir o instrumento suavemente e retirá-lo levando-o de encontro às paredes do canal radicular);

Tabela 22.5
Configurações de torque e velocidade

LIMA	FUNÇÃO	CONICIDADE	TORQUE	VELOCIDADE
25/.08	Cervical/médio	25/.08	1,5 N/cm	300 rpm
20/.04	Apical	20/.04	1,5 N/cm	300 rpm
25/.04	Apical	25/.04	1,5 N/cm	300 rpm
20/.06	Médio	20/.06	1,5 N/cm	300 rpm
30/.04	Apical	30/.04	1,5 N/cm	300 rpm
40/.04	Apical	40/.04	1,5 N/cm	300 rpm

C. Introduzir a lima 25/.04 até o CRT, avançando-se a cada milímetro com movimentos de pincelamento (introduzir o instrumento suavemente e retirá-lo levando-o de encontro às paredes do canal radicular);
D. Entrar com a lima 20/.06 até o CRT, avançando-se a cada milímetro com movimentos de pincelamento (introduzir o instrumento suavemente e retirá-lo levando-o de encontro às paredes do canal radicular);
E. Introduzir a lima 30/.04 até o CRT, avançando-se a cada milímetro com movimentos de pincelamento (introduzir o instrumento suavemente e retirá-lo levando-o de encontro às paredes do canal radicular);
F. Introduzir a lima 40/.04 até o CRT, avançando-se a cada milímetro com movimentos de pincelamento (introduzir o instrumento suavemente e retirá-lo levando-o de encontro às paredes do canal radicular).

A sequência HyFlex CM para canais de curvatura severa, tripla curvatura em molas inferiores e dupla curvatura em dentes anteriores é apresentada na **FIGURA 22.13**.

Na **FIGURA 22.14**, podemos observar a área de atuação de cada lima HyFlex CM no interior do canal. O espaço entre as linhas em vermelho indicam a região onde o instrumento apresenta uma flexibilidade ótima, portanto, é a região na qual o instrumento pode vencer uma curvatura. No entanto, toda vez que o instrumento sai dessa área, ele tem dificuldade em vencer a curvatura, podendo se fraturar, pois nessa sequência há os 10 mm apicais dentro da flexibilidade ótima, o que diminui a possibilidade de fratura do instrumento.

As **FIGURAS 22.15** a **22.31** apresentam um caso clínico de dente com periodontite apical assintomática com uma curvatura extrema em uma das raízes mesiais.

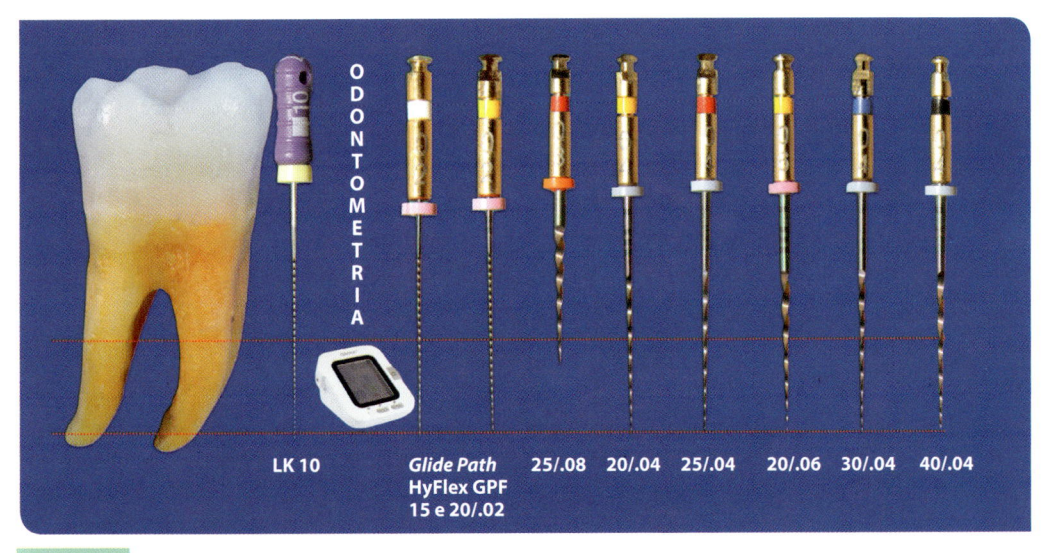

Figura 22.13
Esquema HyFlex CM. Sequência para canais de curvatura severa, tripla curvatura em molas inferiores e dupla curvatura em dentes anteriores.

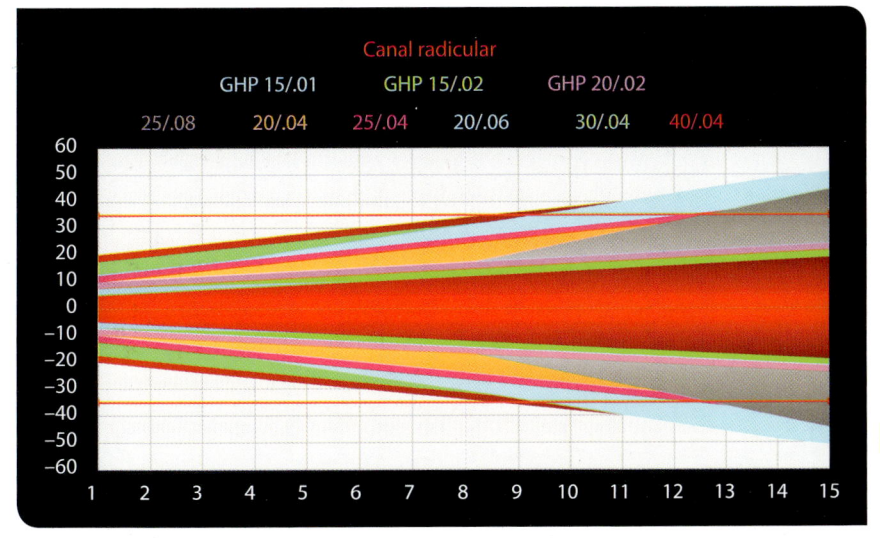

Figura 22.14
Área de atuação de cada lima HyFlex CM no interior do canal radicular.

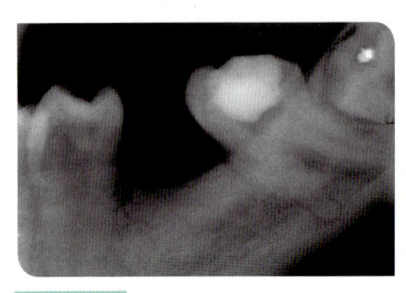

Figura 22.15
Radiografia inicial do dente 37 com periodontite apical assintomática com uma curvatura extrema em uma das raízes mesiais.

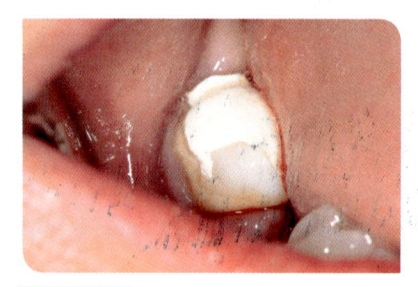

Figura 22.16
Aspecto clínico inicial.

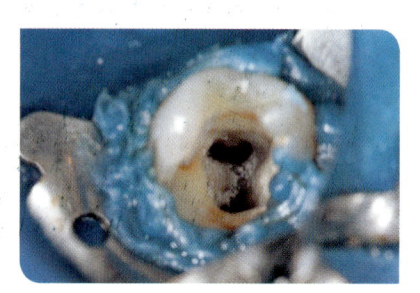

Figura 22.17
Câmara pulpar após a abertura e a remoção da polpa radicular.

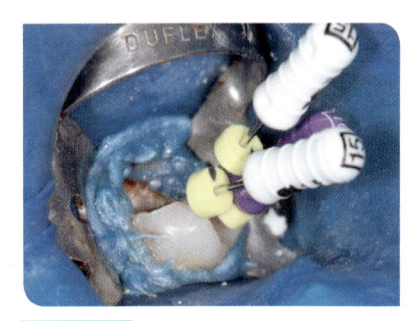

Figura 22.18
Odontometria e confecção do *Glide Path* com limas manuais.

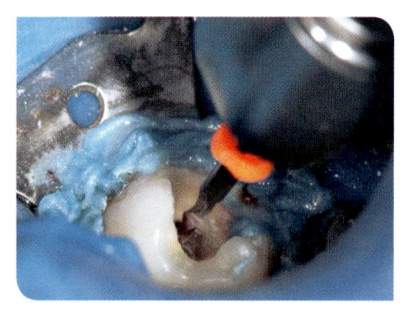

Figura 22.19
Atuação da lima 25/.08.

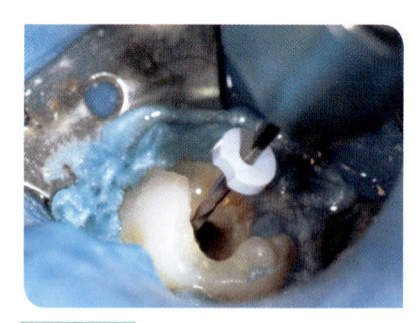

Figura 22.20
Atuação da lima 20/.04.

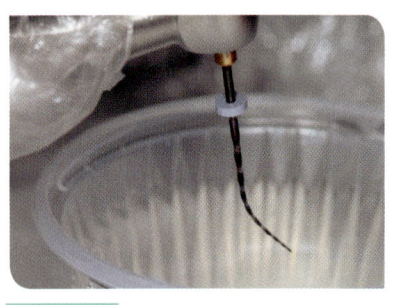

Figura 22.21
Aspecto da lima após o uso no canal mesiovestibular.

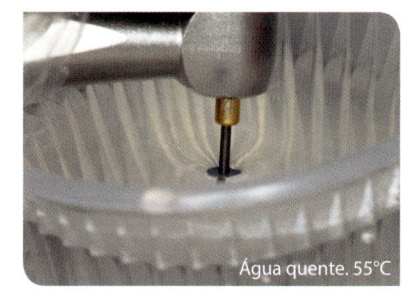

Figura 22.22
Colocando em água aquecida a 55° C.

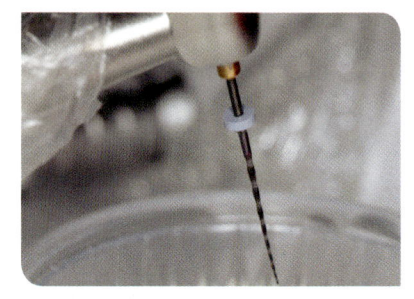

Figura 22.23
A lima retorna à sua condição original indicando que não houve deformação plástica.

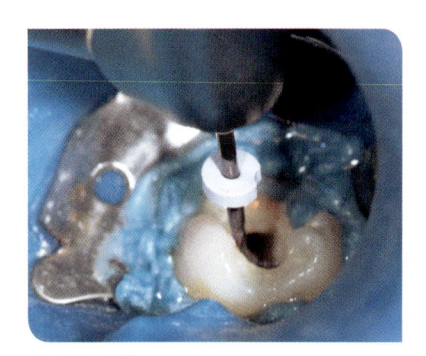

Figura 22.24
Atuação da lima 25/.04.

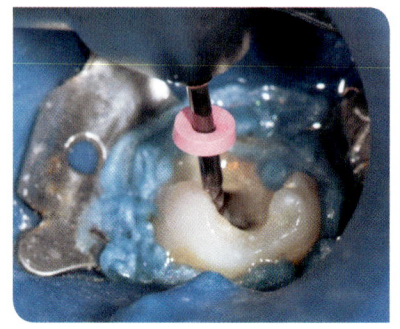

Figura 22.25
Atuação da lima 20/.06.

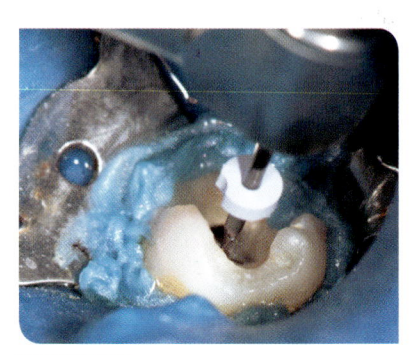

Figura 22.26
Atuação da lima 30/.04.

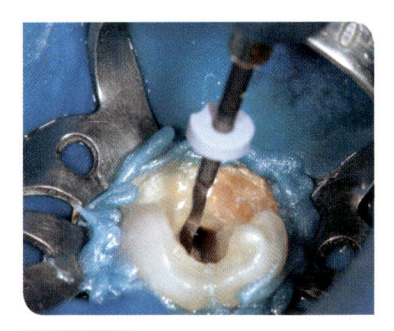

Figura 22.27
Atuação da lima 40/.04.

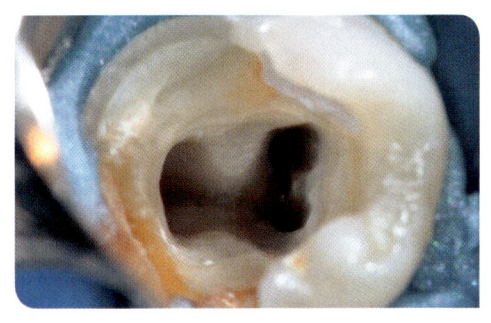

Figura 22.28
Aspecto da embocadura dos canais após a instrumentação.

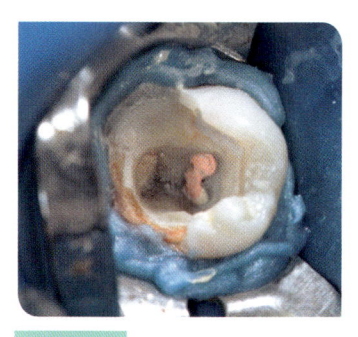

Figura 22.29
Obturando com o sistema ADO – EndoREZ® (Ultradent).

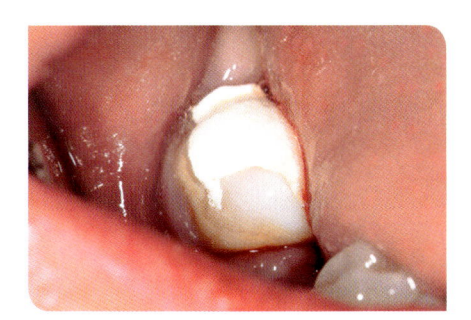

Figura 22.30
Aspecto final.

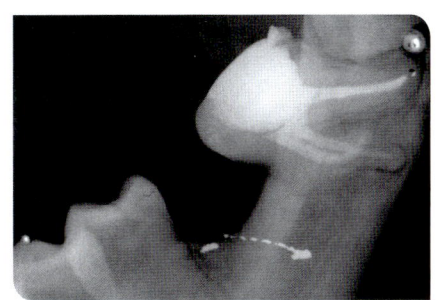

Figura 22.31
Radiografia final.

Canais com curvatura extrema

Nesta sequência são apresentados seis instrumentos: um de atuação exclusiva de terço cervical; e os demais atuarão na região apical e médio (**FIG. 22.32**).

A composição da sequência é demonstrada na **FIGURA 22.33**.

A identificação do instrumento é feita pelo anel colorido no cabo, seguindo o padrão ISO para o D_0 e a conicidade está gravada em relevo no próprio cabo.

O motor deverá estar configurado conforme as informações da **TABELA 22.6**.

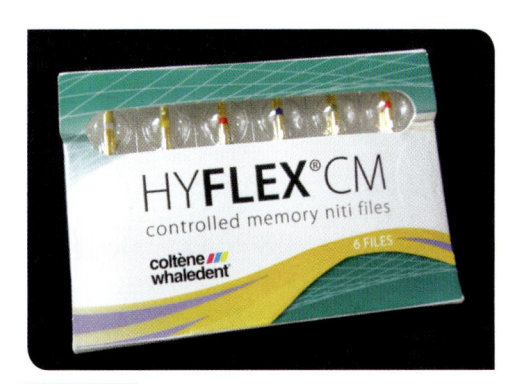

Figura 22.32
Embalagem das limas HyFlex CM.

Protocolo de uso

I. Com a radiografia para o diagnóstico, determina-se, com uma régua transparente sobre a radiografia, o CPT. O CPT é o comprimento radiográfico do dente menos 2 mm.

II. Exploração dos canais com uma lima nº 10. Com o movimento de cateterismo, deve-se fazer a exploração por terços sempre os irrigando e aspirando-os com a solução indicada. É importante não tentar explorar mais de um terço por vez.

    A. Se o CPT não for alcançado, deve-se negociar o canal com uma lima nº 08 envolta com o gel File-Eze (Ultradent):

        1. Aplica-se o gel File-Eze sobre a lima, lambuza-se o interior do canal radicular e faz-se

Figura 22.33
Sequência das limas HyFlex CM.

Tabela 22.6

Configurações de torque e velocidade

LIMA	FUNÇÃO	CONICIDADE	TORQUE	VELOCIDADE
25/.08	Cervical/médio	25/.08	1,5 N/cm	300 rpm
15/.04	Apical/médio	15/.04	1,5 N/cm	300 rpm
20/.04	Apical/médio	20/.04	1,5 N/cm	300 rpm
25/.04	Apical/médio	25/.04	1,5 N/cm	300 rpm
30/.04	Apical/médio	30/.04	1,5 N/cm	300 rpm
35/.04	Apical/médio	35/.04	1,5 N/cm	300 rpm

um movimento de cateterismo forçando apicalmente. Em geral, o produto leva de 2 a 5 minutos para agir corretamente;
2. Repete-se o movimento até se chegar ao CPT;
3. Amplia-se o canal radicular com a lima nº 10.
B. Se atingido o CPT, realiza-se a odontometria eletrônica.

III. Odontometria eletrônica com o localizador eletrônico foraminal até atingir o CRT, respeitando-se os itens a seguir:
   A. Biopulpectomia e necropulpectomia I até 0,5 no localizador;
   B. Necropulpectomia II até o ponto "Over" no localizador para desbridar; depois, recua-se até 0,5.

IV. Confecção do *Glide Path*.
   A. Se a lima utilizada for maior ou igual à lima nº 20, deve-se ir direto para instrumentação.
   B. Se a lima for uma nº 15 ou se a lima nº 10 chegar ao CRT sem muita resistência, deve-se utilizá-las para fazer o *Glide Path*:
      1. HyFlex GPF 15/.02 até CRT com pequenos movimentos de avanços e recuos apenas sentindo a anatomia interna do canal radicular, sem forçar de encontro às paredes;
      2. HyFlex GPF 20/.02 até CRT com o mesmo movimento da HyFlex GPF anterior.
   C. Se a lima for uma nº 10 e chegar ao CRT com muita resistência, deve-se utilizá-las para fazer o *Glide Path*:
      1. HyFlex GPF 15/.01 até CRT com pequenos movimentos de avanços e recuos apenas sentindo a anatomia interna do canal radicular, sem forçar de encontro às paredes;
      2. HyFlex GPF 15/.02 até CRT com o mesmo movimento da HyFlex GPF anterior;
      3. HyFlex GPF 20/.02 até CRT com o mesmo movimento da HyFlex GPF anterior.

Observação: sempre irrigar os canais e aspirá-los a cada troca de instrumento.

V. Instrumentação para molares.
   A. Introduzir a lima 25/.08 até se encontrar resistência, avançando-se a cada milímetro com movimentos de pincelamento (introduzir o instrumento suavemente e retirá-lo levando-o de encontro às paredes do canal radicular);
   B. Introduzir a lima 15/.04 até o CRT, avançando-se a cada milímetro com movimentos de pincelamento (introduzir o instrumento suavemente e retirá-lo levando-o de encontro às paredes do canal radicular);
   C. Introduzir a lima 20/.04 até o CRT, avançando-se a cada milímetro com movimentos de pincelamento (introduzir o instrumento suavemente e retirá-lo levando-o de encontro às paredes do canal radicular);
   D. Introduzir a lima 25/.04 até o CRT, avançando-se a cada milímetro com movimentos de pincelamento (introduzir o instrumento suavemente e retirá-lo levando-o de encontro às paredes do canal radicular);
   E. Introduzir a lima 30/.04 até o CRT, avançando-se a cada milímetro com movimentos de pincelamento (introduzir o instrumento suavemente e retirá-lo levando-o instrumento de encontro às paredes do canal radicular);
   F. Introduzir a lima 35/.04 até o CRT, avançando-se a cada milímetro com movimentos de pincelamento (introduzir o instrumento suavemente e retirá-lo levando-o de encontro às paredes do canal radicular).

A **FIGURA 22.34** apresenta a sequência HyFlex CM para tratamento de canais de curvatura extrema.

Na **FIGURA 22.35**, pode-se observar a área de atuação de cada lima HyFlex CM no interior do canal. Os espaços entre as linhas em vermelho indicam a região onde o instrumento apresenta uma flexibilidade ótima; portanto, é a região na qual o instrumento pode vencer uma curvatura. No entanto, toda vez que o instrumento sai dessa área, ele tem dificuldade em vencer a curvatura, podendo se fraturar, pois nessa sequência há os 10 mm apicais dentro da flexibilidade ótima, o que diminui a possibilidade de fratura do instrumento.

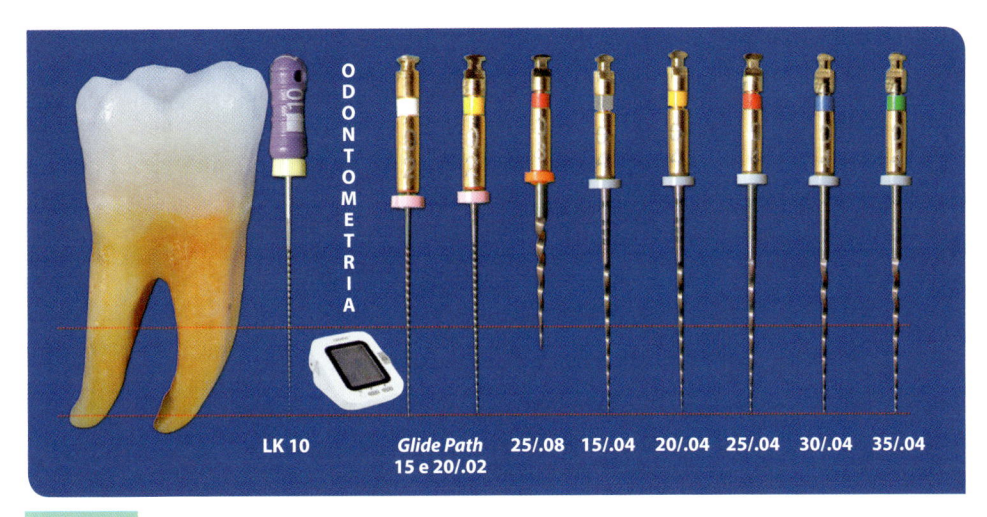

Figura 22.34
Esquema HyFlex CM. Sequência para tratamento de canais de curvatura extrema.

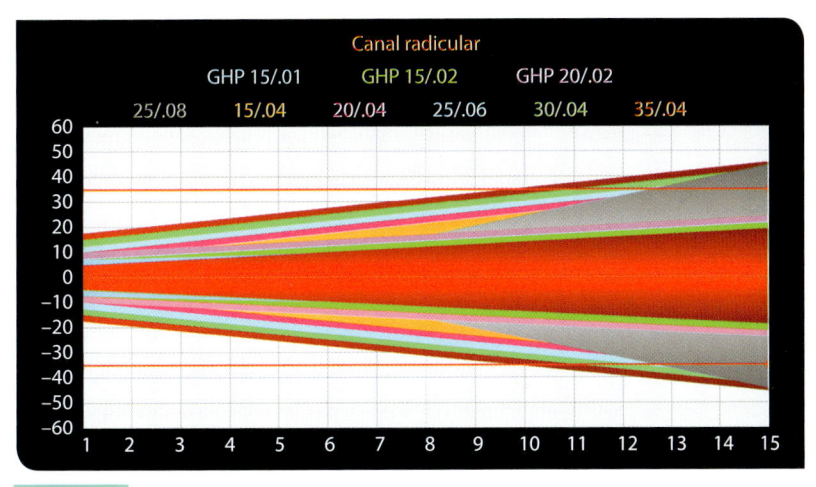

Figura 22.35
Área de atuação de cada lima HyFlex CM no interior do canal radicular.

As **FIGURAS 22.36** a **22.52** apresentam um caso clínico de tratamento de um dente com pulpite irreversível.

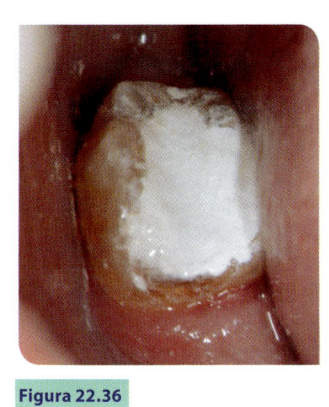

Figura 22.36
Aspecto inicial do dente 48.

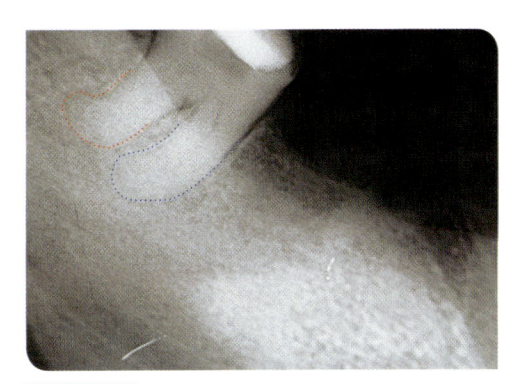

Figura 22.37
Radiografia inicial do dente 48 com pulpite irreversível.

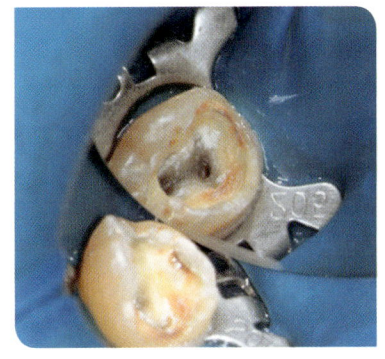

Figura 22.38
Abertura coronária.

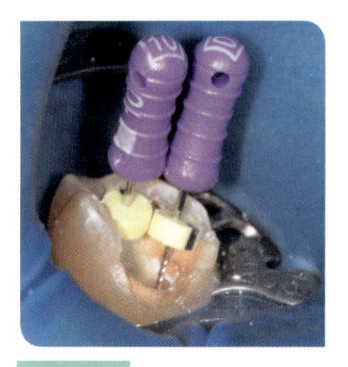

Figura 22.39
Exploração dos canais com uma lima nº 10.

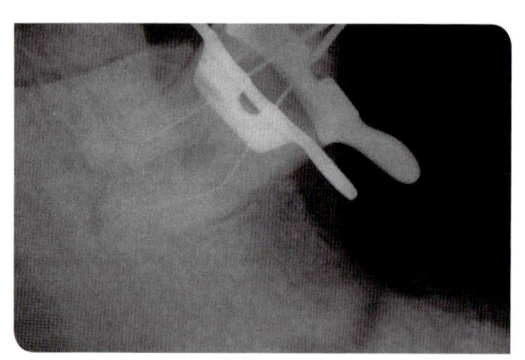

Figura 22.40
Odontometria.

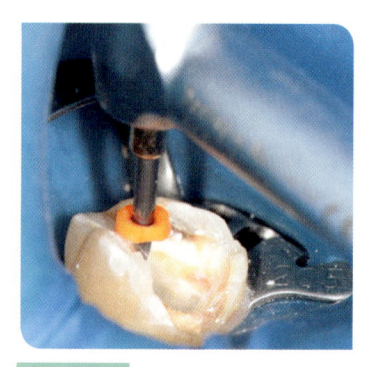

Figura 22.41
Atuação da lima 25/.08.

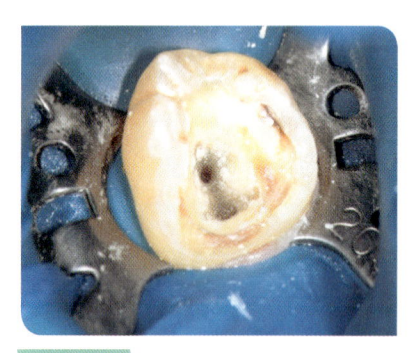

Figura 22.42
Aspecto dos canais após o preparo cervical e *Glide Path* com as limas PathFile® nº 01, 02 e 03.

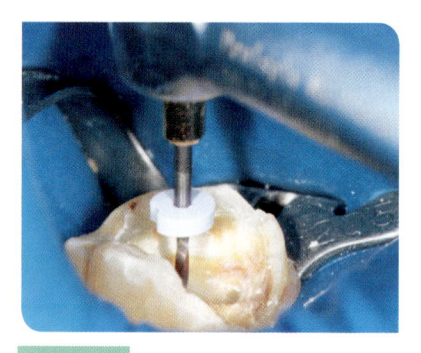

Figura 22.43
Atuação da lima 15/.04.

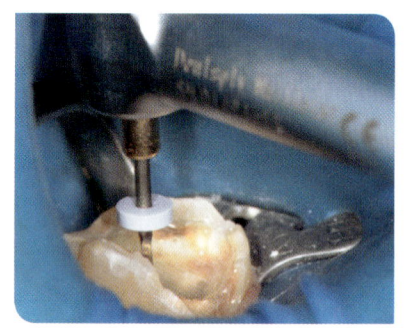

Figura 22.44
Atuação da lima 20/.04.

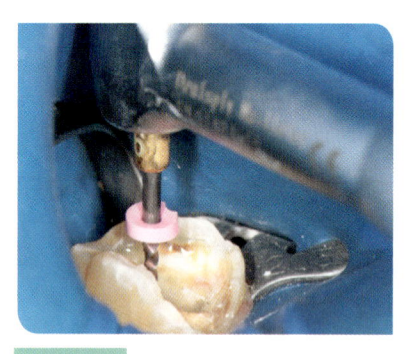

Figura 22.45
Atuação da lima 25/.04.

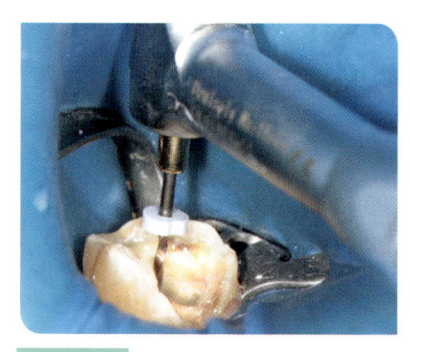

Figura 22.46
Atuação da lima 30/.04.

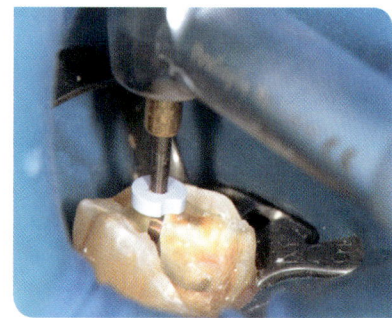

Figura 22.47
Atuação da lima 35/.04.

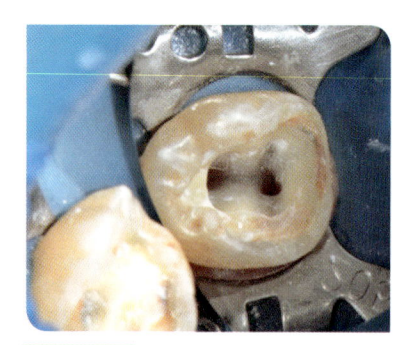

Figura 22.48
Embocadura dos canais após a intrumentação.

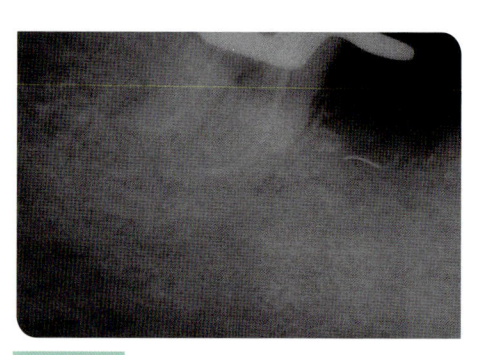

Figura 22.49
Radiografia com a prova dos cones.

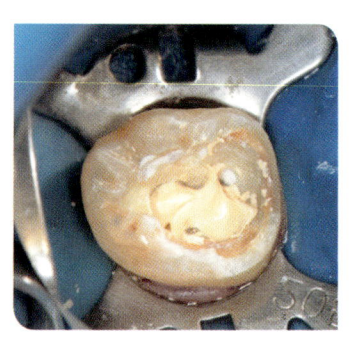

Figura 22.50
Sistema ADO – EndoREZ.

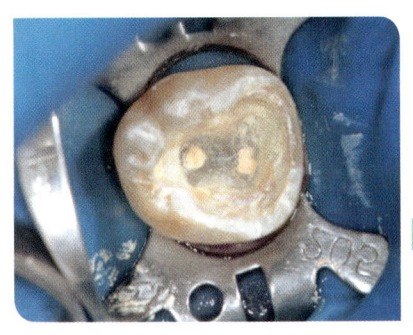

Figura 22.51
Aspecto final da obturação dos canais radiculares.

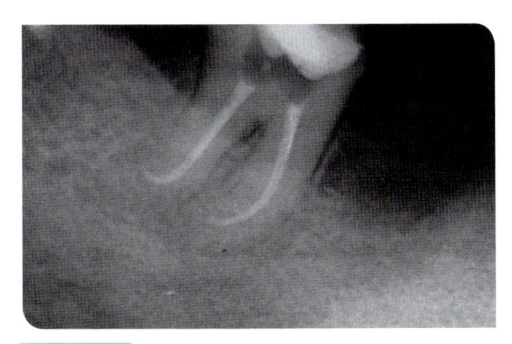

Figura 22.52
Radiografia final.

HyFlex® EDM™

Em 2014, a Coltene lançou a HyFlex EDM (**FIG. 22.53**), que trouxe para a endodontia uma nova forma de produzir um instrumento sem causar microfraturas ou estresse sobre o fio de NiTi.

Denominado **eletroerosão** (EDM, do inglês *eleteco disarge maching*), trata-se de um processo de usinagem especial, em que o arranque de material não é obtido pelo contato mecânico entre uma ferramenta de corte e a peça de trabalho, mas pela ação de descargas de capacitores elétricos. Essas descargas são dadas em diversos pontos de um eletrodo e formam, progressivamente, uma cavidade idêntica ao eletrodo, porém de forma negativa. Pode-se comparar na MEV (**FIG. 22.54**) uma lima HyFlex CM com outra HyFlex EDM. Com relação à superfície depois da usinagem do instrumento, na lima HyFlex CM, pode-se ver as ranhuras deixadas pelo procedimento de usinagem. Durante a instrumentação do canal radicular, essas ranhuras podem servir de guia para o rompimento do mesmo. Já na lima HyFlex EDM pode-se ver apenas pontos de erosão sem a presença das ranhuras, o que torna o instrumento mais resistente à fratura.

As vantagens do processo EDM são:

- Produzir formas complexas de difícil obtenção com ferramentas de corte convencional;
- Não há contato direto entre a ferramenta e a peça de trabalho. Portanto, secções delicadas e materiais fracos podem ser usinados (como o titânio) sem distorção perceptível. Um bom acabamento superficial pode ser obtido; uma muito boa superfície pode ser obtida por caminhos de acabamento redundantes sem a necessidade de alterar a tempera da liga para o corte.

Para a endodontia, a HyFlex EDM permitiu a confecção de instrumentos com variedade de conicidade e mais resistentes à fadiga por torção e à fadiga cíclica.

Características do sistema

Um resumo com as principais características dos instrumentos pode ser observado na **TABELA 22.7**.

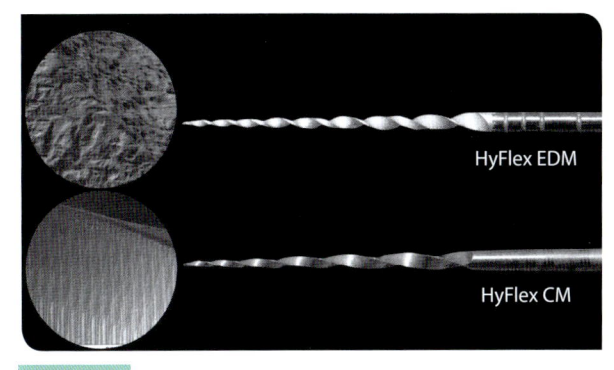

Figura 22.54
Comparação microscópica eletrônica de varredura (MEV) de lima HyFlex CM e lima HyFlex EDM.

Tabela 22.7

Características do sistema HyFlex EDM

Secção transversal	Quadrangular na porção apical, trapezoidal nas regiões média e apical
Padrão de conicidade	Fixa e variável
Sistema Single-file	Não
Ângulo helicoidal	Variável
Tipo de ponta	Inativa
Número máximo de lima no sistema	5
Tipo de liga do NiTi	NiTiNol 495
Precisa de motor especial	Não
Tipo de movimento do motor	Rotatório

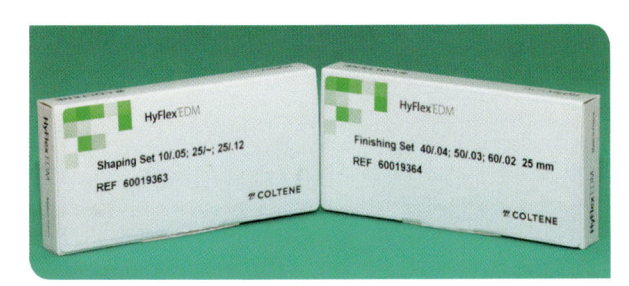

Figura 22.53
Embalagem das limas HyFlex EDM.

Tipo de secção

As limas HyFlex EDM apresentam uma secção transversal de forma variável; no terço apical, é quadrangular; e, nos terço médio e cervical, trapezoidal, mas variando a proporção base/teto (FIG. 22.55).

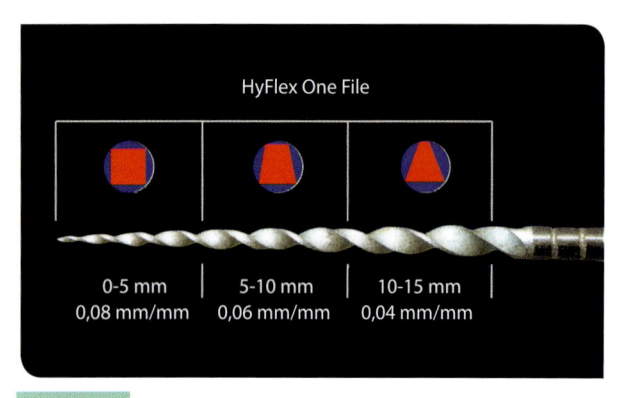

Figura 22.55
Sistema HyFlex One File.

Padrão de conicidade

No sistema HyFlex EDM, todas as limas têm conicidade fixas e variáveis, como a lima One File, que variam de 0,08 no terço apical; 0,06 no médio; e 0,04 no cervical.

Tipo de ponta

As limas HyFlex EDM apresentam ponta inativa com um ângulo de transição curto que permite a instrumentação dos canais radiculares sem o risco de transporte para o desvio do canal radicular.

Sistema rotatório

Qualquer motor de rotação contínua entre 300 e 500 rpm que permite o ajuste de torque 1,5 N/cm.

Indicações

As melhores indicações são para os canais com curvatura:

- Reta;
- Suave;
- Moderada;
- Severa.

Contraindicações

Devem-se à flexibilidade da lima, ou seja, esta não atua muito bem em canais com pouca curvatura. Então, as contraindicações são para canais:

1. Extremos;
2. Com tripla curvatura em molares.

Nessa sequência, são apresentados de 3 a 6 instrumentos: um de atuação exclusiva de terço cervical; e os demais de atuação nas regiões apical e média.

A composição da sequência é demostrada na FIGURA 22.56.

A identificação do instrumento se dá pelo anel colorido no cabo, seguindo o padrão ISO para o D_0 e a conicidade está gravada em relevo no próprio cabo.

O motor deverá estar configurado conforme informações da TABELA 22.9.

Protocolo de uso

I. Com a radiografia para o diagnóstico, determina-se, com uma régua transparente sobre a radiografia, o CPT.

Tabela 22.8

Tipo de anatomia

	Reta	Suave	Moderada	Severa	Extrema	Tipo S	Tripla curvatura	Atresiado	Degraus
ProTaper	AAA	AAA	AA	X	X	X	X	X	X
ProTaper Next	AAA	AAA	AAA	AA	AA	X	A	X	X
ProTaper Gold	AAA	AAA	AAA	A	X	X	A	X	X
One Shape	AAA	AAA	AA	A	X	X	X	X	X
Mtwo	AAA	AAA	AA	A	X	X	A	X	X
Race	AAA	AAA	AAA	AA	A	AA	A	X	X
K3XF	AAA	AAA	AAA	AA	A	X	AA	X	X
HyFlex EDM	AAA	AAA	AAA	AA	X	A	X	X	X
HyFlex CM	X	X	AAA	AAA	AAA	AAA	AAA	X	A

AAA, ideal; AA, adequado; A, no limite do sistema; X, contraindicado.

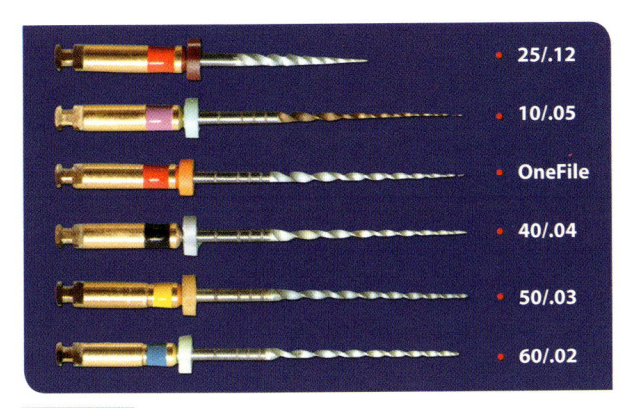

Figura 22.56
Sequência das limas HyFlex EDM.

O CPT é o comprimento radiográfico do dente menos 2 mm.

II. Exploração dos canais com uma lima nº 10. Com o movimento de cateterismo, deve-se explorar os canais por terços sempre os irrigando e aspirando-os com a solução indicada. É importante não tentar explorar mais de um terço por vez.
   A. Se o CPT não for alcançado, deve-se negociar o canal com uma lima nº 08 envolta com o gel File-Eze (Ultradent):
      1. Aplica-se o gel File-Eze sobre a lima, lambuza-se o interior do canal radicular com movimento de cateterismo, forçando apicalmente. Em geral, o produto leva de 2 a 5 minutos para agir corretamente;
      2. Repete-se o movimento até se chegar ao CPT;
      3. Amplia-se o canal radicular com a lima nº 10.
   B. Atingido o CPT, realiza-se a odontometria eletrônica.
III. Odontometria eletrônica com o localizador eletrônico foraminal até atingir o CRT, respeitando-se os itens a seguir:
   A. Biopulpectomia e necropulpectomia I até 0,5 no localizador;
   B. Necropulpectomia II até o ponto "Over" no localizador para desbridar; depois, recua-se até 0,5.
IV. Preparo cervical com a lima 25/.12 até se encontrar resistência ou somente na parte reta do canal.
V. Confecção do *Glide Path* com a lima 10/.05 HyFlex EDM, avançando-se a cada milímetro com movimentos de pincelamento (introduzir o instrumento suavemente e retirá-lo levando-o de encontro às paredes do canal radicular).
VI. Instrumentação para molares.
   A. Introduzir a lima One File até 3/4 do CRT, avançando-se a cada milímetro com movimentos de pincelamento (introduzir o instrumento suavemente e reitá-lo levando-o de encontro às paredes do canal radicular);
   B. Introduzir a lima One File até o CRT, avançando-se a cada milímetro com movimentos de pincelamento (introduzir o instrumento suavemente e retirá-lo levando-o de encontro às paredes do canal radicular);
   C. Introduzir as limas de acabamento 40/.04, 50/.03 e 60/.02 dependendo da anatomia radicular, avançando-se a cada milímetro com movimentos de pincelamento (introduzir o instrumento suavemente e retirá-lo levando-o de encontro às paredes do canal radicular) (FIG. 22.57).

Observação: sempre irrigar os canais e aspirá-los a cada troca de instrumento.

Na **FIGURA 22.58** pode-se observar a área de atuação de cada lima HyFlex EDM no interior do canal. Os espaços entre as linhas em vermelho indicam a região onde o instrumento apresenta uma flexibilidade ótima; portanto, é a região na qual o instrumento pode vencer uma curvatura. No entanto, toda vez que o instrumento sai dessa área, ele tem dificuldade em vencer a curvatura, podendo se fraturar, pois nessa sequência há os 7 mm apicais dentro da flexibilidade ótima, o que diminui a possibilidade de fratura do instrumento.

Tabela 22.9
Configurações de torque e velocidade

LIMA	FUNÇÃO	CONICIDADE	TORQUE	VELOCIDADE
25/.12	Cervical/médio	25/.12	1,5 N/cm	300 rpm
10/.05	*Glide Path*	10/.05	1,5 N/cm	300 rpm
OneFile	Apical/médio	Variável (0,04-0,08)	1,5 N/cm	300 rpm
40/.04	Apical	40/.04	1,5 N/cm	300 rpm
50/.03	Apical	50/.03	1,5 N/cm	300 rpm
60/.02	Apical	60/.02	1,5 N/cm	300 rpm

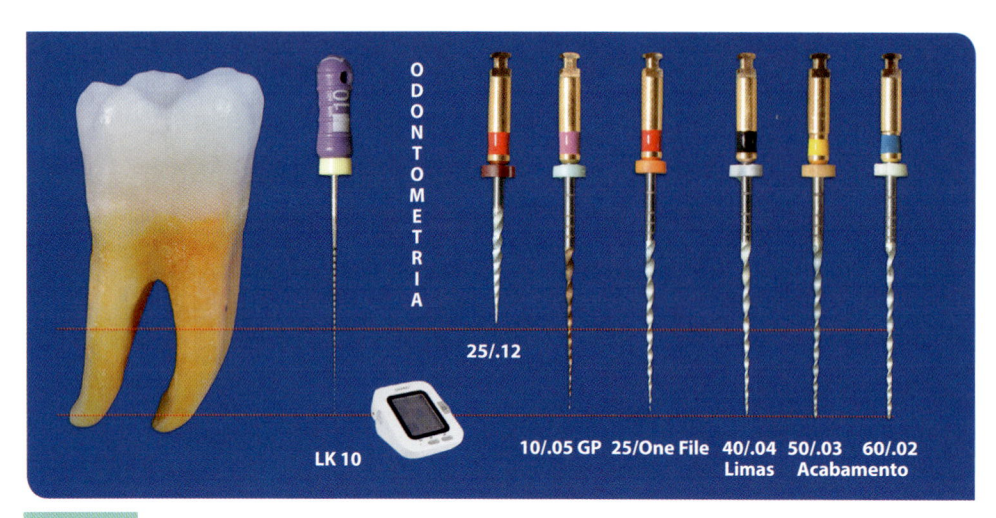

Figura 22.57
Esquema HyFlex EDM.

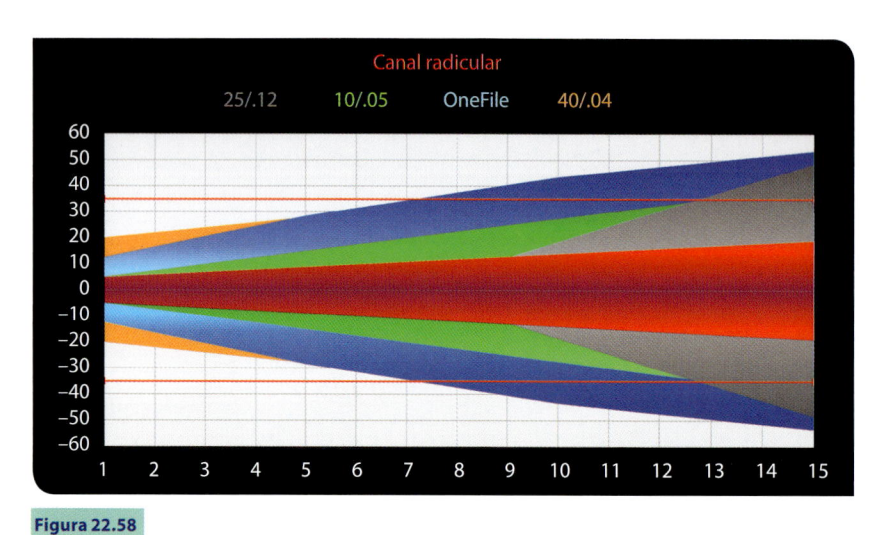

Figura 22.58
Área de atuação de cada lima HyFlex EDM no interior do canal radicular.

As **FIGURAS 22.59** a **22.73** apresentam um caso clínico de tratamento de dente com pulpite irreversível.

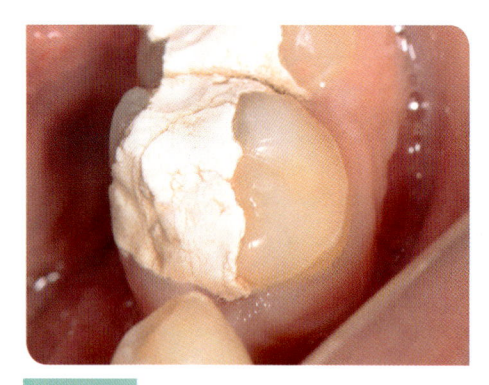

Figura 22.59
Aspecto inicial do dente 36 com pulpite irreversível.

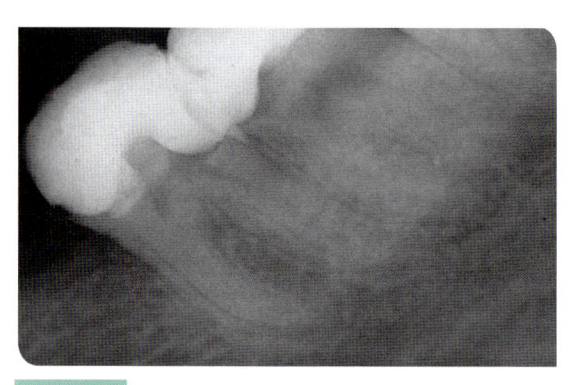

Figura 22.60
Radiografia inicial.

Tratamento de canais radiculares 307

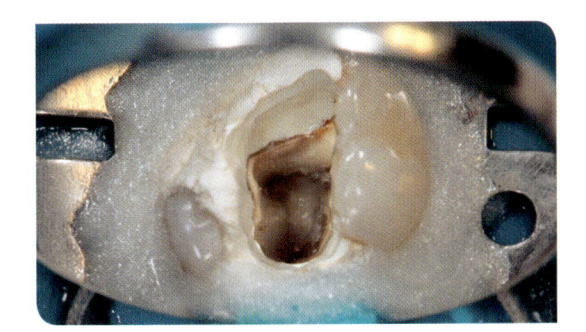

Figura 22.61
Abertura coronária.

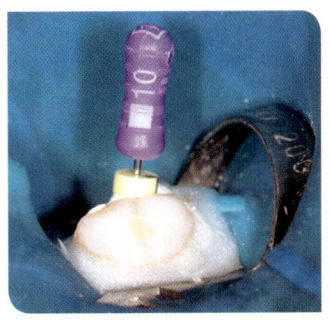

Figura 22.62
Exploração com uma lima manual nº 10.

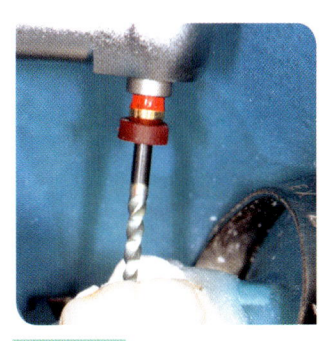

Figura 22.63
Atuação da lima 25/.12.

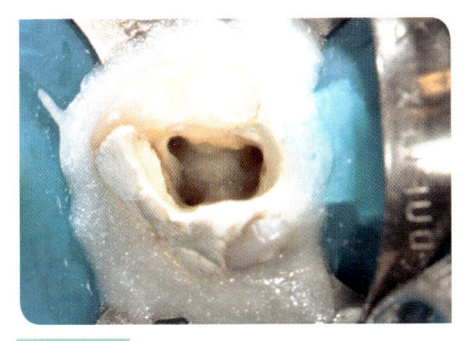

Figura 22.64
Embocadura dos canais após o preparo cervical.

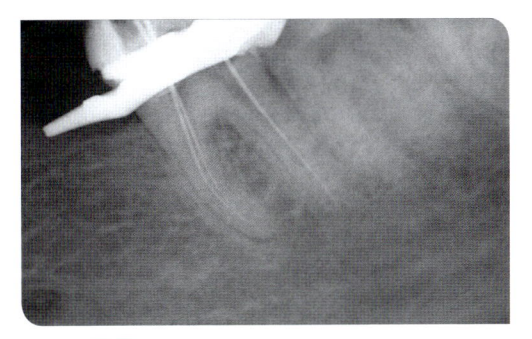

Figura 22.65
Radiografia de odontometria.

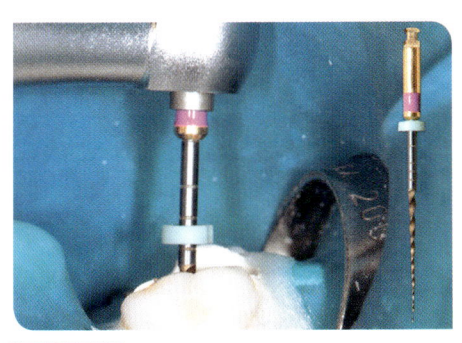

Figura 22.66
Confecção do *Glide Path* com a HyFlex EDM 10/.05.

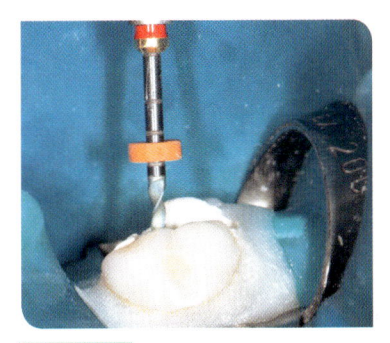

Figura 22.67
Atuação da lima One File.

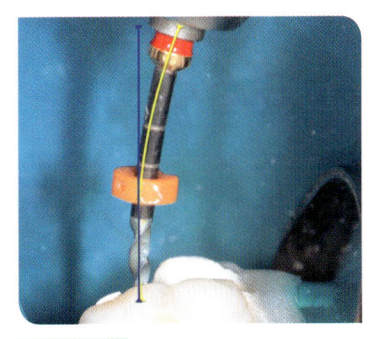

Figura 22.68
Mostrando o movimento de pincelamento que a lima deve promover ao sair do canal. A linha azul seria o caminho sem a pressão e a linha amarela é a representação da trajetória com o correto movimento de pincelamento.

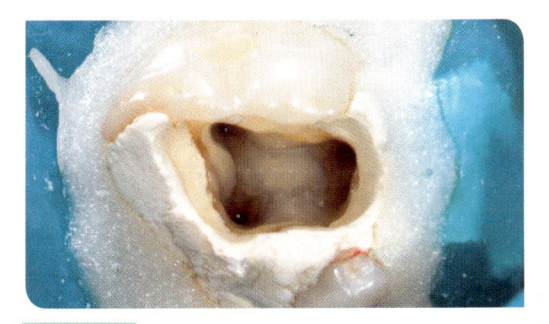

Figura 22.69
Embocadura dos canais após a intrumentação.

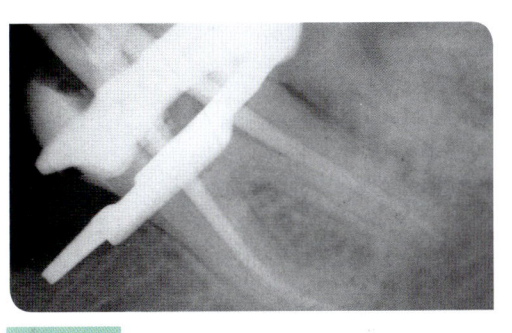

Figura 22.70
Prova do cones.

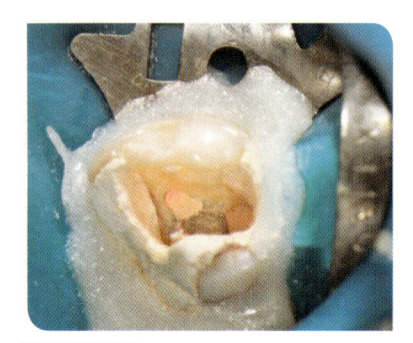

Figura 22.71
Obturação final.

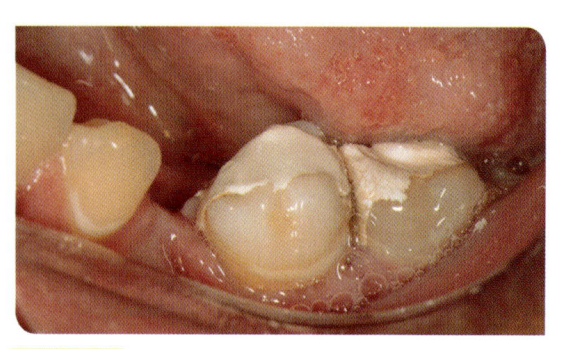

Figura 22.72
Coroa do dente já com a restauração em ionômero de vidro.

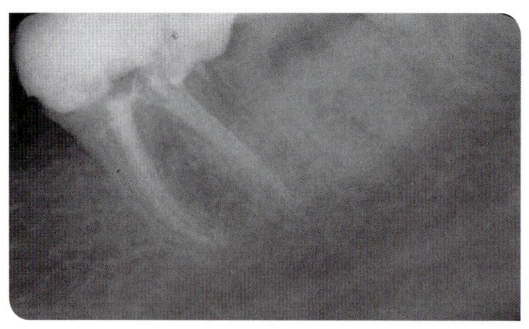

Figura 22.73
Radiografia final.

REFERÊNCIA

1. West, J. The Endodontic Glidepath: secret to Rotary Safety. Dentistry Today. 2010:29(9):86-8, 90-344.

LEITURAS RECOMENDADAS

Alfoqom Alazemi M, Bryant ST, Dummer PM. Deformation of HyFlex CM instruments and their shape recovery following heat sterilization. Int Endod J. 2015;48(6):593-601.

Al-Sudani D. Topographic Analysis of HyFlex(®) Controlled Memory Nickel-Titanium Files. J Int Oral Health. 2014;6(6):1-4.

Bürklein S, Börjes L, Schäfer E. Comparison of preparation of curved root canals with Hyflex CM and Revo-S rotary nickel-titanium instruments. Int Endod J. 2014;47(5):470-6.

Iacono F, Pirani C, Generali L, Bolelli G, Sassatelli P, Lusvarghi L, et al. Structural analysis of HyFlex EDM instruments. Int Endod J. 2016:[Epub ahead of print].

Koçak MM, Çiçek E, Koçak S, Sağlam BC, Furuncuoğlu F. Comparison of ProTaper Next and HyFlex instruments on apical debris extrusion in curved canals. Int Endod J. 2015:[Epub ahead of print].

Kumar BS, Pattanshetty S, Prasad M, Soni S, Pattanshetty KS, Prasad S. An in-vitro Evaluation of canal transportation and centering ability of two rotary Nickel Titanium systems (Twisted Files and Hyflex files) with conventional stainless Steel hand K-flexofiles by using Spiral Computed Tomography. J Int Oral Health. 2013;5(5):108-15.

Pirani C, Iacono F, Generali L, Sassatelli P, Nucci C, Lusvarghi L, et al. HyFlex EDM: superficial features, metallurgical analysis and fatigue resistance of innovative electro discharge machined NiTi rotary instruments. Int Endod J. 2016;49(5):483-93.

Saber SE, Nagy MM, Schäfer E. Comparative evaluation of the shaping ability of ProTaper Next, iRaCe and Hyflex CM rotary NiTi files in severely curved root canals. Int Endod J. 2015;48(2):131-6.

Shen Y, Coil JM, Zhou H, Zheng Y, Haapasalo M. HyFlex nickel-titanium rotary instruments after clinical use: metallurgical properties. Int Endod J. 2013;46(8):720-9.

Zhao D, Shen Y, Peng B, Haapasalo M. Micro-computed tomography evaluation of the preparation of mesiobuccal root canals in maxillary first molars with Hyflex CM, Twisted Files, and K3 instruments. J Endod. 2013;39(3):385-8.

CAPÍTULO 23

Instrumentação não convencional de canais radiculares: sistema ProTaper® Next™

Karina Ibrahim Abdul Hamid

Enrique Hair Salas Beltrán

Fabricante: Dentsply/Maillefer – Ballaigues, Suíça e Dentsply/Tulsa Dental Specialities – Tulsa, Oklahoma

Trata-se de um sistema de limas de NiTi fabricado pela Dentsply (Dentsply/Maillefer – Ballaigues, Suíça e Dentsply/Tulsa Dental Specialities – Tulsa, Oklahoma). O sistema ProTaper Next (PN) foi introduzido no mercado odontológico no ano de 2013 e é o sucessor do sistema ProTaper® Universal (PU) de 2006, que, por sua vez, sucedeu o sistema ProTaper® 2001. O sistema PN contém duas apresentações: o PN tratamento e o PN obturação. O primeiro consta de cinco limas que podem ser de 21, 25 ou de 31 mm de comprimento, denominadas X1, X2, X3, X4, X5 (**FIG. 23.1**). Esse sistema se diferencia dos demais por apresentar três características: a primeira é que essas limas são produzidas a partir de uma liga de níquel-titânio modificada chamada M-Wire®[1] resultante de distintos tratamentos térmicos patenteados pela Dentsply. Essa liga dá às limas maior flexibilidade, mantendo sua capacidade de corte, além de lhes conferir maior resistência à fadiga cíclica.

A segunda característica é que o sistema PN tem uma inovadora secção transversal retangular descentralizada (**FIG. 23.2**) criando um espaço aumentado para alojar debris e melhorar o seguimento do canal radicular. Essa mesma secção transversal retangular descentralizada faz o instrumento, ao rotacionar no interior do canal radicular, ter um movimento ondulante, parecido ao de uma serpente, de maneira que somente dois pontos dessa secção transversal tocam as paredes do canal simultaneamente (**FIG. 23.3**). A terceira característica do sistema PN é que os instrumentos têm, na parte ativa, conicidade variável, ou seja, na parte ativa desses instrumentos é possível encontrar diferentes conicidades. Observa-se que a conicidade variável pode se apresentar de duas maneiras. A primeira é uma conicidade variável **decrescente** na qual os instrumentos começam com uma conicidade determinada e,

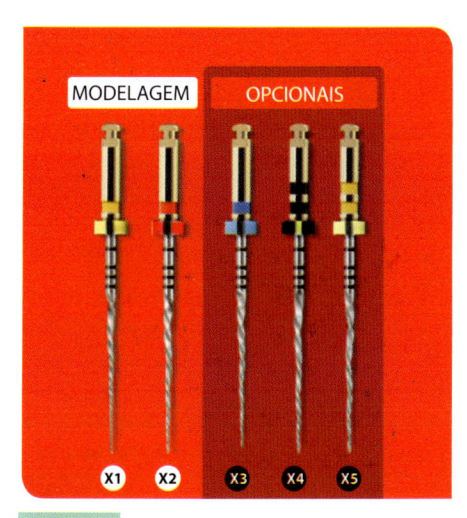

Figura 23.1

Sequência completa do sistema ProTaper Next.

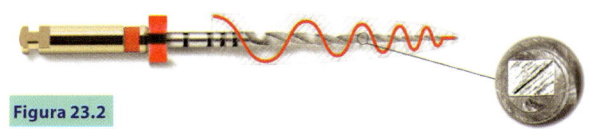

Imagem gentilmente cedida pela Dentsply/Maillefer – Ballaigues, Suíça.

Figura 23.2

Secção transversal retangular descentralizada.

Imagem gentilmente cedida pela Dentsply/Maillefer – Ballaigues, Suíça.

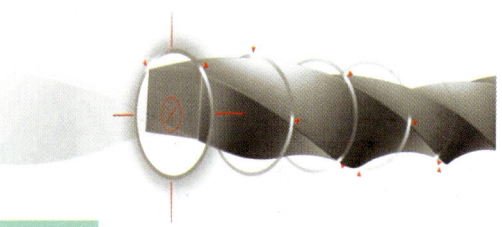

Figura 23.3

Observa-se que somente dois pontos da secção transversal tocam a superfície.

Imagem gentilmente cedida pela Dentsply/Maillefer – Ballaigues, Suíça.

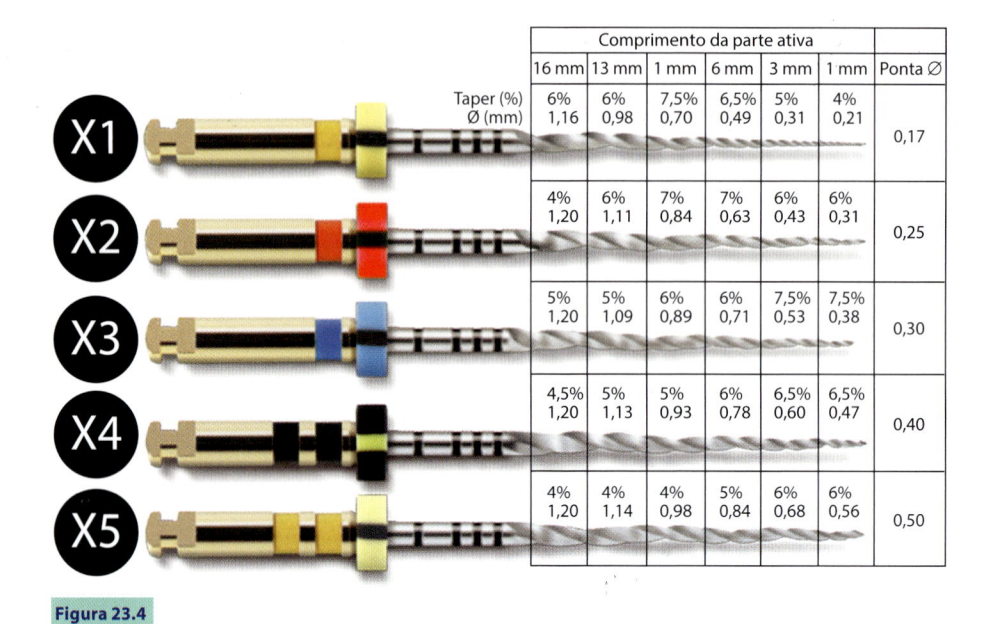

	Comprimento da parte ativa						
Taper (%) / Ø (mm)	16 mm	13 mm	1 mm	6 mm	3 mm	1 mm	Ponta Ø
X1	6% 1,16	6% 0,98	7,5% 0,70	6,5% 0,49	5% 0,31	4% 0,21	0,17
X2	4% 1,20	6% 1,11	7% 0,84	7% 0,63	6% 0,43	6% 0,31	0,25
X3	5% 1,20	5% 1,09	6% 0,89	6% 0,71	7,5% 0,53	7,5% 0,38	0,30
X4	4,5% 1,20	5% 1,13	5% 0,93	6% 0,78	6,5% 0,60	6,5% 0,47	0,40
X5	4% 1,20	4% 1,14	4% 0,98	5% 0,84	6% 0,68	6% 0,56	0,50

Figura 23.4
Notam-se conicidade variável decrescente nos instrumentos X3, X4, X5 e conicidade variável mista nos instrumentos X1 e X2.
Imagem gentilmente cedida pela Dentsply/Maillefer – Ballaigues, Suíça.

à medida que avança a parte ativa, essa conicidade diminui. Isso se verifica nos instrumentos X3, X4, X5 (**FIG. 23.4**). Também se observa a conicidade variável **mista** na qual o instrumento começa a sua parte ativa com uma conicidade determinada e que aumenta à medida que avança até a metade da porção ativa para logo diminuir a conicidade no término da parte ativa. Isso ocorre nos instrumentos X1 e X2 (**FIG. 23.4**). Ter conicidades variadas confere aos instrumentos duas vantagens. A primeira é a impossibilidade de se parafusarem[2] e a segunda é que ao diminuir a conicidade da parte ativa ao término do instrumento, o desgaste no nível cervical será conservador, o que redunda em uma menor probabilidade de fratura da raiz. Também os instrumentos PN têm cabo de 11 mm, diferentemente do PU com cabos de 13 mm. O tipo de cabo mais curto facilita o acesso aos molares (**FIG. 23.5**). Perto do cabo desses instrumentos, notam-se três linhas negras que substituem os delimitadores de borracha (topes) e indicam comprimentos de 18, 19, 20 e 22 mm (**FIG. 23.6**).

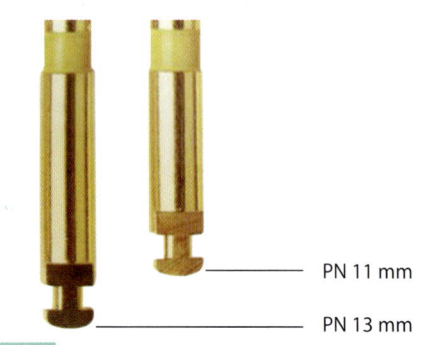

Figura 23.5
O cabo do sistema ProTaper tem 11 mm, ou seja, 2 mm menos comparado ao dos instrumentos convencionais.
Imagem gentilmente cedida pela Dentsply/Maillefer – Ballaigues, Suíça.

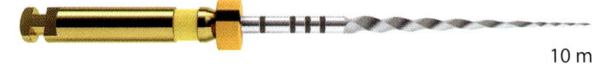

PN 11 mm
PN 13 mm

Figura 23.6
Entre o cabo e a parte ativa, verificam-se três linhas que indicam comprimentos predeterminados de 18, 19, 20 e 22 mm.
Imagem gentilmente cedida pela Dentsply/Maillefer – Ballaigues, Suíça.

DESCRIÇÃO DO SISTEMA

O instrumento X1 é reconhecido por apresentar um anel de cor amarela, com parte ativa medindo 16 mm, com D_0 equivalente a 0,17 mm. Os primeiros 3 mm da parte ativa têm uma conicidade de 0,04 mm/mm. Do 3º ao 6º mm, a conicidade aumenta para 0,05 mm/mm e do 6º ao 9º mm, ela é de 0,65 mm/mm. Do 9º ao 13º mm, a conicidade aumenta para 0,75 mm/mm e daí até o final da parte, diminui para 0,06 mm/mm. O instrumento X1 é o único instrumento que, nos 3 mm iniciais a parte ativa, não apresenta uma secção transversal retangular, pois apresenta uma secção quadrangular para dar ao instrumento maior massa metálica, conferindo-lhe melhor resistência à fratura nesse nível[3] (**FIG. 23.4**).

O instrumento X2 é reconhecido por apresentar um anel de cor vermelha. A parte ativa mede 16 mm, com D_0 equivalente a 0,25 mm. Os primeiros 6 mm da parte ativa têm uma conicidade de 0,06 mm/mm, do 6º ao 13º mm a conicidade é de 0,07 mm/mm. A partir daí até terminar a parte ativa, a conicidade decresce primeiro a 0,06 mm/mm e logo a 0,04 mm/mm (**FIG. 23.4**).

O instrumento X3 apresenta um anel de cor azul. A parte ativa mede 16 mm. O D_0 é equivalente a 0,30 mm. Os primeiros 6 mm da parte ativa têm uma conicidade de 0,075 mm/mm;

do 6º ao 13º mm, a conicidade é de 0,06 mm/mm. A partir daí até terminar a parte ativa, ela decresce a 0,05 mm/mm (FIG. 23.4).

O instrumento X4 apresenta dois anéis de cor preta. A parte ativa mede 16 mm. O D_0 é equivalente a 0,40 mm. Os primeiros 6 mm da parte ativa têm uma conicidade de 0,065 mm/mm; do 6º ao 9º mm, ela é de 0,06 mm/mm. A partir daí até terminar a parte ativa, a conicidade decresce para 0,05 mm/mm para terminar em 0,04 mm/mm (FIG. 23.4).

O instrumento X5 apresenta dois anéis de cor amarela. A parte ativa mede 16 mm. O D_0 é equivalente a 0,50 mm. Os primeiros 6 mm da parte ativa têm uma conicidade de 0,06 mm/mm. Do 6º ao 9º mm, a conicidade é de 0,05 mm/mm. A partir daí até terminar a parte ativa, ela decresce para 0,04 mm/mm (FIG. 23.4).

Todos os instrumentos desse sistema apresentam bordas cortantes, assim não apresentam superfície de corte (*radial land*) (FIG. 23.7). Além disso, eles têm uma ponta inativa que serve como guia para penetrar no interior do canal radicular, diminuindo, assim, a formação de *zip* ou degraus (FIG. 23.7).

Devido a sua secção transversal retangular, o ângulo de corte encontra a superfície a ser cortada em um ângulo de 45° (FIG. 23.8), esperando-se, assim, que pouca eficácia de corte exista. Ainda, devido ao fato de o centro de rotação ser diferente do centro de massa, a capacidade de corte melhora,[4] e o ângulo de corte é negativo.

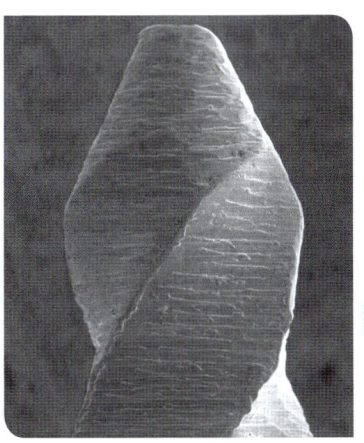

Considerações iniciais e sequência da técnica para o uso do ProTaper Next

As limas PN podem ser usadas com um contra-ângulo redutor com controle de torque acoplado diretamente ao micromotor do equipo odontológico (FIG. 23.9), o que não é recomendável. A outra forma de usar esses instrumentos é por meio de um motor endodôntico elétrico que tem controle de velocidade, torque e programações (FIG. 23.10).

Essas limas giram a uma velocidade de 300 rpm com ligeira pressão apical. Para otimizar seu uso, recomenda-se inicialmente trabalhar com torque de 2 N/cm, porém, quando o usuário adquire mais experiência, pode usar até mesmo com 5,2 N/cm.[4]

Uma vez que a abertura coronária tenha sido realizada, ato seguido pela radiografia para diagnóstico, determina-se o comprimento de trabalho provisório (CTP) (FIGS. 23.11 e 23.12). A seguir, procede-se ao *Glide Path* usando-se uma lima manual de pequeno diâmetro, como as do tipo K de nº 08 ou 10 (FIG. 23.13), ou limas PathFile® (FIG. 23.14) e atualmente a lima única ProGlider®. As limas PathFile recomendadas são as P1 cujo diâmetro D_0 é 0,13 mm, com conicidade constante de 0,02 mm/mm. A lima P2 tem um diâmetro D_0 de 0,16 mm, com uma conicidade constante de 0,02 mm/mm. Recentemente, a Dentsply introduziu no mercado uma nova lima

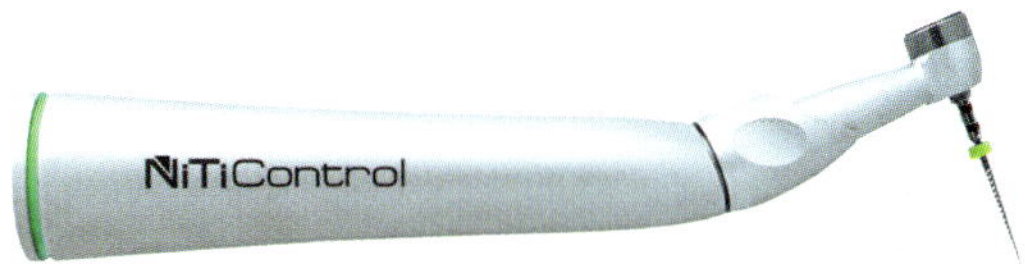

Figura 23.7
Ponta inativa do instrumento PN.
Imagem gentilmente cedida pelo Dr. Javier Cuadros.

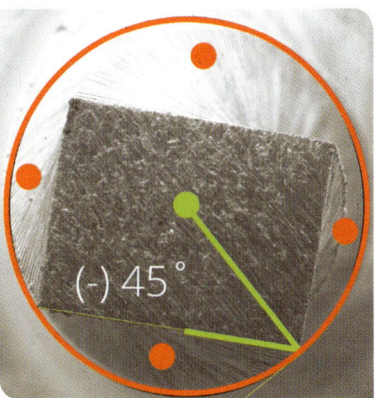

Figura 23.8
Ângulo de corte negativo de 45°, entretanto, devido ao centro de rotação ser diferente do centro de massa, a capacidade de corte melhora.

- Centro de massa: 46,4%
- Ângulo de corte: (−)45°

Figura 23.9
Contra-ângulo redutor com controle de torque acoplado diretamente ao micromotor do equipamento odontológico.

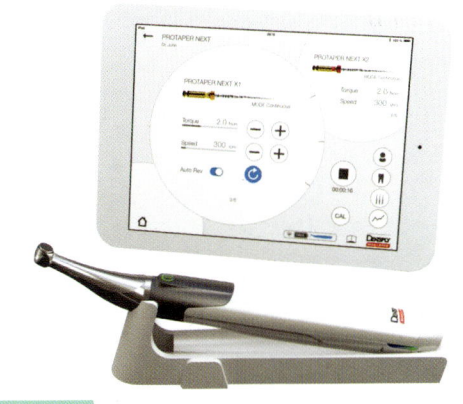

Figura 23.10
Motor X-Smart™ iQ.
Imagem gentilmente cedida pela Dentsply/Maillefer – Ballaigues, Suíça.

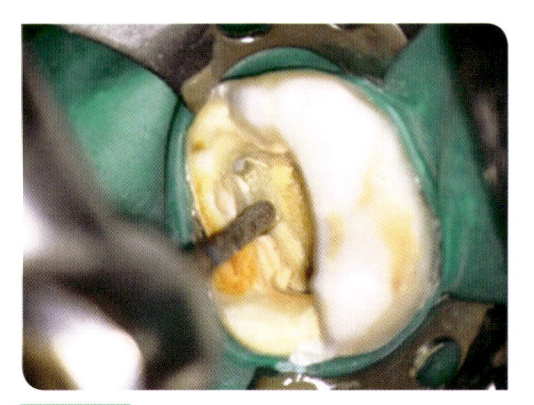

Figura 23.11
Abertura coronária de molar.

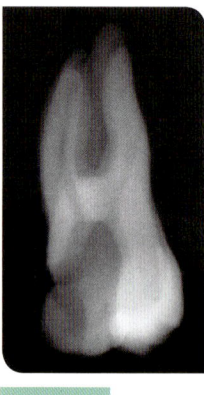

Figura 23.12
Raio X para diagnóstico do dente 26.

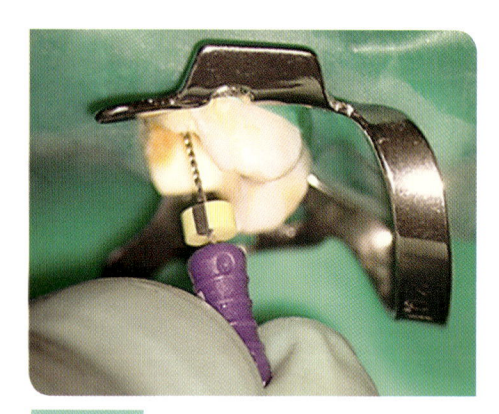

Figura 23.13
Glide Path por meio de uma lima manual fina tipo K nº 06, 08, 10.

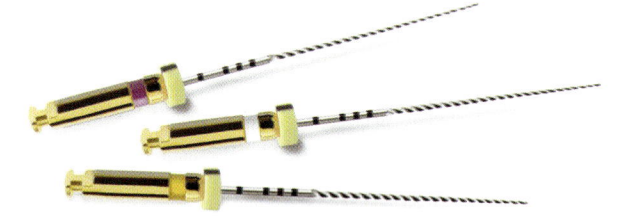

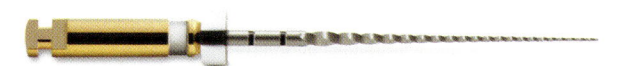

Figura 23.14
Limas PathFile.
Imagem gentilmente cedida pela Dentsply/Maillefer – Ballaigues, Suíça.

Figura 23.15
Lima ProGlider.
Imagem gentilmente cedida pela Dentsply/Maillefer – Ballaigues, Suíça.

para substituir as PathFile chamada ProGlider (**FIG. 23.15**), que apresenta um diâmetro em D_0 de 0,16 mm e, em vez de conicidade constante de 0,02 mm/mm, apresenta conicidade progressiva, o que torna a parte ativa desta lima mais versátil que as limas PathFile.

Os autores do presente trabalho consideram que fazer o *Glide Path* com limas rotatórias tem mais vantagens do que desvantagens, no entanto, é o próprio clínico quem decide qual procedimento realizar.

Antes de se iniciar a utilização das limas PN, é muito importante melhorar o acesso radicular com o objetivo de eliminar o triângulo interno de dentina. Para isso, o fabricante recomenda usar a lima SX do sistema PU (**FIG. 23.16**). No entanto, esse procedimento pode ser realizado com diferentes instrumentos, entre eles: fresas Gates Glidden; fresas LA Axxess; fresas triplo Gates; e fresas CP Drill. Os autores do presente capítulo recomendam que o operador use a lima e/ou fresa que melhor domine e preferem a fresa Triple Gates (**FIG. 23.17**).

Depois de realizado o desgaste anticurvatura e o *Glide Path*, procede-se à odontometria (**FIGS. 23.18** e **23.19**) para se obter o comprimento real de trabalho (CRT) com localizadores eletrônicos foraminais, os quais hoje em dia são muito precisos, embora, em caso de dúvida, confirma-se com a radiografia periapical.[5]

A seguir, procede-se à instrumentação com uma lima manual nº 15 (**FIG. 23.20**) até o CRT e, em seguida, usa-se a lima ProGlider (**FIG. 23.21**) também até o CRT. Após essa etapa, usa-se lima PN X1 (17/.04) até o CRT (**FIG. 23.22**).

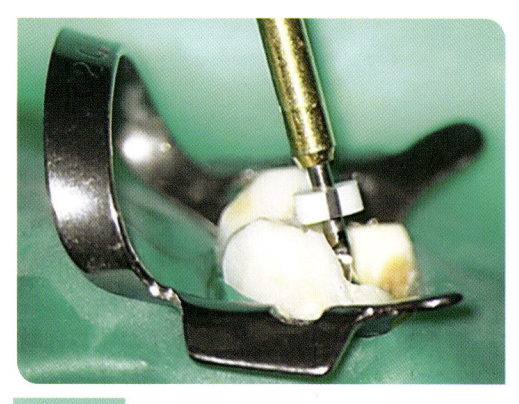

Figura 23.16
Lima SX do sistema PU desgastando o terço cervical.

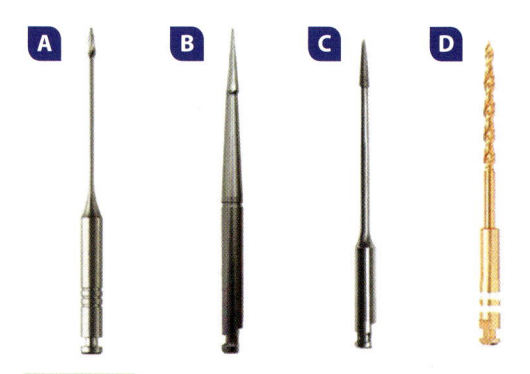

Figura 23.17
Diferentes instrumentos utilizados para realizar o desgaste anticurvatura.
A. Fresa Gates Glidden. **B.** Fresa CP Drill. **C.** Fresa Triplo Gates.
D. Fresa LA Axxess.

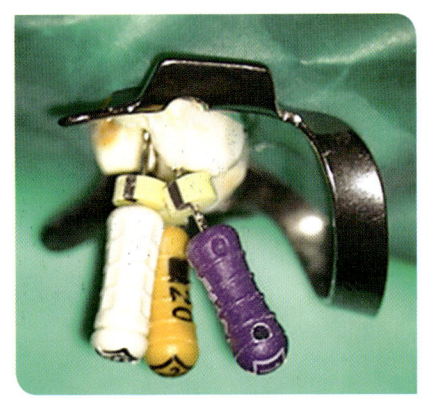

Figura 23.18 Odontometria.

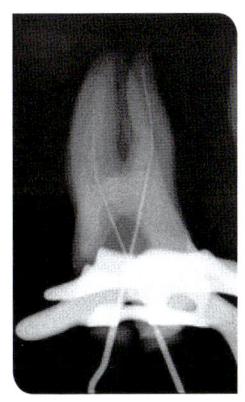

Figura 23.19 Raio X de odontometria.

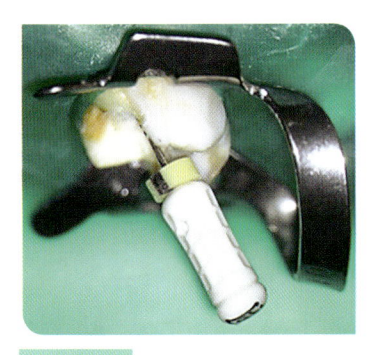

Figura 23.20 Lima manual tipo K nº 15 chega ao CRT.

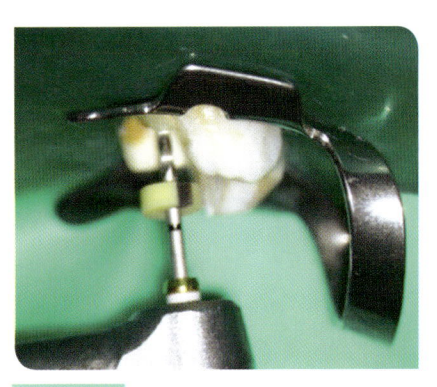

Figura 23.21 Lima ProGlider atinge o CRT.

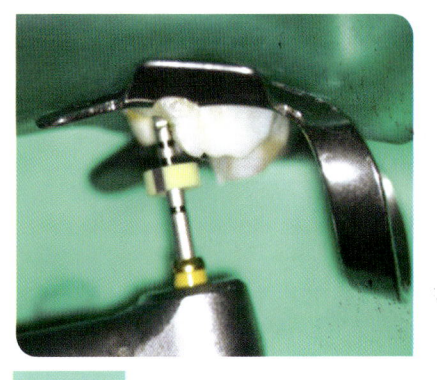

Figura 23.22 Lima PN X1 (17/.04) até o CRT.

Irriga-se copiosamente e se passa a utilizar uma lima PN X2 (25/.06) (**FIG. 23.23**), exatamente como se utilizou a lima PN X1, até o CRT.

Nesse momento, devem-se examinar as espiras apicais da lima PN X2. Se apresentarem raspas de dentina, a conformação está acabada; se não se visualizarem raspas de dentina, então deve-se calibrar o tamanho do forame com uma lima manual nº 25 e, se a lima oferecer resistência para alcançar o CRT, o canal radicular já está conformado, pronto para a desinfecção.

Se a lima manual nº 25 estiver solta ao alcançar o CRT, deve-se seguir trabalhando com a lima PN X3 (30/.07) (**FIG. 23.24**) e, se necessário, com a PN X4 (40/.06) ou a PN X5 (50/.06), calibrando depois de se utilizar cada instrumento, com as limas manuais nº 30, 40 ou 50, respectivamente.[4]

É necessário lembrar que todos os procedimentos realizados no canal radicular devem ser precedidos de irrigação e aspiração.

ProTaper Next obturação

Depois de terminado o preparo do canal radicular, ele deve ser inundado com EDTA para remover a *smear layer* ou camada residual e, a seguir, utilizam-se os cones de papel absorventes PN que vêm previamente esterilizados, os quais

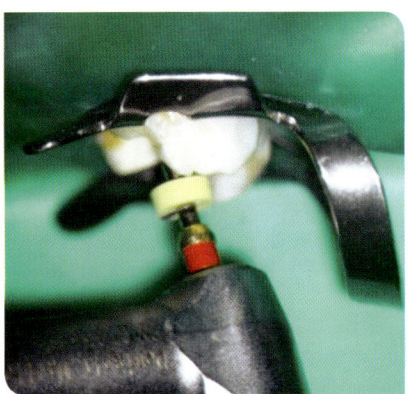

Figura 23.23 Lima PN X2 (25/.06) até passivamente atingir o CRT.

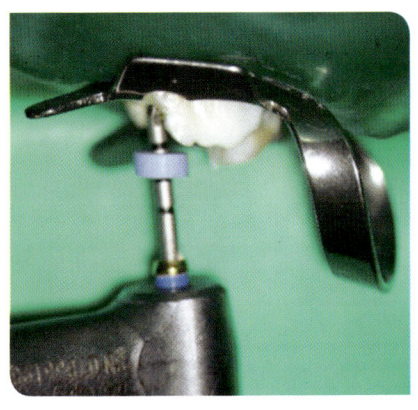

Figura 23.24 Lima PN X3 (30/.07).

têm os mesmos diâmetros e conicidades dos instrumentos (**FIG. 23.25**).

A prova do cone (**FIGS. 23.26** e **23.27**) é um passo que consiste em comprovar tanto visual como radiograficamente que o cone de guta-percha escolhido se adaptou corretamente no canal radicular.

A prova do cone pode ser realizada com cones de guta-percha PN (**FIG. 23.28**) e/ou com pontas plásticas já recobertas de guta-percha PN (GuttaCore™) (**FIG. 23.29**), os quais já vêm com os mesmos diâmetros das limas (X2, X3, X4, X5).

Por diversos fatores, é possível que, realizada a prova de cone, o cone de guta-percha não atinja o CRT. Nesses casos, deve-se inundar o canal radicular e reinstrumentá-lo com a última lima usada; em seguida, ele deve ser irrigado abundantemente e procede-se à prova do cone novamente.

A opção pelo cone de guta-percha PN é para utilizá-lo por meio da técnica de obturação do cone único (**FIG. 23.30**).

No entanto, se o profissional estiver diante de canais radiculares de forma ovalada (distal em molares inferiores, palatino em molares superiores, etc.), ele pode usar esses cones de guta-percha PN sempre e também os cones auxiliares.

PERGUNTAS E REPOSTAS FREQUENTES

1. Qual a vantagem em se ter uma secção transversal retangular?

   A secção transversal retangular traz as seguintes vantagens:

   a. Gera maiores espaços para os detritos. Com as limas PN X2,[2] nos primeiros 3 mm, a área livre para debris é de 46,4% (**FIG. 23.8**);
   b. Por ser descentralizada, somente dois pontos dos quatro vértices tocam a parede dentinária, diminuindo a fricção e aumentando a vida útil da lima.

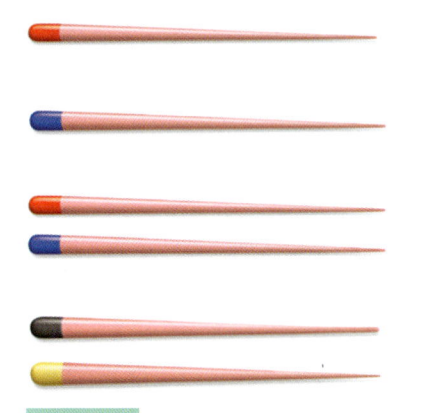

Figura 23.25
Cones de papel PN.
Imagem gentilmente cedida pela Dentsply/Maillefer – Ballaigues, Suíça.

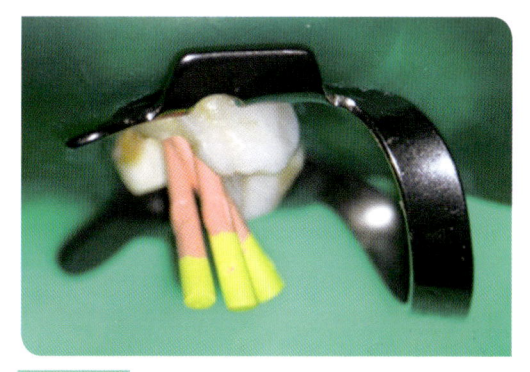

Figura 23.26
Prova do cone com cones PN X2.

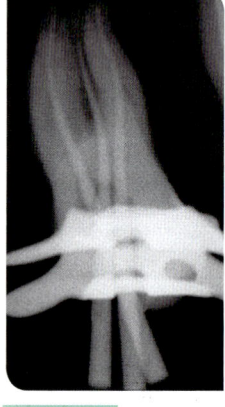

Figura 23.27
Raio X da conemetria com cones PN X2.

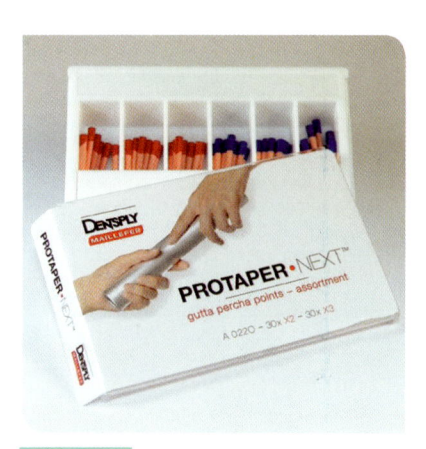

Figura 23.28
Caixa de cones de guta-percha X2 e X3.
Imagem gentilmente cedida pela Dentsply/Maillefer – Ballaigues, Suíça.

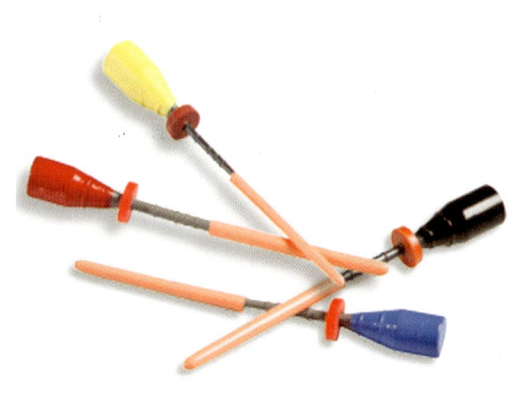

Figura 23.29
Cones de plástico recobertos de guta-percha PN (GuttaCore) e que apresentam os mesmos diâmetros das limas X2, X3, X4 e X5.
Imagem gentilmente cedida pela Dentsply/Maillefer – Ballaigues, Suíça.

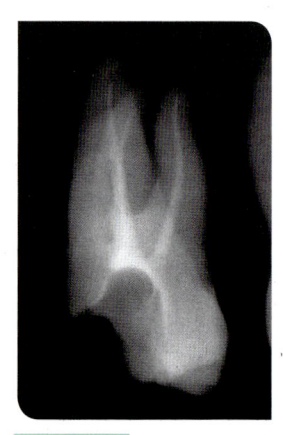

Figura 23.30
Raio X final de obturação.

Tratamento de canais radiculares

2. Pode-se utilizar o PN em movimento reciprocante horário?

   Não.

3. Pode-se utilizar PN em retratamentos?

   Não, pois é muito flexível e, portanto, difícil de penetrar na massa de material obturador, além de ter pontas inativas.

4. Pode-se utilizar PN com movimentos de pincelamento?

   Sim, porém fora das áreas de concavidades radiculares externas.[4]

5. Esses instrumentos podem ser usados mais de uma vez?

   Não. Segundo o fabricante, esses instrumentos são descartáveis.

   Apesar das recomendações do fabricante, são usados mais de uma vez. No entanto, não há estudos com relação a esses instrumentos especificamente. São muitas as variáveis envolvidas, como fadiga cíclica, fadiga por torção, etc. Porém, é aceito que a fratura do instrumento é mais influenciada pela forma de utilização do que pelo número de vezes ou tempo dentro de cada tipo de canal radicular.[6,7]

   Na experiência clínica dos autores deste capítulo, já se chegou a utilizar as limas PN em até cinco molares.

6. Qual a diferença entre PU e PN?

   Apesar de fabricados pela mesma indústria, os dois sistemas têm muito pouco em comum. As diferenças principais são:

   - A secção transversal do PU é um triângulo com bordas convexas (FIG. 23.31 A) nos instrumentos S e de forma cônica triangular nos instrumentos F (FIG. 23.31 B). No sistema PN, a secção transversal é retangular (FIG. 23.31 C);
   - A liga com a qual se confeccionam esses instrumentos é diferente. No PU, usa-se liga de NiTi convencional, enquanto no sistema PN essa liga sofre diferentes tratamentos térmicos, chama-se M-Wire e aumenta a flexibilidade e a resistência à fadiga cíclica;
   - No sistema PU, os instrumentos que se usam normalmente para terminar o preparo são os F, que têm os diâmetros e conicidades equivalentes a F1 20/.07, F2 25/.08 e F3 30/.09. No PN, os instrumentos apresentam os seguintes diâmetros e conicidades: X2 25/.06 e X3 30/.07 (TAB. 23.1).

7. Existem limas PN manuais?

   Não. O que existe são adaptadores de plástico que servem para o uso manual das limas PN (FIG. 23.32).

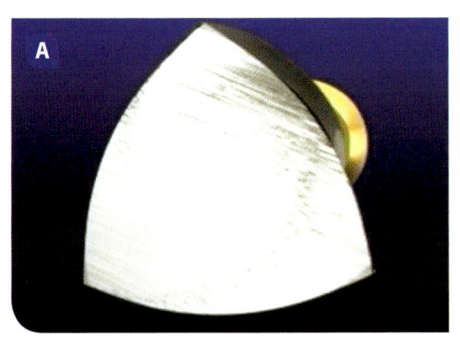

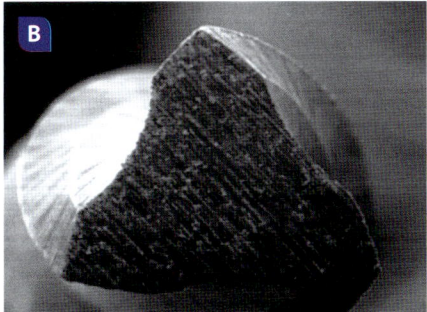

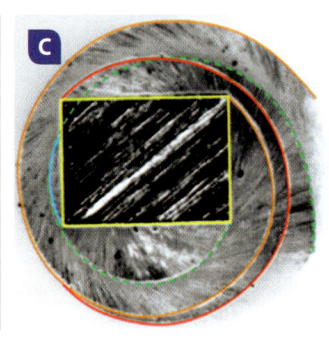

Figura 23.31
A-B. Secção transversal dos instrumentos PU. C. Secção transversal do sistema PN.

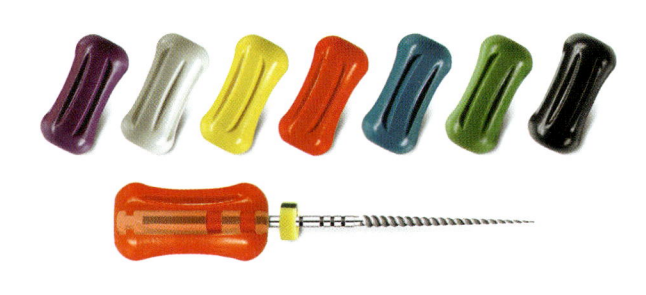

Figura 23.32
Cabos utilizados nos instrumentos manuais.

Imagem gentilmente cedida pela Dentsply/Maillefer – Ballaigues, Suíça.

Tabela 23.1

Diferentes diâmetros e conicidades do sistema ProTaper Universal e ProTaper Next

ProTaper UNIVERSAL	ProTaper NEXT
SX 19/.04	–
SX 18/.02	X1 17/.04
SX 20/.04	
SX 20/.07	X2 25/.06
SX 25/.08	
SX 30/.09	X3 30/.07
SX 40/.06	X4 40/.06
SX 50/.05	X5 50/.06

8. **Para usar as limas PN, é necessário treinamento prévio?**
Indispensável. É necessário que se adquiram domínio de técnica e conhecimento das características dos instrumentos. Isso deve ser feito primeiramente em blocos de resinas e, depois, em dentes extraídos.

CASOS CLÍNICOS*

As **FIGURAS 23.33** a **23.43** apresentam casos clínicos de tratamento endodôntico utilizando o sistema PN.

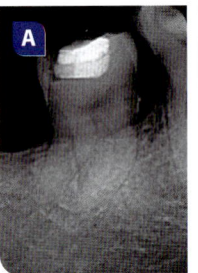

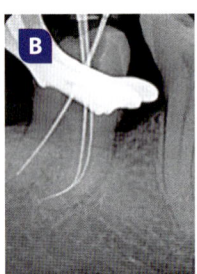

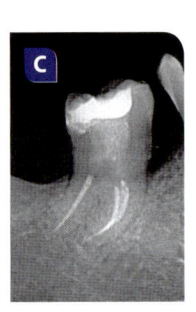

Figura 23.33
Molar inferior. **A.** Radiografia inicial. **B.** Odontometria. *Glide Path* realizado com ProGlider (Maillefer); cateterismo com limas manuais tipo K nº 10 e 15; instrumentação com PN X1 e X2 até o CRT. **C.** Obturação pela técnica da condensação lateral usando cones X2; remoção de *smear layer* com EDTA ativado com EndoActivator; cimento obturador AH Plus™.

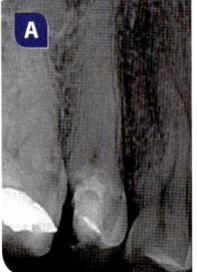

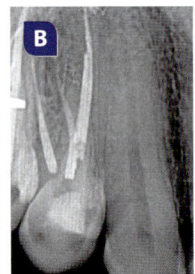

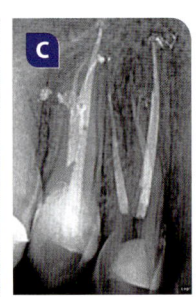

Figura 23.34
Pré-molares superiores com três canais radiculares. **A.** Radiografia inicial. **B.** Odontometria. *Glide Path* realizado com ProGlider; cateterismo com limas manuais tipo K nº 10 e 15; instrumentação com PN X1 e X2 até o CRT nos canais vestibulares e até X3 no canal palatino. **C.** Obturação pela técnica da condensação lateral usando cones X2 e cimento obturador AH Plus.

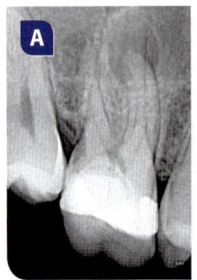

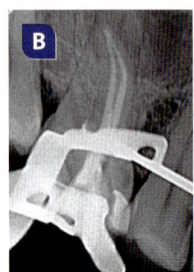

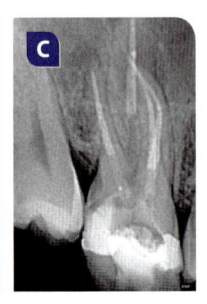

Figura 23.35
Molar superior. **A.** Radiografia inicial. **B.** Odontometria. *Glide Path* realizado com ProGlider; instrumentação com PN X1 e X2. **C.** Obturação pela técnica da condensação lateral usando cones X2 e X3 e cimento obturador AH Plus.

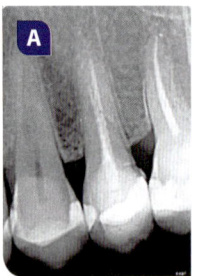

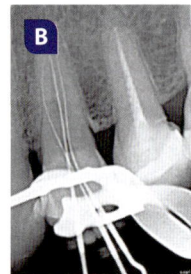

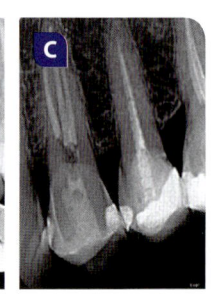

Figura 23.36
Pré-molar superior. **A.** Radiografia inicial. **B.** Odontometria. *Glide Path* realizado com ProGlider; instrumentação com PN X1 e X2. **C.** Obturação pela técnica da condensação lateral usando cones X2 e X3 e cimento obturador AH Plus.

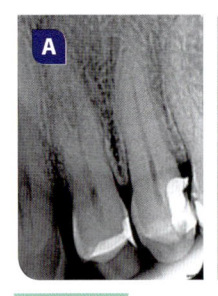

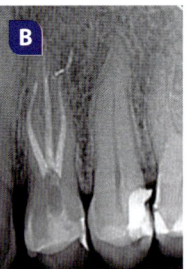

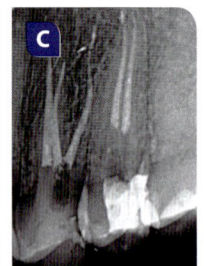

Figura 23.37
Pré-molares superiores. **A.** Radiografia inicial. **B.** Odontometria. *Glide Path* realizado com ProGlider; instrumentação com PN X1 e X2. **C.** Obturação pela técnica da condensação lateral usando cones X2 e X3 e cimento obturador AH Plus.

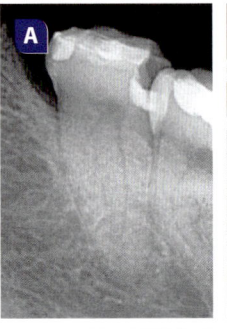

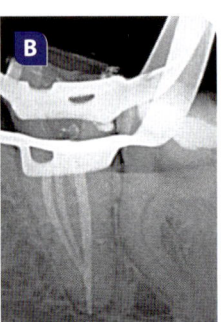

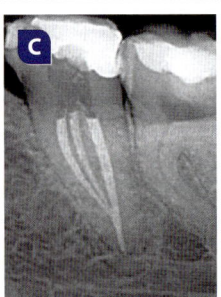

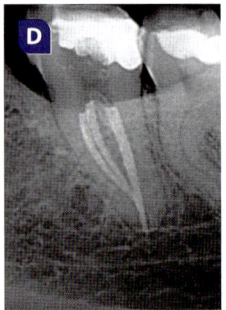

Figura 23.38
Molar inferior. **A.** Radiografia inicial. **B.** Odontometria. *Glide Path* realizado com ProGlider; instrumentação com PN X1 e X2. **C-D.** Obturação pela técnica da condensação lateral usando cones X2 e X3 e cimento obturador AH Plus.

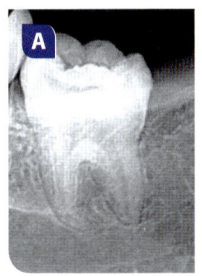

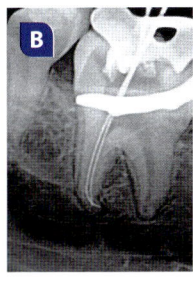

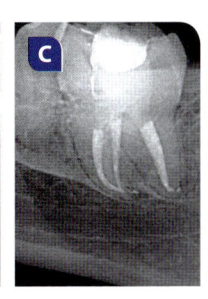

Figura 23.39
Molar inferior. **A.** Radiografia inicial. **B.** Odontometria. *Glide Path* realizado com ProGlider; instrumentação com PN X1 e X2. **C.** Obturação pela técnica da condensação lateral usando cones X2 e X3 e cimento obturador AH Plus.

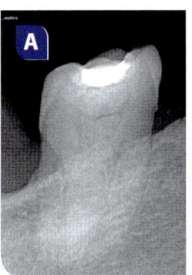

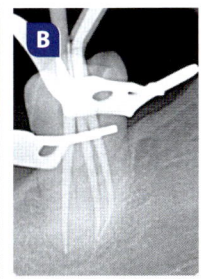

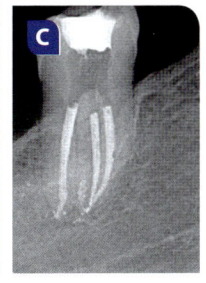

Figura 23.40
Molar inferior. **A.** Radiografia inicial. **B.** Odontometria. *Glide Path* realizado com ProGlider; instrumentação com PN X1 e X2. **C.** Obturação pela técnica da condensação lateral usando cones X2 e X3 e cimento obturador AH Plus.

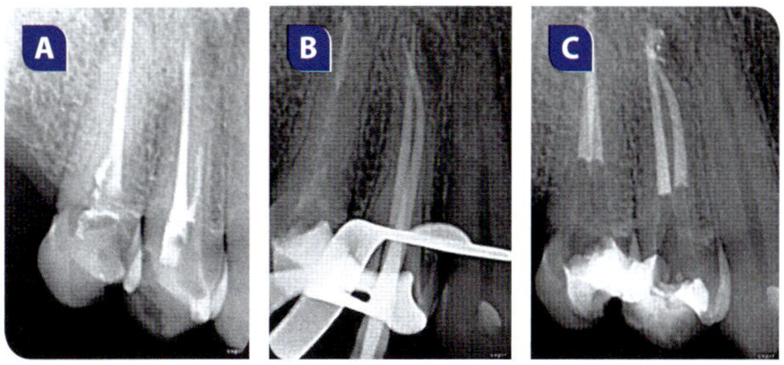

Figura 23.42
Retratamento de pré-molares superiores. **A.** Radiografia inicial. **B.** Odontometria. Desobturação com limas manuais tipo K; cateterismo com limas tipo K nº 15 e 20. *Glide Path* realizado com ProGlider; instrumentação com PN X1 e X2. **C.** Obturação usando cones X2 e X3 e cimento obturador AH Plus.

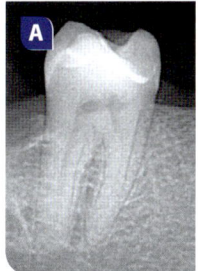

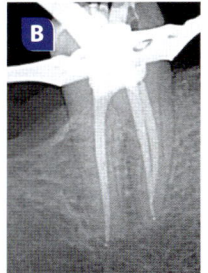

Figura 23.41
Molar inferior. **A.** Radiografia inicial. **B.** Odontometria. *Glide Path* realizado com ProGlider; instrumentação com PN X1 e X2. **C.** Obturação pela técnica da condensação lateral usando cones X2 e X3 e cimento obturador AH Plus.

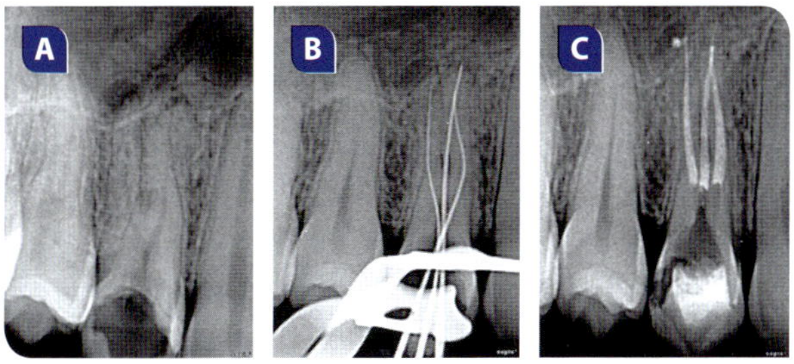

Figura 23.43
Pré-molar superior. **A.** Radiografia inicial. **B.** Odontometria. *Glide Path* realizado com ProGlider; instrumentação com PN X1 e X2. **C.** Obturação usando cones X2 e X3 e cimento obturador AH Plus.

Caso clínico gentilmente cedidos pela Dra. Karina Hamid.

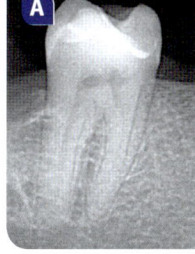

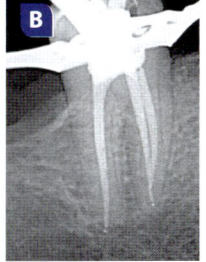

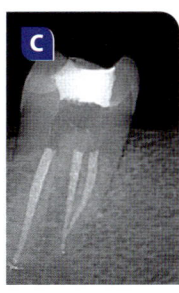

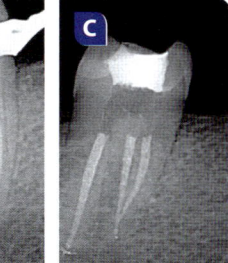

REFERÊNCIAS

1. Shen Y, Zhou HM, Zheng YF, Peng B, Haapasalo M. Current challenges and concepts of the thermomechanical treatment of nickel-titanium instruments. J Endod. 2013;39(2):163-72.
2. Endoruddle.com [Internet]. Santa Barbara: Advanced Endodontics; c2016 [capturado em 17 maio 2016]. Disponível em: http://www.endoruddle.com/ProTaperNext.
3. Dental Tribune. Clinical guidelines for the use of ProTaper Next instruments (Part I). Dental Tribune; 2014 [capturado em 22 jun. 2016]. Disponível em: http://www.dental-tribune.com/htdocs/uploads/printarchive/editions/f18635d288bac57f5f40a917d3d6d90a_12-16.pdf.
4. Dentsply.com.au [Internet]. Australia: Dentsply; c2016 [capturado em 16 jun. 2016]. Disponível em: http://www.dentsply.com.au/secure/downloadfile.asp?fileid=1243032.
5. Martins JN, Marques D, Mata A, Caramês J. Clinical efficacy of electronic apex locators: systematic review. J Endod. 2014;40(6):759-77.
6. Shen Y, Haapasalo M, Cheung GS, Peng B. Defects in nickel-titanium instruments after clinical use. Part 1: Relationship between observed imperfections and factors leading to such defects in a cohort study. J Endod. 2009;35(1):129-32.
7. Cheung GS. Instrument fracture: mechanisms, removal of fragments, and clinical outcomes. Endodontic Topics. 2007;16(1):1-26.

LEITURA RECOMENDADA

Nanoendo.com [Internet]. Nanoendo; 2015 [capturado em 17 maio 2016]. Disponível em: https://nanoendo.com/blog/category/mastering-endodontic-instrumentation/.

24 CAPÍTULO

Utilização do hidróxido de cálcio na endodontia técnico-biológica

Endodontia minimamente invasiva ao nível apical/periapical, indolor e sem complicações locais e/ou sistêmicas

Mario Roberto Leonardo

O **hidróxido de cálcio** puro (em forma de pó) apresenta-se como massa branca que se transforma em óxido sob aquecimento. Quando em solução aquosa, sua solubilidade é de 1 g em 630 mL de água, a uma temperatura de 25 ºC, ocorrendo diminuição da solubilidade com o acréscimo da temperatura.[1]

O hidróxido de cálcio foi introduzido na odontologia por Hermann, em 1920,[2] visando encontrar, para o "[...] tratamento biológico da polpa e para a obturação de canais radiculares, uma substância que possuísse as vantagens de um antisséptico forte sem ter os inconvenientes do mesmo". Entretanto, coube a Rhoner, em 1940,[3] o primeiro trabalho histológico realizado em dentes humanos que demonstrou, após a obturação de canais radiculares utilizando um produto comercial à base de hidróxido de cálcio denominado Calxyl®, a formação de uma barreira mineralizada ao nível do forame apical. A partir dos resultados obtidos por Rhoner,[3] inúmeros trabalhos, em diferentes níveis de pesquisa e observações clínicas, demonstraram o elevado grau de sucesso empregando o hidróxido de cálcio em casos, por exemplo, de indução da mineralização apical, usando-se essa substância como material obturador temporário do canal radicular.[5-8]

No entanto, paralelamente a esse elevado grau de sucesso com o emprego clínico do referido produto, sabe-se que o hidróxido de cálcio puro é uma substância cujas propriedades físico-químicas são inadequadas para sua aplicação clínica, principalmente para ser levado ao nível apical de canais radiculares. Não apresenta radiopacidade, não oferece viscosidade capaz de facilitar a sua introdução no canal radicular, é diluente e, desse modo, não oferece mínimas condições clínicas de emprego. A utilização de veículos aquosos, como a água destilada, a solução fisiológica e mesmo o soluto anestésico, muito utilizado por endodontistas norte-americanos, não favorecem a sua aplicação clínica. Em razão disso e para melhorar as suas condições clínicas de emprego, o hidróxido de cálcio tem sido preconizado, geralmente, em associação com outras substâncias que possam conferir-lhe maior radiopacidade,[6,9-12] maior viscosidade e diminuição de sua diluição[5,13-16] e, consequentemente, melhores condições de uso clínico. Apesar da associação do hidróxido de cálcio com diferentes substâncias e veículos de condução do produto a fim de torná-lo mais adequado para uso clínico, é necessário que sejam consideradas as prováveis interferências dessas associações sobre suas propriedades, como ação alcalinizante, bactericida, bacteriostática, antiexsudativa, anti-inflamatória e ação indutora de mineralização. A busca de um veículo para o hidróxido de cálcio que mantivesse as suas propriedade biológicas e que oferecesse condições satisfatórias para o momento de seu emprego clínico, isto é, que permitisse a obtenção de uma pasta contendo aquela substância e que fosse adequada para ser levada ao canal radicular, desencadeou uma série de pesquisas relativas, não somente para manter suas excelentes propriedades biológicas, mas principalmente para oferecer propriedades físico-químicas que permitissem seu uso clínico adequado. A influência do veículo nas propriedades biológicas do hidróxido de cálcio ganhou realce quando bons resultados foram obtidos ao se utilizar um veículo viscoso. Laws, em 1962,[17] analisou várias propriedades físicas e biológicas, empregando um veículo viscoso, comparando-o com outros produtos, como a água destilada, objetivando obter uma ação do hidróxido de cálcio por **um período de tempo mais prolongado**, sem interferir na sua capacidade indutora de mineralização e estimuladora da reparação apical e periapical. Com o mesmo objetivo, outros trabalhos foram realizados.[10,17-20] Leonardo e colaboradores,[10] em 1976, avaliaram o hidróxido de cálcio tendo como veículo um produto viscoso, o **polietilenoglicol "400"**, na busca de uma pasta que fosse acessível ao clínico e que tivesse condições clínicas satisfatórias para o momento de seu emprego. Nesse trabalho, os autores estudaram várias propriedades físico-químicas de 13 fórmulas diversas, contendo diferentes substâncias radiopacas, estabilizadoras e veículos, entre elas a **fórmula nº 10**. Essa fórmula que ofereceu as melhores propriedades físico-químicas quando comparada com as demais, apresentava o polietilenoglicol "400" que, embora considerado de peso molecular elevado, é, no entanto, classificado como hidrossolúvel. Seu alto peso molecular dificulta sua dispersão, mantendo o hidróxido de cálcio por mais tempo em contato com tecidos apicais e periapicais, com o consequente prolongamento de sua ação alcalina e indutora de mineralização[7,21] (**FIGS. 24.32** a **24.37**).

A dificuldade de dispersão oferecida pelo polietilenoglicol "400" confere à pasta de hidróxido de cálcio menor poder de diluição (dissociação), devendo ocorrer, consequentemente, menor cedência de íons Ca^{++} e OH^- com esse composto do que quando o veículo utilizado fosse a água destilada ou a solução fisiológica ou, ainda, o soluto anestésico, que conferem maior rapidez de dissociação, tornando o produto com uma ação terapêutica alcalinizante muito rápida. Com um veículo viscoso, isso se torna importante tendo em vista a necessidade orgânica de um tecido inflamado, na manutenção de um pH alcalino ou neutro, oferecido pela liberação lenta e progressiva de íons de cálcio e hidroxilas propiciadas por esse produto. Essa associação oferece um pH em torno de 12,4 proveniente da ionização desse composto em Ca^{++} e OH^-. A biocompatibilidade dessa pasta (**FIG. 24.18**) foi avaliada por Leonardo e colaboradores,[22,23] em 1993, em tratamento de canais radiculares de dentes de cães com vitalidade pulpar e com rizogênese incompleta. Nesse trabalho de pesquisa, pôde-se observar extensas áreas de tecido mineralizado junto à pasta, ausência de infiltrado inflamatório periapical, intensa quantidade de fibras colágenas e normalidade do ligamento periodontal apical. Outros trabalhos de pesquisa no âmbito biológico foram realizados por Leonardo e colaboradores,[24] em 1996 e por Nelson Filho e colaboradores,[25] em 2002. Outros trabalhos ainda comprovaram a sua compatibilidade tecidual em humanos (**FIGS. 24.32** a **24.37**) e a sua aprovação de uso clínico por meio de uma grande casuística de uso, quando aplicada em tratamento endodôntico em humanos, o que possibilitou sua comercialização, em 1993, pela indústria SS White Artigos Dentários Ltda., com o nome **Calen**, apresentando a mesma composição da **fórmula 10**:

Hidróxido de cálcio.................. 2,5 g (produto ativo)
Óxido de zinco .... 0,5 g (radiopacidade)
Colofônia .... 0,05 g (estabilidade)
Polietilenoglicol "400" .... 1,75 mL (veículo viscoso)

Essa pasta, recomendada pelo autor deste capítulo, já é utilizada há mais de 20 anos pelos seus ex-alunos de graduação, mestrado e doutorado e, principalmente, por especialistas na área, hoje com mais de 1.000 diplomados e dezenas de mestres e doutores formados em seus cursos, sendo amplamente empregada também por profissionais brasileiros que se dedicam à endodontia como especialidade ou por clínicos gerais que a praticam, sobretudo pela facilidade de uso clínico, pelo baixo custo e elevados benefícios clínicos como o prolongado tempo de ação em razão do veículo viscoso utilizado na sua fórmula, permitindo uma liberação lenta e progressiva de íons Ca^{++} e OH^- por até 2 meses. Essa propriedade é de grande vantagem quando utilizada como curativo expectante em tratamentos de canais radiculares de dentes sem vitalidade pulpar e com rizogênese incompleta, cujo objetivo é a apicificação.

Atualmente, em razão das excelentes propriedades do hidróxido de cálcio (Calen) já comprovadas por centenas de pesquisas, esse produto é indicado na endodontia com intensa variedade de propósitos como nos casos elencados a seguir:

- Proteção pulpar direta ou capeamento (**QUADROS 24.1** e **24.2** e **FIGS. 24.1** a **24.10**);
- Pulpotomia (**QUADROS 24.3** a **24.8** e **FIGS. 24.11** e **24.12**);
- Apicigênese (**QUADROS 24.3** a **24.9** e **FIGS. 24.11** a **24.16**);
- Apicificação (**FIGS. 24.17** a **24.20**);
- Biopulpectomia (**FIGS. 24.21** a **24.37**);
- Necropulpectomia I;
- Necropulpectomia II (**FIGS. 24.38** a **24.57**);
- Detoxificação ("neutralização") de endotoxinas (**FIGS. 24.58** a **24.64**);
- Retratamentos (**FIG. 24.65** e **24.66**);
- Outras aplicações, como hemostático, antiálgico, postergação do tratamento endodôntico para uma sessão seguinte.

PROTEÇÃO PULPAR DIRETA OU CAPEAMENTO

O hidróxido de cálcio é indicado como material capeador, em casos de exposição acidental da polpa, que podem

---

Quadro 24.1

Proteção pulpar direta ou capeamento

Diagnóstico: Pulpite reversível

TÉCNICA

- Anestesia;
- Isolamento absoluto (dique de borracha);
- Antissepsia do campo operatório (clorexidina a 2%);
- Preparo de cavidade de cárie profunda;
- Exposição pulpar acidental;
- Hidróxido de cálcio P.A./Dycal/ionômero de vidro;
- Restauração coronária imediata.

PROGNÓSTICO DEPENDE

- Do tamanho da exposição pulpar;
- Da idade do paciente;
- Da manutenção da cadeia asséptica;
- 100% de sucesso quando observados os itens anteriores.

> **Quadro 24.2**
> **Avaliação radiográfica e histológica de exposições pulpares e proteção (capeamento) com hidróxido de cálcio P.A. em dentes de cães**
> - **Avaliação radiográfica:** 120 dias após o ato operatório;
> - **Avaliação histopatológica:** 120 dias após o ato operatório.

ocorrer durante o preparo de cavidades de cáries profundas. Quando os princípios de assepsia e antissepsia são aplicados, a indução de tecido mineralizado (ponte dentinária), pela ação indutora de mineralização do hidróxido de cálcio na porção da polpa exposta, é próxima de 100% dos casos.

Hidróxido de cálcio P.A. pode ser utilizado nas exposições pulpares acidentais.[26]

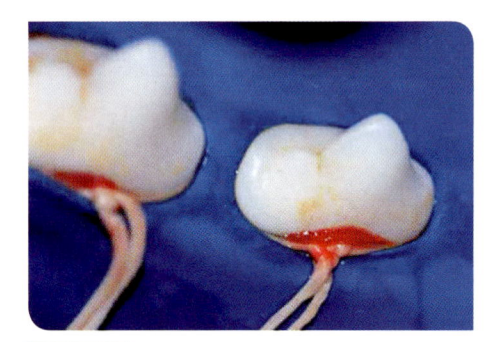

Figura 24.1
Terceiro e segundo pré-molares inferiores de cão: isolamento absoluto com dique de borracha.

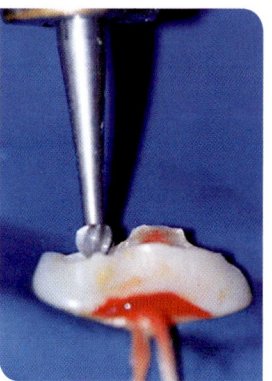

Figura 24.2
Segundo pré-molar inferior: preparo de cavidade determinando exposição pulpar.

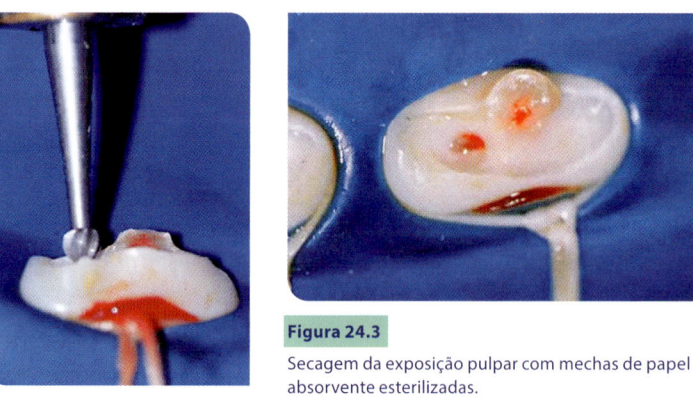

Figura 24.3
Secagem da exposição pulpar com mechas de papel absorvente esterilizadas.

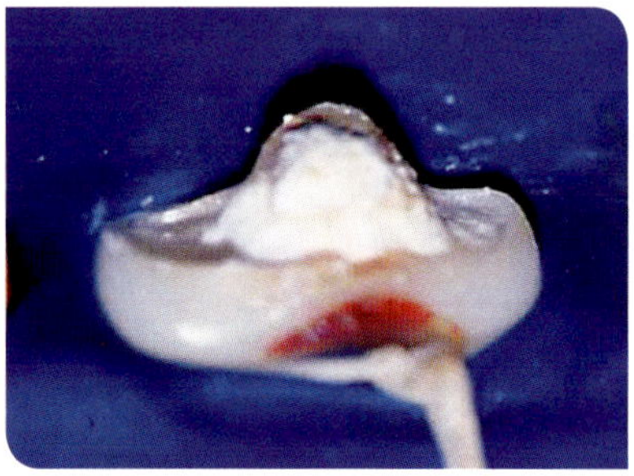

Figura 24.4
Aplicação de hidróxido de cálcio P.A. na exposição pulpar.

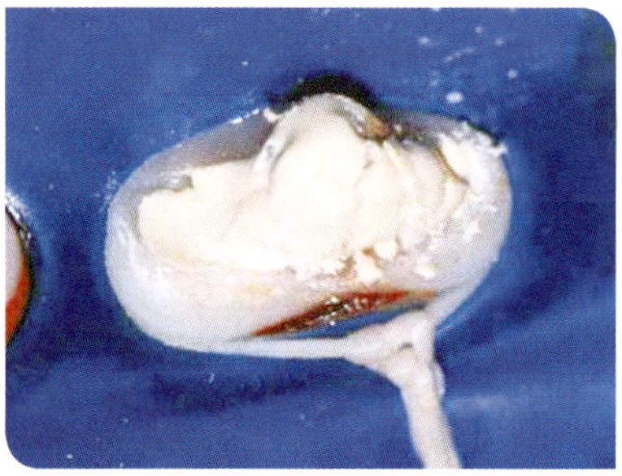

Figura 24.5
Recobrimento do hidróxido de cálcio P.A. com cimento à base de hidróxido de cálcio comercial (Dycal®).

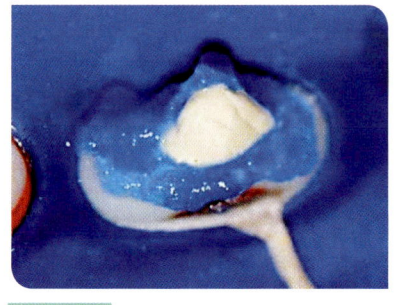

Figura 24.6
Condicionamento ácido no entorno do cimento de hidróxido de cálcio (Dycal).

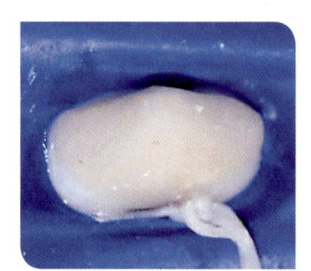

Figura 24.7
Restauração coronária com resina composta.

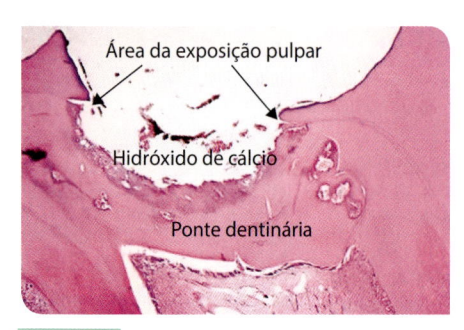

Figura 24.8
Corte histológico obtido 120 dias após a exposição pulpar e proteção com hidróxido de cálcio P.A. (H.E. 80X).

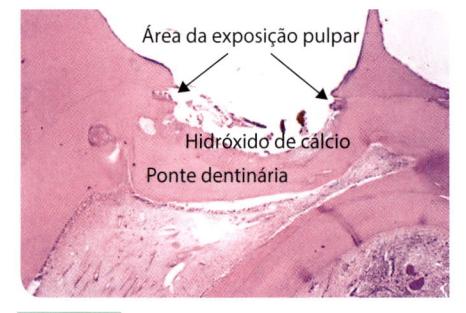

Figura 24.9
Corte histológico obtido 120 dias após a exposição pulpar e proteção com hidróxido de cálcio P.A. (H.E. 80X).

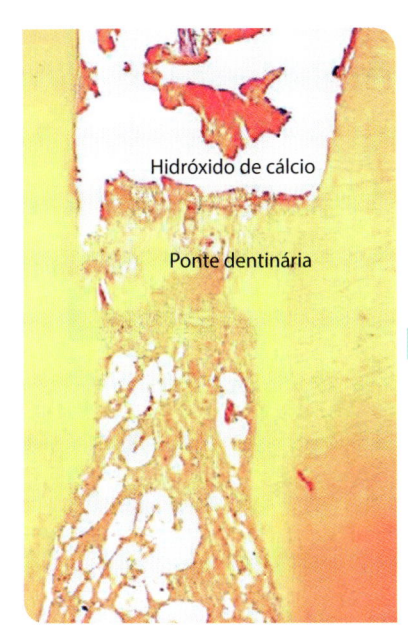

Figura 24.10
Ponte dentinária induzida pela ação do hidróxido de cálcio na **exposição pulpar** em dente de cão. Observa-se a ausência de microrganismos nos túbulos dentinários em função da ação bactericida do hidróxido de cálcio (Brown e Breen 100X).

PULPOTOMIA

Técnica endodôntica conservadora que consiste na remoção do tecido pulpar coronário inflamado com a consequente manutenção da integridade da polpa radicular.[27]

Esta técnica é utilizada em dentes com vitalidade pulpar (diagnóstico clínico de pulpite irreversível sintomática), principalmente em dentes com rizogênese incompleta. É uma técnica de grande alcance social e muito aplicada em diferentes países em fase de desenvolvimento econômico como o Brasil, onde deveria ser instituída nas escolas de ensino fundamental e médio como serviço público prestado aos estudantes, por meio de profissionais e professores, mas infelizmente não o é.

Quadro 24.3
Pulpotomia

Diagnóstico: pulpite irreversível sintomática.

Pulpotomia é indicada para dente com vitalidade pulpar e com aspecto macroscópico vital da polpa.

Quadro 24.4
Pulpite irreversível sintomática – sintomatologia

- Dor aguda espontânea, contínua, pulsátil, intensa;
- Intermitente, podendo passar a contínua;
- Dor difusa ou localizada;
- Dor reflexa;
- Dor exacerbada ou aliviada por agentes térmicos;
- Dor que impede dormir à noite.

Quadro 24.5
Pulpite irreversível sintomática – exame radiográfico

- Presença de cárie (?);
- Periodonto apical normal ou ligeiramente espessado, mas com lâmina dura intacta.

Quadro 24.6
Pulpotomia em dentes com rizogênese incompleta

Dentes com vitalidade pulpar e com rizogênese incompleta. Pulpite irreversível sintomática com aspecto macroscópico vital da polpa.

Objetivo: apicigênese.

Quadro 24.7
Pulpotomia (definição)

"Pulpotomia é uma técnica de tratamento endodôntico conservador que consiste na remoção do tecido pulpar coronário inflamado, com consequente manutenção da integridade da polpa radicular."[28]

Observação: nos casos de pulpotomias em dentes com rizogênese incompleta, o maior objetivo é a **apicigênese**.

Quadro 24.8
Pulpotomia

A pulpotomia é indicada para dentes com aspecto macroscópico vital da polpa observado após a abertura coronária em casos de diagnósticos clínico e radiográfico de pulpite irreversível sintomática. As características da polpa coronária com aspecto macroscópico vital são:

- Coloração róseo-avermelhada;
- Com estrutura (corpo);
- Resistente ao corte;
- Hemorragia suave, cessando em 5 minutos;
- Com coloração sanguínea vermelho-rutilante.

Figura 24.11
Pulpotomia em casos de rizogênese incompleta.

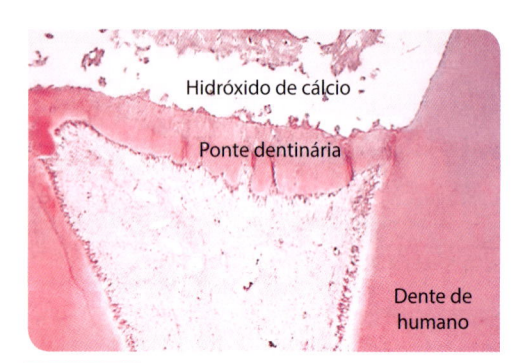

Figura 24.12
Imagem histológica de dente submetido à pulpotomia com o objetivo de promover apicigênese.

Figura 24.15
Corte histológico de dente de cão, evidenciando **apicigênese**, após pulpotomia utilizando hidróxido de cálcio P.A., mantendo-se a integridade da polpa radicular, permitindo que a **bainha epitelial de Hertwig** exercesse sua função, isto é, a de formar normalmente o ápice radicular (H.E. 40X).

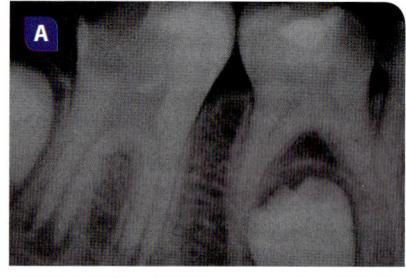

APICIGÊNESE

Formação normal do ápice, delineada pela bainha de Hertwig e, no caso de tratamento endodôntico conservador (pulpotomia), quando realizada em **dentes com vitalidade pulpar e com rizogênese incompleta**, ela é obtida graças à manutenção da integridade da polpa radicular oferecida pela ação do **hidróxido de cálcio**.

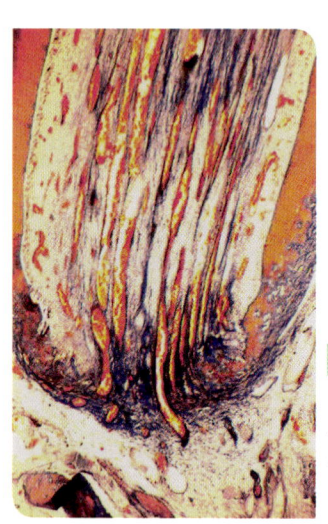

Figura 24.13
Corte histológico de dente de cão com rizogênese incompleta. Técnica de coloração de tricrômico de Mallory (64X), evidenciando principalmente a presença de fibras colágenas.

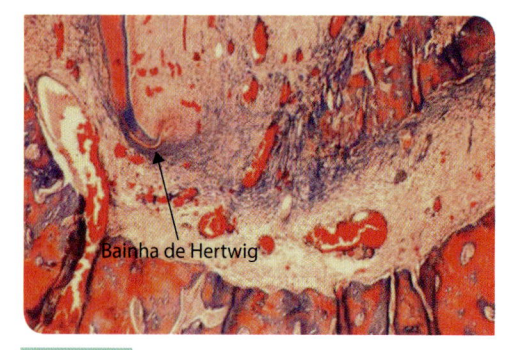

Figura 24.16
A. Dente de humano (46), com pulpite irreversível sintomática e com rizogênese incompleta. **Indicação de tratamento:** pulpotomia com o objetivo de promover apicigênese.
B. Preservação após 1 ano.

Imagens gentilmente cedidas pelo Departamento de Odontopediatria da USP de Ribeirão Preto, SP.

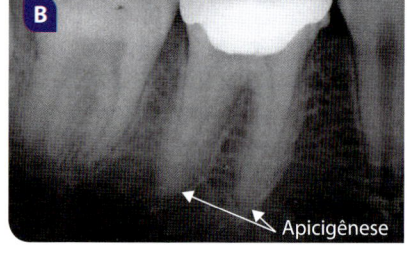

APICIFICAÇÃO

Indução de um tecido mineralizado ao nível foraminal obtido por meio de trocas bimensais com hidróxido de cálcio (Calen), no tratamento de canais radiculares de dentes sem vitalidade pulpar, com ou sem radioluscência periapical e com rizogênese incompleta.

O objetivo do tratamento de canal radicular de dente com necrose pulpar com radioluscência periapical e com rizogênese incompleta é a

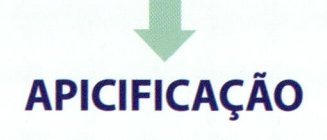

⬇

APICIFICAÇÃO

Figura 24.14
Ampliação do corte histológico da FIGURA 24.13 evidenciando a presença da bainha epitelial de Hertwig, responsável pela apicigênese (Mallory 100X).

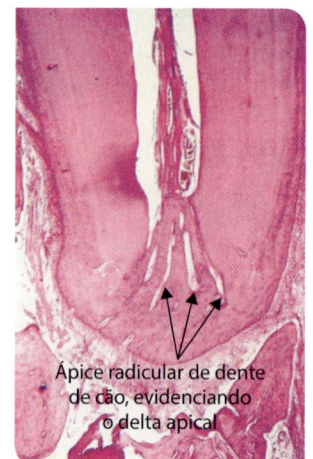

Figura 24.17
Apicificação.

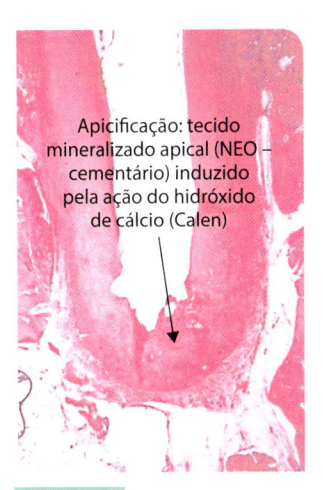

Figura 24.18
Corte histológico de dente de cão, evidenciando **apicificação**, 120 dias após tratamento de canal radicular de dente sem vitalidade pulpar, com radioluscência periapical e com rizogênese incompleta. Nessa técnica, é recomendada a troca bimensal de hidróxido de cálcio (Calen) até a constatação radiográfica da **apicificação**.

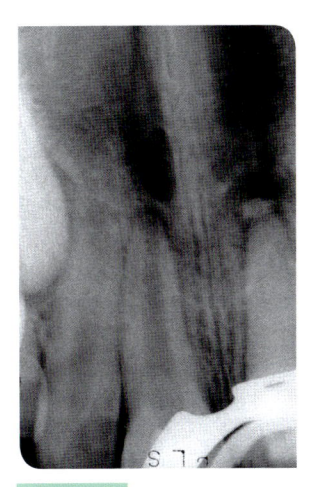

Figura 24.19
Radiografia periapical de dentes humanos. O dente 11, com diagnósticos clínico e radiográfico de pulpite irreversível sintomática com rizogênese incompleta, foi submetido ao tratamento de **pulpotomia** com o objetivo de se conseguir a **apicigênese**. O dente 21, com necrose pulpar (gangrena), rizogênese incompleta e com radioluscência periapical foi submetido à técnica de tratamento necropulpectomia II e, depois, trocas bimensais de hidróxido de cálcio (Calen) até a constatação radiográfica da **apicificação**.

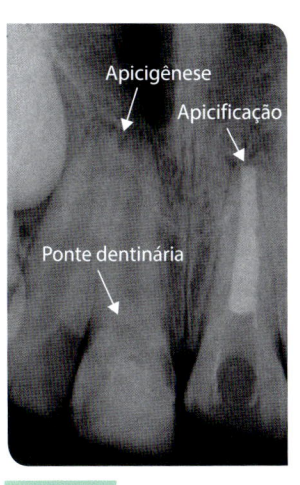

Figura 24.20
Radiografia de proservação (controle radiográfico pós-tratamento) dos casos mostrados na FIGURA 24.19, 1 ano após os referidos tratamentos. Observam-se, no dente 11, a apicigênese como também a ponte dentinária induzida pela ação do hidróxido de cálcio P.A., utilizado na técnica da pulpotomia. Observam-se, no dente 21, a reparação apical e periapical pós-tratamento e a apicificação.

Quadro 24.9

Pulpotomia

Objetivo: Apicigênese.

Diagnóstico: pulpite irreversível sintomática/dente com rizogênese incompleta.

Técnica imediata: anestesia.

- Isolamento absoluto (dique de borracha);
- Antissepsia do campo operatório (clorexidina a 2%);
- Abertura coronária;
- Remoção da polpa coronária com curetas afiadas;
- Controle da hemorragia com mechas de algodão esterilizadas;
- Mecha de algodão embebida com corticosteroide (Decadron®), na câmara pulpar, por aproximadamente 5 a 10 minutos;
- Recobrimento imediato da polpa radicular com hidróxido de cálcio P.A., proteção com Dycal e ionômero de vidro;
- Restauração coronária;
- Proservação.

Prognóstico: 95% de sucesso.

BIOPULPECTOMIA

Terminologia utilizada pelo autor deste capítulo para designar o tratamento de canal radicular de dentes com vitalidade pulpar em que a polpa oferece, por meio da sua exposição (abertura coronária), um aspecto macroscópico vital e quando realizada por uma técnica biológica, minimamente invasiva que, consequentemente, preservará a integridade dos tecidos apicais e periapicais. O procedimento é praticamente indolor, isto é, sem pós-operatório doloroso e indicado para ser efetuado em uma única sessão, quando observados os requisitos técnicos-biológicos inerentes à esse procedimento.

Utilização do hidróxido de cálcio no tratamento de canal radicular de dentes com vitalidade pulpar[7]

Considerando-se que o canal radicular, nesses casos, é **estéril**, desde que completado o preparo biomecânico em uma única sessão, a obturação poderá ser imediatamente realizada. Para realizar a **biopulpectomia** em uma sessão, no entanto, o profissional deverá ter adquirido os predicados técnicos para fazê-lo, como também, manter a cadeia asséptica durante todo esse ato operatório.

Se, por diversas razões, não for possível realizá-lo em uma única sessão, o **hidróxido de cálcio (Calen)** é o produto indicado para ser usado como curativo de demora, com o objetivo de manter, até a sessão seguinte, a esterilidade do canal radicular.

Indicações de tratamento

O hidróxido de cálcio (Calen) é indicado como curativo de demora para tratamento de canais radiculares em casos diagnosticados como:

- Pulpites irreversíveis sintomáticas;
- Pulpites crônicas hiperplásicas;
- Pulpites crônicas ulcerativas;
- Reabsorções internas;
- Tratamentos endodônticos por finalidade protética e/ou cirúrgica.

Observação: até a década de 1970, os cimentos obturadores de canais radiculares, de uso mundial, eram o próprio óxido de zinco e eugenol ou produtos comerciais à base de OZE. Estudos e pesquisas realizados pelo autor deste capítulo mostraram que esses cimentos não são biologicamente compatíveis de acordo com as figuras e os cortes histológicos evidenciados nas **FIGURAS 24.21** a **24.31**. Considerando-se que nessa época não havia cimentos obturadores de canais radiculares biologicamente compatíveis, como há hoje, ao exemplo do AH Plus™ (Dentsply/De Trey – Suíça) e do EndoREZ® (Ultradent – Estados Unidos), o referido autor realizou pesquisas utilizando o hidróxido de cálcio (Calen), como um tampão apical (*apical plug*), com o objetivo de isolar os tecidos apicais e periapicais da ação irritante do cimento à base de óxido de zinco e eugenol. Nessas pesquisas, o hidróxido de cálcio (Calen) evidenciou claramente algumas de suas mais importantes propriedades como a de induzir, a de antecipar e a de estimular a deposição de tecido mineralizado ao nível do tecido vivo apical (coto endoperiodontal) (biopulpectomias) que também é um dos objetivos desse produto ao ser usado como curativo de demora (medicação tópica entre sessões), quando não for possível obturar o canal radicular por biopulpectomia em única sessão (ver **FIGS. 24.57** a **24.61**).

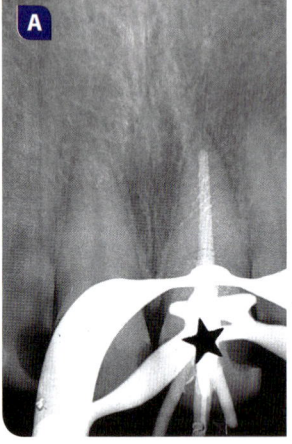

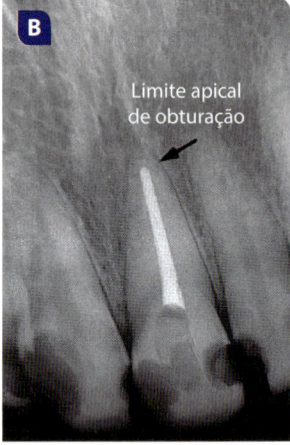

Figura 24.23
A. Dente 21 de humano, submetido à técnica de biopulpectomia e à obturação do canal radicular pela técnica da condensação lateral ativa, usando cones de guta-percha e cimento Kerr Pulp Canal Sealer™ à base de óxido de zinco e eugenol. **B.** Radiografia de proservação após 1 ano.

Figura 24.24
Radiografia da peça anatômica obtida pela apicectomia, evidenciando o ápice e o periápice do dente 21, mostrado na **FIGURA 24.25**.

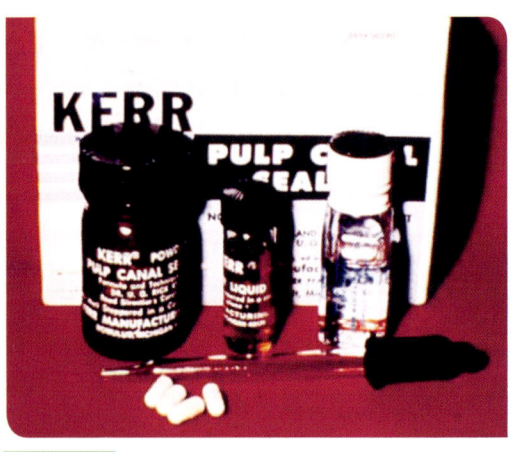

Figura 24.21
Caixa de cimento obturador de canal radicular – Kerr Pulp Canal Sealer (cimento de Rickert) à base de óxido de zinco e eugenol.

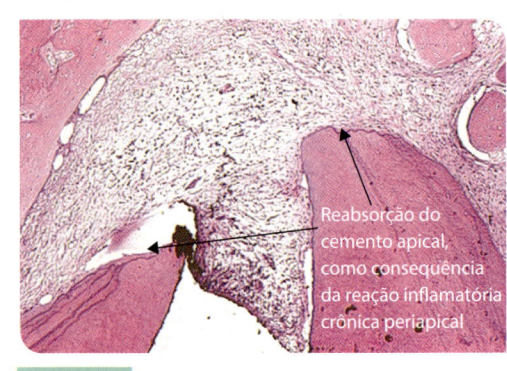

CIMENTO: Kerr Pulp Canal Sealer
1 ANO
PROSERVAÇÃO

Figura 24.22
Proservação, *follow-up*, controle clínico e radiográfico pós-tratamento.

Figura 24.25
Corte histológico do ápice e periápice do dente mostrado na **FIGURA 24.23** evidenciando coto endoperiodontal e ligamento periodontal apical com intenso infiltrado inflamatório do tipo crônico e reabsorções apicais (setas) (H.E. 40X).

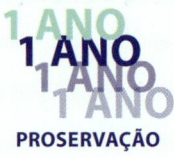

Figura 24.26
Ampliação do corte histológico anterior (H.E. 64X).

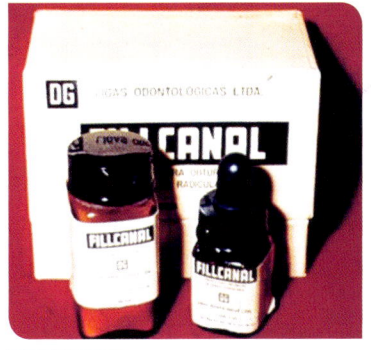

Figura 24.27
Cimento à base de óxido de zinco e eugenol versão nacional do Procosol (Estados Unidos).

Cimento à base de óxido de zinco e eugenol/FillCanal (Procosol – Estados Unidos)

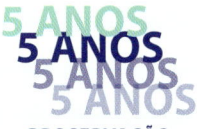

5 ANOS
PRESERVAÇÃO

Figura 24.28
Preservação, *follow-up*, controle clínico e radiográfico pós-tratamento.

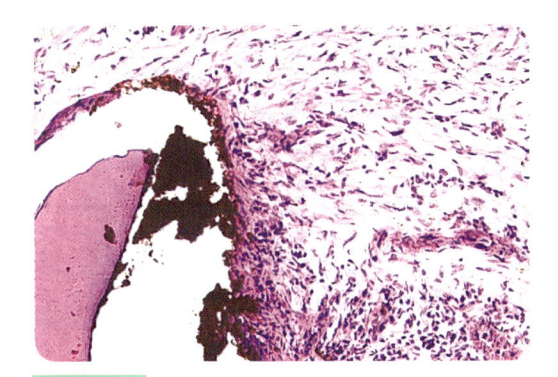

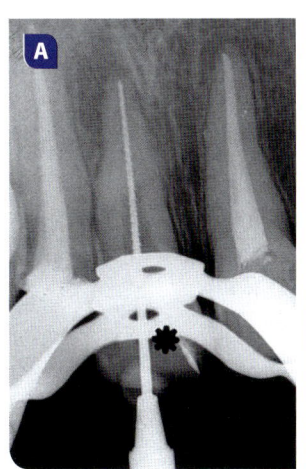

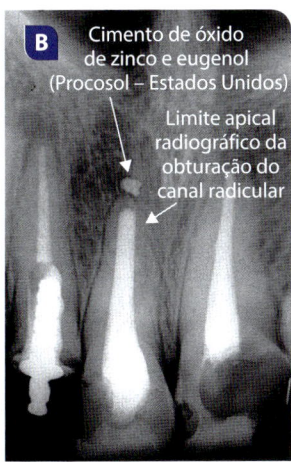

Figura 24.29
A. Dente 11 de humano evidenciando radioluscência periapical, submetido à técnica de tratamento **necropulpetomia II**, no momento da odontometria radiográfica. **B.** Radiografia de preservação obtida 5 anos e 7 meses após a obturação. Com base nessa radiografia, seis avaliadores a consideraram um **sucesso radiográfico**.

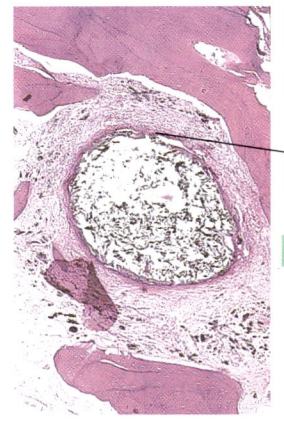

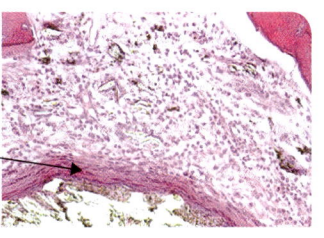

Figura 24.31
Material obturador (óxido de zinco e eugenol) extravasado para a região periapical. Tendência frustrada de encapsulamento por tecido fibroso, circundado por intenso infiltrado inflamatório do tipo crônico (H.E. 80X e H.E. 150X, respectivamente).

HIDRÓXIDO DE CÁLCIO (CALEN) EM CASOS DE BIOPULPECTOMIA

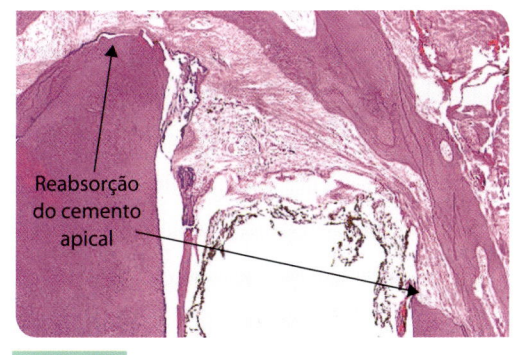

Figura 24.30
Corte histológico do ápice e periápice do caso mostrado na **FIGURA 24.29 B** evidenciando infiltrado inflamatório periapical do tipo crônico (setas) (H.E. 40X).

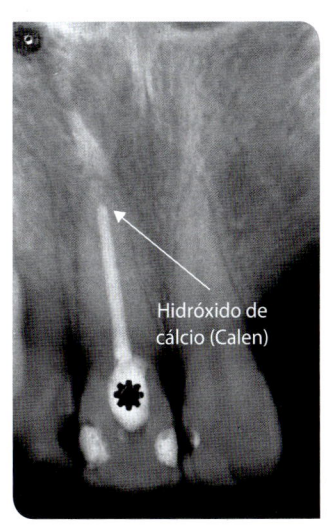

Figura 24.32
Radiografia para preservação do dente 11 de humano obtida 120 dias após a obturação do canal radicular (17/3/1972), com cimento à base de óxido de zinco e eugenol, mediante a técnica da condensação lateral ativa de cones de guta-percha, protegendo-se previamente o coto endoperiodontal com um tampão apical de hidróxido de cálcio (Calen). O caso foi considerado um sucesso radiográfico por cinco avaliadores que observaram ligamento periodontal normal com lâmina dura intacta.

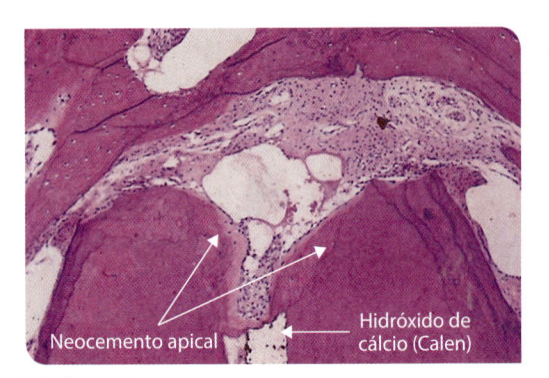

Figura 24.33
Corte histológico do dente 11, mostrado radiograficamente na FIGURA 24.32, evidenciando áreas de reabsorção do cemento apical, reparadas pela deposição de neoformação cementária, isolando o coto endoperiodontal que se apresenta com vitalidade e isento de células inflamatórias. Ligamento periodontal apical normal (H.E. 40X).

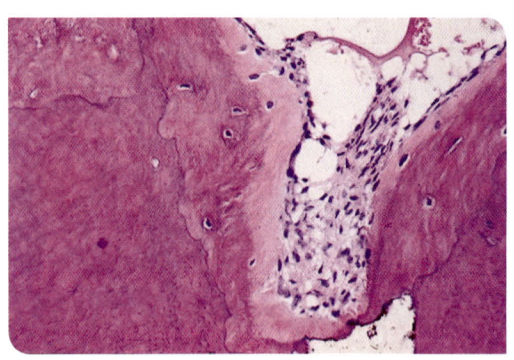

Figura 24.34
Ampliação da FIGURA 24.33, evidenciando coto endoperiodontal isento de células inflamatórias e deposição neocementária ao nível foraminal (H.E. 64X).

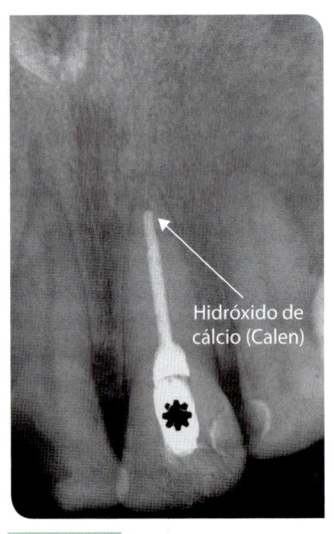

Figura 24.35
Radiografia para proservação do dente 21 de humano (31/1/1972) obtida 150 dias após a obturação do canal radicular, mediante técnica da condensação lateral ativa, com cimento Kerr Pulp Canal Sealer à base de óxido de zinco e eugenol, protegendo-se previamente o coto endoperiodontal com um tampão apical (*plug*) de hidróxido de cálcio (Calen).

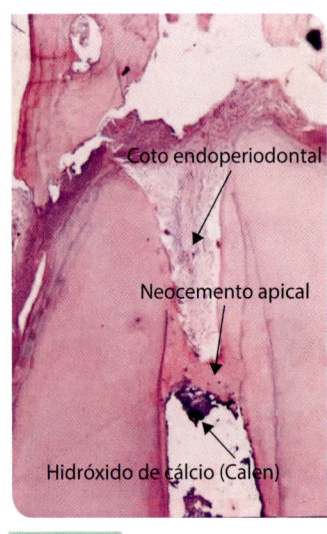

Figura 24.36
Corte histológico da região apical e periapical do dente 21, mostrado radiograficamente na FIGURA 24.35, evidenciando volumosa barreira de tecido mineralizado cementoide, isolando o coto endoperiodontal que se encontra isento de células inflamatórias (H.E. 40X).

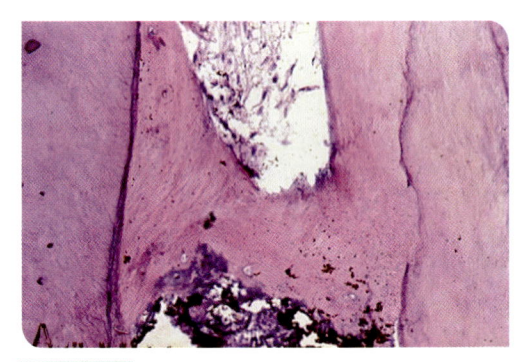

Figura 24.37
Ampliação da FIGURA 24.36, evidenciando extensa deposição de tecido mineralizado cementoide sobre o coto endoperiodontal (H.E. 100X).

Observação: as apicectomias realizadas para a obtenção das peças anatômicas contendo o ápice e periápice, envolvendo seres humanos e mostradas histologicamente nas figuras anteriores, foram efetuadas em 1973,[7] com a permissão e ciência dos pacientes por meio de autorização documentada assinada pelos mesmos e de acordo com o protocolo de Helsinki, Finlândia.

NECROPULPECTOMIAS I E II

Necropulpectomia I

Terminologia utilizada pelo autor deste capítulo para designar um tratamento de canais radiculares de dentes sem vitalidade pulpar (despulpados), casos de "necrose"/gangrena pulpar, com periodontite apical assintomática sem radiusluscência periapical, e dentes com vitalidade pulpar, porém com polpa macroscopicamente comprometida. Nesses casos, considerando-se que a infecção, quando presente, se restringe à luz do canal radicular, a recomendação do autor é realizar esse tratamento endodôntico em uma única sessão. Para tanto, o profissional já deverá ter adquirido os predicados técnicos que o habilite a essa prática, obtidos lentamente ao longo da experiência endodôntica diária. Se, por diversas razões, não for possível realizá-la em uma única sessão, para a manutenção do saneamento dos canais radiculares obtido no preparo biomecânico, o hidróxido de cálcio (Calen) é o produto ideal para mantê-lo nessas condições até uma próxima sessão, não tendo assim, um tempo mínimo para a finalização do procedimento.

Necropulpectomia II

Terminologia utilizada pelo autor deste trabalho para designar o tratamento de canais radiculares de dentes sem vitalidade pulpar (despulpados), com periodontite apical sintomática com ou sem radioluscência periapical, periodontite apical assintomática com radioluscência periapical, abscessos apicais agudos e crônicos, bem como retratamentos. Nesses casos, o controle da infecção é iniciado pela etapa operatória designada pelo autor deste capítulo de "neutralização do conteúdo séptico/tóxico" do canal radicular, no sentido coroa/ápice sem pressão (técnica de Oregon) (ver Capítulo 7); seguido do **preparo biomecânico** dos canais radiculares, em que, além do emprego simultâneo da instrumentação e de soluções bactericidas enérgicas, como a solução concentrada de hipoclorito de sódio a 2,5% (ver Capítulo 3), são realizados os já consagrados *cleaning & shaping* de Schilder[29] (limpando e modelando o canal radicular), o *Glide Path* (caminho pavimentado) de West[30] e o **batente apical**.[22]

Complementa-se o controle da infecção com o emprego do hidróxido de cálcio (Calen PMCC) como curativo de demora e sedimentando-o com a obturação o mais hermética possível do canal radicular, principalmente nos seus 6 mm apicais, considerados a **região crítica da endodontia técnico-biológica** nas necropulpectomias II.

Utilização do hidróxido de cálcio nas necropulpectomias

O hidróxido de cálcio é utilizado no controle da infecção da luz do canal radicular (**necropulpectomia I**) e na infecção tridimensional do sistema de canais radiculares (**necropulpectomia II**).

Controle da infecção no tratamento endodôntico de dentes com necrose/gangrena pulpar, com periodontite apical assintomática sem radioluscência periapical (necropulpectomia I)

A **necrose pulpar** é a morte da polpa, significando a cessação dos processos metabólicos desse órgão com a consequente perda de sua estrutura, bem como de suas defesas naturais.[31] A "necrose" asséptica da polpa é apenas um momento, pois, com a perda de suas defesas naturais,[31] ela é seguida pela invasão concomitante das bactérias, principalmente oriundas da cárie dental que atinge ainda hoje mais de 70% da população brasileira. A morte da polpa ("necrose"), seguida da invasão bacteriana, caracteriza a **gangrena pulpar**.

Uma vez vencidas as defesas naturais da polpa, dá-se o início do processo da gangrena pulpar, em que os microrganismos presentes são prevalentemente aeróbios que se multiplicam e proliferam rapidamente, desenvolvendo-se uma intensa atividade química na polpa. Nesse processo, haverá a liberação de enzimas importantes, como a colagenase, responsável pela destruição fibrilar a qual desempenha importante função na infecção dos tecidos moles.[32] A hialuronidase, a condroitinase, a hemolisina, a fosfatase ácida e ainda a nuclease que levam à desorganização e destruição da substância fundamental desse tecido, impedindo suas trocas metabólicas. Como resultado final dessa agressão microbiana, tem-se a gangrena pulpar que inicialmente mantém a infecção e seus produtos tóxicos limitados à luz do canal radicular, preservando ainda os tecidos vivos do sistema de canais radiculares, como ramificações, istmos, delta apical, coto endoperiodontal, sem determinar repercussões periapicais evidentes, caracterizando apenas uma **periodontite apical assintomaica**. Resultados de pesquisas histomicrobiológicas evidenciam que nesses casos de **gangrena pulpar** e **periodontite apical assintomática sem radioluscência periapical**, os microrganismos se apresentam em número reduzido[74] e restritos à luz do canal radicular e predominantemente constituídos por anaeróbios gram-positivos. Incluem-se também na necropulpectomia I os casos de **pulpites irreversíveis sintomáticas e assintomáticas, mas com a polpa evidenciando um aspecto macroscópico de comprometimento**.

Esses casos, quando submetidos ao tratamento endodôntico, denominam-se, por finalidade didática e simplificação acadêmica, **necropulpectomia I**.

Contudo, as implicações sistêmicas de ordem infecciosa, citadas constantemente em muitos casos reportados e de estudos controlados já publicados, realçam a importância e a responsabilidade profissional com relação à **saúde geral do paciente**, ao ter que se realizar um tratamento de canal radicular de dentes com necrose pulpar (gangrena) apresentando **periodontite apical assintomática com radioluscência periapical, periodontite apical sintomática com ou sem radioluscência periapical, abscessos agudos e crônicos** e, particularmente, em casos de **retratamentos.**

Esses tratamentos, também por finalidade didática, por simplificação acadêmica e com terminologia baseada no Glossário de Termos Endodônticos publicado e divulgado internacionalmente em 2012 pela American Association of Endodontics,[33] recebem, do autor deste capítulo, a denominação de **necropulpectomia II**.

Controle da infecção tridimensional do sistema de canais radiculares, no tratamento de dentes apresentando "necrose"/gangrena pulpar e periodontite apical assintomática com radioluscência periapical, periodontite apical sintomática com ou sem radioluscência periapical, abscessos agudos e crônicos e retratamentos (necropulpectomia II)

Na sequência são apresentados os aspectos histológicos, histopatopatológicos, histomicrobiológicos, anatômicos, eletrônicos/MEV e imunológicos que são observados no tratamento de canais radiculares de dentes classificados como necropulpectomia II.

Aspectos histológicos e histomicrobiológicos

A **periodontite apical assintomática com radioluscência periapical** é uma reação inflamatória orgânica, do tipo crônica, ocasionada por agentes etiológicos bacterianos localizados no sistema de canais radiculares de dentes com necrose (gangrena) pulpar (**infecção primária**). Como visto anteriormente, diante de um caso de infecção de baixa virulência, situada no sistema de canais radiculares e com as defesas orgânicas do indivíduo resistentes a essa infecção primária, tem-se como resposta do organismo uma reação inflamatória periapical do tipo crônica (tecido granulomatoso), isto é, uma alteração patológica periapical, denominada atualmente de **periodontite apical assintomática com radioluscência periapical**. Não sendo as alterações patológicas periapicais integrantes das ciências exatas, a invasão de microrganismos na massa dentinária (túbulos/canalículos dentinários, ramificações, canais laterais, colaterais, acessórios, deltas apicais, cementócitos do cemento apical e nas erosões apicais) não ocorre sempre de forma similar. A profundidade dessa penetração bacteriana depende de diversos fatores, entre eles, o grau da patologia pulpar e periapical e do tempo de instalação do processo infeccioso, como também do poder de penetrabilidade (propagação) da própria espécie bacteriana. Estudos realizados por Shovelton[34] mostraram que, nos casos de abscessos agudos (**sintomáticos**) considerados clinicamente um processo infeccioso recente, a penetração bacteriana era menor do que nos casos crônicos (periodontites apicais assintomáticas com radioluscência periapical). Em 47 dentes **com radioluscência periapical**, considerados processos infecciosos de longa duração, foram detectados microrganismos distribuídos nos túbulos dentinários em 74,5% dos casos. Nos casos de processos agudos, a invasão bacteriana foi suave e em apenas 47% dos dentes. Harran,[27] em 1984, utilizando metodologia específica para evidenciar a presença de microrganismos na massa dentinária de dentes humanos extraídos e que apresentavam radioluscência periapical, verificou que a penetração bacteriana era variável de acordo com o terço radicular analisado. No terço cervical, as bactérias invadiram 77% da espessura total dentinária, 41,5% no terço médio e no nível apical, 43% do volume total da estrutura dentinária (**FIG. 24.38**).

Almeida,[35] em 1993, avaliou histológica e histomicrobiologicamente, a reparação apical e periapical pós-tratamento de canais radiculares de dentes de cães apresentando **periodontite apical com radioluscência periapical** induzidas experimentalmente, utilizando 40 pré-molares superiores e inferiores. Confirmada a presença da radioluscência periapical, 45 a 60 dias após a fase inicial da indução experimental desta, os canais radiculares foram submetidos à duas técnicas de tratamento, objetivo principal da pesquisa. Porém, dada a importância da presença de bactérias na patogênese da radioluscência periapical,[36] cortes histomicrobiológicos foram obtidos do terço apical das raízes desses dentes cujos canais radiculares foram tratados, sendo estes corados pelo método de Brown e Brenn, correlacionando-os com cortes histológicos corados em H.E. e pelo método de cultura.

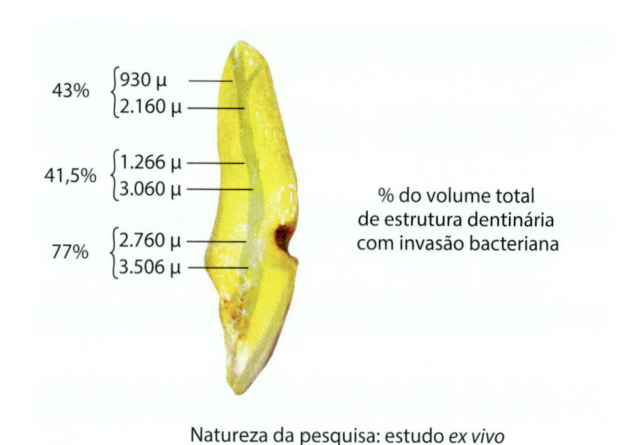

Figura 24.38

Penetração de microrganismos nos canalículos (túbulos) dentinários de dentes com periodontite apical assintomática com radioluscência periapical. *Fonte: Harran.*[27]

A **FIGURA 24.39 A** evidencia presença de bactérias que se propagaram da luz do canal radicular através dos túbulos dentinários atingindo o cemento apical que, por apresentar cementócitos, é uma estrutura porosa e, por ser essas células de forma estrelada e intercomunicantes, tomam todo o cemento apical. A **FIGURA 24.39 B** evidencia o cemento repleto de espaços (cementoplastos) com a presença desses microrganismos caracterizando uma **infecção extrarradicular**.

A **FIGURA 24.39** evidencia corte histomicrobiológico da raiz (coloração Brown e Breen), no seu terço apical, mostrando o trajeto percorrido pela propagação bacteriana, indo da luz do canal radicular em direção ao cemento apical, já reabsorvido. Esse corte evidencia a invasão de microrganismos

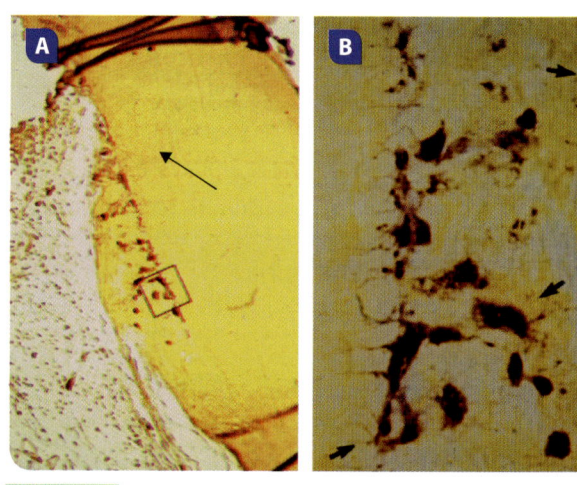

Figura 24.39

Infecção extrarradicular (6 mm apicais). **A.** Corte histomicrobiológico, evidenciando propagação bacteriana da luz do canal radicular (seta) atingindo o cemento apical (celular/poroso) destruindo os cementócitos, originando-se a infecção extrarradicular (Brown e Breen 24X). **B.** Ampliação da figura A (quadrado) evidenciando cementoplastos (setas), de forma estrelada, comprovando a infecção de todo o cemento apical (Brown e Breen 80X).

atingindo o cemento poroso apical, onde eles se resguardam da ação das defesas orgânicas por um mecanismo de autodefesa que é o **biofilme bacteriano apical** (**FIG. 24.40**).[37]

A região periapical, nesses casos, mostra uma radioluscência periapical que, no aspecto histopatológico, é um espaço aberto no osso alveolar, preenchido por uma reação orgânica periapical, de excelente defesa, constituída por um tecido denominado **granulomatoso** (**FIG. 24.41**). A **FIG. 24.42 A** mostra a presença de microrganismos na parede do canal radicular, em forma de biofilme (seta), e no cemento apical reabsorvido (cementoplastos), inacessíveis ao preparo biomecânico e das soluções irrigadoras, mesmo aquelas de elevado poder bactericida, utilizadas durante esse ato operatório, como as soluções concentradas de hipoclorito de sódio e as diferentes concentrações de cloridrato de clorexidina. A **FIGURA 24.42 B**, em maior aumento, mostra um grande número de microrganismos nos cementoplastos (espaços ocupados anteriormente pelos cementócitos) (seta) (coloração Brown e Breen).

Esses microrganismos são inacessíveis à instrumentação químico-mecânica (preparo biomecânico), não justificando o tratamento de canais radiculares de dentes com necrose (gangrena) pulpar, com periodontite apical assintomática com radioluscência periapical, periodontite apical sintomática com ou sem radioluscência periapical, abscessos agudos

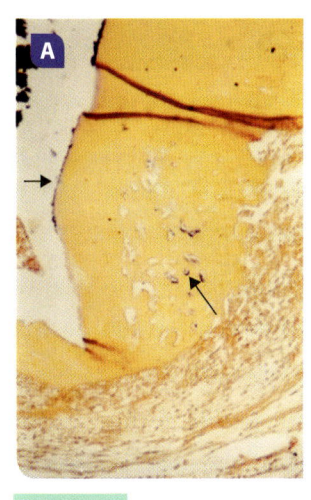

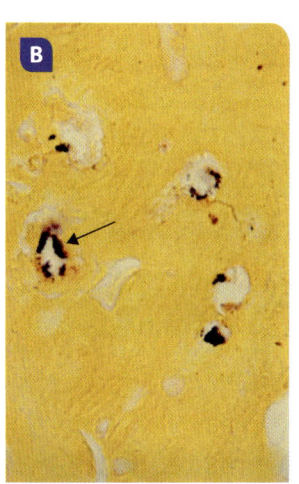

Figura 24.42

Infecção extrarradicular (6 mm apicais). **A.** Presença de microrganismos na parede do canal radicular, em forma de biofilme (seta) e no cemento apical reabsorvido. Cementoplastos (Brown e Breen 40X). **B.** Cementoplastos (setas) (Brown e Breen 80X).

e crônicos e retratamentos, em uma única sessão, por esta agir apenas na luz do canal radicular, e não agindo em toda a infecção tridimensional do sistema de canais radiculares, nesses casos.

O hidróxido de cálcio é a única substância biológica que, colocada na luz do canal radicular após o preparo biomecânico adequado e a remoção da *smear layer*/"lama dentinária", atingirão aqueles microrganismos sediados a distância, mediante a dissociação de íons cálcio e principalmente íons hidroxilas que neutralizarão o ambiente ácido da infecção e torná-lo impróprio à multiplicação e proliferação bacteriana, contribuindo para a reparação apical/periapical.

Aspectos anatômicos (biofilme bacteriano apical)

Nos processos periapicais crônicos de etiologia endodôntica, a **erosão do cemento apical** pode ser observada radiograficamente (**FIG. 24.43 A**) e por cortes histopatológicos (**FIG. 24.43 B**), como também pela microscopia eletrônica de varredura (MEV) (**FIG. 24.44**).[38] Nessa erosão do cemento apical, observa-se pelo MEV, a presença do biofilme bacteriano apical (**FIG. 24.45**), definido como uma grande conglomeração de bactérias aderidas a um substrato orgânico periapical (cemento e osso alveolar já reabsorvidos) ou inorgânico, circundada por uma substância gelatinosa que constitui uma verdadeira barreira à ação dos elementos de defesa orgânica situados na reação inflamatória periapical (tecido granulomatoso, rico em vasos sanguíneos e células de defesa orgânica como os neutrófilos e macrófagos). Esse revestimento polissacarídeo atua como uma verdadeira armadura, protegendo os microrganismos que vivem em comunidade no seu interior, da ação dos elementos de defesa orgânica e mesmo da ação de antibióticos quando prescritos sistemicamente.

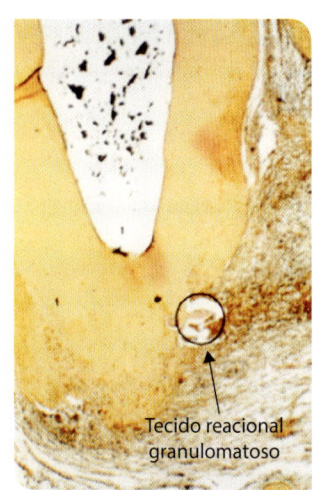

Figura 24.40

Reabsorção cementária apical (infecção extrarradicular). Microrganismos expostos à reação periapical, mas que se autoprotegem pelo biofilme bacteriano apical.

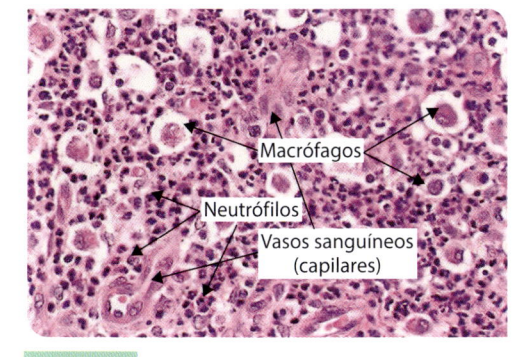

Figura 24.41

Tecido granulomatoso.

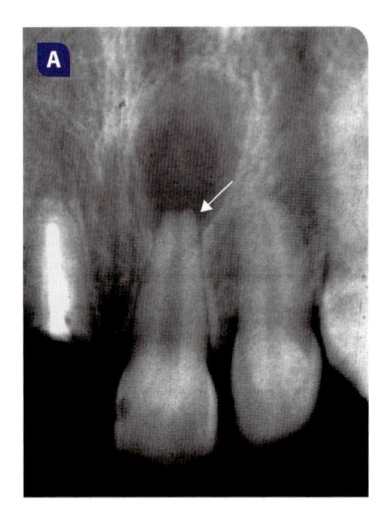

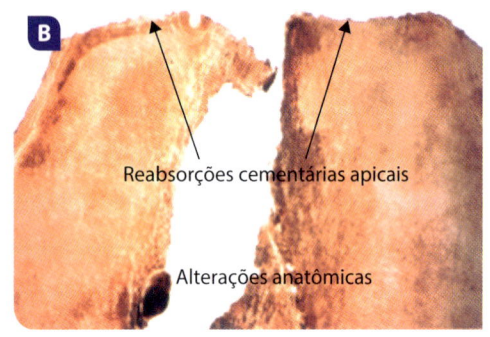

Com o objetivo de analisar pelo MEV ápices radiculares de dentes extraídos de humanos, **com necrose pulpar e radioluscência periapical**, Leonardo e colaboradores[38] observaram:

- Extensas áreas de erosão cementária apical, em 100% dos casos analisados;

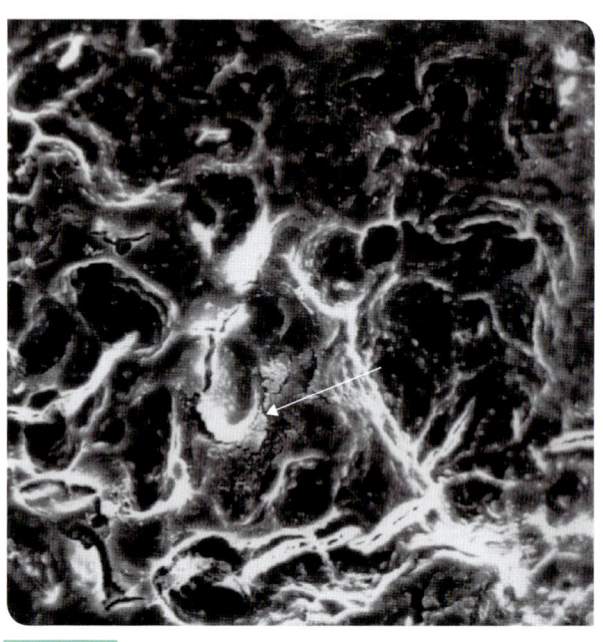

Figura 24.43
A. Radiografia para diagnóstico do dente 21 com diagnósticos clínico e radiográfico de periodontite apical assintomática com radioluscência periapical. Observa-se erosão apical (seta). **B.** Alterações anatômicas.

Figura 24.45
Biofilme bacteriano apical, no interior do qual milhões de microrganismos sobrevivem em comunidade (ZEISS – 2.000X).

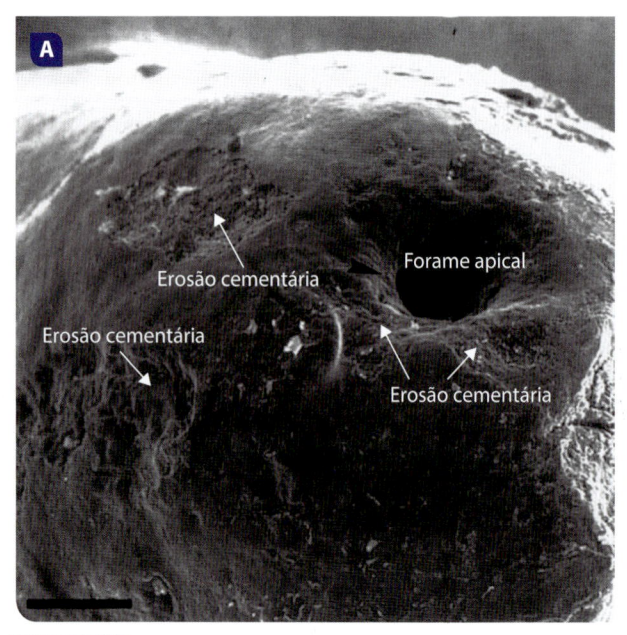

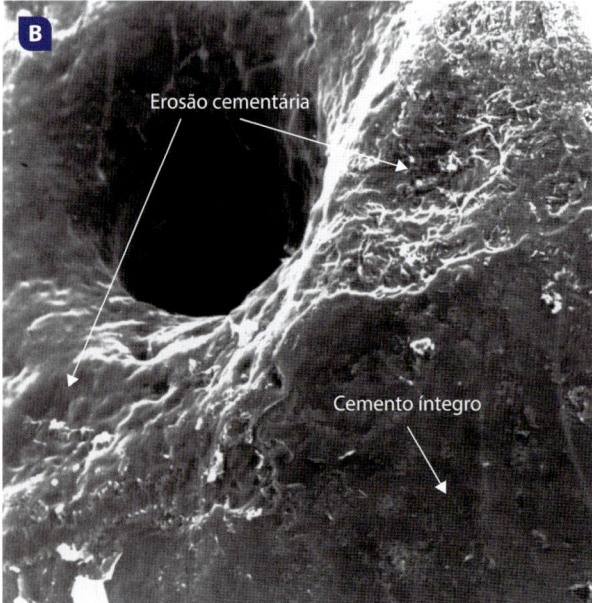

Figura 24.44
A. Fotomicrografia (MEV) do forame apical de dente humano com exame radiográfico evidenciando visível periodontite apical assintomática com radioluscência pariapical. Observam-se diferentes áreas de reabsorção do cemento apical, nas proximidades do forame apical (MEV 80X). **B.** Ampliação da figura A: fotomicrografia (MEV) do forame apical de dente de humano, com exame radiográfico mostrando periodontite apical com radioluscência periapical. Observam-se extensas áreas de reabsorção cementária próxima ao forame principal (ZEISS – 200X).

- Bactérias em forma de cocos, bacilos e filamentosas que se mostravam nos morfotipos mais frequentemente encontrados em associação com cocobacilos e cocofilamentosos;
- Em todos os casos, o biofilme bacteriano apical era observado na superfície externa do cemento apical reabsorvido;
- Nos casos de dentes com necrose pulpar, sem radioluscência periapical, assintomáticos, não havia microrganismos no ápice e nos tecidos periapicais (**FIG. 24.46**).

Em um trabalho de pesquisa, realizado por Leonardo e colaboradores,[38] foi analisada também a região apical, próxima ao forame principal, em casos de dentes de humanos que, ao exame radiográfico, mostrava extensa **radioluscência periapical**. As fotomicrografias são apresentadas a seguir, evidenciando a presença de milhões de microrganismos que vivem em comunidade no interior do biofilme bacteriano apical. Esses microrganismos deverão ser "inativados" para que esse tratamento obtenha sucesso. O hidróxido de cálcio é a substância ideal para tal finalidade, pois os íons hidroxilas

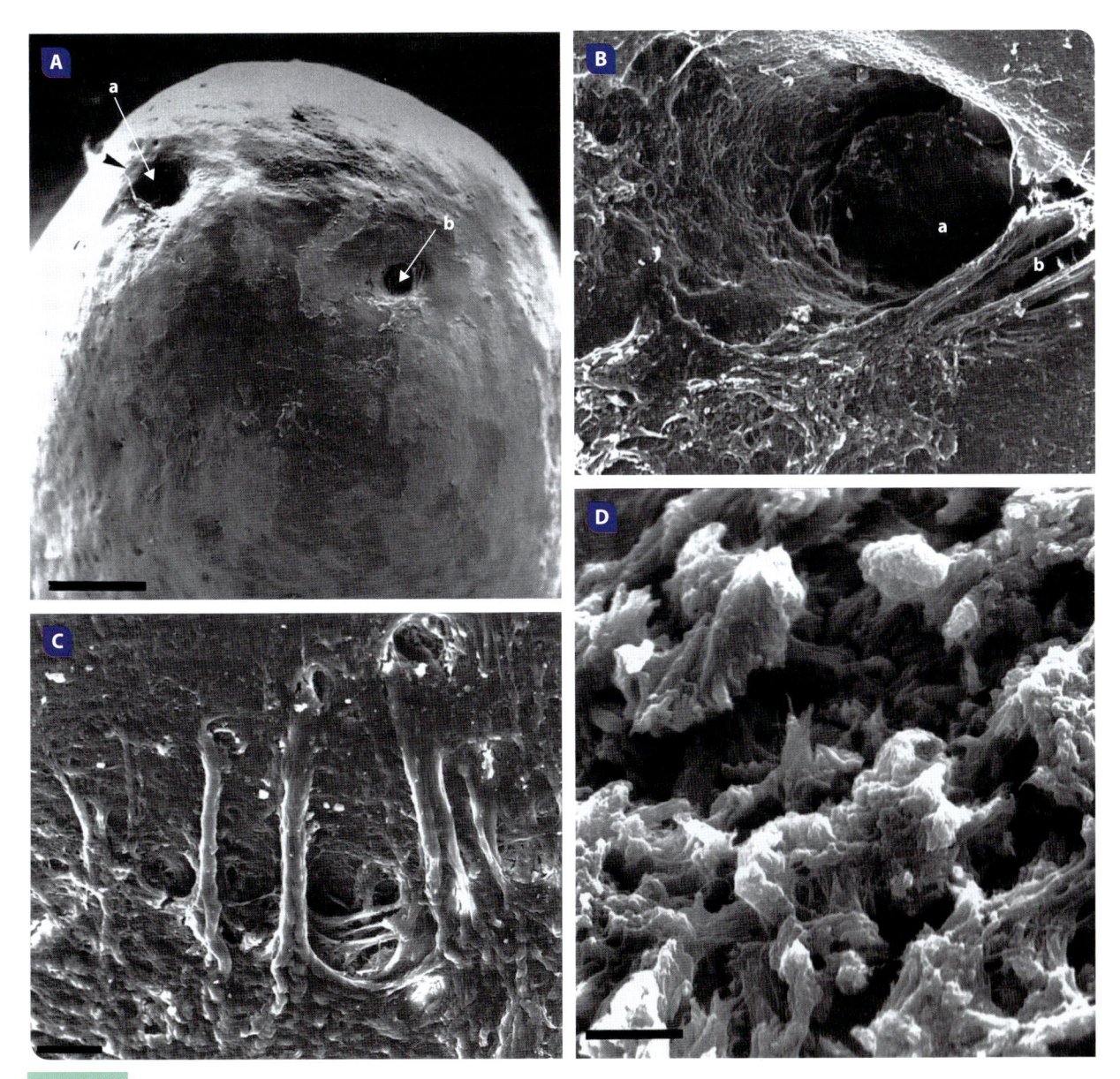

Figura 24.46
A. Ápice radicular de dente de humano, com necrose pulpar (gangrena) sem radioluscência periapical, avaliado pelo MEV, demonstrando aspectos anatômicos de normalidade. Não foram observadas áreas de cemento radicular reabsorvido. Ausência de microrganismos. **a.** Forame principal (seta). **b.** Foramina (seta) (MEV 29X). **B.** Ampliação da figura A evidenciando, por meio do MEV, aspectos anatômicos normais do forame principal (**a**). Observa-se a presença de fibras colágenas (**b**) recobrindo toda a superfície do cemento foraminal. Não há áreas de cemento exposto. Ausência de microrganismos. (MEV 200X). **C.** Ampliação da figura B, evidenciando por meio do MEV, presença de fibras colágenas recobrindo toda a superfície do cemento foraminal. Não há áreas de cemento exposto. Ausência de microrganismos (MEV 500X). **D.** Ampliação da figura B, evidenciando por meio do MEV, entrelaçamento de fibras colágenas recobrindo o cemento foraminal com ausência de microrganismos. Superfície apical com entrelaçamento das fibras colágenas (MEV 3.000X).

desse produto, penetrando através dos canalículos de nutrição do biofilme, atingirão o interior deste, alcalinizando-o, ou mesmo neutralizando a acidez do meio, tornando-o impróprio à sobrevivência bacteriana (**FIGS. 24.47** a **24.51**).

Os estudos de pesquisa em dentes com **periodontite apical assintomática com radioluscência periapical, periodontite apical sintomática com ou sem radioluscência periapical, abscessos agudos e crônicos** e **casos de retratamentos** evidenciaram a presença de nichos bacterianos nas erosões (crateras) cementárias apicais, consideradas também áreas inacessíveis à instrumentação (preparo biomecânico/químico-mecânico) do canal radicular principal, demonstrando

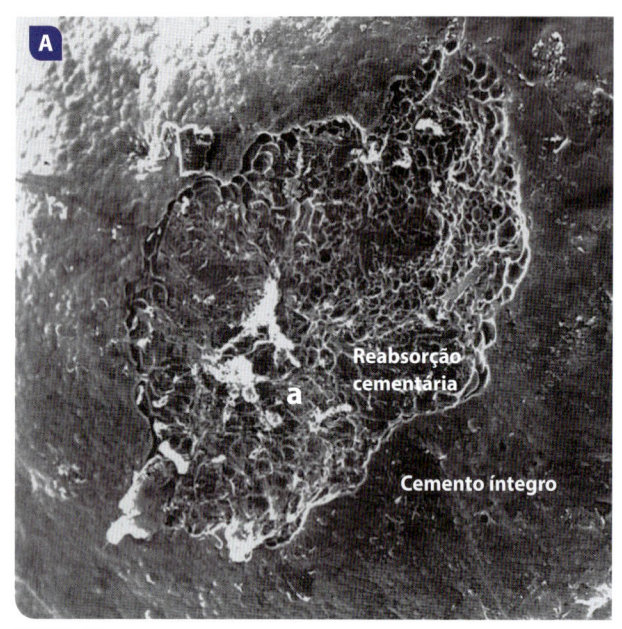

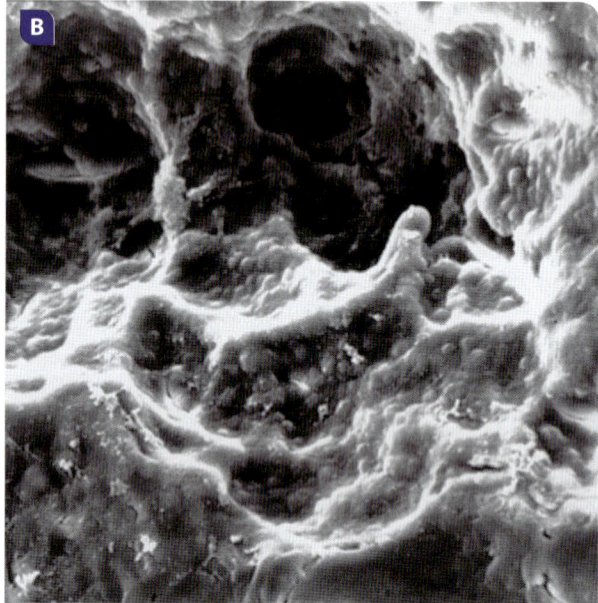

Figura 24.47
A. Na região assinalada pela letra **a**, evidenciando zona de reabsorção cementária, próxima ao forame principal, em dentes com radioluscência periapical (ZEISS – 500X). B. Ampliação da mesma região analisada na Figura A evidenciando biofilme apical com microrganismos em forma de cocos, localizados nas crateras apicais. Região assinalada pela letra **a** na Figura A (ZEISS – 1.400X).

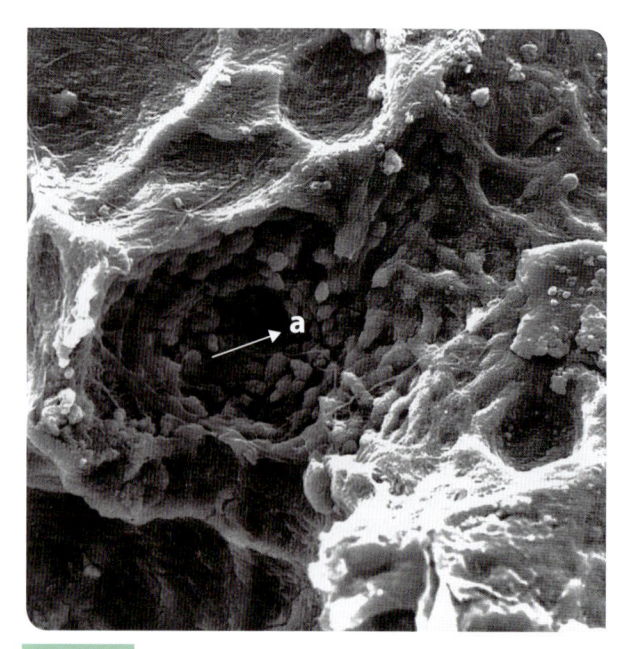

Figura 24.48
Diferentes morfotipos bacterianos, localizados no interior do biofilme apical, nas superfícies reabsorvidas do cemento, na região assinalada pela letra **a** (seta), na **FIGURA 24.47 A** (ZEISS – 2.000X).

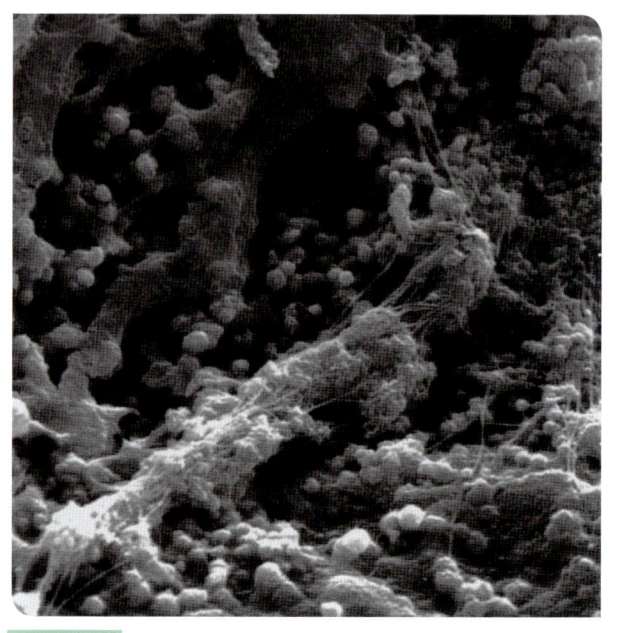

Figura 24.49
Diferentes morfotipos bacterianos, principalmente cocos, na superfície do cemento apical reabsorvido (ZEISS – 2.000X).

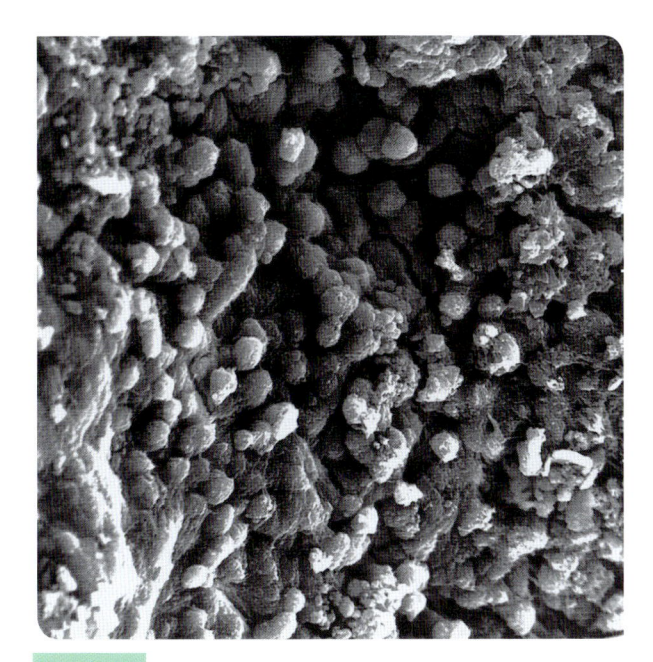

Figura 24.50
Presença de cocos no interior do biofilme apical (ZEISS – 3.000X).

que há necessidade, nesses casos, de mais um ato operatório clínico complementar, como é o uso do **hidróxido de cálcio**. Esse produto é recomendado como curativo de demora para que ele possa atingir áreas inacessíveis mecanicamente por meio da dissociação de seus íons hidroxilas principalmente, que neutralizarão o ambiente ácido da reabsorção do cemento apical, auxiliando no controle da infecção e, desse modo, na regressão dessa reabsorção e na reparação apical e periapical pós-tratamento endodôntico. Os microrganismos sediados no interior do **biofilme apical** se nutrem através dos seus canalículos de nutrição. É através desses canalículos que os íons hidroxilas penetram no interior do biofilme, neutralizando ou mesmo alcalinizando o ambiente ácido dessa região, tornando-o um ambiente neutro ou alcalino, o que inviabiliza os microrganismos aí sediados.

Aspectos de citotoxicidade e resposta imunológica

Os microrganismos gram-negativos, além de terem diferentes fatores de virulência e gerarem produtos e subprodutos tóxicos aos tecidos apicais e periapicais, contêm em sua membrana celular superficial a endotoxina ou LPS bacteriano (**FIG. 24.52**).[39] Esse conhecimento é particularmente importante no tratamento de canais radiculares de **dentes sem vitalidade pulpar sintomáticos e com radioluscência periapical**, uma vez que a endotoxina, substância de natureza lipopolissacarídica (LPS), é liberada durante a multiplicação ou a morte bacteriana, exercendo uma série de efeitos biológicos importantes que levam a uma reação inflamatória **com grande intensidade de dor** e rapidez na evolução do edema (em casos de *flare up*, por exemplo), como também induzindo a reabsorção óssea e cementária.[40-43]

A endotoxina de bactérias vivas ou mortas, íntegras ou em fragmentos, desencadeia a liberação de um grande número de mediadores químicos inflamatórios bioativos ou citocinas, como o fator de necrose tumoral (TNF), a interleucina-1, a interleucina-6, interleucina-8, o α-interferon e as prostaglandinas.

A endotoxina atua também como um potente indutor da produção de óxido nítrico (NO).[44]

O **LPS bacteriano** ativa o fator de Hageman (fator XII da cascata da coagulação), que apresenta um efeito letal em animais, principalmente no homem, induzindo febre, ativando o sistema complemento, ativando também o ciclo de

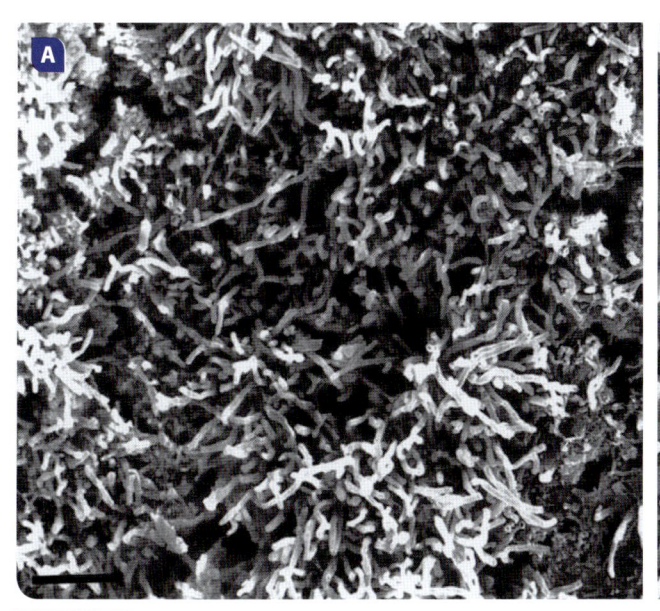

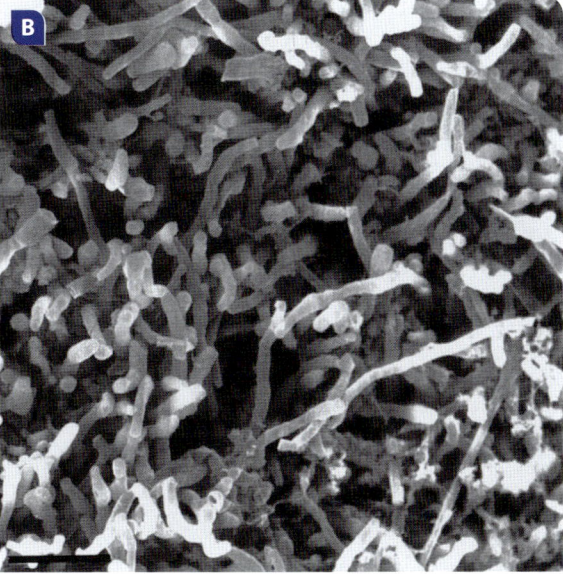

Figura 24.51
A. Presença de bacilos e filamentosos no interior do biofilme apical (ZEISS – 1.150X). **B.** Ampliação da figura A com presença de filamentosos (ZEISS – 3.000X).

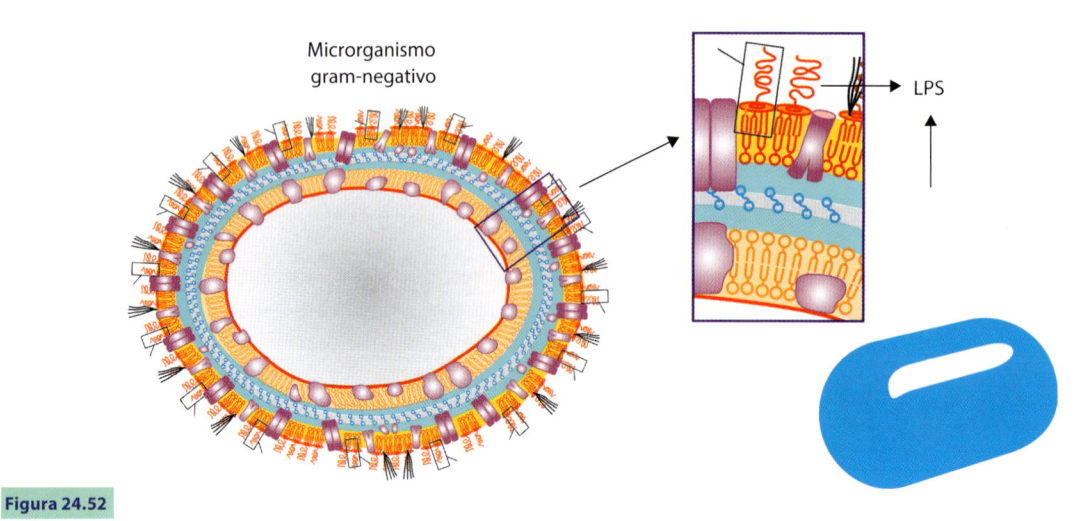

Figura 24.52
Desenho esquemático evidenciando o LPS na membrana celular superficial do anaeróbio gram-negativo (seta).

metabolismo do ácido aracdônico, sendo mitogênico para os linfócitos B, provocando a degranulação de mastócitos e ativando os macrófagos que liberarão uma série de mediadores químicos;[45] entre eles, mediadores responsáveis pela **potencialização da dor**.

A endotoxina é constituía por três regiões estruturais: a cadeia lateral "O" (região externa), responsável pela ativação da resposta imunológica do indivíduo; o lípide A (região interna) responsável pela citotoxicidade; e a porção central (região do "Core") (**FIGS. 24.53 a 24.56**).[39]

Assim, nos dias atuais, a terapêutica a ser adotada nos casos de tratamento de canais radiculares de **dentes sem vitalidade pulpar, com periodontite apical, sintomáticos não deve ter como objetivo apenas destruir as bactérias, mas também "inativar" (detoxificar)** a endotoxina e desenvolver técnicas de tratamento que atinjam esse objetivo.

Silva e colaboradores,[46] em 2002, avaliaram *in vivo* o efeito da endotoxina associada ou não ao hidróxido de cálcio sobre os tecidos apicais e periapicais de dentes de cães por meio de avaliações histopatológicas. Eles concluíram que o **hidróxido de cálcio** foi capaz de inativar os efeitos tóxicos da **endotoxina bacteriana**.

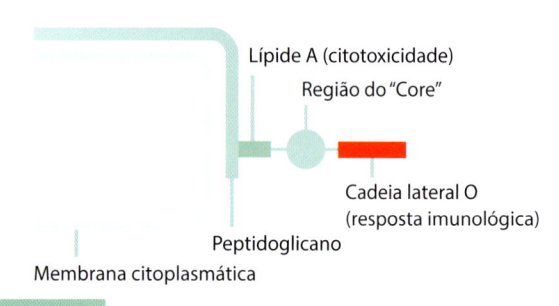

Figura 24.54
Endotoxinas – lípide A.

Figura 24.55
Endotoxinas – cadeia lateral O.

Figura 24.56
Natureza da periodontite apical sintomática com radioluscência periapical.

Figura 24.53
Desenho esquemático evidenciando as regiões estruturais da endotoxina.
Fonte: Leonardo e colaboradores.[39]

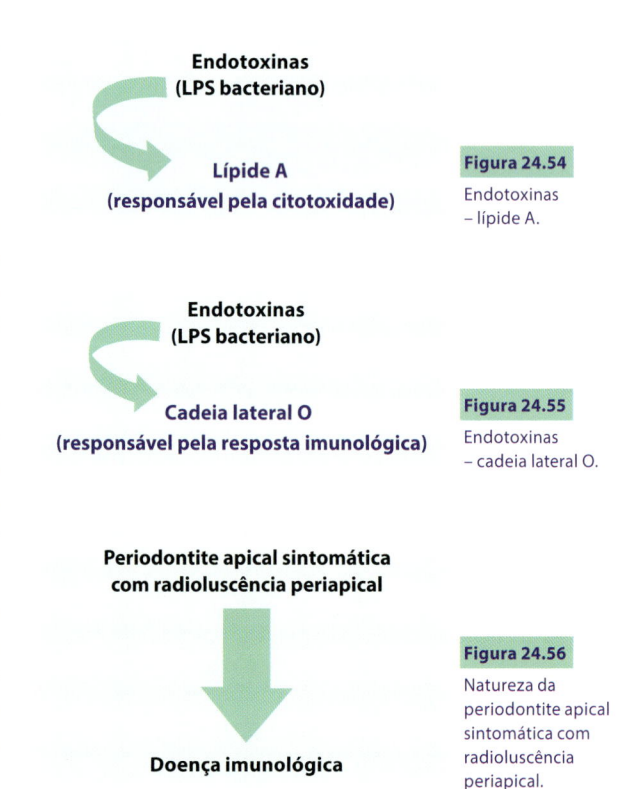

Leonardo e colaboradores,[22] em 1993, avaliaram o efeito do Calen usado como curativo de demora no tratamento de canais radiculares de cães com rizogênese incompleta e com radioluscência periapical (**FIG. 24.57**).

Marinho e colaboradores, em 2015,[40] sugerem que o uso do hidróxido de cálcio como medicação tópica intracanal é benéfico na detoxificação da endotoxina.

De acordo com os aspectos anteriormente citados e profundamente analisados como anatômicos, histológicos, patológicos, histopatológicos, histomicrobiológicos, eletrônicos pelo MEV, e imunológicos, a preocupação da endodontia

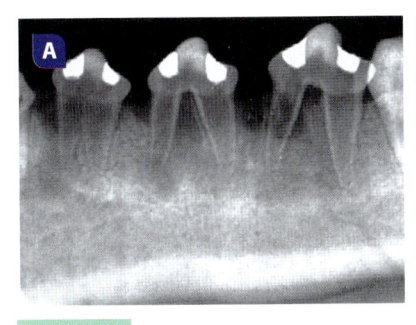

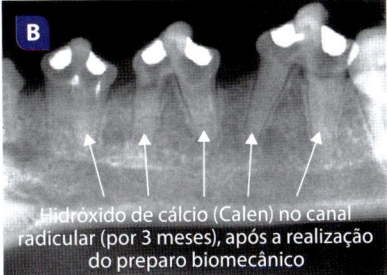

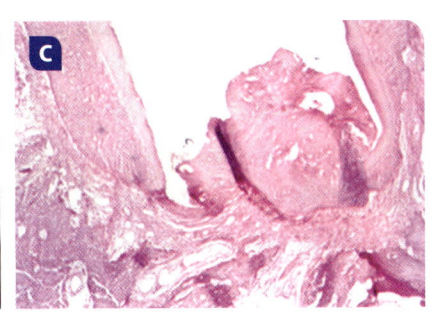

Figura 24.57

A. Radiografia periapical, mostrando pré-molares inferiores de cães com rizogênese incompleta e radioluscência periapical (induzida experimentalmente). Observam-se também lesões periodontais. **B.** Radiografia de controle pós-operatório (proservação) (187 dias) mostrando completo reparo das radioluscências periapicais, com nova formação óssea. Observa-se também a reparação das lesões periodontais. **C.** Corte histológico da região apical e periapical do dente mostrado pela seta na **FIGURA 24.57 B**. Observa-se o completo selamento apical por tecido neocementário. O ligamento periodontal apical foi reorganizado (H.E. 80X).

Fonte: Leonardo e colaboradores.[18]

atual com relação à reparação das **alterações patológicas periapicais e, principalmente, com respeito à saúde geral do paciente**, quando do tratamento de canais radiculares de dentes com necrose (gangrena) pulpar, com periodontite apical assintomática com radioluscência periapical, periodontite apical sintomática com ou sem radiolucência periapical, com abscesso apical agudo e/ou crônico, e nos casos de retratamentos (necropulpectomia II), passou a ser a busca de uma substância antibacteriana com propriedades que atuassem sobre as endotoxinas e ainda com ações anti-inflamatória, antiexsudativa, dissolvente de restos necróticos orgânicos que favorecesse a limpeza das anfractuosidades do sistema de canais e também com ação indutora de formação de tecido mineralizado, devolvendo, assim, a integridade dos tecidos apicais e periapicais pós-tratamento endodôntico. O hidróxido de cálcio é a única substância biológica que apresenta todas essas propriedades, quando usada como um complemento para o controle da infecção tridimensional do sistema de canais radiculares e empregada após os atos operatórios que admitem a sua aplicação.

É indiscutível que uma das finalidades do tratamento endodôntico de dentes sem vitalidade pulpar e com periodontite apical sintomática com ou sem radioluscência periapical, periodontite apical assintomática com radioluscência periapical, abcessos agudos e crônicos, assim como nos retratamentos é o controle da infecção tridimensional de todo o sistema de canais radiculares já comprovado por muitos trabalhos de pesquisa publicados nas mais importantes revistas da área. Esse objetivo é alcançado por meio de técnicas que ofereçam, inicialmente, uma neutralização do conteúdo séptico/tóxico do canal radicular no sentido coroa/ápice sem pressão, como a técnica de Oregon (ver Capítulo 7), mediante a realização do preparo denominado *Glide Path*, com a correta execução do preparo biomecânico, obtendo-se, consequentemente, o *cleaning and shaping*, assim como, por meio da confecção do batente apical, barreira apical que servirá de anteparo para evitar as sobreobturações, complementadas pelo emprego do hidróxido de cálcio como curativo de demora. Somente com os atos operatórios anteriores à aplicação do hidróxido de cálcio, utilizado quando se realiza o tratamento em uma única sessão, é impossível de se controlar toda a infecção tridimensional do sistema de canais radiculares, nesses casos. O controle dessa infecção somente será possível com a complementação antibacteriana pela ação já comprovada do hidróxido de cálcio, utilizando-o como medicação tópica entre sessões.

Detoxificação ("neutralização") das endotoxinas/LPS bacteriano

As **endotoxinas (LPS bacteriano)**, constituintes da parede celular dos anaeróbios gram-negativos, predominantes na microbiota de dentes sem vitalidade pulpar, com ou sem radioluscência periapical, sintomáticos ou assintomáticos, as quais, quando levadas para a região periapical podem determinar, sob o ponto de vista clínico, dor pós-operatória, chegando mesmo a provocar o chamado abscesso *flare up*, responsável por uma dor insuportável, com edema de evolução rápida e com reflexo decisivo no conceito do profissional, pois esse processo agudo, provocado, ocorre imediatamente após o tratamento endodôntico. No aspecto sistêmico, LPS bacteriano pode exercer uma série de efeitos biológicos[47] ativando o fator de Hageman. O fator XII da cascata de coagulação apresenta efeito letal em animais, principalmente no homem, induzindo febre, ativando o sistema complemento, ativando o ciclo do metabolismo do ácido aracdônico, sendo mitogênico para os linfócitos B, provocando degranulação de mastócitos e ativando os macrófagos que liberarão uma série de mediadores químicos.[47] Os dentes sintomáticos apresentam maiores níveis de endotoxinas do que os assintomáticos. Dentes com radioluscência periapical apresentam maior concentração de endotoxinas do que os sem radioluscência.[48]

Até o presente momento, os estudos comprovam que o **hidroxido de cálcio é a única substância biológica**, não irritante, capaz de inativar o LPS bacteriano sendo também um produto altamente ativo sobre os anaeróbios gram-negativos. Assim, o **Calen PMCC** é o produto recomendado pelo autor deste capítulo como curativo de demora, usado como um complemento no controle da infecção tridimensional do sistema de canais radiculares no tratamento endodôntico de dentes sem vitalidade pulpar, com ou sem radioluscência periapical, sintomáticos ou assintomáticos (necropulpectomia II).

Utilização do hidróxido de cálcio nos tratamentos denominados necropulpectomia II

Necropulpectomia II é indicada para o tratamento do sistema de canais radiculares de dentes sem vitalidade pulpar com periodontite apical sintomática com ou sem radioluscência periapical, periodontite apical assintomática com radioluscência periapical, abscesso agudo e/ou crônico e casos de retratamentos.

As comprovações laboratoriais das propriedades físico-químicas do Calen, tornando-o de fácil aplicação clínica, além de suas propriedades biológicas extensivamente estudadas como sua elevada atividade antibacteriana agindo à distância pela sua dissociação iônica através dos túbulos dentinários. A sua biocompatibilidade e o seu elevado poder de indução de tecido mineralizado tornaram esse produto à base de hidróxido de cálcio de grande utilidade clínica. Dessa forma, diante de uma imensa casuística, muitas vezes, aplicado mesmo em casos de prognóstico duvidoso (**FIGS. 24.58** a **24.60**), o Calen passou a ser de uso rotineiro pelos profissionais que seguem uma **endodontia técnico-biológica**.

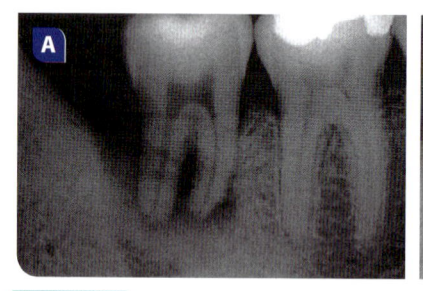

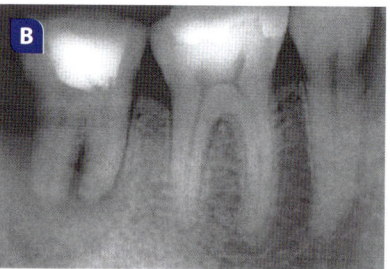

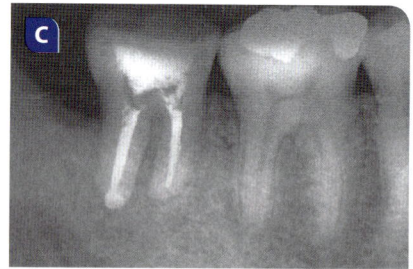

Figura 24.58

A. Radiografia periapical para diagnóstico do dente 46 evidenciando radioluscência periapical com envolvimento periodontal. **B.** Radiografia periapical evidenciando a aplicação do Calen, com extravasamento periapical, usado como curativo de demora. **C.** Radiografia de preservação (1 ano e 2 meses após o tratamento), evidenciando completa reparação da radioluscência periapical e da lesão periodontal. Observa-se a indução do tecido ósseo recompondo o espaço periodontal.

Imagens gentilmente cedidas pelo Dr. Guilherme Rothier Wachsolz.

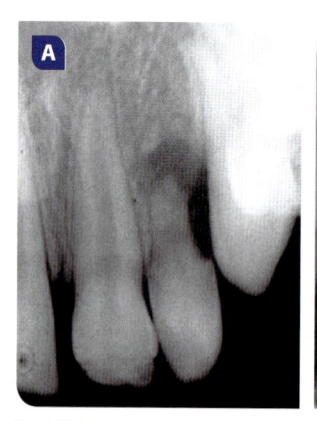

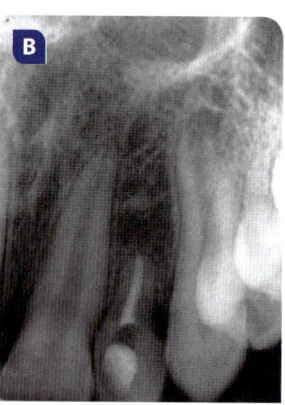

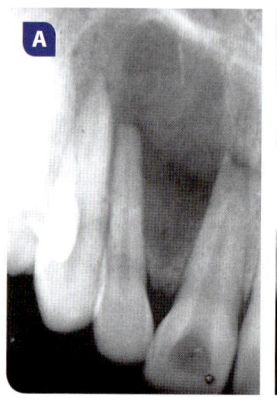

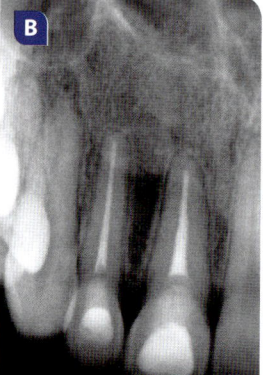

Figura 24.59

A. Radiografia periapical para diagnóstico do dente 12 evidenciando extensa lesão endoperiodontal. Nos casos de tratamentos endodônticos considerados especiais, com prognóstico desfavorável, podem ser necessárias duas ou três trocas de Calen, com tempo de l4 dias (2 semanas) cada uma, usado como curativo de demora. Na maioria dos casos, rotineiros, o tempo mínimo de 14 dias será o suficiente para que esse produto desempenhe todas as suas propriedades como curativo de demora. **B.** Radiografia de preservação (2 anos) evidenciando reparação da radioluscência periapical e endoperiodontal. No citado caso, foram realizadas três trocas bimensais da pasta Calen, empregada como curativo de demora e, após, foi realizada a obturação do canal radicular. Observa-se a indução de tecido ósseo recompondo a perda óssea periodontal.

Imagens gentilmente cedidas pelo Dr. Paulo Tadeu da Silva.

Figura 24.60

A. Radiografia para diagnóstico dos dentes 11 e 12 evidenciando extensa radioluscência periapical. Observa-se a reabsorção do cemento apical nos dois dentes e afastamento das raízes em função da lesão. O tratamento indicado foi necropulpectomia II com duas trocas de Calen a cada 14 dias para posterior obturação dos canais radiculares. **B.** Radiografia de preservação (2 anos) evidenciando completa reparação da radioluscência periapical e restabelecimento das condições anatômicas normais da região. Observa-se a reposição dos ápices radiculares na posição original (memória fisiológica/ortodôntica).

Imagens gentilmente cedidas pela Dra. Téssie Maria P. Reschini.

RETRATAMENTOS

Ocorrem em casos de tratamento endodôntico prévio malsucedido que exige, então um novo tratamento. Geralmente, os retratamentos apresentam o canal radicular parcialmente obturado **com** ou **sem radioluscência periapical**.

Nos casos de retratamentos assintomáticos, a microbiota é prevalentemente constituída por anaeróbios gram-positivos. Com o decorrer do tempo, "[...] a presença concomitante de anaeróbios facultativos que se nutrem do oxigênio do meio, deixam o ambiente propício para os anaeróbios gram-negativos estritos".[49] Esses microrganismos, **estressados** pelo mau tratamento anterior, como também, **invasivos e altamente resistentes**, podem determinar quadros clínicos graves após esse ato operatório. Durante a desobturação, esses microrganismos, seus produtos e subprodutos situados na porção não obturada do canal radicular, se levados para região periapical, determinarão um pós-operatório altamente doloroso.

Esses microrganismos são resistentes ao próprio hidróxido de cálcio, razão pela qual a este é associado uma porção residual de p-monoclorofenol canforado (Calen PMCC).

De acordo com Zuolo,[50] os retratamentos representam hoje 70% das atividades de um especialista da área.

Os casos de retratamentos em dentes **com radioluscência periapical** são enquadrados como necropulpectomia II, devendo ser aplicados a eles todos os princípios e os cuidados já observados anteriormente.

Os casos de retratamentos em dentes sintomáticos decorrem de tratamento endodôntico prévio malsucedido. **Por que sintomático?** Esses casos, em geral, apresentam o canal radicular parcialmente obturado, razão do aparecimento da **radioluscência periapical** e que, diante de um problema sistêmico que determine a queda da resistência orgânica, às vezes muitos anos após o referido mau tratamento, embora assintomático nesse período, ocorre espontaneamente a agudização do processo crônico periapical (**radioluscência periapical**). Esse é o denominado **abscesso apical fênix**.

Utilização do hidróxido de cálcio no controle da infecção tridimensional (infecção secundária) no retratamento endodôntico de dentes com canais radiculares parcialmente obturados, consequentes de um tratamento prévio malsucedido

Nos **retratamentos**, duas situações clínicas devem ser consideradas para o sucesso dessa terapia, principalmente com relação ao combate à dor e à prevenção de consequências sistêmicas:

- Dentes com canais radiculares parcialmente obturados, consequentes de um tratamento prévio malsucedido, assintomáticos com ou sem radioluscência periapical que são dependentes do tempo decorrido do processo infeccioso, da virulência bacteriana e também das condições orgânicas do paciente. O tratamento malsucedido resulta em uma infecção secundária com microbiota predominantemente constituída por anaeróbios gram-positivos estritos que, ao consumirem o oxigênio do meio, torna-o um *habitat* ideal para os anaeróbios gram-negativos;

- Dentes com canais radiculares parcialmente obturados consequentes de um tratamento prévio malsucedido, sintomáticos, com radioluscência periapical. Esses casos são os chamados abscessos fênix e ocorrem espontaneamente anos após a realização do mau tratamento endodôntico. Eles ocorrem, muitas vezes, pela queda da resistência orgânica do indivíduo. Para esses casos, como medicação sistêmica o antibiótico de escolha é a associação amoxicilina + clavulonato de potássio. Trata-se de uma infecção secundária com microbiota predominantemente constituída por anaeróbios gram-negativos.

Nas duas situações anteriores, os microrganismos da microbiota peculiar de cada caso se apresentam altamente estressados pelo mau tratamento endodôntico prévio, tornando-se muito invasivos e bastante resistentes ao retratamento, como exemplifica a resistência ao próprio **hidróxido de cálcio**. Nessas condições, um acidente infeccioso durante o retratamento, como uma falha na neutralização do conteúdo séptico/tóxico da porção não obturada do canal radicular, em casos de canais parcialmente obturados, pode determinar quadros clínicos graves, ensejando **graves repercussões sistêmicas**.

Em virtude da resistência bacteriana ao hidróxido de cálcio, nesses casos, recomenda-se sua associação ao p-monoclorofenol canforado (Calen PMCC).

Uma substância, para ser empregada como curativo de demora, em casos de necropulpectomia II (retratamentos), deve apresentar propriedade bactericida e ser inócua aos tecidos periapicais. O PMCC, embora altamente efetivo como bactericida, principalmente sobre os aeróbios gram-positivos, dependendo de sua concentração, pode ser um potente agente citotóxico. Gurgel[51] estudou o potencial irritante desse produto em suas diversas concentrações, verificando que, das misturas analisadas, a que apresentava titulação-padrão e que não apresentava cristais livres de p-monoclorofenol foi a mistura na proporção de 2,5:7,5, isto é, quando empregando 2,5 partes de p-monoclorofenol para 7,5 partes de cânfora. Estudos realizados por Gallegos e colaboradores[52] mostraram que a mistura p-monoclorofenol canforado, na concentração 2,5:7,5, foi a que ofereceu o menor potencial de agressividade. Essa mistura p-monoclorofenol canforado, na concentração 2,5:7,5, foi, então, incorporada ao Calen, dando origem ao **Calen PMCC**, cuja fórmula é apresentada no **QUADRO 24.10**, também comercializada pela SS White (Artigos Dentários – Rio de Janeiro, Brasil) (**FIG. 24.61**).

Quadro 24.10
Fórmula do Calen PMCC

Hidróxido de cálcio P.A.	2,5 g
Óxido de zinco	0,5 g
Colofônia	0,05 g
Polietilenoglicol 400	1,75 mL
PMCC (2,5:7,5)	0,15 mL

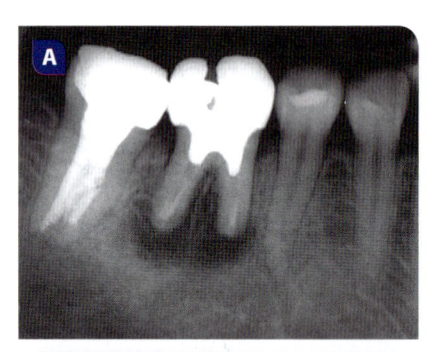

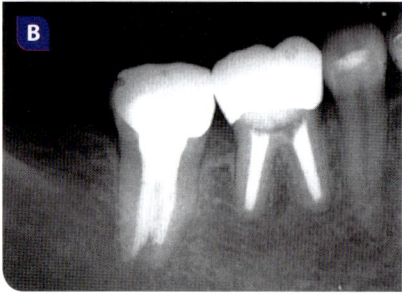

Figura 24.61
Retratamento. **A.** Radiografia para diagnóstico do dente 46 evidenciando obturação parcial dos canais radiculares e extensa radioluscência periapical. Clinicamente, foi observada presença de fístula e obtida a informação da realização de uma cirurgia paraendodôntica prévia. **B.** Após retratamento com o emprego do Calen PMCC como curativo de demora, a radiografia de preservação (2 anos) evidenciou a completa reparação periapical, podendo ser constatada a presença de lâmina dura.

Imagem gentilmente cedida pelo Dr. Vicente G. do N. Rocha.

OUTRAS APLICAÇÕES DO HIDRÓXIDO DE CÁLCIO (CALEN)

Ação hemostática

Nos casos de **biopulpectomias**, pode ocorrer uma hemorragia durante a instrumentação do canal radicular. Esse acontecimento ocorre por duas razões:

1. Erro na realização da odontometria, acarretando uma remoção parcial da polpa radicular. Remanescentes pulpares podem determinar uma hemorragia persistente;
2. Ainda por erro na realização da odontometria, uma hemorragia oriunda dos tecidos periapicais é a consequência de uma sobreinstrumentação.

Após removida a causa, corrigir a odontometria e remoção do remanescente pulpar, a ação hemostática determinada pelo Calen, ocorrerá:

- Pela própria alcalinidade do produto;
- Pela sua ação adstringente;
- Pela impermeabilização das paredes dos capilares (formação de pontes de proteinato de cálcio junto às células endoteliais dos capilares sanguíneos);
- Pela própria ação mecânica de tamponamento, proporcionada pelo veículo viscoso (polietilenoglicol "400") constituinte da fórmula do Calen.

Observação: o resultado da ação hemostática é observada em poucos minutos.

Ação antiálgica

O hidróxido de cálcio não "combate" a dor, mas a previne, isto é, evita que ela ocorra.

A ação antiálgica do hidróxido de cálcio ocorre pelas seguintes razões:

- Sua ação adstringente;
- Sua ação higroscópica;
- Inibição da liberação da fosfolipase A2;
- Inibição da liberação das prostaglandinas.

POSTERGAÇÃO DO TRATAMENTO ENDODÔNTICO PARA UMA SESSÃO SEGUINTE COM USO DE HIDRÓXIDO DE CÁLCIO (CALEN)

O tratamento de canal radicular, apesar do grande avanço tecnológico observado na especialidade nos últimos anos, não é uma tarefa de fácil realização. Assim, muitas vezes, depara-se com algumas dificuldades técnicas e/ou anatômicas que parecem ser intransponíveis. Nesse momento, após muitas tentativas para superá-las, um adiamento para recomeçar o caso no dia seguinte é bastante recomendável.

A expressão inglesa *day after* (o dia seguinte), nesses casos, é de muita ajuda, pois as dificuldades, que eram intransponíveis, podem, no dia seguinte, ser vencidas, tudo ficando mais claro. A postergação ou adiamento do tratamento de uma sessão para uma sessão seguinte, pela rápida colocação do Calen nos canais radiculares, é uma solução bastante útil e eficaz.

CURATIVO DE DEMORA COM A UTILIZAÇÃO DAS PASTAS CALEN OU CALEN PMCC

Protocolo de uso – Calen (indicações)

A. Como curativo de demora (aplicação tópica intracanal radicular entre sessões de tratamento) nas **biopulpectomias**:

- Para manter as condições de esterilidade do canal radicular até uma próxima sessão de tratamento, na impossibilidade de obturá-lo em sessão única;
- Para evitar dor pós-operatória, em casos de sobreinstrumentação, por erro de odontometria;
- Para evitar dor pós-operatória consequente do emprego de soluções irrigadoras, medicamentos não compatíveis biologicamente;
- Para tratamento de perfurações acidentais do assoalho da câmara pulpar, por exemplo, para posterior utilização do mineral trióxido agregado (MTA);
- Para casos de reabsorção interna;
- Para postergar a sequência do tratamento de canal radicular para uma próxima sessão.

B. **Como curativo expectante bimensal (aplicação tópica intracanal radicular entre sessões de tratamento):**
- No tratamento de canais radiculares de dentes com rizogênese incompleta com o objetivo de apicificação;
- Na necropulpectomia I: como "curativo de demora", para manter as condições de "saneamento" do canal radicular obtido pela ação do preparo biomecânico, até uma próxima sessão de tratamento, na impossibilidade de obturá-lo em sessão única.

C. **Como curativo de demora (aplicação tópica intracanal radicular entre sessão de tratamento) na necropulpectomia II:**
- Como um complemento indispensável ao controle da infecção tridimensional do sistema de canais radiculares de dentes sem vitalidade pulpar com periodontite apical sintomática sem ou com radioluscência periapical, periodontite apical assintomática com radioluscência periapical e abscessos agudos e crônicos. Nesses casos, o controle da infecção é iniciado pela neutralização do conteúdo séptico/tóxico do canal e pela ação antibacteriana do adequado preparo biomecânico e complementado com o hidróxido de cálcio (PMCC);
- Para casos de retratamentos (infecções secundárias);
- Para caso de radioluscência periapical refratária ao tratamento endodôntico convencional;
- Para aplicação direta, em casos de fístulas persistentes ao tratamento endodôntico convencional;
- Para casos de exsudato excessivo persistente, após removida a causa determinante.

CURATIVO DE DEMORA E/OU EXPECTANTE COM A UTILIZAÇÃO DAS PASTAS CALEN E/OU CALEN PMCC – PROTOCOLO DE USO

Concluído o preparo biomecânico abrangendo a realização do *Glide Path* que envolve a aplicação do princípio *cleaning & shaping* (limpando e modelando) de Schilder e, consequentemente, a confecção do batente apical, como também a irrigação, sucção e inundação dos canais radiculares com a solução irrigadora indicada para o caso (solução de hipoclorito de sódio). Essa solução deve ser usada na concentração biologicamente compatível com o caso sob tratamento e por um período mínimo de 30 minutos para que todas as suas propriedades se efetivem; realiza-se a secagem com pontas de papel absorvente esterilizadas. Segue-se a aplicação do EDTA, por 3 minutos, sob constante agitação com o instrumento Memória, ou com uso do ultrassom, com o objetivo de remover a *smear layer* (lama dentinária, camada residual). A solução de EDTA deve ser removida e neutralizada por meio de nova irrigação/sucção, empregando-se a mesma solução irrigadora já selecionada para o caso e, depois, os canais deverão ser secos com pontas de papel absorvente esterilizadas. A aplicação do EDTA ou do ultrassom, expõe os túbulos dentinários, ramificações, laterais, etc. do sistema de canais radiculares, favorecendo a difusão dos íons hidroxilas e íons Ca^{++} da pasta **Calen** ou **Calen PMCC**, a fim de atingir os microrganismos que escaparam à ação do preparo biomecânico nos casos de **necropulpectomias II** e **retratamentos**.

A aplicação das pastas Calen/Calen PMCC é realizada por meio de uma seringa especial, com êmbolo rosqueável (seringa mL – SS White – Artigos dentários Ltda.– Rio de Janeiro, Brasil) (**FIG. 24.62**) e com a agulha longa 27G (Septoject XL da Septodont – França) (**FIG. 24.63**). Essa agulha é siliconada e tem um diâmetro interno 35% maior do que as

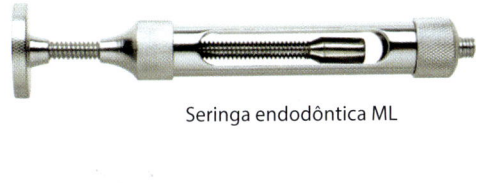

Seringa endodôntica ML

Agulha Septoject XL – 27G (Septodont)

Figura 24.62
Seringa e agulha utilizada para aplicação das pastas Calen/Calen PMCC.

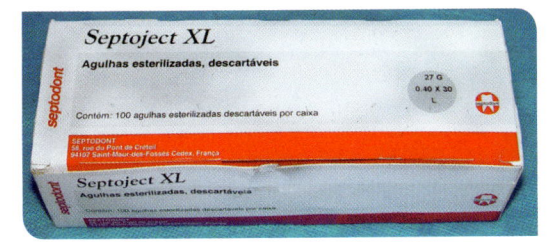

Figura 24.63
Caixa de agulhas Septoject XL – 27G Long da Septodont (França).

agulhas 27G de outras procedências comerciais, favorecendo a passagem das pastas.

Estando os canais radiculares em condições para receber a pasta, preparam-se a seringa e agulha para iniciar a operação:

- Após rosquear a agulha Septoject XL, 27G Long (Septodont) no bico rosqueável da parte inferior da seringa ML, delimitar na agulha o comprimento real de trabalho (CRT), com o tope de silicone (FIG. 24.64);
- Mantendo a seringa ML na posição vertical, com a agulha rosqueada na parte inferior, levar o tubete de glicerina que acompanha o *kit* ao corpo da seringa de forma a ajustá-lo perfeitamente na agulha;
- O êmbolo de borracha do interior do tubete de glicerina deve ser comprimido nesse momento, com o cabo do espelho, para que a glicerina possa fluir pelo interior da agulha (FIG. 24.65, lubrificando-o e favorecendo a passagem posterior da pasta. Em seguida, o tubete de glicerina deve ser removido da seringa ML e nela deve ser colocado o tubete contendo a pasta Calen/Calen PMCC), ainda a mantendo na posição vertical (FIG. 24.66). A parte rosqueável da seringa ML deve ser levada ao corpo desta, nele ajustada e, a seguir, rosqueada até que a pasta comece a fluir (FIGS. 24.67 e 24.68). Nesse momento, a agulha é levada ao canal radicular. Para que a pasta continue a fluir, deve-se voltar a rosquear a parte rosqueável da seringa ML, ainda com a agulha no interior do canal, quando este é progressivamente preenchido, até que se observe o refluxo da pasta no nível da câmara pulpar (FIG. 24.69).

Observação: nos casos de tratamentos de dentes sem vitalidade pulpar com periodontite apical sintomática, periodontite apical assintomática com radioluscência periapical, abscessos agudos e crônicos, com radioluscência periapical, (necropulpectomia II), durante o preenchimento do

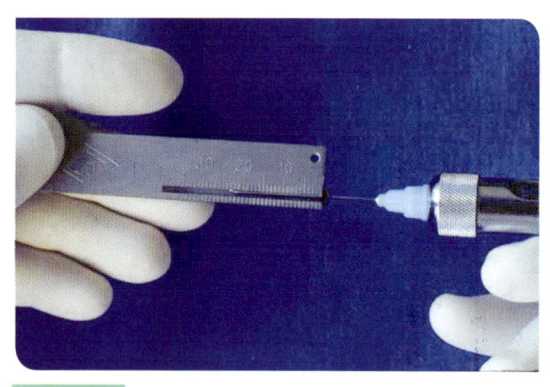

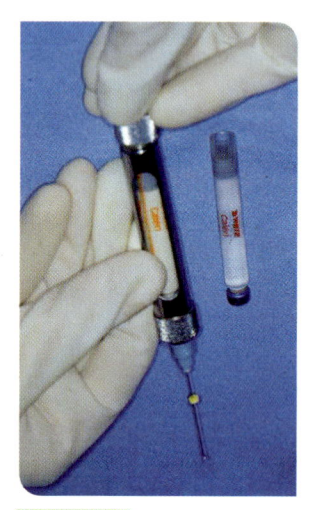

Figura 24.66
Tubo contendo a pasta Calen PMCC sendo levado à seringa e, em seguida, rosqueamento da parte rosqueável da seringa metálica no corpo da seringa ML.

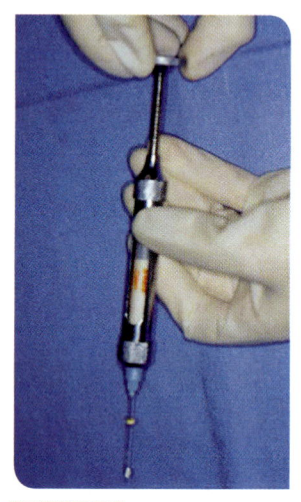

Figura 24.67
Após a parte rosqueável da seringa ser levada e ajustada a ela, fazer o rosqueamento até que a pasta comece a fluir.

Figura 24.64
Delimitanto na agulha Septoject XL – 27G Long o CRT com tope de silicone/borracha.

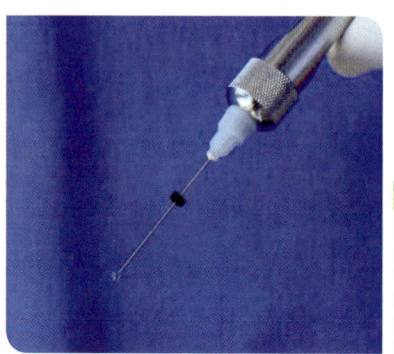

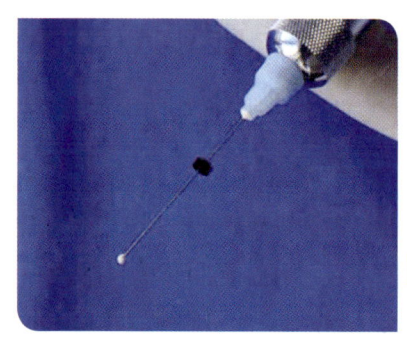

Figura 24.68
Pasta Calen PMCC fluindo pela agulha.

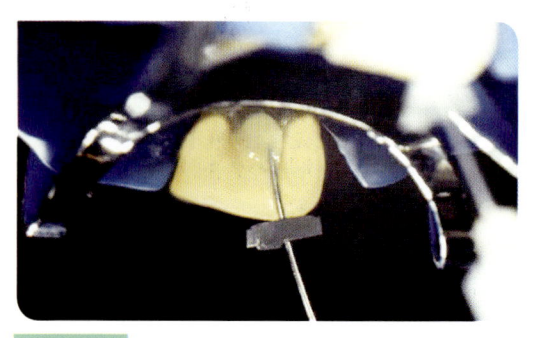

Figura 24.65
Glicerina fluindo pelo interior da agulha, lubrificando-o e favorecendo a passagem posterior da pasta Calen/Calen PMCC.

Figura 24.69
Refluxo da pasta na câmara pulpar.

canal radicular com a pasta, a agulha deverá ser mantida inicialmente no CRT a fim de ocasionar um pequeno extravasamento da pasta para a região periapical e, assim, atingir o biofilme bacteriano apical, situado nas reabsorções cementárias apicais.

Observado o refluxo da pasta, remove-se o excesso da mesma no nível da câmara pulpar, com bolinhas de algodão esterilizadas e, finalmente, comprime-se uma delas na entrada do canal radicular (FIG. 24.70).

Faz-se o selamento provisório, em dentes anteriores e posteriores com os produtos comerciais, Cimpat, Coltosol ou Lumicom, complementado com cimento à base de ionômero de vidro (FIG. 24.71).

É recomendável fazer uma radiografia periapical para confirmar o preenchimento total do canal radicular e, nos casos de **radioluscência periapical**, o pequeno extravasamento da pasta (FIG. 24.72).

O curativo de demora deverá ser mantido no canal radicular pelo tempo necessário (mínimo de 14 dias e máximo de 2 meses) até a próxima sessão, quando deverá ser removido por uma nova irrigação com ação hidrodinâmica, por meio de irrigação copiosa da solução de hipoclorito de sódio com concentração indicada e com a movimentação mecânica da seringa de irrigação (movimentos de vaivém) até a remoção total da pasta. O EDTA é recomendado para ser usado depois, para a remoção da *smear layer*. As **FIGURAS 24.73** a **24.76** ilustram as afirmações anteriores.

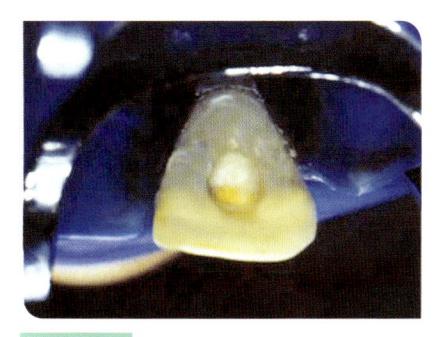

Figura 24.70
Remoção do excesso da pasta com bolinhas de algodão esterilizadas e, finalmente, comprimir uma delas na entrada do canal radicular.

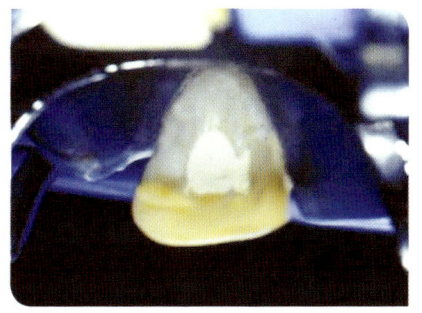

Figura 24.71
Selamento provisório.

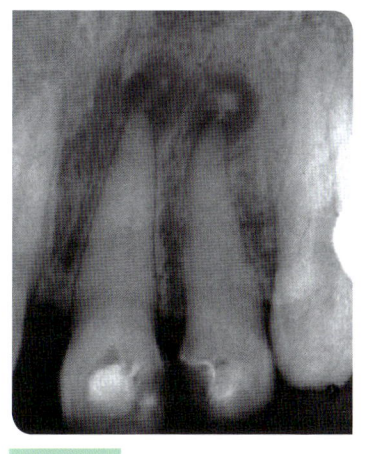

Figura 24.72
Exame radiográfico para constatar o preenchimento do canal radicular e o pequeno extravasamento da pasta Calen PMCC na região periapical.

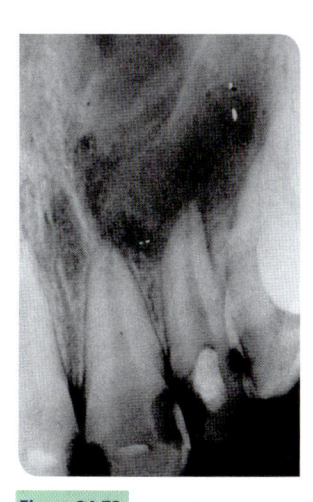

Figura 24.73
Radiografia inicial evidenciando extensa radioluscência periapical.

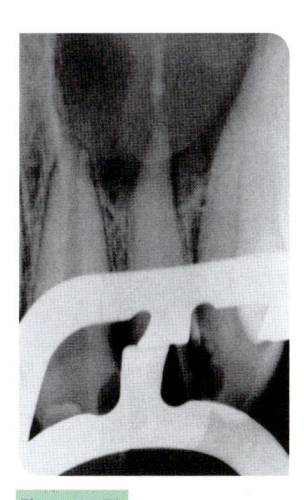

Figura 24.74
Extravasamento na região periapical (Calen PMCC).

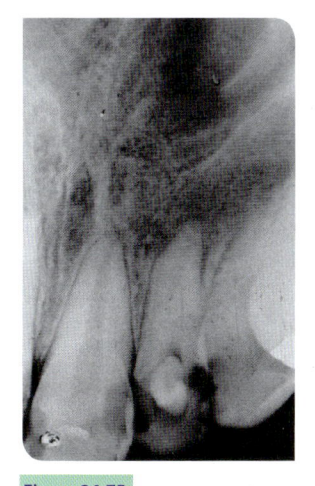

Figura 24.75
Preservação em 6 meses.
Observação: o paciente, embora com recomendação para retornar em 14 dias, só retornou 6 meses depois, quando se optou pela obturação do canal radicular. Observa-se a redução da radioluscência periapical.

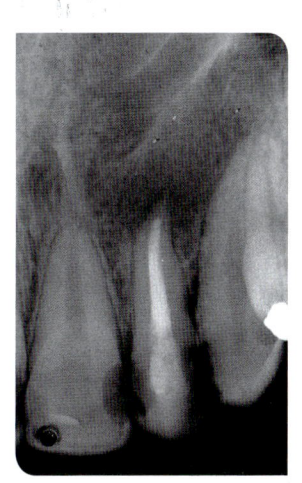

Figura 24.76
Radiografia final. Obturação do canal radicular.
Imagem gentilmente cedida pela Profa. Dra. Juliane Maria Guerreiro-Tanomaru.

REFERÊNCIAS

1. Schein B, Schilder H. Endotoxin content in endodontically involved teeth. J Endod. 1975;1(1):19-21.

2. Maisto OA. Endodoncia. Buenos Aires: Mundi; 1975.

3. Rhoner A. Calxyl als wurzefullungsmsmaterial nach pulpextirpation. Schwetz Mschr Zahrheiilkd. 1940;50:903-48.

4. Holland R, Souza V, Milanezi LA. Resposta do coto pulpar e tecidos periapicais a algumas pastas empregadas na obturação dos canais radiculares. Arq Cent Est Fac Odont UFMG. 1974;8(2):189-97.

5. Holland R, Souza U, Russo MC. Healing process after root canal therapy in immature human teeth. Rev Fac Odontol Aracatuba. 1973;2(2):269-79.

6. Holland R, Souza V, Nery MJ, Bernabe PF, Mello W, Otoboni Filho JA. Apical hard-tissue deposition in adult teeth of monkeys with use of calcium hydroxide. Aust Dent J. 1980;25(4):189-92.

7. Leonardo MR. Contribuição para a reparação apical e periapical pós-tratamento de canais radiculares [tese]. Araraquara: Faculdade de Farmácia e Odontologia de Araraquara; 1973.

8. Stromberg T. Wound healing after total pulpectomy in dogs. A comparative study between root fillings with calcium hydroxide, dibasic calcium phosphate and gutta percha. Odontol Revy. 1969;20(2):147-63.

9. Laws AJ. Condensed calcium hydroxide root filling partial pulpectomy. N Z Dent J. 1971;67(309):161-8.

10. Leonardo MR, Araujo CH, Mendes AJD. Contribuição para o emprego de pastas à base de hidróxido de cálcio na obturação de canais radiculares. Estudo de propriedades físicas, químicas e biológicas. Parte I. Rev Fac Farm Odont Araraquara. 1976;10(1):125-135.

11. Narita MA. A clinical pathological study on vital pulpotomy with pastes containing calcium hydroxide and iodoform. J Endod. 1977;3:471.

12. Russo Mde C, Holland R, Nery RS. Periapical tissue reaction of deciduous teeth to some root canal filling materials. Histological study in dog. Rev Fac Odontol Aracatuba. 1976;5(1-2):163-77.

13. Chawla HS. Apical closure in a nonvital permanent tooth using one. Ca(OH)2 dressing. ASDC J Dent Child. 1986;53(1):44-7.

14. Holland R, Souza V, Nery MJ, Mello W, Bernabé PFE. Root canal treatment with calcium hydroxide effect of vehicle oily or a water soluble vehicle. Rev Odont UNESP. 1983;12(1-2):16.

15. Holland R, de Souza V. Ability of a new calcium hydroxide root canal filling material to induce hard tissue formation. J Endod. 1985;11(12):535-43.

16. Leonardo MR, Holland R. Healing process after vital pulp extirpation and immediate root canal filling with calcium hydroxide. Histological study in human teeth. Rev Fac Odontol Aracatuba. 1974;3(2):159-69.

17. Laws AJ. Calcium hydroxide as a possible root filling material. N Z Dent J. 1962;58:199-215.

18. Cesar CAS. Estudo comparativo da resposta do tecido conectivo subcutâneo de rato ao implante de tubos de dentina, obturados parcialmente e completados comm diferentes misturas de hidróxido de cálcio [tese]. Araraquara: Faculdade de Odontologia de Araraquara; 1980.

19. Maisto AO, Capurro MA. Obturación de conductos radiculares con hidróxido de calcio: yodoformio. Rev Asoc Odont Arg. 1964;52(5):167-73.

20. Mauricio CV. Estudo histopatológco do tecido subcutâneo de rato ao implante de pastas à base de hidróxido de cálcio, contidas em tubos de dentina humana [dissertação]. Araraquara: Faculdade de Odontologia de Araraquara; 1980.

21. Benatti Neto C. Tratamento de perfurações radiculares com pastas de hidróxido de cálcio e iodofórmio: estudo histológico em dentes de cães [tese]. Baurú: Faculdade de Odontologia de Baurú; 1984.

22. Leonardo MR, da Silva LA, Leonardo Rde T, Utrilla LS, Assed S. Histological evaluation of therapy using a calcium hydroxide dressing for teeth with incompletely foramed apices and periapical lesions. J Endod. 1993;19(7):348-52.

23. Leonardo MR, Bezerra da Silva LA, Utrilla LS, Leonardo Rde T, Consolaro A. Effect of dressing on repair and apical bridging of teeth with incomplete root formation. Endod Dent Traumatol. 1993;9(1):25-30.

24. Leonardo MR, Utrilla LS, Assed S, Silva LAB da. Avaliação histopatológica dos tecidos apicais e periapicais de dentes de cães após biopulpectomia e utilização de diferentes curativos de demora. Rev Bras Odont. 1996;53(5):14-9.

25. Nelson-Filho P, Leonardo MR, Silva LA, Assed S. Radiographic evaluation of the effect of endotoxin (LPS) plus calcium hydroxide on apical and periapical tissues of dog. J Endod. 2002;28(10):694-6.

26. Curso antagônico: adesivos dentinários ou o hidróxido de cálcio no capeamento pulpar. 25. Congresso Internacional de Odontologia de São Paulo; 2007; São Paulo. São Paulo: CIOSP; 2007.

27. Harran E. Perspectivas da irrigação e aspiração em elementos dentários. 2. Congresso Paulista de Endodontia; 1984; São Paulo. São Paulo: CPE; 1984.

28. Assed S, Bezerra da Silva LA. Pulpotomia. In: Leonardo MR. Endodontia: tratamento de canais radiculares. 2. ed. São Paulo: Artes Médicas; 2008.

29. Schilder H. Cleaning and shaping the root canal. Dent Clin N Amer. 1974;18(2):269-96.

30. West, J. The endodontic glidepath: secret to rotary safety. Dentistry Today. 2010:29(9):86-8, 90-344.

31. Kuttler Y. Endodoncia práctica. México: Alpha; 1961.

32. Krepel CJ, Gohr CM, Edmiston CE Jr, Farmer SG. Anaerobic pathogenesis:Collagenase production by Peptostreptococcus magnus and its relationship to site of infection. J Infect Dis. 1991;163(5):1148-50.

33. American Association of Endodontics. Glossary of endodontic terms. Chicago: AAE; 2012.

34. Shovelton DS. The presence and distribution of microorganisms within non-vital teeth. Br Dent J. 1964;117(3):101-7.

35. Almeida WA. Diferentes técnicas de tratamento de canais radiculares de dentes de cães com lesão periapical induzida: estudo radiográfico e histopatológico [dissertação]. Araraquara: Facaculdade de Odontologia de Araraquara; 1993.

36. Kakehashi S, Stanley HR, Fitzgerald RJ. The effects of surgical exposures of dental pulps in germs-free and conventional laboratory rats. Oral Surg Oral Med Oral Pathol. 1965;20:340-9.

37. Siqueira JF Jr, Rôças IN, Ricucci D, Hülsmann M. Causes and management of post-treatment apical periodontitis. Br Dent J. 2014;216(6):305-12.

38. Leonardo MR, Rossi MA, Silva LA, Ito IY, Bonifácio KC. EM evaluation of bacterial biofilm and microorganisms on the apical external root surface of human teeth. J Endod. 2002;28(12):815-8.

39. Leonardo MR, Silva RA, Assed S, Nelson-Filho P. Importance of bacterial endotoxin (LPS) in endodontics. J Appl Oral Sci. 2004;12(2):93-8.

40. Marinho ACS, Martinho FC, Leite FRM, Nascimento GG, Gomes BPFA. Proinflammatory activity of primarily infected endodontic content against macrophages after doddered phases of root canal therapy. J Endod. 2015;41(6):817-23.

41. Schroder U. Effects of calcium hydroxide-containing pulp-capping agents on pulp cell migration, proliferation and differentiation. J Dent Res. 1985;64 Spec No:541-8.

42. Stashenko P. Role of immune cytokines in the pathogenesis of periapical lesions. Endod Dent Traumatol. 1990;6(3):89-96.

43. Stashenko P, Jandinski JJ, Fujiyoshi P, Rynar J, Socransky SS. Tissue levels of bone resorptive cytokines in periodontal disease. JJ Periodontol. 1991;62(8):504-9.

44. Rietschel ET, Brade H. Bacterial endotoxins. Sci Am. 1992;267(2):54-61.

45. Barkhordar RA, Hayashi C, Hussain MZ. Detection of interleukin-6 in human dental pulp and periapical lesions. Endod Dent Traumatol. 1999;15(1):26-7.

46. Silva L, Nelson-Filho P, Leonardo MR, Rossi MA, Pansani CA. Effect of calcium hydroxide on bacterial endotoxin in vivo. J Endod. 2002;28(2):94-8.

47. Leonardo MR, Leonardo RT, Nelson-Filho P, Ferrari PH. A endotoxina e sua importância na infecção endodôntica. In: Ferrari PH, Bombana AC. A infecção endodôntica e sua resolução. São Paulo: Santos; 2010.

48. Horiba N, Maekawa Y, Yamauchi Y, Ito M, Matsumoto T, Nakamura H. Complement activation by lipopolysaccharides purified from gram-negative bacteria isolated from infected root canals. Oral Surg Oral Med Oral Pathol. 1992;74(5):648-51.

49. Saito D, Leonardo Rde T, Rodrigues JL, Tsai SM, Hofling JF, Goncalves RB. Identification of bacteria in endodontic infections by sequence analysis of 16S rDNA clone libraries. J Med Microbiol. 2006;55(Pt 1):101-7.
50. Zuolo M. Retratamento com instrumentos reciprocantes. Congresso Mundial de Endodontia; 2015; Belo Horizonte. Belo Horizonte: Canal; 2015.
51. Gurgel HL. Avaliação de antissépticos usados como curativo de demora no tratamento de canais radiculares [tese]. Pernambuco: Faculdade de Odontologia de São Lourenço da Mata; 1977.
52. Gallegos CG, Leonardo MR, Pizsolltto AC, Lia RCC. Estudo comparativo da ação de medicamentos à base de p-monoclorofenol utilizados topicamente (curativo de demora) utilizados no tratamento de canais radiculares de dentes despulpados e infectados. Estudo bactericida e bacteriostático. Rev Bras Odont. 1978;35(5):9-16.

LEITURAS RECOMENDADAS

Andrade ED. Terapêutica medicamentosa em Odontologia. 3. ed. São Paulo: Artes Médicas; 2014.

Assed S, Ito IY, Leonardo MR, Silva LA, Lopatin DE. Anaerobic microorganisms in root canal of human teeth with chronic apical periodontitis by indirect immunofluorescence. Endod Dent Traumatol. 1996;12(2):66-9.

Barnett F, Stevens R, Tronstad L. Demonstration of bacterioides intermedius in periapical tissue using indirect immunofluorescence microscopy. Endod Dent Traumatol. 1990;6(4):153-6.

Baumgartner JC, Falkler WA Jr. Bacteria in the apical 5mm of infected root canals. J Endod. 1991;17(8):380-3.

Dines TJ. Localization of bacteria in periapical lesions. J Endod. 1999;25:290.

Ferraresi A, Yoko II. Avaliação da concentração inibitória mínima (CIM) e concentração bactericida mínima (CBM) de pasta de hidróxido de cálcio e hidróxido de cálcio com p-monoclorofenol canforado e p-monoclorofenol. Barretos: Faculdade de Odontologia da Fundação Educacional de Barretos; 1990. Relatório de bolsa de Iniciação Científica.

Gomes BPFA, Montagner F, Jacinto RC, Zaia AA, Ferraz CC, Souza-Filho FJ. Polymerase chain reaction of Porphyromonas gingivalis, Treponema Denticula, and Tannerella forsythia in primary endodontic infections. J Endod. 2007;33(9):1049-52.

Gonçalves RB, Morton C. Molecular detection of Bacteroides Forsythus in infected root canals. J Endod. 1999;25(5):336-40.

Grossman LI. Our changing concept pulpless teeth. J Amer Dent Ass. 1937;24(12):1928-34.

Haapasalo M. Bacteroides spp in dental roots canals infections. Endod Dent Traumatol. 1989;5(1):1-10.

Holland R, de Souza V, Nery MJ, de Mello W, Bernabé PF, Otoboni Filho JA. Effect of the dressing in root canal treatment with calcium hydroxide. Rev Fac Odontol Aracatuba. 1978;7(1):39-45.

Hong CY, Lin SK, Kok SH, Cheng SJ, Lee MS, Wang TM, et al. The role of lipopolysaccharide in infections bone resorption of periapical lesions. J Oral Pathol Med. 2004;33(3):162-9.

Horiba N, Maekawa Y, Abe Y, Ito M, Matsumoto T, Nakamura H. Correlations between endotoxin and clinical symptoms or radiolucent areas in infected root canals. Oral Surg Oral Med Oral Pathol. 1991;71(4):492-5.

Jacobovitz M. Biologia molecular: Técnica PCR. Monitoração do efeito de curativo de demora à base de hidróxido de cálcio na microbiota de canais radiculares de dentes de humanos portadores de lesão periapical [tese]. Araraquara: Faculdade de Odontologia de Araraquara; 2000.

Leonardo MR. Contribuição para o estudo dos efeitos da biomecânica e da medicação tópica na desinfecção de canais radiculares [tese]. Araraquara: Faculdade de Farmácia e Odontologia de Araraquara; 1965.

Leonardo MR. Filosofia do tratamento de canais radiculares: biopulpectomia (conceitos biológicos e princípios técnicos). In: Leonardo MR. Endodontia: tratamento de canais radiculares. São Paulo: Artes Médicas; 2008.

Leonardo MR. Filosofia do tratamento de canais radiculares: necropulpectomia (conceitos biológicos e princípios técnicos). In: Leonardo MR. Endodontia: tratamento de canais radiculares. São Paulo: Artes Médicas; 2008.

Miller WD. The decomposition of contents of the dentinal tubules as a disturbing factor in the treatment of pulpless teeth. Philadelphia; 1890.

Molven O, Olsen I, Kerekes K. Scanning electron microscopy of bacteria in the apical part of root canals in permanent teeth with periapical lesions. Endod Dent Traumatol. 1991;7(5):226-9.

Morse DR. Endodontic microbiology in the 1970s. Int Endod J. 1981;14:69-79.

Pantera EA Jr, Zambon JJ, Shih-Levine M. Indirect immunofluorescence for detection of bacteroides Species in human dental pulp. J Endod. 1988;14(5):218-23.

Rôças IN, Siqueira JF Jr, Debelian GJ. Analysis of Symptomatic and Asymptomatic primary root canal infection in adult Norwegian patients. J Endod. 2011;37(9):1206-12.

Rolph HJ, Lennon A, Riggio MP, Saunders WP, MacKenzie D, Coldero L, et al. Molecular identification of microorganisms from endodontic infections. J Clin Microbiol. 2001;39(9):3282-9.

Siqueira JF Jr, Lopes HP, Magalhães FAC, Uzeda M. Atividade antibacteriana da pasta de hidróxido de cálcio/paramonoclorofenol canforado/glicerina contendo diferentes proporções de iodofórmio sobre bactérias anaeróbias estritas e facultativas. Rev Paul Odontol. 1997;19(2):17-8.

Siqueira JF Jr, Rôças IN, Souto R, de Uzeda M, Colombo AP. Checkerboard DNA- DNA hybridization analysis of endodontic infections. Oral Surg Oral Med Oral Pathol Oral Radiol Endod. 2000;89(6):744-8.

Siqueira JF Jr. Endodontic infections: concepts, paradigms and perspectives. Oral Surg Oral Med Oral Pathol Oral Radiol Endod. 2002;94(3):281-93.

Storms JL. Factors that influence the success of endodontic treatment. J Can Dent Assoc (Tor). 1969;35(2):83-97.

Sunde PT, Tronstad L, Eribe ER, Lind PO, Olsen I Assessment of periradicular microbiota by DNA-DNA hybridization. Endod Dent Traumatol. 2000;16(5):191-6.

Sundqvist G. Associations between microbial species in dental root canal infection. Oral Microbiol Immunol. 1992;7(5):257-62.

Sundqvist G. Bacteriological studies of necrotic dental pulp [thesis]. Umeå: Umeå University; 1976.

Sundqvist G. Ecology of root canal flora. J Endod. 1992;18(9):427-30.

Tronstad L, Barnett F, Riso K, Slots J. Extraradicular endodontic infections. Endod Dent Traumatol. 1987;3:86-90.

Tronstad L. Anaerobic bacteria in periapical lesions of human teeth. J Dent Res. 1986;65:231.

Vafaie NM, Dobeck JM, Warbington ML, Dibart S, Harris M, Skobe Z. OR 32 DNA analysis of bacteria in symptomatic endodontically treated teeth. J Endod. 1999;25(4):290.

CAPÍTULO 25

Materiais obturadores de canais radiculares

Mario Roberto Leonardo
Mario Tanomaru Filho

Durante o tratamento endodôntico, as fases do preparo biomecânico e da obturação mais completa possível do sistema de canais radiculares são fundamentais para a obtenção do sucesso. No entanto, todas as fases do tratamento de canais radiculares devem ser realizadas com a mesma atenção e zelo e são consideradas atos operatórios interdependentes.[1] Uma vez que a endodontia é importante como ciência, e não apenas como arte, a resposta biológica pós-tratamento endodôntico deve ser destacada, sendo representada pelo selamento apical por meio da deposição de tecido mineralizado,[1,2] ou mesmo por tecido fibroso de reparação.[3]

A indução do selamento apical biológico está condicionada à correta execução de todas as fases do tratamento endodôntico. Assim, a realização do batente apical durante o preparo biomecânico e dos fatores relacionados à fase de obturação, como limite apical e propriedades biológicas do material obturador, desempenham papel fundamental nas reparações apical e periapical.[4] No entanto, estudos têm demonstrado que grande parte dos cimentos endodônticos disponíveis pode causar irritação aos tecidos apicais e periapicais.[1,5,6]

Dessa forma, tais materiais obturadores podem, com frequência, promover resposta inflamatória de intensidade variável nos tecidos periapicais, contribuindo para uma resposta inflamatória persistente após a obturação. Quando isso ocorre, em vez de cumprir o seu papel de defesa e auxiliar na reparação tecidual, o processo inflamatório pode inibir a reparação.

Deve ainda ser ressaltado que os primeiros períodos posteriores ao tratamento endodôntico são de extrema importância na reparação, uma vez que esta tem início logo após a obturação do canal radicular, sendo histologicamente evidenciada pela proliferação celular e formação de matriz orgânica.

Com todas essas considerações e visando à reparação periapical e ao sucesso do tratamento endodôntico, a obturação do canal radicular deve ser realizada com material que proporcione o selamento mais completo possível do sistema de canais radiculares,[7-9] evitando a troca de fluidos teciduais do periápice para o interior do espaço endodôntico, impedindo a reinfecção por microrganismos resistentes ao tratamento.[10] Também tem sido destacado que o material obturador deve apresentar, além das propriedades físico-químicas, que promovem selamento do canal radicular, compatibilidade biológica com os tecidos apicais e periapicais.[1,2,11,12] Dessa forma, o material deve ser inerte, ou preferencialmente bioativo, sendo útil para induzir a mineralização apical e o selamento biológico do forame apical, considerado a resposta ideal ao tratamento endodôntico ou sucesso histológico.

Desde o início da endodontia, são pesquisados materiais obturadores de canais radiculares que se aproximem do ideal, considerando suas propriedades físico-químicas e biológicas. Entre eles, merecem destaque os cones de guta-percha, que apresentam compatibilidade biológica com os tecidos apicais e periapicais, permitindo a deposição de tecido mineralizado com o decorrer do tempo.[13-16] Os cones de guta-percha têm sido considerados o material sólido de escolha pela maioria dos endodontistas. Porém, não promovem selamento do canal radicular quando utilizados isoladamente, sendo necessária a sua associação aos cimentos obturadores,[17] os quais preenchem os espaços existentes entre os cones de guta-percha e as paredes do canal radicular, quando utilizada técnica de obturação com múltiplos cones, por meio de condensação lateral ativa.[1]

Em 2004, foram introduzidos no comércio cones de resina denominados Resilon™ (Resilon Research LLC – Madison, CT), material obturador sólido à base de polímero sintético termoplástico, proposto para utilização conjunta com um cimento resinoso, os quais serão descritos neste capítulo.

Entre os materiais obturadores, em estado plástico, um número elevado de cimentos endodônticos encontra-se disponível no comércio. Durante décadas, os cimentos obturadores mais utilizados foram aqueles à base de óxido de zinco e eugenol (OZE), que, apesar de apresentarem desempenho satisfatório quanto às propriedades físico-químicas,[18,19] não apresentam comportamento biológico favorável.[3] Sua ação sobre os tecidos apicais e periapicais revela a presença de processo inflamatório crônico,[11] levando à lesão tecidual, atribuída à presença de eugenol livre, o qual atua como um depressor celular.[20] Além disso, o eugenol livre pode permanecer por períodos prolongados de tempo, até 10 anos,[3,20,21] explicando a persistência do processo inflamatório.[20]

Com relação às suas propriedades físico-químicas, os cimentos à base de óxido de zinco e eugenol e seus derivados não aderem às paredes do canal e aos cones de guta-percha, favorecendo a permeabilidade e a infiltração.

Essas condições conduziram ao estabelecimento de novos conceitos na definição dos materiais de uso endodôntico, atribuindo-se maior ênfase às suas propriedades biológicas;[22,23] e de bioatividade, colaborando com a reparação periapical. Ainda devem ser mantidos os objetivos que visam à melhoria de suas propriedades físico-químicas, como selamento, radiopacidade, menor solubilidade e, inclusive, adesividade aos materiais sólidos da obturação e estruturas dentinárias.[24-26]

REQUISITOS DE UM MATERIAL

Obturador ideal

Propriedades biológicas

- Ser biocompatível;
- Ser reabsorvido no periápice em casos de extravasamento acidental;
- Estimular ou permitir a deposição de tecido fibroso de reparação;
- Estimular ou permitir a deposição de tecido mineralizado ao nível foraminal;
- Ter ação antimicrobiana;
- Não desencadear resposta imune nos tecidos apicais e periapicais;
- Não ser mutagênico ou carcinogênico.

Propriedades físico-químicas

- Facilidade de inserção;
- Ser plástico no momento da inserção, tornando-se sólido posteriormente;
- Propiciar bom tempo de trabalho;
- Permitir o selamento o mais completo possível do sistema de canais radiculares;
- Não apresentar contração;
- Não ser permeável;
- Apresentar bom escoamento;
- Apresentar boa viscosidade e adesividade;
- Não ser solubilizado no interior do canal radicular;
- Não sofrer contração;
- Apresentar pH alcalino ou próximo ao neutro;
- Ser radiopaco;
- Não manchar as estruturas dentais;
- Ser passível de esterilização;
- Ser de fácil remoção em casos de retratamentos.

CLASSIFICAÇÃO DOS MATERIAIS OBTURADORES

Os materiais obturadores podem ser classificados em:

1. Materiais em estado sólido:
   - Cones de guta-percha;
   - Cones de resina.
2. Materiais em estado plástico (cimentos):
   - Cimentos à base de óxido de zinco e eugenol (OZE);
   - Cimentos à base de resinas plásticas;
   - Cimentos que contêm hidróxido de cálcio [$Ca(OH)_2$];
   - Cimentos à base de ionômero de vidro;
   - Cimentos à base de silicone;
   - Cimentos bioagregados que contêm MTA (mineral trióxido agregado) ou silicato de cálcio (estão descritos no Capítulo 27).

Materiais em estado sólido

Cones de guta-percha

A guta-percha é uma substância vegetal extraída sob a forma de látex de árvores da família das sapotáceas (*Mimusops balata* e *Mimusops hiberi*), existentes principalmente na Sumatra e nas Filipinas, sendo também encontrada em outras partes do mundo, como na floresta Amazônica (Brasil). Segundo Oliveira e colaboradores,[27] a palavra guta-percha é de origem malaia e tem o seguinte significado: *gatah*, goma; e *pertja*, árvore.

Após purificação da matéria-prima originalmente obtida para a confecção dos cones, são acrescentadas várias substâncias com o objetivo de melhorar suas propriedades físico-químicas, como dureza, radiopacidade, maleabilidade e estabilidade. Entre essas substâncias, podemos citar o óxido de zinco, o carbonato de cálcio, o sulfato de bário, o sulfato de estrôncio, o categute pulverizado, as ceras, as resinas, o ácido tânico, os corantes e o óleo de cravo.

A guta-percha participa da composição dos cones em uma proporção de 15 a 20%, aproximadamente, sendo o óxido de zinco responsável por 60 a 75% da composição, e os demais elementos em proporções menores, que variam de 1,5 a 15%. Os resultados da análise química de cinco marcas comerciais de cones de guta-percha mostraram grande variação nas quantidades de óxido de zinco (de 66,50 ± 0,50% a 84,30 ± 0,50%) e guta-percha (de 14,5 ± 0,70% a 20,4 ± 0,40%).[28]

A guta-percha, como material obturador de canais radiculares, foi introduzida na endodontia em 1867. É a substância mais popular e mais utilizada na obturação de canais radiculares por uma série de características, como:

- Facilidade de emprego;
- Custo reduzido;

- É bem tolerada pelos tecidos periapicais;
- Apresenta boa radiopacidade, em função do percentual de óxido de zinco em sua composição (60 a 75%);
- Não mancha a estrutura dental;
- Não é solubilizada pelos fluidos orgânicos;
- Apresenta satisfatória estabilidade dimensional;
- Apresenta a propriedade de ser termoplastificada possibilitando o seu uso em técnicas de obturação termoplastificadoras;
- Facilidade de ser removida nos casos de retratamento, pois é dissolvida pelo eucaliptol, xilol, óleo de laranja, clorofórmio e éter.

Holland e colaboradores[28] avaliaram a resposta tecidual após implante de guta-percha de diferentes marcas (Caulk, Antaeos, Mynol, Odame e guta-percha em bastão da SS White) em tecido conjuntivo subcutâneo de ratos. Concluíram que a resposta aos cones de guta-percha estudados foi semelhante, sendo considerados pouco irritantes ao tecido conjuntivo, exceto os da Caulk/Dentsply, nos períodos de 30 e 60 dias, quando foi observada uma reação inflamatória moderada. Esses resultados também foram confirmados em seres humanos.[29]

Wolfson e Seltzer[30] avaliaram a reação do tecido conjuntivo de ratos diante das seguintes marcas de cones de guta-percha: Premier; Kerr; Mynol; Star e Union-Broach; além da Kloroperka e Poly (uma composição contendo guta-percha natural e hidróxido de cálcio); além disso, observaram respostas inflamatórias classificadas como suaves ou ausentes para todos os materiais, com exceção da Kloroperka, que produziu uma severa destruição dos tecidos com formação de abscessos até o período final de 64 dias. Em tecido conjuntivo subcutâneo de rato, Marques[31] analisou a biocompatibilidade de cones principais de guta-percha das marcas Caulk, Odame, Kerr e Maillefer. Os resultados mostraram aos sete, 21 e 60 dias, em todos os grupos, cápsula fibrosa, ricamente celularizada. Concluíram que os cones de guta-percha, das diferentes marcas testadas são bem tolerados pelo tecido conjuntivo subcutâneo do rato.

Embora a guta-percha apresente compatibilidade biológica com os tecidos, é importante salientar que a manutenção do limite apical de obturação, em concordância com o limite do preparo apical (batente apical), proporciona melhor prognóstico para o tratamento endodôntico.[4,32] Devemos considerar ainda que, quando extravasada para os tecidos periapicais, a guta-percha não é reabsorvível. Nos casos de extravasamento do cone de guta-percha para os tecidos periapicais, geralmente é observada deposição de cápsula fibrosa ao redor dele (FIGS. e QUADROS 25.1 e 25.2). No entanto, cabe ressaltar que o extravasamento de material obturador pode estar relacionado à falha no limite apical do preparo biomecânico (batente apical), resultando em precária adaptação e selamento da obturação e consequente insucesso do tratamento.[4]

Nas obturações de canais radiculares com limite apical adequado (batente apical), em que a guta-percha e um cimento obturador não irritante permanecem em contato com os tecidos apicais e periapicais, pode ser observada deposição de tecido mineralizado em nível foraminal, originando o desejado selamento biológico apical ou sucesso histológico, que garantem o sucesso clínico e radiográfico (FIG. 25.3).

Os cones de guta-percha representam o material obturador em estado sólido mais utilizado no mundo por meio da técnica de condensação lateral ativa. Nessa técnica, a guta-percha é utilizada na forma de cones correspondente à forma beta. Atualmente, a técnica de cone único de guta-percha tem sido usada associando-se a diâmetro e conicidade do cone de guta-percha à forma final do canal radicular após preparo obtido pelos sistemas rotatório e oscilatório.

A guta-percha na forma beta, quando aquecida, pode tornar-se plástica, sendo utilizada em técnicas termoplastificadoras de obturação, como a técnica híbrida de Tagger, que utiliza compactação termomecânica por meio dos compactadores de McSpadden. Também pode ser usada na técnica de compactação vertical da guta-percha aquecida proposta originalmente por Schilder e atualmente com sistemas específicos para o método (ver Capítulo 26).

A guta-percha também pode apresentar-se na forma alfa, que, quando aquecida, torna-se plástica e pegajosa, sendo mais usada em sistemas de termoplastificação da guta-percha, como Thermafil®, MicroSeal®, etc. Como exemplo, evidencia-se histologicamente a reação dos tecidos apicais e periapicais, diante da obturação de canais radiculares de cães, 180 dias após a utilização da guta-percha (Ranson & Randolph – Toledo, Ohio, Estados Unidos) na técnica McSpadden (FIG. 25.3 A-C) e Ultrafil® (FIG. 25.3 D).

Classificação dos cones de guta-percha

Ainda hoje, a fabricação dos cones de guta-percha segue a especificação nº 57 (ANSI/ADA e ISO/FDI de 1994) que estabelece uma série de normas e padrões mínimos para sua confecção, sendo, assim, classificados como:

- Tipo I: principais (estandardizados);
- Tipo II: auxiliares (convencionais).

Os cones de guta-percha principais são confeccionados para adaptação (ajuste) ao nível do batente apical (preparo apical), sendo numerados de acordo com a numeração correspondente aos instrumentos estandardizados (FIG. 25.4). Ainda, de acordo com a especificação nº 57, os cones de guta-percha principais devem apresentar conicidade uniforme de 0,02 mm/mm (QUADRO 25.3) e diâmetros denominados D_0, D_1, D_3 e D_{16}, equivalentes aos diâmetros respectivos dos instrumentos estandardizados.

Os cones de guta-percha principais também são confeccionados com numeração ISO, porém com conicidade maiores que .02, como .04 e .06 (FIG. 25.5). Neste caso, têm sido usados para obturação por técnica de cone único após preparo com instrumentos de níquel-titânio rotatórios ou reciprocantes. Essa técnica utiliza cone de guta-percha correspondente ao preparo final do canal radicular (diâmetro apical e conicidade). Cones de guta-percha com concidades múltiplas também são confeccionados para emprego após preparo com conformação específica como sistema ProTaper® (FIG. 25.6).

Figura 25.1

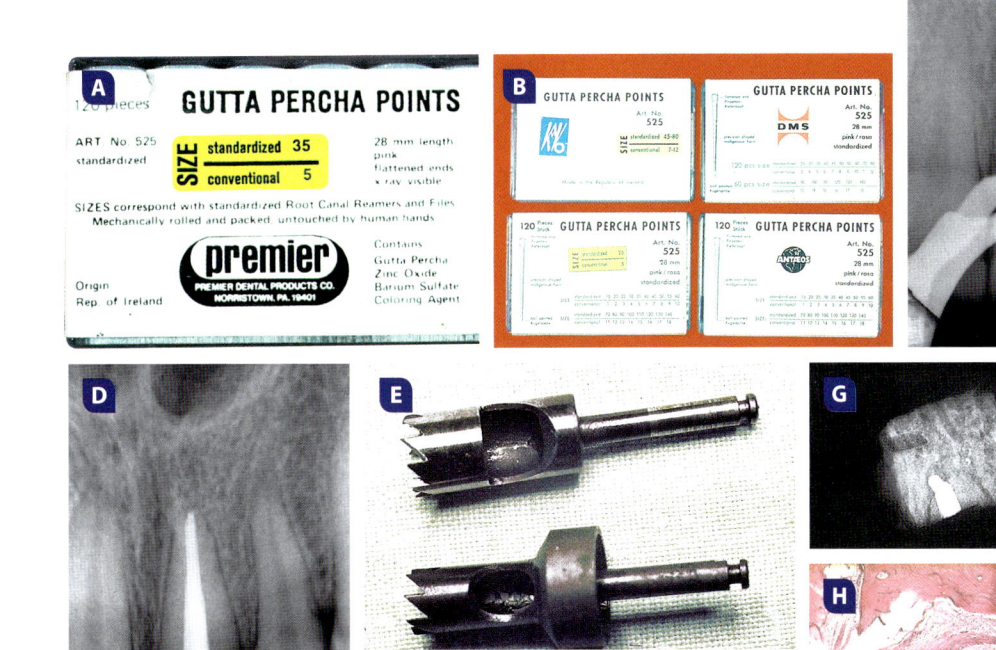

A. Caixa com cones de guta-percha da marca Premier, fabricados na Irlanda e vendidos mundialmente por diferentes marcas, nas décadas de 1960, 1970 e 1980. **B.** Caixas de cones de guta-percha de diferentes marcas comerciais, produzidos na Irlanda (Premier) e amplamente empregados em todas as regiões do mundo, nas décadas de 1960, 1970 e 1980. **C. Caso clínico 24D,**[3] confirmação radiográfica da escolha clínica do cone de guta-percha principal (dente 21, de humano). Observa-se que o referido cone foi levado intencionalmente para a região periapical que apresenta pequena lesão periapical crônica (9/12/1966). **D.** Radiografia de proservação (3/11/1973) 6 anos e 11 meses após o tratamento, considerado sucesso por seis avaliadores (ver **QUADRO 25.1**). **E.** Trépanos de Sargenti, utilizados para a realização de apicectomia. **F.** Peça anatômica da região apical e periapical, obtida pela apicectomia com o trépano de Sargenti. **G.** Radiografia da peça anatômica mostrada na **FIGURA 25.1 F**. Observa-se que o cone de guta-percha está na região periapical. **H.** Corte histológico da região apical e periapical, evidenciando o cone de guta-percha nos tecidos periapicais do ligamento periodontal apical. Observar cápsula fibrosa envolvendo o cone e raras células inflamatórias, sendo algumas de corpo estranho (H.E. 40X).

Fonte: Leonardo.[3]

Quadro 25.1
Caso clínico 24D

AVALIADORES	INTERPRETAÇÃO RADIOGRÁFICA			AVALIAÇÃO CLÍNICA[†]	TEMPO DE PROSERVAÇÃO
	Sucesso	Fracasso	Limite apical de obturação		
I	Sucesso	–	Exato[††]	Sucesso	6 anos e 11 meses
II	Sucesso	–	Exato[††]		
III	Sucesso	–	Exato[††]		
IV	Sucesso	–	Exato[††]		
V	Sucesso	–	Exato[††]		
VI	Sucesso	–	Exato[††]		

[†] Realizada pelo próprio autor.
[††] Radiograficamente, a obturação está no nível do forame apical.

Fonte: Leonardo.[3]

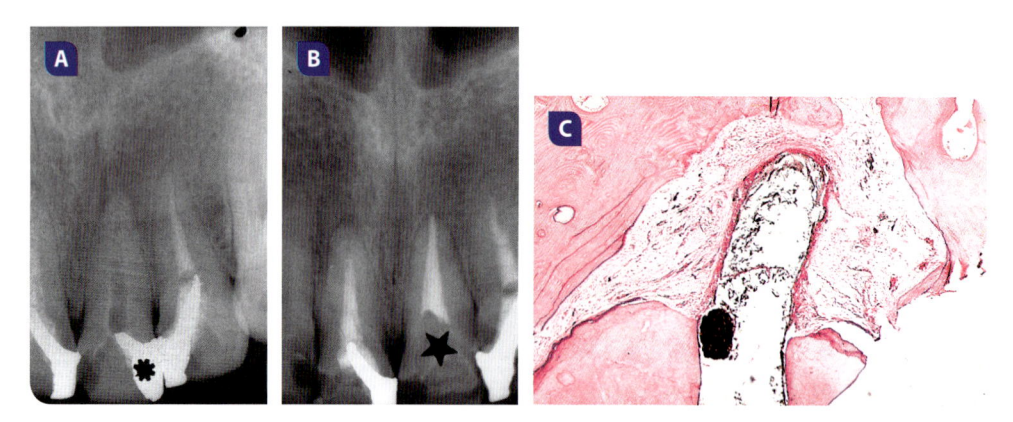

Figura 25.2

Caso clínico 1T.[3] **A.** Radiografia para diagnóstico de incisivo central superior esquerdo (21) de humano, com radioluscência periapical. Observam-se resíduos de material obturador no canal radicular (5/12/1963). **B.** Radiografia de proservação (18/9/1972), do caso mostrado na **FIGURA 25.2 A**, 8 anos e 9 meses após o tratamento. Observa-se também a reparação radiográfica da radioluscência periapical, caso considerado um sucesso por seis avaliadores (**QUADRO 25.2**). **C.** Corte histológico da região apical e periapical do caso mostrado na **FIGURA 25.2 B**, evidenciando material obturador (cone de guta-percha) nos tecidos periapicais do ligamento periodontal apical. Observa-se cápsula fibrosa envolvendo o cone (H.E. 40X).

Fonte das imagens B e C: adaptadas de Leonardo.[3]

Quadro 25.2

Caso clínico 1T

AVALIADORES	INTERPRETAÇÃO RADIOGRÁFICA			AVALIAÇÃO CLÍNICA[†]	TEMPO DE PROSERVAÇÃO
	Sucesso	Fracasso	Limite apical de obturação		
I	Sucesso	–	Exato[††]	Sucesso	8 anos e 9 meses
II	Sucesso	–	Exato[††]		
III	Sucesso	–	Exato[††]		
IV	Sucesso	–	Exato[††]		
V	Sucesso	–	Exato[††]		
VI	Sucesso	–	Exato[††]		

[†] Radiograficamente, a obturação está ao nível do forame apical.
[††] Realizada pelo próprio autor deste capítulo.

Fonte: Leonardo.[3]

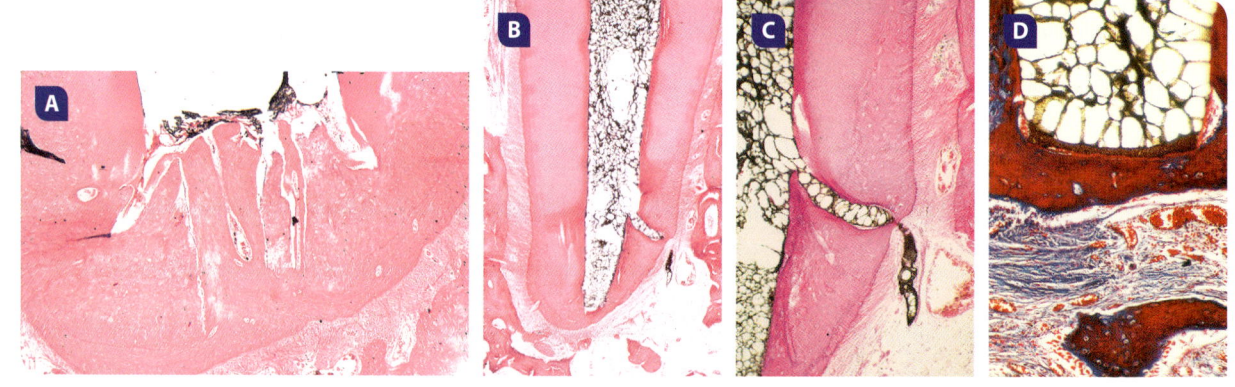

Figura 25.3

A. Corte histológico de dente de cão, observando deposição de tecido mineralizado no nível apical, em caso em que o limite apical de obturação ficou ligeiramente aquém do forame (H.E. 80X). **B.** (Técnica de compactação de guta-percha – Ranson & Randolph – McSpadden). Selamento biológico completo, fechando a abertura foraminal. Periodonto em vias de reparo. Observa-se o material obturador preenchendo o canal lateral (H.E. 24X). **C.** Aumento da **FIGURA 25.3 A** evidenciando o material obturador preenchendo o canal lateral com extravasamento para o periodonto lateral (H.E. 100X). **D.** (Sistema Ultrafil) Selamento do ápice radicular por tecido cementoide após obturação do canal radicular. Região periapical em vias de reparo. Início de formação óssea (H.E. ZEISS – 200X).

Fonte: Cabral.[33]

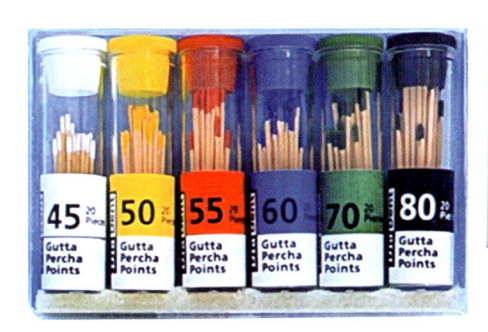

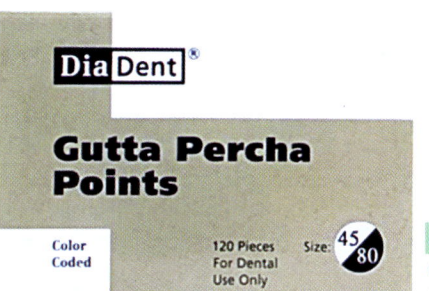

Figura 25.4
Cones de guta-percha principais, da segunda série (45/.80).

Quadro 25.3

Identificação e dimensões dos cones de guta-percha principais

DENOMINAÇÃO	DIÂMETRO PROJETADO NA PONTA D_0 (em mm)	DIÂMETRO D_1 1 mm DA PONTA (em mm)	DIÂMETRO D_3 3 mm DA PONTA (em mm)	DIÂMETRO D_{16} 16 mm DA PONTA (em mm)
10	0,10	0,12	0,16	0,42
15	0,15	0,17	0,21	0,47
20	0,20	0,22	0,26	0,52
25	0,25	0,27	0,31	0,57
30	0,30	0,32	0,36	0,62
35	0,35	0,37	0,41	0,67
40	0,40	0,42	0,46	0,72
45	0,45	0,47	0,51	0,77
50	0,50	0,52	0,56	0,82
55	0,55	0,57	0,61	0,87
60	0,60	0,62	0,66	0,92
70	0,70	0,72	0,76	1,02
80	0,80	0,82	0,86	1,12
90	0,90	0,92	0,96	1,22
100	1	1,02	1,06	1,32
110	1,10	1,12	1,16	1,42
120	1,20	1,22	1,26	1,52
130	1,30	1,32	1,36	1,62
140	1,40	1,42	1,46	1,72

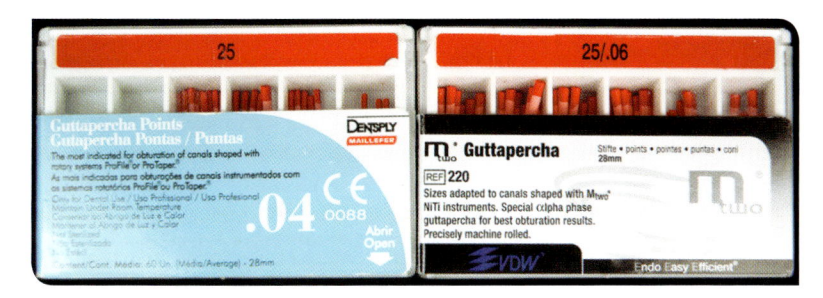

Figura 25.5
Cones de guta-percha com conicidades .04 e .06.

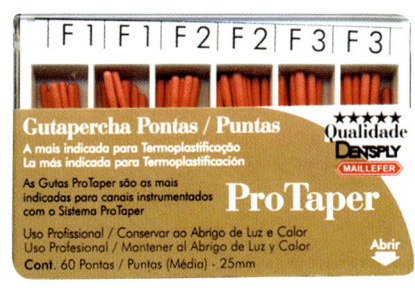

Figura 25.6
Cones de guta-percha com conicidade específica, correspondente aos instrumentos ProTaper.

Determinadas marcas comerciais de cones de guta-percha principais apresentam na composição maior quantidade de óxido de zinco, tornando-os mais rígidos, mais quebradiços e com menor termoplasticidade. Visando ao melhor desempenho, quando usados nas técnicas termoplastificadoras, surgem cones de guta-percha TP, termoplásticos (FIG. 25.7). As propriedades termoplásticas da guta-percha dependem diretamente da sua composição, e as quantidades de massa inorgânica adicionadas ao material, bem como as alterações térmicas induzidas durante a fabricação dos cones, que podem afetar suas propriedades.[34,35]

A análise química de cinco marcas comerciais de cones de guta-percha mostrou grande variação nas quantidades de óxido de zinco (de 66,50 ± 0,50% a 84,30 ± 0,50%) e guta-percha (de 14,5 ± 0,70% a 20,4 ± 0,40%).[36] Estudando-se as mesmas marcas comerciais quanto à capacidade de preenchimento de canais laterais simulados,[35] verificou-se que os cones com maiores porcentagens de guta-percha apresentaram melhores resultados.

Os cones principais são utilizados para adaptação e ajuste no nível do batente apical. Esses cones são estandardizados segundo os instrumentos utilizados para o preparo dos canais radiculares. No entanto, a padronização do diâmetro dos cones de guta-percha é passível de falhas, tornando necessários ajustes durante a seleção do cone principal, ou mesmo o uso de régua calibradora para facilitar a escolha deste.

A presença de deformações observadas no cone principal impede o correto ajuste deste no batente apical, dificultando a obtenção de um bom selamento apical. A avaliação dos cones de guta-percha de diferentes marcas no que diz respeito às especificações da Organização Internacional de Estandardização (ISO) foi efetuada por Kerekes.[37] Foram analisados os cones de guta-percha das marcas Betelrock, Kerr, Maillefer, Hygenic e Endonorm, e os resultados mostraram que em todas as marcas havia uma considerável falta de precisão quanto ao diâmetro e à conicidade.

Também, Marques e Leal[38] avaliaram a estandardização de cones de guta-percha das marcas Caulk, Odame, Kerr e Maillefer, cujos resultados mostraram que, em todas as marcas testadas, o D_1 e o D_{16} apresentavam medidas que não correspondiam às preconizadas pelas normas de estandardização. As pontas dos cones de guta-percha não apresentavam extremidade cortada de forma regular, sendo, portanto, irregulares.

Os cones auxiliares são utilizados para preenchimento dos espaços entre o cone principal e as paredes do canal radicular durante a condensação lateral ativa. Apresentam forma mais cônica, com ponta fina que facilita sua inserção nos espaços abertos pelos espaçadores, no momento da obturação dos canais radiculares.

Os cones de guta-percha, principais e auxiliares, associados a um cimento obturador não irritante, possibilitam a adequada obturação de canais radiculares desde que correto preparo biomecânico e batente apical tenham sido realizados. Deve ser salientado que a melhor obturação de canais radiculares, por meio de condensação lateral ativa, é obtida por maior quantidade de cones de guta-percha e quantidade residual de cimento obturador.

A dificuldade durante a condensação lateral para colocação dos cones de guta-percha ocorre em canais atresiados e curvos, com pequena dilatação, sendo indicada instrumentação com batente apical, sempre que possível, até o instrumento nº 30, e adequada conicidade proporcionada pelo preparo biomecânico.

Entre as vantagens dos cones de guta-percha, é possível citar a plasticidade, proporcionando adaptação do material às paredes do canal radicular. Os cones de guta-percha devem ser conservados em locais frescos e protegidos da luz para manutenção de sua plasticidade. Os cones de guta-percha não devem ser expostos por período prolongado à luz e alta temperatura para que não ocorra uma oxidação gradativa, tornando-os quebradiços.[39-41]

Com a difusão das técnicas de termoplastificação da guta-percha propostas por McSpadden[42] e Tagger e colaboradores,[43] a plasticidade da guta-percha passou a ser uma prioridade na fabricação desses materiais. As técnicas de termoplastificação de guta-percha são descritas separadamente no Capítulo 26.

Não existe metodologia específica para o teste da termoplastificação da guta-percha. Um método de análise de materiais obturadores foi proposto por Tanomaru-Filho e colaboradores,[44] em 2011, estudando a termoplasticidade de diferentes tipos de guta-percha e dos cones Resilon. A avaliação foi realizada em corpos de prova submetidos à temperatura de 70 ºC e compressão com 5 kg de massa. Os autores citam o método como uma adaptação da especificação ADA nº 57 para cimentos endodônticos (ISO 6876:2002 – Materiais dentários de obturação de canais radiculares). Assim, Tanomaru-Filho e colaboradores,[45] em 2011, avaliaram teste de termoplasticidade para os cones de guta-percha e o Resilon com aplicação de diferentes parâmetros. Os autores concluíram que os materiais requerem temperaturas e massas diferentes para avaliação da termoplastificação. Para todos os materiais, a maior plastificação ocorreu na temperatura de 70 ºC e emprego de massa de 5 kg, sendo esses parâmetros sugeridos para uso no método de avaliação de materiais endodônticos termoplásticos.

Cones de resina

O Resilon (Resilon Research LLC – Madison, CT) é um material obturador do sistema de canais radiculares à base de polímero sintético termoplástico. O material em forma de cones

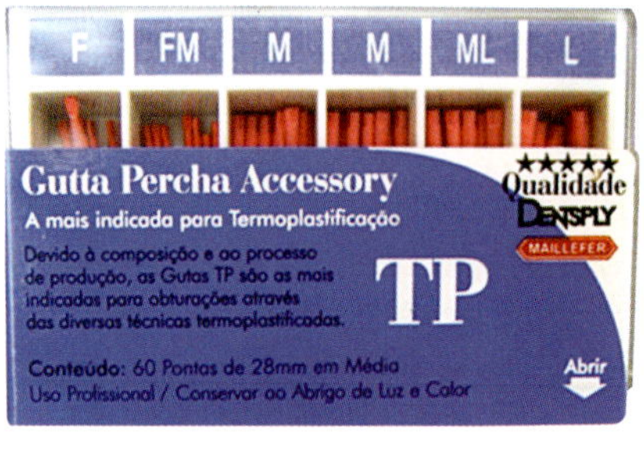

Figura 25.7
Cones de guta-percha indicados para técnicas termoplastificadoras.

apresenta em sua fórmula vidro bioativo, oxicloreto de bismuto, sulfato de bário, etc. Esses cones são indicados em substituição aos cones de guta-percha, nas diversas técnicas de obturação, com cimentos resinosos. Encontram-se disponíveis no mercado especializado com a padronização de acordo com a ISO/FDI (15 a 40 e 45 a 80) e conicidades 0,02, 0,04 e 0,06 mm/mm. Estão disponíveis também os cones auxiliares (XF, FF, MF, F, FM e M) (FIG. 25.8).

Esses cones foram propostos para uso com um cimento, também à base de resina metacrilato, Epiphany™ Sealer em associação ao primer, Epiphany Primer, para constituírem o sistema de obturação Epiphany/Resilon (Pentron-Clinical Technologies, LLC Wallingford CT, Estados Unidos, distribuído no Brasil pela Optimum Comércio e Representação Ltda. – São Paulo, SP).

O cimento original do sistema foi posteriormente substituído pelo cimento Epiphany SE, o qual apresenta a forma *self-etch* sem necessidade de uso do primer. O mesmo sistema tem sido comercializado com denominação de Real Seal SE (SybronEndo, Sybron Dental Specialties – Orange, CA, Estados Unidos).

O Resilon apresenta características semelhantes às da guta-percha, podendo ser utilizado em técnicas convencionais e não convencionais de obturação, uma vez que é fabricado na forma de cones padronizados (ISO), cones auxiliares e também na forma de bastões.

As propriedades térmicas do Resilon e da guta-percha são similares, e a fusão de ambos os materiais ocorre em torno de 60 °C.[46] A capacidade de termoplastificação do Resilon tem se mostrado semelhante ou superior a alguns tipos de guta-percha.[44,45,47] Essa característica favorece uma maior penetração do Resilon em irregularidades anatômicas, por exemplo, em canais laterais, quando uma técnica de termoplastificação é empregada durante a obturação dos canais radiculares.[47]

Em 2007, Tanomaru-Filho e colaboradores[47] confeccionaram corpos de prova utilizando guta-percha das marcas Dentsply convencional e termoplástica, Endopoints convencional e termoplástica, além de Resilon. Os espécimes foram aquecidos a 70 °C e posicionados entre duas placas de vidro, sendo submetidos a uma carga de 5 kg por 1 minuto. A plastificação de cada material foi verificada pela diferença entre a sua área final e a inicial. O Resilon demonstrou ser o material mais termoplástico que os demais. Em um trabalho semelhante, Tanomaru-Filho e colaboradores,[45] em 2011, verificaram a capacidade de termoplastificação de guta-percha Endopoints convencional, Endopoints termoplástica e Resilon, quando os corpos de provas foram aquecidos a 50, 60 ou 70 °C e comprimidos entre duas placas de vidro por uma carga de 1, 3 ou 5 kg. Foi demonstrada a superioridade do Resilon sobre os demais materiais, quando aquecido a 70 °C sobre uma carga de 3 ou 5 kg.

Alguns estudos sugerem que a associação do Resilon aos cimentos à base de resina de metacrilato promove melhor selamento do sistema de canais radiculares, além de reforço radicular pela criação de um "monobloco".[48,49] No entanto, falhas na adesividade entre o Resilon e cimentos à base de resina de metacrilato também são relatadas,[50-52] sugerindo a não formação de "monobloco".

Gogos e colaboradores,[50] em 2008, avaliaram a adesividade entre Resilon e AH Plus™ ou Resilon e Epiphany, utilizando uma máquina universal de ensaios. Foi demonstrado que a adesividade entre AH Plus e Resilon é maior que entre Resilon e Epiphany, sugerindo maior possibilidade de criação de um monobloco quando o Resilon é associado a um cimento à base de resina epóxica.

A biocompatibilidade do Resilon foi comprovada *in vitro* sobre fibroblastos (L929), por meio do ensaio MTT.[53] No entanto, Economides e colaboradores,[54] empregando duas linhagens celulares de ratos, mostraram maior compatibilidade biológica para a guta-percha.

A radiopacidade do Resilon tem se mostrado satisfatória, superando 3 mm de alumínio.[55] Bodrumlu e Gungor,[55] em 2009, confeccionaram amostras de Resilon e guta-percha mostrando que o Resilon demonstrou uma equivalência de 4,06 mm de alumínio e a guta-percha 7,21. Algumas substâncias solventes têm demonstrado sucesso na dissolução do Resilon, como clorofórmio[56] e xilol,[57] o que favorece a remoção do material obturador durante o retratamento endodôntico.

Tanomaru-Filho e colaboradores,[58] em 2012, avaliaram a capacidade de Resilon (Resilon Research, LLC – North Branford, CT) e dois tipos de guta-percha para preenchimento de canais laterais artificiais usando o sistema Obtura II (Modelo 823-700; Obtura Spartan – Fenton, MO) e observaram que a guta-percha e o Resilon são materiais sólidos com capacidade de preenchimento de canais laterais quando usados com o sistema Obtura II. Sant'Anna-Junior e colaboradores,[59] em 2015, avaliaram a capacidade de guta-percha e um polímero sintético termoplástico (Resilon) para preenchimento de canais laterais, usando a técnica de compactação vertical aquecida e concluíram que Resilon pode ser usado como uma alternativa à guta-percha, como um material sólido na técnica de compactação vertical aquecida.

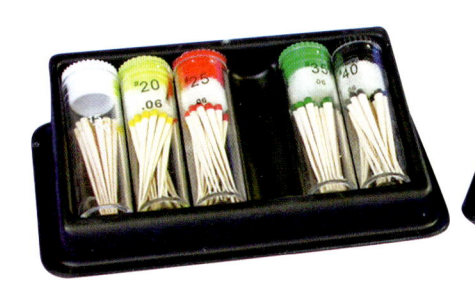

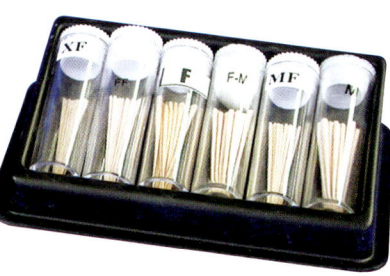

Figura 25.8

Cones principais e auxiliares, à base de resina, da marca Resilon.

Materiais em estado plástico

São representados pelos cimentos endodônticos, que são associados aos cones de guta-percha ou de resina, sendo de fundamental importância para proporcionar capacidade seladora à obturação do canal radicular. É de grande importância que o cimento apresente facilidade de inserção no canal radicular, no tempo de trabalho e nas propriedades físico-químicas satisfatórias para correto selamento, sendo indispensável que seja bem tolerado pelos tecidos apicais e periapicais.

Cimentos

São constituídos por pó e líquido ou pasta/pasta e diferem basicamente das pastas usadas como medicação intracanal por apresentarem reação de presa ou endurecimento, após manipulação no momento de uso.

Na endodontia, encontramos cimentos obturadores com diferentes composições químicas, ou seja:

1. Cimentos à base de óxido de zinco e eugenol;
2. Cimentos à base de resinas plásticas;
3. Cimentos que contêm hidróxido de cálcio;
4. Cimentos à base de silicone;
5. Cimentos à base de ionômero de vidro;
6. Cimentos à base de silicato de cálcio (descritos no Capítulo 27).

Cimentos à base de óxido de zinco e eugenol

Estes cimentos foram introduzidos na endodontia em 1936, por Grossman[60,61] para serem empregados juntamente com cones de guta-percha ou prata na obturação dos canais radiculares. Originalmente, esse produto apresentava, em sua fórmula, além do óxido de zinco e do eugenol, prata precipitada e óxido de magnésio, com propriedades inconvenientes, particularmente pela formação de sulfatos pela prata, o que promovia o manchamento dentário. Em 1958, esse autor[60] substituiu tais elementos por subcarbonato de bismuto e sulfato de bário, surgindo, então, o "New Grossman Sealer", que, posteriormente foi modificado, sendo o líquido apenas o eugenol, com a denominação de Proco-Sol.

Os cimentos à base de óxido de zinco e eugenol são compostos por esses dois componentes, frequentemente associados a outras substâncias, com o objetivo de melhorar suas propriedades biológicas e físico-químicas, como a radiopacidade, plasticidade, escoamento, adesividade, tempo de presa, tolerância tecidual e ação antimicrobiana.

São cimentos amplamente utilizados pelos cirurgiões-dentistas, sendo o Proco-Sol (Grossman) e o Kerr Pulp Canal Sealer (Rickert) os mais empregados entre os norte-americanos. Nos Estados Unidos, segundo Heuer,[62] as formulações à base de óxido de zinco e eugenol (fórmulas de Rickert, Grossman e Wach) eram os produtos mais usados e difundidos.

Por meio de questionário distribuído a 423 especialistas em endodontia, nos Estados Unidos,[63] foi observado que 41,8% dos dentistas utilizavam o cimento de Grossman; 16,3% Tubli Seal; 9,1% AH 26; 7,2% Rickert; e os 25,6% restantes, outros produtos. A preferência por esses materiais foi atribuída à facilidade de trabalho (59,3%), boa adaptação (21,5%), baixa toxicidade (12,4%), baixo custo (5,7%), outras razões (9,1%).

Deve ser do conhecimento do endodontista que a infiltração, o tempo de presa e a alteração dimensional, assim como a solubilidade e desintegração desses cimentos variam diretamente em função da variação da proporção pó e líquido e do tempo de armazenamento.[18,64]

No Brasil, o cimento de Grossman passou a ser fabricado e comercializado, em 1965, pela Dermo Laboratório Ltda. e, depois, pela Technew, com o nome de FillCanal, mantendo a fórmula proposta por Grossman[60] em 1958, e, desde então foi crescente sua popularidade entre os profissionais brasileiros. Esse produto apresenta a seguinte fórmula, de acordo com o fabricante:

Pó:
- Protóxido de zinco P.A. 40,5 g
- Resina hidrogenada (Staybelite) 28 g
- Subcarbonato de bismuto 16 g
- Sulfato de bário 15 g
- Borato de sódio anidro P.A. 0,5 g

Líquido:
- Eugenol 5 cm³
- Óleo de amêndoas doces 1 cm³

Atualmente, no comércio nacional podem ser encontrados, ainda, o Endofill (Dentsply Herpo – Petrópolis, RJ, Brasil) e Intrafill (SS White Artigos Dentários Ltda. – Rio de Janeiro, RJ, Brasil), os quais apresentam formulação semelhante.

A variação da proporção pó e líquido nos cimentos à base de óxido de zinco e eugenol influencia a solubilidade e desintegração e a constância de volume.[18] Assim, Simões Filho[64] recomendou, para uma manipulação destes, uma proporção média ideal de 1,600 g de pó para 0,5 mL de líquido, sendo o seu tempo de trabalho em torno de 20 minutos.

Confirmando que a proporção pó e líquido do cimento de óxido de zinco e eugenol é importante na sua biocompatibilidade, Holland e colaboradores[65] observaram que misturas fluidas determinaram uma resposta inflamatória mais intensa do que aquela produzida pelas misturas mais espessas.

As apresentações comerciais desses cimentos não descrevem proporção pó e líquido ideal, conduzindo à manipulação nas mais diferentes proporções e levando, assim, aos mais diferentes resultados clínicos.

Quanto à biocompatibilidade, os cimentos à base de óxido de zinco e eugenol não apresentam comportamento favorável.[12] Sua ação sobre tecidos subcutâneos de ratos revelou a presença de processo inflamatório crônico,[11,12,20] levando à lesão tecidual, atribuída à presença de eugenol livre, que atua como depressor celular,[63] mesmo após períodos prolongados de tempo.[20] A persistência da agressão ocasionada por esse cimento[20] pode ser observada por períodos de até 10 anos.[20,66]

A ação irritante desses cimentos foi observada nos tecidos apicais e periapicais de dente de cães. Holland e colaboradores,[67] 60 dias após a obturação dos canais radiculares com óxido de zinco e eugenol (SS White), observaram na quase totalidade dos casos, necrose do coto endoperiodontal acompanhada de extenso processo inflamatório na região periapical.

A ação irritante do cimento de óxido de zinco e eugenol também foi observada na região periapical de dentes de humanos por Leonardo,[3] vários anos após a obturação dos canais radiculares, observando esse autor um infiltrado inflamatório do tipo crônico na região periapical, mesmo após longo período de preservação (FIGS. 25.9 a 25.12 e QUADROS 25.4 a 25.7).

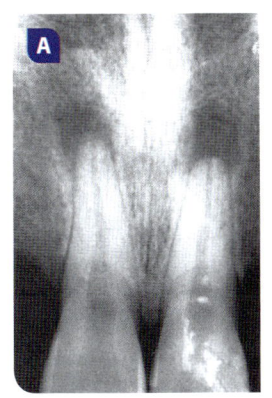

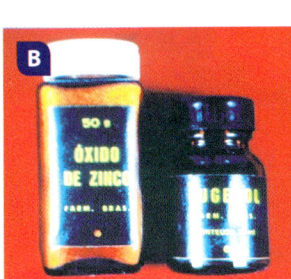

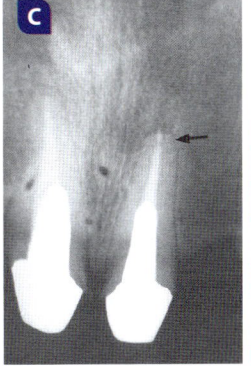

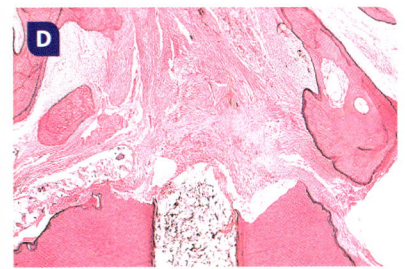

Figura 25.9
A. Radiografia para diagnóstico do dente de humano (21) (Caso clínico 11T – 10/3/1964), evidenciando resíduos de material obturador na câmara pulpar e com reabsorção apical. Diagnósticos clínico e radiográfico de abscesso apical crônico. Fonte: Leonardo.[3] **B.** Cimento de óxido de zinco e eugenol (SS White), que foi utilizado como material obturador do canal radicular, por meio de técnica clássica complementada pela condensação lateral ativa de cones de guta-percha. Fonte: Leonardo.[3] **C.** Radiografia para preservação do dente 21 (Caso clínico 11T – 10/10/1972), obtida 8 anos e 7 meses após a obturação do canal radicular. Com base nessa radiografia, cinco professores, sendo três de endodontia e dois de radiologia, consideraram o caso um sucesso radiográfico. O terceiro avaliador da área de endodontia considerou o caso um sucesso parcial, em razão do pequeno espessamento do ligamento periodontal em torno do material obturador (QUADRO 25.4). Fonte: Leonardo.[3] **D.** Análise histopatológica da região apical e periapical do dente 21 (Caso clínico 11T), mostrado radiograficamente na FIGURA 25.9 C (8 anos e 7 meses após a obturação do canal radicular). Corte histológico longitudinal da região periapical, evidenciando infiltrado inflamatório do tipo crônico e numerosos macrófagos e células gigantes de corpo estranho com partículas do cimento obturador em seus citoplasmas. Extensas áreas de reabsorção do cemento apical atingindo a dentina, provavelmente como consequência da reação periapical crônica. Material obturador em contato com o ligamento periodontal. Tecido ósseo alveolar, amplamente reabsorvido, localizado demasiadamente distante da região foraminal (H.E. 40X).

Quadro 25.4
Avaliação radiográfica e clínica do caso clínico apresentado na Figura 25.9

AVALIADORES	INTERPRETAÇÃO RADIOGRÁFICA			AVALIAÇÃO CLÍNICA[†]	TEMPO DE PRESERVAÇÃO
	Sucesso	Fracasso	Limite apical de obturação		
I	Sucesso	–	Sobreobturação	Sucesso	8 anos e 7 meses
II	Sucesso	–	Sobreobturação		
III	–	Sucesso parcial	Sobreobturação		
IV	Sucesso	–	Sobreobturação		
V	Sucesso	–	Sobreobturação		
VI	Sucesso	–	Sobreobturação		

[†] Realizada pelo próprio autor.

Causa da persistência da reação inflamatória crônica periapical:

- Infecção persistente (causa improvável).
  Obs.: em razão do longo período de preservação (8 anos e 7 meses).
- Invasão bacteriana no sentido coroa/ápice (causa improvável).
  Obs.: além da técnica de obturação do canal radicular por meio da condensação lateral ativa, a coroa clínica foi corretamente restaurada.
- Ação irritante do cimento obturador do canal radicular usado: óxido de zinco e eugenol (causa provável).

AVALIAÇÃO CLÍNICA

- Coroa clínica restaurada;
- Dente assintomático.
  Obs.: tratamento de canal radicular realizado em duas sessões, empregando-se o p-monoclorofenol canforado como curativo de demora.

Fonte: Leonardo.[3]

Figura 25.10

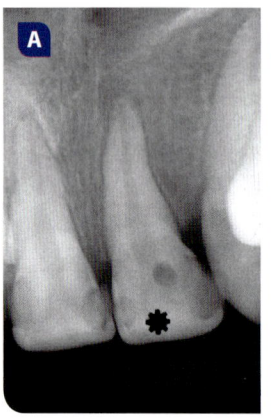

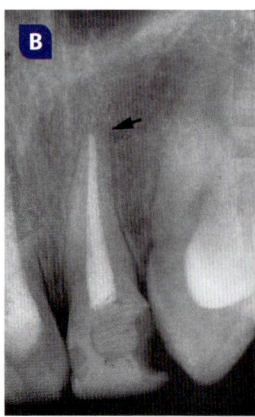

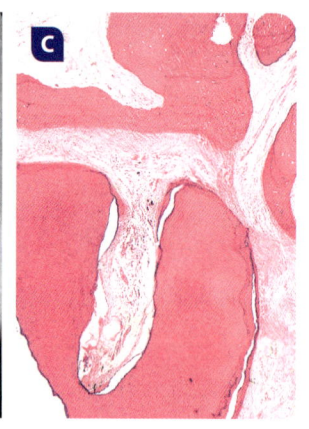

A. Radiografia para diagnóstico do dente de humano (21) (16/8/1966), evidenciando restauração coronária sem material protetor e radioluscência periapical. **B.** Radiografia para proservação do dente 21 (16/10/1972), obtida 6 anos e 2 meses após a obturação do canal radicular pela técnica clássica complementada pela condensação lateral ativa de cones de guta-percha. Material obturador: cimento de óxico de zinco e eugenol. Com base nessa radiografia, os seis avaliadores consideraram o caso um sucesso radiográfico. **C.** Análise histopatológica da região apical e periapical do dente 21, mostrado radiograficamente na FIGURA 25.9 B (6 anos e 2 meses após a obturação do canal radicular). Corte histológico longitudinal, evidenciando a porção apical do canal radicular exibindo tecido granulomatoso, infiltrado por células inflamatórias do tipo crônico comprovando histologicamente uma subobturação, que não foi evidenciada radiograficamente pelos seis avaliadores. Esse infiltrado inflamatório não se estendia aos tecidos periapicais que se mostravam normais (H.E. 40X).

Fonte: Leonardo.[3]

Quadro 25.5

Avaliação radiográfica e clínica do caso clínico apresentado na Figura 25.10

AVALIADORES	AVALIAÇÃO RADIOGRÁFICA			TEMPO DE PROSERVAÇÃO	AVALIAÇÃO CLÍNICA (realizada pelo próprio autor)
	Sucesso (reparação)	Fracasso	Limite apical de obturação		
I	Sucesso	–	Ideal[†]	6 anos e 2 meses	**Sucesso** Dor espontânea: nenhuma Dor provocada (percussão vertical): nenhuma
II	Sucesso	–	Ideal[†]		
III	Sucesso	–	Ideal[†]		
IV	Sucesso	–	Ideal[†]		
V	Sucesso	–	Ideal[†]		
VI	Sucesso	–	Ideal[†]		

[†] Limite apical de obturação, considerado IDEAL, nesse estudo, para casos de necropulpectomia II: 1 mm aquém do ápice radiográfico.

Causa da persistência da reação inflamatória crônica periapical:

- Infecção persistente (causa improvável).
  Obs.: em razão do longo período de proservação (6 anos e 2 meses).
- Invasão bacteriana no sentido coroa/ápice (causa improvável).
  Obs.: além da técnica de obturação do canal radicular por meio da condensação lateral ativa – com cones de guta-percha e cimento obturador – a coroa clínica foi restaurada.
- Ação irritante do cimento obturador do canal radicular (causa provável);
- Subobturação do canal radicular (causa provável) não observada radiograficamente pelos seis examinadores, mas confirmada histologicamente.

AVALIAÇÃO CLÍNICA

- Restauração da coroa clínica;
- Dente assintomático.

Fonte: Leonardo.[3]

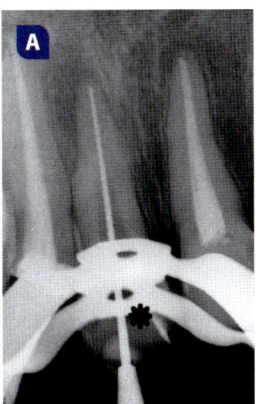

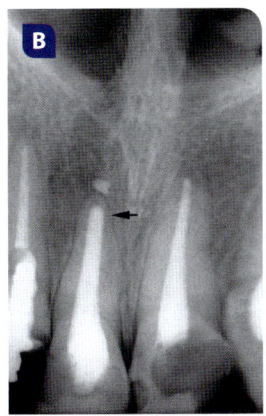

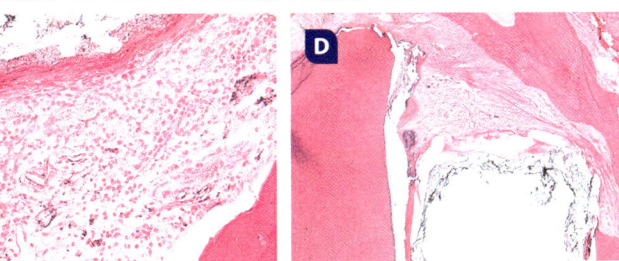

Figura 25.11

A. Radiografia para odontometria de dente de humano (11) (5/3/1967), evidenciando radioluscência periapical. Diagnósticos clínico e radiográfico sugerindo abscesso apical crônico. **B.** Radiografia para proservação do dente 11 (31/10/1972), obtida 5 anos e 7 meses após a obturação do canal radicular pela técnica clássica complementada pela condensação lateral ativa de cones de guta-percha, utilizando o cimento de óxido de zinco e eugenol. Com base nessa figura, os seis avaliadores consideraram o caso um sucesso radiográfico. Com relação ao limite apical de obturação, apenas um deles avaliou esse limite como no interior do canal radicular, considerando-o ideal, isto é, a 1 mm aquém do ápice radiográfico. **C.** Análise histopatológica da região apical e periapical do dente 11, mostrado radiograficamente na **FIGURA 25.10 B** (5 anos e 7 meses após a obturação do canal radicular). Corte histológico longitudinal em relação ao longo eixo do dente, evidenciando região periapical com infiltrado inflamatório do tipo crônico em contato direto com o material obturador. Observa-se também que o limite apical de obturação (histológico) não corresponde à avaliação radiográfica de um dos avaliadores (ideal), uma vez que em um dos lados a obturação encontra-se ligeiramente aquém do ápice, ao passo que, no lado oposto, localiza-se além deste e em contato direto com a região periapical, confirmando que, anatomicamente, o forame, na maioria dos casos, abre-se para distal, não havendo normalmente uma coincidência ápice/forame (H.E. 40X). **D.** Material obturador (cimento de óxido de zinco e eugenol) à distância do forame apical, envolvido por delgada camada de tecido fibroso e externamente por tecido conjuntivo com infiltrado inflamatório do tipo crônico, exibindo partículas de material obturador no citoplasma de macrófagos e células gigantes de corpo estranho (H.E. 150X).

Fonte: Leonardo.[3]

Quadro 25.6

Avaliação radiográfica e clínica do caso clínico apresentado na Figura 25.11

AVALIADORES	AVALIAÇÃO RADIOGRÁFICA			TEMPO DE PROSERVAÇÃO	AVALIAÇÃO CLÍNICA (realizada pelo próprio autor)
	Sucesso (reparação)	Fracasso	Limite apical de obturação		
I	Sucesso	-	Sobreobturação	6 anos e 7 meses	**Sucesso** Dor espontânea: nenhuma Dor provocada (percussão vertical): nenhuma
II	Sucesso	-	Sobreobturação		
III	Sucesso	-	Sobreobturação		
IV	Sucesso	-	Sobreobturação		
V	Sucesso	-	Ideal[†]		
VI	Sucesso	-	Sobreobturação		

[†] Limite apical de obturação, considerado IDEAL, nesse estudo, para casos de necropulpectomia II: 1 mm aquém do ápice radiográfico.

Causa da persistência da reação inflamatória crônica periapical:

- Infecção persistente (causa improvável).
  Obs.: em razão do longo período de proservação (5 anos e 7 meses).
- Invasão bacteriana no sentido coroa/ápice (causa improvável).
  Obs.: além da técnica de obturação do canal radicular, por meio da condensação lateral ativa de cones de guta-percha e cimento obturador, a coroa clínica foi restaurada.
- Ação irritante do cimento obturador do canal radicular, óxido de zinco e eugenol (causa provável).

AVALIAÇÃO CLÍNICA

- Coroa clínica restaurada;
- Dente assintomático.

Fonte: Leonardo.[3]

Figura 25.12

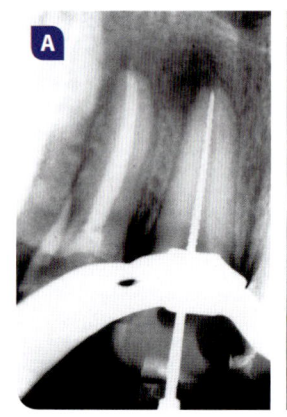

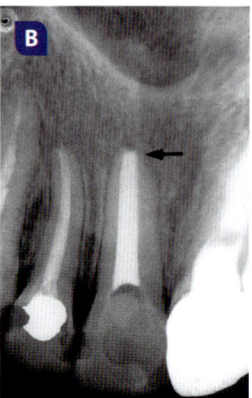

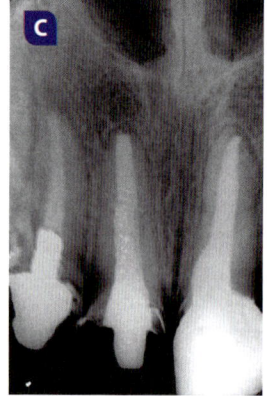

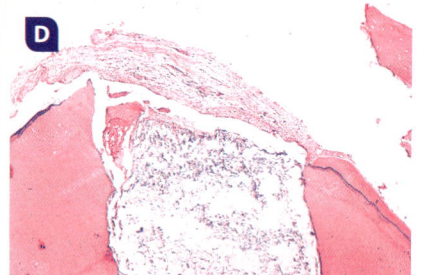

A. Radiografia para odontometria do dente 11 (24/9/1968), evidenciando radioluscência periapical. Diagnósticos clínico e radiográfico sugestivo de abscesso apical crônico. **B.** Radiografia para preservação do dente 11 (10/11/1970), obtida 2 anos e 2 meses após a obturação do canal radicular, por meio da técnica clássica, usando o cimento de óxido de zinco e eugenol, e condensação lateral ativa de cones de guta-percha. **C.** Radiografia para preservação do dente 11 (4/1/1973), obtida 4 anos e 4 meses após a obturação do canal radicular. Os resultados da análise radiográfica dos seis avaliadores indicaram que o nível de obturação estava localizado no nível do forame apical (exato) e consideraram o caso um sucesso radiográfico. **D.** Análise histopatológica da região apical e periapical do dente 11, mostrado radiograficamente na FIGURA 25.11 C (4 anos e 4 meses após a obturação do canal radicular): corte histológico longitudinal, evidenciando cimento obturador no nível do forame apical, confirmando a avaliação radiográfica (exato). Ligamento periodontal apical com infiltrado inflamatório do tipo crônico (H.E. 40X).

Obs.: em outros cortes histológicos, ampliados (H.E. 200X), foram observadas partículas do material obturador no citoplasma de macrófagos.

Fonte: Leonardo.[3]

Quadro 25.7

Avaliação radiográfica e clínica do caso clínico apresentado na Figura 25.12

AVALIADORES	AVALIAÇÃO RADIOGRÁFICA			TEMPO DE PROSERVAÇÃO	AVALIAÇÃO CLÍNICA (realizada pelo próprio autor)
	Sucesso (reparação)	Fracasso	Limite apical de obturação		
I	Sucesso	–	Exato[†]	4 anos e 4 meses	**Sucesso** Dor espontânea: nenhuma Dor provocada (percussão vertical): nenhuma
II	Sucesso	–	Exato[†]		
III	Sucesso	–	Exato[†]		
IV	Sucesso	–	Exato[†]		
V	Sucesso	–	Exato[†]		
VI	Sucesso	–	Exato[†]		

† O limite apical de obturação, nesse estudo, foi considerado EXATO ao se encontrar radiograficamente no nível do forame.

Causa da reação inflamatória crônica periapical:

- Infecção persistente (causa improvável).
  Obs.: em razão do longo período de proservação (4 anos e 4 meses).
- Invasão bacteriana no sentido coroa/ápice (causa improvável).
  Obs.: além da técnica de obturação do canal radicular, por meio da condensação lateral ativa de cones de guta-percha, usando o óxido de zinco e eugenol como cimento obturador, a coroa clínica foi restaurada, com colocação de retenção intrarradicular.
- Ação irritante do cimento obturador, óxido de zinco e eugenol.

AVALIAÇÃO CLÍNICA

- Coroa clínica restaurada e retenção intrarradicular;
- Dente assintomático.

Fonte: Leonardo.[3]

Gutuso[68] e Curson e Kirk[69] também constataram a ação irritante de cimentos à base de de óxido de zinco e eugenol sobre o tecido conjuntivo subcutâneo de ratos. A citotoxicidade do FillCanal (Procosol) foi constatada por Barbosa e colaboradores,[11] sendo esta superior àquela observada para os cimentos N-Rickert e Sealer 26. Rodrigues e colaboradores[70,71] também observaram a citotoxicidade desse material sobre células HeLa.

Em dentes de cães, Bonetti-Filho[12] estudou a biocompatibilidade do FillCanal no período experimental de 180 dias. Em oito casos de sobreobturação, junto ao material extravasado, havia intensa reação inflamatória. Nos casos em que o FillCanal foi mantido dentro do canal radicular, observou-se infiltrado inflamatório do tipo crônico, de intensidade moderada.

A biocompatibilidade do FillCanal foi também estudada por Tanomaru-Filho e colaboradores,[72] em dentes de cães com necrose pulpar e radioluscência periapical induzida experimentalmente. Após 270 dias, os resultados histológicos mostraram que em nenhuma das raízes ocorreu selamento completo do ápice radicular, havendo, em 13% dos casos, selamento biológico parcial formado por tecido cementoide e, em 86,7% das raízes, ausência de selamento. O tecido intersticial apresentava moderado/severo infiltrado inflamatório e em nenhum espécime o ligamento periodontal estava normal. Na maior parte dos casos, o ligamento estava severamente ampliado e com processo inflamatório grave (**FIGS. 25.13** e **25.14**).

A resposta dos tecidos apicais e periapicais de dentes de cães, após biopulpectomia e obturação dos canais radiculares após a obturação com o FillCanal, foi avaliada por Almeida.[74] Após um período experimental de 270 dias, foi observada ausência de selamentos apicais completos, necrose do tecido intersticial em contato com o cimento, presença de infiltrado inflamatório de moderado a severo e edema na região periapical (**FIG. 25.15**).

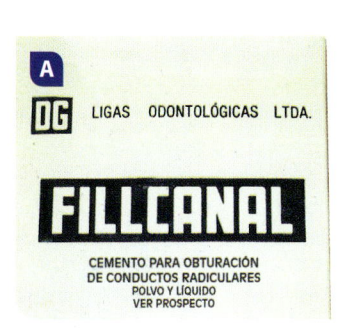

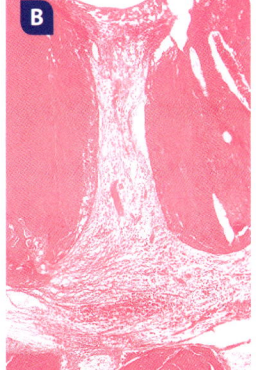

Figura 25.14
A. Dente de cão com necrose pulpar e radioluscência periapical após obturação com o cimento FillCanal. Ausência de selamento do ápice radicular. Intenso infiltrado de células inflamatórias, edema e abscesso (H.E. ZEISS – 24X). **B.** Maior aumento da figura anterior evidenciando o intenso infiltrado de células inflamatórias, concentrado e denso, próximo à abertura foraminal. Presença de abscesso edema e dissociação das fibras (H.E. ZEISS – 64X).
Fonte: Tanomaru-Filho.[73]

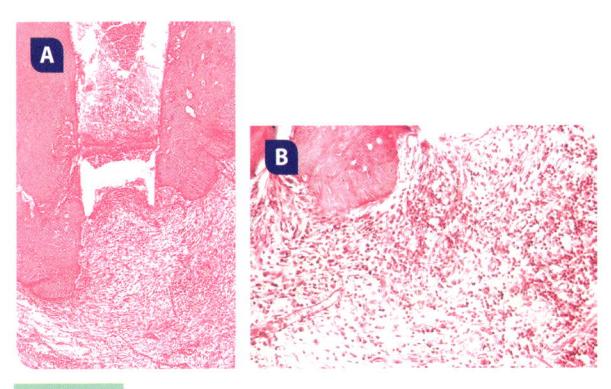

Figura 25.15
A. Ausência de selamento biológico do ápice radicular. Presença de intenso infiltrado de células inflamatórias, edema e áreas de reabsorção cementária (H.E. ZEISS – 24X). **B.** Maior detalhe da **FIGURA 25.15 A** evidenciando a intensa presença de células inflamatórias mononucleadas e polimorfonucleadas, edema e áreas de necrose (H.E. ZEISS – 40X).
Fonte: Almeida.[74]

Figura 25.13
A. Caixa do material obturador FillCanal. **B.** Dente de cão após obturação com FillCanal. Ausência de selamento biológico e presença de tecido conjuntivo intersticial e no ligamento periodontal com moderada presença de células inflamatórias (H.E. ZEISS – 24X).

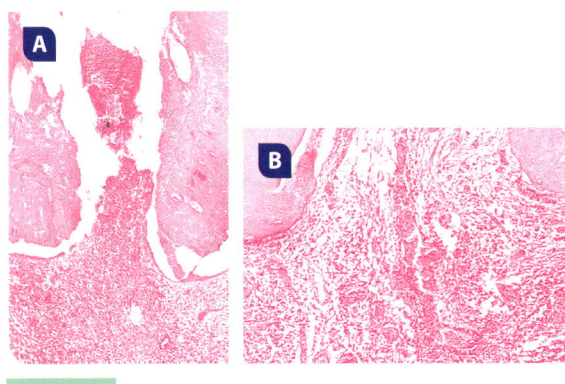

Kerr Pulp Canal Sealer (cimento de Rickert)

Este cimento é produzido e comercializado pela Kerr Mg. Co., Estados Unidos, com a seguinte composição:

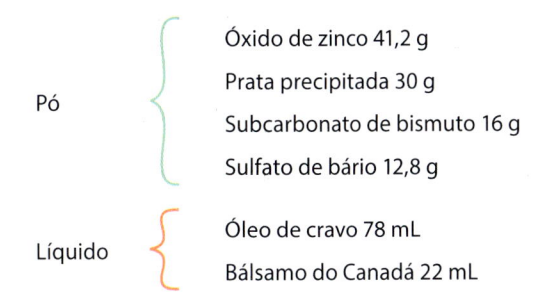

Pó:
- Óxido de zinco 41,2 g
- Prata precipitada 30 g
- Subcarbonato de bismuto 16 g
- Sulfato de bário 12,8 g

Líquido:
- Óleo de cravo 78 mL
- Bálsamo do Canadá 22 mL

Segundo Heuer,[62] esse cimento foi introduzido na endodontia em 1931, como alternativa para a cloropercha e eucapercha, os seladores mais usados na época e que apresentavam excessiva alteração volumétrica, após a presa, além da ação irritante.

O cimento de Rickert apresenta boa estabilidade dimensional, sendo, até hoje, usado pelos profissionais norte-americanos[15,67] e, em menor proporção, no Brasil.

McElroy,[41] Stewart,[75] Leal e colaboradores,[76] Simões Filho e colaboradores,[77] Grossman[7] e Benatti e colaboradores[18] mostraram bons resultados para o material, quando comparado aos outros cimentos também derivados do óxido de zinco e eugenol, em relação à estabilidade dimensional, adesão, escoamento, tempo de presa, solubilidade e desintegração.

O seu tempo de trabalho é de aproximadamente 20 a 30 minutos. Embora suas propriedades físico-químicas sejam satisfatórias, esse cimento apresenta inconvenientes pelo fato de ter, em sua fórmula, prata precipitada e eugenol. Segundo Grossman,[60,66] resíduos de cimento remanescentes na câmara pulpar podem manchar a estrutura dental definitivamente. Seltzer[78] demonstrou, por meio de cortes histológicos, que pode ocorrer a penetração de partículas de prata, através dos túbulos dentinários, manchando o dente definitivamente, fato este também verificado por Messing e Stock.[79] Assim, esses autores afirmam que o uso de cimentos para obturação de canais radiculares contendo prata deveria ser abandonado pela endodontia.

Quanto aos aspectos biológicos, Leonardo,[3] analisando histologicamente dentes de humanos, cujos canais radiculares haviam sido obturados com esse cimento, observou a permanência de reação inflamatória crônica após o tratamento (**FIGS. 25.16** e **25.17** e **QUADROS 25.8** e **25.9**).

Esse mesmo autor,[3] usando o cimento Kerr Pulp Canal Sealer, após realizar proteção do coto endoperiodontal com um tampão de hidróxido de cálcio, em casos de biopulpectomias,

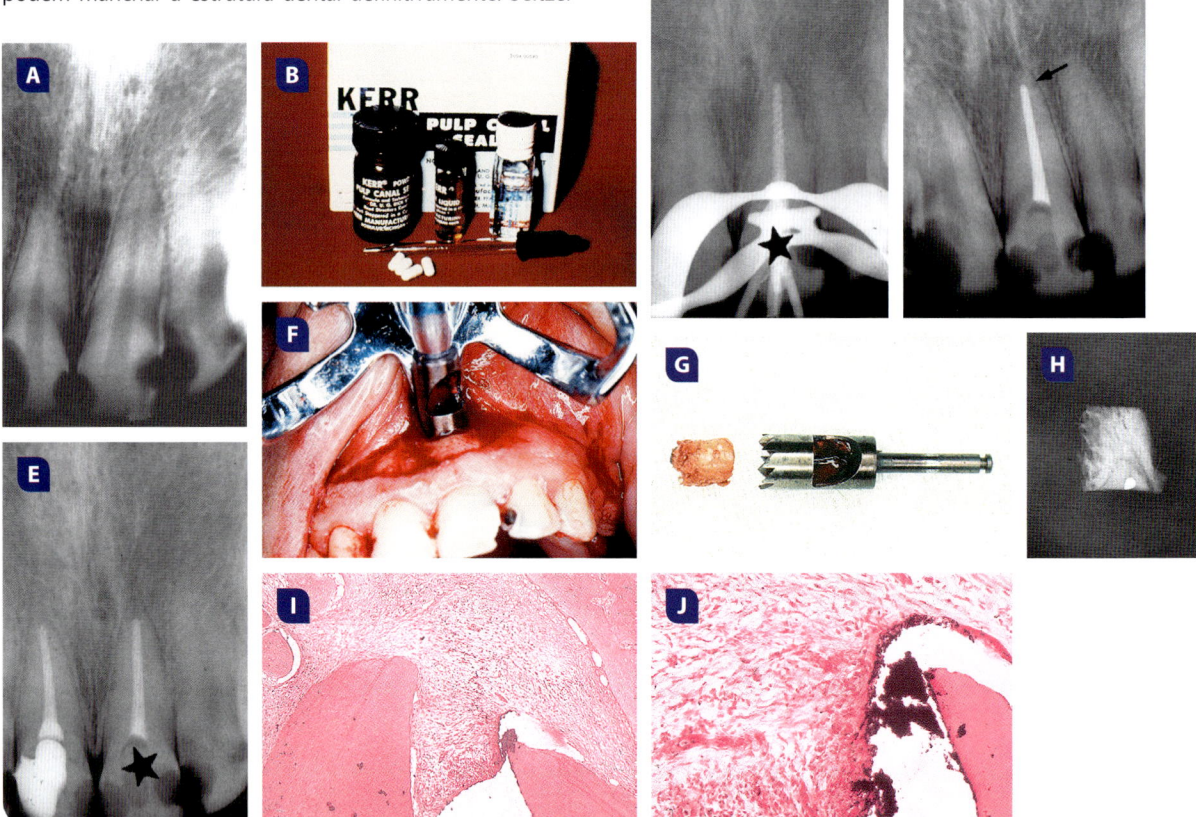

Figura 25.16

A. Radiografia para diagnóstico do dente de humano (21) (23/8/1971), evidenciando presença de lesão de cárie e ligamento periodontal apical normal, com lâmina dura intacta. Diagnóstico clínico de pulpite aguda irreversível. **B.** Cimento obturador Kerr Pulp Canal Sealer utilizado no presente caso por meio da técnica clássica, complementada pela condensação lateral ativa com cones de guta-percha. **C.** Radiografia do dente 21 realizada para confirmar a qualidade da condensação lateral ativa, empregando-se o cimento Kerr Pulp Canal Sealer e cones de guta-percha, principal e auxiliares. **D.** Radiografia para proservação (18/10/1971) obtida 2 meses e 9 dias após a obturação do canal radicular, evidenciando região periapical normal. **E.** Radiografia de proservação do dente 21 (20/10/1972), obtida 1 ano após a obturação do canal radicular, com base na qual os cinco examinadores consideraram o caso um sucesso radiográfico, isto é, ligamento periodontal apical normal e lâmina dura intacta. **F.** Aspecto clínico/cirúrgico evidenciando o momento da remoção da região apical e periapical do dente 21, com o auxílio do trépano de Sargenti (6 mm). **G.** Peça anatômica envolvendo o ápice e periápice do dente 21 e o trépano de Sargenti utilizado na apicectomia. **H.** Radiografia da peça anatômica, envolvendo o ápice e o periápice do dente 21. **I.** Análise histopatológica da região apical e periapical do dente 21 mostrado radiograficamente na **FIGURA 25.15 E** (1 ano após a obturação do canal radicular, usando como cimento obturador o Kerr Pulp Canal Sealer). Corte histológico longitudinal evidenciando resíduos do material obturador localizados entre o coto endoperiodontal e a parede do canal radicular, atingindo, inclusive, o ligamento periodontal, radiograficamente não observado. Áreas de reabsorção do cemento apical, como consequência da reação inflamatória crônica da região apical e periapical. Observa-se o aumento do espaço do ligamento periodontal apical (H.E. 40X). **J.** Ampliação da figura anterior, exibindo material obturador em contato com o coto endoperiodontal que apresenta um infiltrado inflamatório crônico, caracterizado, notadamente, pela presença de plasmócitos (H.E. 64X).

Fonte: Leonardo.[3]

Quadro 25.8
Avaliação radiográfica e clínica do caso clínico apresentado na Figura 25.16

AVALIADORES	AVALIAÇÃO RADIOGRÁFICA			TEMPO DE PROSERVAÇÃO	AVALIAÇÃO CLÍNICA (realizada pelo próprio autor)
	Sucesso	Fracasso	Limite apical de obturação		
I	Sucesso	–	Ideal[†]	1 ano	**Sucesso** Dor espontânea: nenhuma Dor provocada (percussão vertical): nenhuma
II	Sucesso	–	Ideal[†]		
III	Sucesso	–	Ideal[†]		
IV	Sucesso	–	Ideal[†]		
V	Sucesso	–	Ideal[†]		
VI	Sucesso	–	Ideal[†]		

[†] O limite apical de obturação, considerado IDEAL nesse estudo (biopulpectomia), foi de 1 a 2 mm aquém do ápice radiográfico.

Causa provável do infiltrado inflamatório crônico periapical:

- Considerando que o tratamento foi realizado em uma única sessão, sob condições assépticas, usando como solução irrigadora a solução fisiológica e sem acidentes operatórios, o cimento obturador do canal radicular Kerr Pulp Canal Sealer foi diagnosticado como a causa provável da reação inflamatória periapical crônica.

AVALIAÇÃO CLÍNICA

- Dente assintomático – dente com a coroa clínica restaurada com material provisório.

Fonte: Leonardo.[3]

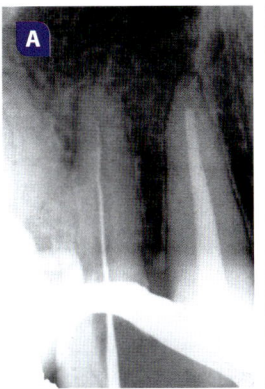

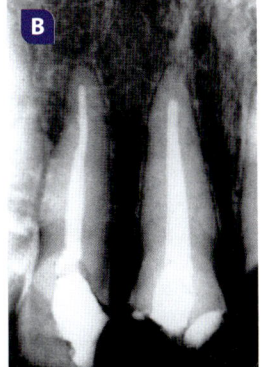

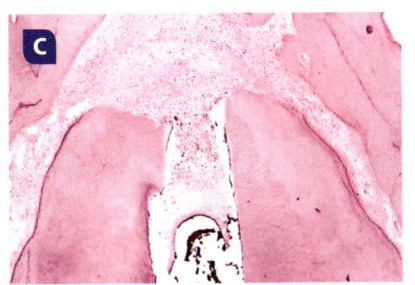

Figura 25.17

A. Radiografia para odontometria (14/4/1971) do dente 12 evidenciando região apical e periapical normal, com lâmina dura intacta.
B. Radiografia de proservação (14/6/1972), obtida 1 ano e 2 meses após a obturação do canal radicular mediante técnica clássica complementada pela condensação lateral ativa, empregando-se o cimento Kerr Pulp Canal Sealer e cones de guta-percha principal e auxiliares. Região periapical normal, com presença de lâmina dura intacta. **C.** Análise histopatológica da região apical e periapical (H.E. 40X) do dente 12 mostrado radiograficamente na **FIGURA 25.16 B** (1 ano e 2 meses após a obturação do canal radicular empregando o cimento Kerr Pulp Canal Sealer). Corte histológico longitudinal evidenciando material obturador na superfície e na porção lateral mesial do coto endoperiodontal. Áreas de reabsorção do cemento apical como consequência da reação inflamatória crônica da região apical e periapical.
Fonte: Leonardo.[3]

> **Quadro 25.9**
> **Avaliação radiográfica e clínica do caso clínico apresentado na Figura 25.17**
>
> | AVALIADORES | AVALIAÇÃO RADIOGRÁFICA | | | TEMPO DE PROSERVAÇÃO | AVALIAÇÃO CLÍNICA (realizada pelo próprio autor) |
> |---|---|---|---|---|---|
> | | Sucesso (reparação) | Fracasso | Limite apical de obturação | | |
> | I | Sucesso | – | Ideal† | 1 ano e 2 meses | **Sucesso** Dor espontânea: nenhuma Dor provocada (percussão vertical): nenhuma |
> | II | Sucesso | – | Ideal† | | |
> | III | Sucesso | – | Ideal† | | |
> | IV | Sucesso | – | Ideal† | | |
> | V | Sucesso | – | Ideal† | | |
> | VI | Sucesso | – | Ideal† | | |
>
> † Limite apical de obturação considerado IDEAL, nesse estudo, em casos de biopulpectomia: 1 a 2 mm aquém do ápice radiográfico.
>
> **Causa provável do infiltrado inflamatório crônico periapical:**
>
> - Considerando que o tratamento foi realizado em uma única sessão, sob condições assépticas usando a solução fisiológica como solução irrigadora e sem acidentes operatórios, o cimento obturador do canal radicular usado, o Kerr Pulp Canal Sealer, foi diagnosticado como a causa provável da reação inflamatória periapical crônica.
>
> **AVALIAÇÃO CLÍNICA**
>
> - Dente assintomático – coroa clínica restaurada.
>
> Fonte: Leonardo.[3]

obteve um selamento apical por tecido mineralizado (**FIGS. 25.18** a **25.20** e **QUADROS 25.10** a **25.12**).

A ação irritante do cimento de Rickert sobre o tecido conjuntivo subcutâneo de ratos foi observada por Gutuso,[68] Curson e Kirk,[69] Holland e colaboradores[67] e Xavier e colaboradores.[80] Em dentes de cães, Holland,[81] após biopulpectomia e obturação com esse cimento, observou, por meio de análise histológica, após 90 dias, a permanência de reação inflamatória crônica no ligamento periodontal.

Simões Filho,[82] estudando a biocompatibilidade do cimento de Rickert sobre os tecidos periapicais de dentes de cães, nos períodos de 7 e 90 dias, também observou sua ação irritante.

Cimento N-Rickert

Uma das versões do cimento de Rickert também usada entre os profissionais brasileiros foi proposta por Sampaio,[83] na qual a adição de um corticosteroide ao cimento obturador de canais radiculares determinaria uma menor resposta inflamatória quando em contato com os tecidos apicais e periapicais. O autor recomendava a adição de 1% de delta-hidrocortisona à fórmula original do cimento de Rickert, passando a denominá-la de N-Rickert, com a seguinte composição:

Pó:
- Prata precipitada 30 g
- Óxido de zinco 40,21 g
- Delta-hidrocortisona 1 g
- Di-iodo timol (aristol) 12,79 g
- Colofônia 16 g

Líquido:
- Óleo de cravo 78 cc
- Bálsamo do Canadá 22 cc

Após análise das duas versões em tecido conjuntivo subcutâneo de ratos, Sampaio[84] concluiu que a deposição de colágeno era mais intensa e mais bem organizada no grupo para o cimento N-Rickert, com menor presença de células inflamatórias, demonstrando um processo de reparo mais estável e mais adiantado.

Em 1982, Simões Filho[82] avaliou, em dentes de cães, a tolerância tecidual dos cimentos de Rickert e N-Rickert, com e sem acetato de delta-hidrocortisona, em quatro diferentes situações: após obturações imediatas em canais radiculares preparados até o limite CDC; após obturações imediatas em canais radiculares sobreinstrumentados a 1 mm além do limite CDC; após obturações em canais preparados até o limite CDC, após 48 horas de curativo com corticosteroide/antibiótico; após obturações em canais sobreinstrumentos a 1 mm além do limite CDC, após 48 horas de curativo com corticosteroide/antibiótico. Após período experimental de 7 e 90 dias, os animais foram mortos e efetuada a análise histopatológica, que permitiu ao autor concluir:

1. Não houve diferença entre os cimentos obturadores estudados quanto à irritação do tecido periapical;
2. A presença de acetato de delta-hidrocortisona nos cimentos obturadores não alterou a resposta tecidual;
3. O emprego de um curativo de demora à base de corticosteroide/antibiótico, por 48 horas antes da obturação, determinou, aos 7 dias, a ocorrência de reação inflamatória menos intensa e extensa nos casos de sobreinstrumentação. No período pós-operatório mais longo (90 dias), ou nos grupos experimentais nos quais o limite de instrumentação foi o CDC, o emprego do curativo de demora não determinou diferença nos resultados;

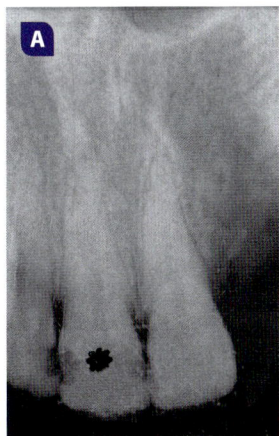

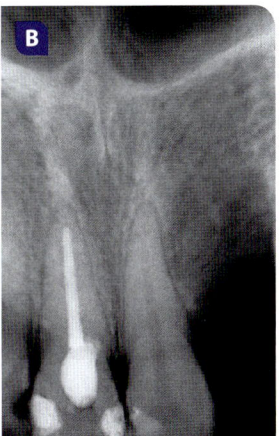

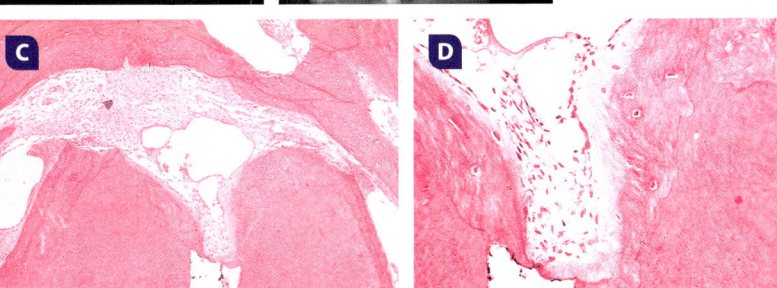

Tratamento de canais radiculares

Figura 25.18
A. Radiografia para diagnóstico de dente de humano (11) (17/11/1971), evidenciando presença de lesão de cárie e ligamento periodontal normal, com lâmina dura intacta. Diagnóstico clínico de pulpite irreversível sintomática. **B.** Radiografia para proservação do dente 11 (17/3/1972), obtida 120 dias após a obturação do canal radicular por meio da técnica da condensação lateral ativa de cones de guta-percha e cimento Kerr Pulp Canal Sealer, protegendo-se, previamente, o coto endoperiodontal com um tampão de hidróxido de cálcio (Calen). Considerado um sucesso radiográfico pelos cinco avaliadores que observaram ligamento periodontal apical normal, com lâmina dura intacta. **C.** Análise histopatológica da região apical e periapical do dente 11, mostrado radiograficamente na **FIGURA 25.18 B** (120 dias após a obturação do canal radicular com cones de guta-percha e cimento obturador Kerr Pulp Canal Sealer), protegendo-se previamente o coto endoperiodontal com um tampão de hidróxido de cálcio (Calen). Corte histológico longitudinal, evidenciando áreas relativamente extensas de reabsorção do cemento apical, reparadas pela deposição de neoformação cementária, inclusive isolando o coto endoperiodontal que se apresenta com vitalidade e isento de processo inflamatório. Ligamento periodontal normal, não exibindo infiltrado inflamatório.
D. Ampliação da **FIGURA 25.18 C**, evidenciando coto endoperiodontal isento de células inflamatórias e deposição cementária (H.E. 64X).

Fontes das imagens A, B e C: Leonardo.[3]

Quadro 25.10
Avaliação radiográfica e clínica do caso clínico apresentado na Figura 25.18

AVALIADORES	AVALIAÇÃO RADIOGRÁFICA			TEMPO DE PROSERVAÇÃO	AVALIAÇÃO CLÍNICA (realizada pelo próprio autor)
	Sucesso	Fracasso	Limite apical de obturação		
I	Sucesso	–	Ideal[†]	120 dias	**Sucesso** Dor espontânea: nenhuma Dor provocada (percussão vertical): nenhuma
II	Sucesso	–	Ideal[†]		
III	Sucesso	–	Ideal[†]		
IV	Sucesso	–	Ideal[†]		
V	Sucesso	–	Ideal[†]		
VI	Sucesso	–	Ideal[†]		

[†] O limite apical de obturação considerado IDEAL, nesse estudo (biopulpectomia), foi de 1 a 2 mm aquém do ápice radiográfico.

Causa provável do sucesso clínico, radiográfico e histológico:

- Técnica de tratamento com base em princípios biológicos;
- Ausência de ação irritante do material obturador, Kerr Pulp Canal Sealer, o qual foi isolado no interior do canal radicular pela aplicação prévia de um tampão (*plug*) de hidróxido de cálcio (Calen).

Obs.: o tratamento foi realizado nas mesmas condições técnicas dos Casos 25.11 e 25.12 com exceção da colocação de tampão apical com hidróxido de cálcio.

Fonte: Leonardo.[3]

Figura 25.19

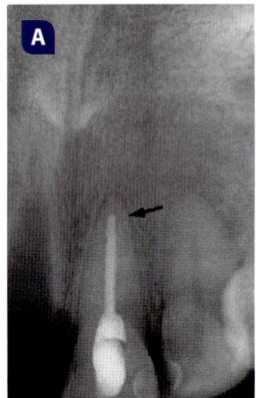

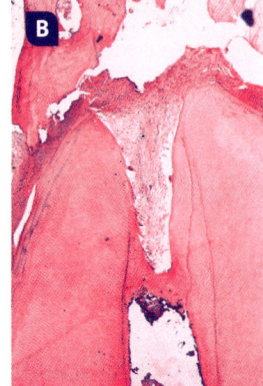

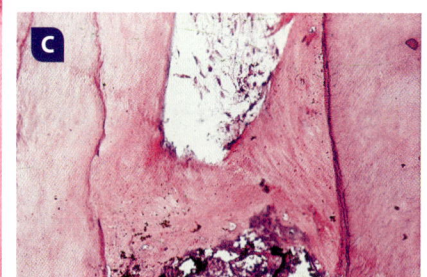

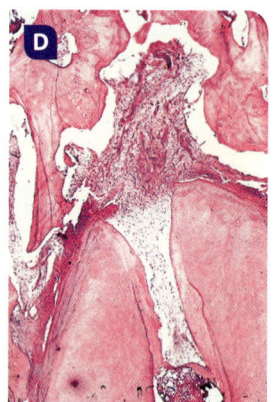

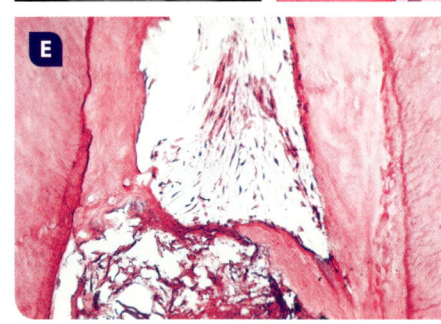

A. Radiografia para proservação do dente 21 (31/1/1972), obtida 150 dias após a obturação do canal radicular por meio da técnica da condensação lateral ativa, com cones de guta-percha e cimento Kerr Pulp Canal Sealer, protegendo-se previamente o coto endoperiodontal com um tampão (*plug*) de hidróxido de cálcio (Calen). **B.** Análise histopatológica da região apical e periapical do dente 21, mostrado radiograficamente na **FIGURA 25.19 A** (150 dias após a obturação do canal radicular com cones de guta-percha e cimento obturador Kerr Pulp Canal Sealer), protegendo previamente o coto endoperiodontal com um tampão (*plug*) de hidróxido de cálcio (Calen). Corte histológico longitudinal, evidenciando volumosa barreira de tecido mineralizado cementoide, separando o coto endoperiodontal, isento de células inflamatórias, do restante do canal radicular (H.E. 40X). **C.** Ampliação da figura anterior, evidenciando extensa deposição de tecido mineralizado, cementoide, sobre o coto endoperiodontal (H.E. 100X). **D.** Análise histopatológica da região apical e periapical do dente 21. Corte histológico longitudinal em relação ao longo eixo do dente, evidenciando, em outro nível de corte (cortes seriados), coto endoperiodontal normal, isento de células inflamatórias (H.E. 40X). **E.** Ampliação da **FIGURA 25.19 D**, evidenciando que, embora delgada, a barreira mineralizada é completa, sem solução de continuidade. Observa-se deposição de novo tecido mineralizado ao nível do forame apical (H.E. 64X).

Fonte: Leonardo.³

Quadro 25.11

Avaliação radiográfica e clínica do caso clínico apresentado na Figura 25.19

AVALIADORES	AVALIAÇÃO RADIOGRÁFICA			TEMPO DE PROSERVAÇÃO	AVALIAÇÃO CLÍNICA (realizada pelo próprio autor)
	Sucesso (reparação)	Fracasso	Limite apical de obturação		
I	Sucesso	–	Ideal†	150 dias	**Sucesso** Dor espontânea: nenhuma Dor provocada (percussão vertical): nenhuma
II	Sucesso	–	Ideal†		
III	Sucesso	–	Ideal†		
IV	Sucesso	–	Ideal†		
V	Sucesso	–	Ideal†		
VI	Sucesso	–	Ideal†		

† O limite apical de obturação, considerado IDEAL nesse estudo (biopulpectomia), foi de 1 a 2 mm aquém do ápice radiográfico.

Causa provável do sucesso clínico, radiográfico e histológico:

- Técnica de tratamento com base em princípios biológicos;
- Ausência de ação irritante do material obturador, no caso o cimento Kerr Pulp Canal Sealer, que foi isolado no interior do canal radicular pela aplicação prévia de um tampão (*plug*) de hidróxido de cálcio.

Obs.: o tratamento foi realizado nas mesmas condições técnicas dos Casos 25.11 e 25.12, com exceção da colocação de tampão apical com hidróxido de cálcio (Calen).

Fonte: Leonardo.³

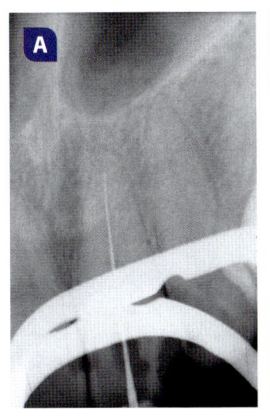

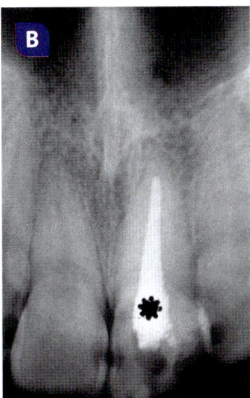

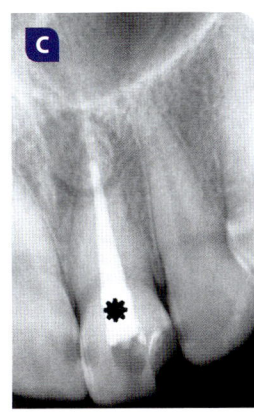

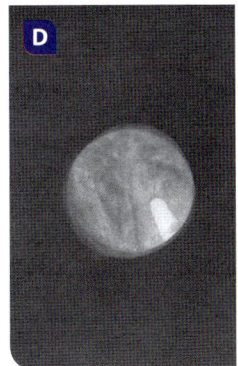

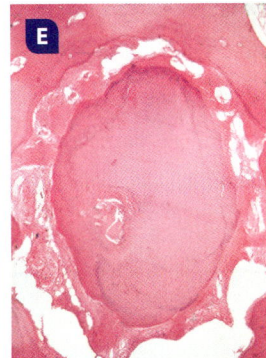

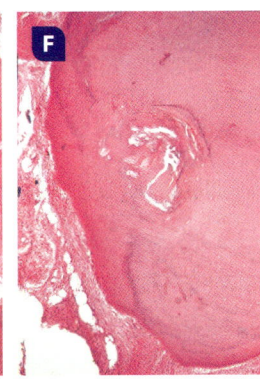

Figura 25.20
A. Radiografia para odontometria de dente de humano (21) (9/10/1990), evidenciando ligamento periodontal normal. O diagnóstico clínico desse caso, indicando uma biopulpectomia, foi de pulpite irreversível sintomática. **B.** Radiografia para proservação do dente 21 (4/10/1992), obtida 2 anos após a obturação do canal radicular, por meio da técnica da condensação lateral ativa de cones de guta-percha e cimento Kerr Pulp Canal Sealer, protegendo, previamente, o coto endoperiodontal com um tampão de hidróxido de cálcio (Calen). Caso considerado um sucesso radiográfico pelos cinco avaliadores que consideraram o ligamento periodontal apical normal e lâmina dura intacta. **C.** Radiografia para confirmar a direção do trépano de Sargenti (6 mm), utilizado para a remoção cirúrgica do ápice e periápice do dente 21. **D.** Radiografia da peça anatômica, envolvendo o ápice e periápice, do dente 21. **E.** Análise histopatológica do ápice do dente 21, mostrado radiograficamente na **FIGURA 25.20 B** (2 anos após a obturação do canal radicular com cones de guta-percha e cimento obturador Kerr Pulp Canal Sealer, no qual o coto endoperiodontal foi previamente protegido com um tampão de hidróxido de cálcio (Calen). Corte histológico realizado no sentido transversal em relação ao longo eixo do dente, evidenciando o fechamento total do forame apical, pela deposição de tecido mineralizado do tipo cementoide. Os espaços observados no interior do tecido mineralizado referem-se a artefatos da técnica (H.E. 40X). **F.** Ampliação da figura anterior evidenciando a nítida mineralização do espaço ocupado anteriormente pelo coto endoperiodontal (H.E. 64X).

Fonte: Leonardo.³

Quadro 25.12
Avaliação radiográfica e clínica do caso clínico apresentado na Figura 25.20

AVALIADORES	AVALIAÇÃO RADIOGRÁFICA			TEMPO DE PROSERVAÇÃO	AVALIAÇÃO CLÍNICA (realizada pelo próprio autor)
	Sucesso (reparação)	Fracasso	Limite apical de obturação		
I	Sucesso	–	Ideal†	2 anos	Sucesso
II	Sucesso	–	Ideal†		Dor espontânea: nenhuma
III	Sucesso	–	Ideal†		
IV	Sucesso	–	Ideal†		Dor provocada (percussão vertical): nenhuma
V	Sucesso	–	Ideal†		
VI	Sucesso	–	Ideal†		

† O limite apical de obturação, considerado IDEAL nesse estudo (biopulpectomia), foi de 1 a 2 mm aquém do ápice radiográfico.

Causa provável do sucesso clínico, radiográfico e histológico:

- Técnica de tratamento com base em princípios biológicos;
- Ausência de ação irritante do material obturador, Kerr Pulp Canal Sealer, que foi isolado no interior do canal radicular pela aplicação prévia de um tampão (*plug*) de hidróxido de cálcio.

Obs.: o tratamento foi realizado nas mesmas condições técnicas dos Casos 25.11 e 25.12, com exceção da colocação de tampão apical com hidróxido de cálcio (Calen).

Obs.: as apicectomias foram realizadas em 1973 (tese de livre-docência), com a permissão dos pacientes, por meio de documentação assinada por eles, seguindo o protocolo de Helsinque de 1964.

Fonte: Leonardo.³

4. A interposição de detritos entre o material obturador e o coto endoperiodontal permitiu a preservação da vitalidade deste, como também a ocorrência de obturação biológica pela neoformação de cemento.

Endomethasone

É um cimento obturador à base de óxido de zinco e eugenol, fabricado pela Specialités-Septodont, França, com a seguinte composição:

Pó:
- Óxido de zinco 417 mg
- Dexametasona 0,1 mg
- Acetato de hidrocortisona 10 mg
- Di-iodo timol (aristol) 250 mg
- Paraformaldeído 22 mg
- Óxido de chumbo 50 mg
- Sulfato de bário q.s.p. 1 mg
- Estearato de magnésio q.s.p. 1 mg
- Subnitrato de bismuto q.s.p. 1 mg

Líquido: Eugenol

Suas propriedades físico-químicas são muito semelhantes àquelas observadas para os outros cimentos desse grupo. Apresenta tempo de presa prolongado e o potencial antimicrobiano, por causa da presença de um antisséptico, o di-iodotimol.[85-87] Esse cimento é altamente citotóxico,[88,89] mesmo após muitas diluições, sendo isso indicativo de potencial citotóxico a longo prazo.[90] Resultados histológicos revelam que o formaldeído pode atravessar o sistema de canais radiculares, atingindo o ligamento periodontal, provocando irritação na região periapical, atraso na cicatrização e dificuldade na reparação periapical.[73,91]

Lambjererg-Hansen,[92] ao utilizar esses cimentos após biopulpectomia, observaram necrose do tecido pulpar remanescente e recomendaram cuidado especial na utilização de materiais que contenham formaldeído na sua composição.

Bernáth e Szabó[93] observaram, em dentes obturados com endomethasone, no limite da odontometria, reação inflamatória crônica leve, com presença de plasmócitos e linfócitos. Nos casos em que houve extravasamento do material obturador, foram observados infiltrado inflamatório moderado a severo e tecido granulomatoso com células gigantes de corpo estranho ao redor das partículas do cimento. O efeito tóxico desse cimento parece ocorrer não somente pela presença do paraformaldeído, mas também do eugenol, que podem iniciar uma reação crônica quando há extravasamento do cimento para a região periapical. Leonardo e colaboradores[94] sugerem que a natureza química do endomethasone seja responsável pela reação inflamatória, uma vez que a quantidade de paraformaldeído no endomethasone é elevada e continua sendo liberado após a presa do cimento.

Schwarze e colaboradores[95] observaram que o endomethasone pode inibir o metabolismo celular pela inibição da atividade mitocondrial de fibroblastos durante seu período de presa, tanto nos períodos iniciais como 24 horas após a mistura. Embora a inibição seja maior nas primeiras 5 horas e menor após 24 horas, essa foi significativamente maior que nos outros cimentos utilizados como controle (Apexit®, AH Plus e Ketac™-Endo). Os mesmos autores sugerem ainda que materiais à base de oxido de zinco e eugenol não sejam mais utilizados na terapia endodôntica, especialmente aqueles contendo paraformaldeído.

O Endomethasone N que não contém paraformaldeído na sua composição e que apresenta citotoxidade menor que o original[96] é, hoje, encontrado no mercado especializado. O Endomethasone N, porém, apresenta em sua composição eugenol, sugerindo apresentar propriedades biológicas insatisfatórias.

Yilmaz e colaboradores,[97] em 2012, avaliaram os efeitos citotóxicos de cimentos endodônticos [Sealite Ultra (SU), Tubli-Seal (TS), Tubli-Seal EWT (TS-EWT), Pulp Canal Sealer (PCS), Pulp Canal Sealer EWT (PCS-TLD), Endomethasone N (En N) e Apexit® Plus (AP)] em células L929 utilizando o ensaio MTT. AP, TS e TS-EWT não mostraram citotoxicidade em nenhuma diluição testada. Outros cimentos exibiram algum grau de citotoxicidade. PCS-EWT e SU (à base de óxido de zinco e eugenol) promoveram mais potente citotoxicidade.

Cimentos à base de resinas plásticas

Este cimento foi idealizado por Schröeder,[98] sendo uma combinação macromolecular sintética do grupo de resinas epóxicas. Os cimentos à base de resina plástica apresentam excelente adesão à dentina. Sua ampla utilização na Europa e nos Estados Unidos tem sido atribuída às suas boas propriedades físico-químicas. Entre os cimentos à base de resina plástica, o AH 26 foi o primeiro e durante muito tempo foi amplamente utilizado pelos endodontistas.

AH 26

Produzido originalmente pela De Trey Fréres AS, Zurich, atualmente Dentsply/De Trey Co., apresenta a seguinte composição:

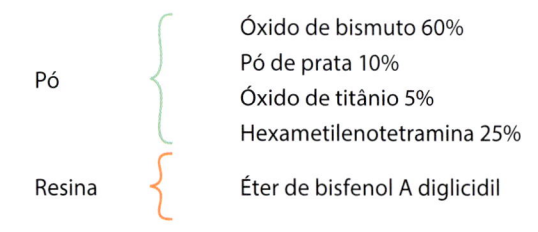

Pó:
- Óxido de bismuto 60%
- Pó de prata 10%
- Óxido de titânio 5%
- Hexametilenotetramina 25%

Resina: Éter de bisfenol A diglicidil

A espatulação do AH 26 deve ser realizada até a obtenção de mistura homogênea, sendo seu tempo de presa variável entre 24 e 48 horas. Schröeder[96] observou, para o AH 26, satisfatória estabilidade dimensional e radiopacidade. Tschamer,[99] analisando a estabilidade dimensional, adesividade e solubilidade de vários cimentos, encontrou bons resultados para o AH 26.

As resinas epóxicas apresentam absorção de água da ordem de 0,07% e mostram um mínimo grau de contração (0,02 a 0,05%).

Grossman,[7,100,101] testando o escoamento e a solubilidade de vários cimentos de uso endodôntico, encontrou os melhores resultados para o AH 26, à semelhança de McComb e Smith,[102] no que concerne à resistência, ao escoamento, à radiopacidade e à adesão. Após avaliação, empregando microscopia eletrônica de varredura (MEV), de diferentes cimentos obturadores, entre eles o Tubli-Seal, Procosol, Diaket e AH 26, Abramovich e Goldberg[103] concluíram que nenhum dos materiais proporcionou total obliteração dos canalículos dentinários e, para o AH 26, foi observada firme aderência às paredes dentinárias.

A biocompatibilidade do cimento, entretanto, tem sido considerada insatisfatória. Guttuso,[68] em tecido conjuntivo subcutâneo de ratos, avaliou o AH 26 e observou uma resposta inflamatória considerada moderada nos períodos de 2 e 16 dias, e discreta aos 32 dias; assim como Rappaport e colaboradores,[104] que encontraram reações inflamatórias classificadas como acentuada nos períodos iniciais, moderada nos períodos intermediários e praticamente ausente somente aos 35 dias. Contrariamente, Curson e Kirk[69] classificaram o AH 26 como um cimento moderadamente irritante em períodos curtos (24 e 48 horas) e acentuadamente irritante após 52 dias. Leonardo e colaboradores,[105] estudando a resposta tecidual aos cimentos AH 26, N2 e da pasta FS, verificaram que os três materiais comportaram-se como irritantes do tecido conjuntivo subcutâneo de ratos em todos os períodos experimentais; o FS e o N2 determinaram maior resposta inflamatória. Aspectos degenerativos, incluindo lise celular, foram observados com frequência a partir do período de 7 dias, sobretudo para o AH 26.

Em canais radiculares de dentes de ratos, Muruzábal e Erausquin[106] avaliaram o AH 26 e o Diaket em 52 primeiros molares nos períodos de 1 a 90 dias. Quando o limite de obturação foi ligeiramente aquém ou no nível do ápice, observou-se reação inflamatória moderada. Nas sobreobturações havia, com frequência, necrose do cemento e osso alveolar.

Também Holland e colaboradores,[81] em dentes de cães com vitalidade pulpar, verificaram presença de infiltrado inflamatório do tipo crônico, no ligamento periodontal, 90 dias após a obturação dos canais radiculares com o AH 26. Tratando-se de dentes com vitalidade pulpar, os autores atribuíram essa reação periapical ao potencial irritante do cimento.

Pascon e colaboradores,[107] estudando a biocompatibilidade do AH 26, Kerr Pulp Canal Sealer e Kloropercha, em dentes de macacos (*Papio anubis*), encontraram uma reação inflamatória severa no AH 26, com presença de células multinucleadas nos períodos curtos (1 a 7 dias) e suave nos períodos longos (1 a 3 anos) (FIGS. 25.21 a 25.23).

Também Tagger e Tagger,[108] em dentes de macacos, após biopulpectomia e obturação com Sealapex®, CRCS e AH 26, depois de 8 e 14 meses, observaram, na região periapical dos canais obturados com AH 26, reação inflamatória de suave a intensa quando o cimento se encontrava no interior do canal radicular, e reação intensa quando era extravasado para a região periapical.

O potencial mutagênico do AH 26 foi descrito por Orstavik e Hongslo[109] e por Schweikl e Schweikl [110] A mutagenicidade do AH 26, atribuída à liberação de formaldeído, tem sido motivo de preocupação no uso desse cimento. A resina epóxi-bisfenol, componente resinoso do AH 26, é provavelmente a substância ativa responsável por sua citotoxicidade.

Matsumoto e colaboradores,[111] em 1989, mostraram acentuada citotoxicidade para o AH 26, contrariamente a Barbosa e colaboradores,[11] que encontraram menor toxicidade no Sealer 26, também à base de resina epóxica, em relação ao FillCanal.

No entanto, os materiais à base de resina plástica têm sido bastante utilizados pelos dentistas brasileiros e norte-americanos. As excelentes propriedades físico-químicas, como estabilidade dimensional, reduzida solubilidade, excelente escoamento, radiopacidade, adesão e capacidade seladora, tornaram o material bastante difundido.

Como desvantagens dos cimentos à base de resina plástica, destacam-se a possibilidade da alteração da cor natural dos dentes após a obturação dos canais radiculares e a liberação de formaldeído pela decomposição do hexametileno tetramina presente no AH 26 e no Sealer 26, como comprovam os trabalhos de Economides e colaboradores[112] e de Leonardo e colaboradores.[94]

A probabilidade de o formaldeído e o paraformaldeído atuarem como carcinogênico é altamente presumível. A Comissão de Proteção de Produtos de Consumo Americano (The harzards of formaldehyde – Alert sheet, U.S. Consumer Product

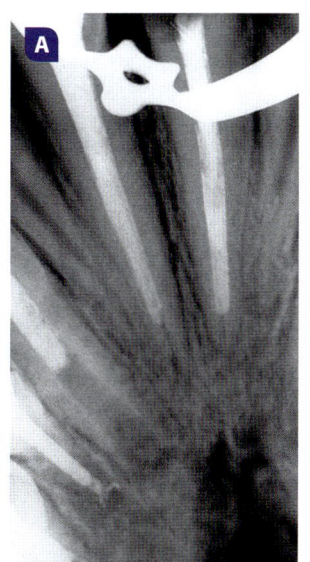

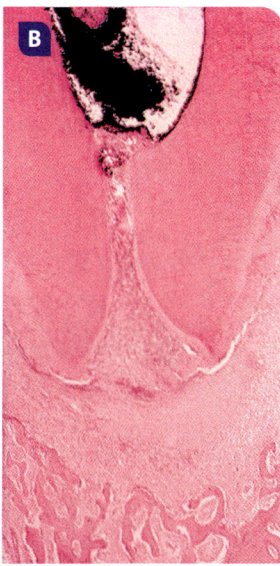

Figura 25.21

A. Radiografia imediatamente após a obturação do canal radicular de incisivos inferiores de dentes de macaco (*Papio anubis*) em caso de biopulpectomia, empregando o cimento AH 26. **B.** Corte histológico da região apical e periapical do incisivo central da FIGURA 25.21 A, 7 dias após a obturação, evidenciando o coto endoperiodontal vivo, porém inflamado. Região periapical com concentração de células inflamatórias no nível do forame apical (H.E. 20X).

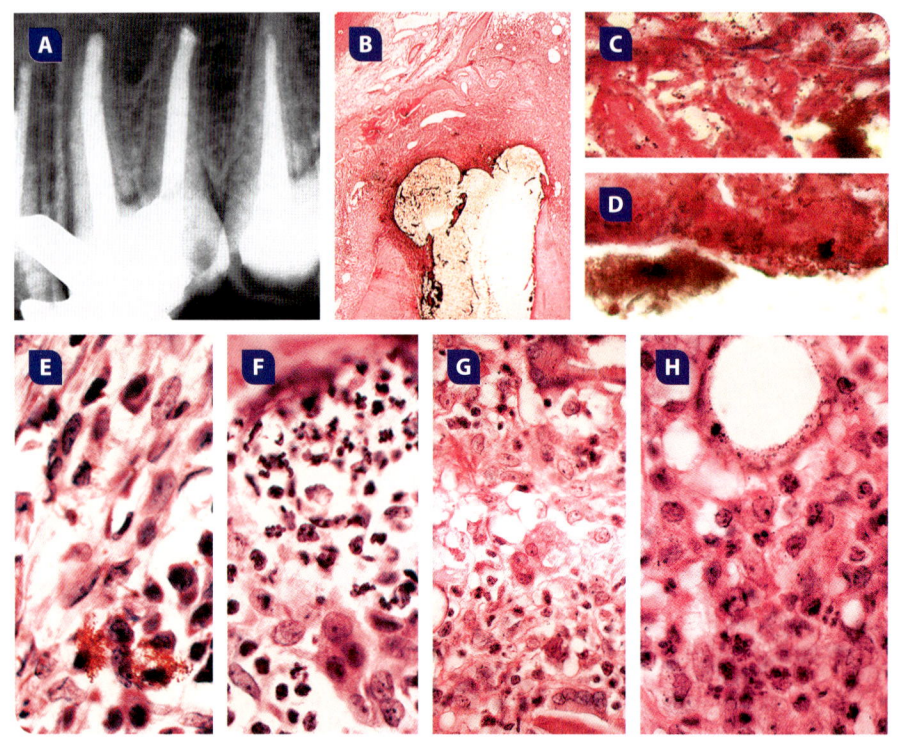

Figura 25.22
A. Radiografia imediatamente após a obturação dos canais radiculares de dente de macaco (*Papio anúbis*) em caso de biopulpectomia, empregando o cimento AH 26. B. Corte histológico da raiz mesial do dente da **FIGURA 25.22 A**, 7 dias após o ato operatório, evidenciando, sobreobturação (H.E. 20X). C-D. Interface, material obturador, evidenciando necrose de contato. E. Maior aumento da região periapical evidenciando presença de macrófagos e células multinucleadas (H.E. 100X). F-G. Detalhe da **FIGURA 25.22 E** evidenciando a presença de macrófagos e células multinucleadas (H.E. 200X). H. Detalhe da **FIGURA 25.22 E** evidenciando a presença de um vaso capilar com resíduos de AH 26 em sua parede (H.E. 200X).

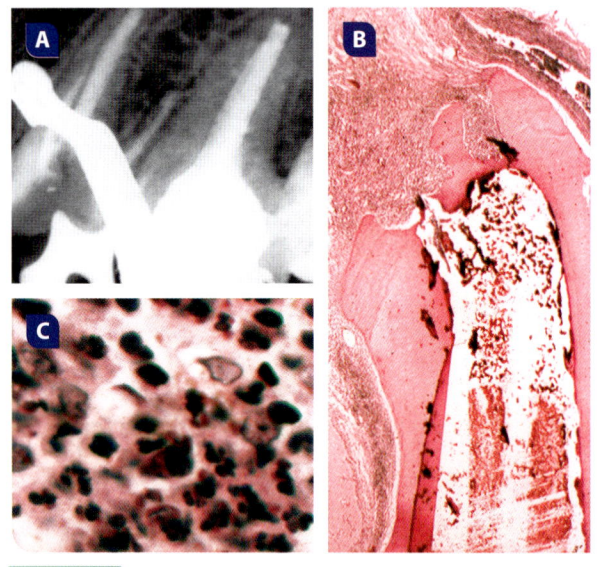

Figura 25.23
A. Radiografia imediatamente após a obturação de canal radicular de dentes de macaco (raiz palatina) em caso de biopulpectomia utilizando o cimento AH 26. B. Corte histológico da raiz palatina 1 ano após o ato operatório, mostrado na **FIGURA 25.23 A**, evidenciando como o material obturador encontra-se ligeiramente aquém do forame (H.E. 200X). C. Corte histológico evidenciando presença de macrófagos e células multinucleadas.

Safety Commission (Bulletin), março, 1980), e a Academia Nacional de Ciência Americana (Formaldehyde – An assessment of its health effect – National Academy of Sciences, março, 1982) advertem quanto aos riscos proporcionados pelo uso de produtos que liberam formaldeído.

Considerando-se as boas propriedades físico-químicas do AH 26, os pesquisadores buscaram a adição de outras substâncias a ele visando à melhora de sua biocompatibilidade. Nesse sentido, Godoy e Nagem-Filho[113] adicionaram ao AH 26 a hidrocortisona em diferentes proporções e observaram, em tecido conjuntivo subcutâneo de ratos, que as reações inflamatórias agudas após o implante do cimento tenderam a diminuir de intensidade, com a adição de quantidades crescentes de corticosteroide. Ao final de 32 dias, foi observada a formação de cápsula fibrosa justaposta ao material.

Partindo da hipótese de que a adição de hidróxido de cálcio ao AH 26 pudesse melhorar a sua compatibilidade biológica, Oliveira[114] acrescentou 5, 10, 20 e 40% daquela substância ao pó do AH 26, comparando-as com a fórmula original. As diferentes formulações foram colocadas em tubos de polietileno e implantadas em tecido conjuntivo subcutâneo de ratos, nos períodos de 8, 30 e 60 dias. Após análise histológica, os autores concluíram que os materiais, em ordem decrescente de tolerância tecidual, foram: 1) pasta aquosa de hidróxido de cálcio; 2) AH 26 com 5% de hidróxido de cálcio; 3) AH 26 com 20 e 40% de hidróxido de cálcio; 4) AH 26 puro ou com 10% de hidróxido de cálcio.

Também Berbert[115] avaliou, em dentes de cães, após biopulpectomia e obturação dos canais, o AH 26 puro, AH 26 com 5 e 20% de hidróxido de cálcio e a pasta aquosa de hidróxido de cálcio. Após um período de 7, 30, 70, 90 e 180 dias, a formação de barreira cementária só ocorreu com a pasta aquosa de hidróxido de cálcio ou o AH 26 acrescido de 20% de hidróxido de cálcio adicionado ao pó.

O efeito antimicrobiano do AH 26 foi avaliado por Goldberg,[40] Pupo[116] e Rothier,[117] os quais verificaram que tal efeito é maior nas primeiras horas e menor com o decorrer do tempo. Além dos cimentos AH 26 e Diaket, o cimento AH Plus e o Topseal® pertencem também a esse grupo.

AH Plus (Dentsply/De Trey)

É um cimento à base de resina tipo epóxi-amina cuja forma de apresentação no Brasil é pasta/pasta, em dois tubos de 4 mL cada (**FIG. 25.24**). Pode ser encontrado na forma jet com ponta para mistura (**FIG. 25.25**). Apresenta a seguinte composição, de acordo com o fabricante:

Pasta A
- Resina epóxica
- Tungstênio de cálcio
- Óxido de zircônio
- Aerosil
- Óxido de ferro

Pasta B
- Amina adamantana
- N, N-Diberncil-5-oxanonano-diamina-1,9
- TCD-Diamina
- Tungsteanato de cálcio
- Óxido de zircônio
- Aerosil
- Óleo de silicone

Para o preparo do AH Plus, é indicada a proporção de partes iguais da pasta A e da pasta B oferecidas no mercado nacional, sendo o tempo de trabalho, de acordo com o fabricante, de 4 horas a 23 °C, e o tempo de endurecimento de 8 horas a 37 °C.

Suas propriedades físico-químicas têm sido consideradas satisfatórias. Almeida[74] avaliou em canais obturados com AH Plus, os níveis de infiltração do corante, os quais foram estatisticamente inferiores aos observados com o FillCanal (Procosol) e com o Ketac-Endo. A radiopacidade é bastante elevada para o cimento AH Plus (**FIG. 25.26**).[118]

A biocompatibilidade do AH Plus foi avaliada também por Almeida[74] em dentes de cães, após biopulpectomia e obturação dos canais radiculares com o AH Plus. Após 90 dias, os resultados histológicos mostraram selamento biológico completo do ápice radicular em 12,5% dos casos e selamento parcial em 75%, sendo esse selamento sempre em contato direto com o cimento obturador. Nas duas situações, o tecido neoformado era mineralizado, do tipo cementoide e continha cementócitos em seu interior e numerosos cementoblastos em sua periferia. O tecido conjuntivo estava íntegro e o ligamento periodontal apresentava espessura normal e ausência de células inflamatórias (**FIGS. 25.27** a **25.32**).

Leonardo e colaboradores,[94] em 1999, avaliaram a liberação de formaldeído em quatro cimentos endodônticos: dois antigos cimentos endodônticos (AH 26 e Endomethasone); e dois cimentos recém-disponíveis e lançados (AH Plus, Topseal).

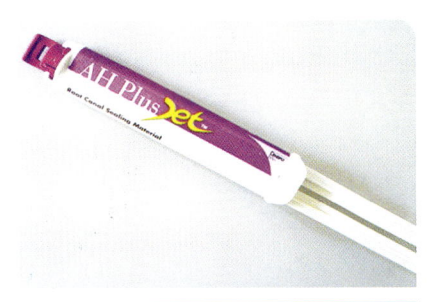

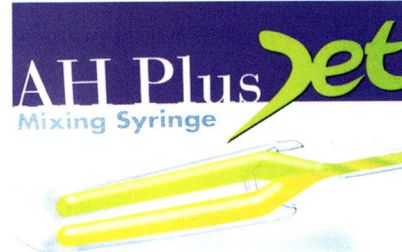

Figura 25.25
AH Plus Jet, disponível na Europa e nos Estados Unidos. Seringa dupla (pasta A e B) com ponta para mistura (*mixer*).

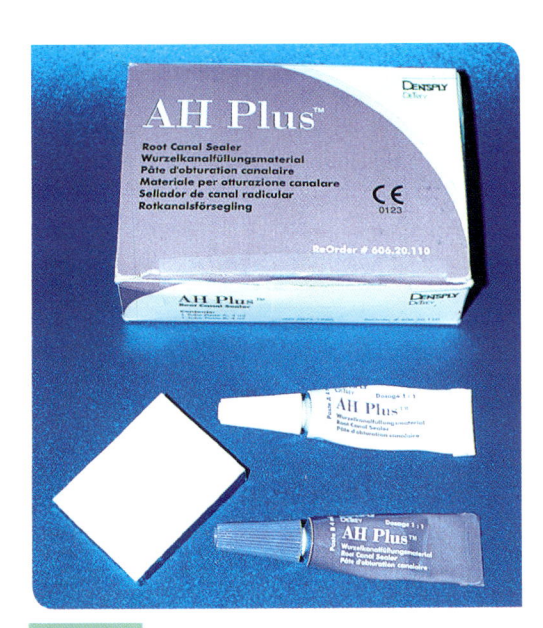

Figura 25.24
Apresentação comercial brasileira do cimento obturador AH Plus. Pasta A e pasta B em bisnagas.

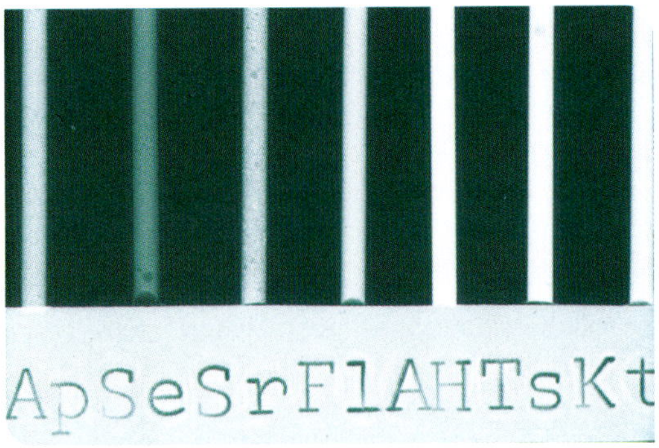

Figura 25.26
Radiopacidade de diferentes cimentos obturadores. Observa-se excelente radiopacidade do AH Plus (AH).

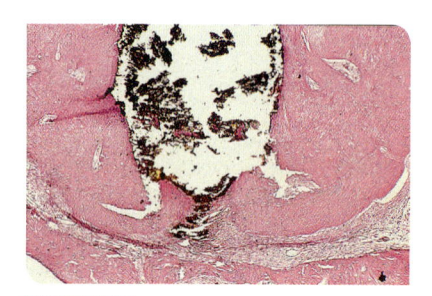

Figura 25.27
Selamento parcial do ápice radicular por tecido mineralizado neoformado em contato direto com o material obturador.
Fonte: Almeida.[74]

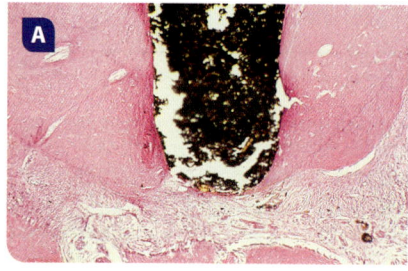

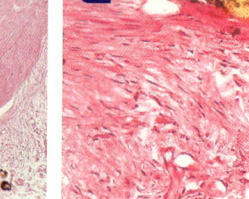

Figura 25.28
A. Obturação do canal radicular ao nível da abertura foraminal após biopulpectomia em dente de cão com vitalidade pulpar. Observa-se formação de cápsula fibrosa contínua e regular no material obturador. Região periapical suavemente aumentada, evidenciando ausência de células inflamatórias. Fonte: Almeida.[74] **B.** Detalhe da **FIGURA 25.28 A** evidenciando cápsula fibrosa contínua e regular, adjacente ao material obturador. Presença de fibroblastos e fibras colágenas dispostas em vários sentidos. Próximo ao osso alveolar, numerosos osteoblastos (H.E. ZEISS – 100X).

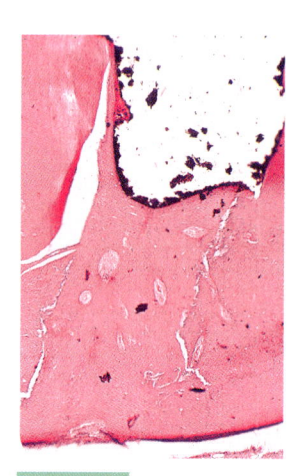

Figura 25.29
Selamento parcial do forame apical diretamente em contato com o material obturador. Presença de tecido intersticial íntegro com grande número de cementoblastos (H.E. ZEISS – 40X).

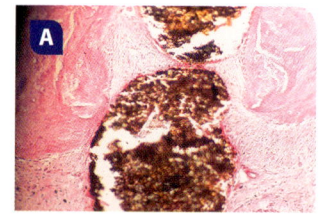

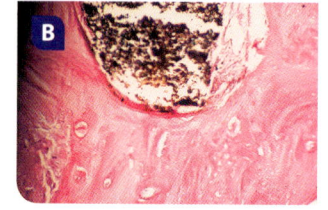

Figura 25.30
A. Sobreobturação. Observa-se excelente relação material/tecido e a integridade do tecido conjuntivo (H.E. ZEISS – 40X). **B.** Maior aumento da figura anterior, mostrando o tecido ósseo mineralizado neoformado, adjacente ao cimento AH Plus (H.E. ZEISS – 64X).

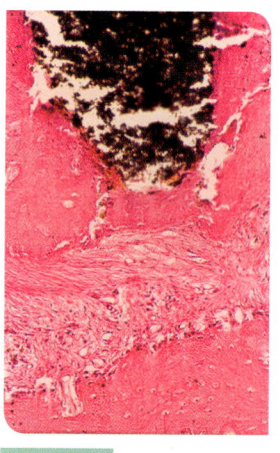

Figura 25.31
Obturação do canal ao nível da abertura foraminal. Observa-se formação de tecido mineralizado fechando o forame apical. Ligamento periodontal normal e osso alveolar íntegro (H.E. ZEISS – 24X).

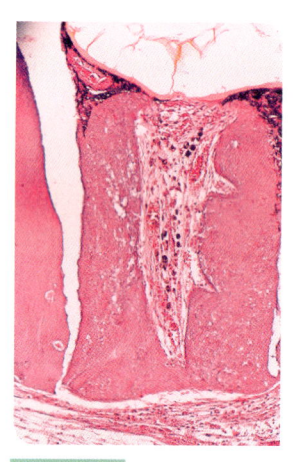

Figura 25.32
Selamento parcial do forame apical após biopulpectomia e obturação, usando o cimento AH Plus em dente de cão com vitalidade pulpar. Observa-se boa relação do material obturador em meio ao tecido conjuntivo apical (H.E. ZEISS – 40X).

Os materiais foram analisados empregando espectrofotômetro para determinar a presença de formaldeído após o emprego dos materiais. Os cimentos AH 26 e o Endomethasone mostraram liberação de formaldeído, após a presa. Contudo, os cimentos AH Plus e Topseal, de composição química similar, liberaram formaldeído em concentração mínima. Cimentos que não apresentam formaldeído em suas composições podem mostrar liberação pela formação deste durante a reação química de presa, como o AH 26 que, após a manipulação, apresenta liberação de formaldeído.

As reações citotóxicas, genotóxicas e mutagênicas do cimento AH Plus foram estudadas por Leyhausen e colaboradores,[119] em 1999, sendo a citotoxicidade avaliada in vitro por meio do teste de inibição do crescimento de fibroblastos do ligamento periodontal de humanos e de ratos albinos ATCC e CCL92 (células de linhagem permanente 3T3). Os resultados mostraram lesão celular insignificante, não sendo observada nenhuma reação mutagênica ou genotóxica para o cimento AH Plus. Compararam esses resultados com os obtidos com o seu antecessor, o cimento AH 26, concluindo que este apresenta tendências a efeitos citotóxicos e genotóxicos, muito provavelmente em razão da liberação de formaldeído durante a sua reação de presa ou, então, a outros componentes da resina epóxica, como o éter de bisfenol A diglicidil. O cimento AH Plus mostrou-se biocompatível.

Tanomaru-Filho e colaboradores,[120] em 1999, empregaram in vitro, o Sealer 26 e o AH Plus acrescido de óxido de zinco em retrobturações, e compararam a capacidade seladora destes cimentos com o cimento de óxido de zinco e eugenol (OZE) por meio de teste de infiltração de corante. Entre os cimentos Sealer 26 e AH Plus não houve diferença estatística significante no selamento apical, os quais foram melhores do que o cimento de óxido de zinco e eugenol ($p < 0,05$).

Almeida e colaboradores,[121] em 2000, avaliaram, *in vitro*, a capacidade do selamento apical de três diferentes cimentos endodônticos em dentes extraídos usando penetração de corantes. Foram realizados três grupos experimentais, com canais radiculares obturados pela técnica da condensação lateral ativa da guta-percha e um dos seguintes cimentos:

- Grupo I: cimento à base de óxido de zinco e eugenol (FillCanal);
- Grupo II: cimento de ionômero de vidro (Ketac-Endo);
- Grupo III: cimento à base de resina epóxica (AH Plus). Os resultados mostraram infiltração similar para o FillCanal e o Ketac-Endo (p > 0,05). O AH Plus apresentou melhores resultados em comparação aos demais (p < 0,05).

A ação antibacteriana dos cimentos endodônticos AH Plus, Sealapex, Ketac-Endo, FillCanal, bem como da pasta Calen e da pasta Calasept®, e de uma pasta à base de óxido de zinco e água destilada, sobre as espécies diferentes de microrganismos, foram estudadas por Leonardo e colaboradores,[122] *in vitro*, após selecionarem culturas de *Micrococcus luteus*, *Staphylococcus aureus*, *Staphylococcus epidermidis*, *Pseudomonas aeruginosa*, *Escherichia coli*, *Enterococcus faecalis* e *Streptococcus mutans*. Empregaram o método de difusão em ágar para essa avaliação. Esses materiais em teste foram colocados em contato direto com as culturas de microrganismos, por meio de cavidades de aproximadamente 4 mm de diâmetro, preenchidas pelos materiais ou por meio de pontas de papel absorventes. Essas placas de Petri foram mantidas em temperatura ambiente por 2 horas para a difusão e, em seguida, incubadas a 37 °C por 24 horas. Decorrido esse prazo, os halos de inibição formados foram medidos. Pelo método da cavidade, todos os microrganismos empregados foram inibidos por todos os materiais. Entretanto, quando esses materiais foram aplicados por meio de pontas de papel absorvente, algumas espécies não foram sensíveis a determinados materiais. A espécie *E. faecalis*, não foi inibida pelo óxido de zinco, e *P. aeruginosa*, pelos cimentos AH Plus, FillCanal e pela pasta de óxido de zinco.

Salgado,[123] em 2001, avaliou a reparação apical e periapical após tratamento endodôntico de dentes de cães com necrose pulpar e radioluscência periapical. Analisou 44 canais radiculares, que, após instrumentação e curativo de demora com a pasta à base de hidróxido de cálcio (Calen PMCC), foram obturados pela técnica da condensação lateral ativa, empregando-se os cimentos endodônticos Sealapex, AH Plus ou Sealer Plus. Decorrido o período de 180 dias, os resultados da análise histopatológica demonstraram que os cimentos Sealapex (**FIG. 25.33**) e AH Plus (**FIG. 25.34**) apresentaram os melhores resultados de reparo apical e periapical (p < 0,05) do que aqueles obturados com Sealer Plus, o qual mostrou resultados insatisfatórios. O extravasamento de AH Plus permite a reparação radiográfica de dentes com radioluscência periapical mesmo quando acidentalmente extravasado (**FIG. 25.34 E**).

O cimento AH Plus apresenta excelente propriedades físicas e mecânicas,[124] como fluidez, tempo de presa, tempo de trabalho e solubilidade. Estudos mostram também que esse cimento apresenta boa capacidade seladora.[124,125]

Oliveira e colaboradores,[125] em 2011, avaliaram a infiltração bacteriana de *E. faecalis* após obturação do canal radicular. Os cimentos AH Plus e Sealapex foram os mais resistentes diante da infiltração microbiana. A resposta favorável para o AH Plus pode ser relacionada ao seu escoamento e a sua estabilidade dimensional, possibilitando a redução da infiltração marginal.[126]

Outra propriedade atribuída ao AH Plus é a capacidade de adesão. De-Deus e colaboradores,[127] em 2009, observaram

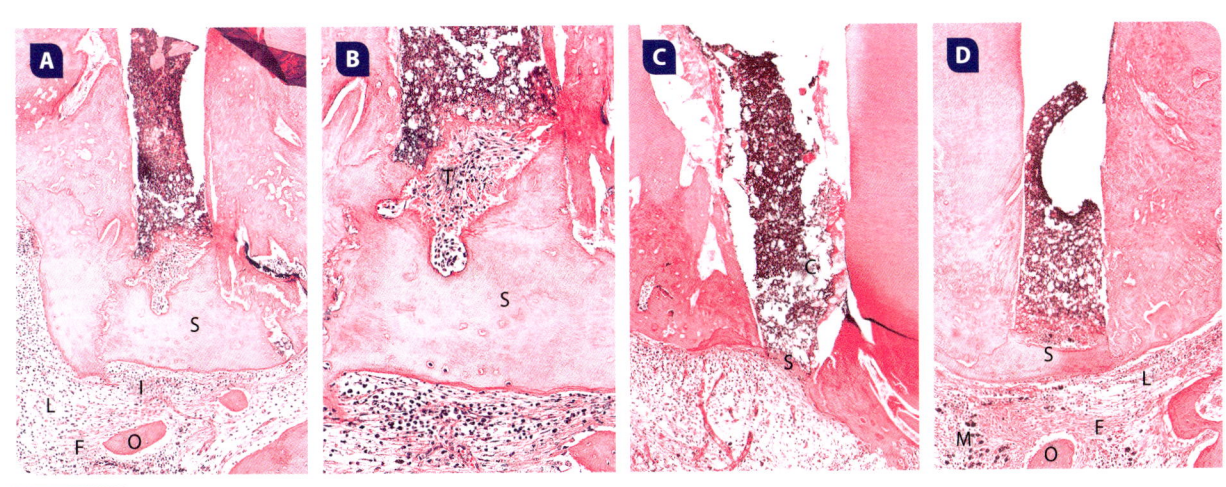

Figura 25.33

A. Selamento biológico parcial do forame apical (S), 270 dias após obturação do canal radicular com Sealapex. Ligamento periodontal (L) com espalhadas células inflamatórias mononucleadas (I). Fibras colágenas (F) e osso alveolar (O) (H.E. Olympus 40X). **B.** Aumento da **FIGURA 25.33 A** evidenciando o tecido mineralizado neoformado (S) e tecido intersticial (T) íntegro contendo partículas do material obturador (H.E. Olympus 100X). **C.** Início do selamento biológico do ápice radicular pela formação de tecido mineralizado (S) em contato direto com o cimento obturador Sealapex (C). Lacunas cementárias contendo tecido conjuntivo íntegro (H.E. Olympus 100X). **D.** Selamento parcial do ápice radicular (S) diretamente formado junto ao material obturador (Sealapex). Ligamento periodontal (L) normal contendo fibras colágenas (F). Células e material obturador (M) em reduzida quantidade e osso alveolar íntegro (O) (H.E. Olympus 100X).

Fonte: Salgado.[123]

Figura 25.34

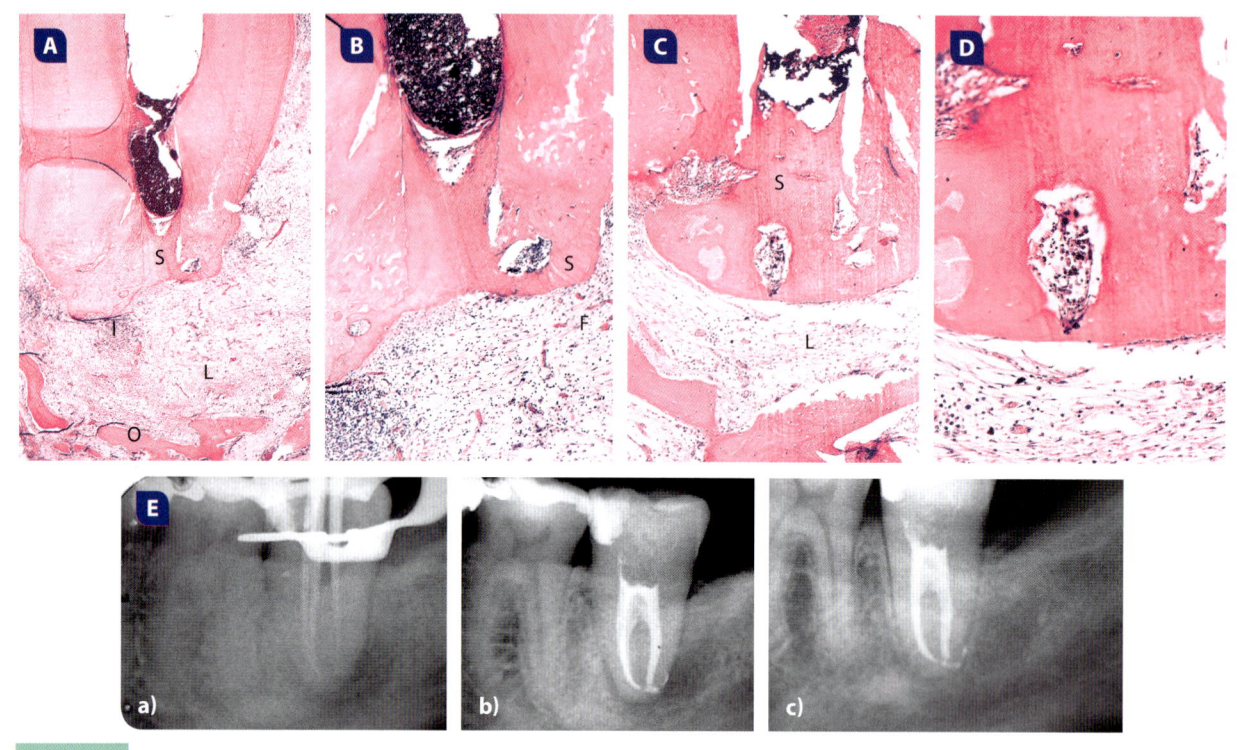

A. Selamento biológico parcial (S), 270 dias após obturação do canal radicular com AH Plus. Ligamento periodontal moderadamente aumentado (L) contendo reduzida quantidade de células inflamatórias (I) e osso alveolar (O) (H.E. Olympus 40X). *Fonte: Salgado.*[123] **B.** Detalhe da **FIGURA 25.34 A** evidenciando o ligamento periodontal com considerável presença de fibras colágenas (F) e áreas de reabsorção reparadas por cemento neoformado (S) (H.E. Olympus 100X). *Fonte: Salgado.*[123] **C.** Selamento parcial (S) formado no cimento obturador AH Plus. Ligamento periodontal normal (H.E. Olympus 100X). *Fonte: Salgado.*[123] **D.** Detalhe da **FIGURA 25.34 C** mostrando o tecido conjuntivo íntegro, presença do cimento obturador em seu interior e ausência de células inflamatórias (H.E. Olympus 200X). *Fonte: Salgado.*[123] **E.** Caso clínico de tratamento endodôntico de molar inferior obturado com cimento AH Plus. a) no momento da obturação; b) logo após a obturação; c) preservação 2 anos após mostrando reparo radiográfico.

Imagens gentilmente cedidas pelo Dr. Martin P. Meirelles.

melhor adesão da guta-percha com o cimento AH Plus que com as associações resinosas dos sistemas Resilon®/Epiphany e Resilon®/Epiphany SE. A penetração e adaptação dos cimentos aos túbulos dentinários pode também ser relacionado ao AH Plus.

Akcay e colaboradores,[128] em 2014, avaliaram os efeitos de hidróxido de cálcio e pastas de antibióticos na resistência de união de um cimento à base de resina epóxi AH Plus com a dentina radicular. As medicações não afetaram a resistência de união do cimento à base de resina epóxi. Viapiana e colaboradores,[129] em 2015, investigaram a capacidade de preenchimento do canal radicular dos cimentos BioRoot™ RCS (cimento endodôntico à base de silicato tricálcico) e AH Plus em dentes de humanos utilizando três métodos de avaliação. A análise em MicroCT revelou um volume vazio superior para BioRoot RCS que para o AH Plus.

Topseal (Dentsply/Maillefer)

O cimento Topseal, à base de resina epóxica, é quimicamente similar ao AH Plus, sendo suas propriedades físico-químicas como proporção, preparo, tempo de trabalho e reação de presa, iguais às desse cimento. Produzido comercialmente pela Dentsply/Maillefer (Baillaignes, Suíça), sua apresentação também é igual à do AH Plus, ou seja, pasta A e pasta B, utilizadas em partes iguais (**FIG. 25.35**).

Os cimentos à base de resina epóxica apresentam bons valores de adesão à dentina. Gogos e colaboradores[130] compararam a força de adesão à dentina do canal radicular do

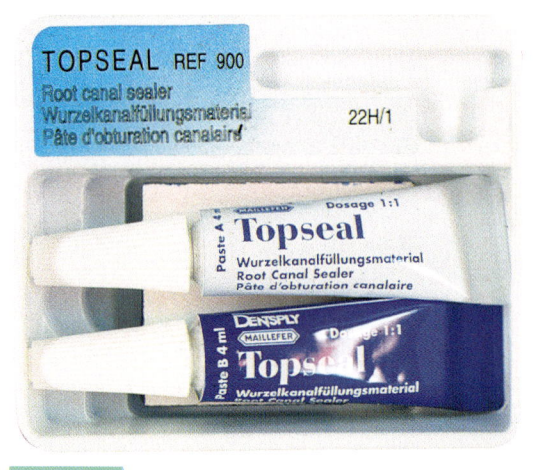

Figura 25.35
Apresentação comercial do cimento Topseal.

Fibrefill (à base de metacrilato), do Endion (à base de ionômero de vidro), do CRCS (à base de hidróxido de cálcio) e do Topseal (à base de resina epóxica). Verificaram que o Fibrefill e o Topseal apresentaram os melhores resultados de adesão. Spangberg e colaboradores,[131] avaliando a adesão à dentina de cinco diferentes cimentos, observaram que o AH Plus apresentou os maiores valores. O Topseal e o Sealer 26 apresentaram valores de adesão inferiores aos do AH Plus, porém superiores aos do AH 26, Sealer Plus e FillCanal.

Um importante requisito de um cimento é a compatibilidade tecidual. A citotoxicidade de três cimentos à base de resina foi avaliada *in vitro* por Koulaouzidou e colaboradores.[132] O AH 26 apresentou efeito citotóxico severo, ao passo que o Topseal e o AH Plus mostraram toxicidade acentuadamente menor.

De acordo com o fabricante, o Topseal não libera formaldeído. Leonardo e Leal,[1] avaliando a liberação de formaldeído de diferentes cimentos, observaram que o AH 26 e o Endomethasone liberaram formaldeído após a presa, ao passo que o AH Plus e o Topseal apresentaram uma liberação mínima. De acordo com Almeida,[74] em resultado histológico obtido em dentes de cães, o Topseal foi semelhante ao AH Plus (**FIGS. 25.36** a **25.39**).

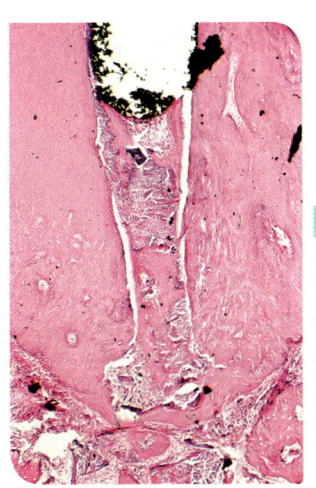

Cimento à base de resina plástica (uretano dimetacrilato)

O EndoREZ® (Ultradent Products Inc. – South Jordan, Utah, Estados Unidos) é um cimento resinoso, à base de UDMA, sendo aplicado por meio de uma seringa com dois dispensadores que oferecem quantidades iguais de pasta base e catalisadora (pasta/pasta). Essa seringa apresenta em sua ponta um misturador automático (Mixer), o qual facilita o preparo do cimento.

De acordo com o fabricante, o EndoREZ pode ser utilizado na técnica clássica de obturação dos canais radiculares, na técnica de termoplastificação da guta-percha, como também isoladamente, como cimento obturador (técnica de utilização, ver Capítulo 27).

Quanto à biocompatibilidade, Zmener[133] avaliou a resposta do tecido subcutâneo de ratos após a implantação de tubos de silicone preenchidos com EndoREZ. Inicialmente, foi observada formação de tecido granulomatoso contendo numerosos linfócitos, leucócitos e plasmócitos, assim como macrófagos e células gigantes de corpo estranho, porém a severidade da reação diminuiu com o tempo e houve formação de tecido cicatricial aos 120 dias.

Ephifany™ – Penntron® Clinical Technologies LLC

O cimento Ephifany Root Canal Sealer (Real Seal™, SybronEndo – Wellington CT, Estados Unidos) é um cimento à base de resina, com polimerização dual. A matriz de resina é constituída por uma mistura de BisGMA PEGDMA, EBPADMA e por uma mistura UDMA como *fillers*, sulfato de bário, sílica, hidróxido de cálcio, bismuto, estabilizadores e pigmentos. É utilizado em conjunto com o Resilon (cones de resina). O cimento original necessitava da aplicação de primer (Ephifany Primer), um autocondicionador, visando à interação química para formação de um monobloco de resina,

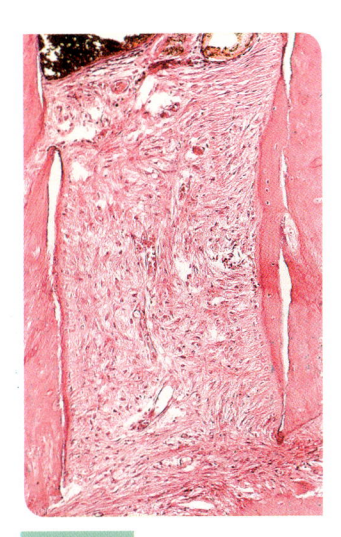

Figura 25.36
Selamento parcial do forame apical, no material obturador Topseal. Ligamento periodontal com espessura normal. Osso alveolar íntegro (H.E. ZEISS – 40X).
Fonte: Almeida.[74]

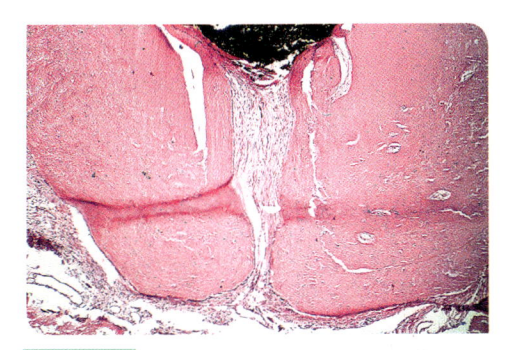

Figura 25.37
Selamento parcial do ápice radicular com tecido mineralizado neoformado adjacente ao material obturador. Tecido intersticial íntegro (H.E. ZEISS – 40X).
Fonte: Almeida.[74]

Figura 25.38
Corte histológico de dente de cão após obturação com cimento Topseal. Início de selamento do ápice e tecido conjuntivo intersticial íntegro (H.E. ZEISS – 64X).
Fonte: Almeida.[74]

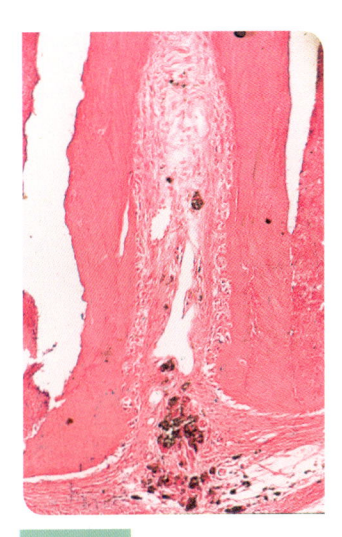

Figura 25.39
Sobreobturação. Observa-se boa relação de contato entre o tecido conjuntivo e o cimento obturador Topseal (H.E. ZEISS – 40X).
Fonte: Almeida.[74]

que se adere às paredes do canal radicular formando *tags* intertubulares na dentina radicular.

Leonardo e colaboradores,[134] em 2007, avaliaram a resposta dos tecidos perirradiculares após o tratamento endodôntico e obturação com Epiphany/Resilon (Penntron Clinical Technologies – LLC, Wallingford, CT) ou guta-percha e Sealapex (SybronEndo – Glendora, CA) em dentes de cães com ou sem restauração coronária. Os resultados mostraram que raízes preenchidas com Epiphany/Resilon, com restauração coronária, tiveram significativamente menos inflamação perirradicular do que as raízes com guta-percha e Sealapex (**FIG. 25.40**). Canais radiculares, obturados com guta-percha e cimento Sealapex sem restauração coronária, mostraram o maior grau de inflamação perirradicular.

Atualmente, o cimento Epiphany passou a ser denominado sistema Epiphany® SE™ *self-etching* (SE), sendo o primer diretamente incorporado ao cimento. De acordo com o fabricante, as duas principais bases da matriz resinosa do cimento Epiphany, EBPADMA e BisGMA (bisfenol-A metacrilato glicídio) foram mantidas no novo sistema Epiphany SE, às quais foram acrescidos novos compostos, o HEMA (2-hidroxietilmetacrilato) e resinas acídicas de metacrilato que capacitam o cimento Epiphany SE ser autocondicionante.

Gambarini e colaboradores,[135] em 2009, avaliaram a citotoxicidade do cimento Epiphany SE em fibroblastos de camundongos e observaram que o cimento Epiphany SE apresentou biocompatibilidade similar à do Epiphany convencional e dos cimentos à base de óxido de zinco e eugenol comumente utilizados em endodontia.

Shokouhinejad e colaboradores,[136] em 2011, avaliaram a profundidade de penetração nos túbulos dentinários do terço médio de dentes obturados com os cimentos endodônticos por meio de MEV. O grau de penetrabilidade do cimento Epiphany SE foi menor, quando comparado ao Epiphany convencional e ao AH Plus.

Yamanaka e colaboradores,[137] em 2011, avaliaram a resposta tecidual de cimentos à base de resina de metacrilato em camundongos e verificaram que todos os cimentos à base de metacrilato apresentaram níveis similares de resposta inflamatória, sugerindo que a ação irritante do cimento estaria relacionada aos monômeros hidrofílicos não polimerizados liberados.

Com relação às propriedades físico-químicas, o tempo de presa (23,1 ± 0,26 minutos), o escoamento (39,62 ± 3,21 mm), a radiopacidade (5 ± 0,16 mmAl) e o grau de solubilidade (0,34 ± 0,29%) do cimento Epiphany SE encontram-se de acordo com as normas da ANSI/ADA, diferentemente da estabilidade dimensional, uma vez que este apresentou grau de contração superior (2,43 ± 0,46%) ao recomendado pela norma. Além disso, os níveis de cálcio liberados pelo Epiphany SE (3,09 ± 1,02 µg mL^{-1}) no teste de solubilidade foram baixos, quando comparados aos Epiphany convencional, e os valores são estatisticamente equivalentes aos índices verificados em amostras de AH Plus. A análise de superfície revelou uma camada organizada, compacta e uniforme com monômeros na forma de placas em uma matriz reduzida de resina.[138,139]

Costa e colaboradores,[140] em 2010, estudaram a adesividade do cimento Epiphany SE e de sua associação ao primer e ao solvente do sistema ou a um sistema adesivo restaurador (ClearFil™ DC) em relação ao cimento Hybrid Root Seal. Os autores observaram que o Epiphany SE apresentou os menores valores de adesão independentemente das associações realizadas. De-Deus e colaboradores,[127] em 2009, também avaliaram a adesividade à dentina dos cimentos AH Plus, Epiphany e Epiphany SE e verificaram que ambos os sistemas Epiphany (convencional e *self-etching*) apresentaram menores valores de adesão, sugerindo que os procedimentos de aplicação simplificados da nova formulação do sistema proporcionam deficiência em adesão.

De Bruyne e De Moor,[141] em 2010, realizaram um estudo *ex vivo*, com o objetivo de avaliar o selamento apical até 6 meses após a obturação dos canais e verificaram que o selamento proporcionado pelo sistema Epiphany SE em associação com os cones Resilon se deteriorou com o tempo.

Prado e colaboradores,[142] em 2014, avaliaram, o efeito de diferentes protocolos de irrigantes na microinfiltração bacteriana coronal de guta-percha/AH Plus e Resilon/Real Seal, e observaram que uma irrigação final com clorexidina 2% após a remoção da *smear layer* reduz a microinfiltração coronária de dentes obturados com guta-percha/AH Plus ou Resilon/Real Seal. Scelza e colaboradores,[143] em 2015, compararam a resistência ao deslocamento de AH Plus, Ad Seal e Real Seal em discos de dentina tratados com ácido cítrico a 10%, 17% EDTA ou 2,5% NaOCl, usando um novo método de teste *push-out*. A utilização de diferentes soluções de irrigação não afetou a resistência ao deslocamento dos cimentos de resina. Real Seal apresentou menor resistência do que o Ad Seal e AH Plus.

Cimentos à base de hidróxido de cálcio

Sealapex/SybronEndo

Os cimentos à base de hidróxido de cálcio foram idealizados com o objetivo de reunir em um cimento obturador as

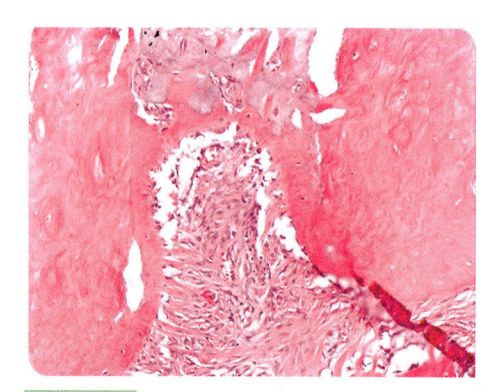

Figura 25.40

Aspecto histológico no nível foraminal, evidenciando selamento biológico total, após obturação de canal radicular de dente de cão, empregando o sistema Epiphany/Resilon.

Fonte: Leonardo e colaboradores.[134]

propriedades biológicas do hidróxido de cálcio puro, adequando-o às propriedades físico-químicas necessárias para um bom cimento endodôntico.

O primeiro cimento à base de hidróxido de cálcio comercializado e introduzido no Brasil, em 1984, foi o Sealapex, sendo um cimento do tipo pasta/pasta composto por duas bisnagas, uma contendo a base e a outra, o catalisador (FIG. 25.41), utilizadas em partes iguais (FIG. 25.42), as quais devem ser manipuladas durante 1 ou 2 minutos, até obtenção de mistura homogênea.

Seu tempo de presa no canal radicular é de 30 a 40 minutos, sendo acelerado pela presença de umidade. Dessa forma, é conveniente que o canal radicular, no momento da obturação, esteja o mais seco possível.

O Sealapex, uma vez preparado, é facilmente levado ao canal radicular por sua plasticidade e viscosidade satisfatórias. Sua inserção pode ser efetuada por meio de lima tipo K, ou mesmo com o auxílio do próprio cone de guta-percha principal.

Hovland e Dumsha,[144] analisando a infiltração marginal do Sealapex, Tubli-Seal e Proco-Sol, não encontraram diferença significativa entre eles, ao passo que Alexander e Gordon[145] observaram com o Sealapex selamento apical estatisticamente igual ao proporcionado pelo Grossman Sealer. Também Lim e Tidmarsh,[146] comparando a infiltração apical em canais radiculares obturados com Sealapex e AH 26 por um período experimental de 1 a 26 semanas, observaram que não houve diferença significativa entre esses dois materiais, resultados estes também verificados por Rothier e colaboradores,[117] comparando o Kerr Pulp Canal Sealer (Rickert) e o Sealapex, os quais foram significativamente inferiores aos verificados com os canais obturados com Proco-Sol. Leal e colaboradores[147] avaliaram in vitro o selamento apical de 90 incisivos centrais superiores, em canais obturados com os cimentos Sealapex, AH 26 silver free e FillCanal e verificaram que os menores índices de infiltração ocorreram com o Sealapex e o AH 26 silver free e, os maiores, com o FillCanal.

Zmener,[148] comparando o Sealapex e o CRCS com o Tubi-Seal, mostrou que todos os cimentos apresentaram infiltração com o decorrer do período. A radiopacidade do Sealapex foi menor do que a do cimento à base de óxido de zinco e eugenol e à base de resina plástica.

A infiltração marginal em canais obturados com Sealapex, puro ou acrescido de iodofórmio, foi avaliada por Holland e colaboradores,[149] que observaram semelhança entre os mesmos, resultados estes também observados em tecidos periapicais de dentes de cães após biopulpectomia e obturação dos canais radiculares.

O Sealapex versão 1984 apresentava excelente tolerância tecidual. Sua propriedade de induzir o selamento do ápice radicular por tecido mineralizado foi observada na maioria das pesquisas, sendo acentuadamente superior aos demais cimentos.

Assim, os resultados biológicos mostraram acentuada superioridade para o Sealapex, quando comparado a outros cimentos obturadores, como os cimentos à base de óxido de zinco e eugenol, ou à base de resinas plásticas, conforme demonstrado por Holland e colaboradores,[81] Yesilsoy e colaboradores,[20] Leal,[150] Tronstad e colaboradores,[151] Tagger e Tagger,[108] Sonat e colaboradores,[152] Bonetti Filho[12] e Silva.[153]

Em 1984, Holland e Souza[2] estudaram a biocompatibilidade dos cimentos Sealapex, Kerr Pulp Canal Sealer e a pasta aquosa de hidróxido de cálcio, empregados na obturação de 160 canais radiculares de oito cães e canais radiculares de quatro macacos, após biopulpectomia realizada a 1 mm aquém do ápice radiográfico e no nível do ápice radiográfico. Após 180 dias, no Sealapex e na pasta aquosa de hidróxido de cálcio, ocorreu o fechamento apical pela deposição de tecido mineralizado, não havendo diferença nos resultados obtidos com cães ou macacos.

Quando extravasado, Holland e Souza[2] observaram, para o Sealapex, reação inflamatória crônica suave, com a presença de macrófagos contendo partículas de cimento em seu interior, sugerindo ser este um material reabsorvível, e não irritante. Apesar de extravasado, o cimento frequentemente permitiu a deposição de tecido mineralizado, levando ao fechamento apical, resultados estes também observados por Silva,[153] Tanomaru-Filho e colaboradores[154] e Bonetti Filho[12] (FIGS. 25.43 a 25.46).

A literatura específica[18,108,152,153] relatou em diferentes pesquisas que o Sealapex, quando comparado a outros cimentos

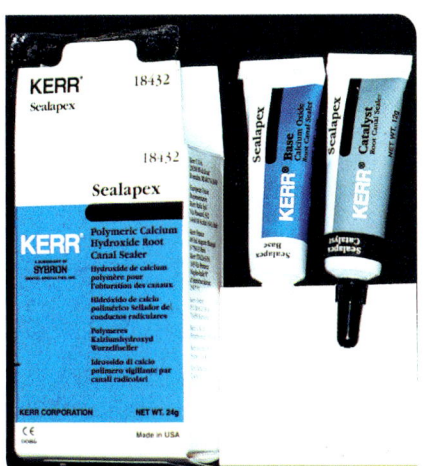

Figura 25.41 Apresentação comercial do cimento obturador Sealapex.

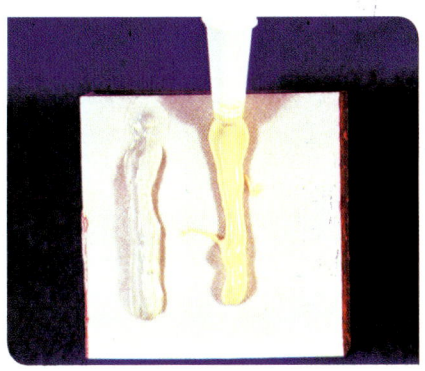

Figura 25.42 Sealapex pronto para ser manipulado. Partes iguais da base e do catalisador.

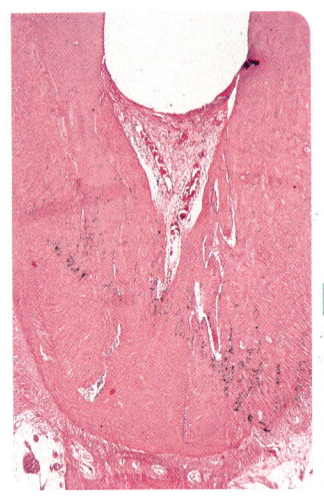

Figura 25.43
Corte histológico de dente de cão após obturação com Sealapex. Selamento biológico quase completo por tecido mineralizado. Tecido conjuntivo e ligamento periodontal normais.
Fonte: Silva.[153]

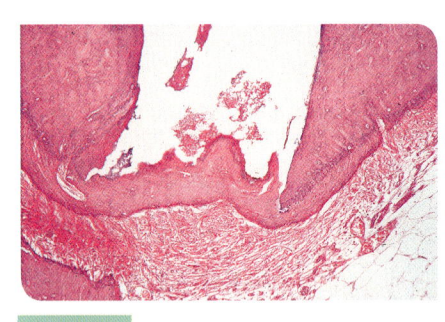

Figura 25.44
Corte histológico de dente de cão após obturação com Sealapex. Selamento biológico completo por tecido mineralizado. Ligamento periodontal e osso alveolar normais.
Fonte: Silva.[153]

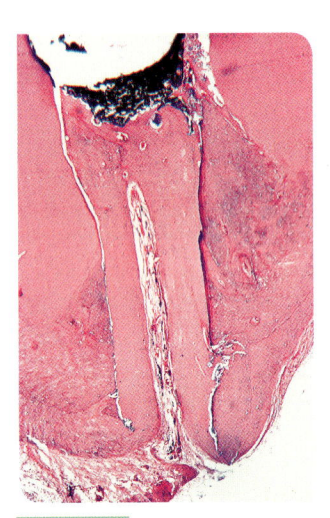

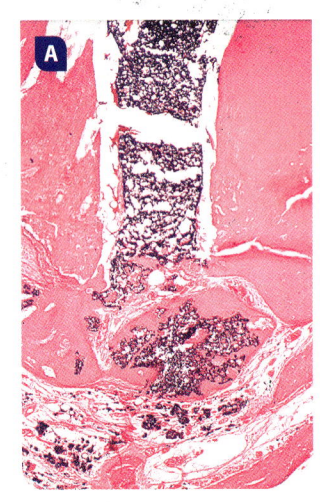

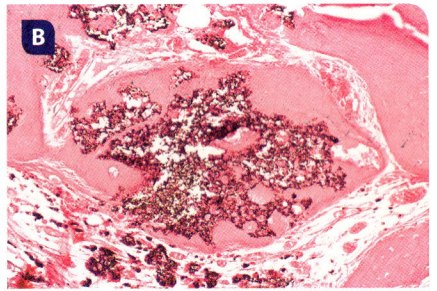

Figura 25.46
A. Sobreobturação. Selamento parcial por tecido mineralizado. Ao redor do material observa-se tecido neoformado e a ausência de células inflamatórias (H.E. ZEISS – 24X). **B.** Aumento da figura anterior. Observa-se o tecido mineralizado formado nas áreas onde o cimento Sealapex foi solubilizado. Ausência de células inflamatórias (H.E. ZEISS – 64X).
Fonte: Tanomaru Filho.[154]

Figura 25.45
Selamento parcial do forame apical após obturação com Sealapex. Tecido conjuntivo intersticial e ligamento periodontal íntegros.
Fonte: Bonetti Filho.[12]

obturadores, foi o material que apresentou maior número de selamento biológico apical, maior número de ligamento periodontal próximo ao normal e maior índice de preservação da vitalidade do tecido conjuntivo contido nos canais dos deltas apicais.

Também, quando comparado a outros cimentos à base de hidróxido de cálcio, o Sealapex foi o material que permitiu a melhor reparação apical e periapical, sendo, entre os estudados, o que mais apresentou selamentos biológicos apicais completos.[153]

Com base na reconhecida importância do íon cálcio no processo de mineralização, Silva[153] avaliou, por meio da espectrofotometria de absorção atômica, a concentração de cálcio iônico nos cimentos à base de hidróxido de cálcio, Sealapex, CRCS, Sealer 26 e Apexit. Os resultados mostraram que a concentração de íon cálcio no Sealapex foi acentuadamente maior do que nos demais cimentos (**FIG. 25.47**) justificando, possivelmente, a elevada porcentagem de selamentos biológicos nesse material.

A ação antimicrobiana do Sealapex foi observada por Tanomaru-Filho e colaboradores[73] em canais radiculares de dentes de cães com necrose pulpar e radioluscência periapical induzida, em que foi constatado, em cortes histológicos, um número de microrganismos significativamente menor nos canais obturados com o Sealapex do que naqueles obturados com o FillCanal (Procosol).[151]

Por volta de 2005, o sulfato de bário presente em sua formulação, versão 1984, foi substituído pelo trióxido de bismuto para aumentar a radiopacidade e o tempo de validade do cimento. Tanomaru-Filho e colaboradores,[155] em 2008, avaliaram a radiopacidade, de acordo com a norma ISO 6876/2001 de cimentos à base de hidróxido de cálcio (Acroseal, Sealapex nova formulação e Sealer 26), à base de cimento de ionômero de vidro (Active GP) e à base de óxido de zinco e eugenol (Intrafill). O Intrafill foi o material mais radiopaco (7,67 mmAl) seguido pelo Sealer 26 (6,33 mmAl), Sealapex (6,05 mmAl) e Acroseal (4,03 mmAl). O cimento

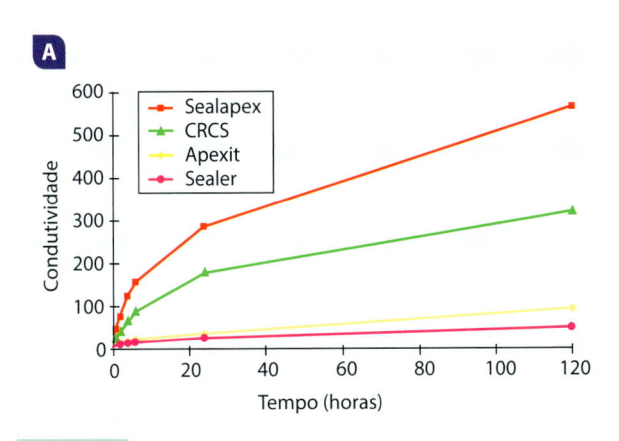

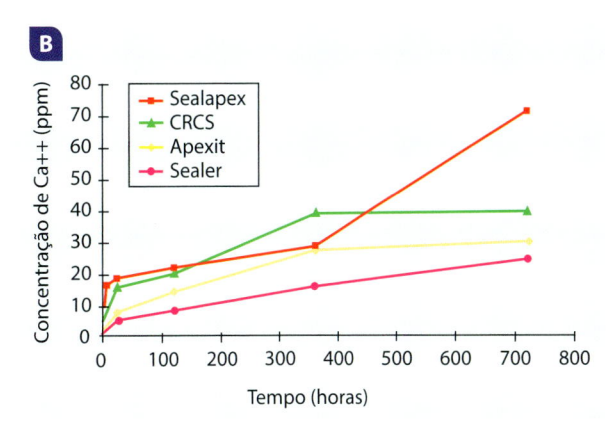

Figura 25.47
A. Gráfico da determinação da condutividade de cimentos obturadores à base de hidróxido de cálcio. **B.** Gráfico da determinação da concentração de íons cálcio de cimentos obturadores à base de hidróxido de cálcio.

Activ GP apresentou menor radiopacidade (1,95 mmAl). Todos os materiais, exceto o Active GP, apresentaram radiopacidade acima do valor recomendado pela norma ISO.

O Sealapex é bastante conhecido por sua excelente biocompatibilidade. Estudando essa nova formulação do Sealapex, Gomes-Filho e colaboradores,[156] em 2008, avaliaram a reação do tecido conjuntivo de ratos a dois cimentos com hidróxido de cálcio: Acroseal e Sealapex. Ambos os materiais causaram leve ou moderada reação inflamatória aos 7 dias, mas essas reações diminuíram aos 30 dias. Mineralização do tecido subcutâneo dos ratos foi observada apenas com Sealapex.

Em avaliação após obturação de canais radiculares de dentes de cães, essa nova formulação do Sealapex proporcionou bons resultados demonstrando capacidade de indução de tecido mineralizado na região foraminal (**FIG. 25.48**).

Silva e colaboradores,[157] em 2014, avaliaram a resposta dos tecidos apicais e periapicais de dentes de cães com vitalidade pulpar após obturação de canais com os cimentos endodônticos Sealapex Xpress e Real Seal XT. Selamento biológico completo foi observada em 50 e 22,7% dos espécimes dos grupos SX/GP e RS/R, respectivamente. Selagemento biológico parcial foi observado em 25 e 54,6% dos espécimes dos grupos SX/GP e RS/R, respectivamente. Sealapex Xpress e RealSeal XT apresentam compatibilidade e promoveram selamento apical pela deposição de tecido mineralizado.

Calcibiotic Root Canal Sealer (CRCS) (Hygenic Corporation)

O CRCS é um cimento obturador fabricado pela Hygenic Corporation/Akron, Ohio, Estados Unidos, que se apresenta sob a forma líquida em um frasco com 10 mL e em forma de pó em 34 porções unitárias de 0,4 g cada (**FIG. 25.49**).

Sua composição exata não é fornecida pelo fabricante, sendo somente citados componentes principais:

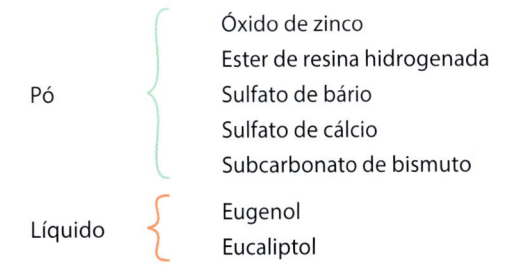

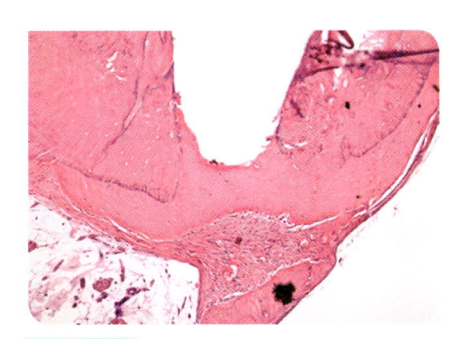

Pó:
- Óxido de zinco
- Ester de resina hidrogenada
- Sulfato de bário
- Sulfato de cálcio
- Subcarbonato de bismuto

Líquido:
- Eugenol
- Eucaliptol

Figura 25.48
Análise histopatológica da região apical e periapical de dente de cão, evidenciando selamento biológico do forame apical, por tecido mineralizado e ligamento periodontal apical normal (H.E. 40X).

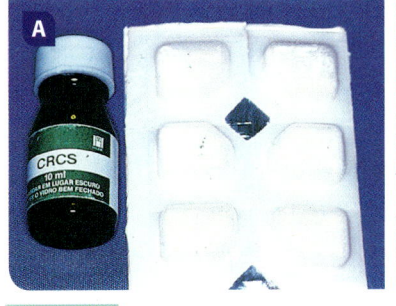

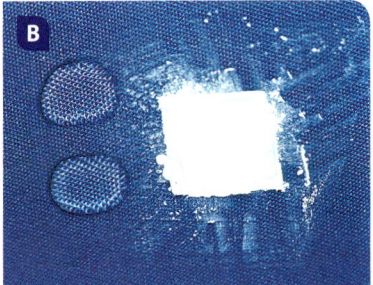

Figura 25.49
A. Apresentação comercial do cimento CRCS. **B.** Proporção apropriada para a espatulação do cimento.

Esse cimento deve ser preparado sobre uma placa de vidro, utilizando duas a três gotas para cada dose de pó, o qual deve ser incorporado lentamente ao líquido, espatulando até que se obtenha uma mistura homogênea. O seu tempo de presa no canal radicular é de, aproximadamente, 20 minutos, sendo acelerado pelo calor e pela umidade.

As propriedades físico-químicas do CRCS, particularmente a infiltração, têm se mostrado satisfatórias quando comparadas com as do Sealapex e dos cimentos à base de óxido de zinco e eugenol, segundo estudos de Alexander e Gordon,[145] Zmener[148] e Rothier e colaboradores.[117] Entretanto, são inferiores quando comparadas com os cimentos à base de resina.[112]

Contudo, sua má tolerância tecidual tem sido observada pelos autores. Tagger e Tagger,[108] em dentes de macacos jovens, cujos canais foram obturados com CRCS, Sealapex e AH 26, observaram reação inflamatória severa nos canais obturados com AH 26 e CRCS. Leal,[150] em tecido conjuntivo subcutâneo de ratos, encontrou, no CRCS, processo inflamatório, em todos os períodos experimentais; e Silva,[153] em canais radiculares de dentes de cães obturados com o CRCS, após 180 dias, não encontrou selamento completo em nenhum espécime, havendo no cimento obturador, infiltrado inflamatório, edema e dissociação fibrilar de intensidade moderada (FIGS. 25.50 a 25.53). [158,159]

Os resultados insatisfatórios observados no CRCS são possivelmente explicados pela presença do eugenol e eucaliptol presentes na sua formulação, o que, segundo Tronstad,[160] torna a sua resposta biológica mais próxima daquela observada para os cimentos à base de óxido de zinco e eugenol do que para os cimentos à base de hidróxido de cálcio.

Apetix (Vivadent)

Também contendo hidróxido de cálcio, o Apexit é fabricado pela firma Vivadent (Schann/Liechtens-tein) e se apresenta sob a forma de duas pastas (base e ativador) (FIG. 25.54), utilizadas em partes iguais.

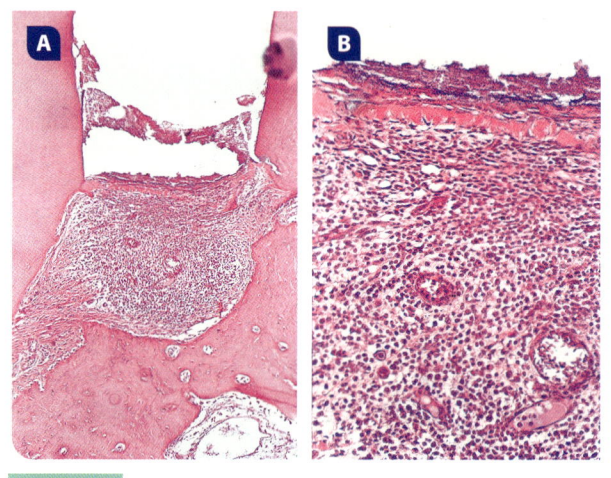

Figura 25.52
A. Dente de cão com necrose pulpar e reação periapical crônica após preparo biomecânico e obturação com CRCS. Tentativa de isolamento do material obturador pela formação de uma barreira fibrosa, descontínua e adjacente a um severo infiltrado inflamatório misto (H.E. ZEISS – 40X).
B. Maior aumento da figura anterior evidenciando o denso infiltrado inflamatório, edema, dissociação de fibras e reduzida presença de células (H.E. ZEISS – 64X). Fonte: Silva.[153]

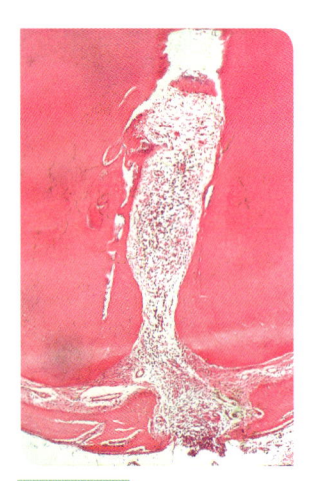

Figura 25.50
Obturação do canal radicular de dente de cão com o cimento CRCS. Ausência de selamento biológico. Presença de tecido conjuntivo alterado, infiltrado inflamatório e edema (H.E. ZEISS – 24X).

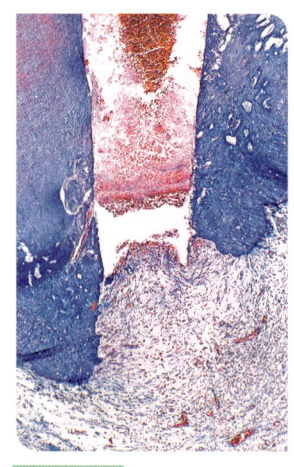

Figura 25.51
Obturação do canal radicular de dente de cão com o cimento CRCS. Ausência de selamento biológico. Presença de tecido conjuntivo alterado, áreas de reabsorção cementária e infiltrado moderado de células inflamatórias crônicas. Tricrômico de Mallory (H.E. ZEISS – 24X).
Fonte: Silva.[153]

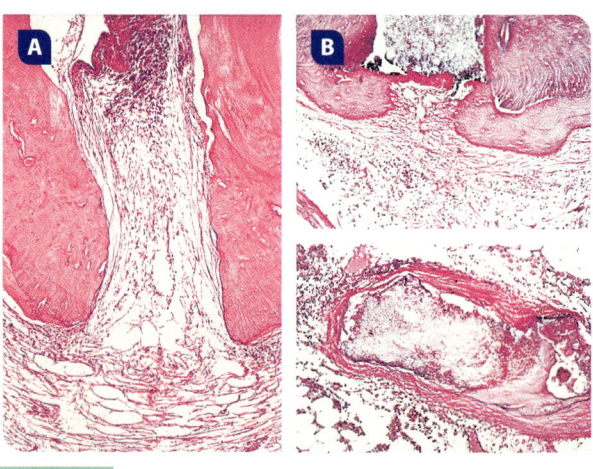

Figura 25.53
A. Obturação com cimento CRCS. Ausência de selamento biológico. Ligamento periodontal aumentado e acentuadamente alterado (H.E. ZEISS – 24X). Fonte: Rasquin.[158] B. Material (CRCS) levado aos tecidos periapicais. Fibras colágenas ao seu redor na tentativa de isolar o material do tecido conjuntivo adjacente. Áreas de reabsorção, edema, reduzida população de células no material detectando seu potencial irritativo (H.E. ZEISS – 64X).
Fonte: Leonardo.[159]

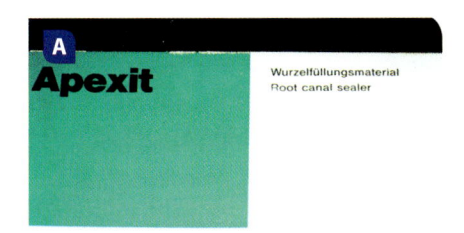

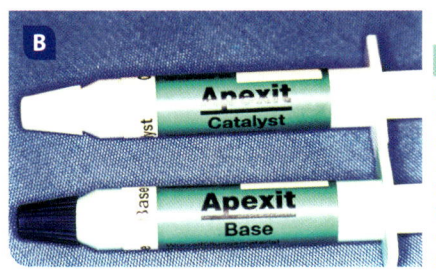

Figura 25.54
A. Apresentação comercial do cimento obturador Apexit (Vivadent).
B. Bisnagas A e B da FIGURA 25.53 A contendo a pasta base e catalisadora.

A composição, de acordo com o fabricante, é a seguinte:

Base
- Hidróxido de cálcio 0,319 g
- Colofônia hidrogenada 0,315 g
- Dióxido de silício silanizado altamente disperso 0,081 g
- Óxido de cálcio 0,056 g
- Óxido de zinco 0,055 g
- Fosfato tricálcico 0,041 g
- Polimetilsiloxano 0,025 g
- Estearato de zinco 0,023 g

Ativador
- Salicilato de trimetil-hexanodiol 0,250 g
- Carbonato de bismuto 0,182 g
- Óxido de bismuto 0,182 g
- Dióxido de silício silanizado altamente disperso 0,150 g
- Salicilato de 1-3 butanodiol 0,114 g
- Colofônia hidrogenada 0,054 g
- Fosfato tricálcico 0,050 g
- Estearato de zinco 0,014 g

Seu tempo de presa varia entre 1 e 5 horas e pode ser acelerado pela presença de umidade. Em estudo de Fidel e colaboradores,[161] o Apexit apresentou um tempo de endurecimento de 90 minutos, a uma temperatura de 37 °C, sendo a infiltração apical desse cimento avaliada por vários autores, entre eles Holland e colaboradores[162] que puderam verificar, para o Apexit, selamento apical igual àquele observado para o Selapex e para o Sealer 26, e superior ao apresentado pelo CRCS e pelo cimento de óxido de zinco e eugenol.

Sua biocompatibilidade foi estudada também pelos autores em diferentes níveis de pesquisa. Em dentes de cães com vitalidade pulpar, após 180 dias, Silva[153] observou resultados histológicos que caracterizavam irritação tecidual severa no cimento, com pequena população celular e extensas áreas de necrose. Foi característico o padrão de resposta tecidual do Apexit, caracterizada pela presença de infiltrado inflamatório predominantemente severo, com um ou vários focos inflamatórios compostos por células mononucleadas e polimorfonucleadas (FIGS. 25.55 a 25.57). Em muitos casos, foi frequente a presença de abscessos e de áreas de reabsorção.

Também em dentes de cães com necrose pulpar e lesão periapical crônica induzida, Rasquin[158] avaliou a resposta dos tecidos apicais e periapicais, após obturação com Apexit, e observou, passados 270 dias, que não houve selamento biológico apical em nenhum dos casos (FIG. 25.58).

Apetix® Plus (Vivadent)

Apexit Plus (AP) é um cimento endodôntico cuja composição apresenta sais de cálcio (hidróxido, óxido, fosfato), colofônia hidrogenada, di-salicilato, sais de bismuto (óxido, carbonato), dióxido de silício altamente disperso (silanizado) e alquil-éster do ácido fosfórico. Segundo o fabricante, a umidade encontrada nos túbulos dentinários favorece a reação de presa, iniciando-se no ápice radicular, pelo fato de a dentina ter espessura menor. O Apexiti Plus é comercializado na forma de duas pastas (FIG. 25.59), utilizadas em partes iguais.

A composição, de acordo com o fabricante está descrita na QUADRO 25.13.

Badole e colaboradores,[163] em 2013, avaliaram a citotoxicidade de quatro diferentes cimentos obturadores – Apexit Plus (Ivoclar Vivadent), Endomethasone N (Septodont), AH 26

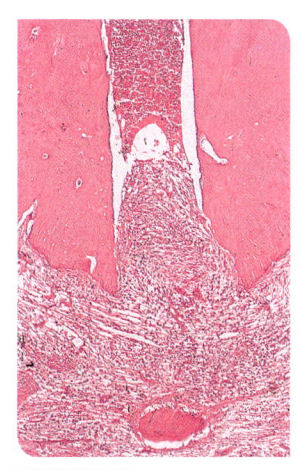

Figura 25.55
Corte histológico de dente de cão após biopulpectomia e obturação com o cimento Apexit. Tecido intersticial e região periapical apresentando moderado infiltrado de células mononucleadas e polimorfonucleadas, edema e congestão vascular (H.E. ZEISS – 40X).
Fonte: Rasquin.[158]

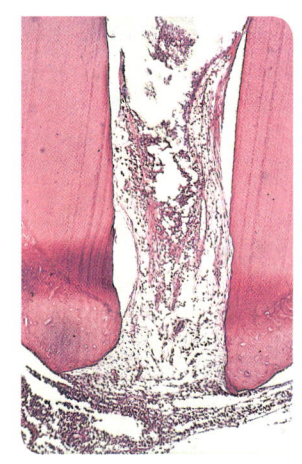

Figura 25.56
Corte histológico de dente de cão após biopulpectomia e obturação com o cimento Apexit. Ausência de selamento biológico do ápice radicular. Tecido intersticial e ligamento periodontal com edema generalizado, áreas de necrose, dissociação fibrilar e presença de células inflamatórias (H.E. ZEISS – 40X).
Fonte: Rasquin.[158]

Figura 25.57

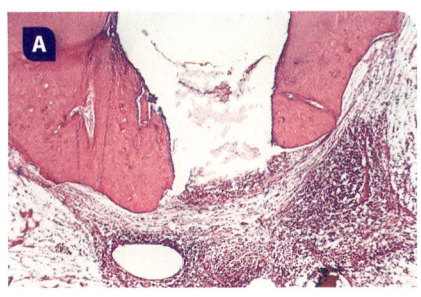

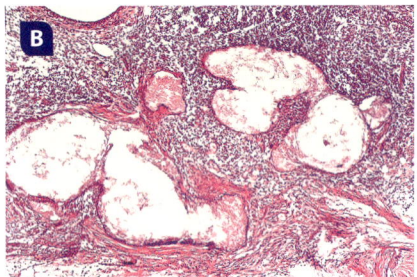

A. Corte histológico de dente de cão após biopulpectomia e obturação com o cimento Apexit. Ausência de selamento biológico do forame apical. Ligamento periodontal com intenso infiltrado inflamatório misto, edema generalizado, dissociação fibrilar e necrose tecidual (H.E. ZEISS – 24X). **B.** Maior aumento da figura anterior evidenciando o infiltrado inflamatório intenso e misto ao redor do cimento obturador extravasado para os tecidos periapicais (H.E. ZEISS – 40X).

Fonte: Silva.[153]

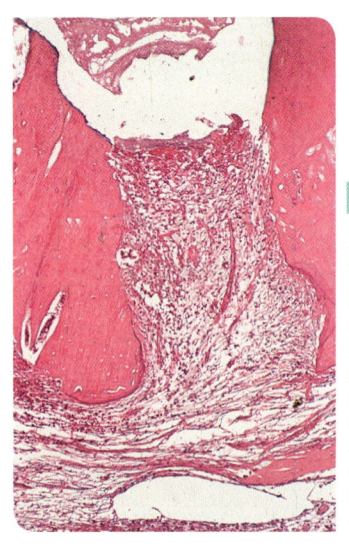

Figura 25.58

Dente de cão com necrose pulpar e lesão periapical após preparo biomecânico e obturação com Apexit. Ausência de selamento biológico. Tecido intersticial e região periapical com intensa quantidade de células inflamatórias, edema e dissociação fibrilar. Áreas de reabsorção cementária e óssea (H.E. ZEISS – 40X).

Fonte: Silva.[153]

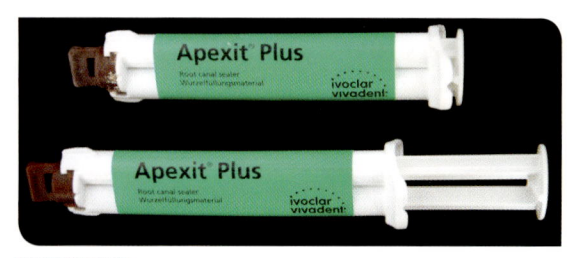

Figura 25.59

Apresentação comercial do cimento GuttaFlow® bioseal (Coltene®/Whaledent – Langenau, Alemanha).

(Dentsply) e Pulpdent Root Canal Sealer (Pulpdent) –, em uma linha de células de fibroblastos de rato (L929), e observaram que Apexit foi menos tóxico do que outros cimentos. Yilmaz e colaboradores,[164] em 2012, avaliaram os efeitos citotóxicos de cimentos endodônticos Sealite Ultra, Tubli-Seal, Tubli-Seal EWT, Pulp Canal Sealer, Pulp Canal Sealer EWT, Endomethasone N, e Apexit Plus em células L929 usando ensaio de MTT, encontrando bons resultados para o Apexit Plus.

Marín-Bauza e colaboradores,[165] em 2012, avaliaram o tempo de presa, o escoamento, a radiopacidade, a solubilidade e a alteração dimensional de diferentes cimentos (AH Plus, Polyfill, Apexit Plus, Sealapex, Endomethasone e Endofill). Todos os cimentos estavam de acordo com ANSI/ADA.

Sealer 26 (Dentsply-Brasil)

Também à base de hidróxido de cálcio, o Sealer 26 é fabricado pela Dentsply Indústria e Comércio Ltda., Petrópolis, RJ, e se apresenta em uma caixa contendo um frasco com 8 g de pó e uma bisnaga de resina com 7,5 g (**FIG. 25.60**). De acordo com o fabricante, o Sealer 26 apresenta a seguinte fórmula:

Pó:
- Hidróxido de cálcio 37%
- Óxido de bismuto 43%
- Hexametileno tetramina 14%
- Dióxido de titânio 5%

Pasta B:
- Resina epóxica bisfenol 100%

Para a sua manipulação, a proporção sugerida pelo fabricante é de 2 a 3 partes de pó para uma parte de resina, em volume, devendo ser manipulado em placa de vidro. Com uma

---

Quadro 25.13 — Composição do cimento endodôntico Apexit Plus

MATERIAL	COMPOSIÇÃO	MARCA COMERCIAL
Apexit Plus	Sais de cálcio (hidróxido, óxido, fosfato), colofônia hidrogenada, di-salicilato, sais de bismuto (óxido, carbonato), dióxido de silício altamente disperso (silanizado) e alquil-éster do ácido fosfórico	Ivoclar Vivadent

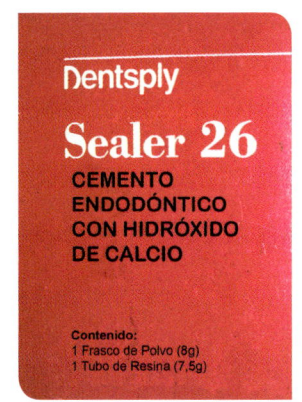

Figura 25.60 Apresentação comercial do cimento obturador Sealer 26.

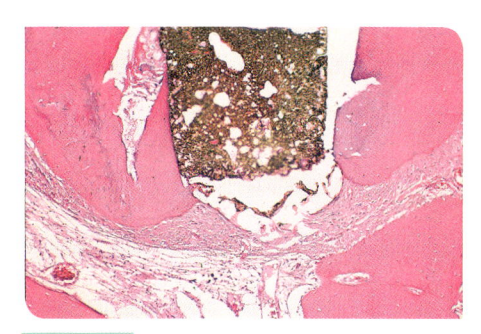

Figura 25.61 Obturação do canal radicular de dente de cão no nível da abertura foraminal. Ausência de selamento biológico e presença suave de células inflamatórias (H.E. ZEISS – 24X).
Fonte: Rasquin.[158]

espátula de aço inoxidável, incorpora-se o pó à resina, até a obtenção de uma mistura fina e homogênea, sendo obtida a consistência adequada quando a mistura for rompida ao ser levantada com a espátula, em uma altura em torno de 2 cm da placa de vidro. O tempo de endurecimento do Sealer 26 é de aproximadamente 12 horas, à temperatura corporal. Fidel e colaboradores,[161] estudando o tempo de endurecimento de alguns cimentos endodônticos que contêm hidróxido de cálcio, encontraram para o Sealer 26 um tempo médio de 41 horas e 22 minutos, à temperatura de 37 ºC.

Em canais radiculares obturados com Sealer 26, Siqueira Junior e Garcia Filho[166] observaram as menores médias de infiltração quando comparadas com aquelas observadas para o Sealapex e CRCS, embora não houvesse diferença estatisticamente significante entre os três materiais testados.

Holland e colaboradores[162] encontraram, para o Sealer 26, um bom selamento apical, estatisticamente não significante, quando comparado ao observado para o Sealapex e Apexit, e superior ao observado para o CRCS e para o cimento de óxido de zinco e eugenol.

A biocompatibilidade do Sealer 26 foi estudada por Silva[153] em dentes de cães, nos quais, após biopulpectomia, não foi observado selamento biológico foraminal, havendo selamento parcial. Foi característica nos canais obturados com esse cimento a necrose dos tecidos em contato com o material (**FIG. 25.61**).

Nos casos de sobreobturações, a irritação tecidual de Sealer 26 foi observada por Silva[153] como sendo acentuada provavelmente por causa da insolubilidade desse produto (**FIG. 25.62**).

Também em tecido subcutâneo de camundongos isogênicos BALB/c, o potencial irritativo tecidual do Sealer 26 foi confirmado por Silva,[153] em que foi observada intensa necrose tecidual nos períodos iniciais, a qual persistiu até períodos mais tardios.

A biocompatibilidade de diversos cimentos de uso endodôntico foi avaliada por Rasquin[158] em dentes de cães com necrose pulpar e radioluscência periapical induzida. Após 270 dias, os resultados histológicos mostraram, para o

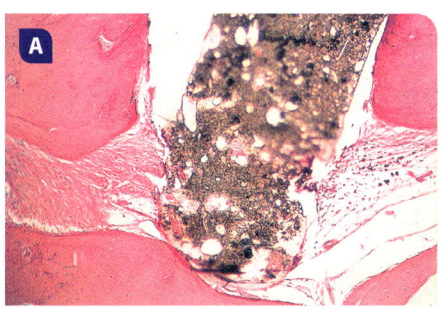

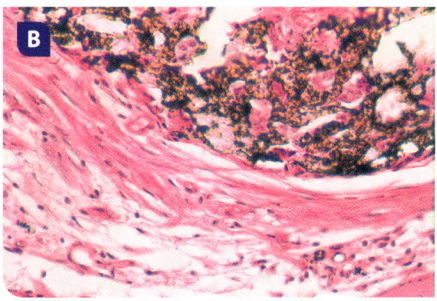

Figura 25.62
A. Sobreobturação com Sealer 26 em canal radicular de dente de cão. Ausência de selamento biológico adjacente ao material obturador na região lateral. Observa-se ausência de células e fibras (H.E. ZEISS – 24X). *Fonte: Silva.[153]* **B.** Aumento da figura anterior. Pequena área próxima ao material obturador apresentando fibras colágenas na tentativa de formação de cápsula fibrosa (H.E. ZEISS – 64X).

Sealer 26, ausência de selamento biológico apical em 68,8% dos casos e, na maioria dos espécimes, um tecido conjuntivo intersticial em contato com o material com extensas e profundas áreas de necrose.

Nas proximidades do material extravasado, o processo inflamatório não era severo, porém havia reduzida população celular e fibrosa e necrose tecidual presente em todos os casos. Devido à insolubilidade do Sealer 26, em muitos casos se observou a tentativa de formação de cápsula fibrosa, porém, descontínua (**FIGS. 25.63** e **25.64**).

Com objetivo de utilizar a Sealer 26 em obturações retrógradas, tem sido preconizada sua manipulação em maior

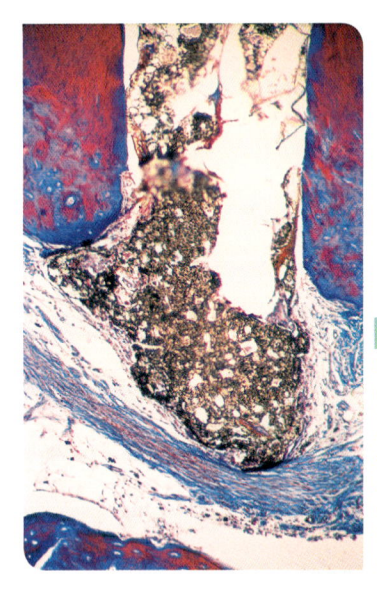

Figura 25.63
Dente de cão com vitalidade pulpar após obturação com Sealer 26. Tentativa frustrada de selamento biológico. Suave infiltrado inflamatório e escassa presença de células. Tricômico de Mallory (H.E. ZEISS – 24X).
Fonte: Rasquin.[158]

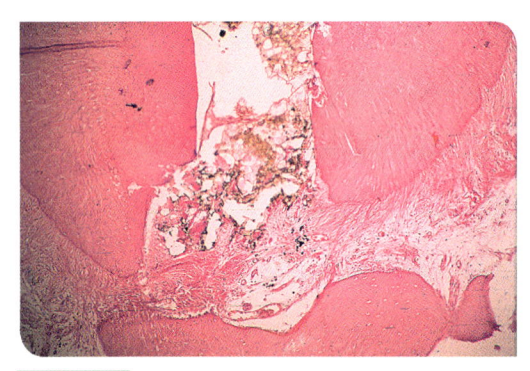

Figura 25.64
Sobreobturação. Ausência de selamento biológico. Cápsula fibrosa na tentiva de isolar o material obturador. Ligamento periodontal com áreas de reabsorção, edema e reduzida presença de fibras (H.E. ZEISS – 24X).
Fonte: Rasquin.[158]

Figura 25.65
A. Aspecto radiográfico após obturação retrógrada com Sealer 26, em dentes de cães. **B.** Aspecto histopatológico da reparação periapical.

proporção pó e resina, obtendo-se maior consistência. Com essa finalidade, Tanomaru-Filho e colaboradores,[167] em 2006, avaliaram o reparo periapical após obturação retrógrada com Sealer 26 (**FIG. 25.65**), Sealapex acrescido de óxido de zinco ou mineral trióxido agregado (MTA). A análise histopatológica revelou reparação periapical semelhante para todos os grupos. Concluíram que os três materiais podem ser utilizados para obturação retrógrada.

Guimarães e colaboradores,[168] em 2014, avaliaram os efeitos de ativação ultrassônica sobre a qualidade de preenchimento (penetração intratubular, adaptação interfacial e a presença de vazios) de cimentos à base de resina epóxi. Houve um aumento significativo de penetração tubular para o AH Plus (Dentsply Maillefer), Acroseal (Specialites Septodont – Saint Maur-des-Fossés, França) e Sealer 26 (Dentsply Maillefer). O uso de ultrassom na ativação de cimento à base de resina epóxi promoveu uma maior penetração dentinária e menos presença de lacunas.

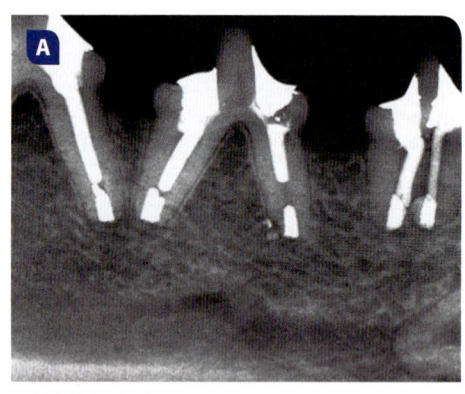

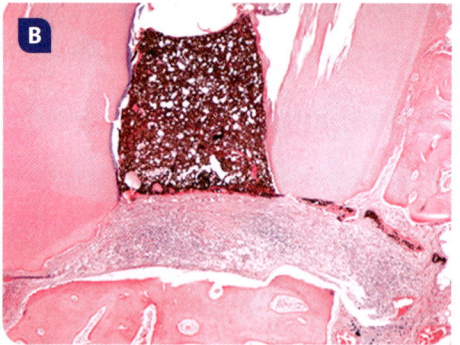

Cimentos à base de ionômero de vidro

Ketac-Endo

Os cimentos de ionômero de vidro, desenvolvidos em meados de 1960, foram introduzidos na odontologia por Wilson e Kent,[169,170] na década de 1970.

Os primeiros produtos comercializados eram apresentados em forma de pó e líquido, sendo o pó composto essencialmente por partículas de vidro, de silicato de alumínio e cálcio, contendo flúor, passível de decomposição por ácido; e o líquido composto de ácido poliacrílico ou polimaleico e outros ácidos polialcenoicos secundários. Além dos cimentos convencionais em forma de pó e líquido, outras apresentações foram lançadas no comércio, como os cimentos anidros e, mais recentemente, os fotoativados.[171]

As principais vantagens do uso dos cimentos ionoméricos, utilizados em restaurações dentárias, são as suas propriedades de adesividade, liberação de flúor, coeficiente de expansão térmica linear semelhante ao da estrutura dentária e biocompatibilidade com o tecido pulpar.[171] A adesividade, a longo prazo, à hidroxiapatita do esmalte e dentina, mesmo quando aplicado sob condições de umidade, foi considerada sua mais significante propriedade.[172]

Ainda, estudos relativos à toxicidade revelaram que os cimentos de ionômero de vidro antes da presa, não endurecidos, apresentavam alta citotoxicidade e que, após sua presa, essas reações citotóxicas eram reduzidas.[173-175]

Em 1991, foi lançado no comércio o cimento Ketac-Endo (ESPE, GBMH & Co – Seefeld-Oberbay, Alemanha), à base de ionômero de vidro, indicado para a obturação de canais radiculares. Ray e Seltzer[176] realizaram um extenso estudo com esse novo material e concluíram que o selador ionomérico era superior ao cimento de Grossman, com relação ao tempo de endurecimento, adaptabilidade e adesão à parede dentinária do canal radicular, radiopacidade e facilidade de manipulação.

O Ketac-Endo é apresentado em uma caixa contendo 20 cápsulas e um aparelho denominado Aplicap™, que serve para a ativação e a aplicação do produto (**FIG. 25.66**), sendo sua composição não fornecida pelo fabricante.

Para sua manipulação, a cápsula é colocada no dispositivo ativador e pressionada para a liberação dos componentes e, a seguir, colocada no misturador (vibrador de alta frequência) com aproximadamente 4.300 vibrações por minuto, onde deve permanecer por 10 segundos (**FIG. 25.67**).

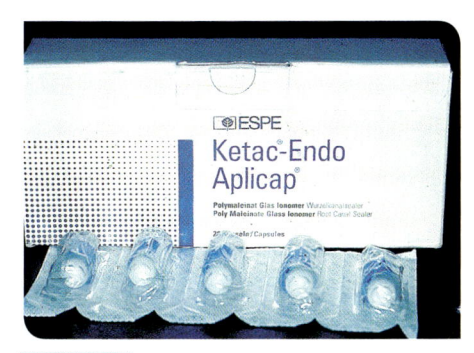

O tempo de permanência da cápsula no misturador (vibrador) não deve ser inferior aos 10 segundos recomendados pelo fabricante para que a mistura não fique heterogênea (**FIG. 25.68**). Tempos superiores a 10 segundos tornam a mistura excessivamente fluida.

O tempo de trabalho, incluindo a preparação do material é de 33 minutos a 23 ºC em 50% de umidade relativa. Nessas condições, o tempo de endurecimento é de 90 minutos; esse período diminui à medida que a temperatura e a umidade aumentam.

As propriedades físico-químicas, em particular o selamento marginal do Ketac-Endo, têm sido estudadas por alguns autores, comparando-o aos outros cimentos obturadores de canais radiculares, cujos resultados têm demonstrado ser esse produto mais permeável que o AH 26, Sealapex, FillCanal, Sealer 26, Tubliseal, N-Rickert e AH Plus, segundo De Gee e colaboradores,[177] Wu e colaboradores,[26] Holland e colaboradores,[162] Smith e Steiman,[178] Rohde e colaboradores,[179] Antonio e Moura[180] e Almeida.[74]

Almeida,[74] em avaliação histológica da resposta dos tecidos apicais e periapicais de dentes de cães, após biopulpectomia e obturação dos canais radiculares com o cimento Ketac-Endo, por um período experimental de 270 dias, concluiu ser esse cimento insatisfatório quanto à compatibilidade tecidual. Em contato com o cimento obturador, havia necrose superficial e congestão vascular (**FIGS. 25.69** a **25.72**).

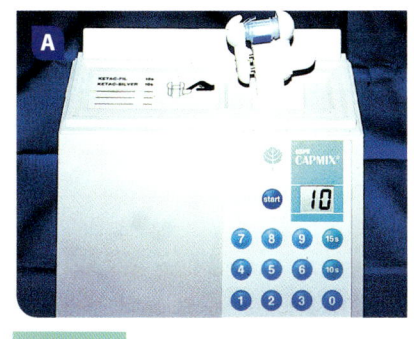

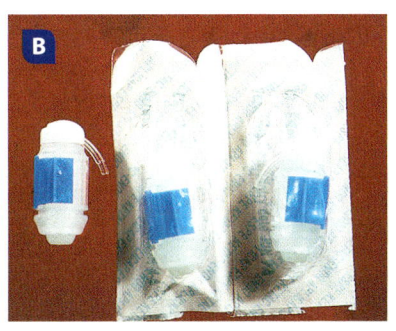

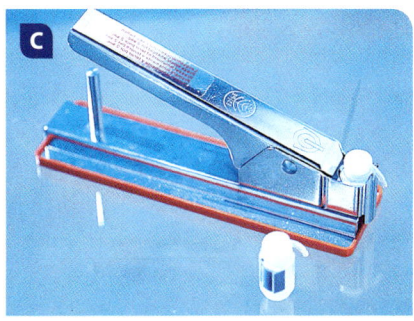

Figura 25.66
Apresentação comercial do cimento de ionômero de vidro Ketac-Endo (ESPE), GBMH Co (SecFeld-Obsersay, Alemanha).

Figura 25.67
A. Aparelho vibrador mecânico Capmix. **B.** Cápsulas contendo o ionômero de vidro. **C.** Aparelho para mistura dos componentes do ionômero de vidro.

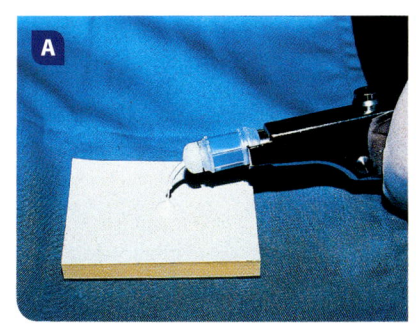

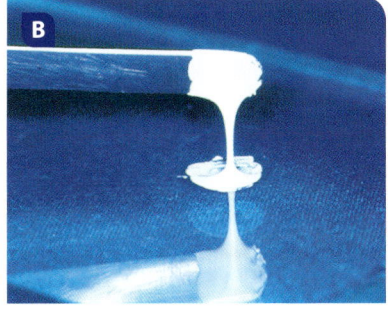

Figura 25.68
A. Aplicador do cimento após vibração.
B. Aspecto clínico do cimento após manipulação.

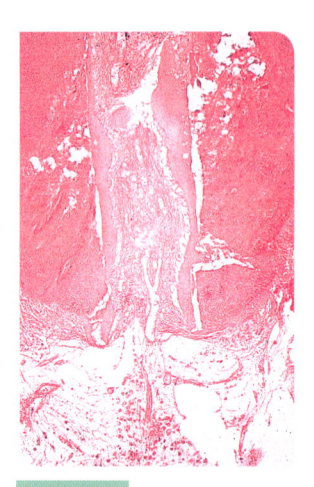

Figura 25.69
Corte histológico de dente de cão com vitalidade pulpar após 270 dias da obturação com o cimento Ketac-Endo. Ausência de selamento biológico, tecido intersticial desorganizado com suave infiltrado inflamatório. No cemento, podem-se observar numerosas lacunas pela reabsorção (H.E. ZEISS – 64X).
Fonte: Almeida.[74]

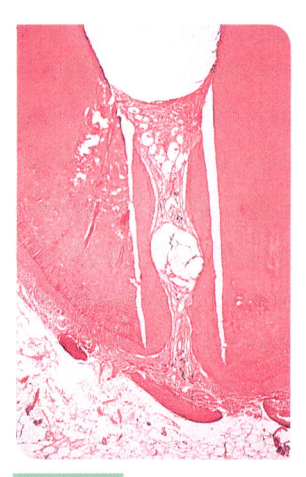

Figura 25.70
Corte histológico de dente de cão 270 dias após biopulpectomia e obturação com Ketac-Endo. Início de selamento biológico formado por tecido mineralizado. Tecido intersticial com necrose superficial e ausência de cementoblastos (H.E. ZEISS – 40X).
Fonte: Almeida.[74]

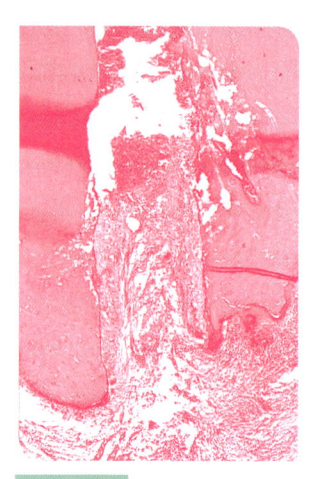

Figura 25.71
Corte histológico de dente de cão 270 dias após biopulpectomia e obturação com Ketac-Endo. Ausência de selamento biológico formado por tecido mineralizado. Tecido intersticial com necrose superficial e ausência de cementoblastos. Observam-se, no cemento, as lacunas de reabsorção (H.E. ZEISS – 64X).
Fonte: Almeida.[74]

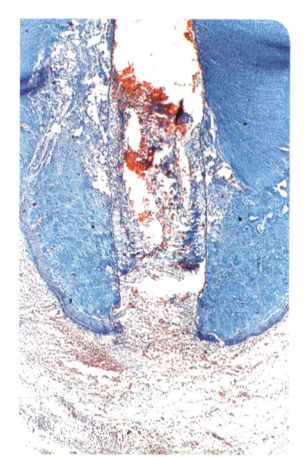

Figura 25.72
Corte histológico de dente de cão obturado com o cimento Ketac-Endo. Ausência de selamento biológico. No cemento, áreas de reabsorção superficial e interna. Tecido intersticial com áreas de reabsorção. No ligamento periodontal, infiltrado de células inflamatórias. Tricômio de Mallory (ZEISS – 64X).
Fonte: Almeida.[74]

Cimentos à base de silicone

RSA RoekoSeal

Materiais à base de silicone têm sido utilizados na odontologia há muito tempo para moldagem em virtude da baixa alteração dimensional e baixa absorção de água. Também são empregados em prótese bucomaxilofacial para correção de deformidades em virtude das boas propriedades físicas e como implantes subperiosteais por conta de sua biocompatibilidade.[181]

O cimento endodôntico RoekoSeal é um material obturador à base de silicone (FIG. 25.73) que, de acordo com o fabricante, apresenta a seguinte composição:

- Polidimetilsitoxano;
- Óleo de silicone;
- Óleo de parafina;
- Ácido de platina hexacloro (catalisador);
- Dióxido de zircônio (agente de contraste para raios X).

São manipuladas quantidades iguais da pasta base e catalisador até formação de material homogêneo. O tempo de trabalho varia de 15 a 30 minutos e o tempo de presa, de 45 a 50 minutos, o qual ocorre na presença ou na ausência de umidade.[182]

De acordo com o fabricante, o produto apresenta biocompatibilidade, estabilidade dimensional, elevada fluidez. Schafer e Zandbiglari[183] verificaram, para o RoekoSeal, solubilidade reduzida semelhante à dos cimentos AH 26 e AH Plus.

Bouillaguet e colaboradores[184] avaliaram, in vitro, a citotoxicidade e as propriedades seladoras do PCS/Kerr, TopSeal/

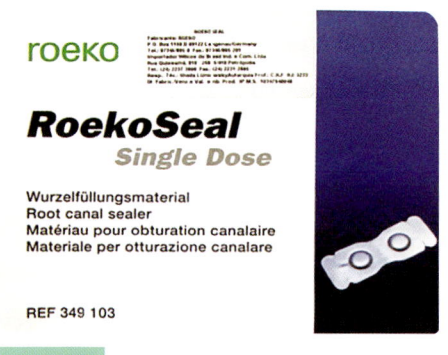

Figura 25.73
Apresentação comercial do cimento à base de silicone RoekoSeal.

Dentsply, RoekoSeal/Roeko e EndoREZ/Ultradent. Verificaram que o RoekoSeal foi o menos citotóxico e o que apresentou menor infiltração em relação aos outros materiais.

Gengoglu e colaboradores[185] verificaram que o RoekoSeal apresenta capacidade seladora significativamente melhor do que a do cimento de Grossman, além de apresentar uma boa adaptação às paredes do canal radicular e preencher adequadamente os espaços entre os cones de guta-percha e as paredes dentinárias. No tecido conjuntivo subcutâneo de rato, o cimento provocou reação inflamatória moderada nos períodos de 24 horas e 7 dias, e, aos 30 dias a inflamação tornou-se crônica e o cimento estava envolvido por uma cápsula fibrosa.

O cimento RoekoSeal apresenta radiopacidade satisfatória.[116] Wu e colaboradores,[186] em 1994, afirmaram que esse cimento é estável dimensionalmente e previne a infiltração quando avaliado por até 1 ano.

Lodiene e colaboradores,[187] em 2008, compararam a toxicidade dos cimentos endodônticos AH Plus, EndoREZ, RoekoSeal e Epiphany por meio dos testes de contato direto e MTT. Os cimentos AH Plus e Epiphany apresentaram citotoxicidade severa, enquanto EndoREZ e RoekoSeal não foram tóxicos. Após a presa, os materiais não apresentaram toxicidade, com exceção do cimento Epiphany que apresentou moderada citotoxicidade.

Leonardo e colaboradores,[188] em 2008, avaliaram a biocompatibilidade do RoekoSeal em dentes de cães, demonstrando que esse material induz a deposição de tecido mineralizado, com formação completa de tecido mineralizado apical em 43,8% dos casos (FIG. 25.74), sendo observado selamento parcial em 56,2% das raízes. Poucas células inflamatórias e ausência de reabsorção óssea e cementária foram observadas. Tanomaru-Filho e colaboradores,[189] em 2009, avaliaram o reparo periapical, em dentes de cães obturados com guta-percha e RoekoSeal. Após 90 dias, observaram reparo tecidual com o selamento parcial do forame apical na maioria dos casos e, em alguns casos, completo. Houve, predominantemente, um infiltrado inflamatório de leve a moderado, sem áreas de reabsorção óssea e de cemento.

Silva-Herzog e colaboradores,[190] em 2011, avaliaram a resposta tecidual inflamatória em subcutâneo de ratos, após implantes contendo o cimento RoekoSeal, demonstrando que o cimento apresenta biocompatibilidade.

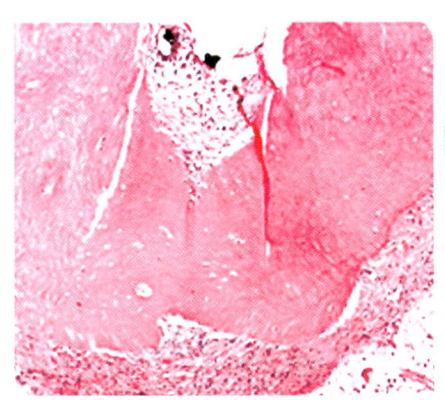

Figura 25.74
Corte histológico da região apical e periapical de dente de cão, evidenciando selamento biológico total do forame apical, por tecido mineralizado (H.E. ZEISS – 40X).

RSA GuttaFlow e Guttaflow Bioseal

GuttaFlow (Coltene/Whaledent – Langenau, Alemanha) é um cimento endodôntico que combina guta-percha em pó e uma matriz de silicone. Esse material de preenchimento é uma modificação do RSA RoekoSeal (Roeko Produtos Dentais – Langenau, Alemanha) com a adição de partículas de prata e guta-percha em pó. O material é composto de guta-percha em pó, uma matriz de polidimetilsiloxano, óleo de silicone, óleo de parafina, dióxido de zircônio, partículas de prata e corante. As partículas de prata proporcionam efeito conservante ao material, sem promover corrosão ou alteração da cor.

A avaliação de pH, viscosidade e outras propriedades físicas do GuttaFlow foi realizada em comparação aos cimentos endodônticos MTA Fillapex®, Endosequence BC, AH Plus, ThermaSeal-TS e Pulp Canal Sealer. Guttaflow apresentou menor escoamento e tempo de presa, além de menores valores de solubilidade.[191]

A partir de modificações no GuttaFlow, seu fabricante (Coltene/Whaledent – Langenau, Alemanha) desenvolveu uma nova formulação do material obturador, denominado GuttaFlow 2. Essa nova formulação consiste de componentes semelhantes, mas em proporções alteradas. Além disso, é fornecido de forma automix para melhorar a consistência de mistura e facilidade de uso. Estudos de citotoxicidade (em cultura de células) demonstrou que GuttaFlow 2 não é citotóxico.[192] GuttaFlow 2 foi altamente biocompatível em cultura de células quando comparado ao MTA, AH Plus e RealSeal.[193]

Recentemente, nova modificação no GuttaFlow foi proposta pelo seu fabricante (Coltene/Whaledent – Langenau, Alemanha) com outra formulação do material obturador, que incorpora vidro cerâmico bioativo. Essa nova composição foi denominada GuttaFlow Bioseal (FIG. 25.75).

A composição, de acordo com o fabricante está descrita no QUADRO 25.14.

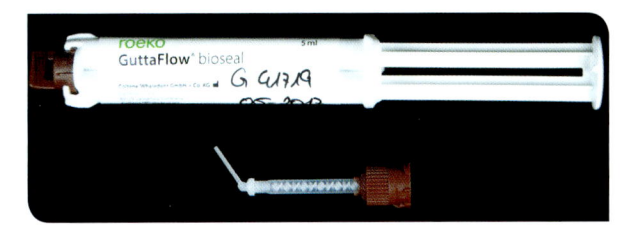

Figura 25.75
Apresentação comercial do cimento GuttaFlow bioseal (Coltene/Whaledent – Langenau, Alemanha).

Quadro 25.14
Composição do cimento endodôntico GuttaFlow

GuttaFlow: Guta-percha em pó, polidimetilsiloxano, óleo de silicone, óleo de parafina, agente catalítico de platina, dióxido de zircônio, partículas de prata e corante.

GuttaFlow 2: Guta-percha em pó, polidimetilsiloxano, agente catalítico de platina, dióxido de zircônio, micropartículas (conservante), corante.

GuttaFlow Bioseal: Guta-percha em pó, polidimetilsiloxano, catalisador de platina, dióxido de zircônio, corante, vidro cerâmico bioativo.

REFERÊNCIAS

1. Leonardo MR, Leal JM. Endodontia: tratamento de canais radiculares. 2. ed. São Paulo: Panamericana; 1991.
2. Holland R, Souza V. Ability of a new calcium hydroxide root canal filling material to induce hard tissue formation. J Endod. 1985;11(12):535-43.
3. Leonardo MR. Contribuição para o estudo da reparação apical e periapical pós-tratamento de canais radiculares [tese]. Araraquara: Faculdade de Farmácia e Odontologia; 1973.
4. Ng YL, Mann V, Gulabivala K. A prospective study of the factors affecting outcomes of nonsurgical root canal treatment: part 1: periapical health. Int Endod J. 2011;44(7):583-609.
5. Erausquin J, Muruzábal M. Root-canal filling with zinc oxide-eugenol cement in the rat molar. Oral Surg Oral Med Oral Pathol. 1967;24(4):547-8.
6. Spangberg L, Langeland K. Biologic effects of dental materials. 1. Toxicity of root canal filling materials on HeLa cells in vitro. Oral Surg Oral Med Oral Pathol. 1973;35(3):402-14.
7. Grossman LI. Physical properties of root canal cements. J Endod. 1976;2(6):l66-75.
8. Ingle JI. Endodontic. Philadelphia: Lea & Febiger; 1967.
9. Leal JM. Avaliação comparativa da impermeabilidade de alguns cimentos de uso endodôntico, frente à penetração de radioisótopos. Influência do tempo de armazenagem. Rev Bras Odont. 1979;36:27-31.
10. Nicholls E. Endodontics. Bristol: Wright & Sons; 1967.
11. Barbosa SV, Araki K, Spangberg LS. Citotoxicity of some modified root canal sealers and their leach able components. Oral Surg Oral Med Oral Pathol. 1993;75(3):357-61.
12. Bonetti Filho I. Avaliação da biocompatibilidade de quatro técnicas de obturação de canais radiculares. Estudo em dentes de cães [tese]. Araraquara: Faculdade de Odontologia da UNESP; 1990.
13. Holland R. Processo de reparo do coto pulpar e dos tecidos periapicais após biopulpectomia e obturação de canal com hidróxido de cálcio ou óxido de zinco e eugenol: estudo histológico em cães [tese]. Araçatuba: Faculdade de Odontologia da UNESO; 1975.
14. Nguyen TM. Obturação do sistema de canais radiculares. In: Cohen S, Burns R. Caminhos da polpa. 6. ed. Rio de Janeiro: Guanabara Koogan; 1997.
15. Tavares T, Soares IJ, Silveira NL. Reaction of a rat subcutaneous tissue to implants of gutta-percha for endodontic use. Endod Dent Traumatol. 1994;10(4):174-8.
16. Weine FS. Endodontic therapy. 4th ed. St Louis: Mosby; 1989.
17. Limkangwalmongkol S, Abbott PV, Sandler AB. Apical dye penetration with four root canal sealers and gutta-percha using longitudinal sectioning. J Endod. 1992;18(11):535-9.
18. Benatti O, Stolf WL, Ruhnke LA. Verification of the consistency, setting time, and dimensional changes of root canal filling materials. Oral Surg Oral Med Oral Pathol. 1978;6(1):107-13.
19. Holland R, Souza V, Abdalla T, Russo MC. Sealing properties of some root-canal filling materials evaluated with radioisotope. Aust Dent J. 1974;19(5):322-5.
20. Yesilsoy C, Koren Z, Morse DR, Kobayashi C. A comparative tissue toxicity evaluation of established and newer root canal sealers. Oral Surg Oral Med Oral Pathol. 1988;65(4):459-67.
21. Leonardo MR, Utrilla LS, Rothier A, Leonardo RT, Consolaro A. Comparison of subcutaneous connective tissue responses among three different formulation of gutta-percha used in thermatic techniques. Int Endod J. 1990;23(4):211-7.
22. Leonardo MR, Holland R. Healing process after vital pulp extirpation and immediate root canal filling with calcium hydroxide. Histologic study in human teeth. Rev Fac Odontol Araçatuba. 1974;3(2):159-69.
23. Zmener O, Guglielmotti MB, Cabrini RL. Biocompatibility of two calcium hydroxide-based endodontic sealers: a quantitative study in the subcutaneous connective tissue of the rat. J Endod. 1988;14(5):229-35.
24. Powis DR, Folleras T, Merson SA, Wilson AD. Improved adhesion of a glass-ionomer cement to dentine and enamel. J Dent Res. 1982;61(12):1416-22.
25. Wennberg A, Orstavik N. Adhesion of root canal sealers to bovine dentine and gutta-percha. Int Endod J. 1990;23(1):13-9.
26. Wu MK, van der Sluis LW, Wesselink PR. A 1-year follow-up study on leakage of single-cone fillings with RoekoRSA sealer. Oral Surg Oral Med Oral Pathol Oral Radiol Endod. 2006;101(5):662-7.
27. Oliveira E, Isaia V, Bastos T. Estudo comparativo do poder antiséptico de diversas pastas usadas na obturação de canais radiculares. Rev Gaúcha Odont. 1975;23:54-9.
28. Holland R, Souza V, Pannain R, Nery MJ, Bernabé PF, Mello W. Resposta tecidual à implantação de diferentes marcas de cones de guta-percha. Rev Fac Odont Araçatuba. 1975;4(1):81-9.
29. Holland R, de Mello W, Nery MJ, Bernarbe PF, Souza V. Reaction of human periapical tissue to pulp extirpation and immediate root canal filling with calcium hydroxide. J Endod. 1977;3(2):63-7.
30. Wolfson EM, Seltzer S. Reaction of rat connective tissue to some gutta-percha formulation. J Endod. 1975;1(12):395-402.
31. Marques AC. Estudo sobre a estandardização e biocompatibilidade de cones de guta-percha de diferentes marcas [tese]. Araraquara: Faculdade de Odontologia da UNESP; 1985.
32. Kojima K, Inamoto K, Nagamatsu K, Hara A, Nakata K, Morita I, et al. Success rate of endodontic treatment of teeth with vital and nonvital pulps. A meta-analysis. Oral Surg Oral Med Oral Pathol Oral Radiol Endod. 2004;97(1):95-9.
33. Cabral MMG. Estudo comparativo do comportamento dos tecidos apicais e periapicais frente a duas técnicas de obturação de canais radiculares com guta-percha termoplastificada: estudo histológico em dentes de cães [dissertação]. Araraquara: Faculdade de Odontologia da UNESP; 1993.
34. Combe EC, Cohen BD, Cummings K. Alpha- and Beta-forms of gutta-percha in products for root canal filling. Int Endod J. 2001;34(6):447-51.
35. Gurgel-Filho ED, Andrade Feitosa JP, Gomes BP, Ferraz CC, Souza-Filho FJ, Teixeira FB. Assessment of different gutta-percha brands during the filling of simulated lateral canals. Int Endod J. 2006;39(2):113-8.
36. Gurgel-Filho ED, Andrade Feitosa JP, Teixeira FB, Monteiro de Paula RC, Araújo Silva JB, Souza Filho FJ. Chemical and X-ray analyses of five brands of dental gutta-percha cone. Int Endod J. 2003;36(4):302-7.
37. Kerekes K. Evaluation of standardized root canal instruments and obturating points. J Endod. 1979;5(5):145-50.
38. Marques AC, Leal JM. Estudo sobre a estandardização de cones de guta-percha de diferentes marcas. Odontol Clín. 1987;1(3):25-9.
39. Friedman CE, Sandrik JL, Heuer MA, Rapp GW. Composition and physical properties of gutta-percha endodontic filling materials. J Endod. 1977;3(8):304-8.
40. Goldberg F, Curfinkbel J, Spielberg C. Microscopic study of standardized gutta-percha points. Oral Surg Oral Med Oral Pathol. 1979;47(3):275-6.
41. McElroy DL. Physical properties of root canal filling material. J Am Dent Ass. 1955;50:433-40.
42. McSpadden JT. Self study course for the thermatic condensation of gutta-percha. Ohio: Ranson & Randolph; 1980.
43. Tagger M, Tamse A, Katz A, Korzen BH. Evaluation of the apical seal produced by a hybrid root canal filling method, combining lateral condensation and thermatic compaction. J Endod. 1984;10(7):299-303.
44. Tanomaru-Filho M, Sant'anna-Junior A, Bosso R, Guerreiro-Tanomaru JM. Effectiveness of gutta-percha and Resilon in filling lateral root canals using the Obtura II system. Braz Oral Res. 2011;25(3):205-9.
45. Tanomaru-Filho M, Silveira GF, Reis JM, Bonetti-Filho I, Guerreiro-Tanomaru JM. Effect of compression load and temperature on thermomechanical tests for gutta-percha and Resilon®. Int Endod J. 2011;44(11):1019-23.
46. Miner MR, Berzins DW, Bahcall JK. A comparison of thermal properties between gutta-percha and a synthetic polymer based root canal filling material (Resilon). J Endod. 2006;32(7):683-6.
47. Tanomaru-Filho M, Silveira GF, Tanomaru JM, Bier CA. Evaluation of the thermoplasticity of different gutta-percha cones and Resilon. Aust Endod J. 2007;33(1):23-6.
48. Shipper G, Orstavik D, Teixeira FB, Trope M. An evaluation of microbial leakage in roots filled with a thermoplastic synthetic polymer-based root canal filling material (Resilon). J Endod. 2004;30(5):342-7.
49. Shokouhinejad N, Sharifian MR, Aligholi M, Assadian H, Tabor RK, Nekoofar MH. The sealing ability of resilon and gutta-parcha following different smear layer removal methods: an ex vivo study. Oral Surg Oral Med Oral Pathol Oral Radiol Endod. 2010;110(1):e45-9.
50. Gogos C, Theodorou V, Economides N, Beltes P, Kolokouris I. Shear bond strength of AH-26 and Epiphany to composite resin and Resilon. J Endod. 2008;34(11):1385-7.

51. Hiraishi N, Papacchini F, Loushine RJ, Weller RN, Ferrari M, Pashley DH, et al. Shear bond strength of Resilon to a methacrylate-based root canal sealer. Int Endod J. 2005;38(10):753-63.
52. Nagas E, Cehreli ZC, Durmaz V, Vallittu PK, Lassila LV. Shear bond strength between a polyester-based root canal filling material and a methacrylate-based sealer with an intermediate layer of fiber-reinforced resin-based material. J Adhes Dent. 2009;11(4):325-30.
53. Donadio M, Jiang J, Safavi KE, Zhu Q. Cytotoxicity evaluation of activ GP and Resilon cones in vitro. Oral Surg Oral Med Oral Pathol Oral Radiol Endod. 2008;106(1):e76-9.
54. Economides N, Koulaouzidou EA, Gogos C, Kolokouris I, Beltes P, Antoniades D. Comparative study of the cytotoxic effect of Resilon against two cell lines. Braz Dent J. 2008;19(4):291-5.
55. Bodrumlu E, Gungor K. Radiopacity of an endodontic core material. Am J Dent. 2009;22(3):157-9.
56. Azar M, Khojastehpour L, Iranpour N. A comparison of the effectiveness of chloroform in dissolving resilon and gutta-percha. J Dent (Tehran). 2011;8(1):19-24.
57. Tanomaru-Filho M, Orlando TA, Bortoluzzi EA, Silva GF, Tanomaru JM. Solvent capacity of different substances on gutta-percha and Resilon. Braz Dent J. 2010;21(1):46-9.
58. Tanomaru-Filho M1, Sant'Anna A Jr, Berbert FL, Bosso R, Guerreiro-Tanomaru JM. Ability of gutta-percha and Resilon to fill simulated lateral canals by using the Obtura II system. J Endod. 2012;38(5):676-9.
59. Sant'Anna-Junior A, Guerreiro-Tanomaru JM, Martelo RB, Silva GF, Tanomaru Filho M. Filling of simulated lateral canals with gutta-percha or thermoplastic polymer by warm vertical compaction. Braz Oral Res. 2015;29(1):1-6.
60. Grossman LI. An improved root-canal cement. J Am Dent Assoc. 1958;56:381-5.
61. Grossman LI. Tratamento dos canais radiculares. Rio de Janeiro: Atheneu; 1956.
62. Heuer MA. Instruments and materials. In: Cohen S, Bums RC. Pathways of the pulp. St. Louis: Mosby; 1976.
63. Taintor JF, Ross PN. Opinions and practices of American Endodontic Diplomates. Dent J. 1978;44(7):321-5.
64. Simões Filho AP. Contribuição para o estudo de materiais obturadores de canais radiculares. Verificação da solubilidade e desintegração [tese]. Araraquara: Faculdade de Farmácia e Odontologia; 1969.
65. Holland R, Souza V, Holland C, Nery MJ. Estudo histológico do comportamento do tecido conjuntivo subcutâneo do rato ao implante de alguns materiais obturadores de canal radicular. Influência da proporção pó-líquido. Rev Assoc Paul Cir Dent. 1971;25(3):101-10.
66. Grossman LI. Endodontia prática. 8. ed. Rio de Janeiro: Guanabara-Koogan; 1976.
67. Holland R, Souza V, Milanézi LA. Resposta do coto pulpar e tecidos periapicais a algumas pastas empregadas na obturação dos canais radiculares. Arq Centro Est Fac Odont. 1971;8(2):189-97.
68. Guttuso J. Histopathologic study of rat connective tissue responses to endodontic materials. Oral Surg Oral Med Oral Pathol. 1963;16:713-27.
69. Curson L, Kirk EE. An assessment of root canal sealing cements. Oral Surg Oral Med Oral Pathol. 1968;26(2):229-36.
70. Rodrigues HA. Efeitos biológicos de materiais restauradores de células HeLa in vitro [tese]. Ribeirão Preto: Faculdade de Farmácia e Odontologia; 1973.
71. Rodrigues HA, Spangberg L, Langeland K. Efeitos biológicos de pastas obturadoras de canal sobre células HeLa in vitro. Rev Endod. 1976;1:3-8.
72. Tanomaru-Filho M, Leonardo MR, Silva LA, Utrilla LS. Effect of different root canal sealers on periapical repair of teeth with chronic periradicular periodontitis. Int Endod J. 1998;31(2):85-9.
73. Tanomaru-Filho M. Comportamento dos tecidos apicais e periapicais de dentes de cães portadores de reação periapical crônica em função da técnica de neutralização do conteúdo séptico-tóxico e do cimento obturador empregado no tratamento endodôntico: avaliação radiográfica e histopatológica [tese]. Araraquara: Faculdade de Odontologia da UNESP; 1996.
74. Almeida WA. Cimentos obturadores de canais radiculares. Avaliação histológica da resposta dos tecidos apicais e periapicais em dentes de cães após biopulpectomia. Estudo da infiltração marginal apical [tese]. Araraquara: Faculdade de Odontologia da UNESP; 2003.
75. Stewart GG. A comparative study of three root canal sealing agents. Oral Surg Oral Med Oral Pathol. 1958;11(10):1029-41.
76. Leal JM, Holland R, Esberard RM. Sealapex, CRCS, Fill Canal e N-Rickert. Estudo da biocompatibilidade em tecido conjuntivo subcutâneo de rato. Odontol Clin. 1988;2(1):7-14.
77. Simões Filho AP, Leal JM, Leonardo MR. Estudos in vitro sobre a solubilidade e desintegração de cimentos de uso endodôntico. Cimento de Rickert e Trio Canal. Rev Bras Odontol. 1975;32(195):201-9.
78. Seltzer S. Endodontology. Nova York: McGraw-Hill; 1971.
79. Messing JJ, Stock CJ. A color atlas of endodontics. Londres: Wolfe Medical; 1988.
80. Xavier MJ, Berbert A, Alle N, Bramante CM, Lopes ES. Comportamento histopatológico de tecido conjuntivo subcutâneo de Ratus norvegicus var albinus a implantes dos cimentos para obturação de canais: Rickert, AH26 e Endométhasone. Estomatol Cult. 1974;8(1):61-71.
81. Holland R. Apostila de endodontia. Araçatuba: Faculdade de Odontologia da UNESP; 1979.
82. Simões Filho AP. Estudo comparativo de algumas propriedades físico-químicas e biológicas dos cimentos de Rickert e N-Rickert, com e sem acetato de delta hidrocortisona [tese]. Araraquara: Faculdade de Odontologia da UNESP; 1982.
83. Sampaio JM. Obturação. In: Paiva JG, Alvares S. Endodontia. São Paulo: Atheneu; 1979.
84. Sampaio JP. Estudo do processo cicatricial após implante no tecido conjuntivo de ratos, de tubos de polietileno contendo cimentos obturadores de condutos radiculares em suas fórmulas originais e acrescidos de delta hidrocortisona. Rev Fac Odont. 1974;12:5-84.
85. Canalda C, Pumarola J. Bacterial growth inhibition produced by root canal sealer cements with a calcium hydroxide base. Oral Surg Oral Med Oral Pathol. 1989;68(1):99-102.
86. Gomes BP, Pedroso JA, Jacinto RC, Vianna ME, Ferraz CC, Zaia AA, Souza-Filho FJ et al. In vitro evaluation of the antimicrobial activity of five root canal sealers. Braz Dent J. 2004;15(1):30-5.
87. Pumarola J, Berastegui E, Brau E, Canalda C, Jimenez DE, Anta MT. Antimicrobial activity of seven root canal sealers. Results of agar diffusion and agar dilution tests. Oral Surg Oral Med Oral Pathol. 1992;74(2):216-20.
88. Pupo J, Biral RR, Benatti O, Abe A, Valdrighi L. Antimicrobial effects of endodontic filling cements on microorganisms from root canal. Oral Surg Oral Med Oral Pathol. 1983;55(6):622-7.
89. Brodin P, Roed A, Aars H, Orstavik D. Neurotoxic effects of root filling materials on rat phrenic nerve in vitro. J Dent Res. 1982;61(8):1020-3.
90. Leinenbach F, Leyhausen G, Geurtsen W. Citotoxic alterations in different fibroblasts cultures caused by matrix monomers. J Dent Res. 1993;72:219.
91. Löst C, Geurtsen W. Periodontal changes after provoked diffusion of toxavit in the proximal canity of the rat (in German). Dtsch Zahnarztl Z. 1984;39(5):134-6.
92. Lambjererg-Hansen H. Vital pulpectomy and root filling with N2 or Endomethasone. Int Endod J. 1987;20(4):194-204.
93. Bernáth M, Szabó J. Tissue reaction initiated by different sealers. Int Endod J. 2003;36(4):256-61.
94. Leonardo MR, Silva LA, Tanomaru Filho M, Silva RS. Release of formaldehyde by 4 endodontic sealers. Oral Surg Oral Med Oral Pathol Oral Radiol Endod. 1999;88(2):221-5.
95. Schwarze T, Fiedler I, Leyhausen G, Geurtsen W. The cellular compatibility of five endodontic sealers during the setting period. J Endod. 2002;28(11):784-6.
96. Ersev H, Schmalz G, Bayirli G, Schweikl H. Citotoxic and mutagenic potencies of various root canal filling materials in eukaryotic and prokaryotic cells in vitro. J Endod. 1999;25(5):359-63.
97. Yilmaz Z, Dogan AL, Ozdemir O, Serper A. Evaluation of the cytotoxicity of different root canal sealers on L929 cell line by MTT assay. Dent Mater J. 2012;31(6):1028-32.
98. Schröeder AG. AH26 ses proprietés et son comportement. Rev Franc d'Odonto-Stomat. 1959;6:1134-8.
99. Tschamer H. Investigations of the properties (hermetic sealing capacity) of several root-canal filling material. Dent Abstr. 1961;6:213-4.
100. Grossman LI. Algunas observaciones sobre la obturación de los conductos radiculares. Rev Asoc Odont Argent. 1962;50:61-6.
101. Grossman LI. Algunas observaciones sobre la obturación de conductos: materiales y métodos. Rev Asoc Odont Argent. 1978;66:19-21.
102. McComb D, Smith DC. Comparison of physical properties of polycarboxylate-based and conventional root canal sealers. J Endod. 1976;2(8):228-35.
103. Abramovich A, Goldberg F. The relationship of the root-canal sealer to the wall. An in vitro study using the scanning electron microscope. J Br Endod Soc. 1976;9(2):81-6.

104. Rappaport HM, Lilly GE, Kapsimalis P. Toxicity of endodontic filling material. Oral Surg Oral Med Oral Pathol. 1964;18:785-802.

105. Leonardo MR, Rothier A, Lia RC, Martins JC, Pacca CA. Estudo do comportamento de três materiais utilizados na obturação dos canais radiculares. II: Efeito citotóxico. Rev Assoc Paul Cir Dent. 1978;32(6):409-42.

106. Muruzábal M, Érausquin J. Response of periapical tissues in the rat molar to root-canal filling with Diaket and AH26. Oral Surg Oral Med Oral Pathol. 1966;21(6):786-804.

107. Pascon EA, Leonardo MR, Safavi K, Lan-Geland K. Tissue reaction to endodontic materials: methodology, criteria, assessment and observation. Oral Surg Oral Med Oral Pathol. 1991;72(2):222-37.

108. Tagger M, Tagger E. Periapical reactions to calcium hydroxide-containing sealers and AH26 in monkeys. Endod Dent Traumatol. 1989;5(3):134-46.

109. Orstavik D, Hongslo JK. Mutagenicity of endodontic sealers. Biomaterials. 1985;6(2):129-32.

110. Schweikl H, Schmalz G. Evaluation of the mutagenic potential of a root canal sealer using the Salmonella/microsome assay. J Master Sci Mater Med. 1991;2(3):181-5.

111. Matsumoto K, Inoue K, Matsumoto A. The effect of newly developed root canal sealers on root dental pulp cells in primary culture. J Endod. 1989;15(2):60-7.

112. Economides N, Kokorikos I, Panagiotis B, Gogos C. Comparative study of apical sealing ability of a new resin-based root canal sealer. J Endod. 2004;30(6):403-6.

113. Godoy GS, Nagem-Filho H. Biocompatibilidade do AH 26 contendo proporções variáveis de hidrocortisona. Estomatol Cult. 1975;9(1):7-15.

114. Oliveira AS. Efeitos histopatológicos do AH26, do Ca(OH) e de misturas de ambos em tecido subcutâneo de ratos. Rev Paul Endod. 1980;1(3):4-16.

115. Berbert A. Comportamento dos tecidos apicais e periapicais após biopulpectomia e obturação do canal com AH 26, hidróxido de cálcio ou mistura de ambos - estudo histológico em dentes de cães [tese]. Bauru: Faculdade de Odontologia da USP; 1978.

116. Pupo J. Atividade antimicrobiana de cimentos obturadores frente às amostras de microrganismos freqüentes em canais radiculares [tese]. Piracicaba: Faculdade de Odontologia da UNICAMP; 1976.

117. Rothier A. Estudo do comportamento de três materiais utilizados na obturação dos canais radiculares. I: ação antibacteriana. Rev Assoc Paul Cir Dent. 1978;32:254-60.

118. Tanomaru-Filho M, Jorge EG, GuerreiroTanomaru JM, Gonçalves M. Radiopacity evaluation of new root canal filling materials by digitalization of images. J Endod. 2007;33(3):249-51.

119. Leyhausen G, Heil J, Reifferscheid G, Waldmann, P, Geurtsen W. Genotoxicity and cytotoxicity of the epoxy resin-based root canal sealer AH Plus. J Endod. 1999;25(2):109-13.

120. Tanomaru-Filho M, Bronzi ES, Wilhelm-Sen NS, Duarte MAH. Capacidade seladora do Sealer 26 e AH Plus em obturações retrógradas. Rev Paul Odontol. 1999;21(1):34-6.

121. Almeida WA, Leonardo MR, Tanomaru Filho M, Silva LA. Evaluation of apical sealing opf three endodontic sealers. Int Endod J. 2000;33(1):25-7.

122. Leonardo MR, Silva LA, Tanomaru Filho M, Bonifácio KC, Ito IY. In vitro evaluation of antimicrobial activy of sealers and pastes used in endodontics. J Endod. 2000;26(7):391-4.

123. Salgado AAM. Cimentos obturadores. Avaliação histopatológica da reparação apical e periapical após tratamento de canal radicular de dentes de cães com necrose pulpar e lesão periapical experimentalmente induzida [tese]. Araraquara: Faculdade de Odontologia da UNESP; 2001.

124. Versiani MA, Carvalho-Junior JR, Padilha MI, Lacey S, Pascon EA, Sousa-Neto MD. A comparative study of physicochemical properties of AH Plus and Epiphany root canal sealants. Int Endod J. 2006;39(6):464-71.

125. Oliveira ACM, Tanomaru JMG, Faria-Junior N, Tanomaru-Filho M. Bacterial leakage in root canals filled with conventional and MTA-based sealers. Int Endod J. 2011; 44(4):370-5.

126. Carvalho-Junior JR, Correr-Sobrinho L, Correr AB, Sinhoreti MA, Consani S, Sousa-Neto M. Solubility and dimensional change after setting of root canal sealers: a proposal for smaller dimensions of test samples. J Endod. 2007;33(9):1110-6.

127. De-Deus G, Di Giorgi K, Fidel S, Fidel RA, Paciornik S. Push-out bond strength of Resilon/Epiphany and Resilon/ Epiphany self-etch to root dentin. J Endod. 2009;35(7):1048-50.

128. Akcay M, Arslan H, Topcuoglu HS, Tuncay O. Effect of calcium hydroxide and double and triple antibiotic pastes on the bond strength of epoxy resin-based sealer to root canal dentin. J Endod. 2014;40(10):1663-7.

129. Viapiana R, Moinzadeh AT, Camilleri L, Wesselink PR, Tanomaru Filho M, Camilleri J. Porosity and sealing ability of root fillings with gutta-percha and BioRoot RCS or AH Plus sealers. Evaluation by three ex vivo methods. Int Endod J. 2015:[Epub ahead of print].

130. Gogos C, Economides N, Stavrianos C, Kolokouris I, Kokorikos I. Adhesion of a new methacrylate resin-based sealer to human dentin. J Endod. 2004;30(4):238-40.

131. Spanberg LS, Barbosa SV, Lavigne GD. AH 26 releases formaldehyde. J Endod. 1993;19(12):596-8.

132. Koulaouzidou EA, Papazisis KT, Beltes P, Geromichalos GD, Kortsaris AH. Cytotoxicity of three resin-based root canal sealers: an in vitro evaluation. Endod Dent Traumatol. 1998;14(4):182-5.

133. Zmener O. Tissue response to a new methacrylate based root canal sealer: preliminary observations in the subcutaneous connective tissue of rats. J Endod. 2004;30(5):348-51.

134. Leonardo MR, Barnett F, Debelian GJ, de Pontes Lima RK, Bezerra da Silva LA. Root canal adhesive filling in dogs' teeth with or without coronal restoration: a histopathological evaluation. J Endod. 2007;33(11):1299-303.

135. Gambarini G, Romeo U, Tucci E, Gerosa R, Nocca G, Lupi A, et al. Cytotoxicity of epiphany SE endodontic sealer: a comparative in vitro study. Med Sci Monit. 2009;15(4):PI15-8.

136. Shokouhinejad N, Sabeti M, Gorjestani H, Saghiri MA, Lotfi M, Hoseini A. Penetration of Epiphany, Epiphany self-etch, and AH Plus into dentinal tubules: a scanning electron microscopy study. J Endod. 2011;37(9):1316-9.

137. Yamanaka Y, Shigetani Y, Yoshiba K, Yoshiba N, Okiji T. Immunohistochemical analysis of subcutaneous tissue reactions to methacrylate resin-based root canal sealers. Int Endod J. 2011;44(7):669-75.

138. Marin-Bauza GA, Rached-Junior FJ, Souza-Gabriel AE, Sousa-Neto MD, Miranda CE, Silva-Sousa YT. Physicochemical properties of methacrylate resin-based root canal sealers. J Endod. 2010;36(9):1531-6.

139. Resende LM, Rached-Junior FJ, Versiani MA, Souza-Gabriel AE, Miranda CE, Silva-Sousa YT, et al. A comparative study of physicochemical properties of AH Plus, Epiphany, and Epiphany SE root canal sealers. Int Endod J. 2009;42(9):785-93.

140. Costa JA, Rached-Júnior FA, Souza-Gabriel AE, Silva-Sousa YT, Sousa-Neto MD. Push-out strength of methacrylate resin-based sealers to root canal walls. Int Endod J. 2010;43(8):698-706.

141. De Bruyne MA, De Moor RJ. Long-term sealing ability of Resilon apical root-end fillings. Int Endod J. 2009;42(10):884-92.

142. Prado M, Simão RA, Gomes BP. A microleakage study of gutta-percha/ AH Plus and Resilon/Real self-etch systems after different irrigation protocols. J Appl Oral Sci. 2014;22(3):174-9.

143. Scelza MZ, da Silva D, Scelza P, de Noronha F, Barbosa IB, Souza E, et al. Influence of a new push-out test method on the bond strength of three resin-based sealers. Int Endod J. 2015;48(8):801-6.

144. Hovland EJ, Dumsha TC. Leakage evaluation in vitro of the root canal sealer cement Sealapex. Int Endod J. 1985;18(3):I79-82.

145. Alexander JB, Gordon TM. A comparison of the apical seal produced by two calcium hydroxide sealers and a Grossman-type sealer used with laterally condensed gutta-percha. Quintessence Int. 1985;16(9):615-21.

146. Lim KC, Tidmarsh BG. The sealing ability of Sealapex compared with AH26. J Endod. 1986;12(12):564-6.

147. Leal JM, Simões Filho AP, Leonardo MR. Estudos in vitro sobre a infiltração e o comportamento dimensional dos cimentos de uso endodôntico: "Fillcanal" e "TrinCanal". Rev Bras Odont. 1975;194:169-73.

148. Zmener O. Evaluation of the apical seal obtained with two calcium hydroxide based endodontic sealers. Int Endod J. 1987;20(2):87-90.

149. Holland R, Crivelini MM, Zampieri Júnior M, Souza V, Saliba O. Qualidade do selamento marginal obtido com diferentes cimentos à base de hidróxido de cálcio. Rev Paul Odontol. 1991;13(3):27-35.

150. Leal JM. Estudo sobre a infiltração e o comportamento dimensional de materiais para a obturação de canais radiculares, em função da variação da proporção pó-líquido e do tempo de armazenagem dos corpos de prova [tese]. Araraquara: Faculdade de Farmácia e Odontologia; 1966.

151. Tronstad L, Bernett F, Flexs M. Solubility and biocompatibility of calcium hydroxide-containing root canal sealers. Endod Dent Traumatol. 1988;4(4):152-9.
152. Sonat B, Dalat D, Gunhan O. Periapical tissue reaction to root fillings with Sealapex. Int Endod J. 1990;23(1):46-52.
153. Silva LA. Cimentos obturadores de canal radicular à base de hidróxido de cálcio. Avaliação histopatológica do reparo apical e periapical em dentes de cães, da resposta inflamatória em tecido subcutâneo de camundongos. Análise do pH, concentração de cálcio total e condutividade [tese]. Ribeirão Preto: Faculdade de Odontologia da USP; 1995.
154. Tanomaru-Filho M. Reparo apical e periapical após tratamento endodôntico em dentes com reação periapical crônica em função da solução irrigadora e do curativo de demora: estudo em cães. Resposta inflamatória após injeção de diferentes soluções irrigaforas: estudo em camundongos [tese]. Araraquara: Faculdade de Odontologia da UNESP; 2001.
155. Tanomaru-Filho M, Jorge EG, Tanomaru JM, Gonçalves M. Evaluation of the radiopacity of calcium hydroxide-andglass-ionomer--based root canal sealers. Int Endod J. 2008;41(1):50-3.
156. Gomes-Filho JE, Bernabé PF, Nery MJ, Otoboni-Filho JA, Dezan-Júnior E, de Moraes Costa MM, et al. Reaction of rat connective tissue to a new calcium hydroxide-based sealer. Oral Surg Oral Med Oral Pathol Oral Radiol Endod. 2008;106(2):71-6.
157. Silva LA, Barnett F, Pumarola-Suñé J, Cañadas PS, Nelson-Filho P, Silva RA. Sealapex Xpress and RealSeal XT feature tissue compatibility in vivo. J Endod. 2014;40(9):1424-8.
158. Rasquin LC. Avaliação histopatológica da reparação apical e periapical em dentes de cães portadores de lesão periapical crônica, experimentalmente induzida, após tratamento de canais radiculares e obturação com três cimentos à base de hidróxido de cálcio [dissertação]. Araraquara: Faculdade de Odontologia da UNESP; 1997.
159. Leonardo RT. Avaliação da citotoxicidade de cimentos endodônticos, quanto à alteração morfológica e à liberação de peróxido de hidrogênio em culturas de macrófagos peritoneais de camundongos [tese]. Bauru: Faculdade de Odontologia da USP; 1997.
160. Tronstad L. Tissue reactions following apical plugging of the root canal with dentin chips in monkey teeth subjected to pulpectomy. Oral Surg Oral Med Oral Pathol. 1978;45(2):297-304.
161. Fidel RA, Fidel SR, Spanó JC, Barbin EL, Pécora JD. Tempo de endurecimento de alguns cimentos endodônticos que contêm hidróxido de cálcio. Robrac. 1995;5(16):15-7.
162. Holland R, Murata SS, Dezan Junior E, Garlippe O. Análise do selamento marginal obtido com cimentos à base de hidróxido de cálcio. Rev Assoc Paul Cirur Dent. 1996;50(1):61-4.
163. Badole GP, Warhadpande MM, Meshram GK, Bahadure RN, Tawani SG, Tawani G, et al. A comparative evaluation of cytotoxicity of root canal sealers: an in vitro study. Restor Dent Endod. 2013;38(4):204-9.
164. Yilmaz Z, Dogan AL, Ozdemir O, Serper A. Evaluation of the cytotoxicity of different root canal sealers on L929 cell line by MTT assay. Dent Mater J. 2012;31(6):1028-32.
165. Marín-Bauza GA, Silva-Sousa YT, da Cunha SA, Rached-Junior FJ, Bonetti-Filho I, Sousa-Neto MD, et al. Physicochemical properties of endodontic sealers of different bases. J Appl Oral Sci. 2012;20(4):455-61.
166. Siqueira Jr. IF, Garcia Filho PF. Avaliação in vitro das propriedades seladoras de três cimentos endodônticos à base de hidróxido de cálcio. Rev Bras Odont. 1994;51:37-40.
167. Tanomaru-Filho M, Luis MR, Leonardo MR, Tanomaru JM, Silva LA. Evaluation of periapical repair following retrograde filling with different root-end filling materials in dog teeth with periapical lesions. Oral Surg Oral Med Oral Pathol Oral Radiol Endod. 2006;102(1):127-32.
168. Guimarães BM, Amoroso-Silva PA, Alcalde MP, Marciano MA, de Andrade FB, Duarte MA. Influence of ultrasonic activation of 4 root canal sealers on the filling quality. J Endod. 2014;40(7):964-8.
169. Wilson AD, Kent BE. The glass-ionomer cement a new translucent dental filling material. J Appl Chem Biotechnol. 1971;21(11):312-8.
170. Wilson AD, Kent BE. A new translucent cement for dentistry. The glass ionomer cement. Br Dent J. 1972;132(4):133-5.
171. Navarro MFL. O que é preciso saber a respeito do ionômero de vidro? Inovações – vantagens e desvantagens. In: Gonçalves EAN, Feller C. Atualização na clínica odontológica: a prática da clínica geral. São Paulo: Artes Médicas; 1994.
172. Aboush YE, Jenkins CB. An evaluation of the bonding of glass ionomer restaurative to dentin and enamel. Br Dent J. 1986;161:179-84.
173. Callis PD, Santini A. Tissue response to retrograde root fillings in the ferret canine: a comparison of a glass ionomer cement and gutta-percha with sealer. Oral Med Oral Surg Oral Pathol. 1987;64(4):475-9.
174. Dahal BL, Tronstad L. Biological tests of an experimental glass ionomer (siicopolyacri-late) cement. J Oral Rehabil. 1976;3(1):19-24.
175. Kawahara H, Imanishi Y, Oshira H. Biological evaluation of glass ionomer cement. J Dent Res. 1979;58(3):1080-6.
176. Ray H, Seltzer S. A new glass ionomer root canal sealer. J Endod. 1991;17(12):598-603.
177. De Gee AJ, Wu MK, Wesseling PR. Sealing properties of Ketac-Endo glass ionomer cement and AH 26 root canal sealers. Int Endod J. 1994;27(5):239-44.
178. Smith MA, Steiman R. An in vitro evaluation of microleakage of two new and two old root canal sealers. J Endod. 1994;20(1):18-21.
179. Rohde TR, Bramwell JD, Hutter JW, Roahen JO. An in vitro evaluation of microleakage of a new root canal sealer. J Endod. 1996;22(7):365-8.
180. Antonio MPS, Moura AA. Análise in vitro do selamento marginal apical de obturações realizadas com cones de guta-percha associados aos quatro tipos de cimentos. Rev Odontol Univ São Paulo. 1997;11(1):61-6.
181. Phillips RW. Skinner's science of dental materials. 8th ed. Philadelphia: W.B. Saunders; 1981.
182. Lucena-Martín C, Ferrer-Luque CM, González-Rodríguez MP, Robles-Gijón V, Navajas-Rodríguez de Mondelo JM. A comparative study of apical leakage of Endomethasone, Topseal, and Roeko Seal sealer cements. J Endod. 2002;28(6):423-6.
183. Schafer E, Zandbiglari T. Solubility of root-canal sealers in water and artificial saliva. Int Endod J. 2003;36(10):660-9.
184. Bouillaquet S, Wataha JC, Lockwood, PE, Galgano C, Golay A, Krejci I. Cytotoxicity and sealing properties of four classes of endodontic sealers evaluated by succinic dehydrogenase activity and confocal laser scanning microscopy. Eur J Oral Sci. 2004;112(2):182-7.
185. Gengoglu N, Turkmen C, Ahiskali R. A new silicon-based root canal sealer (Roekoseal--Automix). Oral Rehabil. 2003;30(7):753-7.
186. Wu MK, De Gee AJ, Wesselink PR. Fluid transport and dye penetration along root canal fillings. Int Endod J. 1994;27(5):233-8.
187. Lodiene G, Morisbak E, Bruzell E, Orstavik D. Toxicity evaluation of root canal sealers in vitro. Int Endod J. 2008;41(1):72-7.
188. Leonardo MR, Flores DS, de Paula e Silva FWG, Leonardo RT, Silva LA. A comparison study of periapical repair in dogs' teeth using RoekoSeal and AH Plus Root Canal Sealers: a histopathological evaluation. J Endod. 2008;34(7):822-5.
189. Tanomaru-Filho M, Tanomaru JMG, Leonardo MR, Silva LA. Periapical repair after root canal filling with different root canal sealers. Braz Dent J. 2009;20(5):389-95.
190. Silva-Herzog D, Ramírez T, Mora J, Pozos AJ, Silva LA, Silva RA, et al. Preliminary study of the inflammatory response to subcutaneous implantation of three root canal sealers. Int Endod J. 2011;44(5):440-6.
191. Zhou H, Shen Y, Zheng W, Li L, Zheng Y, Haapasalo M. Physical Properties of 5 Root Canal Sealers. J Endod. 2013;39(10):1281-6.
192. Accardo C, Himel VT, Lallier TE. A novel guttaflow sealer supports cell survival and attachment. J Endod. 2014;40(2):231-4.
193. Mandal P, Zhao J, Sah SK, Huang Y, Liu J. In vitro cytotoxicity of guttaflow 2 on human gingival fibroblasts. J Endod. 2014;40(8):1156-9.

LEITURA RECOMENDADA

Saleh IM, Ruyter IE, Haapasalo M, Orstavik D. Bacterial penetration along different root canal filling materials in the presence or absence of smear layer. Int Endod J. 2008;41(1):32-40.

26 CAPÍTULO

Técnicas não convencionais de obturação dos canais radiculares: técnicas de termoplastificação da guta-percha

Idomeo Bonetti-Filho
Renato de Toledo Leonardo

A guta-percha tem sido aceita como o melhor material em estado sólido utilizado para a obturação dos canais radiculares[1-3] e, consequentemente, considerada a substância de escolha pela maioria dos endodontistas.[4]

Desde a sua introdução na endodontia por Bowman, em 1867, esse material foi utilizado sob diferentes formas.[5] Howard, em 1874, inicialmente, sugeriu a sua utilização mediante a adição de clorofórmio, tornando-o plastificado.[6] Nos dias atuais, a guta-percha é bastante aceita sob a forma de cones empregados em técnicas de condensação lateral ou vertical, com um cimento adequado.

Em 1967, Schilder[7] divulgou sua técnica de obturação do sistema de canal radicular em três dimensões, empregando a condensação vertical da guta-percha aquecida. Esse autor acreditava que a condensação vertical oferecia melhor selamento apical, quando comparada com a técnica de condensação lateral, em razão do melhor preenchimento do sistema de canal, evidenciado radiograficamente por meio da obturação das múltiplas ramificações laterais e forames apicais.

Para essa técnica, o autor recomenda as escolhas clínica e radiográfica de um cone de guta-percha principal, de número maior do que o do "instrumento memória" que determinou o "batente apical". Levado ao canal radicular, após a aplicação de uma quantidade de cimento, seu excesso coronário é removido por aquecimento. Em seguida, um espaçador aquecido é levado apicalmente, com o objetivo de amolecer a guta-percha. Um calcador frio é usado em sequência, com a finalidade de forçar a massa amolecida em direção ao ápice. Obtida a condensação apical, outras porções de guta-percha são levadas ao canal radicular com o objetivo de obturar os terços médio e coronário, por meio do aquecimento e condensação contínuos.

Novos métodos utilizando a guta-percha termoplastificada vêm sendo divulgados na literatura endodôntica.

Em 1980, o Dr. J. T. McSpadden e R. McSpadden,[8] endodontista clínico, idealizou e propôs, por meio da Ransom & Randolph, uma técnica para obturar o canal radicular, denominada condensação termomecânica da guta-percha, com o uso de instrumentos endodônticos chamados compactadores (Toledo, Ohio, Estados Unidos). Fabricados em aço inoxidável, esses instrumentos são estandardizados e assemelham-se a uma lima tipo Hedströen invertida (FIGS. 26.1 e 26.2), e é adaptado para ser utilizado em contra-ângulo de baixa velocidade. A característica de funcionamento do compactador de McSpadden está baseada no princípio de um parafuso de rotação reversa. Colocado no interior do canal radicular, junto ao cone de guta-percha principal e cimento, é girado no sentido horário, determinando a plastificação desse cone (FIGS. 26.3 e 26.4).

Pela característica de sua parte ativa (FIG. 26.2), o compactador comprime o material para o interior do canal radicular

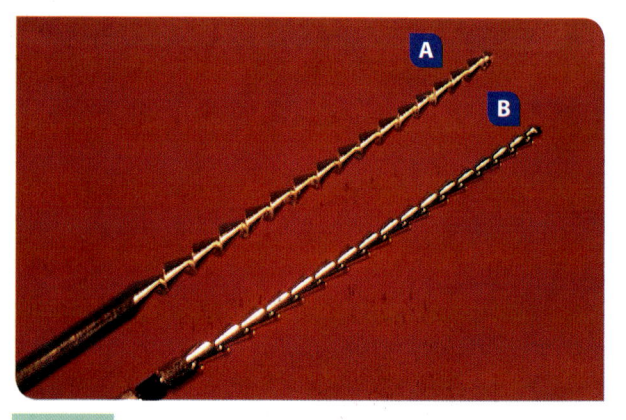

Figura 26.1
A. Lima tipo Hedströen. **B.** Compactador McSpadden. Observa-se que o compactador apresenta os cones em posição inversa em relação à lima.

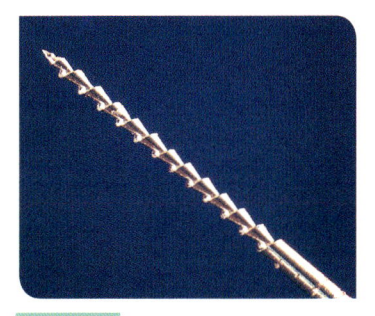

Figura 26.2
Compactador McSpadden.
Imagem gentilmente cedida por Ransom & Randolph.

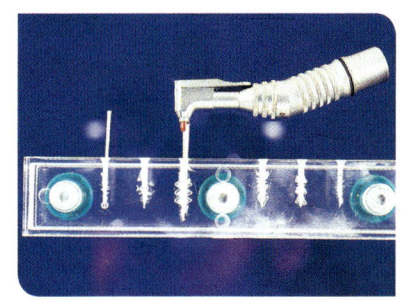

Figura 26.3
Troquel plástico transparente para treinamento em modelos de canais radiculares com formas variáveis, que acompanhava o *kit* da Ramsom & Randolph.

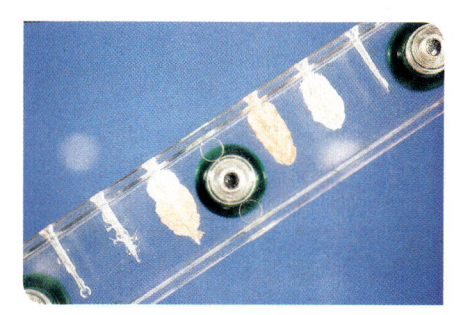

Figura 26.4
Troquel plástico obturado com a guta-percha plastificada.

em vez de removê-lo. A obturação do canal por esse método é obtida em alguns segundos.

Ainda em 1984, Tagger e colaboradores[9] estudaram *in vitro* o selamento apical produzido pela associação de um compactador denominado Engine Plugger, com a técnica de condensação lateral convencional, introduzindo na endodontia a técnica híbrida de obturação do canal radicular.

Essa técnica consiste em levar o cone de guta-percha principal, envolto em cimento, ao interior do canal radicular e, após, condensá-lo, lateralmente ao nível apical, com o auxílio de um espaçador digital fino. Posteriormente, remove-se o espaçador e leva-se, no espaço aberto por ele, um cone auxiliar. Em seguida, entre os cones de guta-percha, introduz-se o compactador termomecânico (Engine Plugger). Esse instrumento assemelha-se a uma lima tipo K invertida (de tamanho 45 ou 50), com sua base adaptada para ser usada em contra-ângulo de baixa rotação. Introduzido em uma profundidade de 4 a 5 mm aquém do comprimento real de trabalho (CRT), é, a seguir, ativado a uma velocidade de 15.000 rpm. Em poucos segundos, os cones são plastificados e condensados. Essa técnica tem a grande vantagem de evitar o deslocamento e a extrusão da guta-percha, que foi previamente submetida a uma condensação lateral ao nível apical.

TÉCNICA HÍBRIDA MODIFICADA

A técnica preconizada pelos autores consiste na associação da técnica de McSpadden, que utiliza compactadores semelhantes a uma lima Hedströen invertida (**FIG. 26.5**), com a técnica da condensação lateral.

Após a prova radiográfica da adaptação do cone de guta-percha principal, na qual é utilizado o cone que melhor se adaptou ao "batente apical", passa-se cimento endodôntico em todo o cone, levando-o em posição (**FIG. 26.6 A**). Com o auxílio do espaçador digital, abre-se espaço ao lado do cone principal, colocando um, dois ou três cones de guta-percha auxiliares, cortando um pouco do excesso para que eles não se enrolem no compactador no momento da obturação. É importante que a quantidade de guta-percha deixada seja suficiente para preencher o canal radicular (**FIG. 26.6 B-D**).

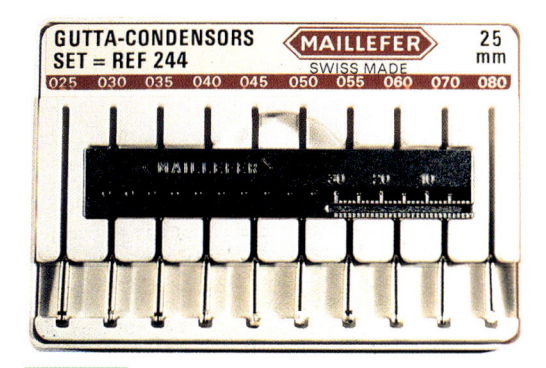

Figura 26.5
Guta-Condensors-Compactadores, da Maillefer, muito semelhante aos da Ransom & Randolph.

Seleciona-se, em seguida, o compactador que, na maioria das vezes, deve ser de 1 a 2 números acima do cone de guta-percha principal. Pode-se modificar a escolha deste e a quantidade utilizada de cones de guta-percha auxiliares, quando o canal radicular tiver uma forma anatômica cônica ou cilíndrica ou, ainda, pela técnica de instrumentação empregada.

A profundidade de penetração do compactador no interior do canal radicular será demarcada por meio das ranhuras do seu cabo ou pela colocação do tope de borracha, a uma distância de 2 mm aquém do CRT nos canais retos ou de pouca curvatura (**FIG. 26.6 E**).

Após a escolha do compactador e, com a medida de penetração já estabelecida, alguns cuidados deverão ser observados:

1. O aparelho de baixa rotação deve girar pelo menos a 8.000 rpm;
2. O motor de baixa rotação deve girar o compactador sempre no sentido horário;
3. Introduz-se o compactador no interior do canal radicular sem girá-lo e com movimentos de introdução e retirada, constatando-se qual é o longo eixo desse canal;
4. Estando o compactador já no interior do canal radicular, ao lado dos cones de guta-percha, começa-se a girá-lo com movimentos de introdução e retirada, até alcançar o CRT determinado;

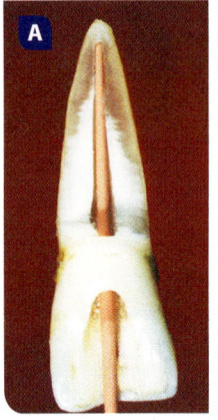

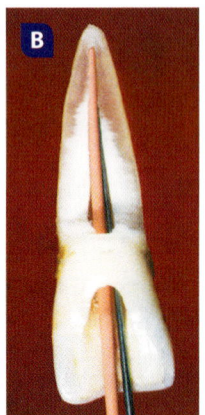

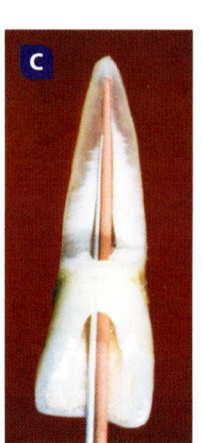

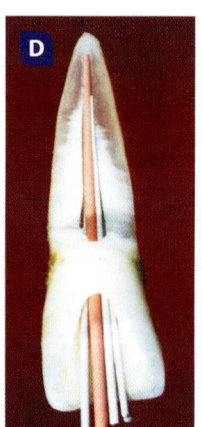

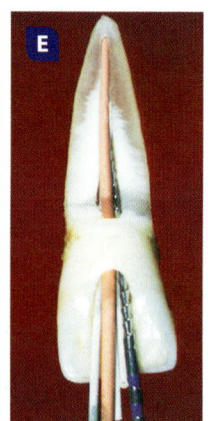

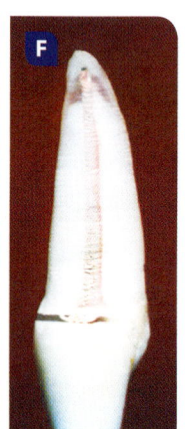

Figura 26.6
A. Fotografia da adaptação do cone de guta-percha principal, no nível do "batente apical". **B-D.** Após a colocação do cimento no cone principal, este é levado ao canal radicular, seguido dos cones auxiliares, para posterior condensação lateral. **E.** Compactador levado ao interior do canal radicular para a termoplastificação dos cones de guta-percha. **F.** Condensação final. Observa-se que a guta-percha termoplastificada ocupou todos os espaços do canal radicular.

5. Retira-se o compactador do interior do canal radicular com uma leve pressão sobre um dos lados da parede do canal radicular;
6. Nunca se deve parar o compactador no interior do canal radicular enquanto a guta-percha estiver sendo plastificada;
7. Deve-se permanecer no interior do canal radicular por volta de 10 segundos;
8. Deve ser realizado treinamento prévio em troquel ou dentes extraídos para o domínio do movimento de refluxo do compactador causado pela condensação da guta-percha plastificada (**FIG. 26.3**).

Para verificar se o sentido da rotação do motor de baixa rotação está correto, faça um teste com o auxílio de uma gaze, segurando a parte ativa do compactador sobre ela. Acione o motor; se a gaze for empurrada para a frente e o compactador para trás, o sentido da rotação está correto. Caso contrário, se a gaze permanecer parada, o sentido está errado (**FIG. 26.7**).

Esse teste é de grande importância porque, ao se utilizar o compactador no sentido anti-horário, ele ficará com características de um parafuso e, no momento da obturação, em vez de compactar a guta-percha para o interior do canal radicular, ele a expulsará e entrará como uma broca, podendo ocorrer fraturas do compactador ou perfurações da raiz.

O princípio de funcionamento do compactador baseia-se na plastificação da guta-percha pelo atrito e na sua condensação para o interior do canal radicular, pela característica de sua parte ativa (**FIG. 26.8**).

No momento em que a guta-percha está sendo compactada, tanto no sentido apical como no lateral, o profissional sentirá um movimento de saída do compactador, causado pelo refluxo do material. Para o domínio adequado dessa técnica, é necessário sentir quando ceder ou não ao movimento de refluxo do compactador, obtendo-se, assim, uma boa obturação sem que ocorram extravasamentos (**FIG. 26.9**).

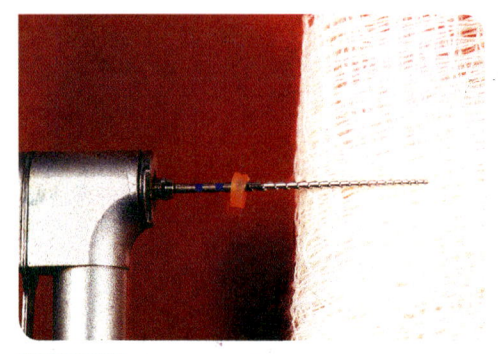

Figura 26.7
Teste para verificar a rotação correta do compactador. Quando acionado no sentido horário, a gaze será empurrada para a ponta do compactador.

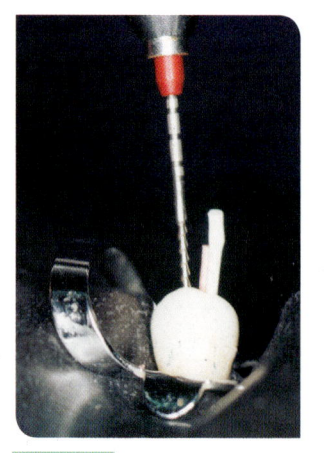

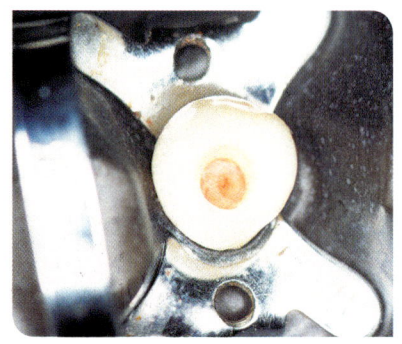

Figura 26.8
Compactador sendo levado para o interior do canal radicular ao lado dos cones de guta-percha.

Figura 26.9
Guta-percha amolecida obturando o canal radicular, tornando os cones de guta-percha em um único cone.

Após a retirada do compactador, verifica-se que a guta-percha que estava sobrando entrou no interior do canal radicular e, rapidamente, condensa-se com calcadores verticais a guta-percha agora plastificada, para obter melhor adaptação desta com a parede dentinária (FIG. 26.10).

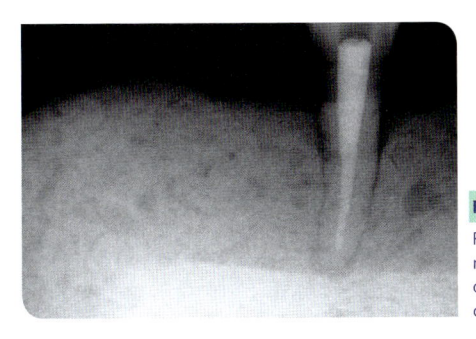

Figura 26.10
Radiografia mostra a obturação do canal radicular.

RECOMENDAÇÕES

Obturações em canais radiculares curvos

Por exemplo: obturação da raiz mesiovestibular de um molar superior.

O compactador trabalhará somente na parte reta do canal radicular, como mostram as FIGURAS 26.11 e 26.12. Escolhe-se um compactador de 1 a 2 números acima do cone de guta-percha principal, que será introduzido na parte reta do canal radicular (FIG. 26.12).

Com movimentos de introdução e retirada do compactador, plastifica-se a guta-percha, obturando-se o canal radicular (FIG. 26.13). Deve-se lembrar que a região apical já foi obturada pela condensação lateral. Outro item importante é que deve estar sempre presente um cimento obturador no cone de guta-percha principal e auxiliares.

Cimentos à base de óxido de zinco são os melhores no quesito tempo de trabalho, mas, se extravasados, são mais irritantes. Cimentos à base de hidróxido de cálcio (p. ex.: Sealapex®) biologicamente são melhores; mas, em contato com canais úmidos ou deixados úmidos, o tempo de presa acelera, deixando pouco tempo para possíveis correções. Cimentos à base de resina (p. ex.: Sealer 26), quando aquecidos perdem a adesividade, ficam liquefeitos e podem sair com o compactador ou ser facilmente extravasados. Recomenda-se que o profissional iniciante deve usar cimentos à base de óxido de zinco, em uma consistência mais espessa (pouco líquido) por dar mais tempo de trabalho entre as tomadas radiográficas, corrigindo a obturação, se necessário.

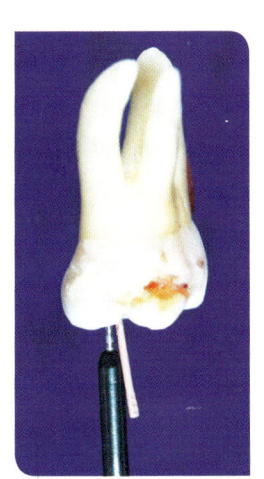

Com experiência no uso de compactadores, o profissional deve usar cimentos mais biológicos (p. ex.: Sealapex), secando bem o canal radicular, porque em um acidente (extravasamento) se comporta melhor e, em contato, com o forame apical (umidade), ele começa a tomar presa no ápice (endurecer), evitando extravasamentos maiores.

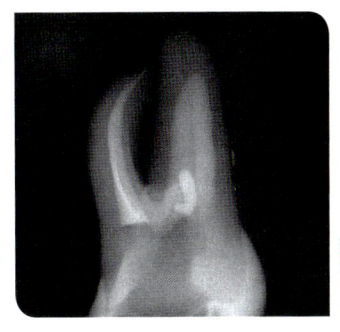

Figura 26.13
Radiografia mostra a obturação do canal mesiovestibular.

Obturação em canais radiculares cônicos ou com instrumentação escalonada

Utiliza-se aqui, como exemplo, um canal palatino do molar superior instrumentado na região apical, "batente apical", com uma lima n. 35 (FIG. 26.14), e região cervical, com uma lima n. 60. No momento da adaptação do cone de guta-percha principal, haverá um grande espaço entre a guta-percha e a parede dentinária das porções média e cervical do canal. Nesse caso, é necessária uma quantidade maior de cones auxiliares, podendo ser usados dois compactadores, sendo o primeiro 1 número acima do cone de guta-percha principal para plastificar a região apical e outro mais calibroso (2 a 3 números acima do cone de guta-percha) para plastificar a região cervical (FIGS. 26.15 e 26.16).

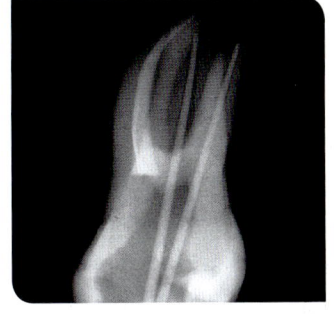

Figura 26.11
Compactador 35 ao lado do cone de guta-percha principal, penetrando na parte reta do canal mesiovestibular.

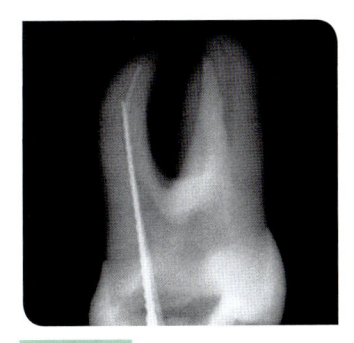

Figura 26.12
Radiografia mostra o limite máximo de penetração do compactador (parte reta do canal radicular).

Figura 26.14
Prova do cone em canais retos e atresiados e retos.

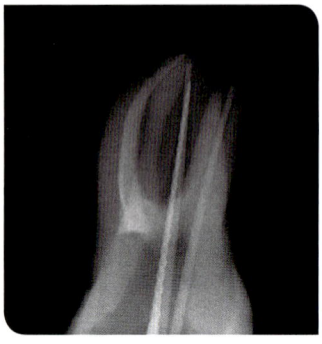

Figura 26.15
Penetração do compactador no máximo de 1 a 2 mm do CRT.

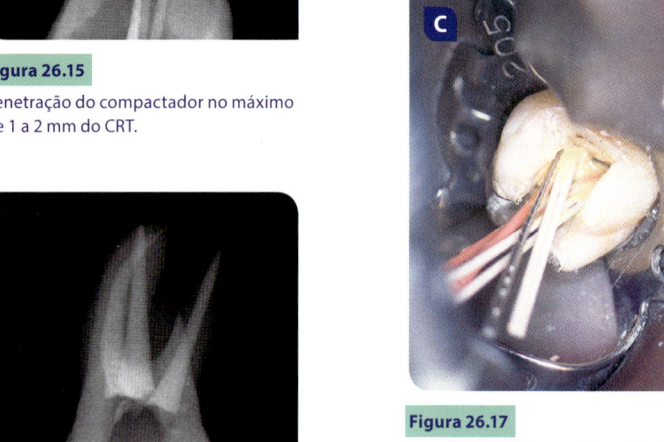

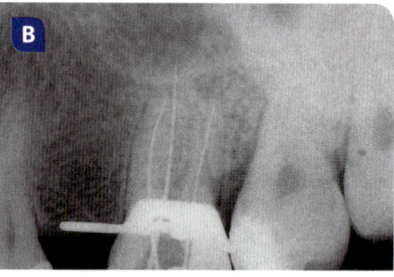

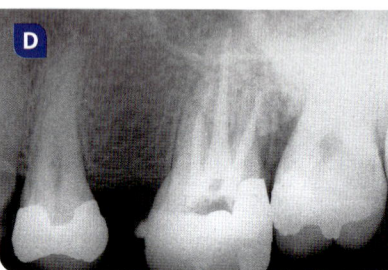

Figura 26.16
Obturação do primeiro molar superior.

Figura 26.17
Sequências clínica e radiográfica da obturação de um molar superior, mostrando a penetração máxima dos compactadores e a obturação realizada pela técnica híbrida modificada. **A.** Caso clínico – odontometria de primeiro molar superior. **B.** Compactador 35 ao lado do cone de guta-percha principal, penetrando na parte reta do canal mesiovestibular e compactador 40 no canal palatino. **C.** Compactador sendo colocado no interior do canal radicular no seu longo eixo ao lado dos cones de guta-percha. **D.** Obturação do primeiro molar superior, mostrado em A.

Obturação em canais radiculares cilíndricos ou com pouco escalonamento

O cone de guta-percha principal ocupará praticamente quase todo o espaço do interior do canal radicular. É utilizada uma quantidade menor de cones auxiliares, e o compactador poderá ser igual ou 1 número menor do que o cone principal.

Obturação em canais radiculares em forma de fenda

O compactador deve movimentar-se suavemente, de um lado para o outro, para poder levar a guta-percha na fenda, promovendo, assim, a sua plastificação e condensação.

INDICAÇÕES

A técnica híbrida modificada é indicada para todos os casos, exceto para os canais radiculares com forames abertos.

VANTAGENS

A grande vantagem das técnicas que utilizam os compactadores (como a híbrida modificada) em relação às convencionais é que o profissional poderá corrigir quantas vezes forem necessárias a obturação do canal radicular, sem ser preciso o retratamento (**FIG. 26.18**).

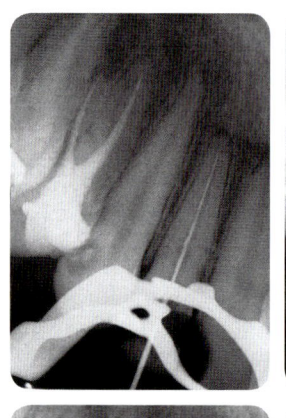

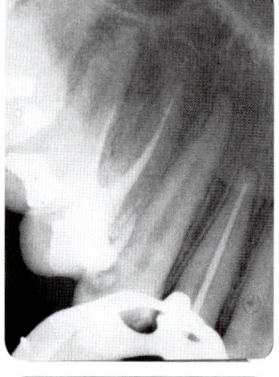

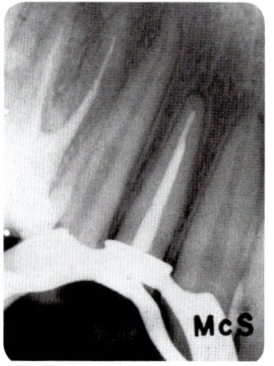

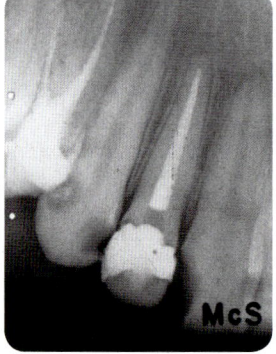

Figura 26.18
Sequência clínica usando compactador para corrigir falhas na obturação.

Na obturação convencional, essa falha, na maioria das vezes, não poderia ser corrigida porque o espaçador lateral não mais penetraria entre os cones e nem o condensador vertical conseguiria compactá-los (**FIG. 26.19**). A única saída seria a retirada de toda a obturação, refazendo-se o tratamento endodôntico.

Na técnica híbrida modificada, com o auxílio de um compactador colocado na entrada do canal com o mesmo diâmetro do cone de guta-percha principal, o motor é acionado e introduzido até 2 mm do CRT (**FIG. 26.20**). A guta-percha é novamente plastificada e compactada. Nada impede que o profissional utilize novamente o espaçador lateral, abrindo espaço entre a guta-percha plastificada, para a colocação de um, dois ou três cones auxiliares (**FIG. 26.21**), realizando, assim, uma associação de compactador, condensação lateral e compactador, e essa sequência poderá ser repetida até se alcançar a obturação desejada (**FIGS. 26.22** e **26.23**).

Esse procedimento deverá ser realizado enquanto o cimento não tiver tomado presa. Em contrapartida, consegue-se reobturar o canal, mesmo com o cimento endurecido, porém, a obturação dessa forma – apenas com a guta-percha plastificada – significa uma pior técnica de obturação quanto ao selamento.

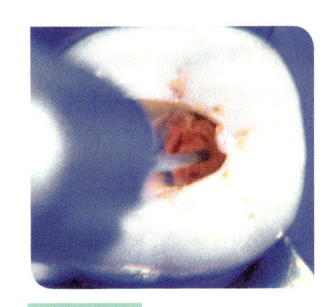

Figura 26.22
Utilizando o compactador novamente.

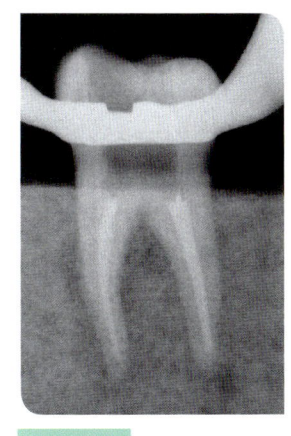

Figura 26.23
Correção da obturação do canal distal.

As **FIGURAS 26.24** a **26.29** apresentam imagens radiográficas de casos clínicos de dentes obturados pela técnica híbrida modificada.

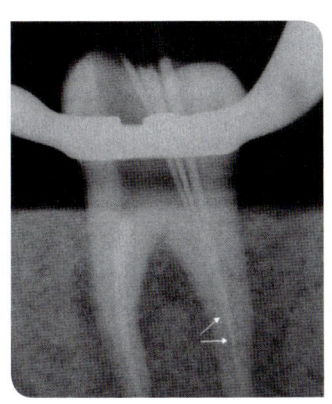

Figura 26.19
Obturação do canal distal com falhas na condensação lateral (setas).

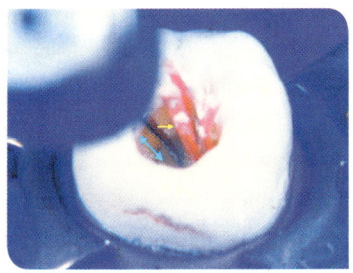

Figura 26.20
Compactador sendo usado para plastificação dos cones de guta-percha.

Figura 26.21
Guta-percha plastificada permite que o espaçador penetre facilmente no canal radicular, possibilitando a colocação de mais um cone de guta-percha auxiliar.

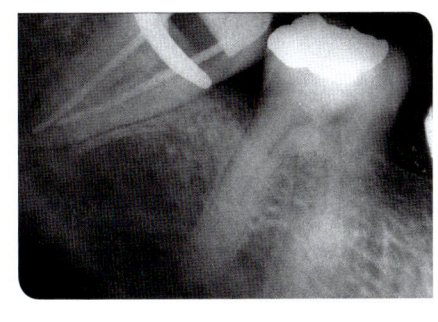

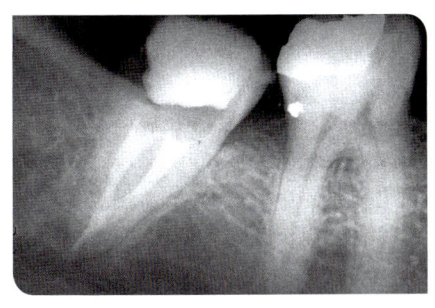

Figura 26.24
Prova do cone de guta-percha. Canal mesial se une ao canal distal.

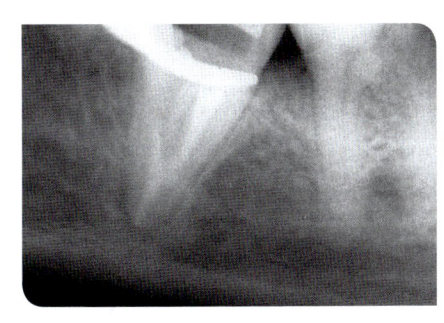

Figura 26.25
Plastificação do canal mesial com compactadores e refluxo de guta-percha para o canal distal.

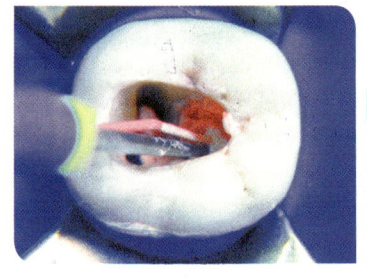

Figura 26.26
Obturação do restante do canal distal e término do tratamento.

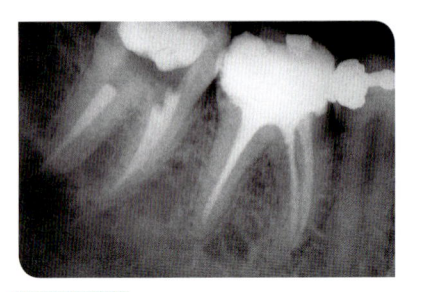

Figura 26.27
Caso clínico de obturação de segundo molar inferior observando-se a forma cilíndrica que a guta-percha toma com a utilização de compactadores.

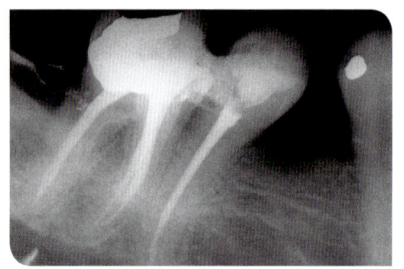

Figura 26.28
Obturação em canais longos e curvos.

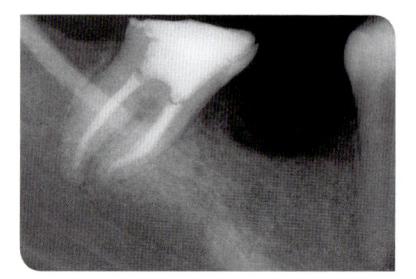

Figura 26.29
Obturação em canais curvos.

DESVANTAGENS

- Necessidade de treinamento prévio;
- Extravasamento da guta-percha plastificada para a região apical;
- Esse extravasamento ocorre quando o operador introduz o compactador no CRT; assim, a guta-percha é expelida do canal tanto no sentido apical como no cervical. Para que isso não ocorra, a profundidade de 2 mm aquém do CRT deve ser mantida (**FIG. 26.30**);
- Extravasamento do cone de guta-percha principal para a região apical. Esse acidente operatório pode ocorrer quando o profissional utiliza um cone de guta-percha menor do que o forame apical, ou quando, no momento da instrumentação, ele não confecciona o "batente apical" (**FIG. 26.31**);
- Fratura do compactador. Um dos mais desagradáveis acidentes operatórios com a aplicação dessa técnica ocorre quando o profissional força o compactador em uma curvatura do canal radicular ou o sentido de rotação do compactador é invertido (**FIG. 26.32**);
- Guta-percha aderida no compactador. Esse erro é observado quando se permanece muito tempo com o compactador em ação no interior do canal ou se utiliza um compactador muito pequeno. Esse acidente pode ser

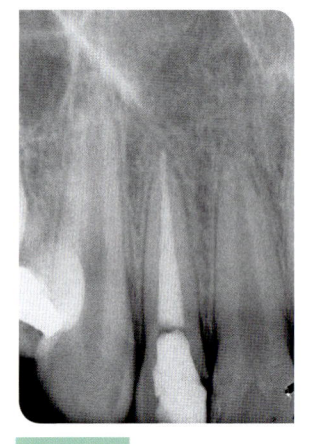

Figura 26.31
Cone de guta-percha extravasado para a região periapical.

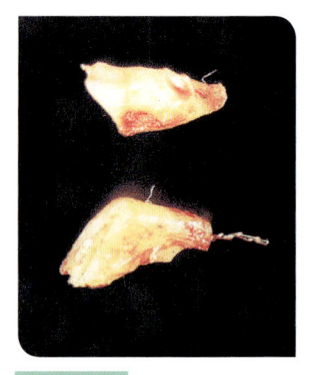

Figura 26.32
Fotografia de ápices radiculares, removidos cirurgicamente, após o emprego de compactadores de forma incorreta, isto é, girando no sentido anti-horário.

evitado mantendo-se o compactador em ação no canal por, aproximadamente, 10 segundos. Da mesma forma, deve-se remover o excesso dos cones de guta-percha utilizados na condensação lateral, ao nível da abertura coronária, principalmente em casos de molares.

TÉCNICA HÍBRIDA MODIFICADA UTILIZADA COMO COMPLEMENTO DA TÉCNICA DA CONDENSAÇÃO LATERAL

É possível utilizar os compactadores simplesmente para corrigir falhas na obturação deixadas no interior do canal radicular pela condensação lateral sem a necessidade de remover toda a obturação.

- Para correção de falhas de adaptação do cone de guta-percha principal:
  - No caso clínico das **FIGURAS 26.33** e **26.34**, observa-se que a obturação ficou alguns milímetros aquém do CRT. Por meio de um compactador do mesmo diâmetro do cone de guta-percha principal, introduzido a 2 mm aquém do CRT e, com

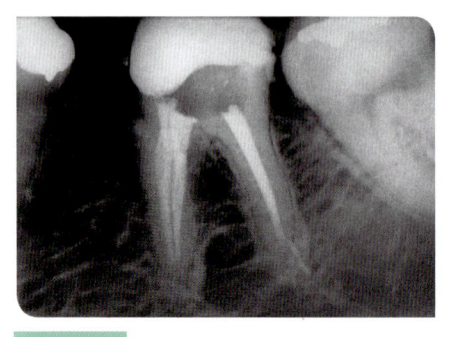

Figura 26.30
Ilustração de um caso em que houve extravasamento da guta-percha plastificada para a região periapical, na raiz distal de um segundo molar inferior esquerdo.

Imagem gentilmente cedida pelo Dr. João José Moreira Bitondi.

movimentos de introdução e retirada, corrige-se a falha apical.
- Falhas de condensação lateral na região apical:
    - Nesse caso (**FIGS. 26.35** e **26.36**), corrigiu-se a condensação lateral do mesmo modo que foi citado anteriormente, acrescentando-se mais cones de guta-percha auxiliares por meio do espaçador lateral, aproveitando-se a plastificação da guta-percha;
- Lesões laterais sugerindo a presença de canais laterais (**FIGS. 26.37** e **26.38**);
- Reabsorções internas. Facilidade do preenchimento da falha (**FIG. 26.39**);
- Canais radiculares muito amplos. Utilização de um menor número de cones auxiliares (**FIG. 26.40**);
- Obturações em canais que se unem na região apical (**FIGS. 26.41** a **26.44**).

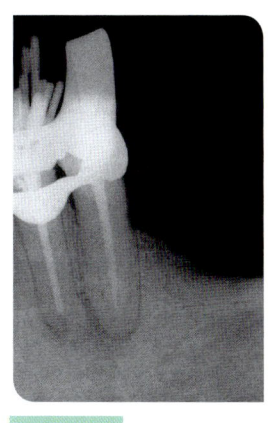

Figura 26.33
Obturação ficando alguns milímetros aquém do CRT.

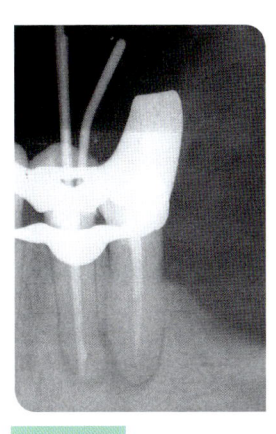

Figura 26.34
Correção da obturação com o preenchimento de toda a região apical do canal radicular.

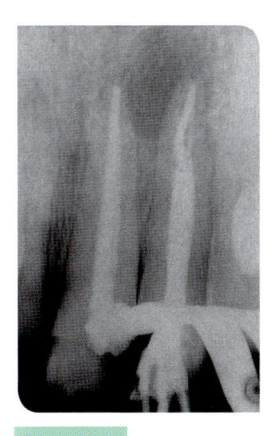

Figura 26.35
Falha na obturação no terço apical do canal radicular no incisivo lateral superior esquerdo.

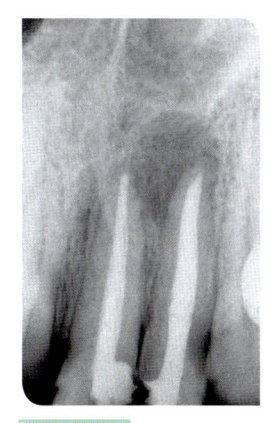

Figura 26.36
Correção por meio do compactador, acrescido de mais cones de guta-percha auxiliares, aproveitando a sua plastificação.

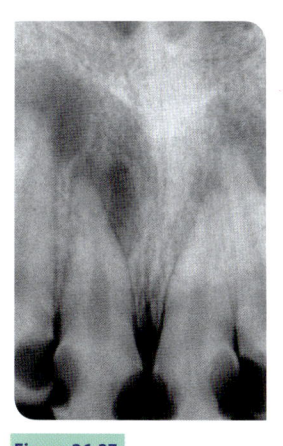

Figura 26.37
Necropulpectomia II, com presença de lesões laterais em incisivos centrais superiores.

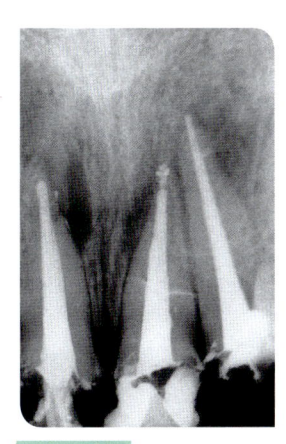

Figura 26.38
Observa-se a obturação dos canais laterais e secundários.

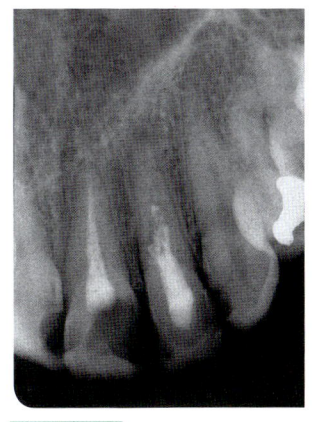

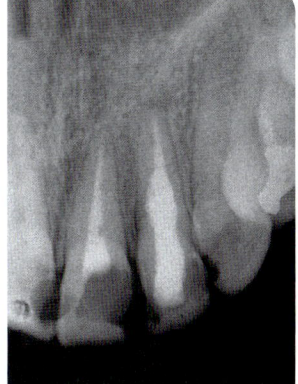

Figura 26.39
Retratamento, com presença de reabsorção interna, no terço médio do canal radicular, facilmente preenchida pela técnica híbrida modificada.

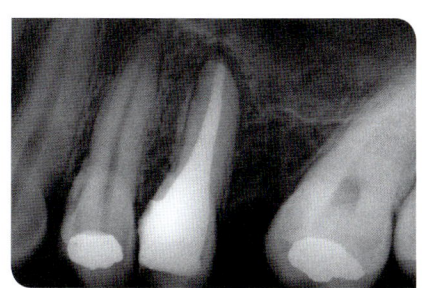

Figura 26.40
Com aproveitamento de todo o cone de guta-percha principal e de alguns auxiliares, consegue-se obturar um canal amplo e, assim, economizar cones.

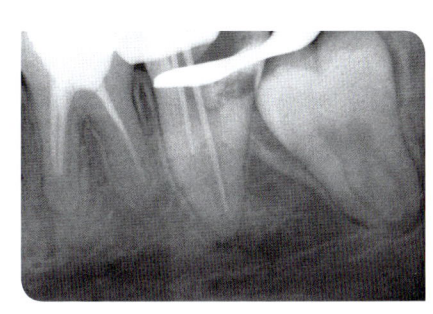

Figura 26.41
Radiografia do 2º molar inferior, prova do cone. Observa-se que o dente apresenta dois canais com o mesial instrumentado até o terço médio da raiz.

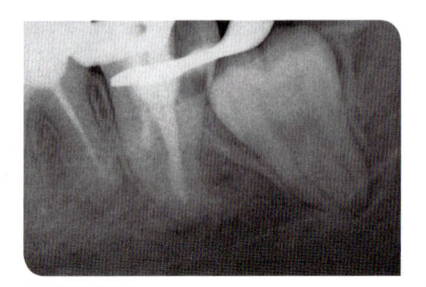

Figura 26.42
Obturação com compactadores no canal mesial e canal distal.

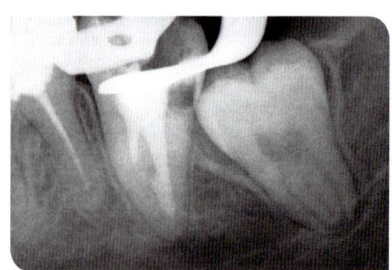

Figura 26.43
Compactando novamente com a guta-percha plastificada e o cimento tentando unir os dois canais.

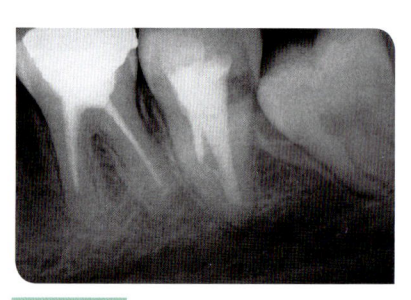

Figura 26.44
Radiografia do final com a união dos dois canais.

SISTEMA DE OBTURAÇÃO

MicroSeal®

O sistema de obturação de canal radicular MicroSeal (**FIG. 26.45**) tem cones de guta-percha principal de baixa fusão (**FIG. 26.46**), guta-percha de ultrabaixa fusão colocada em cartuchos e seringa (**FIG. 26.47**), aquecedor (**FIG. 26.48**), condensadores de níquel-titânio (NiTi) (**FIGS. 26.49** e **26.50**) e espaçadores digital e mecânico de NiTi (**FIG. 26.51**).

Basicamente, inicia-se essa técnica adaptando o cone de guta-percha principal de baixa fusão (**FIG. 26.52**) envolto em cimento. Em seguida, o canal radicular é condensado lateralmente, introduzindo-se em seu interior a guta-percha de ultrabaixa fusão previamente aquecida, pelo compactador de NiTi (**FIG. 26.53**), obturando-se tridimensionalmente o canal radicular (**FIG. 26.54**).

Em trabalho realizado por Bonetti Filho e colaboradores,[2] a técnica MicroSeal em comparação com a técnica da condensação lateral ativa demonstrou melhor capacidade seladora pela infiltração de corante.

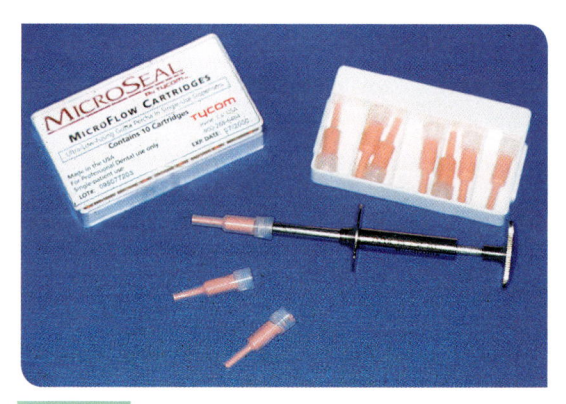

Figura 26.45
Sistema MicroSeal e seus componentes.

Figura 26.47
Cartucho com guta-percha de ultrabaixa fusão e seringa.

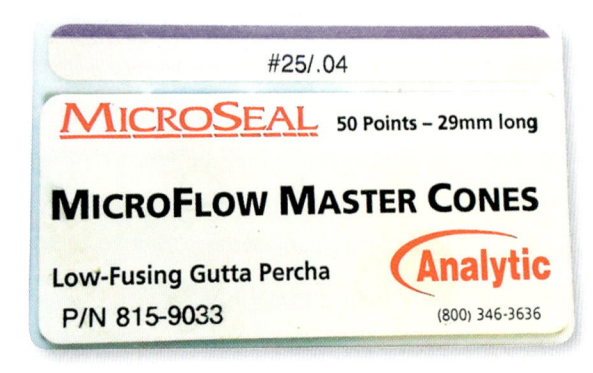

Figura 26.46
Cone de guta-percha principal de baixa fusão (n° 25 conicidade .04).

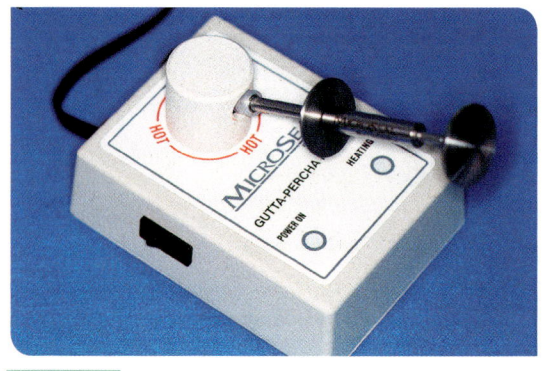

Figura 26.48
Aquecedor de guta-percha e seringa adaptada no aquecedor.

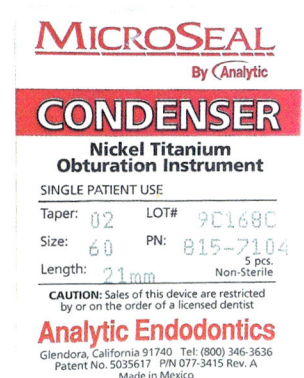

Figura 26.49
Condensadores de níquel-titânio.

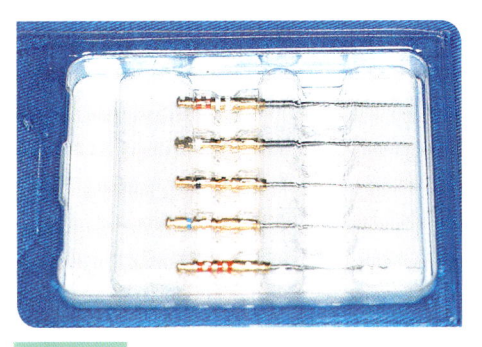

Figura 26.50
Condensadores de níquel-titânio de n° 60.

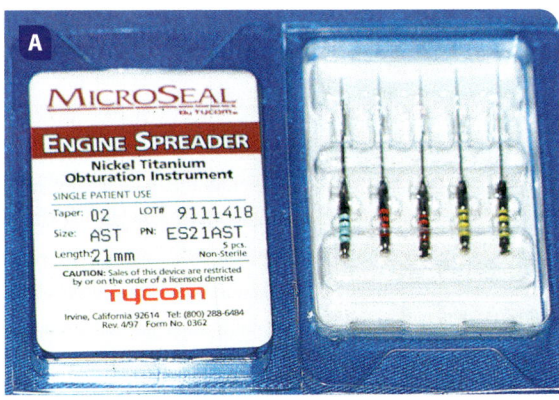

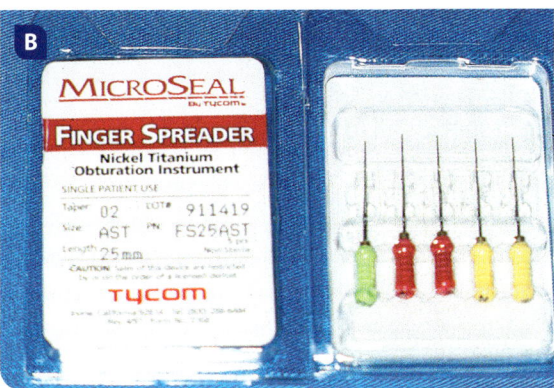

Figura 26.51
Espaçadores mecânicos e digitais de níquel-titânio.

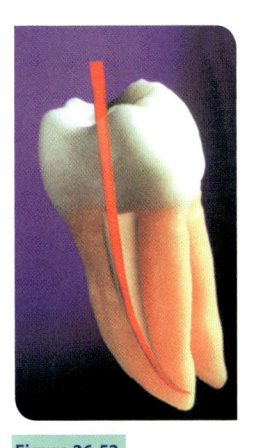

Figura 26.52
Cone de guta-percha principal adaptado.

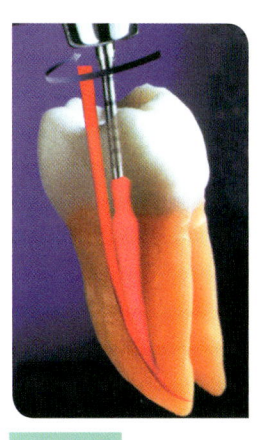

Figura 26.53
Compactador envolto de guta-percha plastificada ao lado do cone de guta-percha principal.

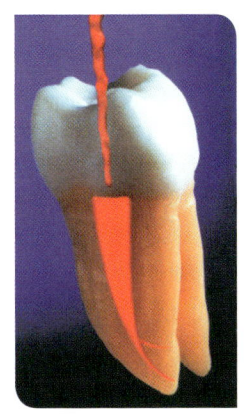

Figura 26.54
Compactador sendo retirado do canal após obturação.

TÉCNICA DE OBTURAÇÃO

Passo 1

Adaptar ao canal radicular o cone de guta-percha principal de tamanho e conicidade apropriados, confirmando radiograficamente. Retirar o cone principal, passar o cimento endodôntico escolhido e reintroduzir o cone principal no canal radicular (**FIG. 26.55**).

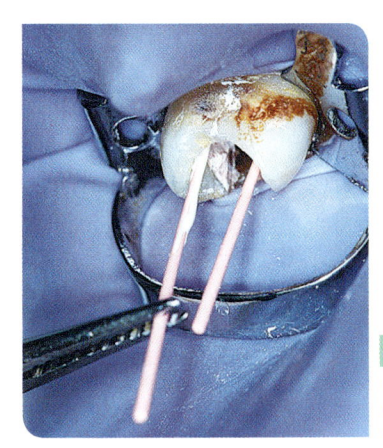

Figura 26.55
Colocação dos cones de guta-percha principal no 2º pré-molar superior.

Passo 2

Inserir o espaçador ao longo do cone de guta-percha principal e retirá-lo deixando-se um espaço (**FIG. 26.56**).

Passo 3

Colocar um cartucho Microflow (**FIG. 26.47**) dentro do aquecedor adaptado na seringa (**FIG. 26.48**). Após 15 segundos, retirar o cartucho do aquecedor e inserir o compactador apropriado no cartucho, fazendo a guta-percha aderir ao compactador e, com uma leve pressão, do êmbolo, retirar o compactador revestido de guta-percha plastificada (**FIG. 26.57**).

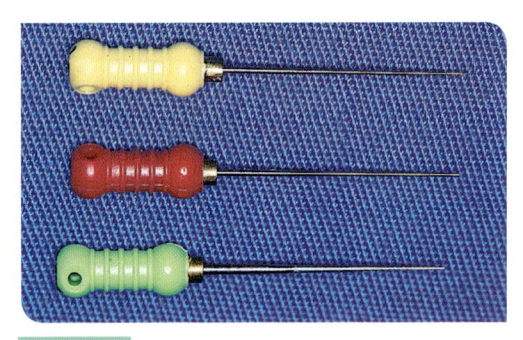

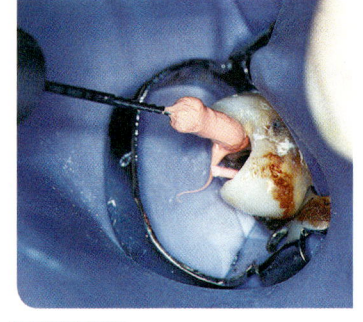

Passo 4

Imediatamente, levar o compactador revestido de guta-percha plastificada para o espaço previamente criado no passo 2 (**FIG. 26.58**). O tempo de trabalho é aproximadamente de 30 segundos. Avançar o compactador tão próximo ao CRT quanto possível, sem girá-lo (**FIG. 26.59**).

Passo 5

Sem aplicar nenhuma pressão apical, mas resistindo ao refluxo do material obturador, começar a rotação do compactador a uma velocidade de 5.000 a 7.000 rpm (**FIG. 26.60**). Depois, por não mais de 2 segundos, começar vagarosamente a retirar o compactador, aplicando uma suave pressão em um dos lados do canal radicular (**FIG. 26.61**). Não parar a rotação até que o compactador esteja completamente fora do canal. O tempo de compactação não deve ultrapassar 6 segundos.

Esses passos devem ser repetidos para cada canal radicular. É interessante observar que, no caso clínico usado como exemplo, ocorreu um curioso procedimento, no qual um terceiro canal radicular foi completamente obturado pelo poder de preenchimento que essa técnica proporciona. Foram utilizados dois cones de guta-percha principal, sendo este terceiro um canal recorrente do canal vestibular (**FIG. 26.62**).

Figura 26.56
Espaçadores digitais (20, 25 e 25 conicidade .04, cor verde).

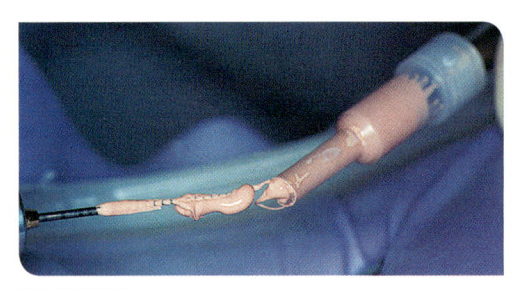

Figura 26.57
Compactador revestido de guta-percha de ultrabaixa fusão sendo retirado do cartucho.

Figura 26.58
Compactador revestido de guta-percha de ultrabaixa fusão sendo introduzido no interior do canal radicular.

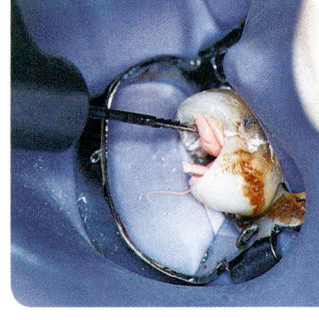

Figura 26.59
Introdução do compactador mais próximo do comprimento real de trabalho, sem girar.

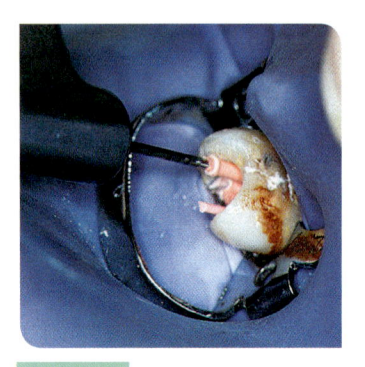

Figura 26.60
Iniciando a rotação do compactador.

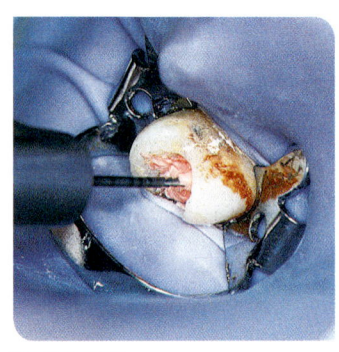

Figura 26.61
O compactador acionado sendo retirado do interior do canal radicular com uma leve pressão em uma das paredes do canal.

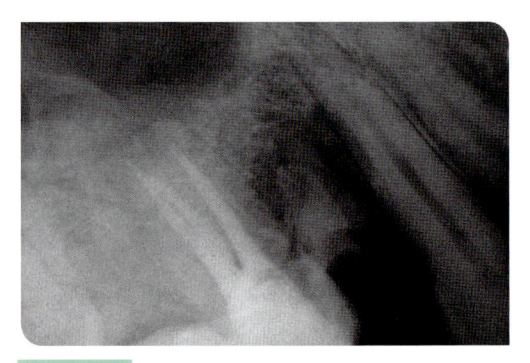

Figura 26.62
Três canais radiculares obturados em um pré-molar superior pelo sistema MicroSeal.
Imagem gentilmente cedida pelo Dr. Humberto Wanderley Torres.

Figura 26.63
Obturação de um 1º molar inferior pela técnica MicroSeal.

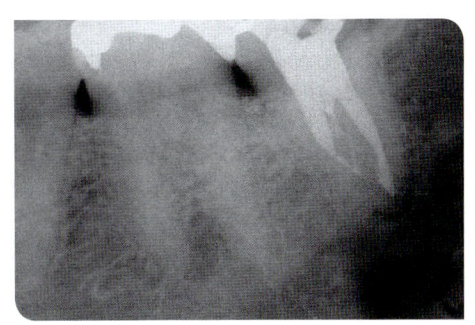

Figura 26.64
Sistema de canais radiculares obturados pelo Sistema MicroSeal.
Imagem gentilmente cedida pelo Dr. Alexandre Capelli.

Thermafil®

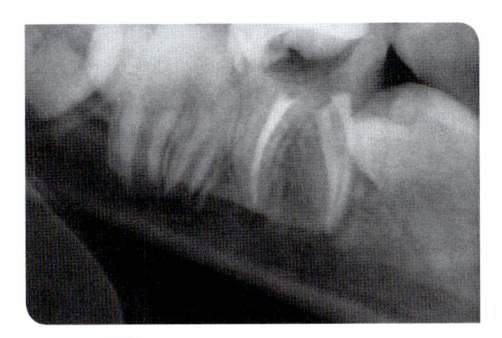

Os obturadores endodônticos denominados Thermafil são encontrados no mercado mundial por meio da Tulsa (Thermafil), que são representados por carregadores de aço inoxidável, titânio e plástico (**FIGS. 26.65** e **26.66**) pela Maillefer (Thermafil® Plus) e pela Micro-Mega® (HEROfill®) que têm carregadores de plástico, todos recobertos com uma camada de guta-percha alpha-phase (**FIGS. 26.67** a **26.73**).

Posteriormente, a Dentsply/Maillefer lançou o GT Obturators (**FIG. 26.74**), que basicamente é igual ao Thermafil Plus, apresentando os carregadores plásticos com a guta-percha com conicidade (taper) de .10, .08, .06 e .04 nos nº 20, 30, 40 (**FIGS. 26.75** e **26.76**), tendo também acessórios de nº 35, 50, 70 e 90 de conicidade .12.

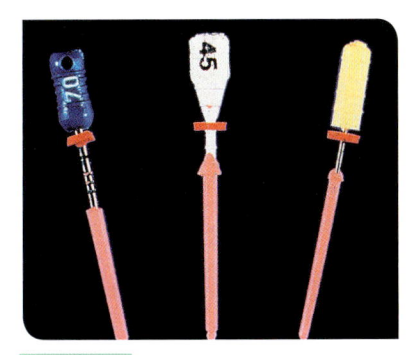

Figura 26.65
Carregadores de aço inox, plástico e de titânio.

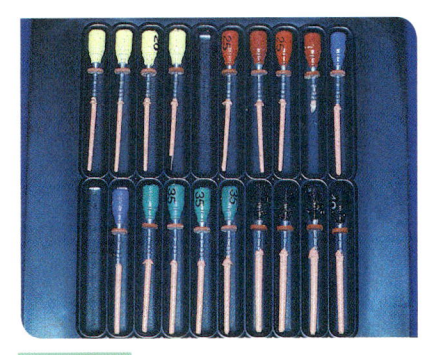

Figura 26.66
Caixa de carregadores plásticos (Tulsa).

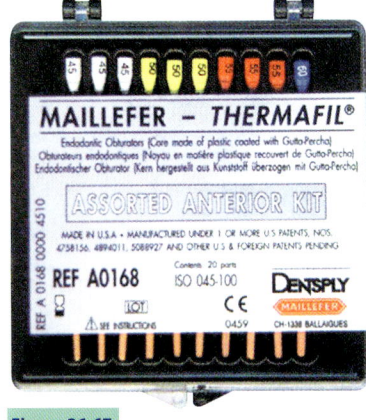

Figura 26.67
Caixa de carregadores para dentes anteriores de nº 45-100.

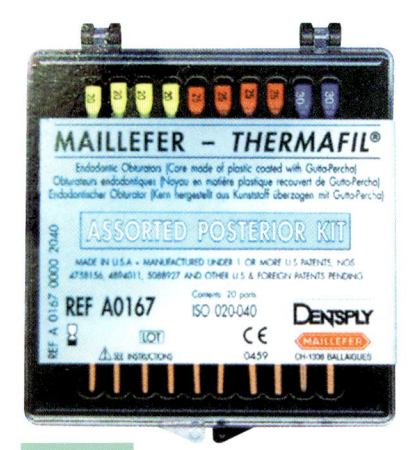

Figura 26.68
Caixa de carregadores para dentes posteriores de nº 20-40.

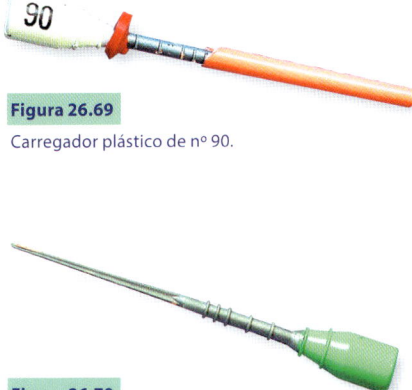

Figura 26.69
Carregador plástico de nº 90.

Figura 26.70
Carregador de plástico sem guta-percha com a haste contendo uma canaleta.

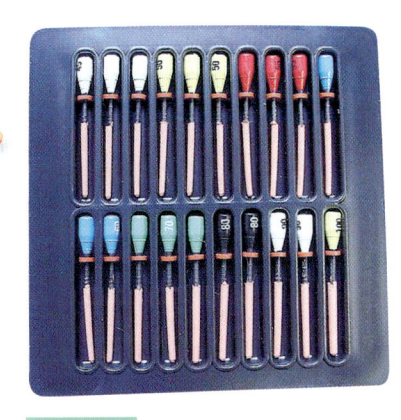

Figura 26.71
Carregadores plásticos da Maillefer de nº 45-100.

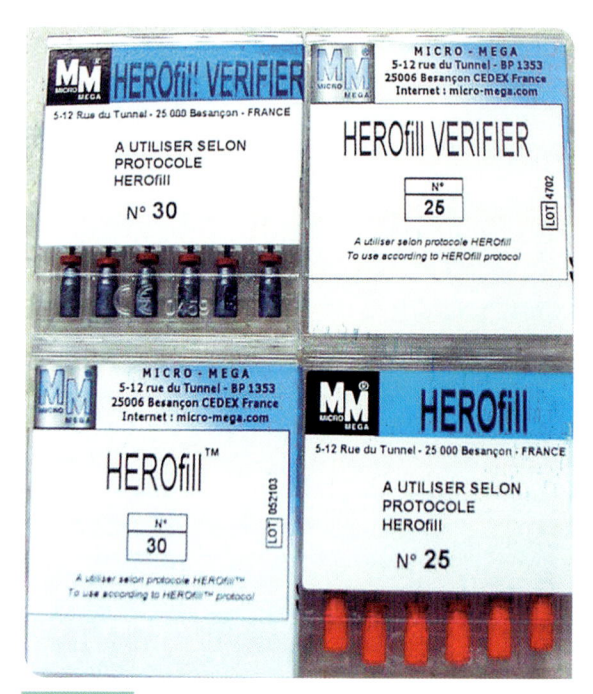

Figura 26.72
Carregadores e verificadores HEROfill da Micro-Mega.

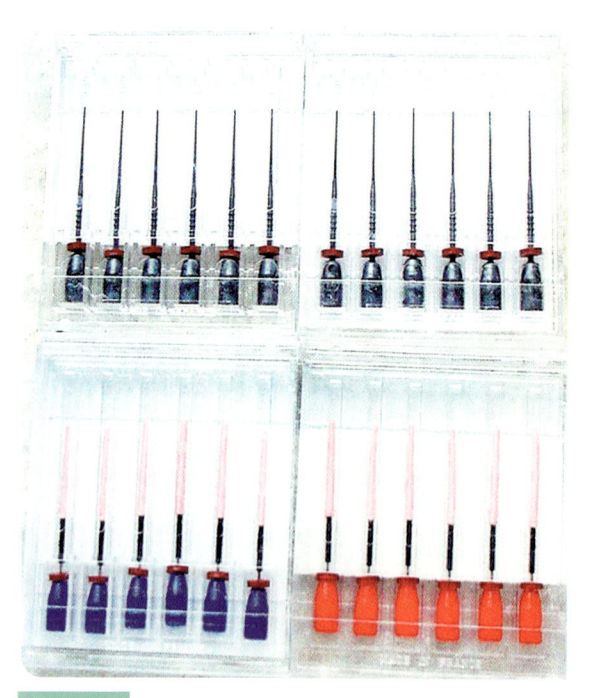

Figura 26.73
Caixa aberta mostrando os carregadores e verificadores HEROfill da Micro-Mega.

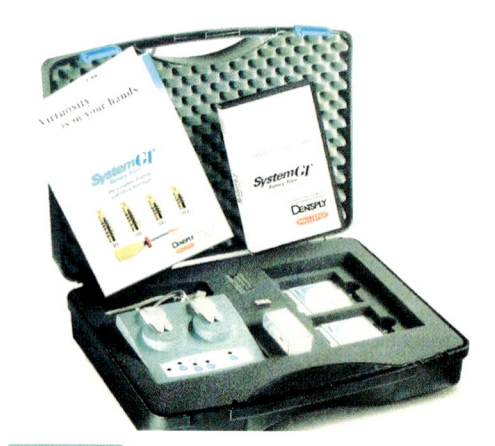

Figura 26.74
Sistema GT de instrumentação e obturação da Dentsply/Maillefer.

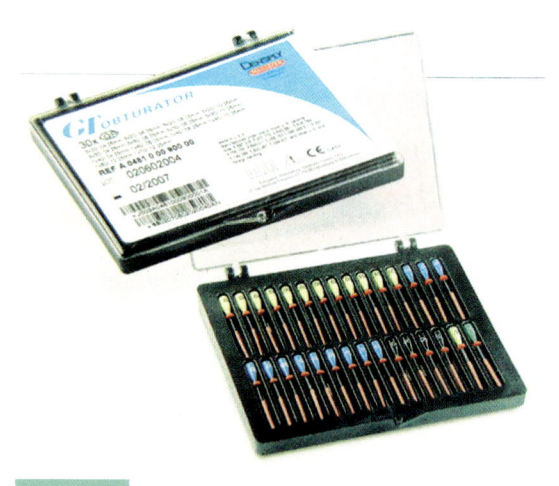

Figura 26.75
Carregadores GT de nº 20, 30 e 40 com conicidades .04, .06, .08 e .10, e carregadores de nº 50 e 70 com conicidade .12.

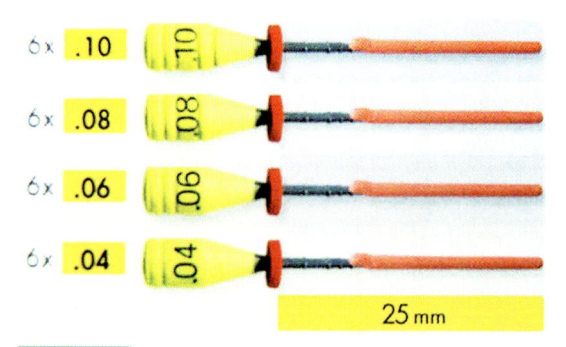

Figura 26.76
Carregador 20 com as diferentes conicidades.

Esse sistema foi desenvolvido para obturar os canais trabalhados pelos instrumentos rotatórios de níquel e titânio do sistema GT que tem diferentes conicidades.

Além dos carregadores envoltos por guta-percha, todos os sistemas apresentam um aquecedor (**FIGS. 26.77** a **26.79**) e os verificadores plásticos (**FIG. 26.80**) e metálicos (**FIGS. 26.81** e **26.82**).

Para melhor compreensão dos passos da técnica de obturação com carregadores, será feita uma sequência em bloco acrílico.

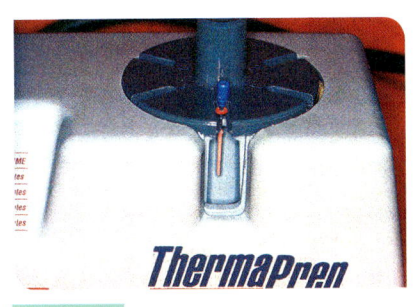

Tratamento de canais radiculares

Figura 26.77
Aquecedor da Tulsa.

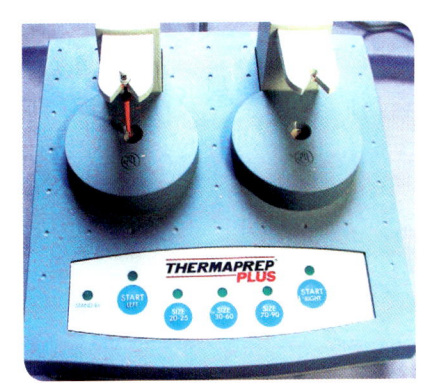

Figura 26.78
Aquecedor Thermaprep® Plus da Maillefer.

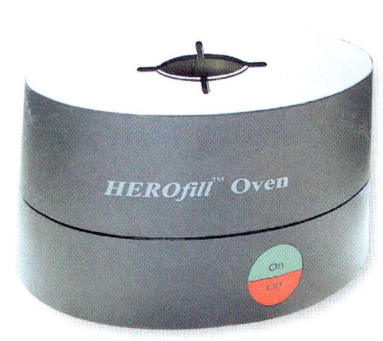

Figura 26.79
Aquecedor HEROfill da Micro-Mega.

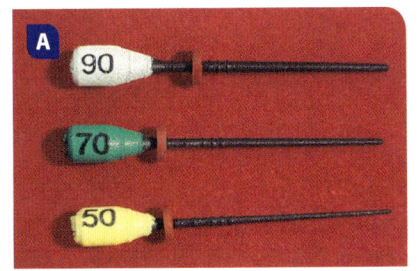

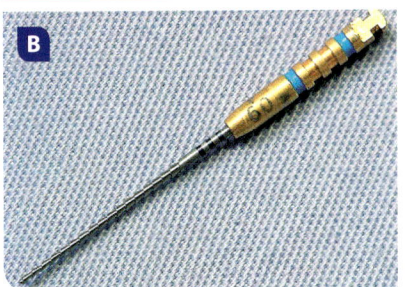

Figura 26.80
A-B. Verificador plástico e metálico da Tulsa.

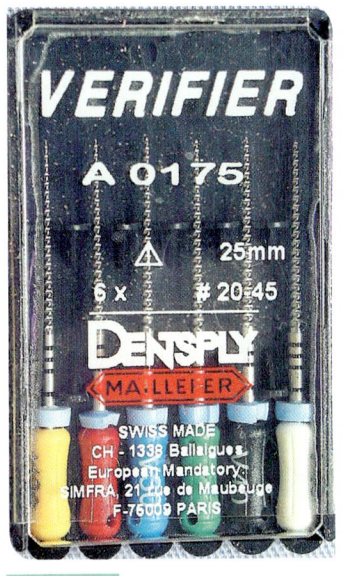

Figura 26.81
Verificador semelhante a uma lima endodôntica da Maillefer.

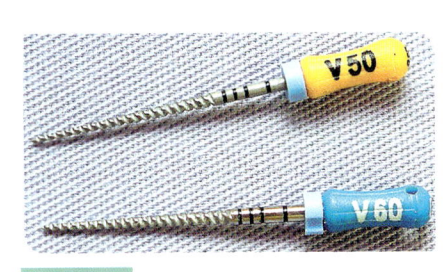

Figura 26.82
Verificador 50 e 60 da Maillefer.

Após um correto preparo biomecânico e confecção do "batente apical", escolhe-se o carregador com guta-percha, adequado, por meio dos verificadores. Por exemplo, instrumenta-se um canal radicular até a lima de n° 90 com um comprimento de 21 mm, utiliza-se um verificador de mesmo número (90), que será colocado no interior do canal radicular, devendo chegar aos 21 mm com certa facilidade, apresentando uma pequena pressão nas paredes do canal radicular. Se isso não ocorrer, deve-se usar um verificador menor, neste exemplo, o de n° 80. Dessa forma, a escolha do carregador contendo guta-percha está vinculada ao verificador, e não necessariamente à última lima utilizada na confecção do "batente apical". Coloca-se o verificador ao lado do carregador e, se necessário, retira-se um pouco de guta para que o tope de borracha do carregador chegue ao comprimento de trabalho determinado (**FIGS. 26.83** a **26.86**).

O carregador escolhido será levado ao aquecedor, preso na garra com o tope de borracha no comprimento de trabalho (**FIG. 26.87**). Após 15 segundos, um sinal indicará que a guta-percha está pronta para o uso. Nesse período, uma pequena camada de cimento endodôntico foi passada nas paredes do canal radicular por meio de uma lima endodôntica ou cone de papel absorvente, sem deixar *plugs* de cimento no seu interior.

Em um único movimento, introduz-se o carregador para o interior do canal radicular até o comprimento determinado (importante é introduzi-lo no longo eixo do canal radicular) (**FIGS. 26.88** e **26.89**), não sendo necessária, na maioria dos casos, a condensação lateral porque todo o canal já está preenchido com guta-percha. Finalmente, por meio de uma broca, corta-se o carregador plástico, o que se consegue com muita facilidade (**FIGS. 26.90** e **26.91**).

A grande vantagem dessa técnica de obturação é a sua rapidez e uma das desvantagens é o extravasamento do material obturador para a região periapical que ocorre com certa frequência (**FIGS. 26.92** e **26.93**).

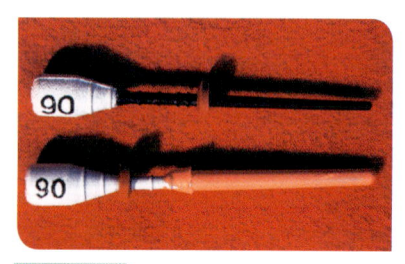

Figura 26.83
Carregador de guta-percha ao lado do verificador com o tope de borracha, marcando o comprimento real de trabalho.

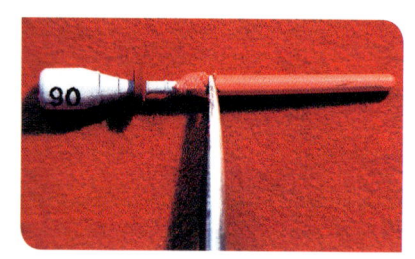

Figura 26.84
Guta-percha do carregador sendo cortada para que o tope de borracha chegue ao CRT.

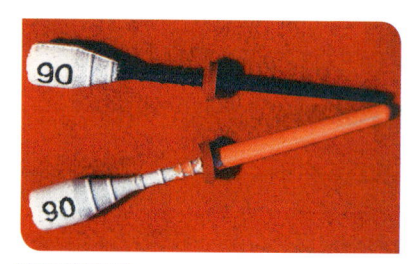

Figura 26.85
Carregador e verificador com o tope de borracha no comprimento correto.

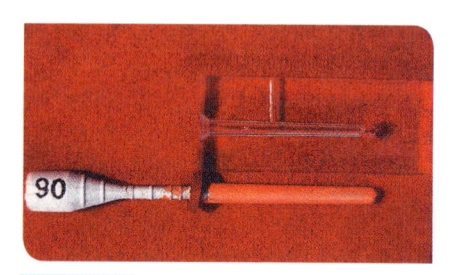

Figura 26.86
Carregador preparado ao lado do canal simulado em bloco de resina.

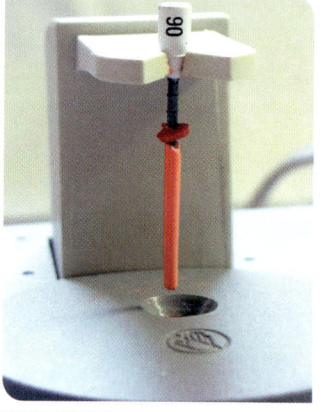

Figura 26.87
Carregador 90 posicionado nas garras do aquecedor.

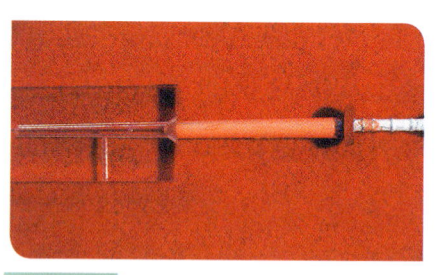

Figura 26.88
Carregador 90 aquecido, posicionado na entrada do canal observando o seu longo eixo.

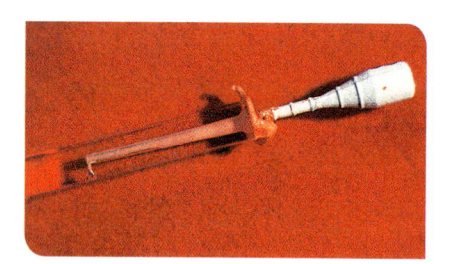

Figura 26.89
Carregador introduzido no interior do canal com o tope de borracha encostado na referência.

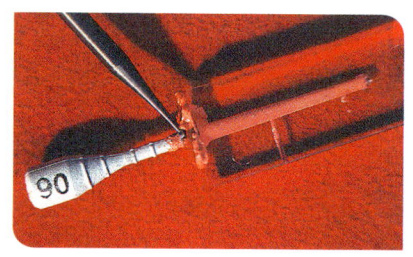

Figura 26.90
Broca esférica em baixa rotação cortando a haste do carregador.

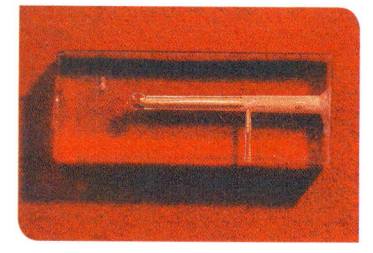

Figura 26.91
Obturação do canal com preenchimento do canal lateral.

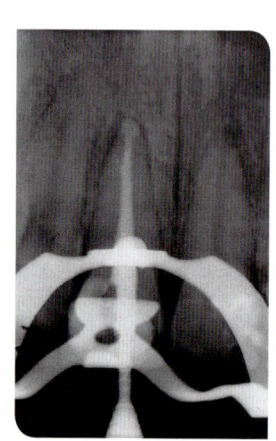

Figura 26.92
Obturação do incisivo central superior, com preenchimento de canal lateral e pequeno extravasamento na região apical.

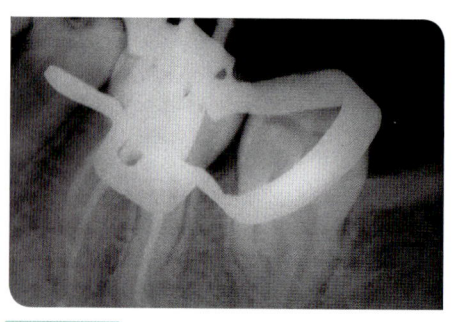

Figura 26.93
Obturação do molar inferior com Thermafil, ocorrendo pequeno extravasamento nos canais mesiais.

Desse modo, é possível dizer que, em dentes com rizogênese incompleta e ápices abertos, não é aconselhável o uso dos carregadores como escolha de obturação.

Sequência clínica

1. Radiografia para diagnóstico, endodontia do segundo molar inferior (FIG. 26.94);
2. Após a instrumentação com a lima memória, leva-se cimento aos canais mesiais (FIG. 26.95);
3. Carregador escolhido e plastificado no CRT, sendo introduzido no canal radicular no seu longo eixo até que o tope de borracha encoste na referência (FIG. 26.96);
4. Faz-se o passo anterior para todos os canais e corta-se o carregador com brocas de baixa rotação na entrada dos canais (FIG. 26.97);
5. Radiografia final, demonstrando a obturação alcançada (FIG. 26.98).

Sequência clínica de um dente anterior que, após a obturação, receberá um núcleo intrarradicular:

1. Radiografia para diagnóstico (FIG. 26.99);
2. Verificador 70 que chegou até o CRT (FIG. 26.100);
3. Carregador de guta-percha sendo preparado (pequenos cortes no suporte plástico com broca) para se romper nesse ponto, após a obturação (FIG. 26.101);

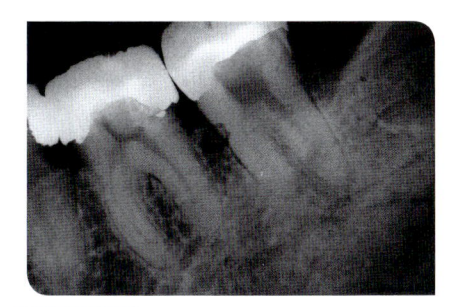

Figura 26.94
Radiografia para diagnóstico do segundo molar inferior.

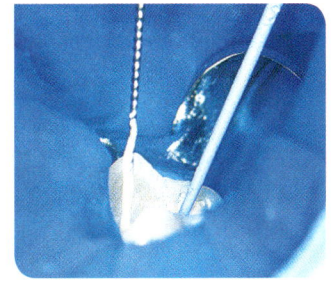

Figura 26.95
Levando cimento aos canais mesiais com a lima memória.

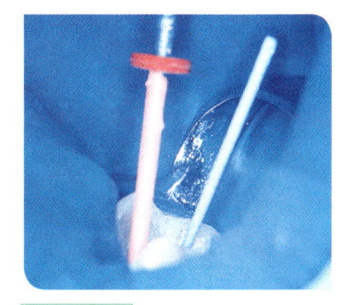

Figura 26.96
Carregador 25 sendo introduzido no canal mesiovestibular.

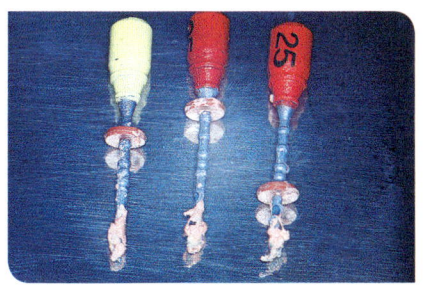

Figura 26.97
Carregadores cortados.

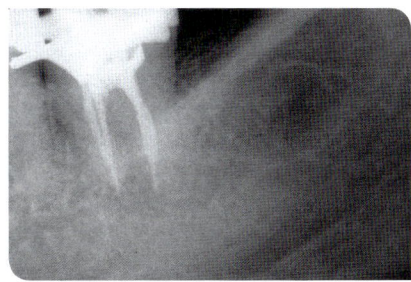

Figura 26.98
Obturação mostrando um bom preenchimento do canal radicular com pequeno extravasamento dos canais mesiais.

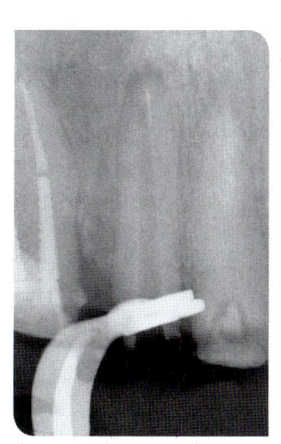

Figura 26.99
Radiografia de canino preparado para obturação com a necessidade de espaço para colocação de núcleo intrarradicular.

Figura 26.100
Verificador 70 chegando no CRT.

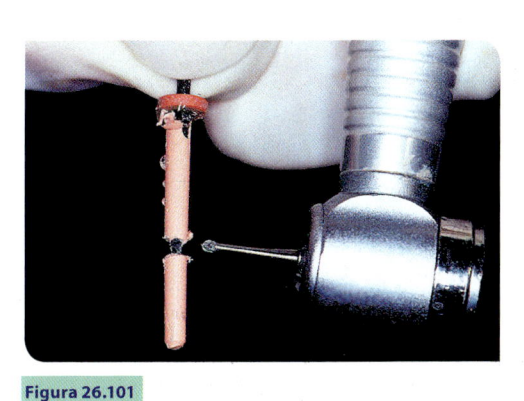

Figura 26.101
Broca esférica realizando pequeno desgaste na haste do carregador (ponto escolhido para a sua ruptura).

4. Carregador preparado sendo levado ao aquecedor (**FIG. 26.102**);
5. Obturando o canal radicular (**FIG. 26.103**);
6. Remoção do carregador após ter sido girado para se romper no ponto preparado (esperar alguns minutos para que a guta-percha se solidifique antes de girar) (**FIG. 26.104**);
7. Radiografia final mostrando a obturação com o espaço para o núcleo (**FIG. 26.105**).

Figura 26.102
Carregador no aquecedor.

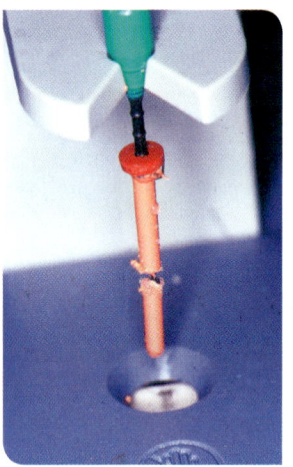

Figura 26.103
Carregador introduzido no interior do canal radicular.

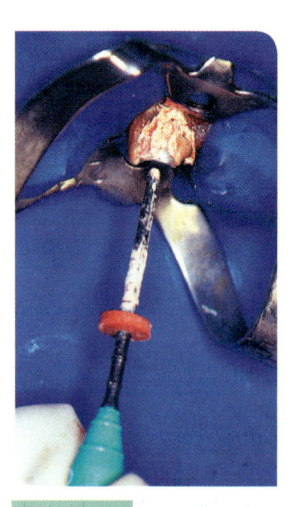

Figura 26.104
Após alguns minutos, o carregador foi girado e removido do interior do canal radicular, rompendo no ponto determinado.

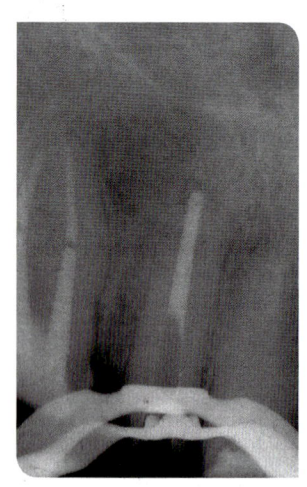

Figura 26.105
Radiografia da obturação com o espaço para a colocação do núcleo.

Obtura e Ultrafil®

Em 1984, a Unitek Corporation lançou o Obtura, sistema injetável de guta-percha aquecida baseado em estudos realizados por vários autores[10-12] desde 1977. Nesse sistema, uma "seringa" é utilizada para injetar a guta-percha termoplastificada no interior do canal radicular, em segundos. Após essa aplicação, são usados calcadores para a melhor acomodação da massa amolecida – modelo Obtura II (**FIGS. 26.106** e **26.107**). A desvantagem dessa técnica é que cânulas aplicadoras podem ser levadas apenas em canais radiculares amplos, ou relativamente amplos e retos.

Utilizando o mesmo princípio da injeção de guta-percha termoplastificada através de uma "seringa" especial, a Hygenic Corporation lançou o sistema Ultrafil (**FIG. 26.108**). Nessa técnica, a guta-percha é usada em baixa temperatura (70 °C)[11] e armazenada na base da própria agulha de aplicação. A dificuldade em se controlar o limite apical de obturação constitui a grande desvantagem dessa técnica.

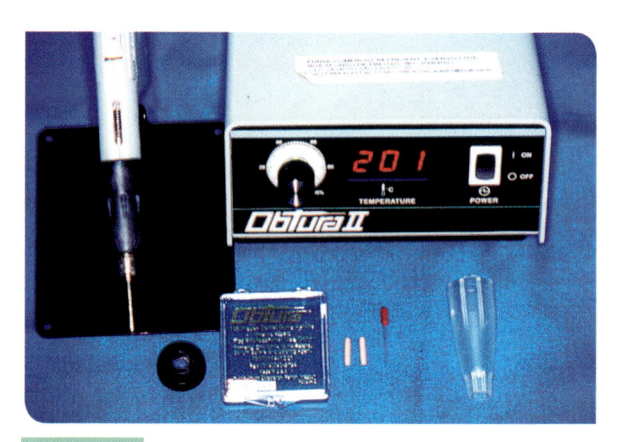

Figura 26.106
Aparelho Obtura II.

Figura 26.107
Pistola com agulha.

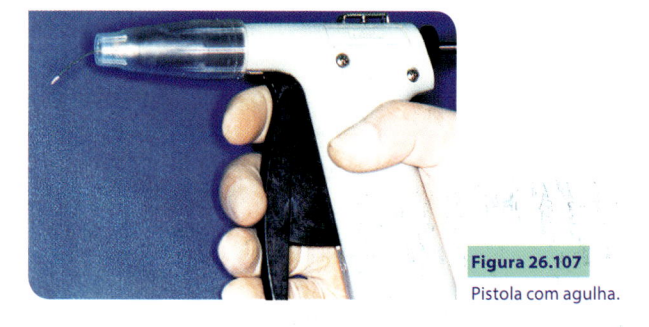

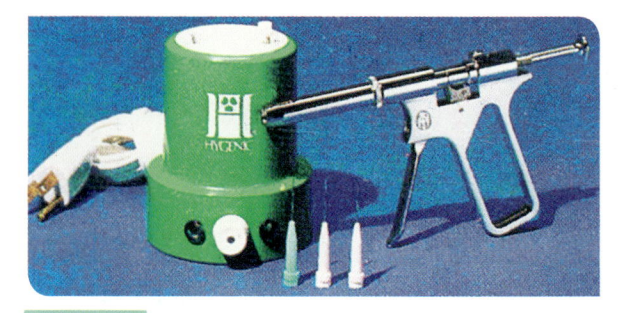

Figura 26.108
Sistema Ultrafil.

System B™

Entre outras técnicas que empregam guta-percha termoplastificada, há o System B Heat Source (Sistema B, de Força de Calor), desenvolvido pelo Dr. L. Stephen Buchanan, constituído por um aparelho gerador de calor que, por um cabo, leva esse calor para o condensador lateral denominado *pluggers* de Buchanan que, colocado no interior do canal radicular com a guta-percha, plastifica e condensa-a, permitindo a realização da técnica "onda contínua de condensação" obturando o canal radicular (**FIGS. 26.109** a **26.111**).

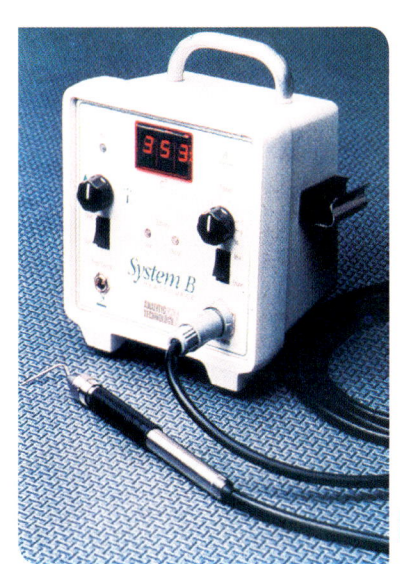

Figura 26.109
Aparelho System B.

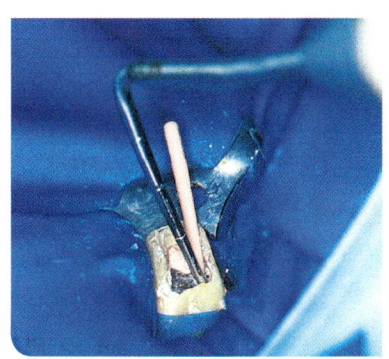

Figura 26.110
Condensador aquecido ao lado do cone de guta-percha principal.

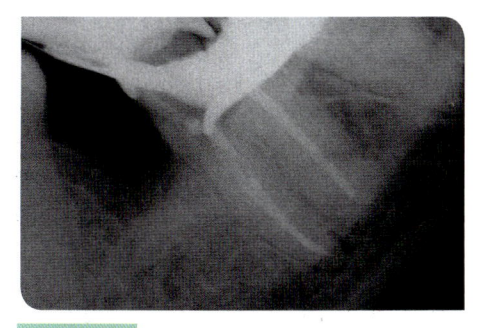

Figura 26.111
Radiografia do molar inferior obturado pelo System B.

Termoplastificador combinado: dois em um

Hoje, no mercado mundial, muitos aparelhos utilizam essa associação com vantagens de se ter em um único aparelho duas formas de obturar o canal radicular. Na região apical, o condensador vertical aquecido semelhante ao System B consegue plastificar a guta-percha, moldando o canal nessa região, evitando e controlando o extravasamento e, no restante do canal radicular, outro dispositivo semelhante ao sistema Obtura injeta a guta-percha no interior do canal radicular, condensando-a por porções. Brosco e colaboradores[13] compararam diferentes técnicas de termoplastificação com a condensação lateral e observaram que a técnica híbrida de Tagger apresentou maior quantidade de bactérias nas seções histológicas do que nos canais obturados pelas técnicas da condensação lateral, MicroSeal e Touch'n Heat mais Ultrafil. Acredita-se que a vantagem da técnica de termoplastificação combinada deva-se ao fato de que o cone de guta-percha envolto em cimento no momento da plastificação permanece entre a guta-percha principal e a parede dentinária, ao passo que a técnica híbrida de Tagger, utilizando compactadores que terão de girar a mais de 8.000 rpm para plastificar a guta-percha, faz o cimento ser incorporado na massa da guta-percha amolecida, saindo ou deixando espaço entre ela e a parede dentinária, permitindo a penetração de bactérias.

As desvantagens ficam pela dificuldade e pelo treinamento prévio para o uso desses aparelhos,[14] anatomia do canal radicular,[15] diferentes diâmetros dos condensadores verticais para conseguir uma penetração adequada no terço apical do canal radicular e custo.

Calamus® Dual (Downpack e Bacfill)

Componentes

Os componentes do sistema Calmus Dual (Downpack e Bacfill) podem ser vistos nas **FIGURAS 26.112** e **26.113**.

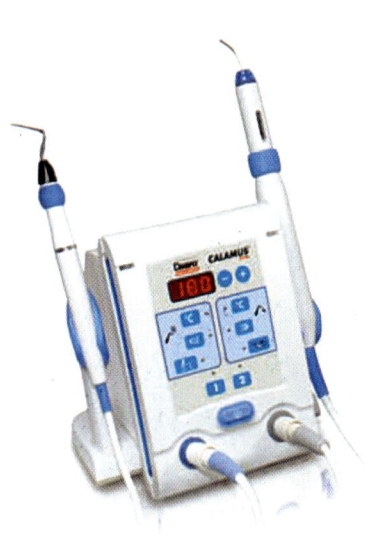

Figura 26.112
Aparelho Calamus Dual com o condensador vertical de aquecimento apical e a cânula de preenchimento médio e cervical do canal radicular.

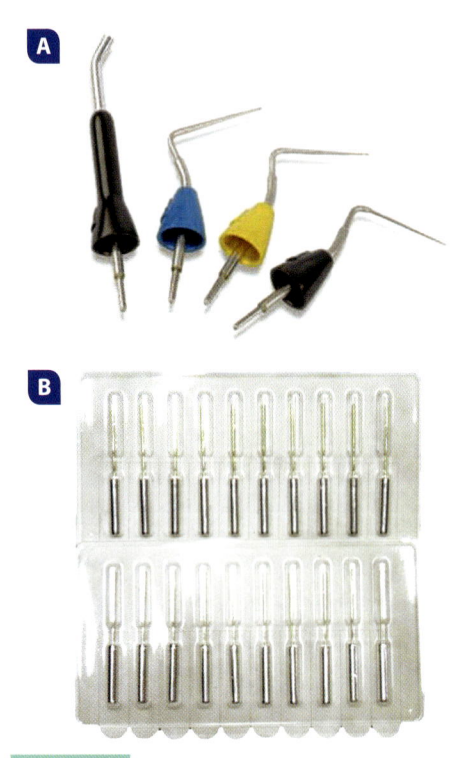

Figura 26.113
A. Condensadores verticais de nº 40 com conicidade .03 (preto), nº 50 com conicidade .05 (amarelo), nº 60 com conicidade .06 (azul) e condensador preto longo para teste de vitalidade pulpar. B. Cartuchos de guta-percha de diâmetro 20G = 0,8 mm e cartuchos de guta-percha 23G = 0,6 mm.

Calamus Dual (Downpack e Bacfill)

Sequência de uso

Antes de iniciar a obturação do canal radicular, este tem de estar instrumentado, de preferência por uma técnica escalonada ou com instrumentos rotatórios com conicidade (ProTaper® Universal) que possibilitem a penetração de um condensador vertical de, pelo menos, nº 40 até cerca de 4 mm do CRT ou na parte reta do canal radicular. O cimento deve ser levado para o interior do canal radicular com auxílio de uma broca de lentulo ou pelo último instrumento utilizado que formou o batente apical.

Nessa sequência em bloco de acrílico, não foi utilizado o cimento obturador para se visualizar melhor a plastificação da guta-percha.

Passo 1

Ligar o aparelho e selecionar o condensador vertical; a temperatura deve estar em torno de 200 °C (**FIG. 26.114**).

Passo 2

Testa-se a profundidade em que o condensador vertical penetra no canal radicular sem o cimento e sem cone de guta-percha principal, verificando e marcando essa distância. É importante essa percepção do quanto se pode e deve-se penetrar no canal radicular com os condensadores verticais para melhor plastificar a guta-percha da região apical (**FIG. 26.115**).

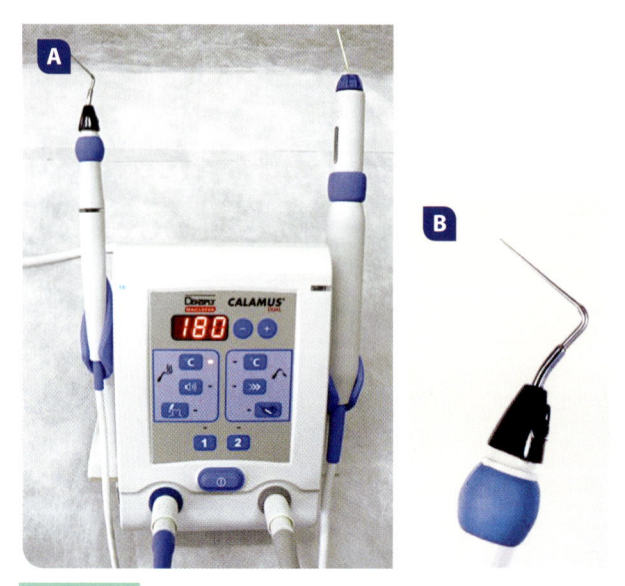

Figura 26.114
A. Aparelho Calamus ligado. B. Condensador de nº 40 escolhido.

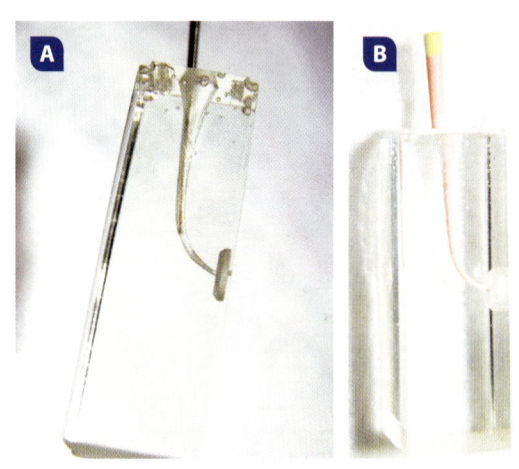

Figura 26.115
Testando a penetração do condensador vertical de nº 40 e prova de cone de guta-percha principal F1.

Passo 3

Com o condensador 40 aquecido, corta-se o excesso coronal do cone de guta-percha principal (**FIG. 26.116 A**) e coloca-se um tope de borracha no condensador vertical para determinar a profundidade de penetração (**FIG. 26.116 B**).

Passo 4

Aperta-se a parte azul da caneta próximo ao condensador vertical 40 e uma luz azul acenderá, aquecendo-o. Encosta-se o aquecedor na guta-percha e, com movimento de penetração, ele é introduzido até alcançar o comprimento já determinado (**FIG. 26.117 A-B**). Nesse momento, movimentos de lateralidade devem ser feitos, com parada rápida de aquecimento e reaquecimento, removendo-se o condensador (**FIG. 26.117 C**).

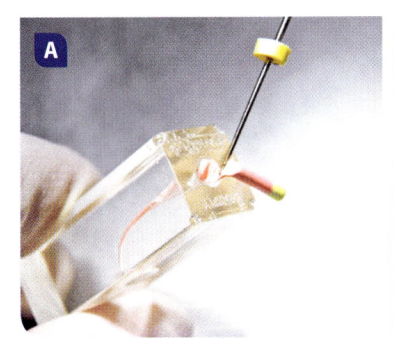

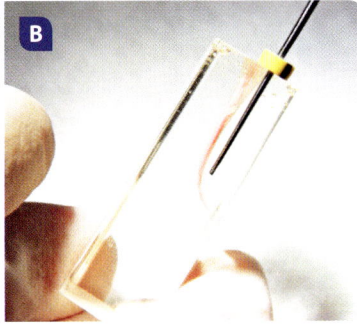

Figura 26.116
Corte do excesso do cone de guta-percha principal com o condensador vertical 40 aquecido e colocação de um top de borracha no comprimento de penetração.

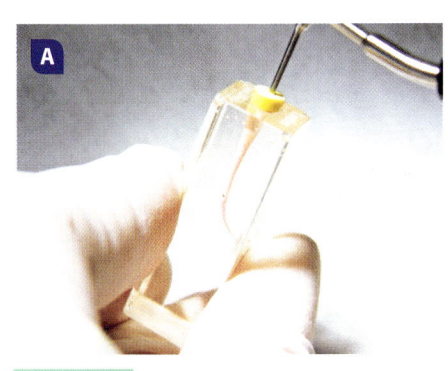

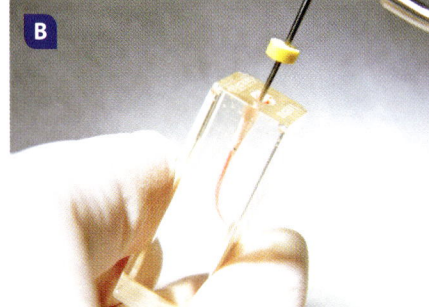

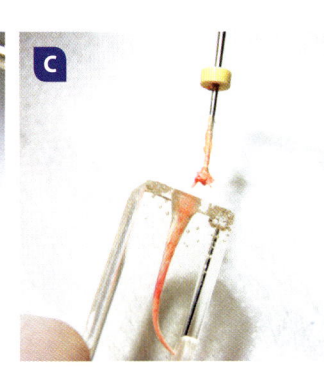

Figura 26.117
Sequência de remoção da guta-percha cervical e plastificação da guta-percha da região apical.

Passo 5

Condensadores verticais a frio devem ser utilizados logo após a retirada do condensador vertical aquecido para compactar melhor a guta-percha aquecida até o seu resfriamento, evitando a sua contração e seu afastamento das paredes do canal radicular e possíveis falhas deixadas no momento do corte (**FIG. 26.118**).

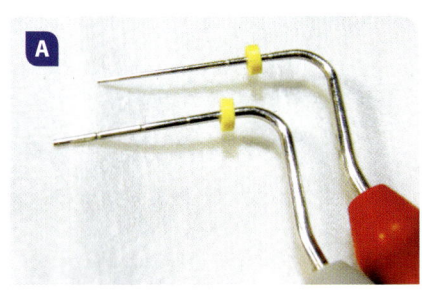

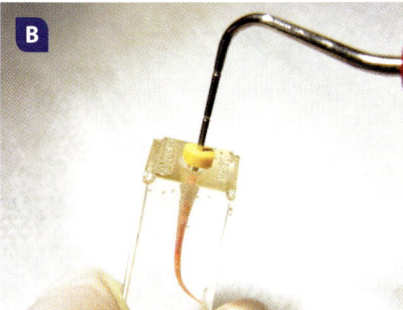

Passo 6

Obturação da porção média e cervical do canal radicular com as cânulas contendo a guta-percha. Muda-se o lado do aparelho para o aquecimento na posição dois e seleciona-se a temperatura (200 °C) (**FIG. 26.119 A**). Deve-se colocar o protetor na caneta de obturação e pré-curvar a cânula (**FIG. 26.119 B**).

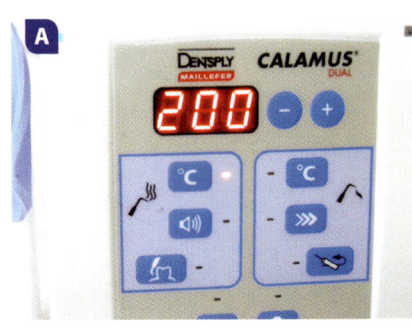

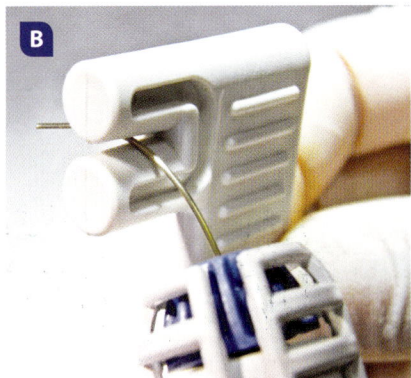

Figura 26.118
A. Condensador vertical de diferentes diâmetros.
B. Condensador no interior do canal radicular, compactando a guta-percha.

Figura 26.119
A. Aparelho com 200 °C.
B. Pré-curvando a cânula.

Passo 7

Pressionar o anel azul da caneta próximo à cânula até que saia a guta-percha plastificada (**FIG. 26.120**).

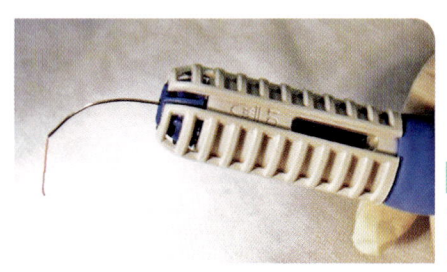

Figura 26.120
Guta-percha saindo da cânula de obturação.

Passo 8

Nesse momento, coloca-se um pouco mais de cimento obturador nas paredes do canal radicular com auxílio de cone de papel absorvente e, logo após, introduz-se a cânula até a guta-percha cortada para colocação de uma nova quantidade de guta-percha na parte média do canal radicular (**FIG. 26.121 A**). Com o condensador vertical a frio, condensa-se verticalmente (**FIG. 26.121 B-C**).

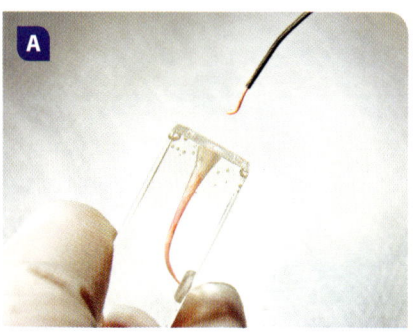

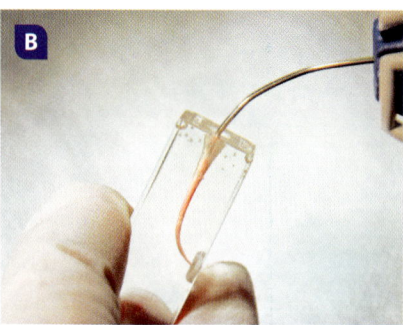

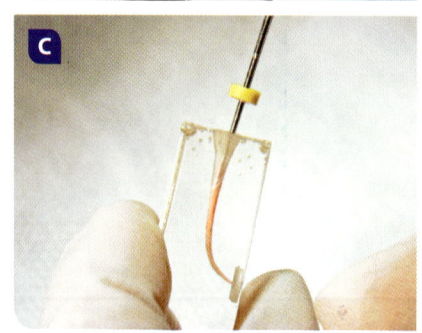

Figura 26.121
Depositando uma nova quantidade de guta-percha na região cervical (**A**) e condensando verticalmente com o condensador a frio (**B-C**).

Passo 9

Completa-se a porção cervical do canal radicular com a guta-percha aquecida e condensa-se esta com o condensador vertical a frio (**FIG. 26.122**).

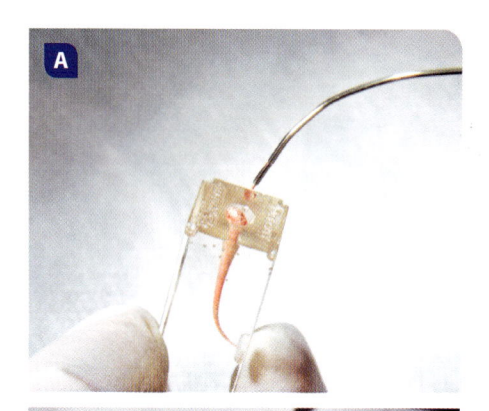

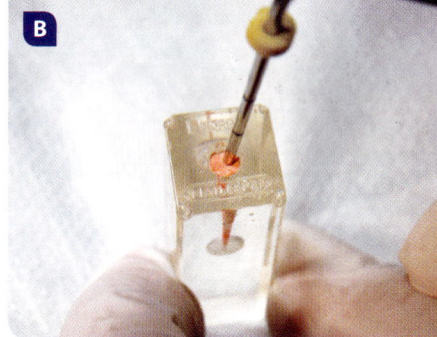

Figura 26.122
A. Guta-percha sendo depositada na região cervical.
B. Condensação da guta-percha na região cervical.

Passo 10

Limpeza final da câmara pulpar e radiografia da obturação (**FIG. 26.123**).

A **FIGURA 26.124** apresenta a radiografia inicial com o diagnóstico de retratamento e a radiografia final do tratamento.

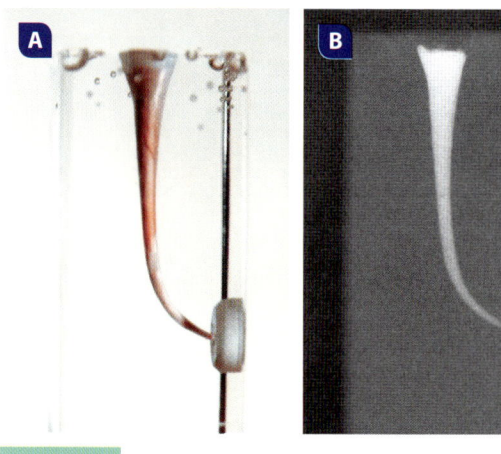

Figura 26.123
A. Bloco acrílico obturado somente com guta-percha plastificada.
B. Radiografia final mostrando o ótimo preenchimento do canal radicular simulado.

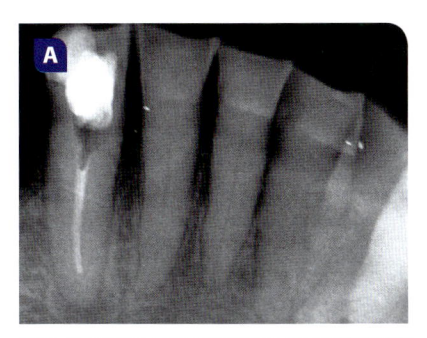

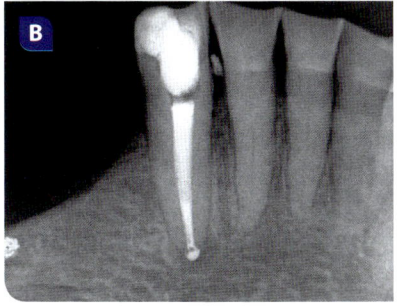

CONSIDERAÇÕES FINAIS

Mazotti[16] avaliou, em dentes extraídos, o preenchimento dos sistemas de canais radiculares nas técnicas de condensação lateral ativa, híbrida de Tagger modificada, condensação lateral com ultrassom, sistema Thermafil, sistema MicroSeal e System B. Os dentes foram colocados em resina de poliéster (**FIG. 26.126**), cortados ao meio, e três perfurações foram realizadas em um dos lados do canal, nas regiões cervical, média e apical, simulando canais laterais (**FIG. 26.127**).

Os blocos foram unidos novamente por um aparato de madeira, os canais instrumentados, padronizados e preparados para receber as obturações. Os resultados foram avaliados macroscópica e radiograficamente quanto ao preenchimento das depressões confeccionadas e à homogeneidade da obturação.

Quanto ao preenchimento das três depressões realizadas, a melhor técnica foi o sistema MicroSeal, seguida pelas técnicas Thermafil, Ultrassom, System B, híbrida de Tagger modificada e condensação lateral (**FIGS. 26.128** a **26.133**).

Quanto à homogeneidade, as melhores técnicas foram a MicroSeal e a Thermafil, seguidas pelas técnicas híbrida de Tagger modificada, System B, ultrassom e condensação lateral.

Figura 26.124
A. Radiografia de diagnóstico do dente 43 com indicação de retratamento.
B. Radiografia do dente 43 obturado pelo sistema Calamus Dual.

Outros aparelhos termoplastificadores combinados (**FIG. 26.125**).

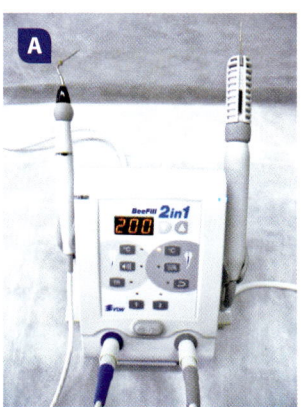

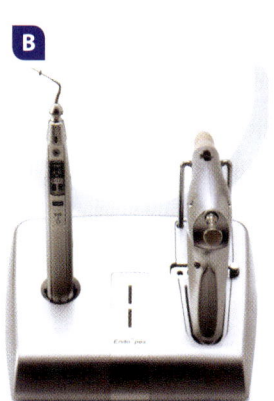

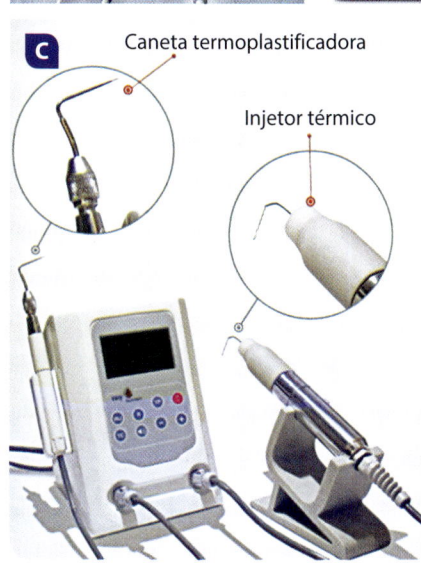

Figura 26.125
A. Sistema BeeFill da VDW.
B. Endo pex, Friendo e Guta Easy da Dentazon Corp.
C. Termo Peck II da Easy Endo.

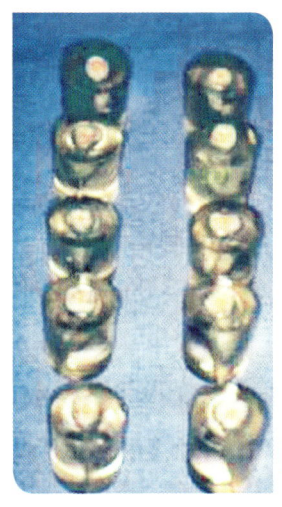

Figura 26.126
Blocos de resina com os dentes inclusos.

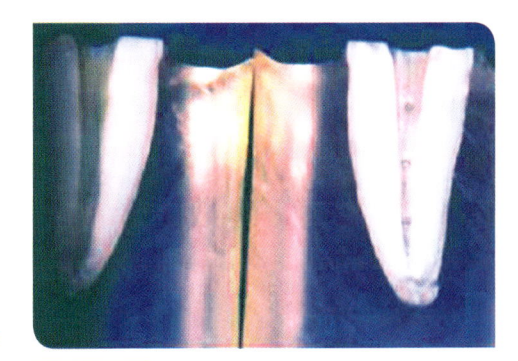

Figura 26.127
Blocos de resina com os dentes inclusos cortados no longo eixo do canal, mostrando as três perfurações nos diferentes níveis.

É importante salientar que as diferentes técnicas de termoplastificação da guta-percha vêm para facilitar a obturação e para a tentativa de realizar uma obturação tridimensional. Não se deve esquecer de que o cimento obturador tenta fazer o selamento e a guta-percha, o preenchimento, e que estes devem permanecer juntos, lembrando também que uma boa obturação é complementada com uma adequada restauração do elemento dental.

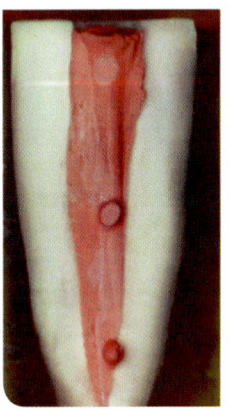

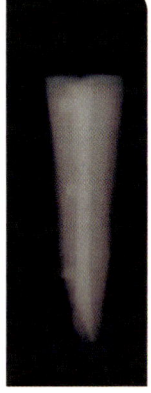

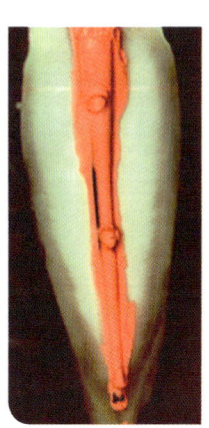

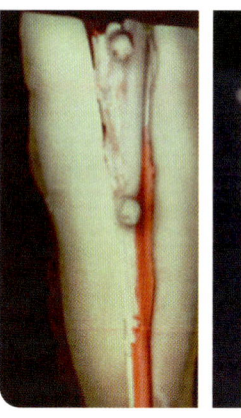

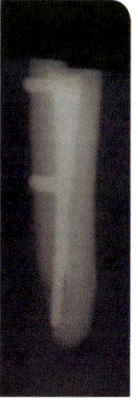

Figura 26.128
Obturação pela técnica MicroSeal. Observa-se que o canal radicular está bem obturado com as três depressões preenchidas (foto e radiografia).
Fonte: Mazotti e colaboradores.[17]

Figura 26.129
Obturação pela técnica Thermafil. Observa-se que o canal radicular está bem obturado com as três depressões preenchidas (foto e radiografia). Condutor central sem guta no terço médio do canal radicular.

Figura 26.130
Obturação pela técnica utilizando o ultrassom. Observa-se que o canal radicular está obturado com apenas duas depressões preenchidas (foto e radiografia). O ultrassom plastificou somente o terço médio e cervical do canal radicular.

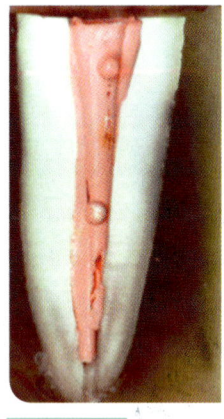

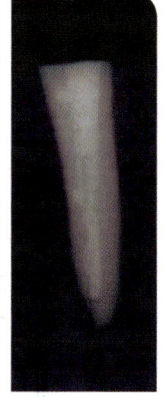

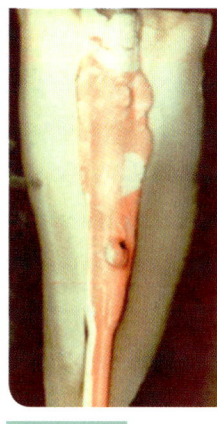

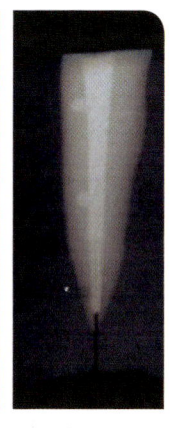

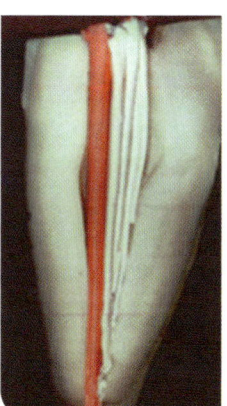

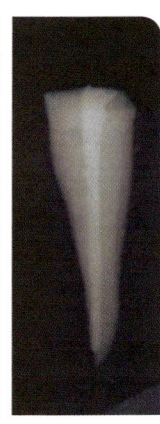

Figura 26.131
Obturação pela técnica System B. Observa-se que o canal radicular está obturado apresentando uma falha no terço apical com apenas duas depressões preenchidas (foto e radiografia).

Figura 26.132
Obturação pela técnica híbrida de Tagger modificada. Observa-se que o canal radicular está obturado com apenas duas depressões preenchidas (foto e radiografia), plastificando somente o terço médio e cervical do canal radicular.

Figura 26.133
Obturação pela técnica da condensação lateral. Observa-se que o canal radicular está obturado sem depressões preenchidas (foto e radiografia).
Fonte: Mazotti e colaboradores.[17]

REFERÊNCIAS

1. Grossman LI. Endodontic therapy. 10th ed. Filadélfia: Lea & Febiger; 1981.
2. Bonetti Filho I, Tagliaferro AC, Tanomaru Filho M, Mendes AJ. Avaliação "in vitro" da capacidade seladora da técnica de obturação Microseal através da infiltração apical do corante azul de metileno a 2%. Rev Bras Odontol. 2000;57(2):80-3.
3. Michaniwicz A, Czonstkowsky M. Sealing properties of an infection-thermoplasticidez low-temperatura (70 degrees C) gutta-percha: a preliminary study. J Endod. 1984;10(12):563-6.
4. Taintor JF, Russ PN. Opinions and practices of american endodontic diplomates University of Nebraska. Lincoln: Department of Endodontics; 1980.
5. Antony LP, Grossman LI. A brief history of root-canal therapy in the United States. J Amer Dent Ass. 1945;32(1):43-50.
6. Lerman S. Historia de la odontologia y su ejercicio legal. Buenos Aires: Casella Correo; 1952.
7. Schilder H. Filling root canals in three dimensions. Dental Clin North Am. 1967;11:723-44.
8. McSpadden JT, McSpadden R. Compactor: self-study course for the thermatic condensation of gutta-percha. Toledo Ohio: Ransom and Randolph; 1980.

9. Tagger M, Tamse A, Katz A, Korzen BH. Evaluation of the apical seal produced by a hibrid root canal filling method, combining lateral condensation and thermatic compaction. J Endod. 1984;10(7):299-303.
10. Marlin J, Krakow AA, Desilets RP Jr, Gron P. Clinical use of infection-molded thermoplasticized gutta-percha for obturation of root canals system: a preliminary report. J Endod. 1981;7(6):277-81.
11. Torabinejad M, Skobe Z, Trombly PL, Krakow AA, Gron P, Marlin J. Scanning electron microscopy study of root canal obturation using thermoplasticized gutta-percha. J Endod. 1978;4(8):245-50.
12. Yee FS, Marlin J, Krakow AA, Gron P. Three-dimensional obturation of the root canal. Using injection-molded thermoplasticized dental gutta-percha. J Endod. 1977;3(5):168-74.
13. Brosco VH, Bernardineli N, Torres SA, Consolaro A, Bramante CM, Moraes IG, et al. Bacterial leakage in root canals obturated by different techniques. Part 1: microbiologic evaluation. Oral Surg Oral Med Oral Pathol Oral Radiol Endod. 2008;105(1):48-53.
14. Mirfendereski M, Roth K, Fan B, Dubrowski A, Carnaban H, Azarpazboob A, et al. Technique acquisition in the use of two thermoplasticized root filling methods by inexperienced dental students: a microcomputed tomography analysis. J Endod. 2009;35(11):1512-7.
15. Wu MK, van der Sluis LW, Wesselink PR. A preliminary study of the percentage of gutta-percha-filled area in the apical canal filled with vertically compacted warm gutta-percha. Int Endod J. 2002;35(6):527-35.
16. Mazotti D. Avaliação comparativa "in vitro" da capacidade de preenchimento do sistema de canais radiculares de diferentes técnicas de obturação [dissertação]. Araraquara: Faculdade de Odontologia da UNESP; 2000.
17. Mazotti D, Araújo GS, Berbert FLCV, Bonetti Filho I. In vitro evaluation of the obturation ability, adaptation and compaction of gutta-percha in the root canal system employing different filling techniques. Acta Odontol Latinoam. 2008;21(1):3-9.

LEITURA RECOMENDADA

Kawahara HM, Yamaganni A, Nakamura JJR. Biological testing of dental materials by means of tissue culture. Int Dent J. 1968;18(2):443-67.

27 CAPÍTULO

Técnicas não convencionais de obturação dos canais radiculares: emprego de novos materiais obturadores

Renato de Toledo Leonardo
Mario Tanomaru Filho

A obturação dos canais radiculares visa ao preenchimento do sistema de canais radiculares, da maneira mais completa possível, empregando materiais com propriedades físico-químicas, mecânicas e biológicas adequadas, impedindo a reinfecção e permitindo ou estimulando o reparo dos tecidos periapicais.

O mercado odontológico dispõe de cimentos endodônticos com diferentes formulações, como descrito no Capítulo 25, classificados em cimentos à base de óxido de zinco e eugenol (OZE), cimentos que contêm hidróxido de cálcio, cimentos à base de ionômero de vidro, cimentos resinosos, à base de silicone e, mais recentemente, os cimentos que contêm mineral trióxido agregado (MTA) ou silicato de cálcio.

Por serem materiais mais recentes e com várias propostas experimentais, este capítulo abordará dois tipos de materiais obturadores com classificação e características específicas:

1. Cimentos endodônticos à base de silicato de cálcio;
2. Cimento à base de metacrilatos – sistema EndoREZ®.

CIMENTOS ENDODÔNTICOS À BASE DE SILICATO DE CÁLCIO

Entre os cimentos endodônticos que contêm hidróxido de cálcio na formulação, o Sealapex® é reconhecido por sua biocompatibilidade e atividade biológica,[1,2] as quais podem ser relacionadas à capacidade de liberação, pelo material, de íons de cálcio e de promover pH alcalino durante longo período de tempo, induzindo reparo por mineralização, conforme descrito no Capítulo 25.

O MTA também apresenta excelente biocompatibilidade e capacidade de induzir a formação de tecido mineralizado, sendo indicado para selamento de perfurações de furca e radiculares, retrobturações, apicificação, proteção pulpar, pulpotomia e tratamento de reabsorções dentárias.[3]

A bioatividade de um cimento endodôntico está relacionada com sua biocompatibilidade e capacidade de estimular a deposição de tecido mineralizado. Essas características estão presentes no MTA e no cimento Portland (materiais à base de silicato de cálcio), sendo desejáveis para a formulação de cimentos endodônticos. Dessa forma, o desenvolvimento de materiais obturadores de canais radiculares à base de silicato de cálcio tem sido realizado.[4]

Considerando-se as propriedades biológicas do MTA e sua composição por silicatos de cálcio, esses elementos têm sido usados para o desenvolvimento de novos materiais,[5-8] incluindo a formulação de um cimento capaz de aliar biocompatibilidade com propriedades físicas, químicas e mecânicas ideais para a utilização como cimento endodôntico.

Muitos desses materiais obturadores contendo MTA são experimentais e estão em fase de desenvolvimento. Como exemplo, é possível citar o CER (cimento endodôntico rápido),[9,10] que contém componentes do MTA e tem demonstrado biocompatibilidade, capacidade de estimular a deposição de tecido mineralizado e tempo de presa menor em relação ao MTA. Santos e colaboradores,[10] em 2005, avaliaram a liberação de íons de cálcio e o pH do cimento experimental CER e o compararam com o cimento de agregado trióxido mineral (MTA Angelus®). Eles observaram que o cimento experimental liberou cálcio e aumentou o pH de modo semelhante ao MTA Angelus. Gomes-Filho e colaboradores,[9] em 2009, avaliaram um novo cimento (cimento endodôntico rápido – CER), que contém cimento Portland em sua formulação. Os materiais foram colocados em tubos de polietileno e implantados no tecido conjuntivo de ratos; os autores concluíram que o CER foi biocompatível e estimulava a formação de tecido mineralizado.

Outro material experimental é denominado NEC (New Endodontic Cement), que apresenta menor tempo de presa e maior escoamento em relação ao MTA.[5,6] Asgary e colaboradores,[6] em 2008, analisaram as propriedades físicas e a composição química de um cimento experimental (NEC) em comparação ao MTA, e concluíram que o NEC apresentava aceitáveis propriedades físicas. Asgary e colaboradores,[5] em 2009, compararam as composições de MTA, cimento Portland (CP) e um cimento endodôntico novo (NEC). O NEC difere quimicamente dos MTA e CP e demonstra características de um material retrobturador.

O cimento endodôntico EndoBinder, à base de aluminato de cálcio com aditivos, foi avaliado por Jacobovizt e colaboradores,[11] em 2009, por meio de microinfiltração bacteriana. O material usado como material obturador de canal radicular foi eficiente na prevenção da infiltração de *Enterococcus faecalis* para o período de avaliação de 30 dias.

Vasconcelos e colaboradores,[12] em 2011, avaliaram a capacidade seladora de cinco cimentos endodônticos: AH Plus™; Acroseal; Sealapex; MBP; MTA-Obtura (cimento experimental à base de MTA). Todos os cimentos avaliados apresentaram filtração de fluido, com AH Plus e MBP mostrando os melhores resultados no final do período experimental. Acroseal, Sealapex e MTA-Obtura apresentaram aumento nos valores em períodos mais longos.

Como material experimental contendo cimento Portland, destaca-se ainda o MTA Sealer, proposto pela disciplina de Endodontia da Faculdade de Odontologia de Araraquara da Universidade Estadual Paulista Júlio de Mesquita Filho (Unesp). Esse material é composto por cimento Portland, radiopacificador, aditivos e componente resinoso. Massi e colaboradores,[4] em 2011, avaliaram esse material experimental à base de MTA, desenvolvido para uso como cimento endodôntico. Eles avaliaram o tempo de presa, pH e liberação de cálcio, concluindo que o MTA Sealer apresentou propriedades favoráveis para a sua indicação como um cimento obturador de canal radicular.

Materiais obturadores de canais radiculares que apresentam na composição básica silicatos de cálcio são propostos e serão descritos a seguir.

Endo CPM Sealer

Endo CPM Sealer (CPM Sealer, Egeu SRL – Buenos Aires, Argentina) é um cimento à base de MTA acrescido de cloreto de cálcio e sulfato de bário. O Endo CPM Sealer foi desenvolvido para ser utilizado como cimento obturador do canal radicular (FIGS. 27.1 e 27.2), na tentativa de manter as propriedades biológicas do MTA associadas às propriedades físico-químicas compatíveis com um cimento endodôntico. O fabricante atribui ao Endo CPM Sealer características especiais de plasticidade, aderência, tamanho das partículas, pH, tolerância biológica, histocompatibilidade, estimulação osteogênica e escoamento.

A constituição básica do pó é o MTA e o líquido é composto de solução salina e cloreto de cálcio (TAB. 27.1). O pó é composto de partículas hidrofílicas finas, que, na presença de umidade, forma um gel coloidal, semelhante ao cimento MTA.

A proporção indicada pelo fabricante é de cinco partes de pó para uma de líquido. A manipulação deve ser realizada por um período de 40 segundos até obtenção de um cimento homogêneo e plástico, formando um fio de 2 cm entre a placa de vidro e a espátula. Segundo o fabricante, o tempo de trabalho aproximado é de 30 minutos à temperatura ambiente de 25 °C.

Esse cimento é manipulado com consistência adequada para a obturação do canal radicular ou para o selamento de perfurações radiculares.[13] Porém, estudos relatam outras indicações. Silva e colaboradores,[14] em 2011, avaliaram a resposta biológica do periodonto adjacente a perfurações de furca em molares de ratos preenchidas com Endo CPM Sealer (CPM), MTA Angelus (MTA) ou cimento de óxido de zinco e eugenol. MTA e Endo CPM mostraram reparo e melhor biocompatibilidade que o OZE.

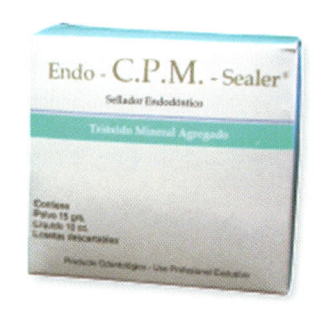

Figura 27.1
Endo CPM Sealer: cimento endodôntico à base de MTA.

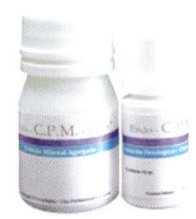

Figura 27.2
Endo CPM Sealer é composto por dois frascos: pó e líquido.

Tabela 27.1

Composição e fabricação do Endo CPM Sealer

MATERIAL	COMPOSIÇÃO	FABRICANTE
Endo CPM Sealer	**Pó:** MTA, dióxido de silício, carbonato de cálcio, trióxido de bismuto, sulfato de bário, alginato de propilenoglicol, citrato de sódio, cloreto de cálcio, ingredientes ativos **Líquido:** solução salina e cloreto de cálcio	EGEO S.R.L. Bajo Licencia MTM – Argentina S.A., Buenos Aires, Argentina

Além disso, quando adicionada maior proporção de pó, pode ser utilizado como material retrobturador, conforme já descrito por Tanomaru-Filho e colaboradores, em 2009.[13] Nesse estudo,[13] os autores avaliaram o pH e a liberação de íons de cálcio dos cimentos Sealer 26, MTA branco, Endo CPM Sealer e Endo CPM Sealer com consistência normal e espessada (para obturação retrógrada) e cimento de óxido de zinco e eugenol. Observaram que o Endo CPM Sealer, em consistência normal ou espessado, apresentou liberação significativa de íons de cálcio e hidroxila.

Com relação à radiopacidade dos cimentos à base de MTA, Guerreiro-Tanomaru e colaboradores,[15] em 2009, verificaram que o cimento Endo CPM Sealer apresenta radiopacidade equivalente a 6 mmAl, compatível com sua utilização como cimento endodôntico. Seu valor de radiopacidade está em acordo com o estabelecido pela norma ISO 6876/2001,[16] que estabelece um valor mínimo de 3 mmAl, e ANSI/ADA,[17] na qual o cimento deve apresentar pelo menos 2 mmAl a mais que a radiopacidade óssea e da dentina.

A atividade antimicrobiana de um cimento endodôntico pode auxiliar na prevenção da reinfecção coronária, além de atuação sobre microrganismos remanescentes. Tanomaru e colaboradores,[18] em 2008, avaliaram a atividade antimicrobiana do Endo CPM Sealer contra cinco cepas de microrganismos (*Micrococcus luteus*, *Staphylococcus aureus*, *Pseudomonas aeruginosa*, *Candida albicans* e *Enterococcus faecalis*). Os resultados mostraram que o Endo CPM Sealer manipulado ou sua porção em pó apresenta atividade antimicrobiana contra todas as cepas microbianas.

O cimento Endo CPM Sealer tem mostrado bons resultados quanto à resposta biológica. Gomes-Filho e colaboradores,[19] em 2009, investigaram os efeitos do Endo CPM Sealer (Egeo SRL – Buenos Aires, Argentina), Sealapex (Sybron Endo – Glendora, Califórnia), e MTA Angelus (Angelus – Londrina, Brasil) sobre a viabilidade celular e liberação de citocinas (interleucina [IL]-1beta e IL-6) de fibroblastos de rato. Todos os materiais foram considerados não citotóxicos em cultura de fibroblastos.

Gomes-Filho e colaboradores,[20] em 2009, avaliaram a resposta do tecido subcutâneo de ratos para tubos de polietileno implantados preenchido com Endo CPM Sealer (Cimento Portland Modificado Sealer) (Egeo SRL – Buenos Aires, Argentina) em comparação com Sealapex (SybronEndo – Glendora, Califórnia) e MTA Angelus (Angelus – Londrina, Brasil). Mineralização e granulações birrefringentes à luz polarizada foram observadas com todos os materiais. Foi possível concluir que o Endo CPM Sealer é biocompatível e estimula a mineralização.

Scarparo e colaboradores,[21] em 2010, avaliaram a reação do tecido conjuntivo subcutâneo aos cimentos: Endo CPM Sealer (Egeo SRL – Buenos Aires, Argentina), MTA e AH Plus. MTA e Endo CPM Sealer apresentaram comportamento semelhante ao do grupo controle durante todo o experimento. O Endo CPM Sealer apresentou potencial biológico equivalente ao MTA.

Oliveira e colaboradores,[22] em 2011, avaliaram a infiltração de *E. faecalis* em dentes obturados com cimentos à base de MTA (Endo CPM Sealer e MTA Sealer, cimento experimental). Durante um período de análise de 120 dias, os autores observaram que os dentes obturados com esses cimentos apresentaram maior número de amostras infiltradas quando comparados àqueles obturados com outros cimentos (AH Plus e Sealapex).

Gomes-Filho e colaboradores,[23] em 2013, avaliaram o reparo de radioluscência periapicais em dentes de cães após uma única sessão de tratamento endodôntico com MTA Fillapex® em comparação com Sealapex ou Endo CPM Sealer. Eles concluíram que a preparação dos canais radiculares infectados, com obturação na mesma sessão com os materiais estudados, foi insuficiente para proporcionar a cura completa dos tecidos periapicais.

MTA Fillapex

Em 2010, a indústria Angelus Soluções Odontológicas (Londrina, PR, Brasil) colocou no mercado cimento endodôntico MTA Fillapex (TAB. 27.2 e FIG. 27.3). Desde seu surgimento, algumas alterações foram realizadas em sua composição para melhorar algumas propriedades do material. Esse cimento apresenta em sua composição resina de salicilato, MTA e pigmentos, com apresentação na forma pasta/pasta para manipulação em partes iguais (FIG. 27.4). Sua composição foi alterada em 2015, conforme TAB. 27.2.

De acordo com o fabricante, o MTA Fillapex apresenta escoamento médio de 27,66 mm, tempo de trabalho de 35 minutos, espessura de filme de 39,6 μm, tempo de presa de

Tabela 27.2

Composição e fabricação do MTA Fillapex

CIMENTO	COMPOSIÇÃO	FABRICANTE
MTA Fillapex	Salicilato de resina, resina diluída, resina natural, trióxido de bismuto, nanopartícula de sílica, MTA, pigmentos	Angelus – Londrina, Brasil
MTA Fillapex – composição a partir de 2015	Resina salicilato, resina natural, tungstato de cálcio, sílica nanoparticulada, pigmentos, resina diluente, mineral trióxido agregado, sílica nanoparticulada, pigmentos	Angelus – Londrina, Brasil

2 horas e 10 minutos ± 10 minutos a 25 °C em 100% de umidade relativa, densidade ótica no teste de radiopacidade 77% superior à escala de alumínio de 3 mm, solubilidade de aproximadamente 0,1%, ou seja, as propriedades estão de acordo com a norma ISO 6876. Além disso, o *kit* do sistema MTA Fillapex contém pontas de automistura (automix), para favorecer a formação de pasta homogênea na manipulação do produto (**FIG. 27.5**).

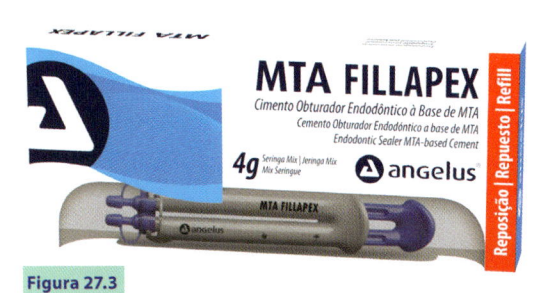

Figura 27.3
MTA Fillapex – cimento endodôntico à base de MTA.
Fonte: Dental Brasileira.[24]

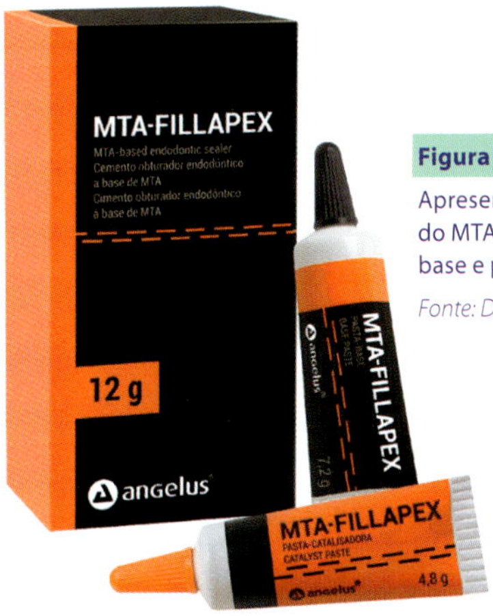

Figura 27.4
Apresentação comercial do MTA Fillapex – pasta base e pasta catalizadora.
Fonte: Dental Cremer.[25]

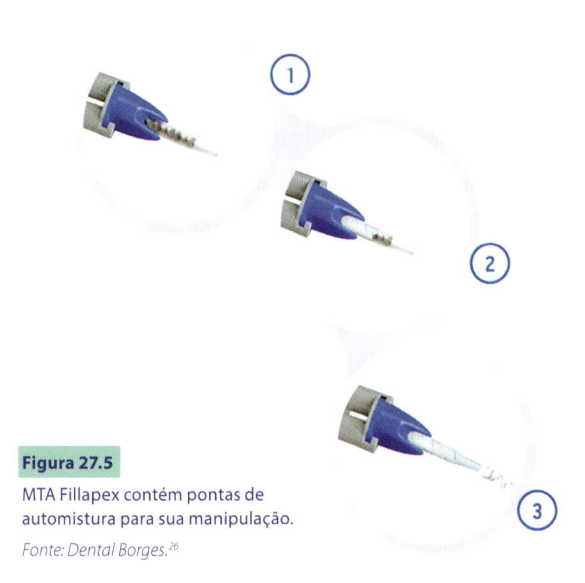

Figura 27.5
MTA Fillapex contém pontas de automistura para sua manipulação.
Fonte: Dental Borges.[26]

Morgental e colaboradores,[27] em 2011, compararam o pH e a atividade antibacteriana (sobre *E. faecalis*) do MTA Fillapex em comparação aos cimentos Endo CPM Sealer, MTA branco e Endofill. O MTA Fillapex apresentou atividade antibacteriana contra *E. faecalis* antes do endurecimento. Entretanto, nenhum dos cimentos avaliados apresentou efeito antimicrobiano residual, ou seja, após o endurecimento, independentemente dos elevados valores de pH observados (aproximadamente 10,5 ± 0,2).

Com relação às propriedades mecânicas do cimento MTA Fillapex, Sagsen e colaboradores,[28] em 2011, avaliaram a adesividade à dentina de dois cimentos endodônticos à base de MTA (iRoot® e MTA Fillapex) em comparação ao AH Plus. Os autores observaram que o MTA Fillapex apresentou os menores valores de adesão à dentina quando comparado aos demais cimentos, provavelmente por causa da formação de cristais de apatita induzida pela presença do MTA na formulação do cimento, que atua como uma camada interfacial estruturalmente semelhante a *tags*, diminuindo a capacidade de adesão.

O grau de citotoxicidade *in vitro* do cimento MTA Fillapex em células odontoblásticas foi avaliada por Scelza e colaboradores,[29] em 2012, que o compararam com a citotoxicidade apresentada pelos cimentos endodônticos Sealapex, Pulp Canal Sealer EWT e Real Seal. De acordo com os resultados do estudo, o MTA Fillapex apresentou intenso efeito citotóxico sobre as células odontoblásticas nos dois períodos de tempo investigados (24 horas e 7 dias), promovendo alterações na atividade mitocondrial, integridade das membranas plasmáticas e interferindo na densidade celular.

Viapiana e colaboradores,[30] em 2014, observaram que o MTA Fillapex é composto de partículas ricas em cálcio e silício intercaladas em uma matriz composta por partículas menores de bismuto, além de apresentar pH alcalino, radiopacidade acima de 3 mm de alumínio e bioatividade após 28 dias de imersão em HBSS. MTA Fillapex apresenta alta liberação de íons cálcio,[31] que favorece a formação de tecido mineralizado.[32] O pH elevado e a liberação de íons cálcio pelo MTA Fillapex foram demonstrados,[33] o que pode ser atribuído à presença de nanopartículas em sua composição, favorecendo a difusão dos íons de cálcio e hidroxila do material.[31]

Faria-Júnior e colaboradores,[34] em 2013, avaliaram a atividade antibiofilme frente a *E. faecalis*, pH e solubilidade dos cimentos AH Plus, MTA Fillapex, Sealer 26, Epiphany SE, Sealapex, Activ GP e o cimento experimental MTA Sealer. O MTA Fillapex reduziu o número de bactérias dos biofilmes e apresentou maior solubilidade e altos valores de pH. Com relação às propriedades mecânicas, Sagsen e colaboradores[35] em 2011, avaliaram a adesividade à dentina dos cimentos endodônticos à base de MTA (iRoot e MTA Fillapex) em comparação ao AH Plus. Os autores observaram que o MTA Fillapex apresentou os menores valores de adesão à dentina.

MTA Fillapex apresenta baixa resistência mecânica,[36] além disso, apresenta elevada solubilidade.[31,36] O grau de citotoxicidade *in vitro* do cimento MTA Fillapex em células odontoblásticas foi avaliado por Scelza e colaboradores,[29] em 2012, que demonstraram intenso efeito citotóxico sobre as células odontoblásticas nos dois períodos de tempo avaliados (24 horas e 7 dias).

MTA Plus™

Outro material recentemente lançado no mercado é o MTA Plus (Avalon Biomed Inc., Bradenton – Flórida, Estados Unidos), à base de silicato de cálcio (TAB. 27.3), disponível na forma pó/líquido, na cor branca e cinza (FIGS. 27.6 e 27.7). O material é indicado tanto para terapias pulpares vitais e procedimentos endodônticos, como no reparo de perfurações e material retrobturador. Apresenta partículas 50% mais finas do que o MTA, menores que 1 μm. Dependendo da indicação do MTA Plus, ele pode ser manipulado com água, com indicações semelhantes ao MTA. Ainda, o material apresenta outra indicação: uso como cimento obturador endodôntico, quando é manipulado com gel.

MTA Plus branco e cinza em diferentes proporções água/pó e gel/pó foram estudados em células odontoblastoides de ratos (MDPC-23), comparados com MTA ProRoot branco e cinza, mostrando que MTA Plus é citocompatível após a diluição dos componentes.[39] MTA Plus contém óxido de bismuto como radiopacificador, componente responsável pela alteração de cor na coroa dentária após interação com hipoclorito de sódio.[40,41]

O cimento MTA Plus, quando manipulado com gel e água destilada, foi semelhante quanto à reação de hidratação, pH e liberação de íons de cálcio. Porém, em relação ao tempo de presa, compressão, porosidade e reabsorção de líquidos, o MTA Plus manipulado com gel mostrou melhores resultados

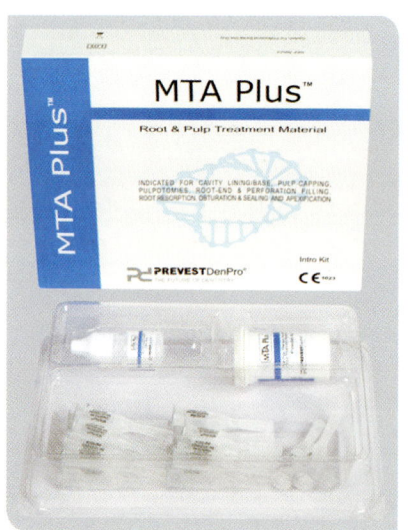

Figura 27.6
Apresentação comercial do MTA Plus. O pó (frasco) e é associado ao gel ou ao líquido.
Fonte: Prevestdirect.com.[37]

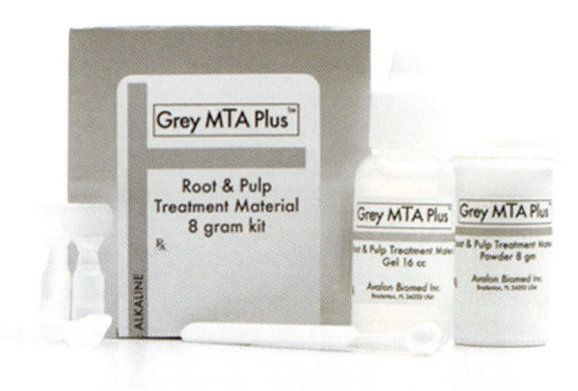

Figura 27.7
Apresentação comercial do MTA Plus cinza. O pó (frasco) e é associado ao gel ou líquido.
Fonte: Avalon Biomed.[38]

Tabela 27.3
Composição química e fabricação do MTA Plus e Neo MTA Plus

MATERIAL	COMPOSIÇÃO	FABRICANTE
MTA Plus	**Pó:** silicato tricálcio, silicato dicálcio, óxido de bismuto, aluminato tricálcio, sulfato de cálcio e gesso **Líquido:** gel à base de água com agentes espessantes e polímeros solúveis em água	Avalon Biomed Inc. – Bradenton, Flórida, Estados Unidos
MTA Plus cinza	**Pó:** silicato tricálcio, silicato dicálcio, óxido de bismuto, aluminato tricálcio, sulfato de cálcio, gesso, aluminoferrite de cálcio **Líquido:** gel à base de água com agentes espessantes e polímeros solúveis em água	Avalon Biomed Inc. – Bradenton, Flórida, Estados Unidos
Neo MTA Plus	**Pó:** silicato tricálcio, silicato dicálcio, óxido de tântalo, aluminato tricálcio, sulfato de cálcio e gesso **Líquido:** gel à base de água com agentes espessantes e polímeros solúveis em água	Avalon Biomed Inc. – Bradenton, Flórida, Estados Unidos

do que o manipulado com água destilada.[42] O MTA Plus manipulado com gel exibiu menor resistência de união do que o MTA Plus manipulado com água.[43]

Recentemente, outro cimento com fórmula similar ao MTA Plus foi desenvolvido, o Neo MTA Plus (Avalon Biomed Inc. – Bradenton, FL) (TAB. 27.3 e FIG. 27.8). Esse material foi desenvolvido para utilização em pulpotomias, sem promover escurecimento dentário, uma vez que o radiopacificador óxido de bismuto do MTA Plus foi substituído pelo óxido de tântalo. A substituição do radiopacificador pelo óxido de tântalo não promove descoloração dentária, resultando em adequada radiopacidade e hidratação do material.[41]

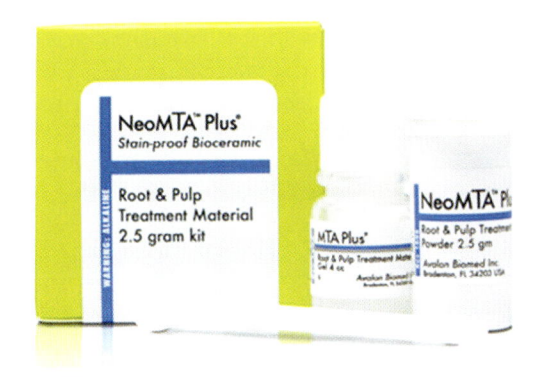

Figura 27.8
Apresentação comercial do Neo MTA Plus. O pó (frasco) e é associado ao gel.
Fonte: Avalon Biomed.[44]

iRoot® SP Sealer (biocerâmico)

Outro cimento endodôntico à base de bioagregados é o iRoot SP (Innovative, Bioceramix – Vancouver, Canadá). Esse cimento apresenta sua composição à base de silicato de cálcio (TAB. 27.4). O material apresenta forma de pré-mistura pronta para uso no interior do canal radicular. É um produto homogêneo para o preenchimento dos canais radiculares com ou sem cones de guta-percha. A obturação de canais radiculares com o cimento iRoot SP quando utilizada a técnica de condensação de onda contínua demonstra eficácia no preenchimento de canais laterais artificiais.[45] O iRoot SP apresenta partículas pequenas, permitindo que penetração nos túbulos dentinários e canais laterais, resultado de seu excelente escoamento.

O cimento iRoot SP, de acordo com o fabricante, é um material biocerâmico biocompatível, livre de alumínio, antibacteriano, hidrofílico e com tempo de presa de aproximadamente 4 horas, dependente da presença de umidade do canal radicular. O cimento iRoot SP demonstrou citocompatibilidade e indução de proteínas relacionadas à mineralização.[46] Esse cimento apresenta menor citotoxicidade do que o MTA Fillapex.[47,48] MTA Fillapex e iRoot SP promovem a diferenciação de células osteoblásticas em maior extensão do que o cimento Sealapex, o que foi provado pela deposição de nódulos mineralizados.[49]

O iRoot SP apresenta propriedades de selamento e atividade antimicrobiana[50,51] frente ao *E. faecalis*[52] e atividade antifúngica frente a *C. albicans*.[53] Bidar e colaboradores,[54] em 2014, observaram que o iRoot SP apresenta capacidade seladora superior à do MTA Fillapex. O cimento iRoot SP apresenta capacidade de adesão à dentina radicular.[55,56] Tuncel e colaboradores,[57] em 2015, observaram que o cimento iRoot SP apresenta valores de resistência de união significativamente mais elevados e maior resistência ao deslocamento quando comparado ao cimento AH Plus.

Cimento endodôntico experimental da Faculdade de Odontologia da Unesp de Araraquara

MTA Sealer

Cimento obturador endodôntico proposto pela disciplina de Endodontia da Faculdade de Odontologia de Araraquara da Universidade Estadual Paulista "Júlio de Mesquita Filho" (Araraquara, Brasil), é composto de CP (cimento Portland), radiopacificador, aditivos e componente resinoso. Massi e colaboradores,[4] em 2011, avaliaram o tempo de presa, pH e liberação de íons de cálcio do MTA Sealer, AH Plus, MTA Angelus e cimento Portland e concluíram que o MTA Sealer apresentou propriedades favoráveis para a sua indicação como cimento obturador do canal radicular.

Cimentos experimentais à base de cimento Portland (MTA) com diferentes radiopacificadores

Cimentos experimentais à base de CP (cimento Portland; CPB-40; Votorantin cimentos, Camargo Correa S.A. – Pedro Leopoldo, MG, Brasil) associados a diferentes agentes radiopacificadores foram desenvolvidos pela disciplina de Endodontia da Faculdade de Odontologia de Araraquara da Unesp (Araraquara, Brasil) com diferentes radiopacificadores (TAB. 27.5).

Tabela 27.4

Composição química e fabricação do cimento iRoot SP

CIMENTO	COMPOSIÇÃO	FABRICANTE
iRoot SP	Silicato tricálcio, silicato dicálcio, fosfato de cálcio monobásico, hidróxido de cálcio e óxido de zircônio	Innovative, Bioceramix – Vancouver, Canadá

Tabela 27.5

Composição química e fabricação do MTA Sealer e suas modificações com diferentes radiopacificadores

CIMENTO	COMPOSIÇÃO	FABRICANTE
MTA Sealer	Cimento Portland, radiopacificador, aditivos e componente resinoso	FOAr-Unesp, Araraquara, SP, Brasil
ES-Zr-micro	**Pó:** cimento Portland, óxido de zircônio microparticulado, aditivos (cloreto de cálcio) **Líquido:** resina epóxica	FOAr-Unesp, Araraquara, SP, Brasil
ES-Zr-nano	**Pó:** cimento Portland, óxido de zircônio nanoparticulado, aditivos (cloreto de cálcio) **Líquido:** resina epóxica	FOAr-Unesp, Araraquara, SP, Brasil
ES-Nb-micro	**Pó:** cimento Portland, óxido de nióbio microparticulado, aditivos (cloreto de cálcio) **Líquido:** resina epóxica	FOAr-Unesp, Araraquara, SP, Brasil
ES-Nb-nano	**Pó:** cimento Portland, óxido de nióbio nanoparticulado, aditivos (cloreto de cálcio) **Líquido:** resina epóxica	FOAr-Unesp, Araraquara, SP, Brasil

Em outro estudo, os quatro cimentos experimentais apresentaram maior valor de pH e liberaram mais íons de cálcio do que os cimentos AH Plus e MTA Fillapex. Todos os cimentos endodônticos experimentais apresentam bioatividade, no entanto, apenas para o cimento ES-Nb-micro foi observada deposição de cristais hexagonais, indicando a formação de hidroxiapatita.[30]

BioRoot™ RCS

O cimento BioRoot RCS, desenvolvido pela Septodont (Saint Maur Des Fosses, França) é um cimento endodôntico à base de silicato de cálcio e apresenta o óxido de zircônio como agente radiopacificador (TAB. 27.6). Seus componentes apresentam alta pureza e apresentação na forma pó-líquido (FIG. 27.9).

De acordo com o fabricante, esse cimento é insolúvel em água, não causa descoloração dos dentes, apresenta bom escoamento, alta radiopacidade (5 mm de alumínio), tempo de trabalho mínimo de 10 minutos e tempo de presa máximo de 4 horas, pH alcalino, libera íons de cálcio, pode ser utilizado com a técnica de obturação de cone único ou condensação lateral, é bioativo, biocompatível e apresenta excelente adesão à dentina e pontos de guta-percha. Sua bioatividade é creditada à formação de hidroxiapatita na interface dente/cimento e mineralização dentinária, enquanto a biocompatibilidade deve-se à alta pureza mineral e à formulação livre de monômero que reduz o risco de reação tecidual adversa desse material. A propriedade seladora do material pode estar relacionada à cristalização do material dentro dos túbulos dentinários promovendo selamento.

Tabela 27.6

Composição química e fabricação do cimento BioRoot RCS

CIMENTO	COMPOSIÇÃO	FABRICANTE
BioRoot RCS	Silicato tricálcio, óxido de zircônio e livre de resina	Septodont – Saint Maur Des Fosses, França

Viapiana e colaboradores,[36] em 2014, avaliaram as propriedades físico-químicas e mecânica desses cimentos experimentais associados a diferentes agentes radiopacificadores. Os cimentos endodônticos experimentais apresentaram propriedades físico-químicas em acordo com as especificações nº 57 ANSI/ADA (ADA Professional Product Review, 2008)[17] e ISO 6876 (Dentistry — Root Canal Sealing Materials, 2012, British Standards Institution, Londres, Reino Unido).[16] Os cimentos apresentaram tempo de presa e escoamento adequado para a prática clínica, satisfatória resistência à compressão e baixa solubilidade. Além disso, nenhum dos cimentos experimentais liberou formaldeído após a manipulação, mas mostraram menor radiopacidade.

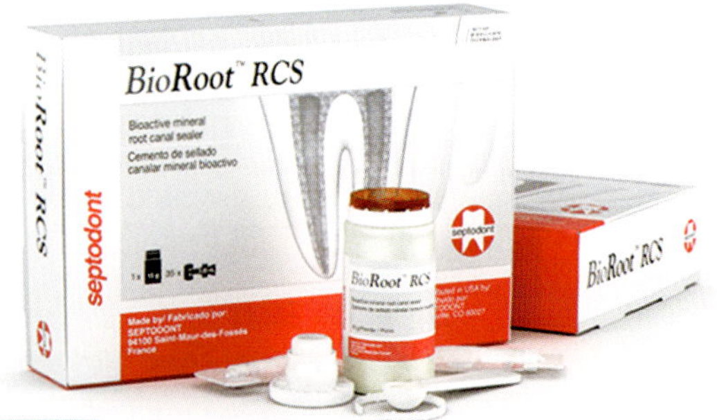

Figura 27.9

Apresentação comercial do BioRoot RCS: pó e líquido.

Fonte: Septodont.[58]

Camps e colaboradores,[59] em 2015, avaliaram a interação do cimento à base de silicato tricálcio, BioRoot RCS, com o tecido apical, em comparação com o cimento de óxido de zinco e eugenol. O BioRoot RCS apresentou menos efeitos tóxicos sobre as células PDL e induziu maior liberação de fatores de crescimento angiogênico e osteogênico do que o cimento de óxido de zinco e eugenol. Esses resultados sugerem a bioatividade do cimento. Em análise de capacidade seladora, Viapiana e colaboradores,[60] em 2015, mostraram que o Bioroot RCS apresentou significativamente maior percentual de vazios que o cimento AH Plus.

EndoSequence BC Sealer

Outro cimento à base de silicato tricálcio é o EndoSequence BC Sealer (Brasseler, Savannah, GA), indicado para obturação do canal radicular de dentes permanentes e pronto para uso (FIG. 27.10). De acordo com o fabricante, o cimento EndoSequence BC Sealer é composto de óxido de zircônio, silicatos de cálcio, fosfato de cálcio monobásico, hidróxido de cálcio, agentes espessantes e de preenchimento (TAB. 27.7).

EndoSequence BC Sealer apresenta propriedades físicas adequadas[61] e em acordo com as especificações da ISO 6876:2012.[66] Seu tempo de presa é de 2,7 horas. O material adquire presa em umidade derivada do canal radicular.[61] Candeiro e colaboradores,[62] em 2012, observaram que esse cimento libera mais íons de cálcio que o AH Plus. Comparado ao Biodentine e MTA branco, o cimento EndoSequence BC Sealer liberou menos íons de cálcio após imerso 90 dias em solução salina fosfatada.[63] Willershausen e colaboradores,[64] em 2011, afirmaram que esse cimento é biocompatível. Esse cimento apresenta ótima radiopacidade (10,8 mm de alumínio). O tempo de presa quando o material foi imerso em solução fisiológica foi de 19 horas.[65]

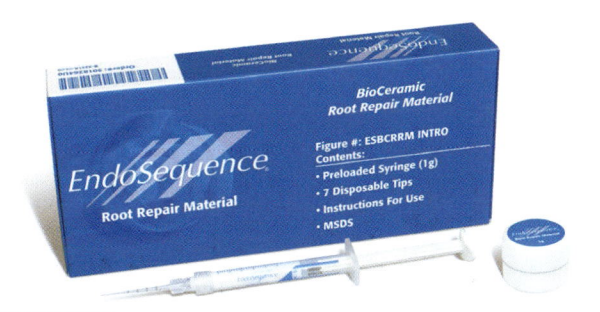

Figura 27.10
Apresentação comercial do EndoSequence BC Sealer (pasta pronta para uso).
Fonte: Dental Compare.[66]

VANTAGENS E LIMITAÇÕES DO USO DO CONE DE GUTA-PERCHA

O cone de guta-percha (GP) tem sido considerado material de obturação aceitável por causa de sua biocompatibilidade, radiopacidade e flexibilidade bem como facilidade de remoção nos retratamentos. No entanto, a guta-percha não promove selamento. O cimento endodôntico também pode possibilitar infiltração de fluidos teciduais, permitindo reinfecção do canal radicular e formação de patologias periapicais. Resilon™, um material de obturação de canais radiculares em forma de cone, à base de resinas, surgiu como uma alternativa promissora. Outros materiais à base de resina e à base biocerâmica estão surgindo, sendo necessárias evidências científicas para a substituição da guta-percha. Dessa forma, a guta-percha ainda tem sido o material de escolha baseada em evidências.

Limitações técnicas na obturação do canal radicular

A realidade anatômica do sistema de canais radiculares torna complexa a limpeza e o preparo das irregularidades e dos canais laterais, dos istmos e de outras complexidades morfológicas.

Além disso, observa-se que os canais radiculares apresentam, na maioria dos casos, forma ovoide.[56] A obturação utilizando materiais com forma cônica (cones de guta-percha) ou os carregadores de guta-percha não refletem a anatomia endodôntica, pois necessitam de aquecimento e pressão para preencherem o espaço do canal radicular em três dimensões, coadjuvados pelo uso de cimentos endodônticos plásticos, utilizados como interface. Embora todas as técnicas anteriormente mencionadas demonstrem razoável taxa de sucesso na literatura, podem promover riscos de acidentes iatrogênicos, como fratura radicular vertical, causada pela força excessiva durante a compactação/condensação vertical ou lateral, assim como formação de lacunas ou vazios, e distribuição desigual de guta-percha e cimento na região do terço apical.[67] Algumas dessas técnicas exigem o alargamento excessivo do canal radicular para permitir a inserção do material obturador, comprometendo a estrutura remanescente da estrutura dentária.

Um novo objetivo, ou mesmo uma exigência para material obturador ideal, é o conceito monobloco pelo qual no interior

Tabela 27.7

Composição química e fabricação do cimento EndoSequence BC Sealer

CIMENTO	COMPOSIÇÃO	FABRICANTE
EndoSequence BC Sealer	Silicatos de cálcio, óxido de zircônio, óxido de tântalo e fosfato de cálcio monobásico	Brasseler Estados Unidos, Savannah, Geórgia, Estados Unidos

do canal radicular ocorre um ajuste íntimo ou interface perfeita entre todos os materiais obturadores e paredes do canal radicular e material restaurador coronário.

Uma das muitas técnicas aceitáveis será descrita a seguir, com o objetivo de atingir os objetivos de preservação da estrutura dentária, facilidade de uso e obtenção do conceito monobloco, chamado sistema EndoREZ.

Propriedades do EndoREZ

O EndoREZ (Ultradent – South Jordan, Utah) é parte integrante do conceito ADO (Apical Delivered Obturation) ou obturação com injeção de cimento no terço apical desenvolvido em 1999. É um cimento resinoso à base de UDMA (uretano dimetacrilato), usado com cones de guta-percha revestidos com resina UDMA (FIG. 27.11) aplicados passivamente e com ligação química com o cimento EndoREZ. Com o uso de seringa e agulha especiais (FIG. 27.12), é possível preencher o canal radicular em toda a extensão, em uma única etapa clínica. Essa técnica é chamada condensação passiva e se baseia na adesão química para selamento do canal radicular.

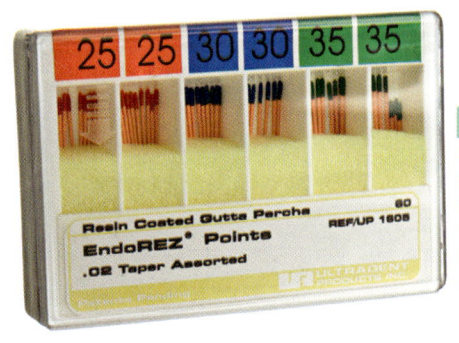

Figura 27.11
Cones de guta-percha revestidos com resina UDMA.
Fonte: Ultradent do Brasil.[68]

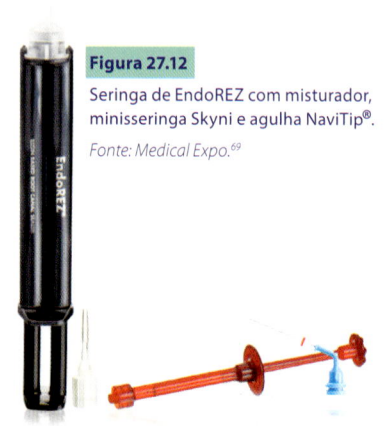

Figura 27.12
Seringa de EndoREZ com misturador, minisseringa Skyni e agulha NaviTip®.
Fonte: Medical Expo.[69]

O EndoREZ tem a mesma radiopacidade da guta-percha, tem fluidez e, após a polimerização, apresenta dureza menor do que a dentina, facilitando o retratamento, quando necessário. Em virtude da propriedade e natureza hidrofílica inerente, pode penetrar no interior dos túbulos dentinários (FIG. 27.13). Para isso, recomenda-se que, após o uso de sugador com pontas Capilary (FIG. 27.14), seja utilizado somente um cone de papel de diâmetro similar ao do instrumento de maior diâmetro utilizado no preparo do canal radicular. Essa penetração intratubular cria a primeira fase do conceito monobloco para adesão e selamento íntimo à parede dentinária. A resina UDMA tem sido utilizada em cirurgia ortopédica durante anos como resina para preenchimento ósseo e tem um histórico de excelente biocompatibilidade. Isso é muito importante, pois um cimento endodôntico pode estar em contato direto com os tecidos conjuntivos apicais por um longo período de tempo. As propriedades biológicas dos cimentos são tão importantes para o sucesso clínico quanto sua capacidade de vedação e selamento. Estudos sobre o EndoREZ têm demonstrado baixa citotoxicidade[70,71] e ação antimicrobiana.[72]

Outros estudos têm mostrado que é o material que melhor propicia resistência à fratura radicular em comparação aos métodos tradicionais de obturação.[72] Outros estudos de importâncias ressaltam bons resultados clínicos e radiográficos em humanos, mesmo em avaliação após 5 e 8 anos.[73] Além de ser o material principal usado na técnica ADO, o EndoREZ pode ser usado com qualquer técnica de obturação.

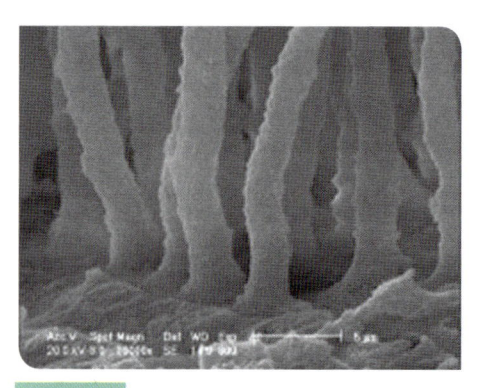

Figura 27.13
Fotomicrografia mostrando a penetração do EndoREZ nos túbulos dentinários.
Fonte: Imagem gentilmente fornecida pelo Dr. Moisiadis P, endodontista na Grécia.

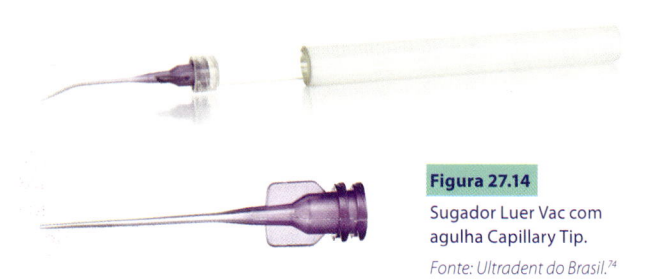

Figura 27.14
Sugador Luer Vac com agulha Capillary Tip.
Fonte: Ultradent do Brasil.[74]

Considerações sobre soluções irrigadoras e irrigação para a obturação do canal radicular

A maioria dos endodontistas usa gel lubrificante/quelante durante o cateterismo e primeiros passos na instrumentação do canal radicular. Muitos desses materiais em gel contêm peróxido de ureia na formulação, o que pode interferir na polimerização de qualquer cimento obturador à base de resina. No entanto, o FileEze® (Ultradent – South Jordan, Utah) (**FIG. 27.15**), gel lubrificante usado coadjuvado ao EndoREZ, não contém peróxido de ureia e é absolutamente compatível com o uso de qualquer cimento à base de resina, sendo removido do canal radicular por apresentar como base veículo aquoso. A solução de hipoclorito de sódio também é rotineiramente utilizada durante o processo de limpeza e modelagem/formatação do canal radicular. Não há necessidade de eliminação dessa solução no preparo, uma vez que não há evidência de sua interação com o material obturador durante a polimerização. No entanto, pode ser recomendado o uso de outra solução na finalização do preparo, como Consepsis® (**FIG. 27.16**) ou EDTA (**FIG. 27.17**). Tanto o EDTA 17 ou 18%, por 3 a 4 minutos, ou Consepsis, por 40 segundos, são compatíveis se com as propriedades hidrofílicas da EndoREZ, facilitando a polimerização e permitindo uma penetração nos túbulos dentinários até 1.200 µ.

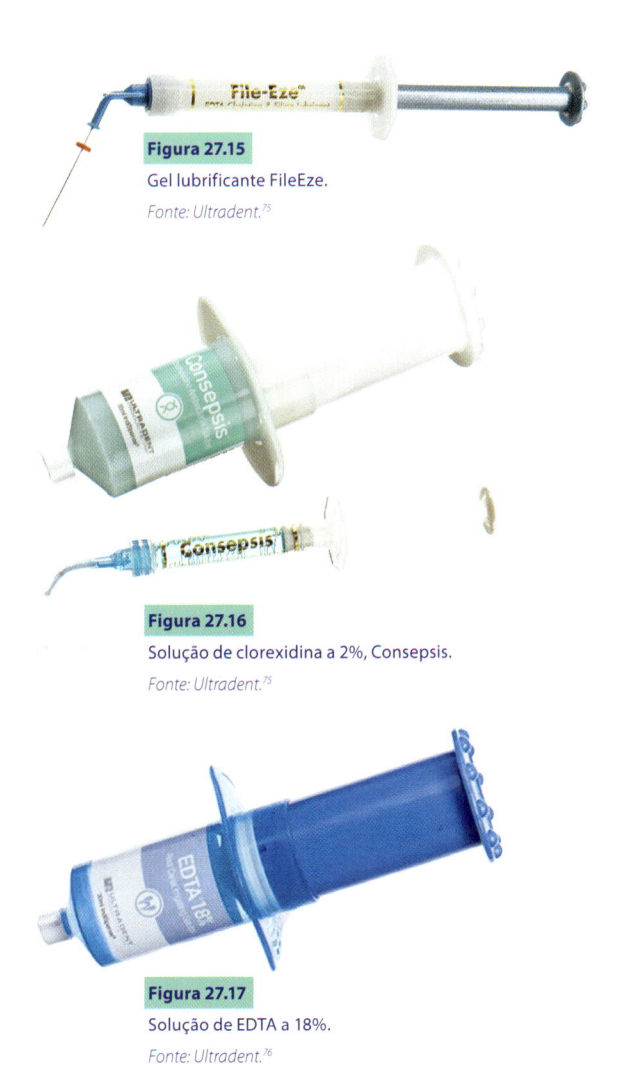

Passo a passo da técnica ADO – EndoREZ

1. Com o canal radicular preparado, o excesso de umidade é removido com ponta de sucção Capilary (Ultradent – South Jordan, Utah) e um cone de papel de diâmetro compatível ao instrumento de maior diâmetro utilizado no comprimento real de trabalho (CRT) (1 mm aquém) do ápice radiográfico;

2. Ajuste do cone principal de guta-percha do sistema, revestido com resina UDMA para adesão ao cimento, criando base para o monobloco. O cone deve ser ajustado no CRT. Existem cones com conicidades 0,02, 0,04 e 0,06 mm/mm. Primeiro é selecionado o cone de maior conicidade. Caso ele não atinja o comprimento desejado, opta-se por outro de menor conicidade. O ajuste do cone é aferido radiograficamente. Após confirmação de ajuste, o cone é removido do canal radicular para a realização dos próximos passos;

3. O cimento é injetado da seringa TwoSpense diretamente em uma seringa Skini equipada com agulha Navitp diâmetro 29G. A agulha NaviTip, disponível em diferentes comprimentos, permite vazão máxima do cimento em profundidade no canal radicular;

4. O conjunto seringa Skini/Navitip é colocado até 2 a 3 mm aquém do comprimento do dente e, com leve pressão no êmbolo, o cimento EndoREZ é injetado lentamente. A seringa é retirada lentamente, e o cimento é injetado, mas com a ponta da agulha sempre submersa no cimento para evitar o aprisionamento de ar. O canal radicular é obturado e preenchido até a sua entrada;

5. O cone principal revestido de resina, previamente selecionado, é inserido passiva e lentamente no interior do canal radicular até atingir o comprimento de ajuste desejado. Se necessário, cones revestidos como acessórios adicionais podem ser inseridos de forma passiva.

Dependendo da indicação clínica de pinos, os cones acessórios podem ser inseridos após submersão em acelerador que diminui o tempo de polimerização para 4 minutos. Caso não se utilize acelerador, o tempo de endurecimento do cimento é de 8 minutos. Com ou sem acelerador, a finalização é obtida com o uso de luz por 40 segundos para criação de delgada camada de material fotopolimerizado visando ao selamento.

Após a obturação do canal radicular, é realizado o condicionamento ácido com Ultra-Echt®, lavagem, secagem e inserção de PermaFlo® Purple, que, após fotopolimerizado, evita infiltrações e serve como indicador do local de corte do material obturador (**FIG. 27.18**). A reconstrução coronária feita com resinas completa a formação do monobloco.

Figura 27.15
Gel lubrificante FileEze.
Fonte: Ultradent.[75]

Figura 27.16
Solução de clorexidina a 2%, Consepsis.
Fonte: Ultradent.[75]

Figura 27.17
Solução de EDTA a 18%.
Fonte: Ultradent.[76]

Caso seja necessária a utilização de pinos para manutenção do conceito monobloco, estão indicados os de fibra com cimento resinoso. Se outro método de obturação for utilizado, então os mesmos passos são efetuados para introduzir o cimento no canal radicular, seguido de sua técnica de escolha.

Leonardo Da Vinci disse que "a simplicidade é a vanguarda da sofisticação". Se os métodos de obturação usados há décadas ainda estão falhando, então é hora de oferecer ao dente e, consequentemente, aos pacientes, alternativas que atinjam melhores resultados.

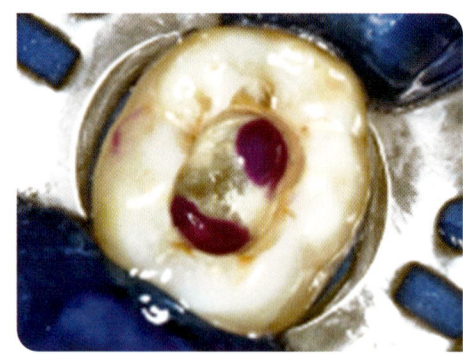

Figura 27.18
PermaFlo Purple nas entradas do canal radicular.

REFERÊNCIAS

1. Holland R, de Souza V. Ability of a new calcium hydroxide root canal filling material to induce hard tissue formation. J Endod. 1985;11(12):535-43.
2. Leonardo MR, Silva LA, Utrilla LS, Assed S, Ether SS. Calcium hydroxide root canal sealers--histopathologic evaluation of apical and periapical repair after endodontic treatment. J Endod. 1997;23(7):428-32.
3. Torabinejad M, Parirokh M. Mineral trioxide aggregate: a comprehensive literature review--part II: leakage and biocompatibility investigations. J Endod. 2010;36(2):190-202.
4. Massi S, Tanomaru-Filho M, Silva GF, Duarte MA, Grizzo LT, Buzalaf MA, et al. pH, calcium ion release, and setting time of an experimental mineral trioxide aggregate-based root canal sealer. J Endod. 2011;37(6):844-6.
5. Asgary S, Eghbal MJ, Parirokh M, Ghoddusi J, Kheirieh S, Brink F. Comparison of mineral trioxide aggregate's composition with portland cements and a new endodontic cement. J Endod. 2009;35(2):243-50.
6. Asgary S, Shahabi S, Jafarzadeh T, Amini S, Kheirieh S. The properties of a new endodontic material. J Endod. 2008;34(8):990-3.
7. Bernardes RA, de Amorim Campelo A, Junior DD, Pereira LO, Duarte MA, Moraes IG, et al. Evaluation of the flow rate of 3 endodontic sealers: Sealer 26, AH plus, and MTA Obtura. Oral Surg Oral Med Oral Pathol Oral Radiol Endod. 2010;109(1):47-9.
8. Ersahan S, Aydin C. Dislocation resistance of iroot sp, a calcium silicate-based sealer, from radicular dentine. J Endod. 2010;36(12):2000-2.
9. Gomes-Filho JE, Rodrigues G, Watanabe S, Estrada Bernabé PF, Lodi CS, Gomes AC. Evaluation of the tissue reaction to fast endodontic cement (CER) and Angelus MTA. J Endod. 2009;35(10):1377-80.
10. Santos AD, Moraes JC, Araujo EB, Yukimitu K, Valério Filho WV. Physico-chemical properties of MTA and a novel experimental cement. Int Endod J. 2005;38(7):443-7.
11. Jacobovitz M, Vianna ME, Pandolfelli VC, Oliveira IR, Rossetto HL, Gomes BP. Root canal filling with cements based on mineral aggregates: an in vitro analysis of bacterial microleakage. Oral Surg Oral Med Oral Pathol Oral Radiol Endod. 2009;108(1):140-4.
12. Vasconcelos BC, Bernardes RA, Duarte MA, Bramante CM, Moraes IG. Apical sealing of root canal fillings performed with five different endodontic sealers: analysis by fluid filtration. J Appl Oral Sci. 2011;19(4):324-8.
13. Tanomaru-Filho M, Chaves Faleiros FB, Saçaki JN, Hungaro Duarte MA, Guerreiro-Tanomaru JM. Evaluation of pH and calcium ion release of root-end filling materials containing calcium hydroxide or mineral trioxide aggregate. J Endod. 2009;35(10):1418-21.
14. Silva GF da, Guerreiro-Tanomaru JM, Sasso-Cerri E, Tanomaru-Filho M, Cerri PS. Histological and histomorphometrical evaluation of furcation perforations filled with MTA, CPM and ZOE. Int Endod J. 2011;44(2):100-10.
15. Guerreiro-Tanomaru JM, Duarte MA, Gonçalves M, Tanomaru-Filho M. Radiopacity evaluation of root canal sealers containing calcium hydroxide and MTA. Braz Oral Res. 2009;23(2):119-23.
16. International Organization for Standardization. ISO 6876: dental root sealing materials. Geneva; 2001.
17. American Dental Association. Specification No. 57 for endodontic filling materials. J Am Dent Assoc. 1984;108:88.
18. Tanomaru JM, Tanomaru-Filho M, Hotta J, Watanabe E, Ito IY. Antimicrobial activity of endodontic sealers based on calcium hydroxide and MTA. Acta Odontol Latinoam. 2008;21(2):147-51.
19. Gomes-Filho JE, Watanabe S, Gomes AC, Faria MD, Lodi CS, Penha Oliveira SH. Evaluation of the effects of endodontic materials on fibroblast viability and cytokine production. J Endod. 2009;35(11):1577-9.
20. Gomes-Filho JE, Watanabe S, Bernabé PF, de Moraes Costa MT. A mineral trioxide aggregate sealer stimulated mineralization. J Endod. 2009;35(2):256-60.
21. Scarparo RK, Haddad D, Acasigua GA, Fossati AC, Fachin EV, Grecca FS. Mineral trioxide aggregate-based sealer: analysis of tissue reactions to a new endodontic material. J Endod. 2010;36(7):1174-8.
22. Oliveira AC, Tanomaru JM, Faria-Junior N, Tanomaru-Filho M. Bacterial leakage in root canals filled with conventional and MTA-based sealers. Int Endod J. 2011;44(4):370-5.
23. Gomes-Filho JE, Watanabe S, Cintra LT, Nery MJ, Dezan-Júnior E, Queiroz IO, et al. Effect of MTA-based sealer on the healing of periapical lesions. J Appl Oral Sci. 2013;21(3):235-42.
24. Dental Brasileira. Cimento Endodontico MTA Fillapex 4G – Angelus. São Paulo: Clareador Dental; c2013 [capturado em 23 jun. 2016]. Disponível em: http://www.clareadordental.net.br/cimento-endodontico-mta-fillapex-4gangelus-p2253.
25. Dental Cremer. Cimento Endodôntico MTA Fillapex – Angelus. São Paulo: Dental Cremer; c2016 [capturado em 23 jun. 2016]. Disponível em: http://www.dentalcremer.com.br/produto/547603/cimento-endo-mta-fillapex-angelus103143.
26. Dental Borges. Cimento Obturador Endodôntico à base de MTA. Rio de Janeiro: Dental Borges; c2016 [capturado em 23 jun. 2016]. Disponível em: http://www.blogdentalborges.com.br/blog/cimento-obturador-endodontico-a-base-de-mta/.
27. Morgental RD, Vier-Pelisser FV, Oliveira SD, Antunes FC, Cogo DM, Kopper PM. Antibacterial activity of two MTA-based root canal sealers. Int Endod J. 2011;44(12):1128-33.
28. Sagsen B, Ustün Y, Demirbuga S, Pala K. Push-out bond strength of two new calcium silicate-based endodontic sealers to root canal dentine. Int Endod J. 2011;44(12):1088-91.
29. Scelza MZ, Linhares AB, da Silva LE, Granjeiro JM, Alves GG. A multiparametric assay to compare the cytotoxicity of endodontic sealers with primary human osteoblasts. Int Endod J. 2012;45(1):12-8.
30. Viapiana R, Guerreiro-Tanomaru JM, Hungaro-Duarte MA, Tanomaru-Filho M, Camilleri J. Chemical characterization and bioactivity of epoxy resin and Portland cement-based sealers with niobium and zirconium oxide radiopacifiers. Dent Mater. 2014;30(9):1005-20.
31. Borges RP, Sousa-Neto MD, Versiani MA Rached-Júnior FA, De-Deus G, Miranda CE, et al. Changes in the surface of four calcium silicate-containing endodontic materials and an epoxy resin-based sealer after a solubility test. Int Endod J. 2012;45(5):419-28.
32. Salles LP, Gomes-Cornelio AL, Guimaraes FC, Herrera BS, Bao SN, Rossa-Junior C, et al. Mineral trioxide aggregate-basedendodontic sealer stimulates hydroxyapatite nucleation inhuman osteoblast-like cell culture. J Endod. 2012;38(7):971-6.
33. Dudeja C, Taneja S, Kumari M, Singh N. An in vitro comparison of effect on fracture strength, pH and calcium ion diffusion from various biomimetic materials when used for repair of simulated root resorption defects. J Conserv Dent. 2015;18(4):279-83.
34. Faria-Júnior NB, Tanomaru-Filho M, Berbert FL, Guerreiro-Tanomaru JM. Antibiofilm activity, pH and solubility of endodontic sealers. Int Endod J. 2013;46(8):755-62.

35. Sagsen B, Ustün Y, Demirbuga S, Pala K. Push-out bond strength of two new calcium silicate-based endodontic sealers to root canal dentine. Int Endod J. 2011;44(12):1088-91.
36. Viapiana R, Flumignan DL, Guerreiro-Tanomaru JM, Camilleri J, Tanomaru-Filho M. Physicochemical and mechanical properties of zirconium oxide and niobium oxide modified Portland cement-based experimental endodontic sealers. Int Endod J. 2014;47(5):437-48.
37. Prevestdirect.com [Internet]. Jamu: PrevestDirect; c2016 [capturado em 23 jun. 2016]. Disponível em: http://www.prevestdirect.com/fpdetail.aspx?pid=12.
38. Avalon Biomed. Grey MTA Plus® 8 gram Value Kit – 1 gram free. Bradenton: Avalon Biomed; c2014 [capturado em 23 jun. 2016]. Disponível em: http://avalonbiomed.com/product/grey-mta-plus8-gram-value-kit-1-gram-free/.
39. Eid AA, Gosier JL, Primus CM, Hammond BD, Susin LF, Pashley DH, et al. In vitro biocompatibility and oxidative stress profiles of different hydraulic calcium silicate cements. J Endod. 2014;40(2):255-60.
40. Camilleri J. Hydration characteristics of calcium silicate cements with alternative radiopacifiers used as root-end filling materials. J Endod. 2010;36(3):502-8.
41. Camilleri J. Staining Potential of Neo MTA Plus, MTA Plus, and Biodentine Used for Pulpotomy Procedures. J Endod. 2015;41(7):1139-45.
42. Formosa LM, Mallia B, Camilleri J. Mineral trioxide aggregate with anti-washout gel - properties and microstructure. Dent Mater. 2013;29(3):294-306.
43. Formosa LM, Mallia B, Camilleri J. Push-out bond strength of MTA with antiwashout gel or resins. Int Endod J. 2014;47(5):454-62.
44. Avalon Biomed. Stainproof Bioceramic for "Everyday" Dentistry, Including Endodontics. Bradenton: Avalon Biomed; c2014 [capturado em 23 jun. 2016]. Disponível em: http://avalonbiomed.com/wp-content/uploads/2015/05/ABIO-1526-01_Brochure_REV10.pdf.
45. Fernández R, Restrepo JS, Aristizábal DC, Álvarez LG. Evaluation of the filling ability of artificial lateral canals using calcium silicate-based and epoxy resin-based endodontic sealers and two gutta-percha filling techniques. Int Endod J. 2016;49(4):365-73.
46. Zhang W, Li Z, Peng B. Effects of iRoot SP on mineralization-related genes expression in MG63 cells. J Endod. 2010;36(12):1978-82.
47. Bósio CC, Felippe GS, Bortoluzzi EA, Felippe MC, Felippe WT, Rivero ER. Subcutaneous connective tissue reactions to iRoot SP, mineral trioxide aggregate (MTA) Fillapex, DiaRoot BioAggregate and MTA. Int Endod J. 2014;47(7):667-74.
48. Guven EP, Yalvac ME, Kayahan MB, Sunay H, Şahın F, Bayirli G. Human tooth germ stem cell response to calcium-silicate based endodontic cements. J Appl Oral Sci. 2013;21(4):351-7.
49. Chang SW, Lee SY, Kang SK, Kum KY, Kim EC. In vitro biocompatibility, inflammatory response, and osteogenic potential of 4 root canal sealers: Sealapex, Sankin apatite root sealer, MTA Fillapex, and iRoot SP root canal sealer. J Endod. 2014;40(10):1642-8.
50. Ersahan S, Aydin C. Solubility and apical sealing characteristics of a new calcium silicate-based root canal sealer in comparison to calcium hydroxide-, methacrylate resin- and epoxy resin-based sealers. Acta Odontol Scand. 2013;71(3-4):857-62.
51. Zhang W, Li Z, Peng B. Assessment of a new root canal sealer's apical sealing ability. Oral Surg Oral Med Oral Pathol Oral Radiol Endod. 2009;107(6):79-82.
52. Nirupama DN, Nainan MT, Ramaswamy R, Muralidharan S, Usha HH, Sharma R, et al. In Vitro Evaluation of the Antimicrobial Efficacy of Four Endodontic Biomaterials against Enterococcus faecalis, Candida albicans, and Staphylococcus aureus. Int J Biomater. 2014;2014:383756.
53. Ozcan E, Yula E, Arslanoğlu Z, Inci M. Antifungal activity of several root canal sealers against Candida albicans. Acta Odontol Scand. 2013;71(6):1481-5.
54. Bidar M, Sadeghalhoseini N, Forghani M, Attaran N. Effect of the smear layer on apical seals produced by two calcium silicate-based endodontic sealers. J Oral Sci. 2014;56(3):215-9.
55. Ersahan S, Aydin C. Dislocation resistance of iRoot SP, a calcium silicate-based sealer, from radicular dentine. J Endod. 2010;36(12):2000-2.
56. Taşdemir T, Er K, Çelik D, Tahan E, Serper A, Ceyhanli KT, et al. Bond strength of calcium silicate-based sealers to dentine dried with different techniques. Med Princ Pract. 2014;23(4):373-6.
57. Tuncel B, Nagas E, Cehreli Z, Uyanik O, Vallittu P, Lassila L. Effect of endodontic chelating solutions on the bond strength of endodontic sealers. Braz Oral Res. 2015;29.
58. Septodont. BioRoot™ RCS. Lancaster: Septodont USA; c2016 [capturado em 23 jun. 2016]. Disponível em: http://www.septodontusa.com/products/bioroot-rcs.
59. Camps J, Jeanneau C, Ayachi IE, Laurent P, About I. Bioactivity of a Calcium Silicate-based Endodontic Cement (BioRoot RCS): Interactions with Human Periodontal Ligament Cells In Vitro. J Endod. 2015;41(9):1469-73.
60. Viapiana R, Moinzadeh AT, Camilleri L, Wesselink PR, Tanomaru Filho M, Camilleri J. Porosity and sealing ability of root fillings with gutta-percha and Bioroot RCS or AH Plus sealers. Evaluation by three ex vivo methods. Int Endod J. 2015:[Epub ahead of print].
61. Zhou HM, Shen Y, Zheng W, Zheng YF, Haapasalo M. Physical properties of 5 root canal sealers. J Endod. 2013;39(10):1281-6.
62. Candeiro GT, Correia FC, Duarte MA, Ribeiro-Siqueira DC, Gavini G. Evaluation of radiopacity, pH, release of calcium ions, and flow of a bioceramic root canal sealer. J Endod. 2012;38(6):842-5.
63. Han L, Okiji T. Bioactivity evaluation of three calcium silicate-based endodontic materials. Int Endod J. 2013;46(9):808-14.
64. Willershausen I, Callaway A, Briseño B, Willershausen B. In vitro analysis of the cytotoxicity and the antimicrobial effect of four endodontic sealers. Head Face Med. 2011;10:7-15.
65. Xuereb M, Vella P, Damidot D, Sammut CV, Camilleri J. In Situ Assessment of the Setting of Tricalcium Silicate–based Sealers Using a Dentin Pressure Model. J Endod. 2015;41(1):111-24.
66. Dental Compare. EndoSequence BC Sealer from Brasseler. [capturado em 23 jun. 2016]. Disponível em: http://www.dentalcompare.com/4510-Endodontic-Sealer-Root-Canal-Sealer/3132971-EndoSequence-BC-Sealer/.
67. Souza EM, Wu MK, van der Sluis LW, Leonardo RT, Bonetti-Filho I, Wesselink PR. Effect of filling technique and root canal area on the percentage of gutta-percha in laterally compacted root fillings. Int Endod J. 2009;42(8):719-26.
68. Ultradent do Brasil. Cones de guta-percha revestidas com resina. Indaiatuba: Ultradent; c2016 [capturado em 23 jun. 2016]. Disponível em: https://www.ultradent.com/pt-br/Dental-Products/Endodontia/Obtura%C3%A7%C3%A3o/EndoREZ-Points-puntas-de-gutapercha-recubiertas-de-resina/Pages/default.aspx.
69. Medical Expo. EndoREZ sales sheet. MedicalExpo; c2016 [capturado em 23 jun. 2016]. Disponível em: http://pdf.medicalexpo.com/pdf/ultradent-products-inc-usa/endorez-sales-sheet/74376-130356.html.
70. Lodiene G, Morisbak E, Bruzell E, Ørstavik D. Toxicity evaluation of root canal sealers in vitro. Int Endod J. 2008;41(1):72-7.
71. Silva PT, Pappen FG, Souza EM, Dias JE, Bonetti Filho I, Carlos IZ, et al. Cytotoxicity evaluation of four endodontic sealers. Braz Dental J. 2008;19(3):228-31.
72. Zhang H, Shen Y, Ruse ND, Haapasalo M. Antibacterial activity of endodontic sealers by modified direct contact test against enterococcus faecalis. J Endod. 2009;35(7):1051-5.
73. Hammad M, Qualtrough A, Silikas N. Effect of new obturating materials on vertical root fracture resistance of endodontically treated teeth. J Endod. 2007;33(6):732-6.
74. Ultradent do Brasil. Adaptador à vácuo Luer. Indaiatuba: Ultradent; c2016 [capturado em 23 jun. 2016]. Disponível em: https://www.ultradent.com/pt-br/Dental-Products/Endodontia/Irriga%C3%A7%C3%A3o/Pages/default.aspx.
75. Ultradent. File-Eze® EDTA Lubricant. South Jordan: Ultradent; c2016 [capturado em 23 jun. 2016]. Disponível em: https://www.ultradent.com/en-us/Dental-Products-Supplies/Endodontics/Chemistries/File-Eze-EDTA-Lubricant/Pages/default.aspx?sku=1075-.
76. Ultradent. Ultradent® EDTA 18% Solution. South Jordan: Ultradent; c2016 [capturado em 23 jun. 2016]. Disponível em: https://www.ultradent.com/eu/Dental-Products-Supplies/Endodontics/Chemistries/Pages/default.aspx.

LEITURAS RECOMENDADAS

Clark D. Shaping and restoring ovoid canal systems. Endodontic Therapy. 2005;5(2):9-13.

Zmener O, Pameijer CH. Clinical and radiographical evaluation of a resin-based root canal sealer: a 5-year follow-up. J Endod. 2007;33(6):676-9.

Aspectos biológicos do clareamento dentário

Marcia Carneiro Valera
Renato Miotto Palo

O clareamento dentário é um procedimento de grande popularidade por ser um método simples e conservador de melhorar a cor de dentes descoloridos, quer por problemas endodônticos, quer por outros fatores endógenos ou exógenos. De acordo com Ten Bosch e Coops,[1] a cor natural dos dentes é influenciada pelas propriedades de reflexão e transmissão da luz nos tecidos duros dentários, sendo determinada mais especificamente pelas propriedades ópticas da dentina, podendo, assim, ser modificada por fatores endógenos e exógenos.

CAUSAS DO ESCURECIMENTO DENTÁRIO

O escurecimento dentário pode ser causado por fatores intrínsecos (endógenos) ou por fatores extrínsecos (exógenos). Os fatores endógenos correspondem às alterações sistêmicas, ao uso de medicamentos e a causas acidentais ou iatrogênicas. As alterações sistêmicas mais relatadas como causadoras de alteração de cor nos dentes são a porfiria congênita, eristroblastose fetal, icterícia, amelogênese ou dentinogênese imperfeita e hipocalcificação ou hipoplasia do esmalte. Entre os medicamentos de uso sistêmico, destacam-se a tetraciclina, flúor e ferro que são potencialmente críticos podendo levar a alterações de cor dos dentes. Ainda como fatores intrínsecos, há os manchamentos por amálgama, tratamento endodôntico ou ainda os traumatismos dentários, que podem levar à calcificação distrófica da polpa ou a hemorragias intrapulpares, em que produtos sanguíneos como hemoglobina se depositam no interior dos túbulos dentinários e, após processo de degradação, geram compostos de coloração escura. Em dentes tratados endodonticamente, as alterações de cor resultam da permanência de teto durante a abertura coronária, de medicamentos e de restos de materiais obturadores deixados na câmara pulpar, de hemorragias durante os procedimentos de biopulpectomia ou pulpotomia e hemorragias causadas por traumatismos.[2,3]

Os fatores exógenos são representados por produtos ou substâncias que entram em contato direto com a superfície dos dentes por meio da ingestão de alimentos como café, vinho, mate, refrigerante à base de cola, uso do fumo ou, ainda, pela ação de bactérias cromógenas.[4]

AGENTES CLAREADORES E SEU MECANISMO DE AÇÃO

Existem muitos produtos comerciais para utilização no clareamento de dentes com e sem vitalidade pulpar; esses produtos contêm principalmente o peróxido de hidrogênio, peróxido de carbamida e perborato de sódio que podem ser utilizados sozinhos ou associados entre si ou a outros constituintes, além de também poderem ser utilizados em diferentes concentrações.

O agente oxidante, responsável pelo clareamento dentário é o peróxido de hidrogênio (H_2O_2), uma vez que o peróxido de carbamida (PC), ao se degradar, produz ureia e peróxido de hidrogênio,[5,6] enquanto o perborato de sódio, durante sua reação, produz o metaborato de sódio e peróxido de hidrogênio.

O entendimento das características e propriedades do peróxido de hidrogênio é de grande importância para a manipulação segura desse reagente. É transparente, tem aparência da água e odor característico. Não é inflamável, é miscível com água em todas as proporções e é, geralmente, vendido como solução aquosa com concentrações entre 20 e 60% (m/v). Por exemplo, uma solução a 35% (m/v) apresenta 35% de H_2O_2, 65% de H_2O em massa e 16,5% (m/v) de oxigenado ativo. Sob temperatura ambiente, o peróxido de hidrogênio é estável, se devidamente armazenado. Pequenas perdas, de até 1% (m/v) ao ano, podem ocorrer no armazenamento em grandes tanques. A sua decomposição libera oxigênio molecular e calor; em soluções diluídas, o calor é facilmente absorvido pela água presente e, em soluções mais concentradas, o calor aumenta a temperatura e acelera a taxa de decomposição do reagente. Estabilizadores especiais são adicionados durante a produção de calor e inibem a decomposição catalítica causada pelo efeito de metais, luz UV e outras impurezas que podem acidentalmente contaminar o reagente durante estocagem ou manuseio.[7]

O peróxido de hidrogênio é um dos oxidantes mais versáteis que existem, superior ao cloro, dióxido de cloro e permanganato de potássio; por meio de catálise, H_2O_2 pode ser convertido em radical hidroxila (•OH) com reatividade inferior apenas ao flúor.

Apesar do poder de reação, o peróxido de hidrogênio é um metabólito natural em muitos organismos e que, quando decomposto, resulta em oxigênio molecular e água.

A primeira comercialização de H_2O_2 data de 1800 e sua produção mundial aumenta a cada ano. Acredita-se que o peróxido de hidrogênio, na forma isolada ou combinada (principalmente), seja um dos reagentes mais empregados para diversas aplicações.[7]

Em adição, com a presença de contaminantes alcalinos, ou em função da temperatura, a decomposição de peróxido de hidrogênio pode ser aumentada. A taxa de decomposição aumenta aproximadamente 2,5 vezes para cada 10 °C de incremento na temperatura.[7]

Mecanismo de ação do peróxido de hidrogênio no organismo

O peróxido de hidrogênio é igualmente encontrado no reino animal e está envolvido em diversos processos naturais do corpo humano (como o sistema imunológico). Como um oxigenador, ele é capaz de distribuir pequenas quantidades de oxigênio ao sangue e a outros sistemas vitais pelo corpo. O seu processo de oxigenação, entretanto, não está restrito à produção de quantidades modestas de oxigênio; ele também apresenta uma extraordinária capacidade de estimulação das enzimas oxidativas, as responsáveis pela alteração do componente químico de outras substâncias (como vírus e bactérias) sem alteração consequente de si mesmas. Mais do que suprir oxigênio para as células do corpo, a presença do peróxido de hidrogênio acentua os processos oxidativos celulares naturais, que aumentam a capacidade de uso do oxigênio disponível.[8]

De acordo com o Dr. Charles H. Farr, Ph.D., uma das maiores autoridades em propriedades químicas e aplicações terapêuticas do peróxido de hidrogênio, este funciona como um auxiliar no transporte pela membrana celular, age como um mensageiro hormonal, regula a termogênese (produção de calor), estimula e regula as funções imunológicas, regula a produção de energia (semelhante à insulina) e desempenha diversas outras funções metabólicas importantes. É propositadamente utilizado pelo corpo para produzir radicais hidroxila (OH) que eliminam bactérias patogênicas, vírus, fungos e diversos parasitas.[8]

O peróxido de hidrogênio deve sempre estar presente para garantir o funcionamento adequado do nosso sistema imunológico. As células do corpo que combatem infecções (a classe de glóbulos brancos conhecida como granulócitos) produzem peróxido de hidrogênio como uma primeira linha de defesa contra parasitas, bactérias, vírus e fungos nocivos ao nosso organismo. O peróxido de hidrogênio também é necessário para o metabolismo de proteínas, carboidratos, gorduras, vitaminas e minerais. É um subproduto do metabolismo celular (que é ativamente quebrado pela peroxidase), um regulador hormonal e um componente necessário para a produção de estrogênio, progesterona e tiroxina. Está ainda envolvido na regulação do açúcar no sangue e na produção de energia nas células do corpo.[8]

A reação química da degradação do peróxido de hidrogênio se assemelha a:

$$H_2O_2 \rightarrow H_2O + O$$

Isso significa que o peróxido de hidrogênio do corpo é convertido em água e oxigênio singlete, um poderoso agente oxidante e o agente ativo na terapia de peróxido de hidrogênio.

O efeito do oxigênio singlete no corpo humano é duplo:

1. Ele mata, ou inibe severamente o crescimento de organismos anaeróbios (bactérias que utilizam o dióxido de carbono para o combustível). Esta ação é imediata ao entrar em contato com o organismo anaeróbio;
2. Fornece o oxigênio singlete e transforma os resíduos biológicos e toxinas industriais em substâncias inertes por oxidá-los. Ele dobra a taxa de metabolismo enzimático nas mitocôndrias dentro de cada célula, possibilitando, assim, o corpo limpar-se das toxinas e ainda ter energia para lidar com a vida funcionando normalmente.

EFEITOS BIOLÓGICOS DO CLAREAMENTO

O peróxido de hidrogênio pode se configurar em um agressor ou "tratador" no organismo. Ele se configura como agressor, devido ao seu caráter oxidativo celular, mas somente quando atua de forma crônica, em que a cronicidade funciona como fator agressivo.

O clareamento dentário, se mantido nas doses recomendadas, não se caracteriza como uso crônico. Não há relato na literatura de caso comprovado de neoplasias em decorrência direta do clareamento.

Ganhador do Prêmio Nobel, Dr. Otto Warburg descobriu em 1966 que o requisito essencial para o desenvolvimento do câncer é a falta de oxigênio no nível celular. A célula cancerosa necessita 60% menos oxigênio do que uma célula normal e saudável, e sofre na presença de oxigênio em excesso, portanto, as células cancerosas podem ser destruídas em um ambiente de oxigênio criado por infusão de peróxido de hidrogênio na corrente sanguínea.

O peróxido de hidrogênio é antineoplásico, o que significa que inibe o crescimento de novos tecidos como tumores, aumenta a produção de H_2O_2 interferon e do fator de necrose tumoral, o qual é utilizado pelo corpo para combater infecções e cancros e, ainda, o H_2O_2 contribui para a lise (destruição) das células tumorais por macrófagos e granulócitos.

Outra importante constatação a respeito do peróxido de hidrogênio e sua relação com cacinogênese está classificada pela Organização Mundial da Saúde (OMS). A International Agency for Research on Cancer, orgão da OMS, classifica as substâncias de acordo com seus riscos potenciais, e o **peróxido de hidrogênio** está classificado como Grupo 3, não cancerígeno (*Group 3 – Not Classifiable as to its carcinogenicity to humans*).

O clareamento dentário deve anteceder os procedimentos estéticos restauradores, pois permite a preservação da estrutura dental original, dispensando intervenções restauradoras invasivas para correção das alterações de cor.[9] Nos casos em que a modificação de cor não é satisfatória, o clareamento dentário pode também ser utilizado em associação a tratamentos restauradores adesivos, facetas laminadas de porcelana, tratamentos protéticos, entre outras terapias, para se obter harmonia completa do sorriso.[10] As indicações para se utilizar o procedimento clareador estão associadas à existência de alterações cromáticas da estrutura dentária tanto em dentes tratados endodonticamente como em dentes com vitalidade do tecido pulpar.

Estudos mostraram que o clareamento é eficaz na pigmentação intrínseca ou extrínseca adquiridas durante o envelhecimento ou, ainda, em escurecimentos provocados pela terapia endodôntica.[5,10,11]

Para o tratamento de dentes manipulados endodonticamente, pode-se utilizar como agente clareador o perborato de sódio associado à água destilada ou à solução fisiológica[12] ou associado ao peróxido de hidrogênio 3%[13] ou 30%.[14-16] Com o advento dos géis, tanto os peróxidos de hidrogênio como o de carbamida são fabricados nessa forma de apresentação em diversas concentrações. Assim, os materiais clareadores hoje disponíveis no mercado para dentes despulpados são os peróxidos de hidrogênio e carbamida e o perborato de sódio. Todos eles apresentam mecanismos de ação semelhantes, pois tanto o peróxido de carbamida como o perborato de sódio se degradam em peróxido de hidrogênio[17] que, por sua vez, se decompõe em água e oxigênio nascente.

Para o material clareador conseguir remover manchas intrínsecas, ele deve penetrar no interior do esmalte e dentina.[18] No interior das estruturas mineralizadas. o clareamento ocorre por uma reação de oxirredução, em que compostos com anéis de carbono altamente pigmentados são abertos e convertidos em cadeias mais claras na cor, tendo como subprodutos dióxido de carbono e água.[19]

A passagem de íons pela estrutura dentária, caracterizada como permeabilidade da mesma, tem sido documentada na literatura. Em 1950, Wainwright e Lemoine[20] verificaram a penetração de isótopos radioativos para o interior do esmalte e dentina. Outros autores observaram que o material clareador passa pela estrutura dentária e, após o procedimento clareador, a permeabilidade dentinária se mostra aumentada.[21,22]

Assim, a efetividade ou segurança do peróxido de hidrogênio na odontologia está relacionada com a velocidade e a intensidade de passagem dos íons pelas estruturas dentárias. O clareamento caseiro, apesar de ser usuário dependente, mostra ser mais seguro aos tecidos dentários e paradentários por se tratar do uso de peróxido de baixo poder oxidativo e lenta e gradual liberação oxidativa.

O fato de a oxidação estar associada ao dano celular se caracterizaria quando de uso crônico, por longos períodos e ainda relacionada à condição prévia do tecido.

O peróxido de hidrogênio é uma substância que libera radicais oxidativos e pode ser extremamente agressivo ou não de acordo com a quantidade de íons liberado, com o comportamento desses íons e com a velocidade de passagem pelos tecidos, daí a importância da estabilização do material.

O peróxido de hidrogênio usado na odontologia é diferente daquele usado na indústria farmacêutica e na cosmética, pois, dependendo da forma como se estabiliza, o comportamento do íon oxidativo é diferente.

Géis clareadores odontológicos, na sua grande maioria produzidos por empresas sérias, têm espessantes e reguladores de pH que reduzem o poder oxidativo, gerando uma liberação de radicais oxidativos mais lenta e gradual, diferenciando a força oxidativa e diluindo o potencial de risco.

Os clareadores para uso assistido em consultório são seguros quando aplicados com barreiras de proteção do tecido gengival e por tempo reduzido, uma vez que a liberação oxidativa é mais rápida e intensa. Da mesma forma, clareadores para uso assistido de forma caseira são seguros quando a viscosidade é alta, a qual diminui o extravasamento para o tecido gengival e a liberação oxidativa é lenta e gradual.

Ação dos clareadores no dente e tecidos de suporte

O peróxido de hidrogênio, por apresentar baixo peso molecular, consegue penetrar nas estruturas dentárias e atuar nos pigmentos responsáveis pelo escurecimento dentário.

Embora o peróxido de hidrogênio tenha sua ação comprovada no clareamento dental, existem grandes preocupações com os possíveis efeitos deletérios dos agentes clareadores, não apenas sistemicamente, mas também e sobre os tecidos bucais.

Tanto no clareamento externo como no interno, o agente clareador atravessa os tecidos duros dentários, atingindo a polpa e o periodonto (**FIGS. 28.1** e **28.2**).

Embora os clareadores, ao atravessarem as estruturas dentárias, provoquem efeitos nos tecidos duros dentários, serão abordados aqui os efeitos desses clareadores na polpa e no periodonto.

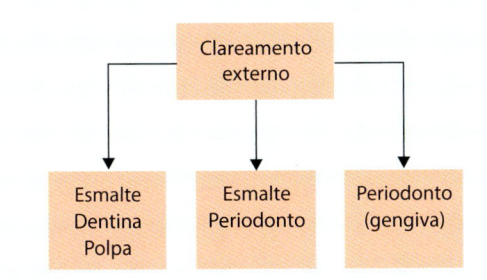

Figura 28.1
Penetração dos agentes clareadores externos nos tecidos.

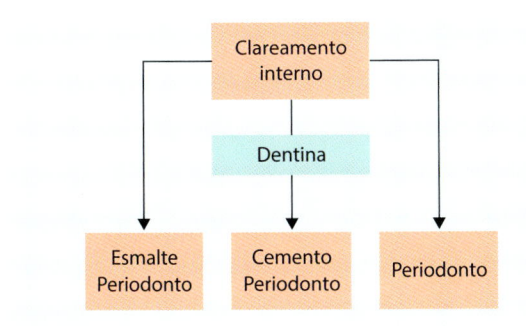

Figura 28.2
Penetração do agente clareador interno que atravessa a dentina atingindo o periodonto.

Efeito dos agentes clareadores sobre a polpa

Os materiais dentários, inclusive os agentes clareadores, deveriam ter como comportamento biológico ideal a ausência de efeitos colaterais e apresentar tolerabilidade, quando colocados em contato com o organismo.[23] No entanto, não é isso o que acontece com muitos produtos utilizados, como os clareadores dentários.

Os agentes clareadores utilizados em dentes com vitalidade pulpar podem causar danos à polpa em razão da capacidade do peróxido de hidrogênio de penetrar nos tecidos duros dentários, atravessar esses tecidos e atingir a polpa.[24] A penetração do agente clareador nos tecidos é proporcional à concentração[25-27] e ao tempo de aplicação do produto[28] e ocorre devido ao baixo peso molecular dos peróxidos, da permeabilidade do esmalte e da dentina, da ação química dos clareadores, do calor e ativação do clareador, da ausência ou presença de restauração e das características estruturais e morfológicas dos dentes.[25] Os efeitos dos clareadores incluem o aumento da temperatura intrapulpar; reação inflamatória leve e reversível; sensibilidade pós-operatória, podendo levar a danos pulpares severos; potencial irreversibilidade de acordo com a condição prévia do tecido pulpar.[29]

Em tese, os resultados obtidos com todas as técnicas de clareamento devem ser semelhantes, já que o mecanismo de ação dos agentes clareadores é o mesmo, havendo, porém, influência da concentração do agente clareador e do tempo de exposição na eficácia do tratamento.[30-32] Ao avaliar *in vitro* a capacidade de clareamento do peróxido de hidrogênio nas concentrações entre 5 e 35%, Sulieman e colaboradores[30] verificaram que, embora tenha sido necessário maior número de sessões para obter resultados semelhantes, todas as concentrações de peróxido de hidrogênio testadas foram eficazes.

Benetti e colaboradores[25] e Camargo e colaboradores[33] quantificaram a penetração de peróxido para o interior da câmara pulpar após clareamento de dentes com peróxido de carbamida 10 ou 35% e peróxido de hidrogênio 38%, respectivamente; avaliaram também essa penetração em dentes restaurados ou não e verificaram que ocorreu penetração proporcional à concentração do agente clareador, especialmente em dentes restaurados com cimento de ionômero de vidro.

Bowles e Ugwuneri[34] mensuraram a quantidade de peróxido de hidrogênio que penetra para o interior da câmara pulpar, a partir de sua aplicação em diferentes concentrações e com uso de calor, demonstrando haver penetração substancial de peróxido de hidrogênio na câmara pulpar, e que esta penetração foi maior quando se utiliza maior concentração de peróxido e fotoativação. Buchalla e Attin[35] afirmam que o calor é efetivo na potencialização do clareamento, entretanto propicia somatória de fatores irritantes, com maior penetração do peróxido e aumento da temperatura intrapulpar.

O uso de fontes de ativação no processo de clareamento ou o uso de luz como forma de agregar valor ao tratamento têm sido adotados com grande frequência. De acordo com Christensen[36] a utilização de luz durante o clareamento tem sido, principalmente, uma ferramenta de marketing. A utilização de certos tipos de luz é capaz de ocasionar fotólise do agente clareador, aumentando seu potencial clareador.

O mecanismo de ação dos fotoativadores associado ao clareamento mostra-se limitado sob o ponto de vista científico.[35]

Luk e colaboradores[37] avaliaram o efeito clareador e as mudanças de temperatura no dente induzidos por 25 diferentes combinações de agentes clareadores e tipo de luz utilizada, concluindo que a eficiência do clareamento e o aumento da temperatura foram influenciadas significativamente pela interação entre tipo de luz e agente clareador.

Em seu estudo, Tavares e colaboradores[38] concluíram que o uso de luz associado ao gel clareador produziu maior clareamento do que o peróxido de hidrogênio ou luz isoladamente, atingindo alto nível de clareamento com sessão única. Resultado oposto foi encontrado por Papathanasiou e colaboradores[39] que verificaram não haver diferenças no clareamento com peróxido de hidrogênio 35% utilizando-se ou não fotoativação por luz alógena após sessão única. A eficácia da realização ou não de fotoativação em estudos clínicos é limitada e conflitante,[32] devendo ser criteriosa, considerando os riscos potenciais ocasionados por essa modalidade de clareamento.[35,37]

Camargo e colaboradores[40] ao avaliarem a penetração do clareador externo, com ou sem ativação com LED ou *laser*, para o interior da cavidade pulpar, verificaram que a ativação provoca maior penetração do agente clareador na câmara pulpar.

Tanto o clareamento de consultório utilizando peróxido mais concentrado quanto o caseiro, que utiliza peróxido em baixas concentrações, induzem desconforto pós-operatório que parece ser reduzido com a utilização de concentrações menores de peróxido e/ou tempo de aplicação reduzido.[41] Vários estudos clínicos mostram que ocorre sensibilidade pós-operatória em cerca de 50% dos pacientes submetidos ao clareamento dentário.[42] Ao realizar clareamento de consultório com peróxido de hidrogênio nas concentrações 35% e 37% associado ao clareamento caseiro, Deliperi e colaboradores[43] verificaram que não houve diferença significativa no efeito clareador dos dois agentes de consultório, nem relato de sensibilidade por nenhum dos indivíduos que receberam o tratamento, fato atribuído ao período reduzido das sessões (10 minutos) e à ausência de fotoativação.

Jorgensen e Carrol[42] avaliaram clinicamente a ocorrência de sensibilidade dentária após clareamento caseiro com peróxido de carbamida 15% e 0,11% de íon de fluoreto durante 4 semanas. Verificaram sensibilidade leve em 50% dos pacientes; 10% dos pacientes tiveram sensibilidade moderada; e 4%, sensibilidade severa. Observaram ainda que pacientes com recessão gengival são mais propensos à sensibilidade dentária durante o clareamento caseiro.

A avaliação de outros efeitos adversos do clareamento dental, além da sensibilidade, ainda não foi realizada em larga escala, deixando uma grande lacuna neste tópico,[44,45] sendo necessária ainda mais cautela na realização indiscriminada desse tratamento.

Anderson e colaboradores[46] também avaliaram o efeito do peróxido de carbamida 10% em pré-molares humanos indicados para exodontia por motivos ortodônticos, mostrando que a polpa responde ao estresse oxidativo em nível molecular, o que pode representar um componente da reação de defesa inicial por células específicas em localização estratégica no tecido pulpar, precedendo a resposta inflamatória clássica. Murakami[47] avaliou, em pré-molares humanos indicados para exodontia, a efetividade clínica e a sensibilidade após clareamento dentário de consultório com peróxido de hidrogênio e peróxido de carbamida, ambos a 35%, com e sem ativação com LED e com e sem uso tópico de flúor após o clareamento

O autor verificou que peróxido de hidrogênio foi significativamente mais eficaz como clareador e provocou maior sensibilidade pós-operatória do que o peróxido de carbamida; a ativação com LED não melhorou o efeito clareador e, embora sem diferenças significativas, aumentou a sensibilidade pós-operatória; o flúor diminuiu a sensibilidade pós-operatória.

Miranda e colaboradores[48] avaliaram microscopicamente, em dentes de cães, o efeito do clareamento com peróxido de hidrogênio 35% com e sem fotoativação e observaram que, após 24 horas do clareamento, ocorreram reações inflamatórias difusas e intensas, com presença de hemorragia pulpar. Após 30 dias, houve predomínio de reparo tecidual na forma de fibrose. Verificaram ainda que não houve diferença significativa na resposta tecidual quando se realizou o tratamento clareador com ou sem ativação (**FIGS. 28.3** a **28.8** e **QUADROS 28.1** a **28.3**).

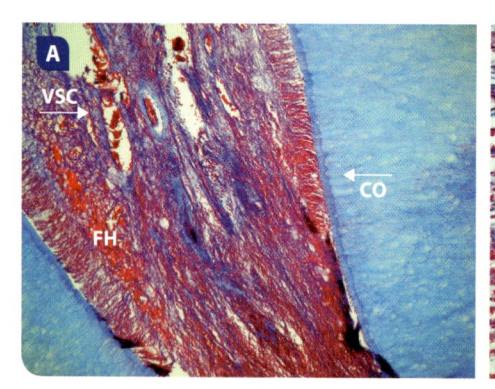

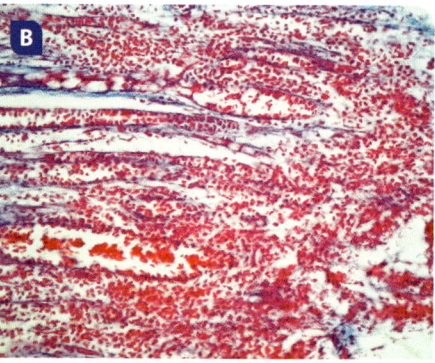

Figura 28.3

A. Alterações microscópicas observadas no tecido pulpar de dentes de cães submetidos ao clareamento com peróxido de hidrogênio 35% **sem** fotoativação. **B.** Observam-se, após 24 horas do clareamento, processo inflamatório, congestão vascular, áreas de hemorragia.

VSC, vaso sanguíneo congestionado; FH, focos de hemorragia; CO, camada odontoblástica.

Fonte: Miranda e colaboradores.[48]

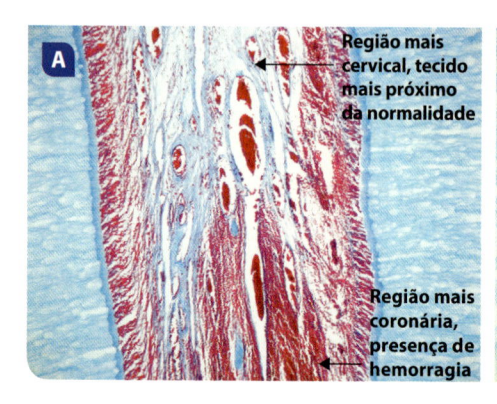

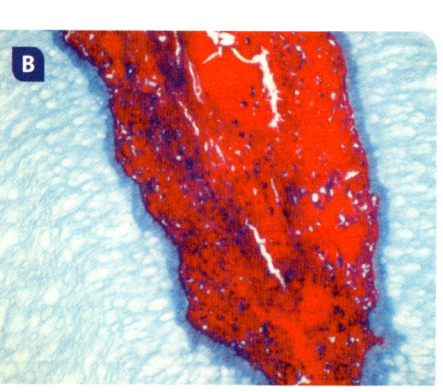

Figura 28.4

A. Alterações microscópicas observadas no tecido pulpar de dentes de cães submetidos ao clareamento com peróxido de hidrogênio 35% **sem** fotoativação. **B.** Observa-se, após 24 horas do clareamento, processo inflamatório, congestão vascular, áreas de hemorragia e até necrose de coagulação.

Fonte: Miranda e colaboradores.[48]

A maioria dos estudos mostra que, quando realizado com cautela, o clareamento não causa danos irreversíveis. Entretanto, atenção especial deve ser dada quando há presença de trincas, restaurações inadequadas, erosão cervical ou outros problemas que possam favorecer a penetração do clareador para a cavidade pulpar.[41] Ainda se deve considerar que, embora o clareamento seja uma importante ferramenta na melhora da estética do sorriso, para que sejam obtidos os melhores resultados com menor dano possível, é necessário avaliar criteriosamente as indicações, tipo de tratamento,

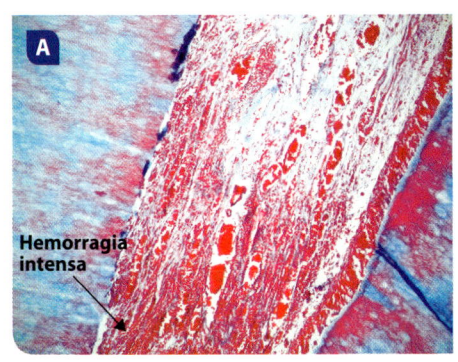

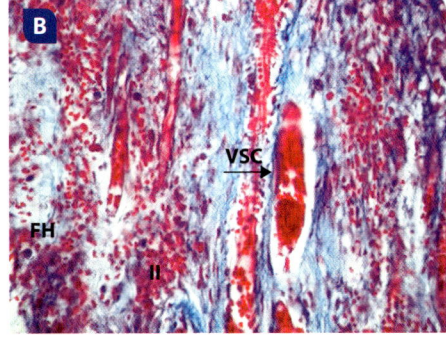

Figura 28.5
A. Alterações microscópicas observadas no tecido pulpar de dentes de cães submetidos ao clareamento com peróxido de hidrogênio 35% **com** fotoativação. **B.** Observam-se, após 24 horas do clareamento, processo inflamatório e intensa hemorragia.

VSC, vaso sanguíneo congestionado; FH, focos de hemorragia; II, infiltrado inflamatório.

Fonte: Miranda e colaboradores.[48]

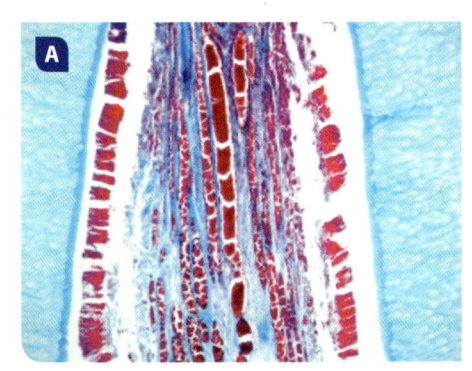

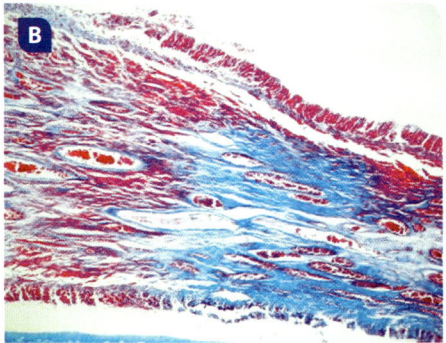

Figura 28.6
A. Alterações microscópicas observadas no tecido pulpar de dentes de cães submetidos ao clareamento com peróxido de hidrogênio 35% **sem** fotoativação. **B.** Observa-se, após 30 dias do clareamento, que houve regressão do processo inflamatório com predomínio de áreas de fibrose e reorganização da camada odontoblástica.

Fonte: Miranda e colaboradores.[48]

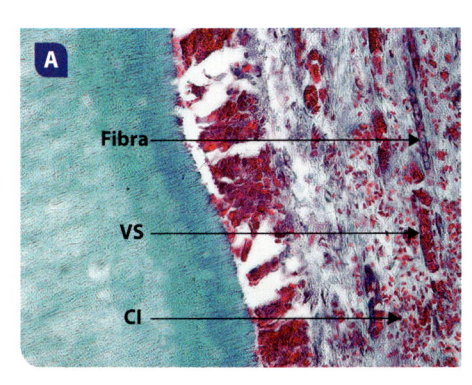

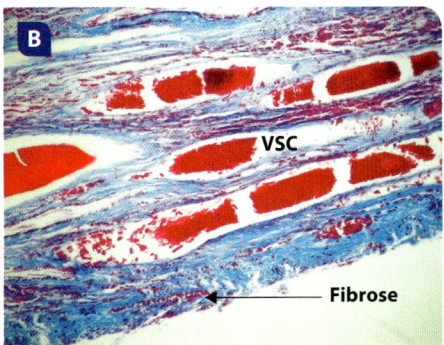

Figura 28.7
A. Alterações microscópicas observadas no tecido pulpar de dentes de cães submetidos ao clareamento com peróxido de hidrogênio 35% com fotoativação. **B.** Observam-se, após 30 dias do clareamento, a persistência de áreas de inflamação, congestão vascular e áreas de fibrose cicatricial.

VS, vaso sanguíneo; CI, células inflamatórias; VSC, vasos sanguíneos congestionados.

Fonte: Miranda e colaboradores.[48]

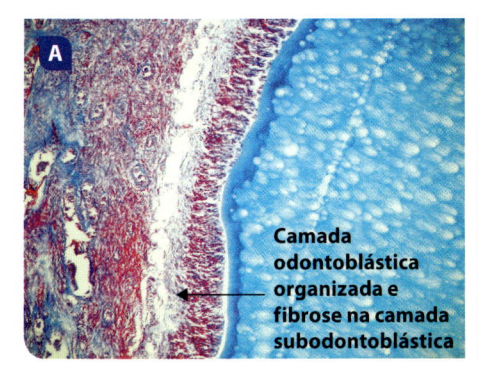

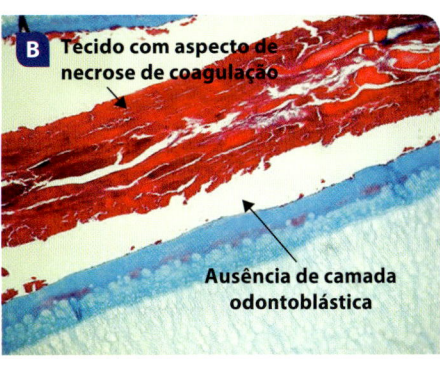

Figura 28.8
A. Alterações microscópicas observadas no tecido pulpar de dentes de cães submetidos ao clareamento com peróxido de hidrogênio 35% com fotoativação. **B.** Observam-se, após 30 dias, áreas de fibrose; em alguns espécimes, ainda existe a presença de necrose de coagulação com destruição completa da camada odontoblástica.

Fonte: Miranda e colaboradores.[48]

Quadro 28.1

Número de dentes que apresentaram necrose de coagulação pulpar após clareamento com peróxido de hidrogênio 35%. Análise do tecido pulpar nos terços cervical, médio e incisal da câmara pulpar, considerando as análises 24 horas e 30 dias após clareamento

CAMADA ODONTOBLÁSTICA	24 horas	30 dias
CONTÍNUA	3	7
DESCONTÍNUA	3	13
TOTAL	20	20

Quadro 28.2

Integridade da camada odontoblástica após clareamento com peróxido de hidrogênio 35%. Análise do tecido pulpar 24 horas e 30 dias após clareamento

CAMADA ODONTOBLÁSTICA	24 horas	30 dias
CONTÍNUA	3	7
DESCONTÍNUA	3	13
TOTAL	20	20

Quadro 28.3

Análise da presença de fibrose no tecido pulpar após clareamento com peróxido de hidrogênio 35%. Tecido pulpar nos terços cervical, médio e incisal da câmara pulpar, considerando 24 horas e 30 dias após clareamento

PRESENÇA DE FIBROSE	24 HORAS			30 DIAS		
	Cervical	Médio	Incisal	Cervical	Médio	Incisal
Sim	0	0	0	0	12	6
Não	20	20	20	20	8	14
Total	20	20	20	20	20	20

levando em consideração possíveis riscos, principalmente para os tecidos vivos. O peróxido de hidrogênio apresenta efeitos deletérios, em especial quando do uso de fonte de ativação. Como o resultado estético do clareamento é semelhante para diferentes técnicas e agentes clareadores,[30-32] ao se escolher a técnica e o agente clareador a ser utilizado, deve-se optar por aqueles que propiciem bons resultados com dano mínimo.

Efeito dos clareadores no periodonto

O maior efeito dos clareadores no periodonto é a reabsorção radicular externa. A reabsorção cervical externa é do tipo radicular progressiva de origem inflamatória, indolor, que ocorre na superfície radicular cervical dos dentes, abaixo da inserção epitelial.[49,50] Ocorre como reação tardia pós-traumatismo dentário, como consequência da movimentação ortodôntico, cirurgia ortognática, tratamento periodontal, clareamento dental e idiopática.[49,51-53] A etiologia da reabsorção radicular externa após clareamento ainda não está totalmente explicada e sua ocorrência varia de 1 a 13%.[52,54-56]

Para proteger a dentina radicular de ser reabsorvida, a presença do cemento é considerada fundamental.[57]

O dano ou a deficiência da camada protetora de cemento abaixo da inserção epitelial expõe a superfície dentinária aos osteoclastos, que dão início ao processo de reabsorção dentinária.[58,59] As características anatômicas da junção amelocementária também podem favorecer a ocorrência de reabsorção nesta região da junção cemento-esmalte,[60] uma vez que, quando ocorrem falhas na região cervical e a dentina mineralizada fica exposta, esta se torna vulnerável à ação da atividade de reabsorção.

Embora alguns autores considerem a reabsorção cervical externa um processo asséptico que pode, secundariamente, ser invadido por microrganismos,[61] estes, a partir do sulco gengival[62,63] ou da cavidade pulpar em dentes com polpa necrótica, são importantes no processo de manutenção das reabsorções externas.

Dessa forma, a reabsorção cervical externa após o clareamento pode ocorrer em virtude dos danos aos tecidos periodontais provocados pelos agentes clareadores,[50] consequente às bactérias do sulco gengival que estimulam e sustentam a resposta inflamatória no nível da inserção periodontal;[62] do aumento de componentes inorgânicos no cemento após aplicação de agentes clareadores;[64] da alteração e do reconhecimento da superfície radicular como corpo estranho pelo sistema imunológico;[54] dos defeitos na junção cemento-esmalte por trauma;[65] ou de tipos de junção cemento-esmalte.[5,66,67]

Na região interproximal dos dentes anteriores à junção cemento-esmalte, forma-se uma curva em direção incisal, que parece ser o local de início das reabsorções cervicais.[68] De acordo com Neuvald e Consolaro,[67] o tipo de relação entre cemento e esmalte pode predispor ao aparecimento de reabsorção radicular cervical externa. Existem quatro tipos de relações entre cemento e esmalte na junção cemento-esmalte no mesmo ou em diferentes elementos dentários:[67]

1. Cemento toca o esmalte, não deixando superfície dentinária exposta;
2. Cemento recobrindo o esmalte;
3. Cemento e o esmalte não se tocam, deixando uma área de dentina exposta;
4. Esmalte recobrindo o cemento.

A **FIGURA 28.9** mostra um esquema de tipos de junção cemento-esmalte e a **FIGURA 28.10** ilustra, por microscopia eletrônica de varredura (MEV), exemplo de junções cemento-esmalte.

Quando o cemento e o esmalte não se tocam, deixando a dentina exposta, há predisposição à maior penetração de agentes clareadores para a superfície externa.[69] Para evitar a penetração do agente clareador em direção à superfície radicular externa, reduzindo o risco de reabsorção, Lado e colaboradores[54] sugeriram a confecção de barreira cervical. Essa barreira deve ser confeccionada com espessura de 2 a 3 mm[5] para evitar a difusão de agentes clareadores, através dos túbulos dentinários, em direção à superfície externa.[68] Vários materiais têm sido estudados para a confecção da barreira cervical: n-butil cianocrilato; adesivos dentinários; cimento de silicato; cimento de ionômero de vidro; cimento de fosfato de zinco; cimento de ionômero de vidro modificado por resina; IRM; e Cavit™ W.[72-79]

Oliveira e colaboradores[77] verificaram superioridade de um tampão cervical de cimento de ionômero de vidro modificado por resina comparado ao cimento fosfato de zinco para impedir a penetração de corante do interior da câmara pulpar para a superfície radicular externa de dentes submetidos à técnica de clareamento interno, entretanto, ele não impediu, de forma absoluta, a infiltração do corante no interior dos túbulos dentinários, em direção à superfície radicular externa.[75,77]

Para diminuir o risco de danos ao periodonto após o uso dos clareadores, recomenda-se a utilização do tampão cervical; ao término do clareamento, recomenda-se a utilização, na câmara pulpar e região cervical da coroa dentária, de uma pasta de hidróxido de cálcio que deve permanecer por um tempo médio de 7 a 14 dias, período em que se obtém estabilidade da cor e a neutralização do agente clareador, eliminando-se os efeitos negativos do clareamento sobre o periodonto.[80,81]

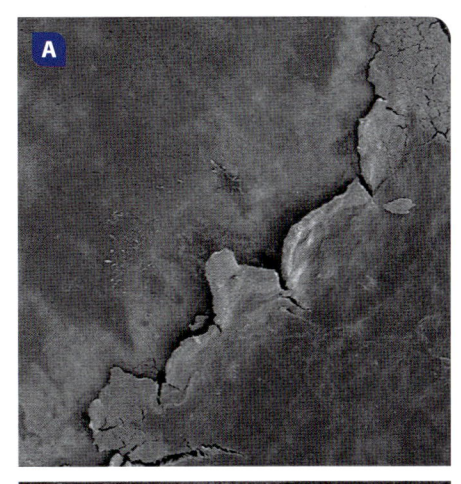

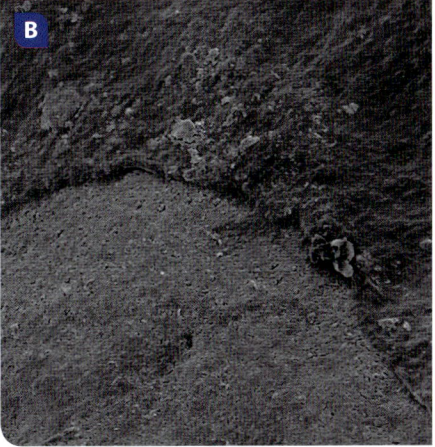

Figura 28.10

Tipos de junção cemento-esmalte em dentes bovinos. **A.** Cemento recobrindo o esmalte. **B.** Justaposição cemento-esmalte.
Fonte: Palo e colaboradores.[71]

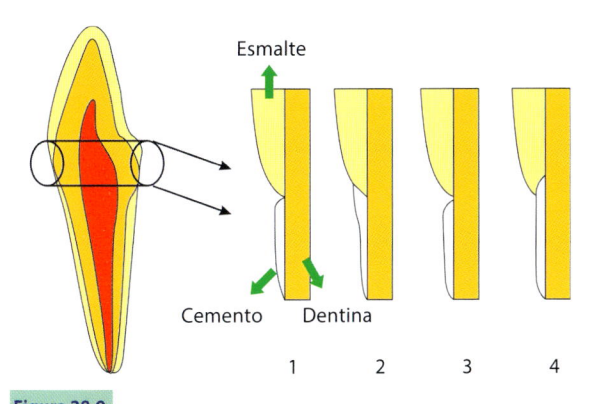

Figura 28.9

Esquema representando os tipos de junção cemento-esmalte.
Fonte: Valera e colaboradores.[70]

OPÇÕES TÉCNICAS

Técnicas de clareamento caseiro supervisionado

Existem, na atualidade, duas opções para clareamento caseiro:

Utilização de moldeiras confeccionadas em consultório, individualizadas para cada paciente (FIG. 28.11)

Passos clínicos:

1. Receber o paciente no consultório;
2. Documentar a cor prévia e entender a expectativa do paciente;
3. Profilaxia;
4. Moldagem para a confecção de modelos de trabalho;
5. Confecção das moldeiras;
6. Recorte das moldeiras acompanhando o colo clínico dos dentes;
7. Adaptação e orientação ao paciente de como usar; orientar o paciente para não morder a moldeira;
8. Eleição do material clareador a ser usado;
9. Orientar o paciente de como aplicar o gel clareador nas moldeiras; recomenda-se uma gota em cada elemento dentário e não apertar;

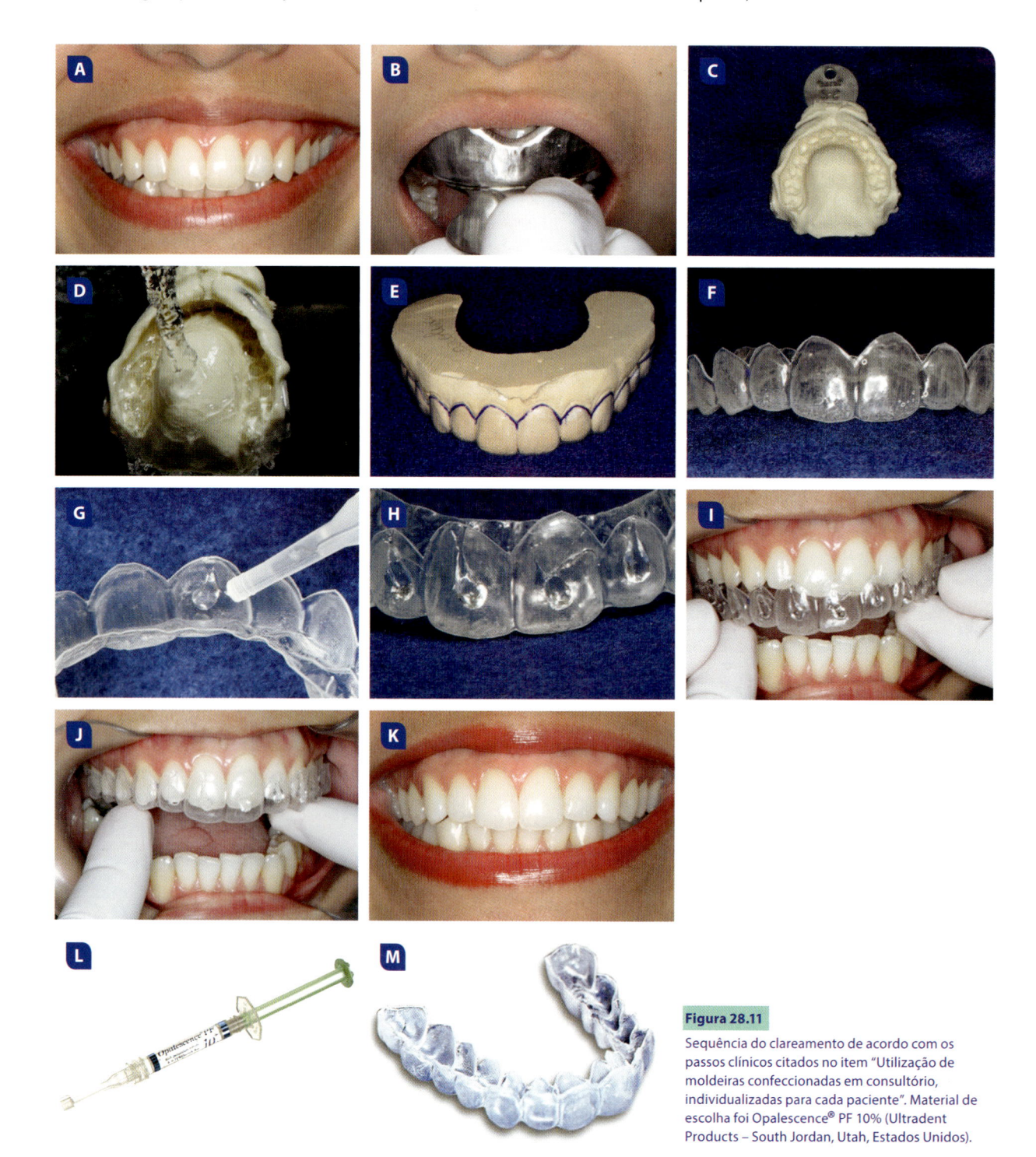

Figura 28.11
Sequência do clareamento de acordo com os passos clínicos citados no item "Utilização de moldeiras confeccionadas em consultório, individualizadas para cada paciente". Material de escolha foi Opalescence® PF 10% (Ultradent Products – South Jordan, Utah, Estados Unidos).

10. Enfatizar para o paciente a necessidade de seguir corretamente a técnica e o tempo de aplicação;
11. Reavaliar.

Utilização de moldeiras pré-fabricadas e pré-carregadas com clareador (FIG. 28.12)

Passos clínicos:

1. Receber o paciente no consultório;
2. Documentar a cor prévia e entender a expectativa do paciente;
3. Profilaxia;
4. Adaptação e orientação ao paciente de como usar; orientar o paciente para não morder a moldeira;
5. Enfatizar para o paciente a necessidade de seguir corretamente a técnica e tempos de aplicação;
6. Reavaliar.

Técnicas de clareamento realizado no consultório dentário

Existem, na atualidade, três opções para clareamento em consultório dentário:

Técnica de sala de espera. Utilização de moldeiras confeccionadas em consultório, individualizadas para cada paciente (FIG. 28.13)

Passos clínicos:

1. Receber o paciente no consultório;
2. Documentar a cor prévia e entender a expectativa do paciente;
3. Profilaxia;
4. Moldagem para a confecção de modelos de trabalho;
5. Confecção das moldeiras;

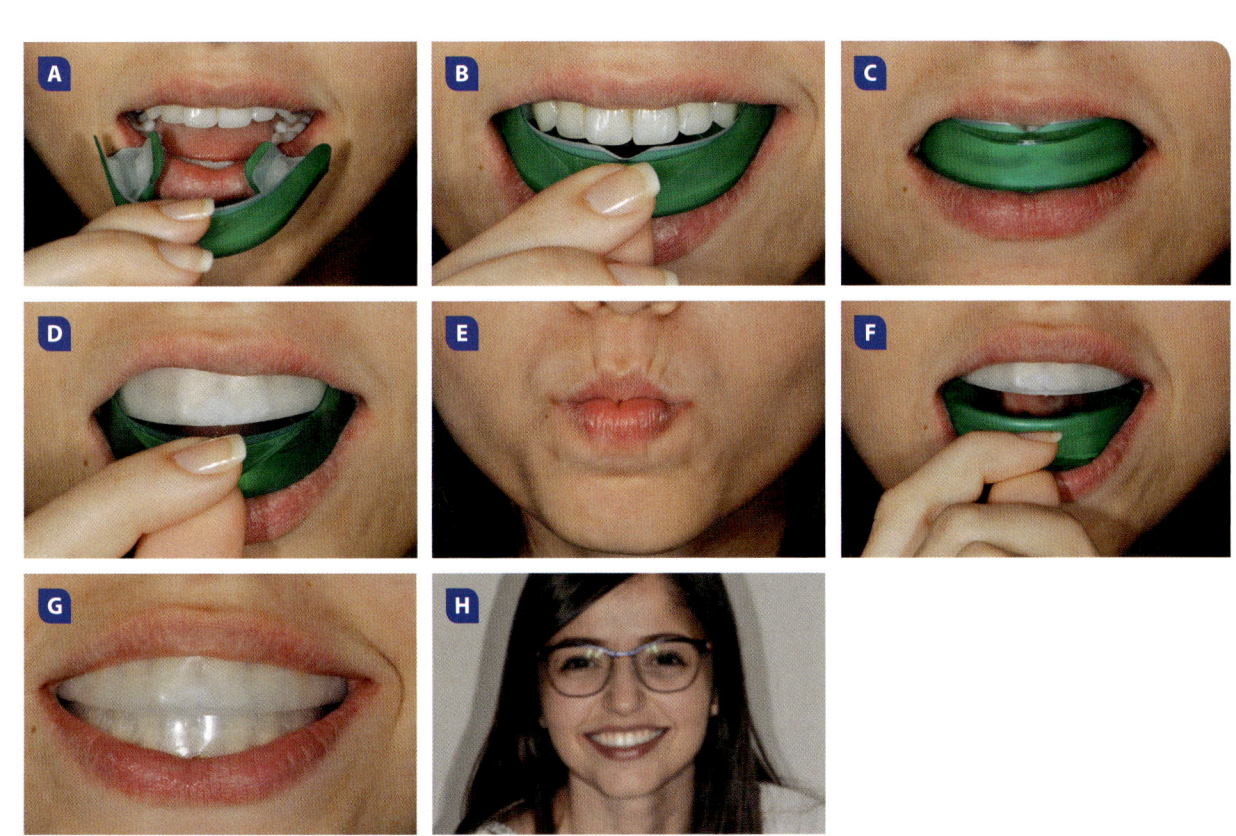

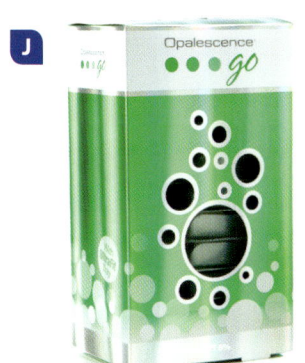

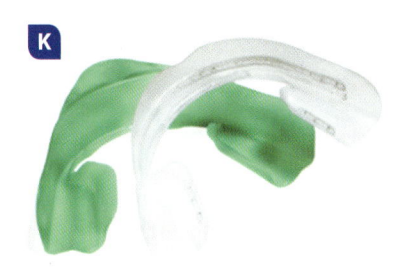

Figura 28.12
Sequência do clareamento de acordo com os passos clínicos citados no item "Utilização de moldeiras pré-fabricadas e pré-carregadas com clareador". Material de escolha foi Opalescence Go 10% (Ultradent Products – South Jordan, Utah, Estados Unidos).

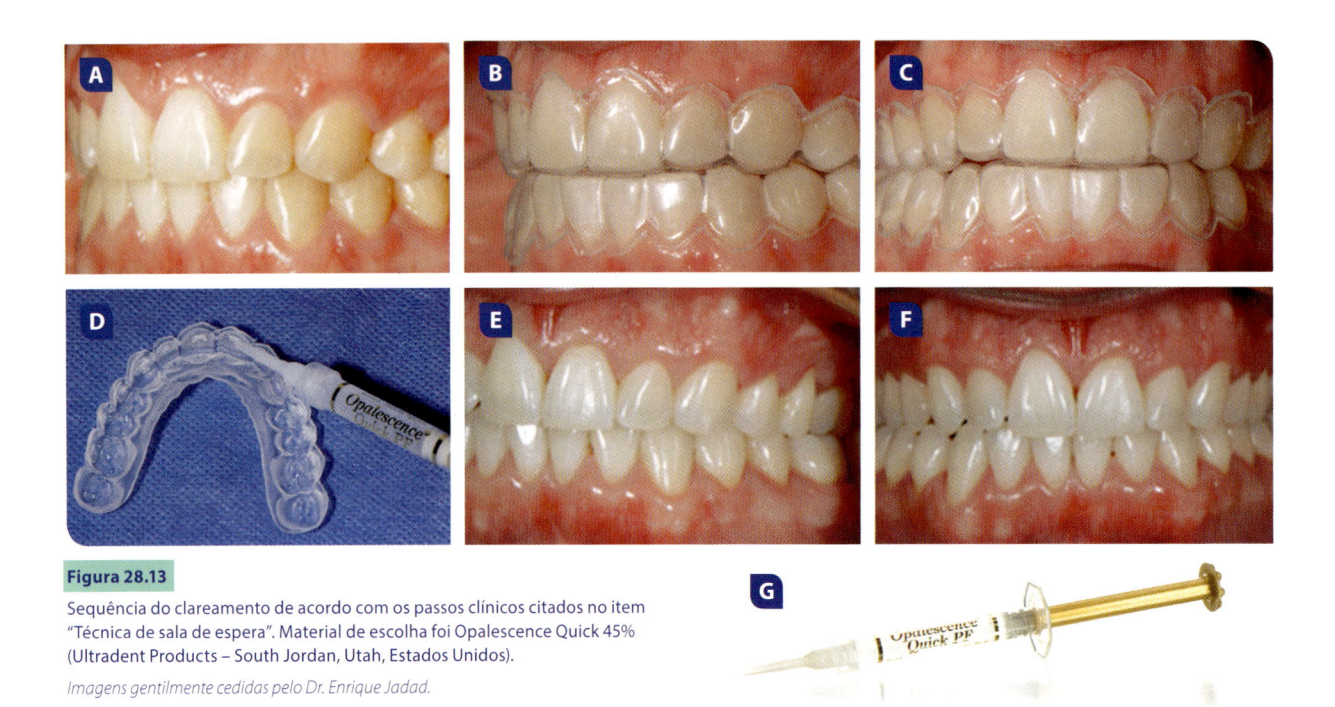

Figura 28.13
Sequência do clareamento de acordo com os passos clínicos citados no item "Técnica de sala de espera". Material de escolha foi Opalescence Quick 45% (Ultradent Products – South Jordan, Utah, Estados Unidos).

Imagens gentilmente cedidas pelo Dr. Enrique Jadad.

6. Recorte das moldeiras acompanhando o colo clínico dos dentes;
7. Adaptação e orientação ao paciente de como usar; orientar o paciente para não morder a moldeira;
8. Eleição do material clareador a ser usado;
9. Aplicar o gel na moldeira e o paciente deve ficar na sala de espera por 30 minutos;
10. Reavaliar.

Técnica de cadeira. Utilização de clareadores em alta concentração e proteção dos tecidos moles (FIG. 28.14)

Passos clínicos:
1. Receber o paciente no consultório;
2. Documentar a cor prévia e entender a expectativa do paciente;
3. Profilaxia;
4. Afastamento de lábios e língua;

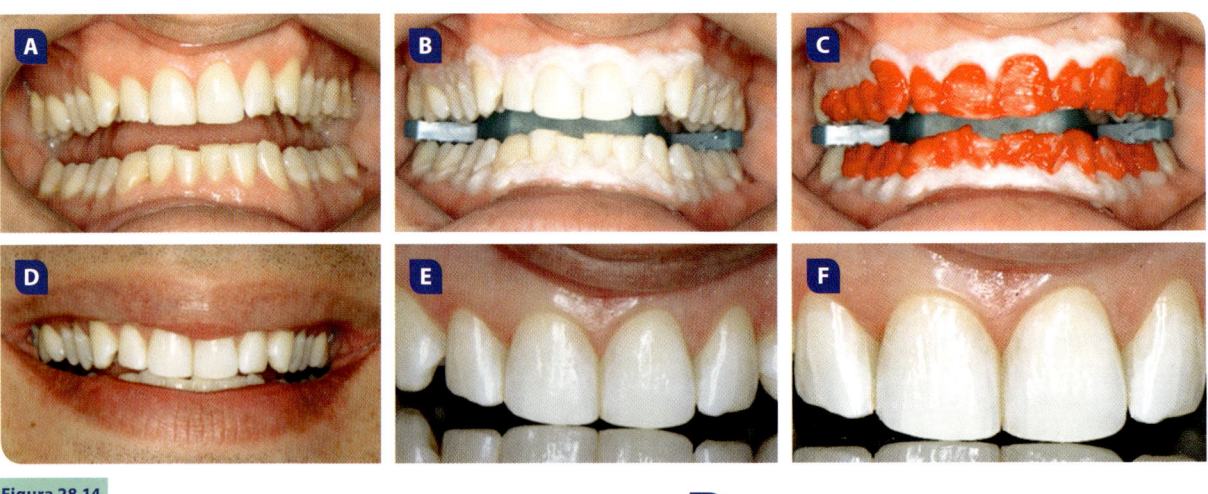

Figura 28.14
Sequência do clareamento de acordo com os passos clínicos citados no item "Técnica de cadeira". Material de escolha foi Opalescence Boost 40% (Ultradent Products – South Jordan, Utah, Estados Unidos).

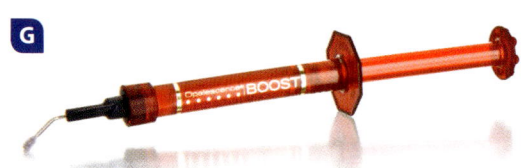

5. Eleição da barreira gengival e do material clareador a ser usado;
6. Colocação da barreira gengival e respectiva fotopolimerização;
7. Aplicação do clareador e espera da ação (por volta de 20 minutos). **Não utilizar ativação com fontes de luz**;
8. Aspiração e segunda aplicação, caso necessário;
9. Reavaliar.

Técnica de consultório. Dentes sem vitalidade pulpar (FIG. 28.15)

Passos clínicos:

1. Receber o paciente no consultório;
2. Documentar a cor prévia e entender a expectativa do paciente;
3. Profilaxia;
4. Isolamento absoluto do elemento dentário a ser clareado;
5. Eleição do clareador a ser usado;
6. Confecção da barreira cervical com cimento de ionômero de vidro, 2 mm abaixo do colo clínico do dente;
7. Aplicação do clareador;
8. Colocação de fragmento de máscara compatível com o acesso da câmara coronária, para evitar contato do clareador com o material de selamento;
9. Selar com material ionomérico ou resinoso;
10. Agendar retorno e reavaliar.

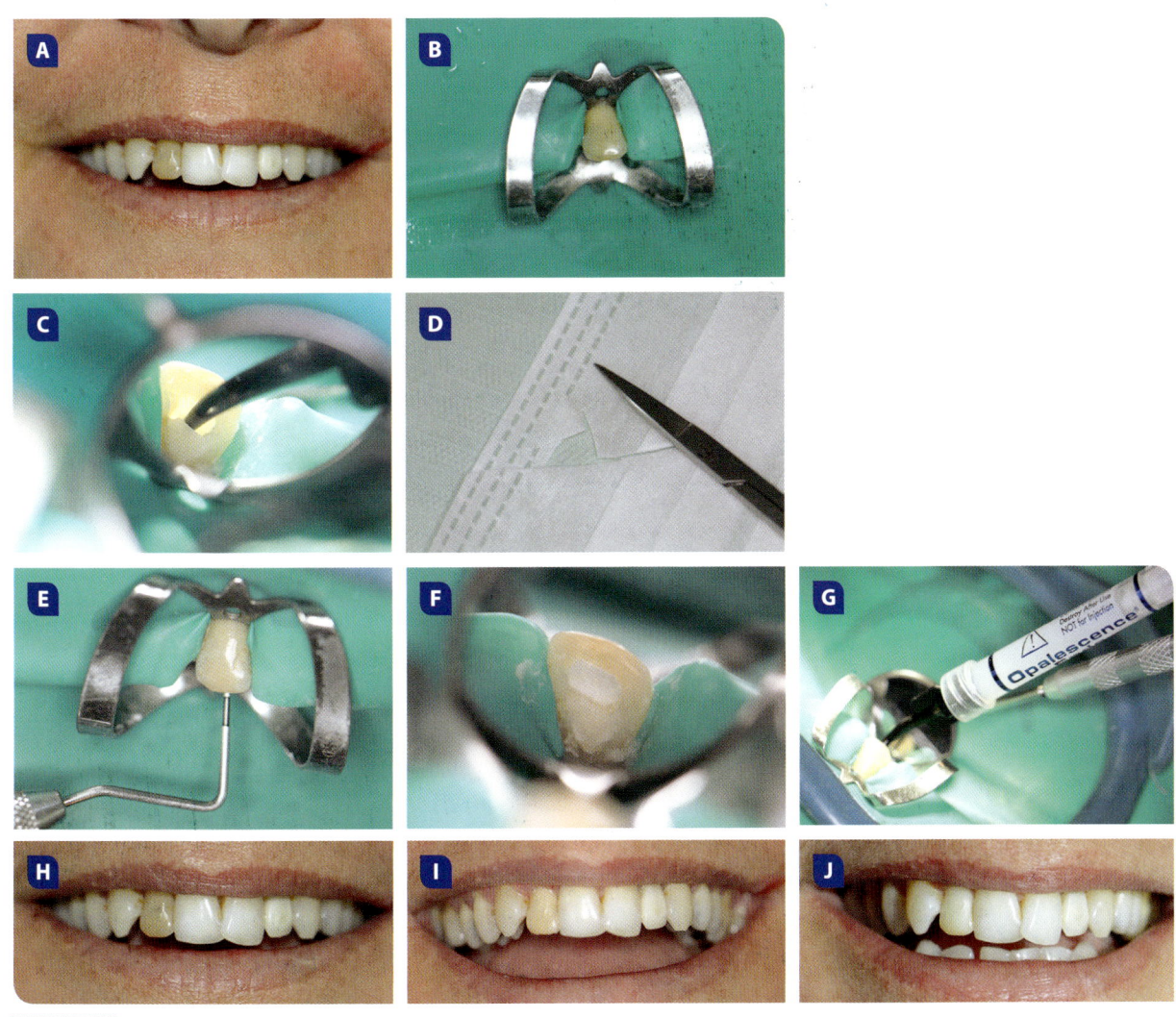

Figura 28.15
Sequência do clareamento de acordo com os passos clínicos citados no item "Técnica de consultório". Material de escolha foi Opalescence Endo 35% (Ultradent Products – South Jordan, Utah, Estados Unidos).

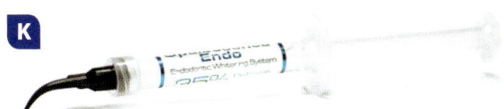

REFERÊNCIAS

1. ten Bosch JJ, Coops JC. Tooth color and reflectance as related to light scattering and enamel hardness. J Dent Res. 1995;74(1):374-80.
2. Kim ST, Abbot PV, McGinley P. The effects of ledermix paste on discolouration of mature teeth. Int Endod J. 2000;33(3):227-32.
3. Davis MC, Walton RE, Rivera EM. Sealer distribution in coronal dentin. J Endod. 2002;28(6):464-6.
4. Pécora JD, Sousa Neto M D de, Silva RG, Saquy PC, Vansan LP, Cruz Filho AM da, et al. Guia de clareamento dental. São Paulo: Santos; 1996.
5. Goldstein RE, Garber DA. Complete dental bleaching. Chicago: Quintessence; 1995.
6. Haywood VB. Nightguard vital bleaching: current information and research. Esthet Dent Update. 1990;1(2):7-12.
7. Mattos IL de, Shiraishi KA, Braz AD, Fernandes JR. Peróxido de hidrogênio: importância e determinação. Quim Nova. 2003;26(3):373-80.
8. Leite RC. Terapias bioxidativas. Curitiba: Corpo Mente; 1999.
9. Leonardo MR. Endodontia: tratamento de canais radiculares: princípios técnicos e biológicos. São Paulo: Artes Médicas; 2005.
10. Feinman RA. Bleaching vital teeth. Curr Opin Cosmetic Dent. 1994:23-9.
11. Matis BA, Mousa HN, Cochran MA, Eckert GJ. Clinical evaluation of bleaching agents of different concentrations. Quintessence Int. 2000;31(5):303-10.
12. Holmstrup G, Palm AM, Lambjerg-Hansen H. Bleaching of discolored root-filled teeth. Endod Dent Traumatol. 1988;4(5):197-201.
13. Bizhang M, Heiden A, Blunck U, Zimmer S, Seemann R, Roulet JF. Intracoronal bleaching of discoloured non-vital teeth. Oper Dent. 2003;28(4):334-40.
14. Anitua E, Zabalegui B, Gil J, Gascon F. Internal bleaching of severe tetracycline discolorations: four-year clinical evaluation. Quintessence Int. 1990;21(10):783-8.
15. Abou-Rass M. Long-term prognosis of intentional endodontics and internal bleaching of tetracycline-stained teeth. Compend Contin Educ Dent. 1998;19(10):1034-8, 1040-2, 1044 passim.
16. Waterhouse PJ, Nunn JH. Intracoronal bleaching of non-vital teeth in children and adolescents: interview results. Quintessence Int. 1996;27:447-53.
17. Haywood VB, Leech T, Heymann HO, Crumpler D, Bruggers K. Nightguard vital bleaching: effects on enamel surface texture and diffusion. Quintessence Int. 1990;21(10):801-4.
18. McEvoy SA. Chemical agents for removing intrinsic stains from vital teeth. II. Current techniques and therir clinical application. Quintessence Int. 1989;20(6):379-84.
19. Carlsson J. Salivary peroxidase: an important part of our defense against oxygen toxicity. J Oral Pathol. 1987;16(8):412-6.
20. Wainwright WW, Lemoine FA. Rapid diffuse penetration of intact enamel and dentin by carbon-14-labeled urea. J Am Dent Assoc. 1950;41(2):135-45.
21. Simon RH, Scoggin CH, Patterson D. Hydrogen peroxide causes the fatal injury to human fibroblast exposed to oxygen radicals. J Biol Chem. 1981;256(14):7181-6.
22. Dezotti MSG, Souza Junior MHS, Nishiyama CK. Avaliação da variação de pH e da permeabilidade da dentina cervical em dentes submetidos ao tratamento clareador. Pesq Odontol Brás. 2002;16(3):263-8.
23. Schmalz G. Use of cell cultures for toxicity testing of dental materials – advantages and limitations. J Dent. 1994;22(Suppl.2):S6-S11.
24. Sulieman M, Addy M, Macdonald E, Rees JS. The bleaching depth of a 35% hydrogen peroxide based in-office product: a study in vitro. J Dent. 2005;33(1):33-40.
25. Benetti AR, Valera MC, Mancini MNG, Miranda CB, Balducci I. In vitro penetration of bleaching agents into the pulp chamber. Int Endod J. 2004;37(2):120-4.
26. Gökay O, Yilmaz F, Akin S, Tunçbilek M, Ertan R. Penetration of the pulp chamber by bleaching agents in teeth restored with various restorative materials. J Endod. 2000;26(2):92-4.
27. Gökay O, Müjdeci A, Algin E. In vitro peroxide penetration into the pulp chamber from newer bleaching products. Int Endod J. 2005;38(8):516-20.
28. Hanks CT, Fat JC, Wataha JC, Corcoran JF. Cytotoxicity and dentin permeability of carbamide peroxide and hydrogen peroxide vital bleaching materials, in vitro. J Dent Res. 1993;72(5):931-8.
29. Minoux M, Serfaty R. Vital tooth bleaching: biologic adverse effects-a review. Quintessence Int. 2008;39(8):645-59.
30. Sulieman M, Addy M, Macdonald E, Rees J. The effect of hydrogen peroxide concentration on the outcome of tooth whitening: a in vitro study. J Dent. 2004;32(4):295-9.
31. Heymann HO. Tooth whitening: facts and fallacies. Br Dent J. 2005;198(8):514.
32. Joiner A. The bleaching of teeth: a review of the literature. J Dent. 2006;34(7):412-9.
33. Camargo SE, Valera MC, Camargo CH, Gasparoto Mancini MN, Menezes MM. Penetration of 38% hydrogen peroxide into the pulp chamber in bovine and human teeth submitted to office bleach technique. J Endod. 2007;(9):1074-7.
34. Bowles WH, Ugwuneri Z. Pulp chamber penetration by hydrogen peroxide following vital bleaching procedures. J Endod. 1987;13(8):375-7.
35. Buchalla W, Attin T. External bleaching therapy with activation by heat, light or laser. Dent Mater. 2007;23(5):586-96.
36. Christensen GJ. Bleaching teeth – Which way is best? J Est Restor Dent. 2003;15(3):137-9.
37. Luk K, Tam L, Hubert M. Effect of light energy on peroxide tooth bleaching. J Am Dent Assoc. 2004;135(2):194-201.
38. Tavares M, Stultz J, Newman M, Smith V, Kent R, Carpino E, et al. Light augments tooth whitening with peroxide. J Am Dent Assoc. 2003;134(2):167-75.
39. Papathanasiou A, Kastali S, Perry RD, Kugel G. Clinical evaluation of a 35% hydrogen peroxide in-office whitening system. Compound Contin Educ Dent. 2002;23(4):335-46.
40. Camargo SE, Cardoso PE, Valera MC, De Araújo MA, Kojima AN. Penetration of 35% hydrogen peroxide into the pulp chamber in bovine teeth after LED Or Nd:YAG laser activation. Eur J Esthet Dent. 2009;4(1):82-8.
41. Nathanson D. Vital tooth bleaching: sensitivity and pulpal considerations. J Am Dent Assoc. 1997;128 Suppl:41S-44S.
42. Jorgensen MG, Carroll WB. incidence of tooth sensitivity after home whitening treatment. J Am Dent Assoc. 2002;133(8):1076-82.
43. Deliperi S, Bardwell Dn, Papathanasiou A. clinical evaluation of a combined in-office and take-home bleaching system. J Am Dent Assoc. 2004;135(5):628-34.
44. Dahl JE, Pallesen U. Tooth bleaching--a critical review of the biological aspects. Crit Rev Oral Biol Med. 2003;14(4):292-304.
45. Tredwin CJ, Naik S, Lewis NJ, Scully C. Hydrogen peroxide toothwhitening (bleaching) products: review of adverse effects and safety issues. Br Dent J. 2006;200(7):371-6.
46. Anderson DG, Chiego DJ Jr, Glickman GN, Mccauley LK. A clinical assessment of the effects of 10% carbamide peroxide gel on human pulp tissue. J Endod. 1999;25(4):247-50.
47. Murakami JT. No Curso de Doutorado da Especialidade de Endodontia do Programa de Pós-Graduação em Odontologia Restauradora desta Faculdade, no período de 30/06/2004 a 01/08/2007.
48. Miranda CB, Matuda FS, Valera MC, Pagani C, Carvalho YR. Resposta pulpar de dentes de cães submetidos ao tratamento clareador. Reunião Anual da Sociedade Brasileira de Pesquisa Odontológica; 2006; Atibaia. Atibaia; 2006.
49. Tronstad L. Endodontic aspects of root resorption. In: Clinical endodontics: a textbook. New York: Thieme Medical; 1991.
50. Trope M. Cervical root resorption. J Am Dent Assoc. 1997;128 Suppl:56S-9S.
51. Gunraj MN. Dental root resorption. Oral Surg Oral Med Oral Pathol Oral Radiol Endod. 1999;88(6):647-53.
52. Harrington GW, Natkin E. External resorption associated with bleaching of pulpless teeth. J Endod. 1979;5(11):344-8.
53. Liang H, Burkes EJ, Frederiksen NL. Multiple idiopathic cervical root resorption: systematic review and report of four cases. Dentomaxillofac Radiol. 2003;32(3):150-5.
54. Lado EA, Stanley HR, Weisman MI. Cervical resorption in bleached teeth. Oral Surg Oral Med Oral Pathol. 1983;55(1):78-80.
55. Latcham NL. Postbleaching cervical resorption. J Endod. 1986;12(6):262-5.

56. Heithersay GS, Dahlstrom SW, Marin PD. incidence of invasive cervical resorption in bleached root-filled teeth. Aust Dent J. 1994;39(2):82-7.
57. Patel S, Kanagasingam S, Pitt Ford T. External cervical resorption: a review. J Endod. 2009;35(5):616-25.
58. Gold SI, Hasselgren G. Peripheral inflammatory root resorption: a review of the 2. Adibfar A, Steele A, Torneck CD, Titley KC, Ruse D. Leaching of hydrogen peroxide from bleached bovine enamel. J Endod. 1992;18(10):488-91.
59. Hammarström L, Lindskog S. factors regulating and modifying dental root resorption. Proc Finn Dent Soc. 1992;88 Suppl 1:115-23.
60. Palo RM, Bonetti-Filho I, Valera MC, Camargo CH, Camargo S, Moura-Netto C, et al. Quantification of peroxide ion passage in dentin, enamel, and cementum after internal bleaching with hydrogen peroxide. Oper Dent. 2012;37(6):660-4.
61. Heithersay GS. Invasive cervical resorption. Endod Topics. 2004;7(1):73-92.
62. Tronstad L. Root resorption:--etiology, terminology and clinical manifestations. Endod Dent Traumatol. 1988;4(6):241-52.
63. Fuss Z, Tsesis I, Lin S. Root resorption--diagnosis, classification and treatment choices based on stimulation factors. Dent Traumatol. 2003;19(4):175-82.
64. Rotstein I, Lehr Z, Gedalia I. Effect of bleaching agents on inorganic components of human dentin and cementum. J Endod. 1992;18(6):290-3.
65. Cvek M, Lindvall AM. External root resorption following bleaching of pulpless teeth with oxygen peroxide. Endod Dent Traumatol. 1985;1(2):56-60.
66. Koulaouzidou E, Lambrianidis T, Beltes P, Lyroudia K, Papadopoulos C. Role of cementoenamel junction in the radicular penetration of 30% hydrogen peroxide during intracoronal bleaching in vitro. Endod Dent Traumatol. 1996;12(3):146-50.
67. Neuvald L, Consolaro A. Cementoenamel junction: microscopic ananlysis and external cervical resorption. J Endod. 2000;26(9):503-8.
68. Steiner DR, West JD. A method to determine the location and shape of an intracoronal bleach barrier. J Endod. 1994;20(6):304-6.
69. Rotstein I, Torek Y, Misgav R. Effect of cementum defects on radicular penetration of 30% H2O2 during intracoronal bleaching. J Endod. 1991;17(5):230-3.
70. Valera MC, Kubo CH, Afonso SE. Clareamento de dentes tratados endodonticamente. In: Miyashita E, Fonseca AS, organizadores. Odontologia estética: o estado da arte. São Paulo: Artes Médicas; 2004. v. 4.
71. Palo RM, Valera MC, Camargo SE, Camargo CH, Cardoso PE, Mancini MN, et al. Peroxide penetration from the pulp chamber to the external root surface after internal bleaching. Am J Dent. 2010;23(3):171-4.
72. Robazza CRC, Leão AGM, Carvalho EMOF de, Mello I. Utilização do hystoacryl e do one step como tampão cervical para o clareamento dental endógeno. Rev Bras Odontol. 2001;58(6):386-8.
73. Loguercio AD, Souza D, Floor AS, Mesko M, Barbosa AN, Busato ALS. Avaliação clínica de reabsorção radicular externa em dentes desvitalizados submetidos ao clareamento. Pesqui Odontol Brás. 2002;16(2):28-31.
74. Barreiros ID. Tratamento clareador com peróxido de carbamida whiteness super endo (FGM) a 37% em dentes não-vitais – uma técnica. Jbd. 2002;1(2):140-5.
75. Oliveira LD. Barreira cervical para realização de clareamento interno em dentes desvitalizados. J Brasil Endo/Perio. 2002;3(10):241-5.
76. Glockner K, Hulla H, Ebeleseder K, Städtler P. Five-year follow-up of internal bleaching. Braz Dent J. 1999;10(2):105-10.
77. de Oliveira LD, Carvalho CA, Hilgert E, Bondioli IR, de Araújo MA, Valera MC. Sealing evaluation of the cervical base in intracoronal bleaching. Dent Traumatol. 2003;19(6):309-13.
78. Ho S, Goerig AC. An In vitro comparison of different bleaching agents in the discolored tooth. J Endod. 1989;15(3):106-11.
79. Teixeira FB, Nogueira EC, Ferraz CCR, Zaia AA. clareamento dental interno com pasta de perborato de sódio e água destilada. Rev Assoc Paul Cir Dent. 2000;54(4):315-8.
80. Borges ALS, Umetsubo LS, Carvalho VAP, Araújo MAM, Valera MC. Avaliação da rugosidade superficial em esmalte dental após técnica de clareamento com peróxido de carbamida A 37%. No Prelo.
81. Kehoe JC. pH reversal following in vitro bleaching of pulpless teeth. J Endod. 1987;13(1):6-9.

LEITURAS RECOMENDADAS

Ada.org [Internet]. Chicago: ADA; c2016 [capturado em 06 jun. 2016]. Disponível em: http://www.ada.org/Seals.

Antunes F, Cadenas E. Estimation of H2O2 gradients across biomembranes. FEBS Lett. 2000;475(2):121-6.

Bonfim MDC, Anauate Netto C, Youssef MN. Efeitos deletérios dos agentes clareadores em dentes vitais e não-vitais. J Bras Odontol Clin. 1998;2(9):25-32.

Bowles WH, Burns JRH. Catalase/peroxidase activity in dental pulp. J Endod. 1992;18(11):527-34.

Bowles WH, Thompson LR. Vital bleaching: the effects of heat and hydrogen peroxide on pulpal enzymes. J Endod. 1986;12(3):108-12.

Brekhus PJ, Amstrong WD. A method for the separation of enamel, dentin and cementum. J Dent Res. 1935;15(1):23.

Camps J, de Franceschi H, Idir F, Roland C, About I. Time-course diffusion of hydrogen peroxide through human dentin: clinical significance for young tooth internal bleaching. J Endod. 2007;33(4):455-9.

Carrasco-Guerisoli LD, Schiavoni RJ, Barroso JM, Guerisoli DM, Pécora JD, Fröner IC. Effect of different bleaching systems on the ultrastructure of bovine dentin. Dent Traumatol. 2009;25(2):176-80.

Chen JH, Xu JW, Shing CX. Decomposition rate of hydrogen peroxide bleaching agents under various chemical and physical conditions. J Prosthet Dent. 1993;69(1):46-8.

Chng HK, Palamara JEA, Messer HH. Effect of hydrogen peroxide and sodium perborate on biomechanical properties of human dentin. J Endod. 2002;28(2):62-7.

Consolaro A. Reabsorções dentárias nas especialidades clínicas. Maringá: Dental Press; 2002.

Cooper JS, Bokmeyer TJ, Bowles WH. Penetration of the pulp chamber by carbamide peroxide bleaching agents. J Oral Rehabil. 2000;27(5):428-31.

Coradazzi JL, Silva CM, Pereira JC, Francischone CE. Shear bond strength of an adhesive system in human, bovine and swinish teeth. Rev FOB. 1998;6(4):29-33.

Costas FL, Wong NM. Itracoronal isolating barriers: effect of location on root leakage and effectiveness of bleaching agents. J Endod. 1991;17(8):365-8.

Friedman S, Rotstein I, Libfeld H, Stabholz A, Heling I. Incidence of external root resorption and esthetic results in 58 bleached pulpless teeth. Endod Dent Traumatol. 1988;4(1):23-6.

Frysh H, Bowles W, Baker F, Rivera-Hidalgo G, Guillen G. Effect of Ph on bleaching efficiency [Abstract 2248]. J Dent Res. 1993;72:384.

Fuss Z, Szajkis S, Tagger M. Tubular permeability to calcium hidroxide and to bleaching agents. J Endod. 1989;15(8):362-4.

Halliwel B, Gutteridge JMC. Oxygen toxicity, oxigen radicals, transition metals and disease. Biochem J. 1984;219(1):1-14.

Hegedüs C, Bistey T, Flóra-Nagy E, Keszthelyi G, Jenei A. An atomic force microscopy study on the effect of bleaching agents on enamel surface. J Dent. 1999;27(7):509-15.

Heller D, Skriber J, Lin LM. Effect of intracoronal bleaching on external cervical root resorption. J Endod. 1992;18(4):145-8.

Hernandez-Ruiz J, Arnao MB, Hiner AN, García-Cánovas F, Acosta M. Catalase-like activity of horseradish: relationship to enzyme inactivation by H2O2. Biochem J. 2001;354(Pt 1):107-14.

Hirata R, Santos PCG dos, Pereira JLN, Massaki RY. Clareamento de dentes vitalizados: situação clínica atual. J Bras Odontol Clin. 1997;1(1):13-21.

Kinomoto Y, Carnes DL, Ebisu S. Cytotoxicity of intracanal bleaching agents on periodontal ligament cells in vitro. J Endod. 2001;27(9):574-7.

Kwon YH, Huo MS, Kim KH, Kim SK, Kim YJ. Effects of hydrogen peroxide on the light reflectance and morphology of bovine enamel. J Oral Rehabil. 2002;29(5):473-7.

Lozada O, García C, Alfonso I. Riesgos y beneficios del blanqueamiento dental. Acta Odontol Venez. 2000;38(1):14-7.

Marshall FJ, Massler M, Dute HL. Effects of endodontic treatment on permeability of root dentin. J Endod. 1991;17(12):583-8.

Mcinerney ST, Zillich R. Evaluation of internal sealing ability of three materials. J Endod. 1992;18(8):376-8.

Mottola HA, Simpson BE, Gorin G. Absorptiometric determination of hydrogen peroxide in submicrogram amounts with leuco crystal violet and peroxidase as catalyst. Anal Chem. 1970;42(3):410-1.

Nakamichi I, Iwaku M, Fusayama T. Bovine teeth as possible substitutes in adhesion test. J Dent Res. 1983;62(10):1076-81.

Neuvald LR. Análise microscópica da junção amelo-cementária com ênfase para os mecanismos envolvidos nas reabsorções cervicais externas [dissertação]. Bauru: Faculdade de Odontologia de Bauru; 1997.

Outhwaite WC, Livingston MJ, Pashley DH. Effects of changes in surface area, thickness, temperature and post-extraction time on human dentine permeability. Arch Oral Biol. 1976;21(10):599-603.

Owens BM, Halter TK, Brown DM. Microleakage of tooth-colored restorations with a beveled gingival margin. Quintessence Int. 1998;29(6):356-61.

Ramp WK, Arnold RR, Russell JE, Yancey JM. Hydrogen peroxide inhibits glucose metabolism and collagen synthesis in bone. J Periodontol. 1987;58(5):340-4.

Robertson WD, Melfi RC. Pulpal response to vital bleaching procedures. J Endod. 1980;6(7):645-9.

Rotstein I, Dankner E, Goldman A, Heling I, Stabholz A, Zalkind M. Histochemical analysis of dental hard tissues following bleaching. J Endod. 1996;22(1):23-5.

Rotstein I. In vitro determination and quantification of 30% hydrogen peroxide penetration through dentin and cementum during bleaching. Oral Surg Oral Med Oral Pathol. 1991;72(5):602-6.

Rotstein I. Role of catalase in elimination of residual hydrogen peroxide following tooth bleaching. J Endod. 1993;19(11):567-9.

Ruse ND, Smith DC, Torneck CD, Titley KC. Preliminary surface analysis of etched, bleached, and normal bovine enamel. J Dent Res. 1990;69(9):1610-3.

Ruse ND, Smith DC. adhesion to bovine dentin - surface characterization. J Dent Res. 1991;70(6):1002-8.

Saunders WP. The shear impact retentive strengths of four dentine bonding agents to human and bovine dentine. J Dent. 1988;16(5):233-8.

Schilke R, Bauss O, Lisson JA, Schuckar M, Geurtsen W. Bovine dentin as a substitute for human dentin in shear bond strength measurements. Am J Dent. 1999;12(2):92-6.

Schilke R, Lisson JA, Bauss O, Geurtsen W. Comparison of the number and diameter of dentinal tubules in human and bovine dentine by scanning electron microscopic investigation. Arch Oral Biol. 2000;45(5):355-61.

Schroeder HE, Scherle WF. Cemento-enamel junction–revisited. J Periodont Res. 1988;23(1):53-9.

Seale NS, Wilson CFG. Pulpal response to bleaching of teeth in dogs. Pediatr Dent. 1985;7(3):209-14.

Smidt A, Nuni E, Keinan D. Invasive cervical root resorption: treatment rationale with an interdisciplinary approach. J Endod. 2007;33(11):1383-7.

Smith JJ, Cunningham CJ, Montgomery S. Cervical canal leakage after internal bleachig procedures. J Endod. 1992;18(10):476-81.

Sun G. The role of lasers in cosmetic dentistry. Dent Clin North Am. 2000;44(4):831-50.

Tagami J, Tao L, Pashley DH, Horner JA. The permeability of dentine from bovine incisors in vitro. Arch Oral Biol. 1989;34(10):773-7.

Tagami J, Tao L, Pashley DH. Correlation among dentin depth permeability and bond strength of adhesive resins. Dent Mater. 1990;6(1):45-50.

Thitinanthapan W, Stamanont P, Vongsavan N. In vitro penetration of the pulp chamber by three brands of carbamide peroxide. J Esthet Dent. 1999;11(5):259-64.

Tipton DA, Braxton SD, Dabbous MK. Effects of a bleaching agent on human gingival fibroblasts. J Periodontol. 1995;66(1):7-13.

Titley KC, Torneck CD, Smith DC, Adibfar A. Adhesion of composite resin to bleached and unbleached bovin e enamel. J Dent Res. 1988;67(12):1523-8.

Tonami K, Takahashi H, Nishimura F Effect of frozen storage and boiling on tensile strength of bovine dentin. Dent Mater J. 1996;15(2):205-11.

Weiger R, Kuhn A, Lost C. Radicular penetration of hydrogen peroxide during intra-coronal bleaching with various forms of sodium perborate. Int Endod J. 1994;27(6):313-7.

CAPÍTULO 29

Restauração de dentes tratados endodonticamente

Raquel Lanna Passos
Rafael S. Beolchi

Ao restaurar um dente, independentemente da técnica e do material utilizados, busca-se restabelecer as condições ideais de oclusão e estética. Um correto diagnóstico, integrando as diversas áreas, facilita o controle das variáveis e torna mais palpável a obtenção do sucesso após um tratamento. Restaurar é diferente de obturar. Ao restaurar um dente, busca-se restabelecer a forma anatômica; a função, buscando os contatos oclusais e proximais o mais próximo das condições ideais; e a estética. Obturar, por sua vez, é promover um selamento a longo prazo após um tratamento.

Ao finalizar um tratamento endodôntico, é comum deparar-se com diversas dúvidas a respeito da reabilitação dos dentes tratados, uma vez que há muitas possibilidades de restauração dependendo da condição do remanescente e de sua necessidade funcional no arco. Alguns dos conflitos possíveis envolvem a fragilidade do remanescente após o tratamento, a necessidade de recobrimento de cúspides e/ou a utilização de retentores intrarradiculares. Este capítulo tem como intenção esclarecer o impacto dos procedimentos endodônticos na escolha da técnica e dos materiais restauradores, principalmente adesivos, uma vez que são a tendência atual, e elucidar as indicações e limitações das diversas opções de tratamento reabilitador, muitas vezes complicadas pelas características do ambiente intrarradicular.

ACESSO AOS CANAIS RADICULARES E SEU IMPACTO NA BIOMECÂNICA

É inegável que a endodontia possibilita a preservação de dentes que seriam irremediavelmente condenados. No entanto, deve-se atentar a alguns cuidados nos passos operatórios que impactam diretamente nos procedimentos restauradores realizados após o tratamento endodôntico.

Quanto ao acesso, a tendência é se pensar que, quanto mais conservador e com menor desgaste dental, melhor. No entanto, para uma correta instrumentação e remoção de tecido pulpar, por vezes, é necessária a completa remoção do teto da câmara pulpar. É nesse momento que surge a questão: quanto o desgaste dentário impacta na biomecânica do dente? Para que se possa esclarecer essa dúvida, é importante relembrar as estruturas de reforço dentárias, que são as pontes de esmalte e as cristas marginais. A remoção dessas estruturas fragiliza o dente por permitir maior deflexão de cúspides, o que aumenta o risco à fratura (**FIG. 29.1**).[1]

A força máxima oclusal a que um pré-molar é submetido varia entre 178 e 291 N.[2] Estima-se que a força mínima necessária para que ocorra uma fratura catastrófica seja de 400 N.[3] Em um estudo,[4] foi analisada a resistência à fratura de diferentes preparos observando-se a relação da quantidade e da localização dessa dentina residual em pré-molares superiores tratados endodonticamente. Entre os resultados obtidos (**TAB. 29.1**), pôde-se observar que, em dentes exclusivamente com preparo oclusal, a força necessária para a fratura seria de 1.380 N em média, ou seja, mais de três vezes a força mínima

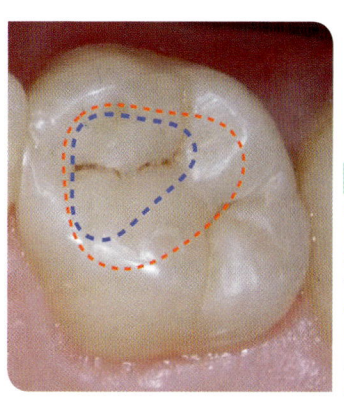

Figura 29.1
Exemplos de dimensões de preparos. O tracejado azul delimita a área onde o preparo foi mais conservador do que a área do tracejado em vermelho (primeiro molar superior).

Imagem gentilmente cedida pelo Dr. Roberto Zangirolami.

Tabela 29.1

Resumo da análise de resistência à fratura em relação à quantidade de paredes perdidas em preparos cavitários

NÚMERO DE PAREDES PERDIDAS	GRUPO	PAREDE(S) PERDIDA(S)	ÁREA DA SUPERFÍCIE DE DENTINA REMANESCENTE (mm²), MÉDIA ± DESVIO PADRÃO	CARGA DE FALHA (N), MÉDIA ± DESVIO PADRÃO
1	1	O	31,3 ± 3,50	1.380,5 ± 393,93
2	2	OPx	26,7 ± 2,22	1.142,8 ± 307,96
	3	OP	18,6 ± 2,60	500,4 ± 90,21
	4	OV	21,7 ± 4,67	1.43,7 ± 247,52
3	5	MOD	15,8 ± 2,60	800,8 ± 208,82
	6	VOP	19,3 ± 4,48	631,8 ± 124,73
	7	VOPx	15,3 ± 2,55	748,4 ± 249,49
	8	POPx	13,5 ± 1,73	398,4 ± 149,59
4	9	MODP	11,0 ± 2,94	344,7 ± 91,25
	10	MODV	9,5 ± 1,61	682,8 ± 172,29
	11	VOPPx	15,1 ± 3,67	540 ± 121,33

O, acesso oclusal; Px, proximal; P, palatina; V, vestibular; M, mesial; D, distal.

Fonte: Adaptada de Ibrahim e colaboradores.[4]

descrita anteriormente. Nos casos em que há perda das superfícies proximais, ou seja em cavidades mésio-oclusodistais, há diminuição de mais da metade da resistência à fratura. No entanto, ainda seria necessário o dobro da força mínima para que ocorresse a fratura do dente. Sendo assim, é importante que se preservem as estruturas de reforço, pois, comparado a um dente hígido ou a um dente com preparo oclusal, a resistência à fratura é significativamente diminuída com os preparos proximais. E, por meio das análises dos diferentes tipos de preparo e os respectivos valores de resistência à fratura, o estudo também conclui que, não só a quantidade de remanescente afeta a resistência à fratura, mas também a localização estratégica das paredes remanescentes.

Outro estudo[5] defende que o tratamento endodôntico reduz a resistência de um pré-molar em apenas 5%, sendo que um preparo oclusal resulta na diminuição em torno de 20% e uma cavidade mésio-oclusodistal uma perda de resistência de 63%.

MÉTODO DE INSTRUMENTAÇÃO E SEU IMPACTO NA ADESÃO

O preparo do canal radicular objetiva o esvaziamento, alargamento e descontaminação. Entre os métodos que podem ser empregados, estão a instrumentação manual, por meio de limas endodônticas, e a mecanizada, que pode ser feita com instrumentos rotatórios ou ultrassônicos. Ao comparar-se a instrumentação mecanizada à manual, o que muda é que, ao realizar a mecanizada, cria-se a conicidade necessária à custa de um pequeno desgaste na região apical, ao contrário da instrumentação manual, na qual a ponta ativa das limas é que guia o desgaste nessa região, gerando maior perda de estrutura. Portanto, há, teoricamente, maior preservação de tecido com a instrumentação mecanizada quando comparada à manual, mas essa quantidade é insignificante. A biomecânica radicular é pouco afetada pelo tipo de instrumentação. Contudo, a adesão pode ser afetada diretamente pelo tipo de instrumentação utilizada.

Em um estudo,[6] foram comparados o efeito de técnicas de instrumentação, soluções para irrigação e envelhecimento artificial na resistência de união de pinos de fibra de vidro à dentina intrarradicular. Foram preparados 120 dentes e divididos em dois grupos:

- Canais radiculares instrumentados com a técnica manual (limas tipo K [K-File]);
- Canais radiculares instrumentados com instrumentação mecanizada.

Os canais radiculares foram irrigados com solução de hipoclorito de sódio a 1%, com clorexidina a 2% e água oxigenada a 1,2%. Em todos os canais foi feita a remoção de *smear layer* com EDTA a 17% por 5 minutos seguido da obturação e cimentação de pinos de fibra de vidro com cimento autoadesivo. Como resultados relacionados ao método de instrumentação foi observado que os canais preparados com instrumentação mecanizada tiveram melhor adesão ao cimento, sendo a provável causa desse desfecho uma possível compactação da lama dentinária dentro dos túbulos ao realizar a instrumentação manual, formando os *smear plugs*, diferentemente dos efeitos obtidos na análise de canais radiculares preparados com instrumentação mecanizada, cuja ação é por alargamento, e não limagem que age por desgaste. No entanto, ao realizar movimentos de *brushing* lateral com instrumentos rotatórios, esses depósitos de *smear layer* intratubulares também podem ser mais frequentes. O maior prejuízo dos *smear plugs* decorre da alta complexidade para sua completa remoção após o preparo do canal e, sendo assim, estes passam a atuar como barreira física à penetração e interação do cimento com a dentina intrarradicular.

SOLUÇÕES IRRIGANTES E PREPARO QUÍMICO DO CANAL

Em se tratando de irrigantes, as soluções de hipoclorito de sódio são mais comumente utilizadas em diferentes concentrações, em razão de seu efeito antibacteriano.[7] Além dessa ação, a solução de hipoclorito de sódio atua nos componentes orgânicos da dentina, principalmente colagênicos, melhorando a penetração de monômeros dentro da estrutura dentinária.[8-10] Monômeros estes necessários para a adesão em procedimentos restauradores. Entretanto, concentrações acima de 2,5% não são indicadas por serem prejudiciais, uma vez que destroem as fibras colágenas.

Contudo, a solução de hipoclorito de sódio não atua na porção inorgânica, que constitui uma grande parte da *smear layer*.[11-13] Para isso, é indicado o EDTA que desmineraliza a dentina, limpa bem as paredes dentinárias, melhora a ação de substâncias químicas e promove um íntimo contato do material de preenchimento com o canal radicular por meio da descalcificação da dentina peritubular e intertubular.[9,10,14] Acredita-se que isso favoreça a penetração do cimento na dentina parcialmente desmineralizada e auxilie a retenção micromecânica, contribuindo, assim, para melhoria na resistência de união.[15,16] Outras opções para executar esse procedimento são o ácido cítrico e o ultrassom. O importante é que se consiga fazer essa remoção deixando a superfície o mais limpa possível e sem impacção intratubular de resquícios da lama dentinária.

Outra possibilidade de uso é da clorexidina a 2% por se tratar de um potente antimicrobiano, mas que deve ser usada em solução de baixa tensão superficial para não interferir negativamente na adesão. Vale lembrar que ao aplicar a clorexidina não é indicado o uso de solução de hipoclorito de sódio em seguida, pois isso geraria um precipitado de difícil remoção dentro do canal. Sendo assim, com base em suas propriedades, a clorexidina pode ser utilizada para a irrigação durante a instrumentação, mas não para a remoção da *smear layer*.

O uso do ultrassom associado a essa irrigação com solução de hipoclorito de sódio potencializa sua ação de modo que se obtenham os mesmos resultados de dissolução da matéria orgânica em um tempo reduzido, motivo pelo qual o ultrassom é corretamente indicado nesse momento do preparo químico do canal.

No estudo citado anteriormente,[6] também foi comparado o uso de diferentes irrigantes, sendo estes o EDTA, a clorexidina a 2% e a água ozonizada a 1,2%. Como resultado, observou-se que, ao associar o uso de solução de hipoclorito de sódio seguido de EDTA, foram obtidos os melhores valores de resistência de união, maiores ainda quando a instrumentação realizada foi a rotatória de NiTi. A clorexidina a 2% apresentou valores intermediários de resistência de união e a água ozonizada obteve os menores valores, fato este atribuído à instabilidade de seu componente e à facilidade de transformação em oxigênio, o que pode interferir na polimerização de cimentos resinosos, e assim, diminuir a resistência de união.[17-19] Vale ressaltar que a região cervical foi a que apresentou os melhores valores de resistência de união, independentemente do irrigante utilizado e do método de instrumentação.

MEDICAÇÕES INTRACANAL E SUA RELAÇÃO COM OS PROCEDIMENTOS ADESIVOS

A eliminação de bactérias e de seus subprodutos do sistema de canais é um dos objetivos do tratamento endodôntico. Sendo assim, uma vasta combinação de irrigantes e medicações intracanal é sugerida para esse controle. No entanto, sabe-se que tanto as soluções para irrigação quanto as medicações utilizadas durante esse tratamento podem afetar a adesão, resultando em menor resistência de união.[13,20]

As medicações intracanal mais utilizadas são o paramonoclorofenol canforado, formocresol, hidróxido de cálcio, tricresol formalina, iodofórmio, otosporin, maxitrol e clorexidina. Entre as retrocitadas, o hidróxido de cálcio destaca-se como a mais frequentemente utilizada por seu efeito antimicrobiano principalmente contra as espécies bacterianas encontradas com maior frequência em infecções endodônticas.[21]

Algumas medicações podem impactar nos procedimentos restauradores, como a pasta de hidróxido de cálcio e o gel de clorexidina. As propriedades do hidróxido de cálcio derivam de sua dissociação iônica em íons cálcio (54,1%) e íons hidroxila (45,9%).[22] Segundo Renovato e colaboradores,[23] o uso da medicação intracanal com pasta de hidróxido de cálcio com veículo de água destilada não altera a resistência de união em cimentações autoadesivas, apesar de apresentar maiores valores nos terços cervical e médio quando comparado ao uso em terço interno.

Os cimentos autoadesivos, uma das opções para a cimentação de retentores intrarradiculares, atuam de duas formas: monômeros acídicos hibridizam a dentina; e interação química com o cálcio da hidroxiapatita, provavelmente pela quelação do cálcio.[24] Acredita-se que essas interações químicas sejam, inclusive, mais importantes para a adesão do que a capacidade do mesmo material de hibridização dentinária.[25] Além disso, como o cimento interage com o cálcio da hidroxiapatita, os íons de cálcio da dentina que resultam da dissociação do hidróxido de cálcio poderiam estar associados com a melhoria na resistência de união nesses casos. Ao mesmo tempo, o hidróxido de cálcio tem característica básica que pode promover a neutralização dos monômeros ácidos do cimento, reduzindo sua habilidade de hibridizar a dentina.

Quando usado após hidróxido de cálcio, o EDTA promove melhor remoção desse medicamento, o que favorece a adesão da dentina radicular aos cimentos. Em estudo foi observado que, quando usado hidróxido de cálcio como medicação intracanal, a resistência de união ao cimento resinoso epóxico foi aumentada.[26]

Convém lembrar que, como citado anteriormente, ao usar o gel de clorexidina como medicamento intracanal, é importante ressaltar que a sua remoção não pode ser feita com solução de hipoclorito de sódio, pois gera um precipitado de difícil remoção, denominado paracloroalanina. Sendo assim, é preferível que seja realizada sua remoção com solução fisiológica.

MÉTODOS DE OBTURAÇÃO E IMPACTO NA RESISTÊNCIA DO REMANESCENTE

A obturação objetiva o selamento dos canais radiculares e pode impactar a biomecânica dental pela criação de trincas e fraturas. O ideal é que se promova o selamento do canal sem a imposição de forças, principalmente as com efeito cunha, que podem prejudicar biomecanicamente o dente ao forçar suas paredes e aumentar a chance de fratura radicular. Sendo assim, o raciocínio é que, mesmo que não se use um cone único, os demais devem entrar passivamente.

Em um estudo,[27] foram utilizados 160 dentes alocando-se 20 em cada grupo. No grupo-controle não foi feito nenhum tipo de tratamento. Nos demais, foi feita instrumentação com rotatório NiTi. Um segundo grupo foi separado apenas para dentes instrumentados, mas sem obturação. Nos demais grupos, foram feitos diferentes tipos de obturação, sendo a condensação lateral, o cone único e a termoplastificada as técnicas utilizadas. O retratamento após cada uma das técnicas também foi avaliado. Como resultado, foi possível observar ausência de fraturas longitudinais apenas nos grupos-controle e no grupo instrumentado sem obturação. Todos os grupos obturados, independentemente da técnica, apresentaram trincas e/ou fraturas longitudinais. O grupo em que a obturação foi realizada pela técnica de cone único foi o que apresentou menor incidência de trincas. Em contrapartida, os grupos em que os espécimes sofreram retratamento endodôntico apresentaram maior quantidade de trincas em geral (FIG. 29.2).

Sendo assim, conforme mencionado no início desta seção, no momento da obturação deve-se estar atento para fazê-la de forma passiva, de modo que o cimento preencha o canal radicular e independentemente da técnica utilizada, cone único ou com uso de cones acessórios. A passividade na inserção é importante para evitar trincas e fraturas, mesmo que tardias.

CIMENTOS ENDODÔNTICOS E SUA INFLUÊNCIA NOS PROCEDIMENTOS ADESIVOS

Os cimentos endodônticos podem apresentar diferentes composições. No entanto, deve-se estar atento, pois algumas podem ser prejudiciais à adesão de retentores intrarradiculares, dependendo do tipo de retentor a ser utilizado e do tipo de cimento a ser empregado. Os cimentos que apresentam eugenol em sua composição podem influenciar negativamente na adesão de cimentos resinosos uma vez que o eugenol inibe a reação de polimerização do cimento se utilizado imediatamente. Esse efeito de inibição desaparece quando a cimentação do pino é realizada após 7 dias da obturação do canal com cimentos que apresentem eugenol entre seus componentes. No caso dos cimentos à base de hidróxido de cálcio, não há influência na resistência de união em uma cimentação imediata e a resistência de união é superior após 7 dias.[28]

IMPORTÂNCIA DE EMPREGAR MATERIAIS ADEQUADOS EM RESTAURAÇÕES PROVISÓRIAS

No intervalo entre as sessões de uma terapia endodôntica, é necessário que se restaure provisoriamente o dente. Esse selamento temporário pode ser feito com alguns materiais,

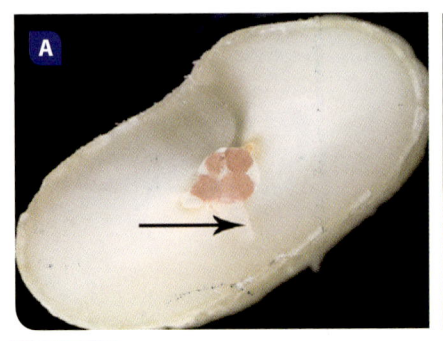

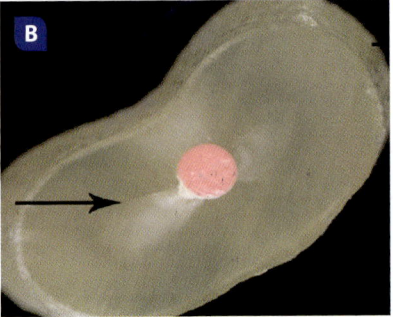

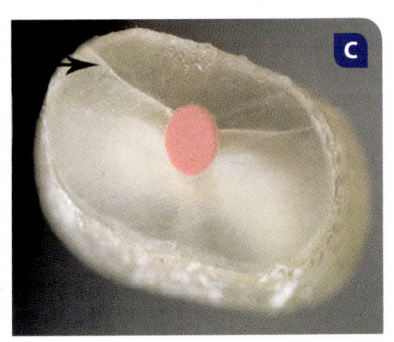

Figura 29.2
Cortes transversais após diferentes técnicas de obturação (setas indicam trincas). **A.** Condensação lateral. **B.** Cone único. **C.** Termoplastificada.
Fonte: Capar e colaboradores.[27]

no entanto é importante destacar que os materiais adesivos são mais confiáveis, em se tratando da prevenção de infiltração marginal pela interface restauradora. Os cimentos de ionômero de vidro são, portanto, a estratégia mais confiável, uma vez que apresentam adesão química ao substrato, diferentemente de cimentos de óxido de zinco e eugenol e outros seladores coronários ou materiais restauradores temporários.

É importante destacar que a distribuição de esforços mastigatórios em um dente, enquanto está sendo submetido a um tratamento endodôntico, fica alterada, estando a maior concentração das forças em região cervical, diferentemente de quando este mesmo dente está obturado e restaurado, as forças são distribuídas de forma semelhante a de um dente hígido.[29] Dessa forma, é importante alertar o paciente quanto aos cuidados que devem ser tomados e procurar reabilitar o quanto antes o dente em questão (FIG. 29.3).

INDICAÇÕES DOS DIFERENTES TIPOS DE RESTAURAÇÕES EM DENTES ENDODONTICAMENTE TRATADOS

Praticamente todos os passos clínicos do tratamento endodôntico trarão reflexos e consequências para a seleção e execução da restauração dental. Na hora de eleger como reabilitar o elemento dental, muitas das necessidades e escolhas terapêuticas realizadas durante o tratamento endodôntico permitirão algumas e inviabilizarão outras técnicas restauradoras.

A quantidade de remanescente dental intacto e o conhecimento de quais e quanto das estruturas dentais foram mantidas ou removidas durante a endodontia serão os principais determinantes da melhor forma de se restaurar um ou mais dentes após o tratamento endodôntico. É importante salientar que este é um tema que poderia ser considerado trivial até há algumas décadas, dada a limitação de técnicas e materiais disponíveis então. Assim, essa limitação tornava mais interessante recobrir cúspides do que preservar estrutura dental.[30] A odontologia adesiva e os benefícios que ela trouxe possibilitam uma miríade de possibilidades, sendo fundamental o conhecimento por parte do clínico, não apenas de materiais e técnicas, como também do comportamento biomecânico do remanescente dental. Dessa forma, é possível eleger a opção menos invasiva, ou seja, aquela que preserve ao máximo a estrutura original do dente, levando em conta haver estrutura suficiente para as funções não apenas mastigatórias, mas também estéticas.

É importante esclarecer que a oportunidade de restauração é prioritária, ou seja, a restauração definitiva deve ser realizada o quanto antes após a conclusão da endodontia. Há um estudo[31] que relata relação direta entre a taxa de sucesso endodôntico e o tempo em que a restauração provisória permanece no dente. Materiais provisórios, como os cimentos de óxido de zinco e eugenol ou os seladores coronários temporários, promovem um selamento muito abaixo do ideal. Além disso, esses materiais correm o risco de falhar, o que permitiria uma indesejada infiltração de contaminantes para dentro da câmara pulpar.

Dessa forma, quando não houver necessidade de retentores intrarradiculares, indica-se que a vedação da entrada dos canais, sobre a guta-percha, deva ser realizada o mais rápido possível e com materiais que promovam um bom selamento, como aqueles à base de ionômero de vidro ou à base de resinas compostas.[32,33] Essa camada de material tem a missão de selar, reduzindo a chance de contaminação da guta-percha apical e também a de sinalizar a entrada dos canais, protegendo o assoalho da câmara pulpar em caso de indesejada necessidade de reabertura do canal, seja por motivo de retratamento endodôntico, seja pela necessidade de uma restauração mais invasiva, que envolva retentores intrarradiculares.

Assim, é interessante que o selamento seja realizado logo após o término do tratamento endodôntico e que seja utilizado um material à base de ionômero de vidro ou de resina composta. Recomenda-se também que sua coloração contraste com as paredes circundantes e que seja preferencialmente realizado pelo endodontista. Uma vantagem adicional no que se refere à função seladora dessa camada ocorre

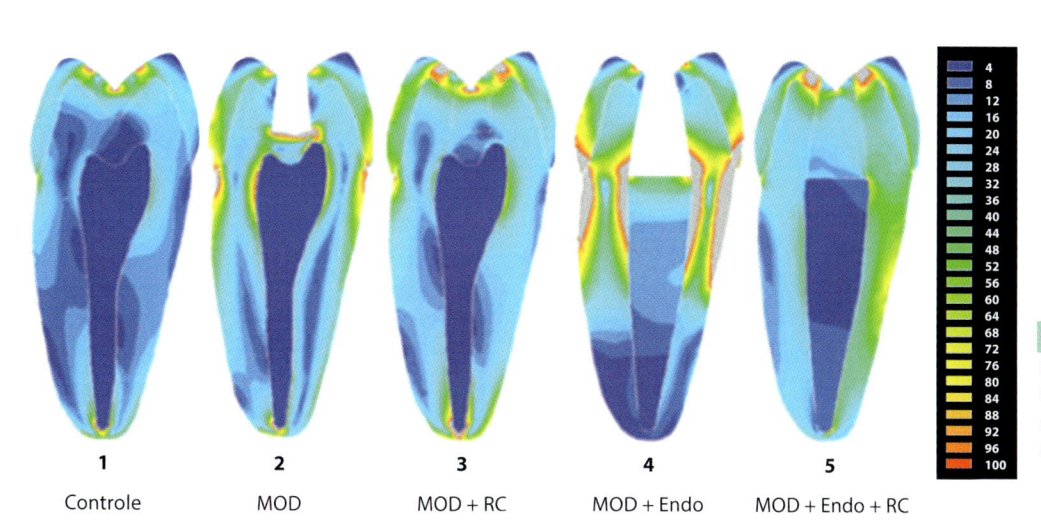

Figura 29.3
Distribuição de estresse em diferentes situações.
Fonte: Adaptada de Soares e colaboradores.[29]

1 Controle
2 MOD
3 MOD + RC
4 MOD + Endo
5 MOD + Endo + RC

quando se utilizam materiais obturadores radiculares resinosos. O ganho em termos mecânicos pode ser considerado desprezível, mas o selamento químico que se obtém entre os dois materiais é vantajoso.

É importante ressaltar que não é intuito deste capítulo descrever todas as técnicas detalhadamente, mas traçar um panorama das possibilidades restauradoras. O clínico deve compreender a fundo as técnicas para que sejam bem realizadas. Recomenda-se, assim, revisar a leitura de literatura específica para maiores detalhes.

A seguir, serão descritas as diferentes modalidades e respectivas indicações de restaurações de dentes com tratamento endodôntico.

RESTAURAÇÕES DIRETAS

Como já discutido anteriormente neste capítulo, a remoção do teto da câmara pulpar fragiliza o dente muito menos do que se supunha. Dessa forma, para dentes anteriores, indica-se a realização de restaurações diretas, pouco ou nada invasivas nos casos em que a face vestibular esteja intacta, bem como pelo menos 50% das cristas marginais. Quando necessário que esses mesmos dentes tornem-se pilares de próteses parciais removíveis ou fixas, recomenda-se o uso de retentores radiculares, conforme será discutido adiante com mais detalhes.

No caso de dentes posteriores, a indicação é semelhante: casos com discreto envolvimento cuspídeo, em que as cúspides remanescentes tenham formato de pirâmide são mais favoráveis e previsíveis. A imprevisibilidade do caso aumenta com a diminuição da espessura das paredes, em especial com a diminuição da quantidade de dentina, e quando há comprometimento de mais de 50% das cristas marginais.[34]

É fundamental considerar outros fatores na seleção da técnica restauradora. As restaurações diretas apresentam a vantagem de serem mais rápidas, econômicas e conservadoras, porém apresentam limitações mecânicas. Para pacientes braquicefálicos, ou com histórico de parafunção, bem como para aqueles que apresentem dentes com severa perda tecidual, recomendam-se restaurações mais invasivas, mas que promovam algum tipo de ferulização da estrutura. Recomendação semelhante deverá ocorrer para dentes com restaurações prévias de amálgama cuja seleção da técnica restauradora também merece cautela, em especial aqueles em que a restauração envolva mais de um terço da distância vestibulolingual, já que dentes nessa situação podem conter diversas microtrincas subclínicas, possibilitando a ocorrência de fratura.[35]

Estudos[36,37] atestam que, quando bem indicadas e corretamente realizadas, restaurações adesivas têm a capacidade de reforçar a estrutura dental remanescente. A conservação dessa estrutura é crucial para um aumento da resistência à fratura. A remoção da dentina localizada na base das cúspides deve ser evitada sempre que possível, já que a redução desse tecido em dentes tratados endodonticamente reduz a resistência à fratura e promove alterações severas na distribuição de carga.

A inclusão do cimento de ionômero de vidro (CIV) convencional ou modificado por resina como base de restaurações extensas MOD não aumenta a resistência à fadiga, mas diminui a propensão a trincas induzidas pela contração de polimerização no caso da utilização de materiais resinosos restauradores.[38,39] Assim, o uso desses materiais (ionoméricos ou resinosos) para o preenchimento da câmara pulpar antes da restauração com resinas compostas pode reduzir a deflexão das cúspides de dentes posteriores e também o estresse residual de contração, aumentando, dessa forma, a resistência à fratura de molares endodonticamente tratados (FIG. 29.4).

Outro benefício das restaurações diretas é o fato de não envolverem passos protéticos. Do ponto de vista biomecânico, restaurações diretas metálicas, de amálgama de prata são menos indicadas. O amálgama de prata é um material que sofre microexpansão tardia, e sua performance é inferior à de restaurações de resina composta no que diz respeito à resistência à fratura, perdendo, inclusive, para resinas indiretas e até mesmo cerâmicas.[40] Isso acontece porque o amálgama de prata não adere à estrutura dentária, formando um corpo único e agindo como tal. Contrariamente, dentes com restaurações extensas de amálgama podem conter diversas microtrincas subclínicas não visíveis a olho nu, o que favorece a possibilidade de fratura (FIG. 29.5).

Ainda relativo à opção pelas restaurações diretas, deve-se considerar a direção que a resultante das cargas oclusais apresenta nos diferentes dentes (FIG. 29.6). Os molares apresentam resultante de força oclusal mais axial (compressão), ao contrário de pré-molares e anteriores que, por sua vez, apresentam uma atribuição de forças oclusais mais oblíquas (cisalhamento). Quanto aos molares, grande parte da energia é absorvida no longo eixo do dente. O oposto ocorre no

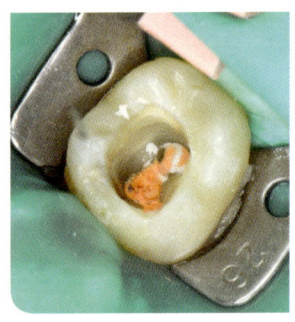

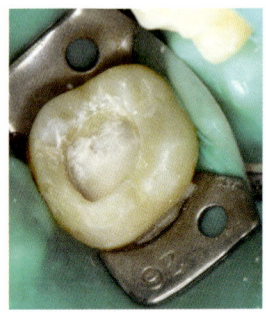

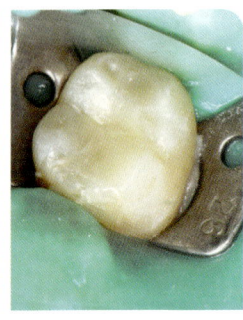

Figura 29.4

Sequência clínica demonstrando aplicação de cimento de ionômero de vidro na entrada dos canais obturados, seguido pela restauração em resina composta.

segundo caso (dentes anteriores e pré-molares), em que a maior parte da força oclusal é oblíqua, com um vetor de força situado fora do eixo dental. A carga mal-absorvida pelo periodonto aumenta a solicitação mecânica desses dentes. O risco de fratura nesses casos aumenta uma vez que geralmente situam-se no terço cervical vestibular da raiz. São comuns casos de fraturas subgengivais que inviabilizam ou que, ao menos, necessitem de cirurgias e/ou manobras prévias de recuperação de distâncias biológicas para a confecção de restaurações indiretas.

Assim, o uso de pinos de fibra de vidro deve ser considerado com maior frequência em dentes anteriores, sobretudo naqueles com histórico de restaurações extensas classe III ou, ainda, naqueles que apresentam facetas. Pré-molares, especialmente os superiores, apresentam comportamento biomecânico muito semelhante ao dos dentes anteriores e, por isso, enquadram-se igualmente nessa última categoria.[35,41]

A odontologia minimamente invasiva deve visar a máxima preservação da estrutura dental, cabendo ressaltar a possibilidade de uma mínima intervenção a médio e longo prazo, a qual demande algum sacrifício de estrutura dental no curto prazo, caso isso traduza-se em reforço coronário remanescente, por meio da ferulização de uma coroa total, ou pelo recobrimento cuspídeo total ou parcial de uma restauração tipo *onlay*, ou até mesmo por intermédio da colocação de um pino de fibra de vidro.

Outros fatores clínicos devem ser considerados durante a execução de resinas compostas, de forma a diminuir a tensão de contração resinosa: ângulos vivos devem ser arredondados e bolhas de ar que podem ocorrer durante a inserção de diferentes camadas de resina devem ser evitadas. Além disso, recomenda-se a remoção total de preenchedores como fitas de teflon ou algodão (o caso desse último é especialmente importante uma vez que se trata de um material que pode agir como meio de cultura bacteriano), além da remoção de materiais não adesivos. Respeitar o fator de configuração cavitária (fator C) também é fundamental, ou seja, deve-se sempre diminuir a área de paredes em contato com a resina durante a inclusão de cada incremento desse material, para que haja menor deflexão de paredes, e superfície de material suficientemente exposta para a promoção de maior dissipação do estresse de contração.

Com relação às resinas Bulk Fill, estudos atestam que esses materiais podem ser utilizados como restauradores para dentes tratados endodonticamente que contenham grandes cavidades MOD. Segundo os autores de um estudo,[42] dentes nessa situação restaurados com resinas Bulk Fill apresentaram valores de resistência à fratura semelhantes a dentes restaurados com resina composta nano-híbrida.

Em dentes anteriores, deve-se considerar a necessidade de clareamento prévio, independentemente da opção entre restauração direta ou restauração com retentor intrarradicular. O clareamento interno é uma das opções mais conservadoras no caso da resolução estética na restauração de dentes com tratamento endodôntico. Informações específicas e aprofundadas sobre o tema podem ser encontradas no Capítulo 28.

Considerando-se que grande parte dos procedimentos restauradores, principalmente estéticos, é baseada em procedimentos adesivos, sendo fundamental o conhecimento sobre adesão e sobre o impacto que os passos da terapia endodôntica podem causar na resistência de união. Atualmente, há dois grandes grupos de adesivos no mercado, os convencionais (condicionamento total) e os autocondicionantes. O que varia nessas técnicas é basicamente o condicionamento ácido da dentina e a camada híbrida obtida a partir da

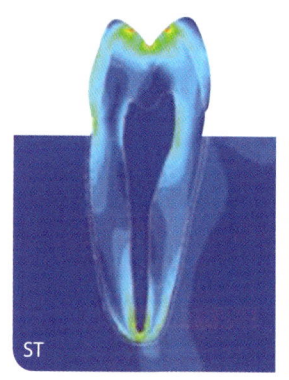

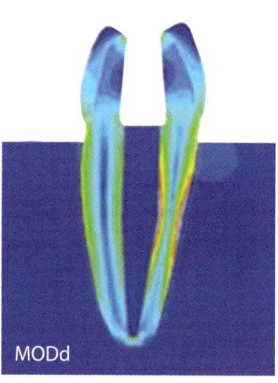

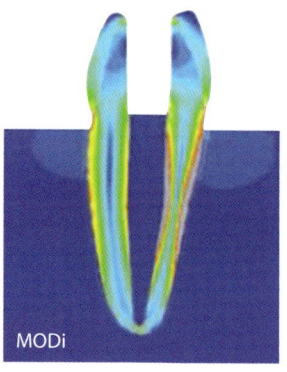

Figura 29.5
Padrão de distribuição de forças em dentes restaurados com amálgama e resina composta, respectivamente. Nota-se diferença na região oclusal e terço médio e apical das raízes.
Fonte: Adaptada de Soares e colaboradores.[40]

Figura 29.6
Padrão de distribuição de forças em dentes com preparo para restauração direta e indireta, respectivamente. Observa-se a diferença na concentração de estresse nas raízes.
Fonte: Adaptada de Soares e colaboradores.[40]

aplicação de ambos os tipos de adesivos. Alguns materiais apresentam incompatibilidade entre sistemas, daí a necessidade de o clínico observar se o cimento e o adesivo podem ser utilizados de forma conjunta ou se são incompatíveis.

Fotopolimerização é outro tema fundamental a ser compreendido, já que essa é outra das condições para o sucesso a longo prazo no caso de resinas compostas diretas. Obter um alto grau de conversão desses materiais é uma das principais preocupações durante a fotopolimerização, o que é válido no caso de restaurações diretas, adesivos fotopolimerizáveis e também no caso de cimentação resinosas de restaurações adesivas indiretas e pinos de fibra de vidro, temas que serão tratados mais adiante.

Com base no que tem sido descoberto e mais bem compreendido nos últimos anos, infelizmente, a fotopolimerização ainda é subestimada nos consultórios odontológicos. Fatores como densidade de potência, dispersão de luz, temperatura, fotoiniciadores utilizados na resina, transmissão de luz através do dente e da resina, localização e tipo de restauração, ângulo do facho de luz e distância da restauração são alguns exemplos do que é necessário considerar quando se buscam restaurações mais bem polimerizadas e, consequentemente, mais duradouras.[43]

Burke e Lucarotti,[44] em 2007, relatou que mesmo com todos os avanços obtidos até então, apenas 43% das cem mil restaurações resinosas adesivas avaliadas ainda estavam clinicamente aceitáveis, desempenho que foi comparado "apenas com as piores restaurações de amálgama ainda em função", o que indica que muito ainda pode e deve ser melhorado durante a execução de restaurações de resina composta.

Com relação aos aparelhos fotopolimerizadores, dois dos principais elementos a se considerar são sua potência e sua capacidade de colimar o facho de luz, ou seja, deve-se conhecer não apenas a energia emitida na ponta, mas também saber qual é a energia que atinge o fundo da cavidade quando existe certa distância da ponta do aparelho até a restauração, como no caso de restaurações classe II. Isso é importante para que seja possível assegurar que até mesmo as camadas mais profundas dessas restaurações estejam sendo corretamente fotopolimerizadas (**FIG. 29.7**).

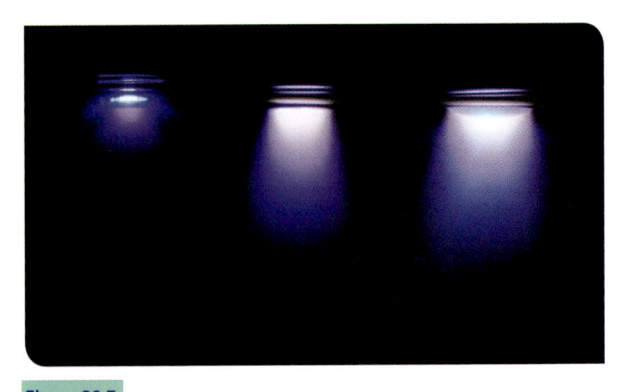

Figura 29.7
Aparelhos fotopolimerizadores com densidade de potência semelhantes, porém diferentes colimações de feixe de luz.

Em linhas gerais, o conceito de energia total[45-47] atesta que o processo de fotopolimerização depende da energia absorvida pela resina e pode ser resumido pela multiplicação da intensidade de luz pelo tempo. Sendo assim, 20 segundos sob uma intensidade de 800 mW/cm^2 = 20 s × 800 mW/cm^2 = 16.000 mWs/cm^2, ou seja, uma energia total de 16 J/cm^2. Da mesma forma, 40 segundos sob uma intensidade de 400mW/cm^2 produzirão os mesmos 16 J/cm^2.

Assim, recomenda-se a capacitação neste tema a todos os clínicos, em especial aqueles que dependam do uso de materiais fotopolimerizáveis.

RESTAURAÇÕES INDIRETAS

Muitos dos dentes que necessitam de tratamento endodôntico já apresentam um longo histórico de restaurações recorrentes, com severa perda de estrutura dental, seja por lesões cariosas, pelo preparo cavitário, ou por fraturas. Seguindo a lógica apresentada, para dentes com destruição coronária maior, ou seja, no caso de anteriores em que a face vestibular não esteja intacta, e que apresentem perda de mais de 50% das cristas marginais; e posteriores, onde houver maior perda de cúspides, e/ou quando as cúspides remanescentes estiverem fragilizadas, ou também com comprometimento de mais de 50% das cristas marginais, indica-se a realização de restaurações indiretas tipo *inlay, onlay, overlay* e coroas.

Uma restauração tipo *inlay* é aquela unicamente intracoronária, ou seja, uma que não envolve cúspides. As restaurações tipo *onlay*, por sua vez, são restaurações extracoronárias com envolvimento cuspídeo. As *overlays* são aquelas em que há envolvimento e recobrimento de todas as cúspides[41] e, finalmente, as coroas são as restaurações indiretas realizadas onde há envolvimento total do remanescente coronário.

As principais vantagens dessas restaurações são o reforço da estrutura dental remanescente, a maior facilidade no restabelecimento anatômico do dente e a melhor adaptação marginal.[41]

Entretanto, são restaurações que necessitam de mais de uma sessão para serem finalizadas e são também mais caras já que envolvem ao menos uma etapa laboratorial.

O recobrimento de cúspides é indicado em casos de dentes que apresentem trincas visíveis, paredes fragilizadas e/ou restaurações extensas deficientes. Pacientes braquicefálicos, com histórico de parafunção, ou ainda pacientes com dentes com severa perda tecidual merecem maior atenção quanto à possibilidade de indicação desse tipo de restauração, sobretudo pela ação de ferulização que o desenho de algumas delas pode promover. Dentes com preparos minimamente invasivos para *onlays* apresentam resistência à fratura aumentada e módulo de fratura mais favorável.[48]

Atenção especial deve ser dada à localização das margens do preparo. Em algumas regiões, a margem do preparo dental pode estar subgengival. Caso seja possível ao cirurgião-dentista obter uma adequada moldagem, por meio de afastamento gengival, não há maiores problemas. Alguns casos, entretanto, podem exigir uma abordagem cirúrgica para a recuperação de espaço biológico. O tracionamento ortodôntico também é uma possibilidade e deve ser levado em conta nos casos em que a raiz apresente um comprimento favorável.

Além disso, dentes tratados endodonticamente, com extensa destruição coronária e que apresentem ampla dilaceração radicular, inviabilizando, assim, a colocação de pinos, também podem receber *onlays* ou *overlays*.[41]

Esse tipo de restauração pode ser basicamente realizado com três tipos de materiais – metálicos, resinosos ou cerâmicos –, cada um deles com características próprias, e obviamente, com distintas vantagens e desvantagens. Em linhas gerais, alguns requisitos são comuns aos diferentes tipos de preparos de acordo com a exigência de cada material e podem ser listados a seguir:

- Recomenda-se a remoção de contatos proximais, para que a moldagem não corra o risco de sofrer rasgamento e para que o preparo possa ser bem-acabado e, consequentemente, a peça apresente um bom assentamento;
- Sempre que possível, as paredes vestibular e lingual devem ser preservadas;
- O conhecimento sobre oclusão é fundamental em qualquer processo restaurador e não poderia ser diferente no caso de dentes endodonticamente tratados: pacientes com parafunção devem ser controlados e, sempre que possível, devem fazer uso da placa estabilizadora;
- Quando aplicável, é recomendável a uniformização de materiais entre as arcadas antagonistas, ou seja, resina com resina, cerâmica com cerâmica.

Com relação à eleição do tipo de material, restaurações metálicas estão tornando-se obsoletas devido ao maior apelo estético que pode ser obtido com o uso de restaurações de resina composta e cerâmicas. Entretanto, é importante lembrar que restaurações metálicas fundidas com liga áurica são as que demandam menor grau de desgaste da estrutura dental se levado em conta apenas esse preceito da odontologia minimamente invasiva.

RETENTORES INTRARRADICULARES

A função do retentor intrarradicular é a de reconstruir parcialmente a anatomia perdida, devolvendo condições biomecânicas ao remanescente dental para a sustentação da restauração definitiva indireta.

A necessidade de colocação de pinos deve ser avaliada pelo clínico já que muitos fatores devem ser analisados. Por exemplo, um estudo[49] de 1997 descobriu que dentes desvitalizados sem pino têm maior resistência à fratura do que dentes com pinos, o que atesta que a colocação de pinos intrarradiculares não deve ser realizada se o que se pretende é o reforço da estrutura dental. Adicionalmente, Eckerbom e colaboradores,[50] em 1991, descobriu que dentes com tratamento de canal sem a presença de pinos apresentavam menor chance de patologia periapical recorrente.

Assim sendo, as situações que necessitam de retenção intrarradicular são os casos de dentes anteriores e posteriores com grande perda de estrutura, dentes com raízes fragilizadas e/ou também com grande perda tecidual. Além desses casos, dentes que sejam pilares de próteses ou que sejam guias de desoclusão também podem vir a receber retenção intrarradicular na forma de pinos. De toda forma, cabe salientar que, de acordo com a literatura científica, a função do pino é mais a de reter a restauração indireta do que buscar reforço da estrutura dental remanescente. Dependendo do tipo de pino, o que ele pode fazer é reforçar dentes com a porção coronária debilitada, conduzindo parte das tensões recebidas pela coroa às raízes, diminuindo os riscos de uma fratura coronária.[51]

Do ponto de vista endodôntico, o ideal para o preparo de um retentor intrarradicular é que ele se restrinja ao terço cervical, uma vez que o terço médio, em grande parte dos casos, apresenta alterações anatômicas como achatamentos e pequenas curvaturas. Por outro lado, do ponto de vista protético, seria interessante maior área de retenção para que se alcancem melhores resultados. Assim, é necessário o bom senso do clínico para compreender as limitações, as particularidades de cada caso e as adequações possíveis no momento de indicação do comprimento a ser desobturado para a confecção do retentor. A maior resistência de união ocorre no terço cervical. Quanto mais adaptado ao conduto um retentor, maior a retenção mecânica obtida e melhor a distribuição de forças ao remanescente dentário.[52]

É importante ressaltar a necessidade de selamento do dente tratado endodonticamente o quanto antes, e de forma mais definitiva possível. O mesmo deve ocorrer quando da utilização de pinos, mas é fundamental que o tempo de presa final do cimento obturador seja respeitado, sendo essencial o conhecimento sobre a composição e comportamento desses materiais, conforme citado.[53]

Independentemente do retentor ser metálico ou de fibra de vidro, que são atualmente os materiais mais populares para esse fim, a anatomização para melhor adaptação do pino às paredes do conduto é importante para que as forças sejam distribuídas axial e uniformemente por todo o dente. Assim, os casos de cimentação adesiva e formação de corpo único entre dente e retentor são biomecanicamente superiores, entretanto, os retentores metálicos fundidos apresentam um sucesso clínico comprovado por meio de estudos longitudinais de longo prazo, com uma história clínica de sucesso de mais de 88%, em mais de um século de história clínica.[54]

Sendo assim, devem-se respeitar as indicações e compreender as limitações de cada técnica para que seja feita uma escolha embasada cientificamente e com controle das variáveis que podem ser desfavoráveis a cada situação. A presença de férula favorece em todas as situações, seja de retentores metálicos ou de fibra de vidro, portanto esta deve ser preservada sempre que possível.

Do ponto de vista periodontal, a profundidade de sondagem, o nível ósseo e a proporção entre o tamanho da coroa e o da raiz são os principais fatores a serem analisados na seleção de um caso candidato a receber pino intrarradicular. Endodonticamente, devem ser analisadas a qualidade do tratamento endodôntico e a ausência de quaisquer lesões.

Para que um retentor intrarradicular com previsibilidade clínica seja realizado, é recomendável que haja ao menos de 3 a 4 mm de material obturador remanescente, respeitando-se o selamento do delta apical, e que a relação entre coroa e pino seja ao menos de 1:1. Além disso, espera-se que ao menos metade do comprimento radicular esteja sustentada por tecido ósseo sadio e que exista ao menos 1,5 mm de estrutura dental coronária supra gengival, para que se obtenha o efeito férula. Além disso, em casos de dentes com mais de um conduto, o ideal é utilizar sempre o que seja mais amplo, e que esteja sob a cúspide de contenção cêntrica, ou seja, a palatina dos molares e pré-molares superiores.[55]

Além de uma antiga história clínica de sucesso, os pinos metálicos fundidos têm a seu favor também o fato de apresentarem uma boa adaptação, com uma fina e homogênea espessura de cimento, além da relativa facilidade de confecção inerente à técnica. Entretanto, seu módulo de elasticidade rígido, muito diferente do módulo de fratura do dente, faz esse tipo de retenção intrarradicular estar associado a fraturas do remanescente devido ao efeito cunha. Além disso, são antiestéticos e de difícil remoção, quando esta é necessária.[56]

Pinos pré-fabricados metálicos rosqueáveis estiveram disponíveis há alguns anos, mas devido à alta incidência de fraturas radiculares decorrentes das microtrincas induzidas durante a inserção, contraindica-se esse tipo de tratamento atualmente.[56]

Os pinos de fibra de vidro são uma opção mais recente na confecção de retentores intrarradiculares. Apresentam melhor estética, são biocompatíveis, seu padrão de fratura é mais favorável à manutenção do remanescente radicular, são de mais fácil remoção e, acima de tudo, apresentam um módulo de elasticidade mais favorável ao do dente, uma vez que apresentam valores semelhantes, sobretudo quando comparados a pinos metálicos, cujo módulo de elasticidade é altíssimo e, por isso mesmo, muito discrepante do dente.

É importante estar atento à adaptação do pino em relação à obturação de guta-percha. Quando existe uma distância entre pino e obturação maior do que 2 mm, a taxa de sucesso é baixa, ao redor de 29,4%. Quando essa distância está entre 0 e 2 mm, a taxa de sucesso aumenta para 53,6%. O ideal é que o pino esteja em contato com o material obturador, já que a taxa de sucesso alcança valores de 83,3% de sucesso.[57]

Situações em que o conduto radicular apresente alargamento excessivo, seja devido a lesões de cárie extensas, seja devido ao uso prévio de núcleos com largo diâmetro, ou até mesmo iatrogenias durante abertura da câmara coronária, podem inviabilizar a realização de núcleos convencionais e, nesses casos, é indicado o uso de pinos de fibra de vidro. Além desses casos, a sobreinstrumentação endodôntica, a rizogênese incompleta, a presença de reabsorção interna, mais anomalias de desenvolvimento e causas idiopáticas também são motivos para a opção por núcleos pré-fabricados de fibras associados a resinas de preenchimento. Essa técnica tem sido muito utilizada atualmente para aumentar a resistência à fratura dessas raízes enfraquecidas. Núcleos metálicos fundidos apresentam efeito cunha no interior de raízes fragilizadas, o que pode precipitar sua fratura e, por isso, são contraindicados.[53]

Mais recentemente, surgiu uma técnica alternativa que consiste em associar os pinos de fibra a pinos acessórios. Essa técnica apresenta vantagens, como a tentativa de diminuição da quantidade de cimento no conduto, porém, desvantagens também, dada a possibilidade de geração de microtrincas radiculares durante a inserção desses pinos acessórios, se adotado o mesmo raciocínio do que ocorre durante a colocação de um material ainda mais maleável, caso da guta-percha, durante a técnica de obturação por condensação lateral, além do fato de que essa técnica leva à formação de diversas interfaces adesivas.

A técnica de reembasamento dos pinos de fibra com resina composta, também chamada pino anatômico, apresenta muitas vantagens e as principais são preservação da estrutura dental, melhor adaptação, melhor retenção e diminuição da linha de cimento.[41]

O tipo de cimento utilizado varia com o tipo de pino utilizado. Assim, pinos metálicos, em geral, serão cimentados com cimentos de fosfato de zinco ou ionoméricos. Em geral, essa é uma técnica mais simples e, por isso mesmo, com menor chance de erro.[58] A utilização de cimentos resinosos adesivos ou autocondicionantes é indicada no caso de pinos de fibra de vidro ou de fibra de carbono, em que a adesão tem um papel importante, senão, fundamental.[59]

Entretanto, a técnica de cimentação resinosa é, em geral, mais sensível, delicada e crítica. Entre outros fatores que tornam a técnica difícil está o fato de que as paredes radiculares de dentina apresentam grande quantidade de túbulos dentinários, além do fato de que essa é justamente a região onde os túbulos são mais amplos. Sabendo que a adesão é melhor quando há maior quantidade de dentina intertubular e que essa região é pobre nesse tipo de dentina e rica em dentina peritubular, é justo dizer que a região radicular é uma das mais desafiadoras no que diz respeito à adesão. Além disso, de acordo com o respeito ao fator de configuração cavitário, deve-se sempre diminuir a área de paredes em contato com a resina para que haja menor deflexão de paredes, e superfície de material suficientemente exposta para a promoção de maior dissipação do estresse de contração, justamente o oposto do que é encontrado no canal radicular.[59]

É fundamental que a espessura de filme de cimentação seja delgada e, justamente, esse é o objetivo do reembasamento dos pinos de fibra de vidro anatomizados, como já mencionado.

Atualmente, os cimentos resinosos podem ser quimicamente ativados porque apresentam restrição no tempo de uso. Os duais que, apesar de polimerizarem tanto quimicamente como por meio da fotopolimerização, dependem bastante desse segundo fator para atingir um adequado grau de conversão. Cimentos unicamente fotopolimerizáveis não são recomendados devido à dificuldade da transmissão da luz para regiões profundas. A capacidade de transmissão de luz em quantidades relevantes por meio de pinos ditos fototransmissores é questionável.[60]

Os cimentos autoadesivos são uma nova e promissora opção. Esse material apresenta polimerização dual e não depende nem do condicionamento da dentina, e nem da aplicação de um sistema adesivo. Em outras palavras, apresentam a facilidade de uso de cimentos como o fosfato de zinco, porém com a retenção, resistência e hidrofobicidade dos cimentos resinosos. A ciência ainda depende de estudos que atestem o desempenho dessa categoria de materiais, entretanto, os resultados iniciais são promissores.[61]

A inserção do cimento resinoso também é fundamental. Um estudo recente[52] demonstrou a importância da correta inserção do cimento. Entre os diferentes métodos testados, aqueles inseridos com uma seringa Centrix foram os que apresentaram uma significativa diminuição na quantia de bolhas (ou seja, falha na interface). Brocas tipo lentulo devem ser evitadas, já que promovem o aquecimento do material, que poderá polimerizar antes que seja possível realizar a inserção do pino. Entretanto, é fundamental que o clínico siga as instruções de uso de cada material preconizadas por cada fabricante, dada a grande variação de técnica.

Qualquer tipo de tratamento é passível de falha, e não seria diferente no tema discutido neste capítulo. Pinos de fibra de vidro podem falhar devido à fratura das fibras. Pinos metálicos, ao contrário, levam à fratura e, na maioria dos casos, na condenação do remanescente radicular. Ambos podem falhar por perda de retenção e descimentação.[62]

Com toda a informação exposta neste capítulo, é fácil perceber que o volume de informações, técnicas e materiais desenvolvidos nos últimos anos torna a restauração de dentes tratados endodonticamente uma tarefa com mais possibilidades e de formas mais conservadoras. Entretanto, esse mesmo volume de informações exige do clínico um maior conhecimento e atualização. Fica patente também a importância do intercâmbio de informações entre distintas disciplinas, para que seja possível ao profissional julgar cada um dos passos, para que seja possível vislumbrar não apenas o resultado inicial, mas também saber quais consequências a terapia de hoje pode trazer nas possibilidades restauradoras futuras.

REFERÊNCIAS

1. Conceição EN. Restaurações estéticas: compósitos, cerâmicas e implantes. Porto Alegre: Artmed; 2005.
2. Ferrario VF, Sforza C, Serrao G, Dellavia C, Tartaglia GM. Single tooth bite forces in healthy young adults. J Oral Rehabil. 2004;31(1):18-22.
3. Zandbiglari T, Davids H, Schäfer E. Influence of instrument taper on the resistance to fracture of endodontically treated roots. Oral Surg Oral Med Oral Pathol Oral Radiol Endod. 2006;101(1):126-31.
4. Ibrahim AM, Richards LC, Berekally TL. Effect of remaining tooth structure on the frature resistance of endodontically-treated maxillary premolars: An in vitro study. J Prosthet Dent. 2016;115(3):290-5.
5. Reeh ES, Messer HH, Douglas WH. Reduction in tooth stiffness as a result of endodontic and restorative procedures. J Endod. 1989;15(11):512-6.
6. Santana FR, Soares CJ, Silva AJ, Alencar AH, Renovato SR, Lopes LG, et al. Effect of instrumentation techniques, irrigant solutions and artificial accelerated aging on fiberglass post bond strength to intraradicular dentin. J Contemp Dent Pract. 2015;16(7):523-30.
7. Dimitrouli M, Günay H, Geurtsen W, Lührs AK. Push-out strength of fiber posts depending on the type of root canal filling and resin cement. Clin Oral Investig. 2011;15(2):273-81.
8. Dietschi D, Duc O, Krejci I, Sadan A. Biomechanical considerations for the restoration of endodontically treated teeth: a systematic review of the literature – Part 1. Composition and micro- and macrostructure alterations. Quintessence Int. 2007;38(9):733-43.
9. Demiryürek EÖ, Külünk S, Saraç D, Yüksel G, Bulucu B. Effect of different surface treatments on the push-out bond strength of fiber post to root canal dentin. Oral Surg Oral Med Oral Pathol Oral Radiol Endod. 2009;108(2):e74-80.
10. Moreira DM, Almeida JFA, Ferraz CCR, Gomes BPFA, Line SRP, Zaia AA. Structural analysis of bovine root dentin after use of different endodontics auxiliary chemical substances. J Endod. 2009;35(7):1023-7.
11. Cagidiaco MC, Goracci C, Garcia-Godoy F, Ferrari M. Clinical studies of fiber posts: a literature review. Int J Prosthodont. 2008;21(4):328-36.
12. Cecchin D, Farina AP, Souza MA, Carlini-Júnior B, Ferraz CC. Effect of root canal sealers on bond strength of fibreglass posts cemented with self-adhesive resin cements. Int Endod J. 2011;44(4):314-20.
13. Morris MD, Lee KW, Agee KA, Bouillaguet S, Pashley DH. Effects of sodium hypochlorite and RC-prep on bond strengths of resin cement to endodontic surfaces. J Endod. 2001;27(12):753-7.
14. Cecchin D, Farina AP, Galafassi D, Barbizam JV, Corona SA, Carlini-Junior B. Influence of sodium hypochlorite and EDTA on the microtensile bond strength of a selfetching adhesive system. J Appl Oral Sci. 2010;18(4):385-9.
15. Ari H, Yaşar E, Belli S. Effects of NaOCl on bond strengths of resin cements to root canal dentin. J Endod. 2003;29(4):248-51.
16. Monticelli F, Osorio R, Mazzitelli C, Ferrari M, Toledano M. Limited decalcification/diffusion of self-adhesive cements into dentin. J Dent Res. 2008;87(10):974-9.
17. Bitter K, Noetzel J, Volk C, Neumann K, Kielbassa AM. Bond strength of fiber posts after the application of erbium:yttrium-aluminum-garnet laser treatment and gaseous ozone to the root canal. J Endod. 2008;34(3):306-9.
18. Estrela C, Estrela CR, Decurcio DA, Hollanda AC, Silva JA. Antimicrobial efficacy of ozonated water, gaseous ozone, sodium hypochlorite and chlorhexidine in infected human root canals. Int Endod J. 2007;40(2):85-93.
19. Stübinger S, Sader R, Filippi A. The use of ozone in dentistry and maxillofacial surgery: a review. Quintessence Int. 2006;37(5):353-9.
20. Nair PN. On the causes of persistent apical periodontitis: a review. Int Endod J. 2006;39(4):249-81.
21. Bystrom A, Claesson R, Sundqvist G. The antibacterial effect of camphorated paramonochlorophenol, camphorated phenol and calcium hydroxide in the treatment of infected root canals. Endod Dent Traumatol. 1985;1(5):170-5.
22. Estrela C, Bammann LL, Pimenta FC, Pécora JD. Control of microorganisms in vitro by calcium hydroxide pastes. Int Endod J. 2001;34(5):341-5.

23. Renovato SR, Santana FR, Ferreira JM, Souza JB, Soares CJ, Estrela C. Effect of calcium hydroxide and endodontic irrigants on fibre post bond strength to root canal dentine. Int Endod J. 2013;46(8):738-46.

24. Gerth HU, Dammaschke T, Züchner H, Schäfer E. Chemical analysis and bonding reaction of RelyX Unicem and Bifix composites – a comparative study. Dent Mater. 2006;22(10):934-41.

25. Bitter K, Paris S, Pfuertner C, Neumann K, Kielbassa AM. Morphological and bond strength evaluation of different resin cements to root dentin. Eur J Oral Sci. 2009;117(3):326-33.

26. Carvalho CN, Bauer J, Ferrari PHP, Souza SF, Soares SP, Loguercio AD, et al. Influence of calcium hydroxide intracanal medication on bond strength of two endodontic resin-based sealers assessed by micropush-out test. Dent Traumatol. 2013;29(1):73-6.

27. Capar ID, Saygili G, Ergun H, Gok T, Arslan H, Ertas H. Effects of root canal preparation, various filling techniques and retreatment after filling on vertical root fracture and crack formation. Dent Traumatol. 2015;31(4):302-7.

28. Menezes MS, Queiroz EC, Campos RE, Martins LR, Soares CJ. Influence of endodontic sealer cement on fibreglass post bond strength to root dentine. Int Endod J. 2008;41(6):476-84.

29. Soares PV, Santos-Filho PC, Queiroz EC, Araújo TC, Campos RE, Araújo CA, ET al. Fracture resistance and stress distribution in endodontically treated maxillary premolars restored with composite resin. J Prosthodont. 2008;17(2):114-9.

30. Linn J, Messer HH. Effect of restorative procedures on the strength of endodontically treated molars. J Endod. 1994;20(10):479-85.

31. Safavi K, Horsted P, Pascon EA, Langeland K. Biological evaluation of the apical dentin chip plug. J Endod.1985 Jan;11(1):18-24.

32. Maloney SM, McClanahan SB, Goodell GG. The effect of thermocycling on a colored glass ionomer intracoronal barrier. J Endod. 2005;31(7)526-8.

33. Mavec JC, McClanahan SB, Minah GE, Johnson JD, Blundell RE Jr. Effects of an intracanal glass ionomer barrier on coronal microleakage in teeth with post space. J Endod. 2006;32(2):120-2.

34. Pegoraro LF, Valle AL, Bonfante C, Conti PCR. Prótese fixa: bases para o planejamento em reabilitação oral. Porto Alegre: Artmed; 2012.

35. Muniz L. Reabilitação estética em dentes tratados endodonticamente: pinos de fibra e possibilidades clínicas conservadoras. São Paulo: Santos; 2010.

36. Soares PV, Santos-Filho PC, Martins LR, Soares CJ. Influence of restorative technique on the biomechanical behavior of endodontically treated maxillary premolars. Part I: fracture resistance and fracture mode. J Prosthet Dent. 2008;99(1):30-7.

37. Langan SJ, Liewehr FR, Patton WR, McPherson JC, Runner RR. Effect of intracanal restorative material on the stiffness of endodontically treated teeth. Mil Med. 2004;169(12):948-51.

38. Pereira R, Bicalho AA, Franco SD, Tantbirojn D, Versluis A, Soares CJ. Effect of restorative protocol on cuspal strain and residual stress in endodontically treated molars. Oper Dent. 2016;41(1):23-33.

39. Magne P, Silva S, Andrada MD, Maia H. Fatigue resistance and crack propensity of novel "super-closed" sandwich composite resin restorations in large MOD defects. Int J Esthet Dent. 2016;11(1):82-97.

40. Soares PV, Santos-Filho PC, Gomide HA, Araujo CA, Martins LR, Soares CJ. Influence of restorative technique on the biomechanical behavior of endodontically treated maxillary premolars. Part II: strain measurement and stress distribution. J Prosthet Dent. 2008;99(2):114-22.

41. Conceição EN. Dentística: saúde e estética. Porto Alegre: Artmed; 2007.

42. Kemaloglu H, Emin Kaval M, Turkun M, Micoogullari Kurt S. Effect of novel restoration techniques on the fracture resistance of teeth treated endodontically: An in vitro study. Dent Mater J. 2015;34(5):618-22.

43. Beolchi RS, Moura-Netto C, Palo RM, Rocha Gomes Torres C, Pelissier B. Changes in irradiance and energy density in relation to different curing distances. Braz Oral Res. 2015;29.

44. Burke T, Lucarotti S. Ask the experts: composite resin restoration longevity. J Esthet Restor Dent. 2007;19:183-4.

45. Halvorson RH, Erickson RL, Davidson CL. Energy dependent polymerization of resin-based composite. Dent Mater. 2002;18(6):463-9.

46. Koran P, Kürschner R. Effect of sequential versus continuous irradiation of a lightcured resin composite on shrinkage, viscosity, adhesion, and degree of polymerization. Am J Dent. 1998;11(1):17-22.

47. Rueggeberg FA. State-of-the-art: dentalphotocuring - a review. Dent Mater. 2011;27(1):39-52.

48. Bicalho AA, Vianna ALSV, Pereira RAS, Neves FD, Soares CJ, Prado CJ. Preparation design effects and ceramic type on biomechanical of CAD–CAM. Dent Mater. 2014;30(1):109-10.

49. Sidoli GE, King PA, Setchell DJ. An in vitro evaluation of a carbon fiber-based post and core system. J Prosthet Dent.1997;78(1):5-9.

50. Eckerbom M, Magnusson T, Martinsson T. Prevalence of apical periodontitis, crowned teeth and teeth with posts in a Swedish population. Endod Dent Traumatol. 1991;7(5):214-20.

51. Heydecke G, Peters MC. The restoration of endodontically treated, single-rooted teeth with cast or direct posts and cores: a systematic review. J Prosthet Dent. 2002;87(4):380-6.

52. Ferrari M, Mannocci F, Vichi A, Cagidiaco MC, Mjor IA. Bonding to root canal: structural characteristics of the substrate. Am J Dent. 2000;13(5):255-60.

53. Scotti R, Ferrari M. Pinos de fibra: considerações teóricas e aplicações clínicas. São Paulo: Artes Médicas; 2002.

54. Bex RT, Parker MW, Judkins JT, Pelleu GB Jr. Effect of dentinal bonded resin post-core preparations on resistance to vertical root fracture. J Prosthet Dent. 1992;67(6):768-72.

55. Summitt JB, Robbins JW, Schwartz RS. Fundamentals of operative dentistry. 4th ed. Hanover Park: Quintessence; 2001.

56. Mendes WB, Miyashita E, Oliveira GG. Reabilitação oral: previsibilidade e longevidade. Nova Odessa: Napoleão; 2011.

57. Moshonov J, Slutzky-Goldberg I, Gottlieb A, Peretz B. The effect of the distance between post and residual gutta-percha on the clinical outcome of endodontic treatment. J Endod. 2005;31(3):177-9.

58. Rosenstiel SF, Land MF, Crispin BJ. Dental luting agents: a review of the current literature. J Prosthet Dent. 1998;80(3):280-301.

59. Pedreira APRV, D'Alpino PHP, Pereira PNR, Braun S, Wang L, Hilgert LA, et al. Effects of the application techniques of self-adhesive resin cements on the interfacial integrity and bond strength of fiber posts to dentin. J App Oral Sci. (In press).

60. Yoldas O, Alacam T. Microhardness of composites in simulated root canals cured with light transmitting posts and glass-fiber reinforced composite posts. J Endod. 2005;31(2):104-6.

61. da Silveira-Pedrosa DM, Martins LR, Sinhoreti MA, Correr-Sobrinho L, Sousa-Neto MD, Costa ED Junior, et al. Push-out Bond Strength of Glass Fiber Posts Cemented in Weakened Roots with Different Luting Agents. J Contemp Dent Pract. 2016;17(2):1-6.

62. Zhu Z, Dong XY, He S, Pan X, Tang L. Effect of post placement on the restoration of endodontically treated teeth: a systematic review. Int J Prosthodont. 2015;28(5):475-83.

CAPÍTULO 30

A endodontia na reabilitação bucal de indivíduos com fissura labiopalatina

Celso Kenji Nishiyama
Lidiane de Castro Pinto
Claudia Ramos Pinheiro
Renata Pardini Hussne

As fissuras orofaciais representam as alterações craniofaciais mais prevalentes que ocorrem no período embrionário, podendo surgir como um defeito isolado (não sindrômica) ou em conjunto com outros defeitos (sindrômica).[1-3] Entre essas, as fissuras de lábio e/ou palato são as malformações craniofaciais congênitas mais frequentes nos seres humanos, ocorrendo na vida intrauterina, no princípio do período fetal (até a 12ª semana gestacional). No Brasil, admite-se que a prevalência oscile em torno de 1:650 nascimentos.[4]

As fissuras de lábio e rebordo alveolar se formam até a 8ª semana, enquanto as fissuras palatinas até a 12ª semana de vida gestacional.[4,5] A fissura de lábio ocorre quando há ausência de coalescência entre o palato primário e os processos maxilares, levando à interrupção do desenvolvimento do lábio superior, enquanto a fissura de palato ocorre quando há ausência de união entre o palato primário, o processo maxilar e o palato secundário na linha média.[6]

As fissuras de lábio e/ou palato podem ser classificadas em unilaterais (quando atingem somente um lado do lábio) (**FIGS. 30.1** e **30.2**) ou bilaterais (quando atingem os dois lados do lábio) (**FIGS. 30.3** e **30.4**); completas (quando atingem o lábio e o palato); ou incompletas (quando atingem

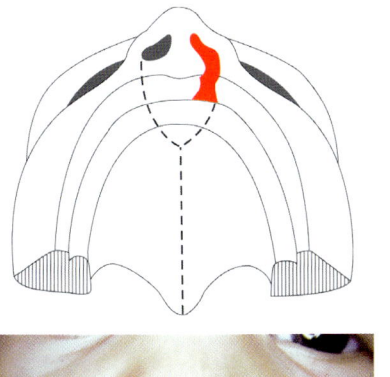

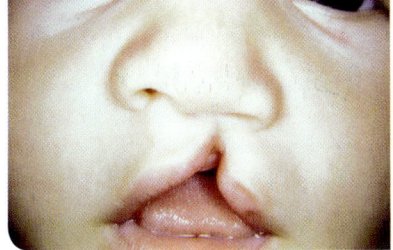

Figura 30.1
Fissura pré-forame incisivo unilateral esquerda incompleta.

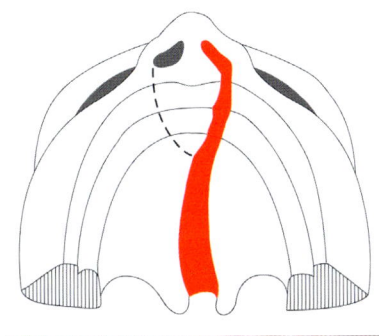

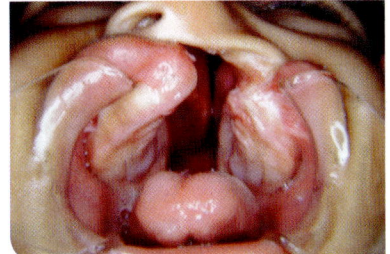

Figura 30.2
Fissura transforame incisivo unilateral esquerda.

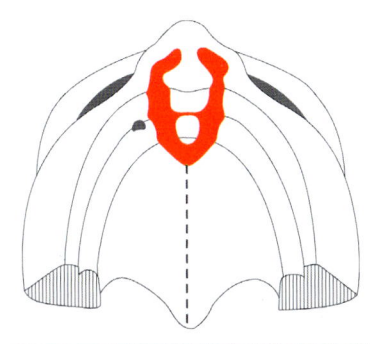

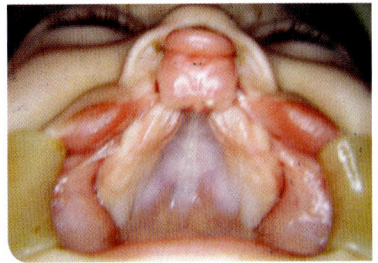

Figura 30.3
Fissura pré-forame incisivo bilateral completa.

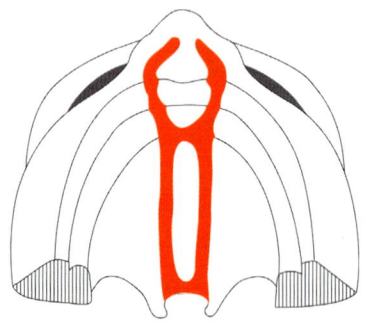

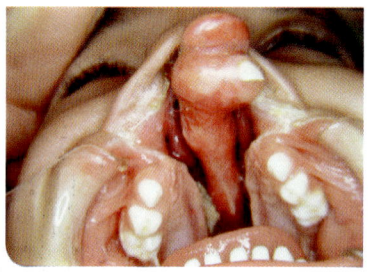

Figura 30.4 Fissura transforame incisivo bilateral.

somente uma dessas estruturas); além de atípicas, variando, assim, desde formas mais leves, como a cicatriz de lábio ou a úvula bífida, até formas mais graves, como as fissuras amplas de lábio e palato.[7]

Apesar de haver dificuldade na prevenção dessa malformação, por ser de origem multifatorial, seus efeitos podem ser minimizados, desde que o indivíduo com fissura labiopalatina seja tratado por uma equipe multidisciplinar especializada, constituída por profissionais de enfermagem, nutrição, medicina, fisioterapia, odontologia, fonoaudiologia, psicologia, assistência social e pedagogia, que visem a sua reabilitação.[8] As especialidades odontológicas também deverão interagir no intuito da reabilitação total desses indivíduos (FIG. 30.5).

O objetivo do tratamento é reabilitar estética e funcionalmente os indivíduos com fissura, considerando suas expectativas, bem como a de seus familiares, já que a reabilitação não deve ser apenas morfológica e funcional, mas também social e psicológica.

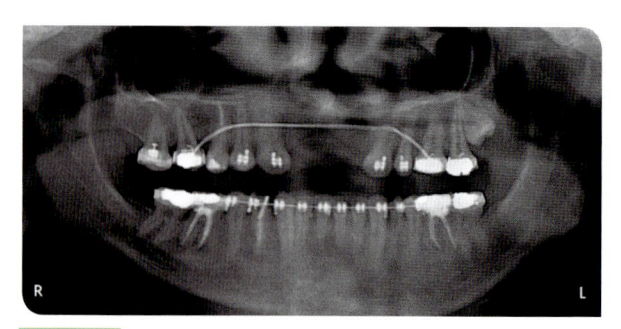

A odontologia tem papel fundamental na reabilitação dos indivíduos com fissura labiopalatina, uma vez que esses pacientes apresentam maior dificuldade de higienização, devido à própria condição bucal, com apinhamentos, dentes mal posicionados e, não raro, a presença de supranumerários. Essa falha na higiene bucal acarreta a manifestação da doença cárie e, caso uma intervenção não seja realizada, estudos clínicos demonstram que as bactérias da cárie e seus subprodutos podem atingir a polpa levando à necessidade da terapia endodôntica.[8]

Além da cárie, outra indicação frequente do tratamento endodôntico é a finalidade protética, pois a maioria dos pacientes fissurados necessita de algum trabalho protético, dessa forma, a endodontia passa a ser uma especialidade de suma importância na reabilitação desses indivíduos. Conhecer as características dos pacientes com essas anomalias quanto à realização de tratamento endodôntico em todos os seus aspectos é fundamental para o sucesso da reabilitação.[8]

A reabilitação bucal do indivíduo com fissura labiopalatina é complexa, extensa e multidisciplinar. As fissuras labiopalatinas determinam alterações na cavidade bucal, diretamente proporcionais à extensão e gravidade do defeito; quando o rebordo alveolar é acometido, a condição odontogênica é influenciada.

Das diversas etapas que compõem o tratamento endodôntico, algumas apresentam dificuldades que obrigam a uma intervenção diferenciada nos indivíduos com fissuras labiopalatinas, sendo a respectiva possibilidade de execução um fator determinante para o sucesso da terapia.

Obstáculos nas tomadas radiográficas, na aplicação da anestesia, na execução do isolamento absoluto, no preparo biomecânico e na obturação do sistema de canais radiculares podem ser ocasionados principalmente pelas anomalias dentárias, de número e de posição adjacentes à área da fissura.[9] Contudo, apesar de alguns contratempos, o tratamento endodôntico nesses indivíduos deve ser desmistificado. Se cuidadosamente planejado, bem executado e com a observância das peculiaridades que serão descritas neste capítulo, o tratamento poderá culminar no sucesso endodôntico, obtendo a mesma porcentagem de êxito aferida aos tratamentos endodônticos realizados em pacientes não fissurados.

EXAME RADIOGRÁFICO

Os indivíduos com fissura labiopalatina apresentam deficiências do terço médio da face relacionadas com a retrusão da maxila. Os ossos que formam o palato são assimétricos e possuem distorções, as quais persistem mesmo após as cirurgias primárias reparadoras, características estas que podem interferir no correto posicionamento da película radiográfica (FIG. 30.6), alterando a confiabilidade da imagem gerada.[10]

Além disso, a presença de artefatos metálicos resultantes das cirurgias ortognáticas, às quais muitos desses pacientes são submetidos (FIG. 30.7) ou de aparelhos ortodônticos (FIG. 30.8) não facilmente removíveis, é comumente encontrada, dificultando a visualização das estruturas radiculares e

Figura 30.5 Radiografia ortopantomográfica evidenciando a condição bucal de um indivíduo com fissura transforame incisivo bilateral. Observa-se tratamento endodôntico nos dentes 15, 36 e 47 e presença de aparelho ortodôntico.

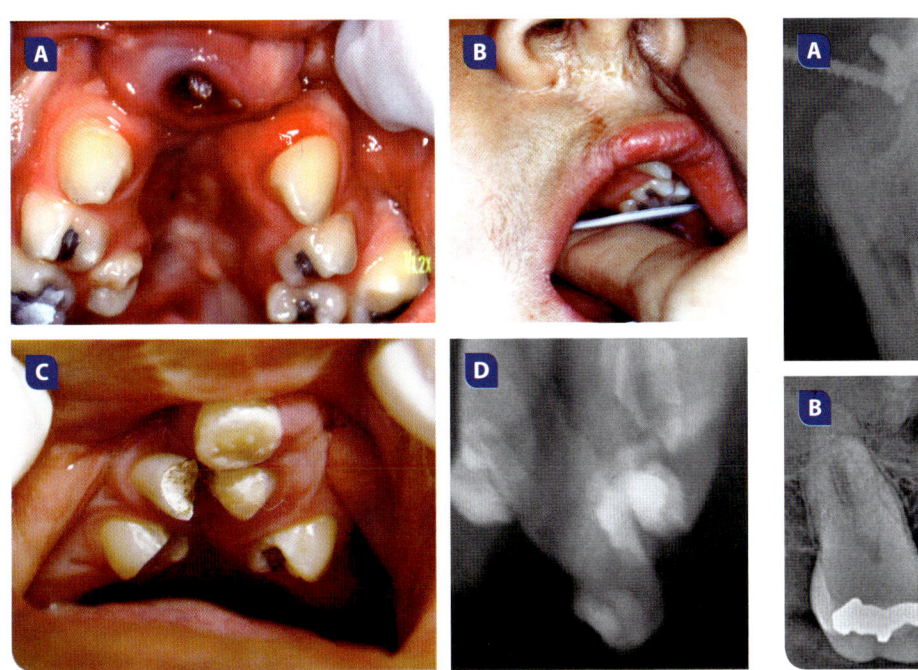

Figura 30.6
Atresia maxilar acentuada em alguns casos dificulta o posicionamento da película radiográfica e provoca sobreposição de estruturas dentárias.

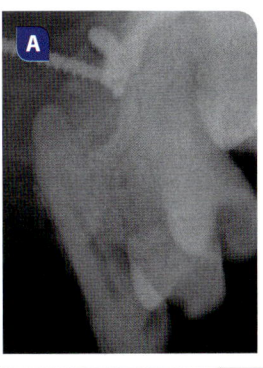

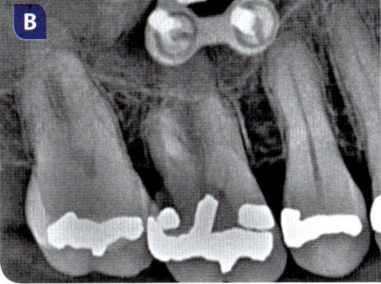

Figura 30.7
Anteparo metálico na região periapical impedindo a visualização do ápice dos dentes.

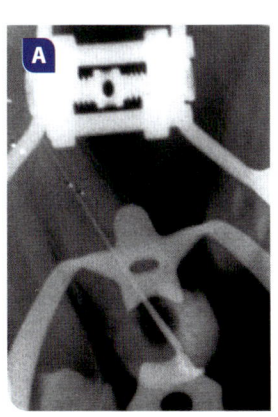

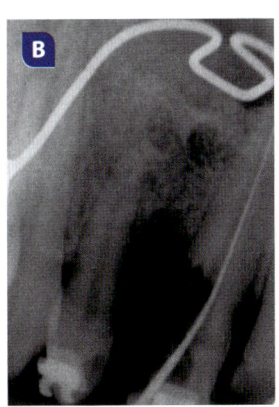

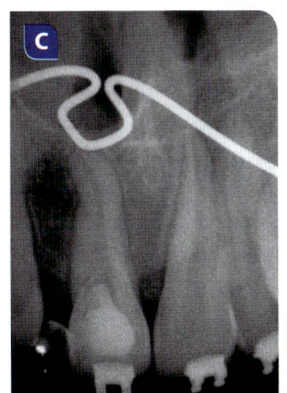

Figura 30.8
Aparelhos ortodônticos fixos dificultam a visualização dos ápices radiculares.

o diagnóstico preciso em alguns casos. Para tais situações, os localizadores foraminais eletrônicos (**FIG. 30.9**) ou a variação da angulação dos feixes de raios X são artifícios bem indicados, que, na maioria das vezes, poderão auxiliar na determinação do comprimento de trabalho, favorecendo as etapas operatórias posteriores.

Além dos localizadores foraminais que são de grande aplicabilidade quando as radiografias convencionais apresentam restrições de uso, outro meio auxiliar para o diagnóstico, a tomografia computadorizada de feixe cônico (TCFC)[13-15] pode ser indicada. Tal artefato foi utilizado no setor de Endodontia do Hospital de Reabilitação de Anomalias Craniofaciais (HRAC), onde o diagnóstico de periodontite apical assintomática em indivíduo com fissura labiopalatina bilateral completa foi definido com auxílio da TCFC. O paciente foi encaminhado para avaliação endodôntica dos incisivos central e

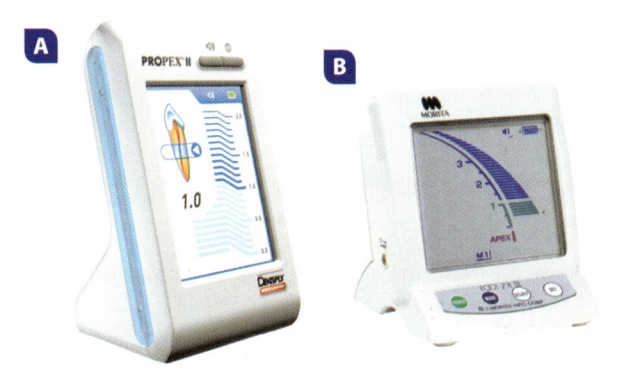

Figura 30.9
Localizadores foraminais. **A.** Propex® II (Dentsply Maillefer, Ballaingues, Suíça). **B.** Root ZX (J. Morita, Kyoto, Japão).
Fontes: (A) Dentsply Maillefer.[11] (B) Morita.[12]

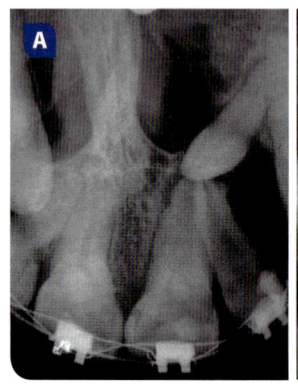

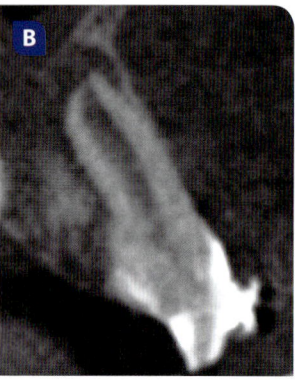

Figura 30.10
A. Radiografia periapical do dos dentes anteriores superiores. B. Imagem gerada pela tomografia computadorizada de feixe cônico, utilizada como meio auxiliar no diagnóstico do caso.

lateral superiores do lado esquerdo. Ao teste de sensibilidade térmico ao frio, houve resposta positiva de ambos os dentes. Na radiografia periapical foi observada pequena imagem radiolúcida nos ápices, porém de difícil visualização pela presença de um dente supranumerário em sobreposição às raízes dos incisivos (**FIG. 30.17**). Devido à necessidade de um diagnóstico por imagem mais conclusivo, foi, então, realizada a tomografia (**FIG. 30.18**), na qual se constatou a presença de lesão periapical, que culminou com o tratamento de necropulpectomia do dente 21.[13]

ANESTESIA LOCAL

Para a realização da anestesia local para tratamento dos dentes adjacentes à área da fissura labiopalatina operada, deve ser considerado o fato de que, embora, o arco dentário pareça normal após as cirurgias reparadoras, o curso do nervo foi determinado embriologicamente pela presença da fissura e não é corrigido por essas cirurgias. O cirurgião-dentista deve conhecer a anatomia dos nervos envolvidos, promovendo anestesias eficientes, procedimentos seguros e conforto ao paciente. Nesses casos, a anestesia requer algumas recomendações:[16]

1. Uso de anestésico tópico, diminuindo a dor excessiva da área com cicatriz fibrosa derivada das cirurgias reparadoras;
2. Primeira punção distante da área palatina e quando esta se apresentar parcialmente anestesiada, proceder com a anestesia no fundo do vestíbulo próximo ao dente de interesse;
3. Administração lenta de anestésico;
4. Infiltração de anestésico local próxima à área da fissura, permitindo o procedimento sem dor.

ISOLAMENTO ABSOLUTO DO CAMPO OPERATÓRIO

O isolamento absoluto do campo operatório no tratamento endodôntico é uma etapa importante e imprescindível para o sucesso da terapia. O dique de borracha foi introduzido na odontologia em 1864 e, desde então, vem sendo utilizado no isolamento por apresentar inúmeras vantagens como a manutenção da cadeia asséptica durante o procedimento, melhor visualização do campo operatório, para o afastamento de estruturas anatômicas como a língua, lábio e bochechas, proporcionar campo seco, limpo e passível de desinfecção, promover maior segurança ao tratamento, pois protege o paciente das soluções cáusticas utilizadas na irrigação dos canais radiculares e da aspiração ou deglutição de instrumentos endodônticos.

No indivíduo com fissura labiopalatina não operada, além de todas essas vantagens, o isolamento absoluto impede o desconforto causado pelo *spray* da alta rotação e aspiração de materiais, em virtude da comunicação existente entre as cavidades bucal e nasal, por esse motivo, os grampos devem ser sempre testados com a prévia amarria com fio dental (**FIG. 30.11**), evitando risco de aspiração ou deglutição (**FIG. 30.12**).

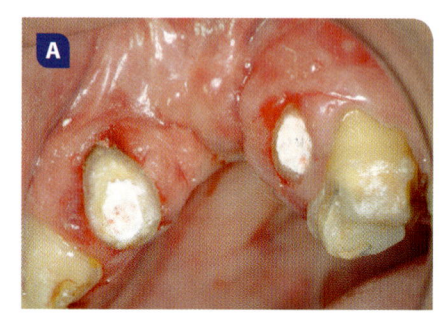

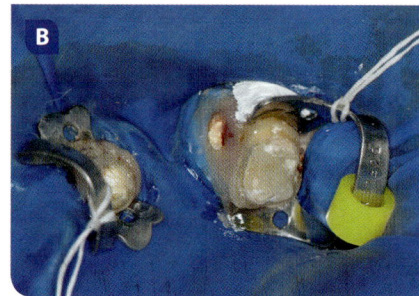

Figura 30.11
A. Dentes sem estrutura remanescente que serão submetidos ao tratamento endodôntico.
B. Amarria com fio dental nos grampos que foram testados e utilizados para o isolamento absoluto.

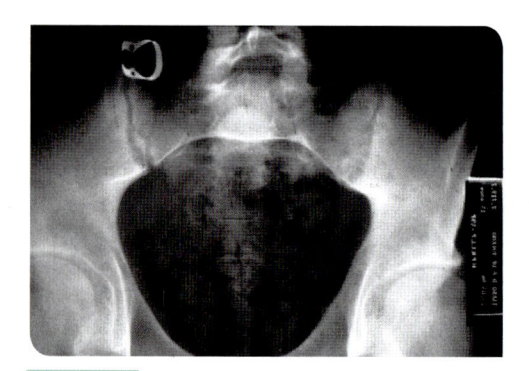

Figura 30.12
Radiografia de um paciente com palato aberto que acidentalmente engoliu um grampo 26 (SS White Artigos Dentários LTDA, Rio de Janeiro, RJ, Brasil) sem amarria com fio dental.

Em razão da maior prevalência de anomalias dentárias nos dentes localizados na área da fissura labiopalatina[17] e de apinhamentos dentários em função de maior atresia maxilar, o isolamento absoluto é dificultado (FIG. 30.13).

Nessas situações, deve-se utilizar uma combinação de recursos disponíveis como amarrias com fio dental, grampos para retração gengival e outros meios auxiliares para a obtenção de um campo operatório seco e que ofereça proteção ao paciente durante os procedimentos.

Um dos meios auxiliares ao isolamento absoluto que têm sido muito difundidos na odontologia por ser uma alternativa simples e de baixo custo é o cianoacrilato. A associação lençol de borracha + grampo + cianoacrilato é uma maneira viável de se manter o lençol ou dique de borracha em posição nos casos em que um grampo não se mantém adaptado (FIG. 30.14).

O cianoacrilato foi descoberto por Ardis em 1940[18] e, a partir daí, passou a ser empregado na indústria e na rotina diária, sendo muito divulgado pela adesividade que proporcionava. Em 1962, Inou publicou um trabalho pioneiro relatando com sucesso o uso do metilcianoacrilato em tecidos vivos. Segundo Fagundes e colaboradores,[19] o metil-cianoacrilato apresenta características tóxicas, contudo a quantidade de adesivo necessária para promover a adesão tecidual é tão pequena que não oferece risco aos tecidos. Apresenta muitas vantagens pois é autoesterilizável,[20] tem propriedades bactericidas,[21] promove hemostasia de maneira efetiva e imediata, é de fácil aplicação e rápida adesão aos tecidos moles e duros,[22] além de sua própria película adesiva funcionar como uma barreira física contra a invasão bacteriana.[23]

O adesivo cianoacrilato (Super Bonder®; Loctite, Itapevi, SP; e Tek® Bond; Tekbond – Embu das Artes, SP) (FIG. 30.15) deve ser empregado após a secagem da área em questão. Com um pincel descartável, é depositado no local e rapidamente se adere à estrutura dentária ou aos tecidos circundantes (FIG. 30.16).

ABERTURA CORONÁRIA

As anomalias dentárias como apinhamentos, mal posicionamentos, dentes supranumerários e agenesias são comuns na área da fissura, dificultando a higiene bucal da região e, assim, levando à ocorrência de cárie dentária. Estudos clínicos têm demonstrado que bactérias cariogênicas e seus subprodutos podem afetar a polpa dentária e culminar com a necessidade de terapia endodôntica, esta também indicada por finalidade protética, em que os dentes pilares podem necessitar de acentuado desgaste no preparo, devido ao mal posicionamento na arcada ou pela exigência de confecção de núcleos metálicos, resinosos ou cerâmicos no planejamento protético.[5,26]

Por vezes, o posicionamento inadequado de um dente pode levar a variações nas etapas iniciais do tratamento endodôntico, como na fase de abertura coronária, em que, por falta

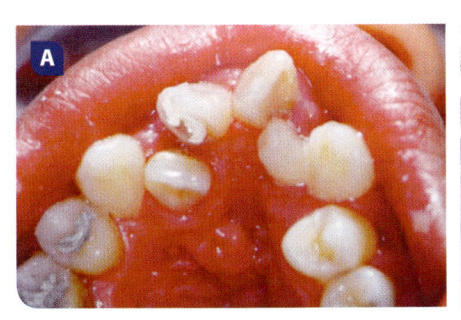

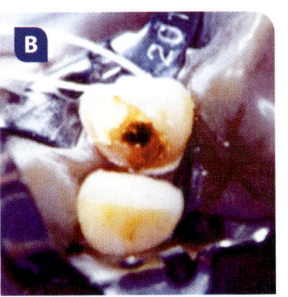

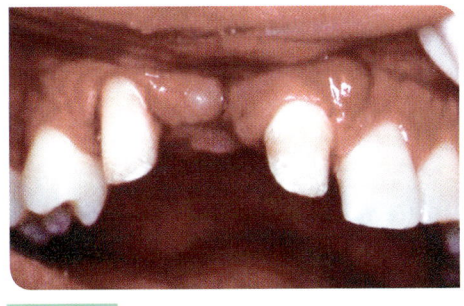

Figura 30.13
A. Visão oclusal dos dentes anteriores superiores apinhados. B. Isolamento absoluto envolvendo os dentes 11 e 12 com o auxílio de um único grampo e amarria com fio dental.

Figura 30.14
Dentes com preparo protético que dificultam a adaptação de um grampo.

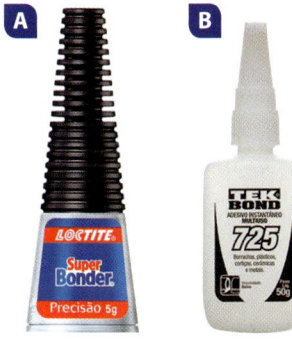

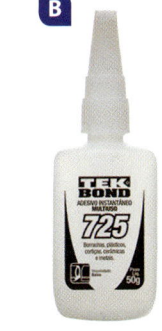

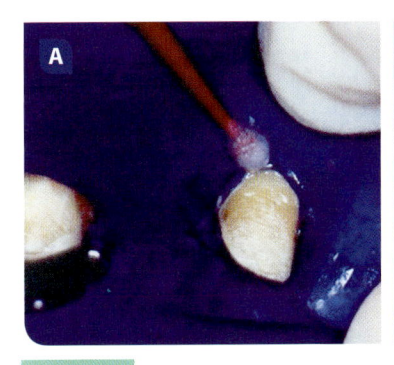

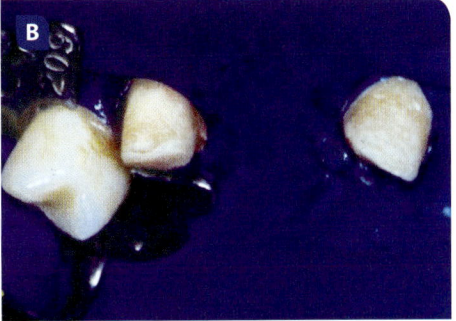

Figura 30.15
Adesivo Super Bonder (A) e adesivo Tek Bond (B), marcas comerciais de cianoacrilato.
Fontes: (A) Distribuidora Clavery.[24] (B) Tek Bond.[25]

Figura 30.16
Manutenção do lençol de borracha em posição com o auxílio de grampos e adesivo à base de cianoacrilato.

de acesso palatino, a abertura tem sua zona de eleição alterada para a face vestibular (**FIG. 30.17**).

Outro caso, ilustrando essa mesma situação, envolveu os dentes 11 e 21 em uma prótese fixa e, em função da reabilitação protética, foram tratados endodonticamente (**FIGS. 30.18** a **30.20**). O dente 21 apresentava lateroversão que impedia o acesso palatino, resultando em alteração na etapa de abertura coronária.

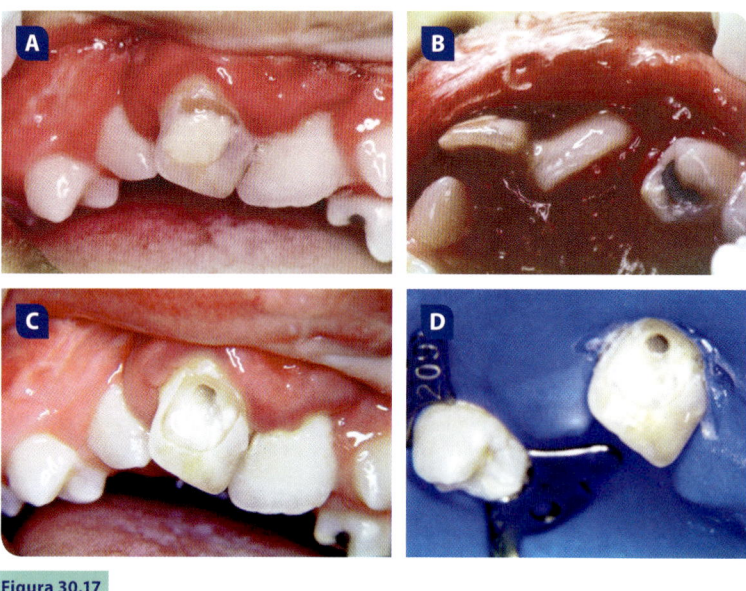

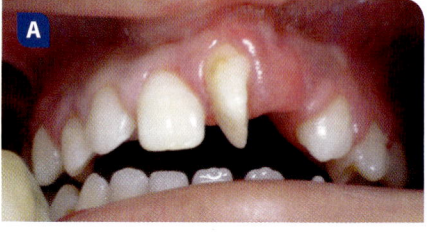

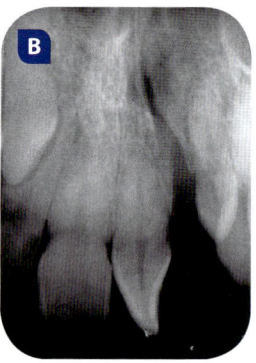

Figura 30.17
Nota-se a abertura coronária por vestibular no dente 11 devido à inacessibilidade da face palatina. Após o acesso, o dique de borracha foi fixado a esse dente com cianoacrilato de etila e a estabilização do conjunto foi finalizada com um grampo no dente 14 (SS White Artigos Dentários LTDA, Rio de Janeiro, RJ, Brasil).

Figura 30.18
Aspectos clínicos (**A**) e radiográficos (**B**) dos dentes 11 e 21, evidenciando lateroversão do dente 21.

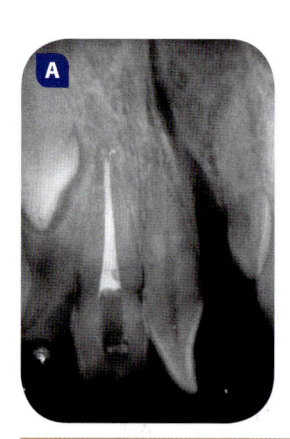

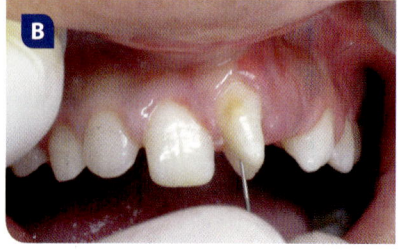

Figura 30.19
O tratamento endodôntico do dente 11 foi realizado de forma convencional, já o acesso do dente 21 foi alterado para a face vestibular.

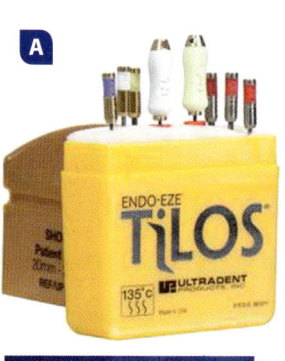

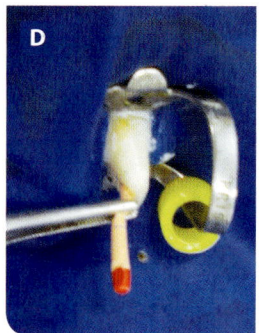

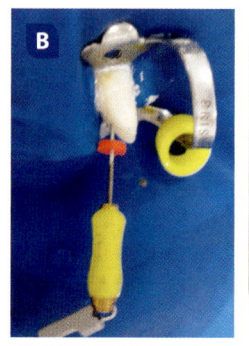

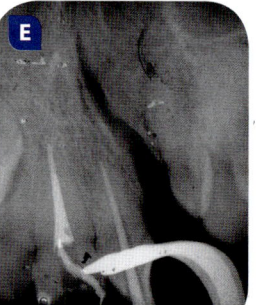

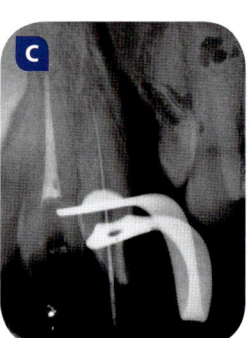

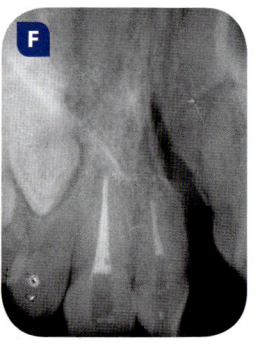

Figura 30.20
Tratamento endodôntico convencional realizado com o sistema TiLOS™ (Ultradent Products Inc., South Hordan, Utah, EUA).
Fonte: (A) Ultradent.[27]

ANOMALIAS DENTÁRIAS

As anomalias dentárias em indivíduos com fissura labiopalatina, como a dilaceração, a giroversão e a microdontia, são mais prevalentes no lado adjacente à fissura em comparação ao lado oposto[9,28-30] (**FIG. 30.21**).

Nos dentes dilacerados, quando necessário o tratamento endodôntico, o acesso à cavidade pulpar deve ser rigorosamente seguido por meio de radiografias bem processadas, diminuindo-se, dessa forma, o risco de iatrogenias. O acesso mais direto possível ao terço apical do canal (dentro dos limites da dilaceração) deve-se iniciar com um eficiente desgaste compensatório seguido pela pré-curvatura de todos os instrumentos a serem utilizados, sempre intercalados por copiosa irrigação. Outra dificuldade é a incapacidade da lima em acompanhar a curvatura do canal, o que pode resultar em transporte apical, perfuração e fratura do instrumento, portanto, recomenda-se instrumentação manual ou rotatória com limas de níquel-titânio, cuja liga é muito mais flexível do que a das limas de aço inoxidável. No caso a seguir, apresenta-se um indivíduo do sexo masculino, 21 anos, leucoderma, fissura bilateral transforame, indicado para avaliação endodôntica do dente 11. Foram realizados exames clínico e radiográficos, em que a necrose pulpar foi sugerida pela resposta negativa do teste de sensibilidade ao frio, testes de percussão vertical positivo e horizontal negativo, ausência de rarefação óssea periapical visível radiograficamente (**FIG. 30.22A**) e a presença de dilaceração radicular. Havia sido realizada TCFC para planejamento ortodôntico, em que se confirmou a acentuada dilaceração e foi possível visualizar área de rarefação circunscrita periapical no dente 11 (**FIG. 30.22 B**). A terapia instituída foi a necropulpectomia. Na primeira sessão, realizaram-se abertura coronária,

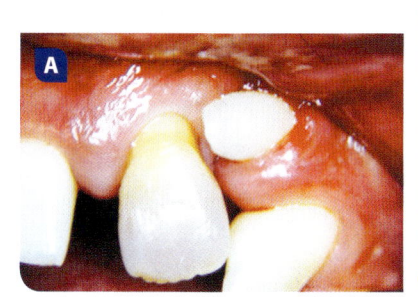

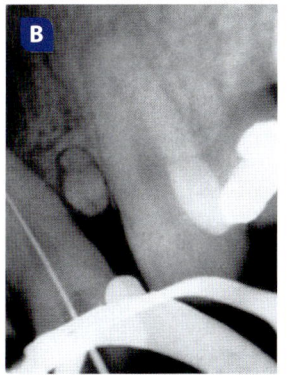

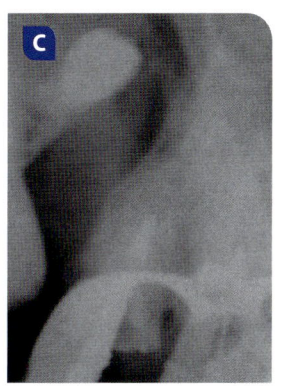

Figura 30.21

Exemplos de microdontia que podem ser encontradas com maior prevalência próximas à área da fissura.

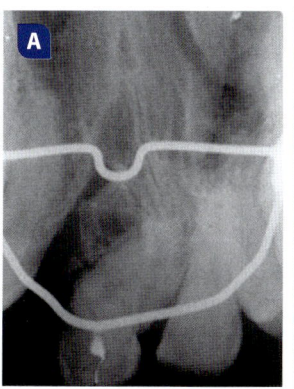

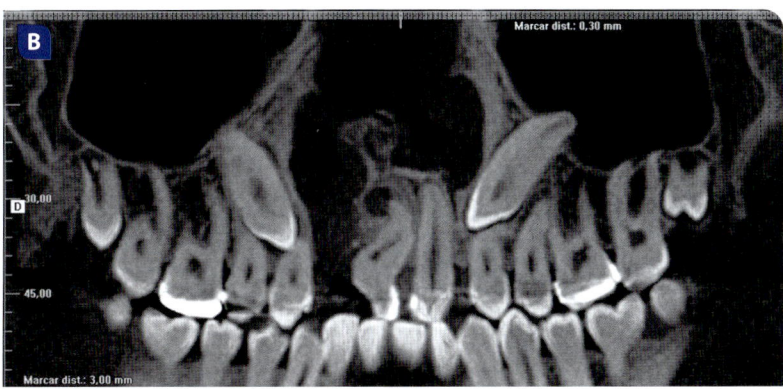

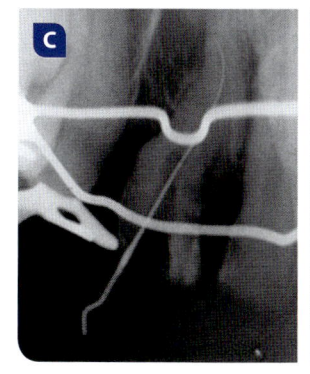

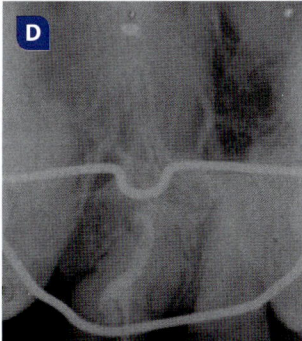

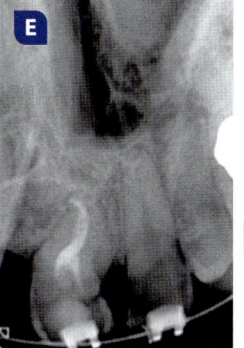

Figura 30.22

Tratamento endodôntico do dente 11 com acentuada dilaceração radicular e lesão periapical. Obturação dos canais radiculares com cimento AH Plus™.

instrumentação pela técnica biescalonada com limas manuais NiTi e odontometria de 19,5 mm (FIG. 30.22 C), confecção do batente apical LK 30 e escalonamento LK 45 (ambos da Dentsply Maillefer, Ballaigues, Suíça), irrigação com hipoclorito de sódio a 2,5% (Ciclo Farma, Serrana, SP, Brasil), EDTA 17% (Biodinâmica Química e Farmacêutica, Ibiporã, PR, Brasil) por 3 minutos e neutralização com solução fisiológica. Medicação intracanal com pasta Calen PMCC e selamento provisório com cimento de ionômero de vidro (ambos da SS White Artigos Dentários LTDA, Rio de Janeiro, RJ, Brasil). Após 2 meses, foram realizadas a prova do cone principal (dente 30) (Endopoints Industria e Comércio LTDA, Paraíba do Sul, RJ, Brasil) e obturação por meio da técnica clássica com condensação lateral ativa utilizando cimento AH Plus (Dentsply Maillefer) e selamento provisório com cimento de ionômero de vidro (FIG. 30.22 D). A proservação foi realizada após 6 meses, em que se observou o dente assintomático e, radiograficamente, com aspecto de normalidade (FIG. 30.22 E). O tratamento endodôntico em raízes dilaceradas, apesar de estas apresentarem desafios e complexidades, pôde ser realizado e finalizado com sucesso.

O conhecimento prévio de variações anatômicas norteiam a escolha da melhor conduta, principalmente no caso de particularidades. Os molares apresentam maior dificuldade do que os demais grupos dentários, durante a terapia endodôntica, por estarem em uma posição mais posterior, dificultando o acesso, além de apresentarem múltiplos canais. Os molares inferiores permanentes, normalmente, apresentam duas raízes, sendo uma mesial e outra distal. A raiz mesial apresenta dois canais, um orientado para vestibular e outro para lingual e a raiz distal, na maioria das vezes, apresenta um canal único e achatado, mas, invariavelmente, apresenta um segundo canal facilmente localizado e tratado. Não obstante, a presença de uma raiz "extra" (supranumerária) distolingual (DL) ou de um canal DL tem sido relatada na literatura. Essa raiz adicional nomeada na literatura como *radix entomolaris* apresenta orientação e posicionamento paralingual, o que dificulta a identificação radiográfica nas tomadas ortorradiais, promovendo uma imagem de raiz reta. Tomadas radiográficas com diferentes angulações podem esclarecer a anatomia do dente a ser tratado, essencial nesses casos.[31] Descrevemos o sucesso da terapia endodôntica frente a um caso de *radix entomolaris* (raiz supranumerária) em um molar inferior; a intervenção endodôntica foi realizada em um indivíduo com fissura pós-forame incisivo incompleta. O plano de tratamento compreeendeu a biopulpectomia, visto o diagnóstico de pulpite aguda irreversível sintomática. Na análise radiográfica, foi constatada a presença de uma raiz supranumerária (FIG. 30.23 A). Realizou-se a abertura coronária e, posteriormente, foi localizado um canal excêntrico do lado lingual, confirmando a suspeita da imagem radiográfica inicial (*radix entomolaris*) (FIG. 30.23 B). Os canais foram instrumentados utilizando-se o sistema rotatório HyFlex® CM™ (Coltene® Endo, Cuyahoga Falls, Ohio, EUA), associado à irrigação passiva com ultrassom da Ultradent (Ultradent Products Inc.) e com hipoclorito de sódio concentrado a 1% (Ciclo Farma). Todos os canais foram obturados com cones de guta-percha nº 40 com conicidade .04 (Dentsply Maillefer) e cimento AH Plus, utilizando-se a técnica de cone único (FIG. 30.23 C). Na radiografia de proservação (FIG. 30.23 D) de 6 meses, o dente encontrava-se restaurado e sem rarefação periapical visível radiograficamente.[32]

Raízes extras já foram identificadas também nos incisivos centrais superiores adjacentes à área da fissura (FIG. 30.24).

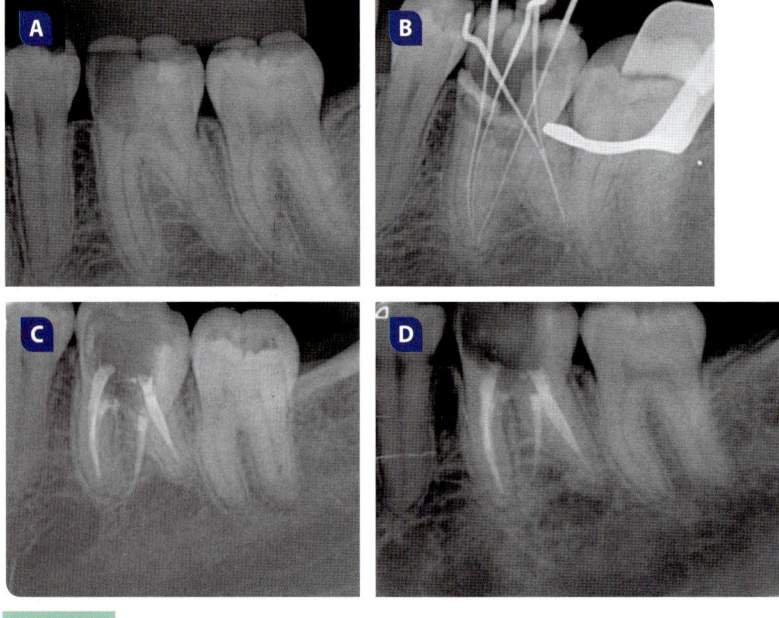

Figura 30.23

Tratamento endodôntico com o sistema HyFlex CM em um dente 36 com uma raiz supranumerária. Obturação dos canais radiculares com cimento AH Plus.

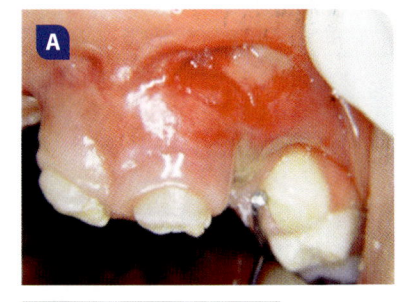

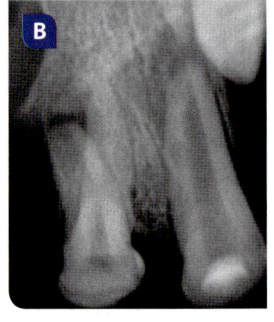

Figura 30.24

Dente 11 de paciente fissurado bilateral com raiz supranumerária.

Os incisivos superiores são também os dentes mais acometidos por outro tipo comum de anomalia dentária, o *dens in dente* ou dente invaginado (**FIG. 30.25**), que consiste na invaginação profunda da superfície da coroa ou raiz contornada por esmalte. Na maioria das vezes a anomalia é identificada em um exame radiográfico de rotina. Como a área invaginada apresenta uma espessura muito fina de esmalte, o dente fica sujeito à cárie dentária e suas complicações. Quando identificado precocemente, a invaginação deve ser selada para evitar a penetração de agentes irritantes com comprometimento do órgão pulpar e, consequentemente, a necessidade de um tratamento endodôntico futuro.[33,34]

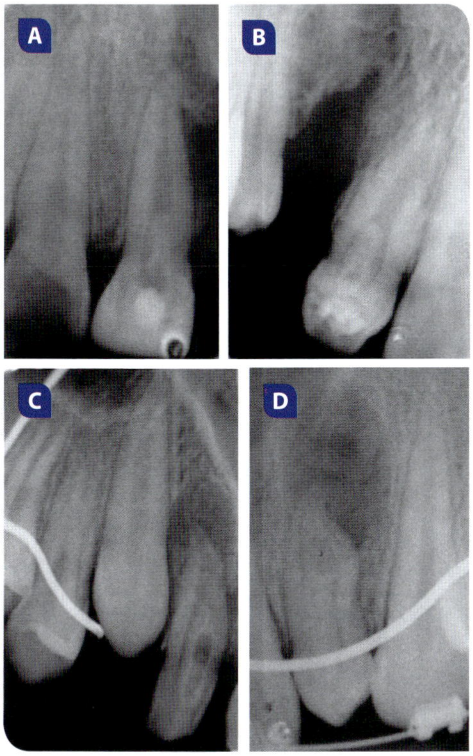

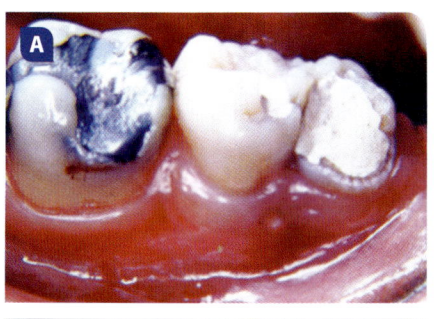

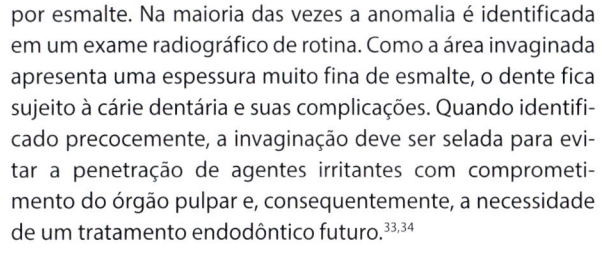

Quando há a necessidade de tratamento endodôntico, a dificuldade de acesso ao canal está diretamente relacionada ao grau de invaginação. Quanto mais profunda no interior do canal principal, pior o prognóstico do tratamento, ocasionando, em situações mais extremas, a exodontia deste. Já as invaginações até o terço médio da raiz possibilitam o tratamento convencional como observado na **FIGURA 30.26**.

Outras anomalias como a fusão e geminação já foram identificadas em pacientes fissurados. A **FIGURA 30.27** trata-se de um caso com fusão dos dentes 37 e 38 com indicação para o tratamento endodôntico, o qual transcorreu normalmente após a identificação de cinco canais radiculares.

Figura 30.25
Incisivos centrais e laterais superiores identificados com *dens in dente* nos terços cervical, médio e apical da raiz.

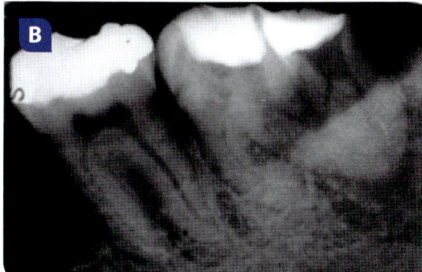

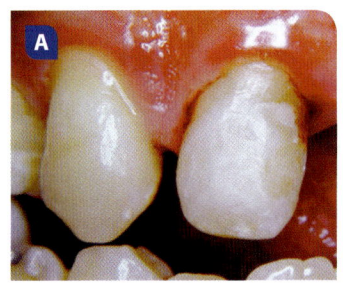

Figura 30.26
Tratamento endodôntico no dente 11, em que, radiograficamente, apresentava-se reação periapical. Após o tratamento de necropulpectomia, medicação com a pasta Calen PMCC e obturação com cimento AH Plus, observou-se a reparação apical da área reabsorvida.

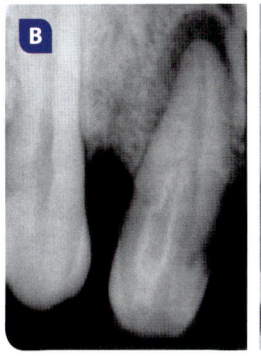

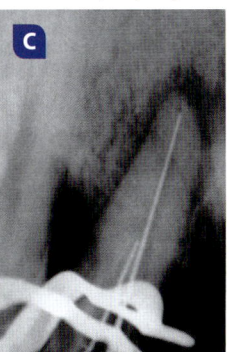

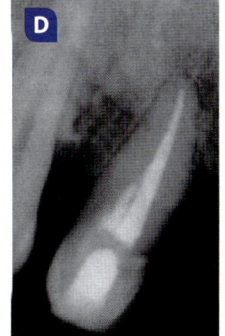

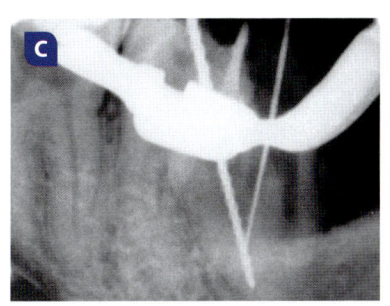

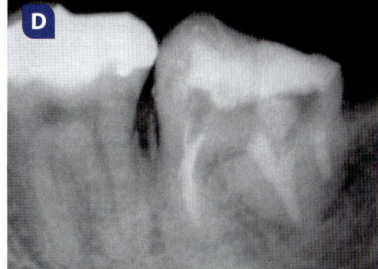

Figura 30.27
Tratamento endodôntico dos dentes fusionados 37 e 38 que juntos contabilizavam cinco canais radiculares.

AGREGADO TRIÓXIDO MINERAL

Em 1995, Torabinejad e colaboradores[35] introduziram na endodontia um material revolucionário, composto basicamente de 75% de cimento de Portland, 20% de óxido de bismuto e 5% de sulfato de cálcio, denominado agregado trióxido mineral (MTA). O pó, que pode ser branco ou cinza (FIG. 30.28), quando misturado à água destilada, toma presa, transformando-se em um cimento cujo principal objetivo é selar comunicações entre o sistema de canais radiculares e as superfícies externas dos dentes em todos os níveis.[35]

Mais de 200 trabalhos foram publicados na literatura estudando suas propriedades, características e mecanismo de ação. Uma das suas principais propriedades é estimular e permitir que ocorra o processo de reparo com formação de tecido mineralizado na polpa e no periápice.[35,36]

Em pacientes fissurados, o material tem sido largamente utilizado em dentes que sofreram iatrogenias por dificuldades anatômicas, como tampão apical em dentes com forames amplos ou com ápices incompletamente formados ou, ainda, para evitar a perda de um elemento dentário que já não oferecia outra alternativa de tratamento além da exodontia. Vale ressaltar que, em pacientes fissurados com comprometimento do rebordo alveolar, deve-se evitar ao máximo a extração de dentes na área da fissura, pois tal procedimento agravaria ainda mais a perda de tecido ósseo da região, dificultando uma reabilitação posterior.

Exemplos de tratamento endodôntico utilizando MTA são apresentados nas FIGURAS 30.29 a 30.31.

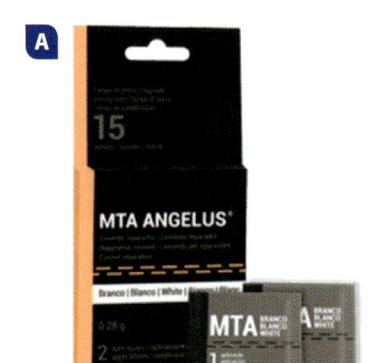

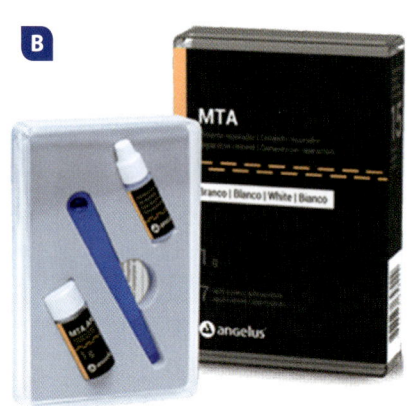

Figura 30.28
Agregado trióxido mineral – MTA Angelus® (Angelus Indústria de Produtos Odontológicos S/A, Londrina, PR, Brasil) em embalagem comercial contendo pó nas cores branco e cinza e água destilada.
Fonte: Angelus.[37]

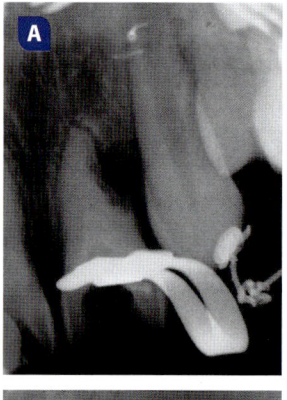

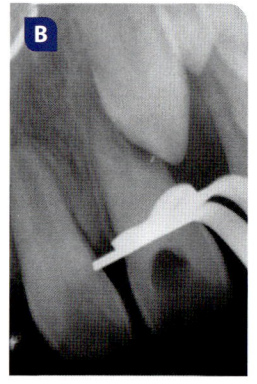

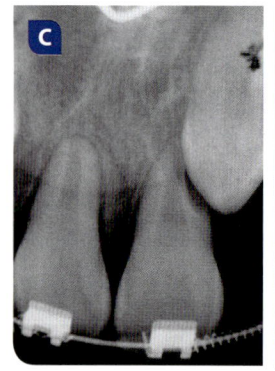

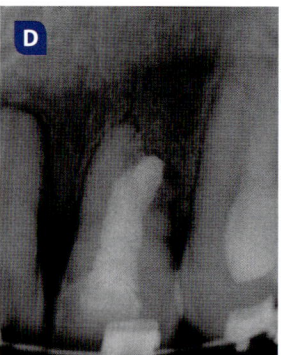

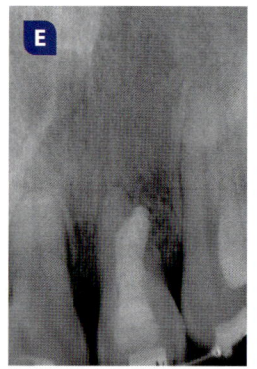

Figura 30.29
Tratamento endodôntico do dente 11 em função da reabsorção apical provocada pelo posicionamento do canino incluso. O dente foi tratado e medicado com Calen, enquanto o canino era tracionado para a posição. Obturação da porção apical com MTA com reparo da reabsorção preexistente.

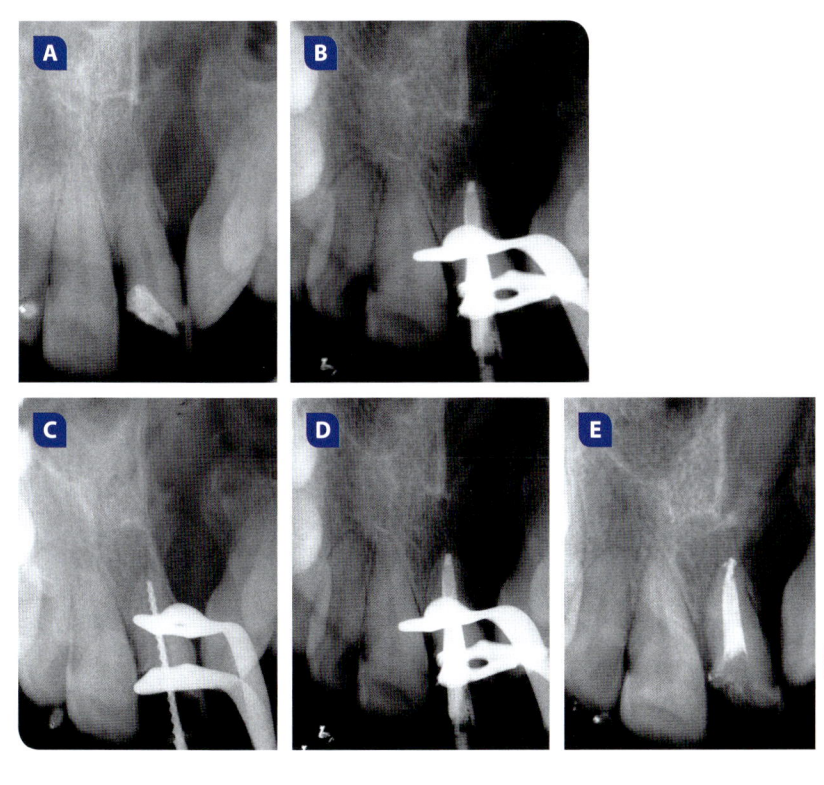

Figura 30.30
Tratamento endodôntico do dente 11 com *plug* apical de MTA e obturação do canal radicular com cimento AH Plus.

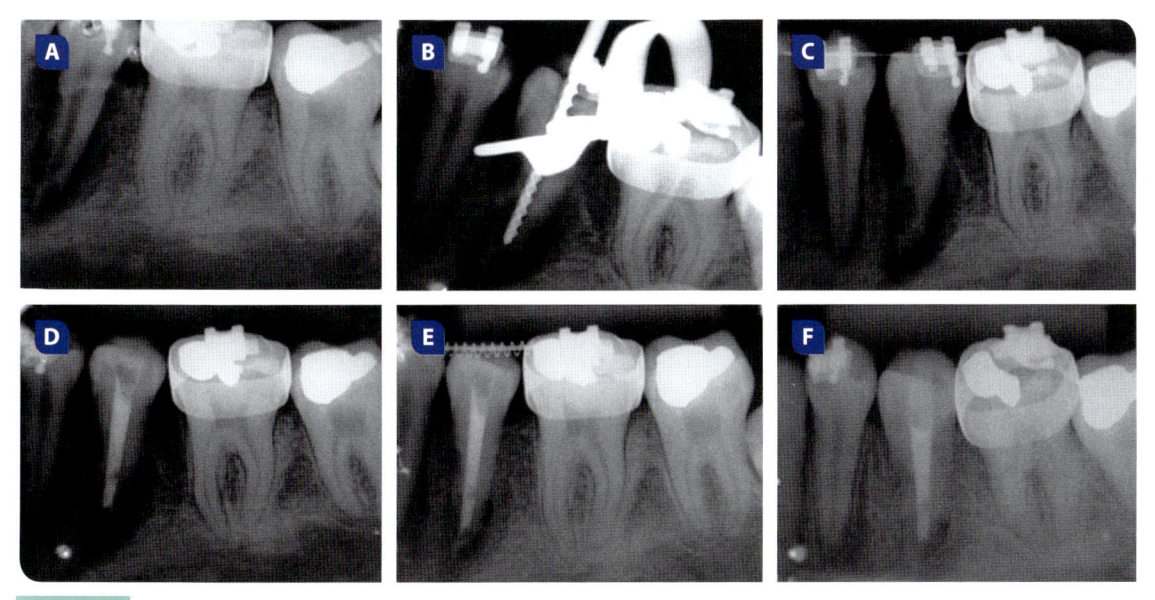

Figura 30.31
A-D. Dente 35 transplantado pró-local do 45. Raiz com grande reabsorção lateral. Após medicação com Calen PMCC, o canal foi todo obturado com MTA. **D.** Radiografias de proservação de 3 meses. **F.** Radiografia de 10 meses. Essas radiografias demonstram o franco reparo da área reabsorvida, mantendo em função um dente que já não apresentava outra alternativa de tratamento que não a extração.

CONSIDERAÇÕES FINAIS

Estudos estão sendo realizados a fim de determinar as características e necessidades especiais do tratamento endodôntico realizado no indivíduo com fissura labiopalatina. No entanto, podemos afirmar que o endodontista, que trata desses indivíduos, deve conhecer as anomalias dentárias e peculiaridades desse tratamento com o objetivo de reconhecê-las precocemente, por meio de eficiente exame radiográfico, elaborando plano de tratamento adequado para cada caso, de modo a prever e evitar iatrogenias em uma região anatômica em que a perda de um elemento dentário pode acarretar graves consequências.

REFERÊNCIAS

1. Handa Y, Maeda K, Toida M, Kitajima T, Ishimaru J, Nagai A, et al. Kabuki make-up syndrome (Niikawa-Kuroki syndrome) with cleft lip and palate. J Craniomaxillofac Surg. 1991;(19):99-101.
2. Tolarová MM, Cervenka J. Classification and birth prevalence of orofacial clefts. Am J Med Genet. 1998;(75):126-37.
3. Setó-Salvia N, Stanier P. Genetics of cleft lip and/or cleft palate: association with other common anomalies. Eur J Med Genet. 2014;(57):381-93.
4. Trindade IEK, Silva Filho OG. Fissuras labiopalatinas: uma abordagem interdisciplinar. São Paulo: Santos; 2007.
5. Freitas JA, Almeida AL, Soares S, Neves LT, Garib DG, Trindade-Suedam IK, et al. Rehabilitative treatment of cleft lip and palate: experience of the Hospital for Rehabilitation of Craniofacial Anomalies/USP (HRAC/USP) – Part 4: Oral Rehabilitation. J Appl Oral Sci. 2013;(21):284-92.
6. Capelozza-Filho L, Alvares ALG, Rossato C, Vale DMV, Janson GRP, Beltrami LER. Conceitos vigentes na etiologia das fissuras labiopalatinas. Rev Bras Cir 1988;(78):233-40.
7. Silva Filho OG, Ferrari Junior FM, Rocha DL, Freitas JAS. Classificação das fissuras lábio-palatais breve histórico, considerações clínicas e sugestão de modificação. Rev Bras Cirurg. 1992;(82):59-65.
8. Hussne RP, Berbert FLVC, Nishiyama CK, Câmara AS, Pinheiro CR, Leonardo RT. Investigation of the endodontic needs and planning in patients with cleft lip and or palate submitted to surgical treatment. Pos-Perspect Oral Sci. 2009;(1):19-23.
9. Pereira AC, Nishiyama CK, Pinto LC. Anomalias dentárias em indivíduos com fissura transforame incisivo unilateral e o tratamento endodôntico. RFO. 2013;(18):328-34.
10. Jayasinghe RD, Weerakoon BS, Perera R, Ediri Arachchi WM, Fonseka MCN, Wettasinghe KA. Quality of working length radiographs taken and used by dental students during endodontic treatment. Int J Mod Alt Med Res. 2013;(1):1-4.
11. Dentsply Maillefer. PROPEX® II. Ballaigues: Dentsply; c2016 [capturado em 27 jun. 2016]. Disponível em: http://www.dentsplymaillefer.com/product-category/glide-path-shaping/apex-locators/propex-ii-apex-locators.
12. Morita. Product images. California: Morita; c2016 [capturado em 27 jun. 2016]. Disponível em: http://moritausa-support.com/dealers/product-imgs/.
13. Olano-Dextre TL, Pinto LC, Nishiyama CK, Oliveira TM, Neves LT. Diagnóstico de periodontitis apical crónica en un paciente con fissura labiopalatina con ayuda de tomografía computarizada de haz cónico. Paraguay Oral Research. 2014;(2):49-54.
14. Celikoglu M, Buyuk SK, Sekerci AE, Cantekin K, Candirli C. Maxillary dental anomalies in patients with cleft lip and palate: a cone beam computed tomography study. J Clin Pediatr Dent. 2015;(39):183-6.
15. Yatabe MS, Ozawa TO, Janson G, Faco RA, Garib DG. Are there bone dehiscences in maxillary canines orthodontically moved into the grafted alveolar cleft? Am J Orthod Dentofacial Orthop. 2015;(147):205-13.
16. Trindade-Suedam IK, Gaia BF, Cheng CK, Trindade PA, Bastos JC, Mattos BS. Cleft lip and palate: recommendations for dental anesthetic procedure based on anatomic evidences. J Appl Oral Sci. 2012;(20):122-7.
17. Akcam MO, Evirgen S, Uslu O, Memikoglu UT. Dental anomalies in individuals with cleft lip and/or palate. Eur J Or thod. 2010;(32):207-13.
18. Francisco Neto A, Nakano KA, Sakal VN, Gomes PO, Taha MO, Marinho LC. Estudo comparativo entre sutura contínua e o uso do etilcianoacrilato em artéria femoral de cães. Acta Cirúrgica Brasileira. 2002;(17):Suplemento 1.
19. Fagundes DJ, Taha MO, Rivoire HC. Adesivos cirúrgicos: revisão e atualização. JBM. 2002;(82):101-3.
20. Matthews SC. Tissue bonding: the bacteriological properties of commercially--available cyanoacrylate adhesive. Br J Biomed Sci. 1993;50(1):17-20.
21. Troot AT. Cyanoacrylate tissue adhesives an advance in wound care. JAMA. 1997;(277):1559-60.
22. Blanco LP. Lip suture with isobutyl cyanoacrylate. Endod Dent Traumatol. 1994;10(1):15-8.
23. Barbosa CM. Avaliação do efeito do adesivo n-butil cianoacrilato na técnica de gastropexia em cães [monografia]. Brasília: Universidade de Brasília, Faculdade de Medicina Veterinária; 2003.
24. Distribuidora Clavery. Super bonder precisão. Rio de Janeiro: Clavery; c2016 [capturado em 27 jun. 2016]. Disponível em: http://www.distribuidoraclavery.com.br/produto/henkel/super-bonder-precisao.
25. Tek Bond. 725. Embau das Artes: Tek Bond; c2016 [capturado em 27 jun. 2016]. Disponível em: http://www.tekbond.com.br/produtos/detalhes.php?id_produto_cons=24.
26. Pinto JHN, Lopes JFS. Reabilitação oral com prótese dentária. In: Trindade IEK, Silva Filho OGS. Fissuras labiopalatinas: uma abordagem Interdisciplinar. São Paulo: Santos; 2007.
27. Ultradent. Endo-Eze® TiLOS™. South Jordan: Ultradent; c2016 [capturado em 27 jun. 2016]. Disponível em: https://www.ultradent.com/en-us/Dental-Products-Supplies/Endodontics/Instrumentation/Endo-Eze-TiLOS-Instruments-and-Hand-Files/endo-eze-tilos-endodontic-system/Pages/default.aspx?group=3623.
28. Aizenbud D, Coval M, Hazan-Molina H, Harari D. Isolated soft tissue cleft lip: epidemiology and associated dental anomalies. Oral Dis. 2011;17(2):221-31.
29. Rullo R, Festa VM, Rullo R, Addabbo F, Chiodini P, Vitale M, et al. Prevalence of dental anomalies in children with cleft lip and unilateral and bilateral cleft lip and palate. Eur J Paediatr Dent. 2015;16(3):229-32.
30. Howe BJ, Cooper ME, Vieira AR, Weinberg SM, Resick JM, Nidey NL, et al. Spectrum of Dental Phenotypes in Nonsyndromic Orofacial Clefting. J Dent Res. 2015;94(7):905-12.
31. Attam K, Nawal RR, Utneja S, Talwar S. Radix entomolaris in mandibular first molars in Indian population: a review and case reports. Case Rep Dent. 2012;2012(595494):1-7.
32. Mateo-Castillo JF, Olano-Dextre TL, Pinheiro CR, Pinto LC, Neves LT, Nishiyama CK. Radix Entomolaris: um desafio no tratamento endodôntico – relato de caso clínico. Full Dentistry in Science. 2015;7(25):135-40.
33. Hussne RP, Anzardo A, Nishiyama CK. Tratamiento endodóntico convencional en dens invaginatus - Relato de caso clinico. Rev Odontol Dominic. 2002;(8):34-7.
34. Crincoli V, Di Bisceglie MB, Scivetti M, Favia A, Di Comite M. Dens invaginatus: a qualitative-quantitative analysis. Case report of an upper second molar. Ultrastruct Pathol. 2010;34(1):7-15.
35. Torabinejad M, Hong CU, McDonald F, Pitt Ford TR. Physical and chemical properties of a new root-end filling material. J Endod. 1995;21(7):349-53.
36. Bramante CM, Bortoluzzi EA, Broon NJ. Agregado trióxido mineral (MTA) como plug apical para la obturación de conductos radiculares: descripción de la técnica y caso clínico. Endodoncia. 2004;22(3):155-61.
37. Angelus. MTA Angelus. Lindóia: Angelus; c2014 [capturado em 27 jun. 2016]. Disponível em: http://www.angelus.ind.br/MTA-Angelus-10.html.

LEITURAS RECOMENDADAS

Inou T. Studies on the surgical use of plastic adhesive. Am J Surg. 1962;(13):219-26.

Oehlers FA. Dens invaginatus (dilated composite odontome). I. Variations of the invagination process and associated anterior crown forms. Oral Surg Oral Med Oral Pathol. 1957;10(11):1204-18.

Índice

Números de página seguidos de *q* referem-se a quadros e *t* a tabelas

A

Abertura coronária, 2-3, 194
Abscesso apical, 13-14, 15-17, 97
   agudo, 13-14, 15-17, 97
      agudo (sintomático), 13-14q
      espontâneo, 17q
      provocado, 15q, 17q, 97
   crônico, 17q
Ácido, 54-55
   cítrico, 54
   maleico, 55
   peracético, 54-55
Agregado trióxido mineral – MTA, 460-461
Água de hidróxido de cálcio, 53-54
AH 26, 364-367
AH Plus, 367-370
Alterações patológicas pulpares reversíveis, 5-6
Anestesia local, 454
Anomalias dentárias, 457-459
Apetix®, 376-378
   Plus, 377-378
Apicificação, 322-323
Apicigênese, 321, 322, 323
Associações de soluções irrigadoras, 50-53
   de detergentes com quelantes, 50-51
   de EDTA em veículo cremoso, 52-53
      Endo-PTC, 52-53
      Glyde™ File Prep, 53
      RC-Prep, 52
   de quelante, detergente e antimicrobiano, 51-52

B

Biopulpectomia, 2, 6-7, 8, 23, 323-326
   e hidróxido de cálcio, 323
      indicações, 323-325
   protocolo para realização, 6-7
      pulpite irreversível assintomática, 7q, 8
      pulpite irreversível sintomática, 7q
BioRoot™ RCS, 418-419
Biossegurança, 2
Booster tip, 273-274
BT-Apisafe, 274, 275f
BT-Race, 274-278

C

Calamus® Dual, 405-409
Calcibiotic Root Canal Sealer (CRCS), 375-376
Calen *ver* Hidróxido de cálcio
Capeamento *ver* Proteção pulpar direta ou capeamento
Cimentos, 352-382, 412-419
   à base de hidróxido de cálcio, 372-380, 412-419
      Apetix, 376-377, 378
      Apetix® *Plus*, 377-378
      Calcibiotic Root Canal Sealer (CRCS), 375-376
      Sealapex/SybronEndo, 372-375
      Sealer 26, 378-380
   à base de ionômero de vidro, 380-382
      Ketac-Endo, 380-382
   à base de óxido de zinco e eugenol, 352-364
      endomethasone, 364
      Kerr Pulp Canal Sealer (cimento de Rickert), 357-360, 361-363

N-Rickert, 360
à base de resinas plásticas, 364-372
  AH 26, 364-367
  AH Plus, 367-370
  EndoRez®, 371-372
  Ephifany™ – Penntron® Clinical Technologies LLC, 371-372
  Topseal, 370-371
à base de silicato de cálcio, 412-419
  BioRoot™ RCS, 418-419
  Endo CPM Sealer, 413-414
  EndoSequence BC Sealer, 419
  experimento da FO de Araraquara da Unesp, 417
  experimentos à base de cimento Portland (MTA) com diferentes radiopacificadores, 417-418
  iRoot® SP Sealer, 417
  MTA Fillapex, 414-416
  MTA Plus™, 416-417
à base de silicone, 382-383
  RSA GuttaFlow e GuttaFlow Bioseal, 383
  RSA RoekoSeal, 382-383
Clareamento dentário, 424-435
  agentes clareadores e mecanismo de ação, 424-425
    peróxido de hidrogênio, 425
  causas do escurecimento dentário, 424
  efeitos biológicos do, 425-431
    no periodonto, 430-431
    sobre a polpa, 427-430
  opções, 431-435
    clareamento caseiro supervisionado, 431-433
    clareamento realizado no consultório dentário, 433-435
Compostos halogenados, 25, 27
Comprimento real de trabalho (CRT), 117-131
  conceituação, 118-119
  determinação do CRT, 121-125
    influência da condição pulpar na precisão do método, 124-125
    método eletrônico, 123-124
    métodos radiográficos, 121-122
  localização morfológica do forame apical, 119-120
    em relação ao ápice radicular, 119t
  modelos de equipamentos, 127-131
    cuidados especiais durante medições eletrônicas, 129-131
    sequência operatória, 127-129, 130t
  reabsorções apicais, 120-121
  técnicas de odontometria, 125-127
    técnica de Bregman, 126-127
    técnica de Grossman, 126
    técnica de Ingle, 125-126
    técnica eletrônica, 127
  tomada radiográfica de aferição, 131
Conceito Buchanan, 89-95
Curativo de demora, 338-341
  com Calen ou Calen PMCC, 338-339
  e/ou expectante com Calen ou Calen PMCC, 339-341

D

Desbridamento foraminal, 113-116
Desgaste ou limagem anticurvatura, 86-88
Detergentes sintéticos, 42-47

E

Endo CPM Sealer, 413-414
Endoactivator, 198-199
Endomethasone, 364
EndoREZ®, 371-372, 420-422
  propriedades do, 420-421
  técnica ADO – EndoREZ, 421-422
EndoSequence BC Sealer, 419
Ephifany™ – Penntron® Clinical Technologies LLC, 371-372
Etapas operatórias do tratamento, 1-4
  abertura coronária, 2-3
  biopulpectomia, 2
  biossegurança, 2
  controle da infecção, 3
  diagnóstico, 1-2
  glide path, 227-229
  necropulpectomia, 2
  neutralização do conteúdo, 3
  obturação, 3-4
  preparo biomecânico, 3
  remoção da polpa radicular, 3
  restauração coronária definitiva, 4
Exame radiográfico, 452-454

F

Fissura labiopalatina, reabilitação e endodontia, 451-461
  abertura coronária, 455-456
  agregado trióxido mineral – MTA, 460-461
  anestesia local, 454
  anomalias dentárias, 457-459
  exame radiográfico, 452-454
  isolamento absoluto do campo operatório, 454-455
Forames apicais, localização morfológica dos, 119-120
  em relação ao ápice radicular, 119t

G

Gangrena pulpar, 11q
Glide path, 227-229
  com lima ProGlider, 228q
  protocolo para realização, 228-229q
Guta-percha, 388-410, 419-422
  classificação, 346-350
  técnicas de termoplastificação da, 388-410
    sistema de obturação, 396-397
    técnica de obturação, 397-409
    técnica híbrida modificada, 389-391
  vantagens e limitações do uso do cone, 419-422
    limitações técnicas, 419-420

propriedades do EndoREZ, 420-421
soluções irrigadoras e irrigação, 421
técnica ADO – EndoREZ, 421-422

H

Hidróxido de cálcio (Calen), 318-341
  apicificação, 322-323
  apicigênese, 321, 322, 323
  biopulpectomia, 323-326
  curativo de demora e/ou expectante, 338-341
  necropulpectomias, 326-336
    controle da infecção, 327-335
    detoxificação das endotoxinas, 335-336
    necropulpectomia I, 326
    necropulpectomia II, 327
  outras aplicações, 338
    ação antiálgica, 338
    ação hemostática, 338
  postergação do tratamento para sessão seguinte, 338
  proteção pulpar direta ou capeamento, 319-321
  pulpotomia, 321-322, 323
    e pulpite irreversível sintomática, 321
    em dentes com rizogênese incompleta, 321q
  retratamentos, 337-338

I

Infecção, 3
  controle da, 3
Instrumentação, 65-85
  alargamento e limagem, 82-85
    canais amplos ou relativamente amplos e retos, 82-84
    canais atresiados, retos e curvos, 84-85
  estandardização dos instrumentos, 66-68, 69
    alargadores, limas tipo K e tipo Hedströen, 67-68
    extirpa-nervos, 68, 69t
  exploração (cateterismo), 80-82
    alargamento e limagem, 82
    odontometria, 80
    remoção da polpa e neutralização/remoção do conteúdo, 81-82
  manual, 68, 70-76
  manual clássica modificada, 76-78
    canais amplos ou relativamente amplos e retos, 76-77
    canais atresiados, curvos ou relativamente curvos e/ou retos, 77-78
  tempos de, 78-79
    localização e mentalização da entrada dos canais, 78
Instrumentação não convencional, 188-212, 220-289
  sistema não recíproco Reciproc® (One File Endo), 202-207, 226-229
    instrumentos, 203-205
    limas manuais para finalização do preparo apical, 207
    movimento não recíproco, 203
    obturação, 207
    procedimentos importantes na utilização, 207
    técnica de preparo, 205-207
  sistema oscilatório TiLOS™, 208-212
    preparo apical, 211-212
    sequência de preparo, 211
  sistema oscilatório Wave One™, 188-201, 226f, 230-231
    características do instrumento Wave One, 192t
    considerações clínicas para emprego do, 194-195
    endoactivator, 198-199
    obturação dos canais, 196-197
    pesquisas científicas com, 199-200
    protocolo de emprego do, 195-196
  sistema rotatório K3™ XF, 284-289
    características, 284
    indicações, 285-287, 288f
    padrão de conicidade, 284
    tipo de ponta, 285
    tipo de secção, 284
  sistema rotatório Mtwo®, 254-259
    características morfológicas, 256
    Mtwo A e Mtwo R, 256-257
    recomendações, 258-259
    sequência operatória, 257-258
    uso dos instrumentos para retratamento, 258
  sistema rotatório ProTaper® Universal, 237-253
    obturação, 247-249
    odontometria, 245-247
    problemas e soluções, 252-253
    sequência de instrumentação híbrida, 243-245
  sistemas rotatórios e oscilatórios com instrumentos em ligas de NiTi, 220-235
  sistemas rotatórios NiTi, 261-282
    instrumento Race, 261-267
    instrumento S-Apex, 273-282
    instrumentos ScoutRace, 271-273
    sequência BioRace, 264-268
    sequência iRace, 268
Instrumento(s), 116, 226, 229-232, 261-267, 271-282
  apical foraminal (IAF), 116
  endodônticos em liga de NiTi com tratamento *gold*, 229-232
    Wave One Gold, 230-231
  fabricados com liga de NiTi com tratamento m-wire, 226q
  Race, 261-267
  S-Apex, 273-282
    Booster Tip, 273-274
    BT-Apisafe, 274, 275f
    BT-Race, 274-275
    protocolo BT-Race, 276-278
    XP-endo finisher, 278-282
  ScoutRace, 271-273
iRoot® SP Sealer, 417
Irrigação, sucção e inundação, 56-59
  finalidades da irrigação, 56-57
  momento da irrigação, 56
  técnica de irrigação, 57-59

agulhas, 57
ativação ultrassônica, 58
cânulas aspiradoras, 57
capacidade de sucção, 57
cinemática de movimentos, 57
inundação, 58
outros dispositivos/aparelhos, 58-59
segurança, 58
volume da sucção irrigadora, 57
Isolamento absoluto do campo operatório, 454-455

K

Kerr Pulp Canal Sealer (cimento de Rickert), 357-360, 361-363
Ketac-Endo, 380-382

L

Liga de níquel-titânio (NiTi), 220-235
  minimização do risco de fratura da lima, 221-225
    instrumentos de níquel-titânio, 223q
  motores elétricos, computadores e aparelhos que acionam os instrumentos, 234-235
    aplicação do motor X-smart iQ, 234-236
  sistema rotatório da 5ª geração com tratamento gold, 232-234
  sistemas oscilatórios, 225-229, 232
    não recíproco ou assimétrico (reciprocante), 226-232
    não recíproco ou assimétrico TF adaptative, 232
    recíproco ou simétrico, 225
  sistemas rotatórios da 1ª geração, 221q, 222q, 223q
    sistemas rotatórios da 2ª geração, 224q
    sistemas rotatórios da 3ª geração, 225q
    sistemas rotatórios da 4ª geração, 229q
    sistemas rotatórios da 5ª geração, 232-234
Lima patência, 89-95
  definições, 89-95
Limagem anticurvatura, 86-88

M

Materiais obturadores, 344-383
  classificação dos, 345-383
    em estado plástico, 352-383
    em estado sólido, 345-351
    requisitos de um material, 345
      obturador ideal, 345
MicroSeal®, 396-397
Microtomografia nas pesquisas endodônticas, 199-200
MTA Fillapex, 414-416
MTA Plus™, 416-417

N

N-Rickert, 360
Necropulpectomia, 2, 8-20, 23, 102-111, 326-335
  necropulpectomia I, 10-12, 327
    gangrena pulpar, 11q, 327
    "necrose" pulpar, 11q
    periodontite apical assintomática, 11q, 327
    pulpite irreversível assintomática, 11q
    pulpite irreversível sintomática, 11q
  necropulpectomia II, 12-20, 102-111, 327-336
    abscesso apical agudo, 13q, 15-17q, 327-336
      espontâneo, 17q
      provocado, 15q, 17q
    abscesso apical agudo (sintomático), 13-14q, 327-336
    abscesso apical crônico, 17q, 327-336
    gangrena pulpar, 327-336
    periodontite apical assintomática, 13q, 327-336
    periodontite apical sintomática, 12q, 327-336
    retratamentos (assintomáticos), 18q, 327-336
    retratamentos (sintomáticos), 18q, 327-336
    utilização de hidróxido de cálcio nas, 327-336
Neutralização/remoção do conteúdo séptico/tóxico, 81-82, 97

O

Obtura™, 404
Obturação, 3-4, 388-410
  emprego de novos materiais, 412-422
    cimentos à base de silicato de cálcio, 412-419
    uso do cone de guta-percha, 419-422
  materiais ver Materiais obturadores
  técnicas de termoplastificação da guta-percha, 388-410
    sistema de obturação, 396-397
    técnica de obturação, 397-409
    técnica híbrida modificada, 389-391
Octenisept®, 55
Odontometria, 80, 125-127, 245-247, 269, 276
  técnica de Bregman, 126-127
  técnica de Grossman, 126
    comprimento médio, máximo e mínimo dos dentes, 126t
  técnica de Ingle, 125-126
  técnica eletrônica, 127

P

Patency file ver Lima patência
Periodontite apical assintomática, 11q, 12q, 13q
Polpa radicular, remoção da, 3
Preparo biomecânico, 22-85
  definição e conceituação, 22-23
  instrumentação, 65-85
    alargamento e limagem, 82-85
    estandardização dos instrumentos, 66-68, 69
    exploração (cateterismo), 80-82
    manual, 68, 70-76
    manual clássica modificada, 76-78
    tempos de, 78-79
  finalidades, 23
    nas biopulpectomias, 23
    nas necropulpectomias, 23

importância, 23-24
meios físicos, 56-59
   irrigação, sucção e inundação, 56-59
meios químicos, 25-56
   associações, 50-53
      de detergentes com quelantes, 50-51
      de EDTA em veículo cremoso, 52-53
      de quelante, detergente e antimicrobiano, 51-52
   compostos halogenados, 25, 27
   detergentes sintéticos, 42-47
   indicações das soluções cloradas, 42
   outras soluções irrigadoras, 53-56
      ácido cítrico, 54
      ácido maleico, 55
      ácido peracético, 54-55
      água de hidróxido de cálcio, 53-54
      octenisept®, 55
      solução de nanopartículas de prata (NPsAg), 55-56
      solução de peróxido de hidrogênio, 54
   quelantes, 47-50
   solução de clorexidina, 37-41
   solução de hipoclorito de cálcio, 41-42
      detergentes sintéticos, 42-47
      indicações, 42
   soluções de hipoclorito de sódio, 27-37
recursos convencionais utilizados para aplicação, 24-25
Proteção pulpar direta ou capeamento, 319-321
   e pulpite reversível, 319q
Pulpite reversível, 6, 319q
Pulpites irreversíveis, 6, 7, 8, 11, 321
   assintomáticas, 7q, 8, 11q
   microbiota predominante, 7q
   sintomáticas, 7q, 11q, 321
Pulpotomia, 321-322, 323
   e pulpite irreversível sintomática, 321
      exame radiográfico, 321q
      sintomatologia, 321q
   em dentes com rizogênese incompleta, 321q

Q

Quelantes, 47-50

R

Radiografias periapicais, 136-138, 139
Reabsorções apicais, 120-121
Reciproc®, 202-207, 226-229
Remoção da polpa radicular, 3
Restauração coronária definitiva, 4
Restauração de dentes tratados endodonticamente, 439-449
   acesso aos canais e seu impacto na biomecânica, 439-440
   cimentos endodônticos e influência nos procedimentos adesivos, 442

indicações dos diferentes tipos de restaurações, 443-444
   materiais adequados para restaurações provisórias, 442-443
   medicações intracanal e sua relação com os procedimentos adesivos, 441-442
   método de instrumentação e seu impacto na adesão, 440-441
   métodos de obturação e impacto na resistência do remanescente, 442
   restaurações diretas, 444-446
   restaurações indiretas, 446-447
   retentores intrarradiculares, 447-449
   soluções irrigantes e preparo químico do canal, 441
Retratamentos, 18q, 337-338
   assintomáticos, 18q
   sintomáticos, 18q
   utilização do hidróxido de cálcio, 337-338
RSA GuttaFlow e GuttaFlow Bioseal, 383
   composição, 383t
RSA RoekoSeal, 382-383

S

Sealapex/SybronEndo, 372-375
Sealer 26, 378-380
Sequência BioRace, 264-268
   kit de expansão, 267
   sequência técnica BioRace – kit básico, 266-267
Sequência iRace, 268
   iRace plus, 269-271
   protocolo, 269-271
Sistema Genius® de instrumentação, 213-235
   sequência de instrumentação, 215-216
Sistema HyFlex®, 290-308
   características, 292t
   contraindicações, 293
   HyFlex CM coltene, 295-303
      canais com curvatura extrema, 299-303
      canais com curvatura severa, tripla curvatura em molar inferior e dupla curvatura em dentes anteriores, 295-299
   HyFlex® EDM™, 303-308
   HyFlex® GPF™, 293-295
   padrão de conicidade, 292
   rotatório e oscilatório não recíproco, 292-293
   tipo de liga em NiTi e características, 290-291, 292
   tipo de ponta, 292
   tipo de secção, 291-292
Sistema não recíproco Reciproc® (One File Endo), 202-207, 226-229
Sistema oscilatório Wave One™, 188-201, 226f, 230-231
Sistema ProTaper® Next™, 309-317
   obturação, 313-314
   sequência da técnica, 311-313
Sistema rotatório K3™ XF, 284-289
   características do sistema, 284
   indicações, 285-287, 288f

contraindicações, 285
protocolo de uso para o conjunto G Pack modificado, 286-287
sequência G Pack modificada, 285-286
padrão de conicidade, 284
tipo de ponta, 285
tipo de secção, 284
Sistema rotatório Mtwo®, 254-259
Sistema rotatório ProTaper® Universal, 237-253
obturação, 247-249
escolha do cimento, 248-249
levando o cimento ao canal, 249
odontometria, 245-247
problemas e soluções, 252-253
sequência de instrumentação híbrida, 243-245
Sistema TF® Adaptative, 179-187, 232
características das limas, 179
indicações, 181-185
para canais de molares, 182
para canais dos demais dentes, 183-184
protocolo de uso do conjunto ML, 184-185
protocolo de uso para o conjunto SM, 182-183
padrão de conicidade, 179-180
rotatório ou oscilatório não recíproco, 180-181
tipo de ponta, 180
tipo de secção, 179
utilização como Single-file, 185-186
protocolo de uso, 185
Solução(ões), 37-42, 54-56
cloradas, 42
de clorexidina, 37-41
de hipoclorito de cálcio, 41-42
detergentes sintéticos, 42-47
indicações, 42
de hipoclorito de sódio, 27-37
Chlor-Xtra, 30
complicações, 35-37
enfisema, 37
injeção na região periapical, 36
manchamento ou descoloração de roupas, 35-36
prejuízos aos olhos, 36
reação alérgica, 36-37
concentração, 31-32
Endosure Hypocelle 4% forte, 30-31
Hypoclean, 30
inativação das endotoxinas, 32-35
de nanopartículas de prata (NPsAg), 55-56
de peróxido de hidrogênio, 54
System B™, 405

T

Técnica(s), 97-111, 125-127
de Bregman, 126-127
de Grossman, 126
comprimento médio, máximo e mínimo dos dentes, 126t
de Ingle, 125-126
de Oregon (modificada), 97-111
casos de necropulpectomia I, 110
sequência técnica, 102-110, 111
soluções irrigadoras para detoxificação das endotoxinas, 98-102
eletrônica, 127
Thermafil®, 399-403
Tomografia computadorizada de feixe cônico (TCFC), 133-166
fatores essenciais do equipamento, 140-148
aplicações, 145-148
doses de radiação ionizante, 141
equipamentos e organização para a interpretação, 144-145
interpretação, 142-144
limitações, 141-142
precisão dos exames, 141
momento ideal de indicação, 148-163
princípios básicos, 139-140
proservação endodôntica, 163-165
radiografias periapicais e suas limitações, 136-138, 139
Topseal, 370-371

U

Ultrafil®, 404
Ultrassom, 169-178
auxílio na abertura coronária, 172
localização das entradas dos canais, 172-175
desgaste anticurvatura, 173
limpeza com ultrassom-irrigação, 173-174
obturação, 174-175
propriedades ultrassônicas, 169-172
reintervenção endodôntica, 175-176
remoção de retentores intrarradiculares metálicos, 176-178
de fibra de vidro ou carbono, 177
instrumentos fraturados, 177-178
tipos de, 169
efeito piezelétrico, 169
magnetostrição, 169

W

Wave One™, 188-201, 226f, 230-231

X

XP-endo finisher, 278-282